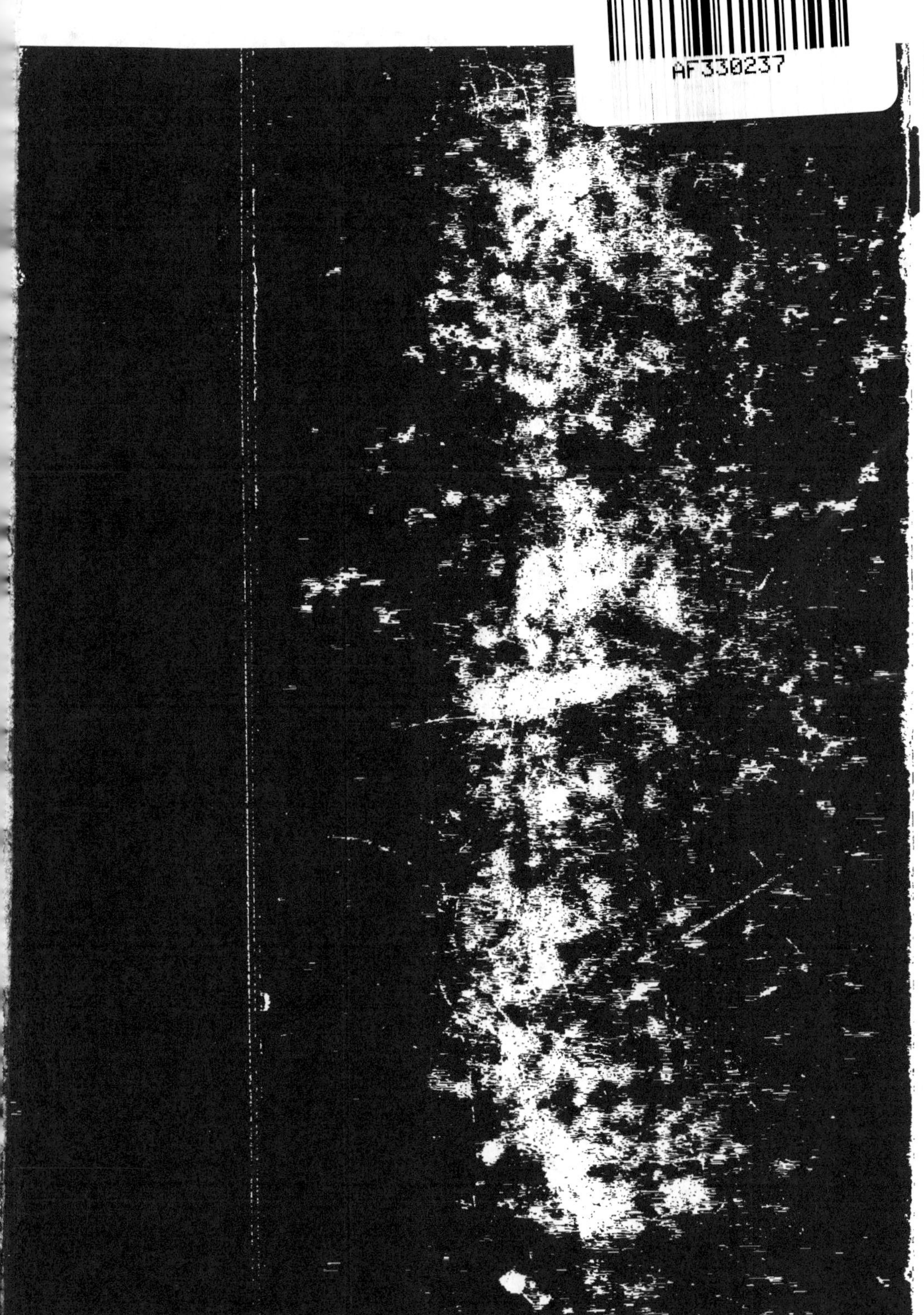

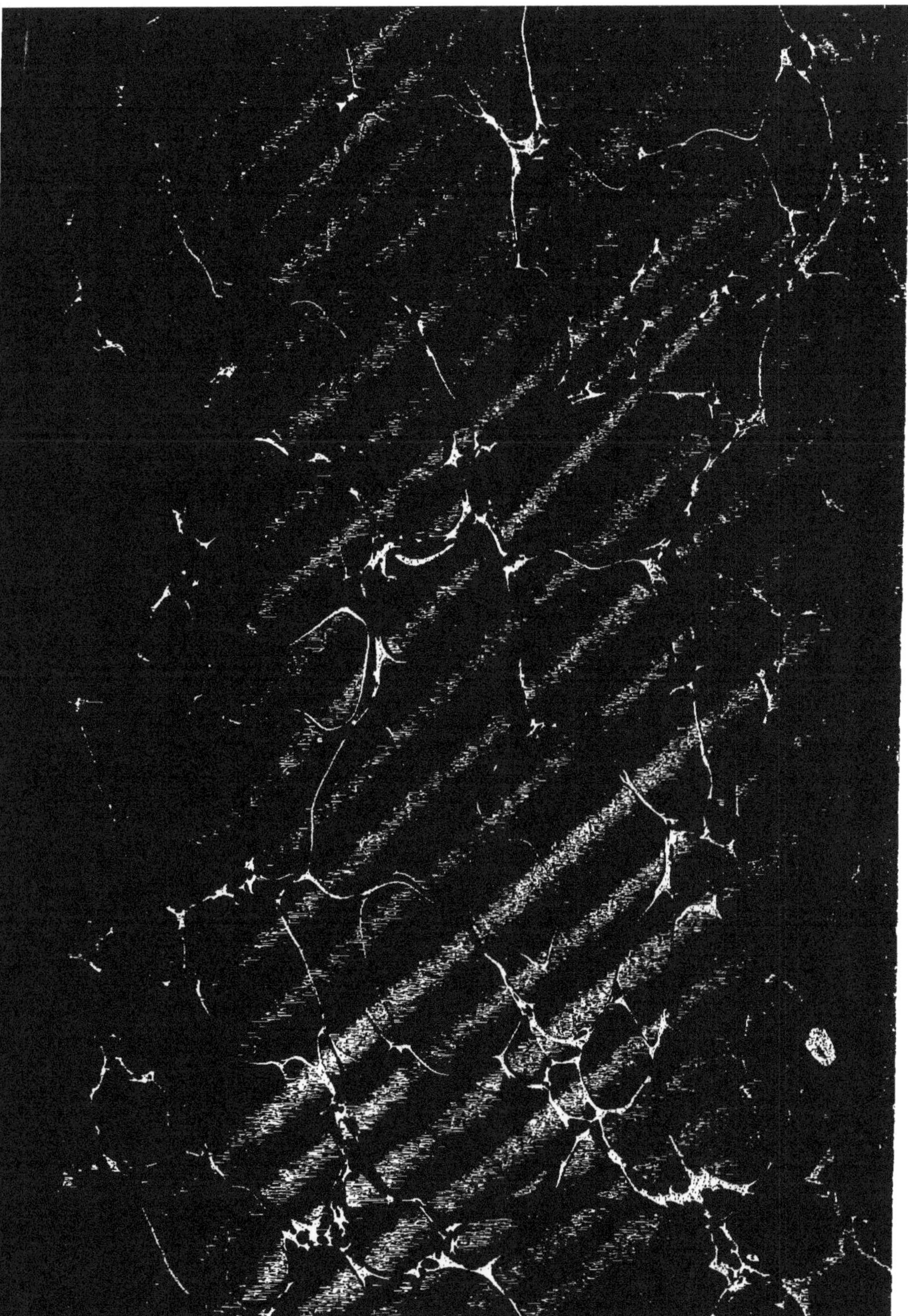

ENCYCLOPÉDIE

D'HYGIÈNE

ET DE

MÉDECINE PUBLIQUE

I

2496-89. — Corbeil. Imprimerie Crété.

ENCYCLOPÉDIE D'HYGIÈNE

ET DE

MÉDECINE PUBLIQUE

Directeur : Dr JULES ROCHARD

COLLABORATEURS : MM. ARNOULD, BERGERON, BERTILLON, BROUARDEL, Léon COLIN
DROUINEAU, Léon FAUCHER, GARIEL, Armand GAUTIER
GRANCHER, LAYET, LE ROY DE MÉRICOURT, A.-J. MARTIN, Henri MONOD
MORACHE, NAPIAS, NOCARD, POUCHET, PROUST
DE QUATREFAGES, RICHARD, RICHE, Eugène ROCHARD, STRAUS, VALLIN

TOME PREMIER

Avec figures intercalées dans le texte et 1 planche.

PARIS

LECROSNIER ET BABÉ, LIBRAIRES-ÉDITEURS

PLACE DE L'ÉCOLE-DE-MÉDECINE

1890

PRÉFACE

L'art de conserver la santé remonte, comme la médecine, aux premiers âges de l'humanité, mais l'hygiène telle qu'on la comprend aujourd'hui est une science moderne. Elle est contemporaine des découvertes faites de nos jours en physique, en chimie, en physiologie et en histoire naturelle ; c'est de ce mouvement qu'elle est sortie.

L'intérêt qu'inspire une science, l'ardeur avec laquelle on s'y livre se mesurent plutôt à ses moyens qu'à son but. On ne s'acharne à poursuivre celui-ci que quand on a de grandes chances pour l'atteindre. Tant que l'hygiène s'est bornée à donner aux hommes quelques conseils platoniques, quelques formules banales pour conserver leur santé, ils n'en ont pas pris souci, parce que la conviction n'était pas entrée dans leurs esprits ; mais le jour où elle est venue, preuves en main, leur montrer qu'il dépend d'eux de supprimer ou tout au moins d'atténuer les causes de la plupart des maladies qui les déciment, quand elle leur en a indiqué les moyens, lorsqu'ils ont vu en un mot que la préservation de la santé n'était plus un rêve, les choses ont complètement changé. Les savants et surtout les médecins sont entrés avec enthousiasme dans cette voie nouvelle ; les gens du monde les y ont suivis de loin, et l'hygiène n'a pas tardé à avoir sa littérature à part, ses congrès, ses sociétés ; elle a recruté des auxiliaires dans tous les rangs et dans toutes les professions libérales. L'administration, les Chambres, les ministères ont compté avec elle ; enfin tout récemment le chef de l'État a, pour la première fois, dans un discours officiel, mis l'hygiène au rang des grands intérêts sociaux dont son gouvernement allait s'occuper.

Les savants du siècle dernier avaient préparé ce mouvement; ceux de notre époque lui ont imprimé une direction nouvelle. Les chimistes ont défriché le terrain, les physiologistes l'ont profondément remué, et c'est dans le sillon creusé par Magendie, par Claude Bernard et par leurs élèves, que M. Pasteur est venu semer les germes féconds de sa doctrine. Toute l'hygiène contemporaine part de là et, quand on mesure le chemin qu'elle a fait depuis vingt ans, on comprend combien a été puissante l'impulsion que cette doctrine lui a communiquée.

Le mouvement s'accentue chaque jour davantage; mais pour qu'il ne soit pas tout à fait entravé, il faut que l'hygiène, après avoir conquis sa place au soleil, sache la garder. Il est plus facile de se concilier les faveurs de l'opinion publique que de les conserver. Pour répondre à ce qu'on attend d'elle, il faut d'abord que l'hygiène définisse clairement son but et qu'elle limite son domaine avec précision.

Jusqu'ici, elle s'en est allée un peu à l'aventure, sans se soucier de respecter le terrain d'autrui. On ne lui en a pas su mauvais gré; mais il serait imprudent de compter indéfiniment sur cette tolérance. Le moment est venu pour elle de s'affirmer et de poser ses bornes. Les hommes éminents qui sont investis du soin de la diriger dans les routes officielles, l'ont parfaitement compris; mais aucun d'eux n'a pris la peine d'indiquer la direction générale dans laquelle elle doit désormais marcher, ni les limites provisoires que lui assigne son évolution. Je vais essayer de le faire; mais, pour justifier cet essai de réglementation, il m'est indispensable de jeter un regard en arrière, bien que je connaisse le peu d'intérêt que les choses du passé inspirent aux hommes de notre temps.

L'hygiène, ai-je dit en commençant, est aussi vieille que la médecine, mais elle s'est longtemps bornée à perpétuer quelques traditions relatives à la santé, à formuler quelques préceptes que les législateurs ont consacrés, en les plaçant sous l'égide de la religion, comme Moïse, sous la sauvegarde des lois, comme Lycurgue, ou sous celle de la raison seule, comme Hippocrate.

La loi de Moïse renferme le premier code d'hygiène publique

qui ait été formulé. C'est un monument de sagésse et de prévoyance qui révèle déjà des notions justes sur les principales causes des maladies, dont toutes les prescriptions sont conformes au climat pour lequel elles ont été édictées, ainsi qu'à la vie errante du peuple auquel elles s'appliquaient. Elle est à tous les égards bien supérieure aux lois farouches de Lycurgue, qui sont en lutte perpétuelle avec la nature, où les faibles sont impitoyablement sacrifiés aux exigences d'un patriotisme fanatique, où toutes les facultés morales et physiques sont absorbées par l'esprit guerrier.

Avec Hippocrate, l'hygiène revêt déjà un autre caractère; elle devient plus médicale, plus individuelle. Ce n'est plus le législateur qui ordonne, c'est le savant qui conseille, c'est le médecin qui s'efforce d'enseigner à chacun le genre de vie le plus propre à conserver sa santé. Hippocrate est le père de l'hygiène comme de la médecine. Tout ce que l'observation sagace et persévérante des faits apparents pouvait alors révéler à l'intelligence humaine, se trouve dans ses œuvres ; mais il n'a pu s'élever au delà de cette conception primitive, parce qu'il lui manquait deux éléments indispensables à toute étude qui a l'homme pour objet : la connaissance de la structure des organes et celle de leurs fonctions; toutes ses œuvres s'en ressentent. Dans les *Aphorismes*, comme dans les *Épidémies*, comme dans le *Traité des eaux, des airs et des lieux*, on rencontre à chaque pas des observations d'une vérité, d'une pénétration surprenantes, à côté d'explications qu'on ne sait comment qualifier, tant elles semblent absurdes aux médecins de notre époque.

Ces qualités de premier ordre et ces légers défauts se retrouvent dans le *Traité de la médecine* de Celse, qui n'est guère qu'un résumé des écrits d'Hippocrate. Il y a loin de ces préceptes si sages, si profondément réfléchis, à ce recueil de dictons populaires qui sortit dix siècles plus tard de l'école de Salerne, qui porte le nom de *Code de santé* et qu'on attribue à Jean de Milan. C'est que, dans l'intervalle, l'empire romain s'était écroulé, entraînant la civilisation dans sa chute. Les sciences, les arts, la médecine avaient sombré dans ce grand naufrage, avec les institutions d'hygiène publique qui florissaient dans la Rome des empereurs.

Les Arabes en avaient sauvé quelques épaves, que l'école de Salerne reçut de leurs mains et qu'elle transmit à l'Occident. Ce fut là sa mission, et l'importance d'un pareil service, explique l'intérêt qui s'attache à ce *code de santé* tant de fois traduit et si souvent cité (1). Le testament médical de Salerne, dit Michel Lévy, est un document historique, ce n'est pas une source à consulter pour le travail actuel de la science (2).

Depuis cette époque, jusqu'à la fin du xvᵉ siècle, l'hygiène a été l'objet de travaux inspirés par une connaissance plus exacte des anciens, mais imprégnée de la double superstition de l'astrologie et des panacées introduites par les Arabes. C'est Bacon qui a débarrassé les sciences de ce joug qui paralysait leur essor. En ramenant les esprits, du culte exclusif des anciens, à l'observation directe de la nature, il a ouvert la voie à tous les progrès qui se sont accomplis depuis dans le domaine des connaissances pratiques. Sanctorius, s'inspirant des principes de cette école, en fit l'application à la physiologie et à l'hygiène, tandis que Galilée et Keppler lançaient l'astronomie dans des voies nouvelles, en attendant la venue de Descartes, de Newton et de Pascal. Ces grands esprits ont exercé une telle influence sur la marche des sciences dont l'hygiène a toujours été le reflet, que je n'ai pu passer leurs noms sous silence. Une impulsion nouvelle et tout aussi féconde leur fut imprimée à la fin du siècle dernier. Les découvertes faites en chimie par Lavoisier, par Priestley, Berthollet, Fourcroy, Vauquelin, etc., en physique par Coulomb, Volta, Galvani, les travaux de Haller en physiologie, firent naître une hygiène nouvelle, scientifique et doctrinale dont Hallé a été parmi nous l'interprète. Ses écrits établissent un lien de continuité entre le xviiiᵉ et le xixᵉ siècle. En soumettant au contrôle des connaissances récemment acquises les grandes questions relatives aux climats, aux tempéraments, en les faisant rentrer dans un cadre méthodique, il a fondé l'hygiène des fonctions, qui est demeurée classique jusqu'à notre époque et que j'apprécierai plus loin. Après lui sont venus les traités de Tourtille, de Rostan et de Londe, qui ont reflété

(1) Il en a été fait plusieurs traductions en français ; la plus connue est celle de Du Four de la Crespelière, qui porte la date de 1661.
(2) Michel Lévy, *Traité d'hygiène, loc. cit.*, t. I, p. 29.

tour à tour les doctrines de leur époque. Le premier, dit Michel Lévy, est à l'hygiène ce que la nosographie philosophique de Pinel est à la médecine ; le second représente l'organicisme appliqué à l'hygiène. Composé pendant la période guerroyante de l'école physiologique, il se ressent naturellement de l'esprit de lutte et d'agression de ce temps. Londe, le dernier venu dans la carrière, y apporte un jugement sobre et droit ; mais son livre n'en accuse pas moins la tendance dogmatique de ses études. Gall et Spurzheim dominent dans le premier volume, sous l'enseigne de l'hygiène de l'encéphale, et la dichotomie de Broussais est le point de vue qui préside à l'appréciation des modificateurs externes (1).

Ces trois ouvrages avaient joui tour à tour de la faveur publique et régné successivement dans les écoles de médecine, lorsque parut la première édition du Traité d'hygiène publique et privée de Michel Lévy. Ce beau livre fait époque dans l'histoire de l'hygiène, et pendant quarante ans, il a été le guide unique de tous les médecins. Cinq éditions successives n'ont pas épuisé son succès (2). Il a fallu la mort de son auteur pour y mettre un terme. C'est le plus beau monument qui ait été élevé à la science dont j'ébauche ici l'histoire, et il est impossible d'aborder l'étude des questions dont elle s'occupe, sans commencer par recourir à lui.

Le livre de Michel Lévy marque une étape dans l'évolution de l'hygiène. Bien que chacune de ses éditions ait été l'objet d'un travail nouveau et d'une refonte complète, bien que les dernières aient bénéficié de l'expérience acquise par l'auteur dans le cours des importantes missions qu'il a remplies à la fin de sa brillante carrière, l'ouvrage a gardé son caractère primitif, et la façon dont l'hygiène y est envisagée, dans ses moyens comme dans son but, n'est plus celle des hommes d'aujourd'hui. Ce magnifique ouvrage qui a enthousiasmé ma jeunesse et que j'admire encore, est de son temps, il n'est pas du nôtre. Sous l'élégance entraînante du style, on sent parfois le vague de la science un peu nébuleuse qu'on cultivait il y a quarante ans. Il y a des chapitres entiers dont la lecture ne peut plus charmer que les contemporains de l'auteur.

(1) Michel Lévy, *Traité d'hygiène*, loc. cit., t. I, p. 35.
(2) La première a paru en 1844, la deuxième en 1850, la troisième en 1856, la quatrième en 1862 et la cinquième en 1869.

Et puis la pensée dominante, la conception fondamentale du livre n'est pas celle qui nous dirige aujourd'hui. Pour Michel Lévy, comme pour tous ses prédécesseurs, l'hygiène est la *clinique de l'homme sain; son terrain est celui de la médecine pratique.* C'est l'art de conserver à *chacun* sa santé. L'hygiéniste est un *praticien*, placé sur un théâtre *clinique.* Dans cette conception, l'hygiène publique n'est qu'une annexe, qu'une série de corollaires de l'hygiène privée. Aussi, dans la première édition du traité de Michel Lévy, cette dernière occupe les trois quarts de l'ouvrage. Si, dans la dernière, elle n'en représente plus que la moitié, c'est que l'auteur l'a rajeunie en y donnant place à tous les progrès qui s'étaient accomplis pendant que s'épuisaient les éditions précédentes ; mais l'idée fondamentale, le but n'a pas changé. C'est toujours la clinique de l'homme sain. L'hygiéniste est resté sur le terrain de la médecine pratique. Ce grand esprit a compris cependant que la science à laquelle il avait consacré sa vie sortirait un jour des langes dans lesquelles il persistait à l'envelopper : « La science qui détermine le mécanisme des santés individuelles et de la santé publique, dit-il dans la préface de sa dernière édition, a plus d'un rapport avec l'économie politique et sociale ; nous n'avons ni recherché ni évité ces contacts. »

Les hygiénistes de notre époque ne s'en sont pas tenus là. Ils ont recherché avec empressement le concours de tout ce qui pouvait les aider dans leur tâche, ou plutôt ils ont ouvert leurs rangs à tous les hommes qui, par la nature de leurs études ou par la spécialité de leurs fonctions, pouvaient les aider à sauvegarder la santé publique, convaincus que c'est elle qui doit être le but principal sinon unique de l'hygiène. La santé des masses est à celle des individus cé que le tout est à la partie. Elle est en même temps beaucoup plus facile à sauvegarder. Devant les grandes lois qui la régissent, toutes les individualités sont égales, parce que tous les hommes se courbent au même degré sous le vent des épidémies, parce que tous subissent, avec des nuances insignifiantes, l'influence des causes déterminantes des maladies populaires. Les grandes questions qui faisaient autrefois le fond de l'hygiène, les constitutions, les tempéraments, les idiosyncrasies, les climats eux-mêmes ont un peu perdu de leur importance, en présence de données plus larges, de principes plus généraux. L'hygiène publique en un mot a fait oublier l'autre, parce que c'est elle qui constitue la meilleure sauvegarde de la santé de l'individu. En effet, supposons qu'un homme prudent et ambitieux de longévité se résigne à suivre à la lettre les conseils de l'hygiène privée, qu'il vive dans une serre, le doigt sur son pouls, l'œil sur son thermomètre, qu'il s'abstienne de tout ce qui fait le bonheur de la vie, de tout ce qui la rend utile aux autres, qu'il pèse ses aliments comme Cornaro, qu'il impose silence à ses passions, cela pourra jusqu'à un certain point le préserver du coryza, de la bronchite et de la dyspepsie, des maux de tête et des palpitations de cœur, mais il n'en contractera pas moins la fièvre typhoïde et ses enfants la diphtérie s'il habite une ville infectée ; il aura la fièvre paludéenne s'il vit sur le bord d'un marais, et il sera lestement emporté par le choléra s'il se trouve sur son passage. C'est l'hygiène publique seule qui peut le mettre à l'abri de ces périls, car elle protège la santé de l'individu en défendant celle des masses. On comprend donc qu'elle soit seule l'objet des études contemporaines et que la vieille division, pieusement conservée par Michel Lévy, n'ait plus sa raison d'être. C'est depuis que l'hygiène marche dans cette voie, qu'elle a acquis une importance réelle, qu'elle a conquis peu à peu la confiance des populations et forcé les pouvoirs publics à compter avec elle.

Son existence officielle ne remonte pas très loin et ses débuts ont été modestes. Le conseil de salubrité de Paris, fondé en 1802 par le préfet de police Dubois, fut la première institution permanente ayant la santé publique pour objet. Ce conseil, qui renfermait dans son sein toutes les illustrations scientifiques de l'époque, déploya une activité dont on peut se faire une idée, en consultant ses archives. En dix ans, il a statué, par voie de rapport, sur quatre mille quatre cent trente et une questions. Les grandes villes de province suivirent peu à peu l'exemple de la capitale. Lyon eut son conseil de salubrité en 1822, Marseille fonda le sien en 1825, Lille et Nantes suivirent leur exemple en 1828, Rouen et Bordeaux en 1831. Enfin, en 1836, l'Académie de médecine fut invitée, par le ministre du commerce, à préparer un plan d'organisation générale, pour les conseils de salubrité départementaux. Le travail auquel elle se livra n'eut pas de résultat immédiat; mais il a suggéré quelques-unes des dispositions de l'arrêté du chef du pouvoir exécutif qui a fondé les *conseils d'hygiène publique et de salubrité* et qui porte la date du 18 décembre 1848. Quatre mois auparavant, le comité consultatif d'hygiène publique de France avait été établi sur les bases qu'il présente encore aujourd'hui (1).

Cette double institution est la conquête la plus importante que l'hygiène ait faite. Elle lui donnait une organisation uniforme et régulière dans le pays tout entier; elle mettait la santé des populations sous la garde du pouvoir municipal et de l'administration supérieure. Toutefois elle n'a pas produit les résultats qu'on était en droit d'en attendre. L'arrêté du 18 décembre 1848 est resté à l'état de lettre morte, dans presque toute la France. Quelques grandes villes seules en ont compris l'importance. Vingt-cinq ans après sa promulgation, le ministre du commerce se plaignait de la négligence avec laquelle il était appliqué et constatait que trente-neuf départements ne lui avaient encore adressé aucun rapport sur leurs travaux, sans avoir invoqué d'excuses valables. Les choses n'ont guère changé depuis. Les sommes votées par les conseils généraux pour assurer ce service sont toujours dérisoires. Cela tient à l'indifférence de l'administration et à l'ignorance des administrés. Les conseils généraux ne montreraient pas cette insouciance, s'ils étaient convaincus de l'importance de l'hygiène et si l'opinion publique les rendait responsables de la santé et de la vie de leurs électeurs. Les conseils d'hygiène seraient mieux écoutés, si leur intervention était obligatoire dans toutes les questions qui sont de leur ressort.

La nécessité de renforcer l'autorité de ces conseils est depuis longtemps reconnue par l'administration. Le 31 octobre 1884, le ministre du commerce a invité le comité consultatif d'hygiène publique à préparer un projet de loi dans ce sens, et le rapport qui lui a été remis a servi de base au projet présenté à la Chambre des députés, le 13 janvier 1887, par M. Lockroy, alors ministre de l'agriculture et du commerce.

L'initiative privée a fait de son côté tout ce qui dépendait d'elle

(1) Décret du 10 août 1848 qui établit, près du ministre de l'agriculture et du commerce, un comité consultatif d'hygiène publique (*Recueil des travaux du comité*, 1872, t. 1, introduction, p. 8).

pour vulgariser l'hygiène et faire comprendre son importance. Des congrès internationaux se sont réunis dans les principales capitales de l'Europe, des sociétés d'hygiène se sont constituées, la presse a recueilli leurs travaux avec une faveur de plus en plus marquée : enfin des publications spéciales se sont créées pour l'étude de ces questions auxquelles l'opinion publique a pris un intérêt croissant.

Les congrès internationaux ont eu sur les progrès de l'hygiène une influence qui a été injustement contestée. Les réunions de ce genre ne font pas éclore de découvertes, ne viennent pas annoncer au monde des vérités nouvelles; le fait est certain, et ceux qui s'attendent à en voir sortir des révélations éclatantes, ne se rendent compte ni de la marche des sciences ni des conditions dans lesquelles elles évoluent aujourd'hui. Rien ne peut faire éclore une grande découverte à point nommé. Elle s'élabore dans le cerveau d'un homme de génie, elle se développe dans son cabinet d'études ou dans son laboratoire; elle voit le jour lorsque son heure est venue, sans attendre l'occasion d'un congrès; et alors elle est annoncée au monde savant par les mille voix de la presse, par la voie toujours ouverte des sociétés scientifiques. Les congrès vulgarisent et développent les connaissances acquises; ils rapprochent les savants, établissent entre eux les liens d'une collaboration affectueuse; ils font participer le grand public à un mouvement intellectuel auquel il demeurerait étranger sans ces réunions solennelles. C'est là leur mission, et ils l'accomplissent. Les congrès d'hygiène ont rendu des services d'une autre nature. Ils ont cimenté l'union déjà ébauchée, dans les conseils d'hygiène, de tous les hommes, qui par leur profession, ou par la nature de leurs travaux, peuvent contribuer en quelque chose à la protection de la santé publique. L'hygiène, en effet, comme toutes les sciences d'application immédiate, ne s'étudie pas dans le silence du cabinet. Son champ d'études est partout où s'agite la vie publique, où les masses se meuvent, où l'activité humaine se manifeste, et ce champ est cultivé par des hommes de professions bien diverses. Les congrès d'hygiène ont rapproché toutes ces compétences. On y a vu accourir à l'appel des médecins, les chimistes, les ingénieurs, les architectes, les économistes, les statisticiens et les administrateurs. Ils ont appris à s'apprécier, à se comprendre, à travailler en commun, et cette collaboration a déjà produit des résultats considérables.

L'ère des congrès internationaux s'est ouverte à Bruxelles, en 1851. L'année suivante, il s'en tint un second dans la même ville. Puis, de longues années s'écoulèrent sans en amener de nouveaux. La série de ces grandes assises de la santé publique fut interrompue jusqu'en 1876, époque à laquelle elles recommencèrent dans la ville qui les avait vu naître. Le troisième congrès de Bruxelles vint renouer les chaînes de la tradition. Deux ans après, les hygiénistes, accourus de tous les points du globe à l'occasion de l'exposition universelle de 1878, se réunissaient à Paris, dans les salles du Trocadéro. Aucun de nous n'a perdu le souvenir de ces réunions brillantes. Les hygiénistes se sont retrouvés à Turin en 1880, à Genève en 1882, à la Haye en 1884 et à Vienne en 1887. Ils se sont donnés rendez-vous à Paris, pour cette année et nous les verrons accourir au moment où s'ouvrira l'exposition internationale de 1889. Ils se réuniront à Londres en 1891. La périodicité des congrès d'hygiène est désormais assurée, et leur utilité est attestée par l'intérêt que présentent leurs comptes rendus. Il est impossible de traiter à fond une question d'hygiène sans les consulter.

Les congrès d'hygiène avaient fait naître un besoin de s'entendre et de travailler en commun qui ne pouvait être satisfait par des réunions bisannuelles. Il fallait, pour lui donner carrière, des sociétés permanentes, et elles ne tardèrent pas à se former. L'année 1877 en vit naître deux à Paris. La première en date, la *Société française d'hygiène*, tint sa première séance le 7 mai 1877 ; l'autre, la *Société de médecine publique et d'hygiène professionnelle*, se réunit pour la première fois le 27 juin de la même année. La première a pour organe le *Journal d'hygiène*, la seconde publie ses travaux dans la *Revue d'hygiène*.

Des sociétés semblables, des publications analogues n'ont pas tardé à se fonder en province et à l'étranger. Leur nombre ne peut que s'accroître encore, car l'attrait qui attire aujourd'hui les hommes de science vers ce genre d'études ne peut plus s'affaiblir désormais. Il a ses racines dans l'intérêt le plus puissant des populations, celui de la santé publique, il a pour stimulant la certitude de pouvoir la défendre et la protéger.

Cette certitude, nous la devons, comme je l'ai montré en commençant, aux découvertes qui ont éclairé d'un jour si nouveau la question des maladies infectieuses et de leur prophylaxie. L'enthousiasme que ce grand problème inspire aujourd'hui aux hommes de science est l'œuvre de M. Pasteur, et le public n'a pas tardé à le partager. Le mouvement imprimé par les savants a remué tout le corps social, et les pouvoirs publics s'en sont ému à leur tour. Ils ont senti qu'il était temps d'émanciper l'hygiène et de lui donner une situation indépendante. Depuis longtemps déjà elle réclame son autonomie dans ses congrès et dans ses sociétés permanentes. Des rapports sans nombre avaient été adressés, par ses représentants les plus autorisés, aux ministres du commerce et de l'intérieur, ainsi qu'à la Chambre des députés (1). Tous concluaient de la même manière, en émettant le vœu qu'à l'exemple des pays étrangers, l'administration sanitaire civile fût confiée à une *direction administrative, autonome, compétente* et *responsable,* aussi bien auprès du pouvoir central que dans les départements (2). Ce mouvement d'opinion a fini par produire ses résultats. Un premier pas vers la réalisation des espérances de l'hygiène a été fait dans ces dernières années.

Deux projets de loi ont été présentés à la Chambre des députés.

Le premier a été déposé le 22 juin 1886 par MM. Siegfried et Chamberland, au nom de cinquante de leurs collègues appartenant à tous les groupes politiques; le second par M. Lockroy, alors ministre du commerce, le 13 janvier 1887.

Le premier crée à Paris une direction de la santé publique, avec un conseil supérieur pour l'éclairer et des agents départementaux chargés de surveiller l'exécution de ses décisions; le second ne comporte pas ce rouage. Il remplace la direction autonome par un comité composé du président du comité consultatif d'hygiène

(1) Le premier et le plus important de ces rapports est celui qui fut lu par le Dr A.-J. Martin à la Société de médecine publique et d'hygiène professionnelle, le 23 juin 1880, sous ce titre : *Essai d'organisation de la médecine publique en France* (*Bulletin de la Société de médecine publique,* 1880, t. III, p. 241).

(2) Ce vœu a été formulé à trois reprises par l'Académie de médecine, deux fois par la Société de médecine publique et d'hygiène professionnelle. Il a été reproduit dans les congrès des sociétés protectrices de l'enfance, dans celui de l'Association française pour l'avancement des sciences et enfin dans les congrès internationaux d'hygiène, de Paris, de Turin, de Genève, de la Haye, etc.

publique, de l'inspecteur général des services sanitaires et du directeur du commerce intérieur.

Le projet dû à l'initiative parlementaire a été pris en considération le 26 novembre 1886, et c'est à lui que la commission désignée par la Chambre pour examiner les deux projets a donné la préférence, ainsi que le constate le rapport fait par M. Chamberland. Elle a pensé qu'un directeur exclusivement chargé du service de la santé publique, ayant dans ses mains tous les rouages de son administration et personnellement responsable à l'égard du ministre, aurait plus d'autorité près des sulbaternes et assurerait avec plus de promptitude et d'énergie l'exécution de ses décisions, qu'un conseil composé de trois membres ayant d'autres attributions et ne pouvant se réunir qu'à des jours et à des heures fixes.

Il est impossible de savoir quand ce projet sera mis en discussion et quel est l'accueil que les Chambres lui réservent. Il ne faudrait pas à cet égard nous faire trop d'illusions. Si l'hygiène a conquis l'opinion publique, si elle a pour elle le monde scientifique, elle a contre elle le monde des affaires, bien autrement actif et puissant. L'intérêt de la santé publique n'est pas de force à lutter contre celui de l'industrie et du commerce qui s'irritent déjà des entraves que l'hygiène est forcée de leur imposer. Cet intérêt abstrait ne peut pas prévaloir davantage contre le désir que nos administrateurs éprouvent d'échapper à une tutelle qu'on ne leur a pas encore fait subir.

Dans ce milieu spécial, on ne conteste ni l'importance de l'hygiène ni les progrès considérables qu'elle a faits sur le terrain scientifique ; mais on n'admet pas qu'elle ait atteint le degré de maturité nécessaire pour devenir une institution sociale, un rouage administratif. Ces idées, on ne peut guère en douter, comptent de nombreux représentants dans le sein du Parlement ; mais tôt ou tard, j'en suis convaincu, la raison publique et la force des choses finiront par l'emporter sur une opposition intéressée. L'hygiène entrera alors dans une phase nouvelle et sans précédents. Son autonomie une fois conquise, elle se trouvera en face de difficultés qu'elle ne prévoit pas encore et dont elle ne triomphera qu'à force de sagesse et de prudence.

J'ai traité cette question, avec tous les développements qu'elle comporte, dans un précédent ouvrage (1), et ce n'est pas le lieu d'y revenir ici ; mais, en attendant cette évolution et dans l'intérêt même de sa réussite, il faut que l'hygiène s'y prépare. Son premier devoir est de bien fixer ses limites et de définir nettement le rôle qu'elle doit jouer.

En ce qui a trait au premier point, il faut évidemment un cadre nouveau pour répondre à une conception nouvelle. L'hygiène n'est plus une annexe de la physiologie, ce n'est pas davantage la clinique de l'homme sain. Elle n'a plus rien à revoir avec la médecine pratique, et les hygiénistes ne sont plus des praticiens. C'est une science qui a la santé publique pour objet, tous les terrains sur lesquels évolue l'activité humaine pour théâtre, et pour représentants tous les hommes qui peuvent l'aider dans l'accomplissement de sa mission. Elle est aussi bien dans son rôle lorsqu'elle cherche à prémunir les populations contre les ravages de la syphilis, contre le flot montant de l'alcoolisme et de l'aliénation mentale, que lorsqu'elle s'occupe de l'assainissement des villes et des édifices publics. Elle est aussi bien sur son terrain lorsqu'elle s'efforce d'armer les peuples contre leurs propres passions et d'en détourner le fléau de la guerre, que lorsqu'elle cherche à les protéger contre l'invasion des épidémies. Tout ce qui intéresse la santé et la vie humaine est de son ressort ; mais son action s'arrête au seuil de la maladie une fois déclarée.

Il faut de toute nécessité qu'elle rompe complètement avec la thérapeutique. Prévenir et guérir sont deux choses distinctes. La prophylaxie est essentiellement collective ; la thérapeutique ne peut être qu'individuelle. Il existe à cet égard une confusion qu'entretient l'expression impropre d'hygiène thérapeutique. Le médecin qui prescrit à son malade un régime fortifiant, la vie au grand air, l'habitation à la campagne ou le changement de climat, qui lui conseille le repos intellectuel, les distractions douces, la promenade et l'exercice, ce médecin-là ne fait pas de l'hygiène comme nous l'entendons aujourd'hui, il applique à la guérison de son malade des moyens empruntés à cette science, mais c'est de la thérapeutique qu'il fait. La ligne de démarcation est bien nette,

(1) Jules Rochard, *Traité d'hygiène sociale*, chap. 1er, *Rôle de l'hygiène dans les sociétés modernes*, p. 12.

c'est le fossé qui sépare l'homme bien portant de celui qui a cessé de l'être. Elle est facile à poser, et il est d'autant plus nécessaire de la respecter que l'hygiène n'est plus une annexe de la médecine. Elle est sortie du cadre des sciences médicales pour se faire sa place à part; elle a enrôlé sous son drapeau des gens étrangers à l'art de guérir et elle a intérêt à en accroître encore le nombre. Les médecins leur ont ouvert leurs rangs avec l'empressement le plus cordial, et ils ont bien fait, car ils ont beaucoup à y gagner et rien à y perdre. Il n'est pas à craindre en effet que l'hygiène sorte jamais de leurs mains. Elle sera toujours enseignée dans nos amphithéâtres, seulement il faudra les élargir. Ses traités seront toujours écrits par nous, mais il faudra les élaguer, en retrancher les dissertations physiologiques à perte de vue, ainsi que les considérations qui sont exclusivement du ressort de la pathologie. Il sera nécessaire de rendre notre langage intelligible pour nos collaborateurs. Lorsque l'hygiène aura conquis son autonomie, et qu'il s'agira de constituer son personnel, c'est encore dans le corps médical qu'elle ira le chercher. Dans l'armée des hygiénistes ce sera toujours lui qui représentera l'infanterie, c'est-à-dire le corps principal, celui qui gagne les batailles.

En ce qui concerne la nature de son intervention, l'hygiène sera nécessairement amenée à comprendre son rôle social autrement qu'elle ne le fait aujourd'hui. Il faudra qu'elle sorte des données un peu vagues de la théorie, pour descendre sur le terrain des applications pratiques; qu'elle tienne compte des voies et moyens et qu'elle abandonne ses formules absolues pour se contenter des solutions moyennes qui sont le plus souvent les seules applicables. Sans rien abandonner de ses droits, sans entrer dans la voie des compromis, elle comprendra que, si la santé publique est le premier intérêt des nations, ce n'est pas le seul, qu'il faut tenir compte des autres et ne pas les sacrifier à la légère, parce qu'ils sont tous solidaires en dernière analyse et qu'on nuit à la santé des peuples en les appauvrissant.

En comprenant ainsi son rôle dans la société, l'hygiène fera cesser les préventions auxquelles je faisais allusion plus haut; elle prouvera qu'elle n'est ni tyrannique ni intransigeante et qu'on peut s'entendre avec elle. L'administration s'habituera à voir en elle une conseillère et non une rivale, et finira par lui ouvrir la porte, en l'acceptant comme institution autonome.

Ces réflexions m'ont un peu détourné du but que je me suis proposé en écrivant cette préface et qui consiste tout naturellement, à indiquer la raison d'être de l'ouvrage qu'elle précède, son but, son plan, et la façon dont il sera exécuté.

L'hygiène, ai-je dit, a ses revues et ses journaux dont le nombre s'accroît sans cesse. Elle est chaque jour l'objet de travaux intéressants, de monographies instructives. Les différentes branches qui la composent ont été presque toutes l'objet de traités spéciaux ; enfin, depuis vingt ans, c'est-à-dire depuis que la dernière édition de l'ouvrage de Michel Lévy a paru, il a été publié quelques traités du même genre embrassant la science dans son entier. Nous citerons dans l'ordre chronologique : le *Précis d'hygiène privée et sociale* de M. le docteur A. Lacassagne, dont la première édition remonte à 1875, *le Traité d'hygiène* de M. le docteur A. Proust, qui a vu le jour en 1877, les *Nouveaux éléments d'hygiène*, de M. Jules Arnould, qui ont paru en 1881 et enfin *le Traité d'hygiène privée et publique basé sur l'étiologie* du professeur Bouchardat, dont la première édition a été publiée en 1881, et la seconde en 1883.

Ces ouvrages, malgré leur valeur très réelle et le talent de leurs auteurs, ne peuvent pas être considérés comme représentant l'hygiène contemporaine d'une façon complète et avec les développements qu'elle comporte aujourd'hui. Un pareil travail ne saurait du reste être l'œuvre d'un seul homme, et cela pour deux raisons : la première c'est qu'il est impossible qu'un auteur, quelle que soit l'étendue de ses connaissances, réunisse dans sa personne tous les genres de compétence réclamés par une tâche semblable, qu'il soit à la fois et au même degré médecin, chimiste, ingénieur, économiste et statisticien ; la seconde, c'est que l'œuvre est trop étendue pour qu'un seul homme puisse l'accomplir dans un temps suffisamment court.

L'hygiène marche aujourd'hui d'un pas tellement rapide qu'il faut pour ainsi dire la saisir au vol pour en présenter un tableau exact et concordant sur tous les points. Une publication dont chaque partie serait élaborée successivement par un auteur désireux de s'en charger à lui seul, n'aurait aucune homogénéité. Les premiers volumes ne seraient plus que des documents historiques au moment où paraîtraient les derniers. Il n'y a que le travail collectif qui puisse résoudre cette double difficulté et remplir les deux conditions de la compétence et de la promptitude, parce qu'il permet de mener de front les différentes parties de l'œuvre et de confier l'exécution de chacune d'elles à l'auteur le plus capable de la bien traiter.

Dans une collaboration de cette étendue, l'importance du plan est considérable. Il s'agit d'abord de choisir entre les deux formes sous lesquelles l'ouvrage peut se produire : le dictionnaire et l'encyclopédie. Nous nous sommes décidé pour cette dernière en raison des motifs suivants. Les dictionnaires sont commodes pour les recherches ; c'est là leur seul avantage. Il a suffi, pendant longtemps, pour leur assurer le succès. Les deux derniers ouvrages de ce genre ayant les sciences médicales pour objet, et dont la publication a commencé il y a vingt-cinq ans, ont été accueillis avec la plus grande faveur à leur début ; mais cette faveur ne s'est pas maintenue jusqu'à la fin. La lenteur avec laquelle les différents volumes se sont succédé, le nombre auquel ils se sont élevés et qui a dépassé toutes les prévisions, ont lassé la patience du public médical. Les deux entreprises ont pourtant réussi ; mais elles ont épuisé la vogue de ce mode de publication. On a reconnu qu'il était impossible d'y trouver une question traitée dans son ensemble et qu'il fallait en chercher les éléments dans dix articles et parfois dans dix volumes différents. C'est le morcellement arbitraire et indéfini, avec les doubles emplois et les répétitions inévitables ; c'est l'absence complète de méthode et d'unité, mal dissimulée par la régularité apparente que consacre l'ordre alphabétique.

L'encyclopédie, au contraire, procède par grandes divisions dont chacune présente un tout bien homogène. On peut assurer l'unité de l'ensemble, à l'aide d'un plan fait à l'avance et accepté par chacun des collaborateurs. Quant, à la facilité des recherches, il suffit d'une bonne table alphabétique placée à la fin de l'ouvrage, pour que l'encyclopédie n'ait rien à envier au dictionnaire.

Cette supériorité a déjà été comprise à l'étranger. Des encyclopédies d'hygiène ont paru en Amérique, en Allemagne et en Angleterre. En 1879, le docteur Albert. H. Buck (de New-York) a commencé la publication d'un ouvrage intitulé : *A Treatise on Hygiène, and public health* qui renferme, en deux volumes, une série de monographies comprenant l'hygiène tout entière (1). C'est un ouvrage de premier ordre et qui peut servir de modèle dans quelques-unes de ses parties.

En Allemagne, MM. Von Pettenkofer et Ziemssen ont fait paraître sous ce titre : *Handbuch der Hygiene und der Gewerbekrankheiten,* un ouvrage en neuf volumes, divisé en trois parties comprenant : l'hygiène spéciale, l'hygiène individuelle, l'hygiène sociale et l'hygiène générale. Cette collection se compose en réalité de vingt-trois monographies, rédigées par les hygiénistes les plus renommés du nord de l'Europe (2). La plupart d'entre eux se sont inspirés des doctrines de l'école de Munich que dirige le professeur Von Pettenkofer, le fondateur de l'hygiène expérimentale.

L'Angleterre possède aussi son Encyclopédie. L'Exposition internationale d'hygiène et d'éducation qui s'est tenue à Londres, en 1884, a donné lieu à une publication intéressante dans laquelle on a réuni les manuels officiels, les conférences et les lectures faites au cours de cette Exposition. L'ouvrage comprend douze volumes dont quatre de monographies proprement dites, quatre de conférences et quatre de lectures. Plus de cent auteurs ont collaboré à cette grande entreprise, qui traduit fidèlement l'état actuel de la science sanitaire en Angleterre. Indépendamment de sa valeur scientifique, l'Encyclopédie anglaise fait œuvre de vulgarisation, par la concision et le bas prix des mémoires qu'elle renferme et dont chacun se vend à part (3).

Ces publications, par leur étendue, permettent d'apprécier l'im-

(1) Le premier volume a trait à l'hygiène individuelle et aux habitations. Outre l'introduction consacrée à l'hygiène générale, il renferme trente monographies. Le second en renferme seize, et traite de l'hygiène professionnelle et de l'hygiène publique. Vingt-trois auteurs appartenant à l'élite des savants de l'Amérique du Nord ont collaboré à ce grand travail. Les deux volumes forment 1,450 pages et ont été édités avec un grand soin.

(2) Ce sont les docteurs : A. Baër (de Berlin), Erisman (de Moscou), Flügge (de Gottingen), Forster (d'Amsterdam), Geigel (de Wúzbourg), Degen, architecte (de Regembourg), Dr Hilger (de Breslau), Kunkel (de Wúzbourg), Merkel (de Nurnberg), Renk (de Munich), Schuster (de Munich), Seyka (de Prague) et Wolffnügel (de Berlin). L'ouvrage a paru en 1882 et 1883, à Leipzig, chez F.-C.-W. Vogel, sous forme de volumes in-8° de 300 pages environ.

(3) MM. Clowes et fils, à Londres, en sont les éditeurs.

Encyclopédie d'hygiène. Tome I.   2

portance que l'étude de l'hygiène a prise à l'étranger ; mais elles ne constituent en réalité que des collections de monographies pour lesquelles chaque auteur s'est inspiré de ses idées et qui n'ont aucun lien entre elles. Il en résulte un défaut d'harmonie et de proportion, un certain désaccord entre les différentes parties qui, sans diminuer en rien la valeur de chacune d'elles, ôte à l'ouvrage tout entier le caractère didactique qui lui serait nécessaire pour entrer dans l'enseignement.

Il m'a semblé qu'il serait possible de donner, à une Encyclopédie, l'unité et la méthode que nous prisons par-dessus tout et avec juste raison en France, en la composant de toutes pièces, d'après un plan rédigé à l'avance et dont l'exécution serait confiée à un certain nombre de collaborateurs. J'ai pensé qu'une œuvre ainsi comprise réunirait les avantages du travail individuel, c'est-à-dire l'homogénéité et l'harmonie, à ceux du travail collectif que j'ai fait ressortir plus haut.

Quant au plan à adopter, il s'imposait par la nécessité même de faire appel à de nombreux collaborateurs. Il fallait s'en tenir à celui que l'usage a consacré, du moins pour les grandes coupes, et c'est ce que je fais. On sera surpris peut-être de ne pas voir figurer l'hygiène privée dans le nombre des dix livres dont se composera l'Encyclopédie, mais j'en ai dit plus haut la raison. Lorsqu'on lui a enlevé ce qui appartient de droit à la physiologie, à la pathologie et à la thérapeutique, le peu qui lui reste rentre sans effort dans les grandes divisions adoptées.

Le plan et le sommaire de l'ouvrage une fois tracés, la grande difficulté, la seule qui se présentât, était de les faire accepter par des collaborateurs d'une compétence et d'une autorité reconnues. J'ai réussi à cet égard au delà de mes espérances. Je n'ai pas essuyé un refus et tous les savants qui ont bien voulu m'accorder leur concours, ont accepté le plan que je leur ai soumis. Je leur en suis profondément reconnaissant et c'est à eux que je reporte par avance le succès d'une entreprise qui ne peut pas manquer de réussir dans de pareilles conditions.

Jules Rochard.

ENCYCLOPÉDIE
D'HYGIÈNE ET DE MÉDECINE PUBLIQUE

LIVRE PREMIER
HYGIÈNE GÉNÉRALE

CHAPITRE PREMIER
INTRODUCTION ANTHROPOLOGIQUE
Par M. A. DE QUATREFAGES.

TITRE I. — L'ESPÈCE, LA RACE ET LA VARIÉTÉ CHEZ LES ANIMAUX ET LES VÉGÉTAUX.

§ 1. — Définitions de l'anthropologie. — Méthode anthropologique.

1. — Quelque supériorité que le développement exceptionnel de ses facultés intellectuelles et morales assure à l'homme, il a trop de rapports avec les autres êtres organisés et vivants pour qu'on puisse l'en séparer. A ce point de vue général, l'*anthropologie* ou *histoire des hommes* doit rentrer dans le cadre des sciences naturelles. En outre, c'est essentiellement aux animaux et surtout aux mammifères que le rattachent une foule de rapports. A ce titre, l'anthropologie n'est qu'une branche de la zoologie et de la mammalogie en particulier. Par conséquent l'homme doit être étudié comme s'il s'agissait d'un insecte ou d'un mammifère.

Or, au point où en sont aujourd'hui les sciences naturelles, l'histoire d'un groupe animal ne comprend pas seulement la description extérieure. Elle embrasse aussi l'examen comparatif des organes et des fonctions, l'étude des variations que subit le type fondamental, celle des instincts et des mœurs. En d'autres termes, le naturaliste moderne étudie les êtres vivants à tous les points de vue possibles, soit comme individus, soit comme espèces.

A se placer sur ce terrain, l'anthropologie pourrait réclamer comme étant de son domaine bien des connaissances humaines fort anciennement cultivées et connues sous des noms spéciaux. En tant qu'individus, les hommes ont été étudiés de bien des manières. Leurs facultés intellectuelles morales et religieuses sont depuis des siècles l'objet des méditations et des spéculations philosophiques; l'anatomie, la physiologie, sont les fondements indispensables de la médecine, et toutes ces sciences font en réalité partie de l'anthropologie en prenant ce mot dans son acception absolue.

Toutefois, la force des choses a justement consacré la distinction de ces diverses branches du savoir humain, qui toutes ont pour but l'*histoire de l'individu*, tandis que celui de l'anthropologie considérée comme science spéciale est l'*histoire de l'espèce humaine et de ses races*. C'est surtout par ce dernier côté qu'elle touche à l'hygiène, comme j'aurai à l'indiquer plus loin.

II. — Ramenée dans ces limites, l'anthropologie n'en reste pas moins la plus vaste peut-être de toutes les sciences. Tout au moins, c'est elle qui exige le concours du plus grand nombre de connaissances empruntées à presque toutes ses sœurs. Elle est en outre la dernière venue; et ces deux faits s'expliquent aisément.

Les groupes humains disséminés à la surface du globe ne sont identiques ni au point de vue physique ni au point de vue intellectuel ou moral. Pour que l'anthropologie pût naître, il était nécessaire qu'ils fussent tous ou à peu près tous connus, et cette connaissance était subordonnée à celle du globe lui-même. Or, les sciences géographiques ont marché d'abord bien moins rapidement qu'on n'eût pu l'espérer après les grandes découvertes des xv° et xvi° siècles. C'est en 1768 seulement que Cook, Pallas et Bruce partirent presque en même temps pour la Mer du Sud, l'Asie centrale et le nord de l'Afrique. Le Vaillant n'aborda l'Afrique méridionale que treize ans plus tard; les voyages de Mongo-Park ont été accomplis en partie au début du xix° siècle; ceux de Humboldt et de d'Orbigny lui appartiennent en entier.

Ainsi, l'exploration sérieuse de notre terre et de ses habitants n'a guère commencé que depuis un siècle à peine. Mais elle s'est poursuivie, elle se poursuit encore de nos jours avec une ardeur toujours croissante. Toutes les mers, à l'exception de celles qui touchent aux pôles, ont été explorées, si bien qu'il n'est probablement guère d'îlot qui ait échappé à nos navigateurs. Les continents, bien plus difficiles à parcourir, laissent encore des blancs sur nos cartes; mais chaque jour d'intrépides voyageurs, dont un trop grand nombre a payé ses découvertes de sa vie, comblent quelques-unes de ces lacunes. En même temps l'importance même, pratique, des études anthropologiques est de plus en plus comprise et la science s'enrichit à chaque instant de faits nombreux et précis. On connaît sans doute aujourd'hui presque tous les groupes humains; et, si un trop grand nombre n'a pu encore être étudié avec détail, du moins tous les principaux types l'ont-ils été de manière à répondre aux exigences scientifiques.

L'anthropologie ne s'en est pas tenue à l'étude des populations actuelles ou historiques. Elle a plongé dans un passé que nos pères ne pouvaient soupçonner, dont nous-mêmes n'avions aucune idée il y a bien peu de temps encore. C'est en 1856 seulement que le géologue Forchammer, l'archéologue Worsaae et le zoologiste Steentrup posèrent les bases de l'archéologie préhistorique et firent revivre des hommes et des choses dont les plus obscures légendes avaient perdu le souvenir. Les trois savants danois nous avaient conduits presque au début de la période géologique actuelle. En 1861, Édouard Lartet, confirmant dans un travail fondamental les découvertes de Boucher de Perthes et de ses prédécesseurs, mit hors de doute l'existence de l'homme quaternaire, que Lund avait déjà signalé en Amérique. Aujourd'hui, comme je le montrerai plus loin, c'est jusqu'aux temps tertiaires que nous pouvons suivre l'histoire de nos ancêtres.

L'anatomie et l'ethnographie suffisent aux études d'anthropologie préhistorique de l'époque géologique actuelle. La géologie et la paléontologie deviennent nécessaires quand il s'agit des hommes fossiles. Quand on arrive à nos contemporains, la tâche se complique encore. Il ne suffit plus de reconnaître les caractères physiques, extérieurs, anatomiques et physiologiques des diverses populations humaines; de constater les conditions hygiéniques nécessaires à chaque race, de signaler ses aptitudes pathologiques. Le langage, le degré de civilisation, les industries, les arts, les mœurs, les croyances religieuses, varient d'un groupe à l'autre et fournissent autant de caractères qui, tantôt distinguent l'un de l'autre deux groupes juxtaposés, tantôt révèlent, entre deux populations séparées par de vastes espaces, des rapports inattendus. Parfois, pour se rendre compte de ces rapports, il faut interroger l'histoire ou se rendre compte des conditions orographiques ou géographiques ; parfois aussi la connaissance des grands mouvements de l'atmosphère et des mers permet seule de résoudre quelques-uns des problèmes difficiles soulevés par ces mêmes rapports.

On voit que l'anthropologiste sérieux est obligé de recourir à bien des branches du savoir humain, souvent en apparence fort éloignées du sujet de ses études. Est-il pour cela tenu d'être universel? On sait que ce serait chose impossible. Mais il doit être prêt à comprendre quand il a besoin de renseignements puisés à une source étrangère, et interroger alors tour à tour les écrits des maîtres les plus autorisés. Bien souvent le simple rapprochement du résultat de ses recherches propres et de ceux auxquels ils sont arrivés éclairera les points obscurs et pourra lui ouvrir de nouveaux horizons.

III. — J'ai dit plus haut que l'anthropologie a pour but l'étude de l'homme considéré comme *espèce*. Elle abandonne l'*individu matériel* à la physiologie et à la médecine, l'*individu intellectuel* et *moral* à la philosophie et à la théologie. Elle a donc son champ de recherches propres et ses questions spéciales.

Or, parmi celles-ci, il en est, et des plus controversées, qui tiennent à l'interprétation que l'on doit donner de certains phénomènes se rattachant à ceux qui caractérisent l'ensemble des êtres organisés et vivants. Par cela même qu'ils présentent une certaine obscurité chez l'homme, ce n'est évidemment pas chez lui que l'on peut trouver les moyens de s'éclairer, car il est en réalité l'*inconnue* du problème. Croire résoudre la question par l'étude de l'homme qui la pose, serait agir comme un élève en mathématiques qui représenterait la valeur de x en fonction de cet x lui-même.

L'anthropologiste doit agir comme le vrai mathématicien. Celui-ci cherche, dans les données du problème, un certain nombre de *quantités connues*, équivalentes à la *quantité inconnue;* et c'est à l'aide de ces quantités qu'il résout l'équation et détermine la valeur de x. L'anthropologiste doit agir de même; et une considération bien simple permet de reconnaître où il doit aller chercher les *quantités connues* nécessaires pour résoudre les questions dont il s'agit.

Quoique ayant ses caractères propres, l'homme est avant tout un être organisé et vivant. A ce titre il est le siège de phénomènes communs aux végétaux et aux animaux; il est assujetti aux mêmes lois. Par son corps, il n'est pas autre chose qu'un animal, un mammifère. A ce titre il présente des phénomènes organiques et physiologiques identiques à ceux des animaux en général, des mammifères en particulier; et les lois qui régissent ces phénomènes sont les mêmes chez eux et chez lui.

Or, les végétaux, les animaux ont été étudiés depuis plus longtemps que l'homme au point de vue spécifique. Ils l'ont été en dehors des préoccupations théologiques et philosophiques qui se sont trop souvent mêlées aux études anthropologiques. En ce qui les concerne, la science est arrivée à un certain nombre de résultats précis, incontestables, constituant un fond de connaissances positives. — C'est là que l'anthropologiste trouvera les *quantités connues* ou mieux les *termes de comparaison* dont il a besoin.

Toutes les fois qu'il y a doute au sujet de la nature d'un phénomène observé chez l'homme, il faut examiner chez les animaux, chez les végétaux eux-mêmes, les phénomènes correspondants; il faut les comparer à ce qui se passe chez nous et accepter comme démontrés les résultats de cette comparaison. Ce qui aura été reconnu vrai pour les autres êtres organisés ne peut qu'être vrai pour l'homme. Cette méthode porte avec elle son critérium; elle permet de reconnaître la valeur des solutions, parfois fort différentes, proposées pour une même question.

En anthropologie, toute solution, pour être *bonne*, c'est-à-dire *vraie*, doit ramener l'homme, pour tout ce qui n'est pas exclusivement humain, aux lois générales reconnues chez les autres êtres organisés et vivants.

Toute solution qui fait ou qui tend à faire de l'homme une exception, à le représenter comme échappant aux lois qui régissent les autres êtres organisés et vivants, est *mauvaise;* elle est *fausse.*

En raisonnant, en concluant comme je viens de le dire, on reste encore fidèle aux méthodes mathématiques. Pour être reconnue juste, la solution d'un problème d'algèbre ou de géométrie doit s'accorder avec les axiomes admis, avec les vérités précédemment démontrées; toute hypothèse, tout résultat en désaccord avec ces axiomes ou ces vérités sont pour cela même déclarés faux. En anthropologie l'axiome, la vérité servant de critérium, c'est l'identité des lois générales indépendantes de la forme spécifique, qui rattachent l'homme aux autres êtres organisés et vivants. Toute hypothèse, toute conclusion en désaccord avec cette vérité doit être rejetée.

IV. — Telles sont les règles qui m'ont guidé dans toutes mes études anthropologiques; telle est la méthode à laquelle je suis resté constamment fidèle. On voit qu'elle ne conduit pour ainsi dire au but qu'en faisant un détour et qu'il faut passer par les plantes et les animaux pour arriver à l'homme. On ne sera donc pas surpris si en tête de ce court résumé, comme en tête de tous mes livres relatifs à l'anthropologie générale, je place quelques faits empruntés à l'histoire des plantes et des animaux, faits trop souvent oubliés par quelques-uns des savants qui se sont occupés de celle de l'homme.

Il est d'autant plus nécessaire d'agir ainsi que, dès le début des études anthropologiques, on se trouve en présence d'une question fondamentale, impossible à résoudre par tout autre moyen que celui dont je viens de parler. On sait en effet que les groupes humains se distinguent les uns des autres par des caractères physiques aussi bien que par des caractères intellectuels, moraux et religieux. A quoi tient cette diversité? Est-elle due à une différence d'*espèce* ou à une différence de *races?* En d'autres termes les hommes appartiennent-ils *à une seule et même espèce*, ou bien existe-t-il *plusieurs espèces d'hommes?* On sait que cette question a partagé les anthropologistes en deux camps, celui des *monogénistes* et celui des *polygénistes.* Comment reconnaître de quel côté est la vérité?

Avant tout, il est évident qu'il faut se faire une idée nette de ce que signifient ces deux mots *espèce* et *race*, sur lesquels roule toute la discussion. Il est non moins évident que pour s'éclairer sur ce point, il faut s'adresser aux hommes qui, en dehors de toute controverse et préoccupés uniquement de la vérité scientifique, ont étudié ces deux sortes de groupes chez les végétaux et les animaux. Voyons donc ce que nous enseignent à ce sujet les zoologistes, les zootechnistes, les botanistes et les pomologistes eux-mêmes, en insistant plus spécialement sur ce qui touche aux animaux.

§ 2. — Définitions de l'espèce, de la race et de la variété chez les animaux et les végétaux.

I. — Quelques philosophes modernes, quelques naturalistes même ont prétendu que la notion d'espèce était tout artificielle et n'était que le résultat des préoccupations systématiques des naturalistes. C'est là certainement une erreur. Cette notion se retrouve chez les tribus les plus sauvages, comme chez nos paysans les plus arriérés. Ces populations ignorantes, mais vivant près de la nature, ont parfaitement reconnu qu'il existe chez les animaux aussi bien que chez les plantes des groupes composés d'individus présentant les mêmes caractères de tout genre, provenant de parents qui leur ressemblaient, donnant naissance à des enfants qui reproduisent des traits de leurs ascendants. Ils ont donné des noms à une foule de ces groupes. Ils ont bien eu l'idée complète de l'*espèce*.

Mais cette conception est chez eux quelque peu vague et indécise. Il en a été de même pour les savants de la Grèce, de Rome, de la Renaissance et de leurs successeurs immédiats. Il faut arriver jusqu'à la fin du xvii° siècle et au début du xviii° pour voir se poser nettement la question : qu'est-ce que l'espèce? Jean Ray (1686) et Tournefort (1700) y répondirent en se plaçant à des points de vue différents. Le premier ne tint compte que du *phénomène physiologique* de la *filiation;* le second du *fait morphologique* de la *ressemblance*.

L'un et l'autre ont eu quelques rares imitateurs. Mais l'immense majorité des naturalistes et les plus éminents, à quelque école qu'ils aient appartenu, quelles que fussent leurs dissidences sur d'autres points, se sont trouvés d'accord pour reconnaître que l'*idée de l'espèce* repose sur deux *notions*, celle de *ressemblance* et celle de *filiation*.

Mais, ces notions elles-mêmes ne sont pas simples et les termes employés pour les exprimer supposent bien des sous-entendus. Le mot de *ressemblance*, par exemple, doit embrasser toute la *famille physiologique*. Or, on sait que chez les animaux supérieurs eux-mêmes, le mâle et la femelle, les jeunes et les adultes ne se ressemblent souvent guère. Ces différences s'accentuent bien autrement chez les animaux inférieurs. Quelle ressemblance y a-t-il entre la larve et l'insecte parfait, entre la chenille et le papillon? La découverte récente de la *généagenèse* et du

polymorphisme a en outre compliqué singulièrement dans une foule de cas la famille physiologique. Or, les savants qui ont donné des définitions de l'espèce, ont presque tous cherché à y comprendre un certain nombre de ces idées accessoires. De là est résulté dans les formules qu'ils ont proposées une assez grande variété. Les adversaires de l'espèce ont argué de ce fait et prétendu que les naturalistes étaient loin de s'accorder sur ce qu'il fallait entendre par ce mot. C'est une erreur que le moindre examen fait de bonne foi permet de reconnaître. Qu'on lise les définitions données par Cuvier et Lamarck, par de Jussieu et de Candolle, par M. Chevreul et Carl Vogt, on trouvera chez tous, à travers la diversité des termes, l'affirmation de la double notion dont je viens de parler.

Dans aucune des définitions auxquelles je fais allusion on ne trouve mentionnée la *famille physiologique*. A mes yeux c'est une lacune, car c'est en réalité par elle que s'effectue la *filiation*. A ce point de vue, elle nous apparaît comme l'élément premier de l'*espèce*. Voilà pourquoi j'ai cru pouvoir à mon tour proposer une définition dans laquelle j'ai fait une place à ce groupe fondamental. Pour moi, l'*espèce* est l'*ensemble des individus plus ou moins semblables entre eux, qui peuvent être regardés comme descendus d'une paire primitive unique par une succession de familles ininterrompue et naturelle.*

II. — Je justifierai tout à l'heure les termes de cette définition en ce qui touche le mode de filiation qui y est indiqué; mais je dois d'abord insister sur un certain nombre de faits qui touchent aux questions de morphologie.

Dans la définition que j'ai donnée de l'espèce, l'idée de ressemblance est bien moins accentuée que dans celles qu'ont proposées la plupart de mes prédécesseurs. C'est, qu'en réalité, la similitude entre individus de même origine est loin d'être ce que pourraient faire supposer les expressions qu'ils ont employées. Toujours, chez les animaux aussi bien que chez les végétaux, chaque individu se distingue de ses plus proches parents par quelque particularité. Agassiz a placé à côté les unes des autres vingt-sept mille coquilles de la même espèce de Néritine. Il n'en a pas trouvé deux qui fussent identiques ; et on sait qu'Alphonse le Sage fit vainement chercher pendant une journée entière, par tous ses courtisans, deux feuilles parfaitement semblables.

Ces différences, ordinairement légères, qui ne permettent pas de confondre les divers représentants d'une même espèce, sont ce que l'on appelle les *traits individuels*. Lorsque l'un d'eux s'exagère ou est altéré, de manière à ce que l'individu qui le présente devienne une exception quelque peu tranchée, cet individu devient une *variété*. Ce terme est accepté par tous les naturalistes avec la même signification.

La variété est presque toujours individuelle chez les animaux et les plantes qui se reproduisent seulement par génération sexuelle.

Mais chez les animaux ou les végétaux pouvant se reproduire par un procédé généagénétique quelconque, elle peut comprendre un nombre indéfini d'individus. Toutes nos cultures présentent des faits de ce genre. Les *Acacias sans épines* en sont un exemple remarquable. On les trouve aujourd'hui dans les deux mondes, mais ils ne se sont jamais reproduits de graine. Tous sont le produit médiat ou immédiat de greffes, de boutures ou de marcotes empruntées à un individu qui apparut brusquement en 1803, à Saint-Denis, dans un semis d'un pépiniériste nommé Descemet. Quand on a semé des graines de ces arbres, ils ont toujours donné des *Acacias épineux*. Le *Robinia pseudoacacia spectabilis* de Descemet est resté à l'état de variété.

La variété est donc : *un individu, ou un ensemble d'individus appartenant à la même génération sexuelle, qui se distingue des autres représentants de la même espèce par un ou plusieurs caractères exceptionnels.*

III. — Lorsque les caractères qui distinguent une variété se transmettent par voie de génération, il se forme une *race* que les botanistes appellent encore parfois *variété héréditaire.* Sur ce point encore, tous les naturalistes sont d'accord.

Ainsi, la race est : l'*ensemble des individus semblables, appartenant à une même espèce, ayant reçu et transmettant par voie de génération les caractères d'une variété primitive.*

On voit que la notion de ressemblance, très amoindrie dans la définition de l'*espèce*, prend une importance absolue quand il s'agit de la *race*. Ici, les seules oscillations permises sont les *traits individuels*. En revanche, j'ai dû supprimer ici le terme de *famille*. Des frères, des sœurs peuvent en effet être de races différentes, par *superfétation*, ou par *atavisme*.

IV. — Toute *variété* qui devient héréditaire enfante une *race*. Dans celle-ci, à son tour, quelque trait individuel peut s'exagérer ou s'altérer. Cette *variété de race* peut se transmettre aussi par voie de génération et il naît une *race secondaire* sortie de la précédente. Le même fait peut se reproduire chez celle-ci. C'est ainsi que prennent naissance les races *tertiaires, quaternaires*, etc.

On le voit, l'*espèce* est le point de départ; au milieu d'elle apparaît la *variété;* quand celle-ci devient héréditaire, il se forme une *race*. Voilà quels sont pour tous les naturalistes qui ne mettent pas leurs théories au-dessus des faits, les rapports d'origine et de filiation de ces trois groupes. C'est ce qu'Isidore Geoffroy a nettement déclaré à diverses reprises, entre autres lorsqu'il a dit : « Telle est l'espèce et telle est la race, non seulement pour une des écoles entre lesquelles se partagent les naturalistes, mais pour toutes. » Cette déclaration était absolument vraie quand elle a été écrite. Elle l'est moins depuis le développement qu'ont pris les théories transformistes; mais c'est un point que j'examinerai plus tard.

On voit aussi qu'une même espèce peut enfanter un nombre indéfini de races, sorties directement de ses représentants normaux ou issues les unes des autres. Pour si différents qu'ils soient du type spécifique dont ils émanent, tous ces groupes dérivés n'en font pas moins partie de l'espèce primitive; et réciproquement, celle-ci comprend toutes les races auxquelles elle a donné naissance. On peut donc se figurer l'espèce comme une *unité* dont les races sont les *fractions*. On peut encore la comparer à un *arbre* dont le *tronc* représente le type originel et dont les *branches maîtresses* divisées en branches de plus en plus faibles, en rameaux, en ramuscules, etc., correspondent aux *races primaires, secondaires, tertiaires*, etc.

§ 3. — Variation de l'espèce.

I. — Tous les botanistes, tous les zoologistes reconnaissent l'existence des *variétés* et des *races*. Ils admettent donc tous qu'un type spécifique peut se modifier; en d'autres termes, ils admettent que *l'espèce est variable*. Pourtant, on n'a pas oublié combien furent vives les controverses soulevées par cette question, Cuvier et son école parlant toujours au nom de l'*invariabilité de l'espèce;* Lamarck et Geoffroy Saint-Hilaire soutenant sa *variabilité*. C'est que ces illustres adversaires employaient ici un mot traduisant fort mal leurs idées réelles. Au lieu de *variation* c'était *transmutation* qu'il fallait dire. Je reviendrai plus loin sur ce sujet. Ici je dirai seulement que la *variation* est partout, que la *transmutation* n'est nulle part.

Pour expliquer la variation dans les espèces animales et végétales, Prosper Lucas a cru nécessaire de recourir à une force spéciale qu'il a appelée l'*innéité*. Mais il est facile de montrer que l'intervention de cet agent spécial n'est nullement nécessaire et que l'action du *milieu* et de l'*hérédité* suffit pour rendre compte de ces phénomènes. Non certes que l'on puisse toujours suivre la filiation des causes et des effets. Mais d'une part, cette étude est parfois possible; et d'autre part, en voyant les modifications de l'organisme, parfois les plus graves, évidemment et constamment succéder à la mise en jeu de ces deux agents, parfois d'un seul, on ne saurait méconnaître le rôle qui leur revient dans la production des phénomènes dont il s'agit.

II. — C'est à Buffon qu'il faut remonter pour voir nettement exposée la doctrine qui attribue à des agents extérieurs le pouvoir de modifier les caractères d'un être vivant. Le climat, la nourriture et les *maux de l'esclavage*, c'est-à-dire la *domestication*, étaient pour lui les causes de l'apparition des variétés et des races. Mais d'une part, il a fait aux animaux seuls l'application de ses idées; d'autre part, il regardait l'organisme comme subissant passivement l'action de ces agents. Geoffroy Saint-Hilaire, tout en donnant au mot de *milieu* une acception plus large, ne fit guère que reproduire la conception de Buffon.

Au contraire, Lamarck crut trouver dans l'organisme lui-même la cause immédiate des transformations les plus graves. Pour lui, le milieu n'intervient que pour déterminer chez l'animal des *désirs* qui font naître la *volonté ;* et celle-ci engendre des *habitudes*, qui, par l'exercice constant de certains organes, produisent toutes les modifications du type primitif.

En somme, pour Buffon comme pour Lamarck, le milieu agissant immédiatement ou médiatement est la grande cause de la variation. Presque tous les naturalistes ont adopté cette notion fondamentale, tout en la complétant ou la modifiant à certains égards. Darwin lui-même qui, dans les premières éditions de son livre sur l'origine des espèces, avait cherché à restreindre autant que possible le rôle du milieu, a plus tard modifié en partie ses opinions sur ce point.

Le milieu est en effet la cause essentielle de la variation. Mais l'organisme ne subit pas son action d'une manière passive. Il réagit au contraire, souvent de la manière la plus évidente ; et cette réaction tend toujours à le mettre en harmonie avec les *conditions d'existence* que lui impose le milieu.

L'enchaînement de ces phénomènes apparaît parfois jusque chez les individus adultes. Nos moutons, importés en Amérique, y ont généralement conservé leur pelage. Mais, dans les vallées excessivement chaudes de la Madeleine, si on néglige de les tondre, la laine tombe par plaques feutrées et le corps se couvre d'un poil court, uni et luisant. L'organisme s'est ainsi dépouillé pour ainsi dire d'un vêtement d'hiver pour en prendre un d'été. Le changement n'a pas toujours lieu avec cette brusquerie. Dans les plaines de Neiba et de Mariquita, les bœufs ont donné deux races ; l'une, les *pelones*, ont encore quelques poils fins et rares ; les *calongos* sont entièrement nus.

Toutefois, c'est surtout pendant la période embryonnaire que l'être vivant éprouve les actions modificatrices du milieu. Le fait est rendu évident pour les végétaux par l'apparition des variétés nouvelles à la suite des semis. Il en est de même pour les animaux. Le milieu agit par l'intermédiaire de la mère chez les vivipares, à travers la coque de l'œuf chez les ovipares. En faisant varier quelque peu la température, et le mode d'application de la chaleur, M. Dareste a obtenu des milliers de poulets reproduisant à peu près tous les types connus de la monstruosité individuelle. Coste, qui observait des œufs transparents, a pu suivre de l'œil la transformation des truites à chair blanche en truites saumonées, et réciproquement, selon la nature des eaux où il faisait ses observations. L'expérience et l'observation directe ont donc mis hors de doute l'action du milieu sur les embryons, pour les cas les plus graves aussi bien que pour un des plus simples. On ne peut donc que l'accepter comme un fait général.

III. — Bien souvent la *variété* n'est d'abord que peu prononcée. Mais alors, si le milieu s'y prête, l'*hérédité* intervient. La tendance de celle-ci est de transmettre aux fils *tous* les caractères du père et de la mère. Mais pour qu'elle se réalise, il est nécessaire que les conditions d'existence le permettent. Souvent elles s'y opposent; et voilà pourquoi il naît un si grand nombre de variétés qui ne se propagent pas. Mais, si les circonstances sont favorables, si les actions qui ont amené la première variation continuent à s'exercer, on comprend que l'hérédité en accumulera de génération en génération les résultats successifs; et la *race*, née de la première *variété*, se caractérisera de plus en plus. Voilà pourquoi nos bœufs européens ont donné en Amérique d'abord les pelones et ensuite les calongos.

IV. — Une fois le maximum d'effet obtenu, le milieu, de *modificateur* qu'il avait été d'abord, devient *conservateur, stabilisateur*. Il est évident que les bœufs qui ont perdu leur poil dans les régions intertropicales de l'Amérique, ne sauraient redevenir velus dans ces mêmes contrées. La chaleur qui a déterminé l'apparition de la première *variété à poils rares*, qui a progressivement amené la formation de la *race nue*, conserve nécessairement celle-ci.

Ainsi, les *races* se forment sous l'influence des actions du milieu et de l'hérédité. Dans tous ces phénomènes, le milieu joue le rôle de régulateur suprême. Il est tour à tour agent de *modification* et agent de *stabilisation*. L'hérédité ne fait que transmettre des pères aux fils le résultat des actions du milieu. Mais par cela même, elle accumule chez le dernier venu la somme de toutes les modifications subies par ses ascendants. Quoique essentiellement conservatrice, elle n'en a pas moins sa part dans le résultat final; et, à ce point de vue, on peut aussi la regarder comme un agent de modification.

Ces deux forces sont d'ailleurs entièrement indépendantes. A chaque instant on les voit entrer en lutte. Quand on transporte dans un milieu par trop différent la race la mieux assise, l'hérédité a beau tendre à lui conserver tous ses caractères, ce milieu ne tarde pas à l'ébranler, à la modifier. Tous les jardiniers, tous les cultivateurs connaissent bien ce fait pour les végétaux, et les faits que je viens de citer montrent qu'il en est de même pour les animaux. C'est précisément de cette lutte inévitable que résultent les difficultés et les dangers de l'*acclimatation*.

V. — Chez les végétaux aussi bien que chez les animaux tout changement appréciable de l'organisme suppose une modification dans le jeu des forces intimes. La moindre variation dans les caractères spécifiques est au fond un *phénomène biologique*. Mais, le résultat qui tombe sous nos sens peut être plus particulièrement *anatomique* ou *physiologique*. On trouve des exemples de ces deux ordres de faits aussi bien chez les plantes que chez les animaux.

A peine est-il nécessaire de faire remarquer que, dans les deux règnes, tout changement dans les caractères extérieurs ne fait que traduire au dehors quelques modifications internes. Remarquons seulement qu'en pareil cas la modification est plus considérable souvent qu'elle ne peut le paraître au premier abord. Nos fruits, nos légumes ne diffèrent pas de leurs types sauvages seulement par la grosseur. Ils s'en distinguent aussi par la consistance, par le parfum, par la saveur. Leurs éléments mêmes ont été atteints. Si nos animaux domestiques ne présentent pas des différences comparatives à celles de nos végétaux cultivés, il n'en est pas moins vrai que la chair de nos bonnes races de boucherie est certainement plus propre à satisfaire un palais délicat que celle de leurs sœurs sauvages.

Les modifications physiologiques ne sont pas moins nombreuses et frappantes. On sait qu'il existe chez les végétaux des variétés et des races précoces ou tardives, chez les animaux des races à croissance lente ou rapide. Je crois inutile d'insister sur ces faits, au sujet desquels il suffit d'éveiller les souvenirs du lecteur. Je rappellerai seulement que le *je ne sais quoi*, d'où résultent chez les animaux l'instinct et le raisonnement, peut, comme le corps lui-même, être modifié et fournir des caractères de race, témoins les chiens courants et les chiens d'arrêt. Le proverbe *bon chien chasse de race* exprime une vérité rigoureusement scientifique.

VI. — Sans insister plus longtemps sur la nature et l'étendue des variations que sont susceptibles de subir les êtres vivants, je crois en avoir dit assez pour que le lecteur reconnaisse que chaque organe, chaque fonction peut, chez l'animal comme chez le végétal, être modifié de manière à fournir des caractères de *variété* et de *race*.

L'expérience journalière montre en outre que l'on ne saurait assigner de limites ni au nombre ni à l'importance de ces variations. Toutefois c'est seulement chez les végétaux cultivés, chez les animaux domestiques que l'on rencontre des faits réellement frappants à ces deux points de vue. Il n'en existe pas moins des *races naturelles*. Je reviendrai plus loin sur ces importantes questions.

§ 4. — Caractérisation de la race et de l'espèce.

I. — La variabilité des animaux et des végétaux crée assez souvent aux naturalistes de véritables difficultés. Quand une espèce compte un certain nombre de races extrêmement différentes et dont plusieurs s'éloignent singulièrement du type primitif, comme chez les chiens et les pigeons, on est conduit à se demander si l'on n'a pas confondu sous une dénomination unique les représentants de plusieurs espèces distinctes; ou bien si ces animaux, qui portent le même nom, ne sont pas le produit de la fusion de ces espèces. Quand, à des distances géographiques considérables, on trouve des animaux semblables à certains égards et dissemblables sous d'autres, on se demande encore naturellement si ce sont là deux *espèces* distinctes ou bien deux *races* d'une seule et même espèce. Quelque obscurs que puissent parfois paraître ces problèmes, il est toujours possible de les résoudre; mais seulement à la condition de disposer de certaines données ou de pouvoir faire certaines expériences. Les premières relèvent de la *morphologie* et se rattachent à la notion de *ressemblance;* les secondes sont du ressort de la *physiologie* et répondent à la notion de *filiation.*

Au point de vue morphologique, les *espèces* se distinguent des *races* par un fait général. Les premières ont toujours un ou plusieurs caractères qui les séparent nettement les uns des autres, pour si voisines qu'elles soient. Les secondes passent le plus souvent de l'un à l'autre par *nuances insensibles*, si bien qu'entre les formes extrêmes les plus différentes, on peut établir une série continue d'individus qui les relie l'une à l'autre. C'est là ce qu'on peut appeler la *fusion progressive* ou *insensible* des *caractères*. Mais, on comprend que pour reconnaître ce fait, il est nécessaire de disposer d'un nombre considérable de termes intermédiaires. C'est ainsi que malgré les différences extérieures qui les distinguent les uns des autres, nos renards, ceux d'Égypte et ceux de Sibérie, ont été ramenés par Cuvier lui-même à une seule espèce.

En outre, on constate presque toujours entre les races d'une même espèce que tel ou tel caractère, tiré d'un même organe, varie de manière à briser un groupe naturel et à en disséminer les fractions dans des groupes fort différents. Ou bien encore, un trait en apparence très caractéristique d'une race, se retrouve dans d'autres qui n'ont d'ailleurs aucun rapport avec elle. C'est ainsi que certaines levrettes ont en commun avec le bichon ou le chien havanais une très petite taille, tandis que ces races diffèrent à tous les autres points de vue. Rien de semblable ne se produit d'espèce à espèce. Les faits de ce genre rentrent dans ce que j'ai appelé l'*entre-croisement des caractères*.

Mais, pour pouvoir reconnaître l'existence de cet entre-croisement il faut encore le plus souvent disposer d'un grand nombre de termes de comparaison. En outre, il est des races et souvent des plus aberrantes, qui se sont constituées d'emblée par l'apparition d'une variété première présentant des caractères absolument exceptionnels. Tels sont les *bœufs gnatos* de Buenos-Ayres, que Darwin a fait connaître et qui reproduisent chez ces ruminants les traits les plus frappants de nos bouledogues. A coup sûr on en aurait fait, non seulement une *espèce* à part, mais encore un *genre* particulier, si l'on ne savait que tous les bœufs d'Amérique descendent de bœufs européens et que ceux de Buenos-Ayres en particulier proviennent tous d'un seul taureau et de quelques vaches amenés dans cette province par les frères Goës en 1558. En pareil cas, la morphologie pourrait laisser au moins de grands doutes. Mais la physiologie et les phénomènes du croisement permettent de résoudre à coup sûr les problèmes de ce genre.

III. — Les fonctions de reproduction sont incontestablement celles qui rapprochent le plus intimement les animaux et les végétaux. Ici, entre les deux règnes, il n'y a plus seulement des analogies plus ou moins éloignées, il y a presque identité. Donc, si nous trouvons que dans tous les deux les phénomènes de la reproduction diffèrent selon qu'on les observe chez des *races* ou chez des *espèces*, nous devrons en conclure qu'il y a là un moyen de distinguer ces deux sortes de groupes. Or, ces dissemblances existent et c'est dans les résultats du *croisement* qu'elles se manifestent.

Le terme de *croisement* s'applique à l'union entre individus *de même espèce*, mais de *races différentes*, ou bien à celle d'individus d'*espèces différentes*. Dans le premier cas le croisement prend le nom de *métissage;* celui d'*hybridation* dans le second cas. On appelle *métis* les fils qui naissent à la suite d'un métissage et *hybrides* ceux qui sont le produit d'une hybridation. Ces deux sortes d'unions peuvent s'accomplir sous la seule action des lois naturelles, ou bien elles peuvent se produire par suite de l'intervention de l'industrie humaine. Il y a donc lieu de distinguer l'hybridation et le métissage *naturels*, l'hybridation et le métissage *artificiels*.

IV. — Le métissage naturel s'accomplit chaque jour chez les végétaux aussi bien que chez les animaux, dans nos jardins comme dans nos étables et dans les rues. La difficulté n'est pas de le produire, mais bien de l'empêcher. On sait les soins que prennent les éleveurs et les chasseurs pour conserver la pureté de leurs races de bœufs, de moutons, de chiens. On ne peut placer à côté l'une de l'autre deux plates-bandes de tulipes unicolores de teintes différentes sans avoir l'année suivante un certain nombre de tulipes panachées produites par le croisement. On comprend combien l'homme a pu opérer ou provoquer des métissages artificiels, et on sait qu'en effet ils sont entrés depuis longtemps dans les pratiques courantes de la culture et de l'élevage.

Quelques tranchées que soient les différences *morphologiques* entre les races unies naturellement ou artificiellement, la fécondité n'est que très rarement diminuée, souvent au contraire elle est accrue. Ceci nous apprend qu'il y a dans les représentants d'une même espèce *quelque chose de supérieur à la forme* et que ne peuvent atteindre les variations purement matérielles de l'organisme.

Dans le métissage, le croisement peut se faire indifféremment dans les deux sens, c'est-à-dire que la même race peut fournir soit le père, soit la mère, sans que la fécondité soit altérée.

Un fait important à signaler, c'est que la *superfétation* se produit souvent à la suite de ces croisements, c'est-à-dire que la même mère met au monde des produits qui accusent l'intervention de deux ou plusieurs pères de races différentes. Naudin a vu les graines d'une même courge reproduire parfois toutes les races de ce fruit réunies dans le jardin théâtre de ses études. On sait aussi que bien souvent la même chienne met bas des petits de deux ou trois races différentes. Ceci nous apprend mieux encore l'égalité du pouvoir fécondant et l'aptitude à être fécondés que conservent les mâles et les femelles d'une même espèce, en dépit des modifications organiques les plus apparentes.

Ainsi le croisement *entre races d'une même espèce* est toujours aussi facile, aussi régulier, et à très peu près toujours aussi fécond, parfois plus fécond que les unions entre individus de même race.

Enfin, lorsqu'après avoir croisé deux races on en revient à l'une d'elles, même après plusieurs générations, celle qui a été abandonnée manifeste son ancienne intervention par l'apparition chez quelques individus d'un ou de plusieurs de ses caractères propres. On appelle *atavisme* ce phénomène remarquable. Nous allons voir le croisement *entre espèces* présenter des phénomènes bien différents.

V. — Dans nos jardins, dans nos champs, les conditions extérieures du croisement entre végétaux sont évidemment les mêmes, qu'il s'agisse de *races* ou d'*espèces*. Pourtant, tandis qu'il est journalier chez les premières comme on vient de le voir, il est d'une rareté extrême chez les secondes, si bien que Decaisne n'en reconnaissait qu'une vingtaine d'exemples comme étant vraiment démontrés. Le nombre s'en est quelque peu accru depuis lors ; mais il n'en est pas moins resté minime comparativement à celui des espèces végétales qui poussent à côté les unes des autres.

Chez les animaux, l'hybridation naturelle est tellement rare qu'elle a été longtemps niée d'une manière absolue. Toutefois, on en connaît quelques exemples chez les oiseaux, savoir : entre la perdrix grise et la perdrix rouge, entre la bergeronnette noire et la grise, entre l'hirondelle des fenêtres et celles des cheminées, entre une corneille noire et une corneille mantelée. On avait parlé de quelques hybridations entre poissons ; mais Valenciennes a montré qu'on s'était trompé et que l'on avait pris de simples races pour des espèces distinctes. On a vu un crapaud essayer de féconder des œufs de grenouille ; mais les expériences de Spallanzani ont montré depuis longtemps que la tentative ne pouvait aboutir. Voilà à quoi se réduit l'histoire des croisements naturels entre espèces animales sauvages. La domestication de l'une des espèces semble faciliter ces unions. Le chien et le loup se sont croisés parfois spontanément et le *Canis lycaon* serait, selon quelques naturalistes, le produit de ces alliances.

L'industrie humaine a considérablement accru le nombre des hybridations ; elle a élargi le champ de ce phénomène ; mais en même temps elle a montré les difficultés que l'on éprouve à le produire et précisé les limites que l'on ne peut franchir.

Chez les végétaux aussi bien que chez les animaux, le croisement n'a jamais réussi entre individus appartenant à des *familles* différentes; on ne l'obtient que très rarement entre individus faisant partie de deux *genres* distincts; même parmi les espèces de même genre, il en est un grand nombre qui se refusent à toute hybridation; assez souvent, bien que l'hybridation ait pu se faire entre deux espèces dont l'une a fourni le père et l'autre la mère, elle devient impossible dès que l'on veut intervertir les rôles; enfin il est des familles entières dont on n'a jamais pu croiser les espèces même les plus voisines.

Dans les conditions les plus favorables, les tentatives de croisement entre espèces échouent souvent; et quand elles réussissent, la fécondité est à peu près toujours diminuée dans une proportion plus ou moins considérable. Cette proportion est parfois énorme chez les végétaux dont les capsules portent des graines très nombreuses, comme le pavot et le dahlia. Il en est de même chez les animaux. Sur neuf œufs pondus par une oie unie à un cygne, un seul se trouva fécondé. Jamais on n'a observé de superfétation à la suite d'un croisement fécond entre espèces.

VI. — Ainsi, dès les premiers pas faits dans cette voie, on constate les différences les plus frappantes dans les phénomènes du croisement, selon que ces sortes d'unions ont lieu *entre races* ou bien *entre espèces*. Le contraste s'accuse d'une façon bien plus remarquable dans leurs produits, c'est-à-dire chez les *métis* et les *hybrides*.

Le métissage est employé journellement pour améliorer ou simplement pour modifier une race donnée, chez les végétaux aussi bien que chez les animaux. Toutefois, l'expérience est rarement poussée jusqu'au bout chez les premiers, parce que les procédés généagénétiques (greffe, marcottage, etc.) permettent de multiplier à volonté la *variété* résultant du croisement et d'éviter les lenteurs qu'exige la stabilisation d'une *race croisée*.

Chez ces métis végétaux, on ne voit jamais les feuilles ou la tige présenter un développement exagéré relativement à celui des fleurs et de leurs dépendances. Ceci nous apprend qu'ici l'équilibre physiologique n'a pas été rompu au profit des appareils de nutrition, au détriment des organes de reproduction.

On ne peut appliquer les procédés généagénétiques aux animaux domestiques; et c'est seulement par une suite de générations que l'on arrive à constituer une race nouvelle plus ou moins intermédiaire entre les *races parentes*. Nos exploitations agricoles, nos pigeonniers, nos basses-cours, nos chenils, nos rues, n'en montrent pas moins, à côté de races dont on conserve parfois à grand'peine la pureté première, une foule de races croisées, tantôt supérieures aux races mères, parce que l'intelligence humaine préside à leur formation, tantôt en voie d'abâtardissement, parce que les mélanges ont été livrés au hasard.

Que l'homme intervienne ou non, la fécondité n'est nullement altérée. C'est là ce qu'attestent une foule d'expériences précises. La plus remarquable peut-être est celle que nous devons à Darwin. L'illustre Anglais a montré qu'il existe chez les pigeons au moins cent cinquante races distinctes, dont les caractères morphologiques diffèrent au point que, à en juger par eux seuls, il faudrait y reconnaître cinq genres différents. Eh bien, il a successivement accumulé le sang des cinq formes extrêmes dans une seule couvée; il a élevé et marié entre eux ces piegons *cinq fois métis;* et pourtant la fécondité n'a pas diminué.

VII. — Les *hybrides* se comportent bien autrement. Dans l'immense majorité des cas, ils ne peuvent se reproduire entre eux et Kœlreuter a expliqué ce fait chez les végétaux, dès le début de ses longues et magnifiques expériences. Dans les fleurs mâles, les anthères, au lieu d'être gonflées par le pollen, sont presque toujours flétries et ne renferment que quelques grains de poussière incapables d'émettre les tubes polliniques nécessaires à la fécondation. *L'élément mâle* est donc à peu près constamment atrophié.

L'élément femelle est moins rudement atteint. D'ordinaire les fleurs possèdent quelques ovules intacts. Ceux-ci peuvent être fécondés par le pollen d'une des deux espèces parentes. On obtient ainsi un végétal *quarteron*, c'est-à-dire contenant 3/4 de sang d'une des espèces primitives et 1/4 de sang de l'autre. Il est évident, qu'en employant le même pollen pour féconder le quarteron et en continuant les fécondations dans le même sens, on se rapproche de plus en plus de l'espèce première et on arrive rapidement à la reproduire.

Les quarterons sont assez souvent féconds entre eux et il existe en outre un très petit nombre d'hybrides mi-partie qui peuvent aussi se reproduire. On pourrait croire qu'il est possible d'obtenir ainsi des *races hybrides*. Il n'en est rien. Deux sortes de phénomènes arrêtent la propagation de ces végétaux artificiels et les font disparaître rapidement; ce sont le *retour aux types parents* et la *variation désordonnée*.

Lorsque les *hybrides de premier sang* sont féconds entre eux, leurs descendants reprennent les caractères de l'une des espèces parentes, ordinairement dès la première ou la seconde génération, au lieu de conserver les caractères intermédiaires dus au croisement. Tel est le fait général que l'on a désigné sous le nom de *loi de retour*. Pour faire comprendre l'ensemble des phénomènes que je viens d'indiquer, j'aime à citer l'exemple suivant que j'emprunte aux beaux travaux de mon éminent confrère M. Naudin.

Cet habile expérimentateur, que l'on pourrait appeler le Kœlreuter français, avait fécondé le *Datura stramoniun* par le pollen du *Datura ceratocaula*. Dix fleurs avaient été préparées avec les soins minutieux qu'exige cette opération. Tous les ovaires se développèrent et il en résulta dix capsules. Mais ces capsules (*hybrides de premier sang* ou de *première génération*) furent de dimensions fort inégales. Les plus grosses atteignaient à peine la moitié du volume normal. De là seul on pouvait conclure que la fonction de reproduction avait été sérieusement atteinte. L'examen des graines justifia cette appréciation. L'immense majorité était ou entièrement flétries, ou de moitié plus petites que les graines normales et ne contenaient pas d'embryon. En somme, les dix capsules ne fournirent qu'une soixantaine de graines présentant l'aspect de graines en bon état, au lieu de plusieurs centaines qu'elles auraient renfermé dans une plante ordinaire.

Ces *soixante graines* furent semées. *Trois seulement* donnèrent des plantes dont une périt avant la floraison. Les deux autres furent très vigoureuses et montrèrent à un haut degré la *prédominance de l'appareil végétatif* sur l'*appareil reproducteur*. Les tiges, les branches furent bien plus développées que chez la plus grande des espèces parentes. En revanche, une partie des fleurs avorta. Le reste donna des capsules bien garnies de graines en bon état.

M. Naudin sema plus de cent de ces graines. Toutes germèrent et donnèrent autant de plantes. Mais *toutes ces plantes présentèrent la taille, le port*, l'*inflorescence et la fécondité du Datura stramonium*. — D'un seul bond, tous ces hybrides de *seconde génération* étaient retournés à l'*espèce mère;* toute trace d'hybridation avait disparu.

Le retour à l'un des types n'est pas toujours aussi brusque, surtout quand on marie entre eux des quarterons. Souvent aussi il se fait une sorte de partage, les petits-fils des premiers hybrides retournant les uns à l'*espèce père*, les autres à l'*espèce mère*. Mais toujours, ces végétaux de sang mêlé finissent par retourner soit à l'un des types croisés, soit à tous les deux et l'on ne trouve plus de traces du croisement.

Un fait important à signaler, c'est que jamais l'*atavisme* ne se montre chez les descendants de ces hybrides ayant fait retour à l'une ou à l'autre des espèces parentes.

Dans les cas extrêmement rares où on peut obtenir un certain nombre de générations hybrides, on voit apparaître un phénomène remarquable, que M. Naudin a découvert et appelé la *variation désordonnée*.

Les hybrides de première génération tiennent habituellement des deux espèces qui leur ont donné naissance et présentent une grande uniformité. Mais, dès la seconde génération, cette uniformité disparaît et est remplacée par une mobilité étrange de tous les caractères. En même temps, à chaque génération, un certain nombre de plantes font retour à l'un ou à l'autre des types parents. Le résultat final est toujours le même.

Les *hybrides quarterons* peuvent fournir un nombre de générations plus considérable que ceux de premier sang. L'exemple le plus remarquable que l'on connaisse de ce fait est l'*ægilops speltæformis*, possédant 3/4 de sang de froment et 1/4 de sang d'*Ægilops ovata*. M. Godron l'a entretenu pendant plus de vingt ans. Mais il n'a obtenu ce résultat

que par les soins les plus minutieux. Il a maintes fois déclaré que,
abandonnée à elle-même, cette plante artificielle aurait entièrement
disparu dès la première ou seconde année. En outre le phénomène de
retour que l'habile expérimentateur croyait d'abord être parvenu à
écarter, a fini par se montrer là comme ailleurs.

L'hybridation des végétaux est entrée dans l'industrie courante. On
la met en pratique pour obtenir des *variétés* nouvelles. Mais les jardiniers fleuristes ou horticulteurs n'ont jamais cherché à former des *races*.
Ils se bornent à multiplier les variétés obtenues en employant les divers
procédés génégénéatiques que j'ai signalés plus haut.

VIII. — L'hybridation animale présente exactement les mêmes phénomènes que la précédente. Ici encore, l'infécondité plus au moins complète
des croisements entre espèces est la règle générale. Il en est de même
de l'infécondité des hybrides entre eux. Dans les cas rares où la fécondité persiste dans la première génération, elle ne tarde pas à disparaître.
Quelques auteurs n'en affirment pas moins que l'hybridation animale
est aujourd'hui démontrée et il partent de là pour nier la *réalité de
l'espèce* en général. Ils insistent sur quelques faits, qu'ils présentent de
la manière la plus inexacte. J'ai examiné ailleurs un à un tous les
exemples cités, j'en ai fait l'histoire détaillée avec preuves à l'appui.
Je ne pourrais agir de même ici et je dois me borner à indiquer sommairement les résultats de cette étude.

Constatons d'abord que la seule hybridation animale qui réussisse à
peu près partout et toujours est celle des espèces âne et cheval. Le *bardeau*, fils de l'ânesse, ne se produit guère qu'accidentellement. Il en est
autrement du *mulet*, fils de l'âne et de la jument. Eh bien, on ne peut
citer *un seul exemple de reproduction entre le mulet et la mule.* ARISTOTE
a parlé *d'une* union féconde entre le mulet et la jument; depuis plus de
deux mille ans on n'en a pas signalé d'autre exemple et cela même
autorise bien à croire à une erreur de la part du savant grec. Les recherches de divers auteurs étrangers, celles de Prevost et Dumas expliquent
aisément ce fait. Quoique parfois très ardent, le mulet est infécond parce
que chez lui, comme chez les végétaux, l'élément fécondateur est profondément altéré. Les spermatozoïdes manquent ou sont réduits à de
simples granulations. Wagner a montré qu'il en est de même chez les
hybrides d'oiseaux.

Chez les animaux comme chez les végétaux, l'élément reproducteur
femelle est moins atteint chez les hybrides. On connaît un petit nombre d'exemples de mules qui ont conçu; mais quoi qu'on en ait dit, le
fait est extrêmement rare. La preuve en est dans l'émotion profonde
qu'un événement de cette nature produisit chez les populations musul-
manes de l'Algérie. Elles crurent y voir l'annonce de la fin du monde
et se précipitèrent dans les mosquées pour fléchir la colère céleste (Gra-
tiolet). — Heureusement la mule avorta.

On a beaucoup parlé des *chabins* ou *ovicapres* qui résultent de l'union des espèces chèvre et mouton. Ce croisement que divers expérimentateurs, entre autres les deux Geoffroy Saint-Hilaire, ont vainement cherché à obtenir, constitue une industrie courante au Chili et au Pérou. On en a conclu qu'il y avait là une exemple de race hybride bien assise et durable. C'est une erreur. D'abord les chabins ont 3/8 de sang de chèvre et 5/8 de sang de mouton. Mais malgré la supériorité de ce dernier, la race n'est rien moins que fixée. Au bout de quelques générations, il se manifeste des signes de retour aux espèces parentes et il faut recommencer la série assez compliquée des croisements qui donnent la proportion de sang voulue. Mon regretté confrère, M. Gay, qui a pu observer les faits pendant plusieurs années, disait : « c'est comme chez les végétaux ».

Il en est de même pour les *Léporides*, fils d'un lièvre et d'une lapine Ce croisement, mille fois tenté sans succès, avait réussi chez M. Roux, président de la Société d'agriculture d'Angoulême. Cet expérimentateur crut d'abord avoir échappé à la *loi de retour* et fit partager sa conviction à Broca et à Isidore Geoffroy. Ce dernier a reconnu plus tard son erreur et M. Roux a fini par faire de même. M. Gayot, membre de la Société d'agriculture de France, a cru avoir été plus heureux. Mais, chaque fois qu'on y a regardé de près, il s'est trouvé que ses Léporides n'étaient que de simples lapins revenus au type de l'espèce mère.

Pour clore cette énumération des cas les plus remarquables d'hybridation animale, je signalerai encore les résultats donnés par le croisement des papillons de l'ailante et du ricin (*Bombyx cinthia* et *arrindia*). Ici, la première génération fut remarquablement uniforme. Mais la variation désordonnéé se montra dès la seconde génération et alla en croissant, en même temps que, à chaque génération, de nombreux individus retournaient à l'une ou à l'autre des espèces parentes. La cinquième année, la chambrée était revenue presque en entier au type arrindia, lorsqu'une invasion d'ichneumons mit fin à l'expérience.

En somme, il est *impossible de citer une seule race hybride* qui se soit propagée en conservant les caractères empruntés aux deux souches parentes. Toujours, ou bien la série des générations s'arrête promptement *par disparition de la fécondité;* ou bien, en vertu de la *loi de retour*, les caractères intermédiaires disparaissent et tous les descendants des premiers hybrides reviennent aux types qui leur ont donné naissance.

IX. — Quelque abrégé que soit cet exposé, il suffira, j'espère, pour faire comprendre que, entre l'*espèce* et la *race*, il existe des différences radicales et que ces différences ressortent surtout dans les phénomènes distinctifs du *métissage* et de l'*hybridation*, phénomènes qu'il n'est peut-être pas inutile d'opposer les uns aux autres comme je le fais dans le tableau ci-joint.

MÉTISSAGE.	HYBRIDATION.
Toujours facile ; s'accomplissant à chaque instant sans l'intervention de l'homme et souvent malgré lui.	Impossible dans l'immense majorité des cas : à peu près toujours due à l'industrie humaine.
Fécondité non altérée ; parfois accrue.	Fécondité presque toujours diminuée dans une proportion considérable, parfois énorme.
Fécondité continue.	Fécondité habituellement bornée à un fort petit nombre de générations (quatre ou cinq (selon Fréd. Cuvier).
Superfétation fréquente dans les espèces pouvant se prêter à ce phénomène.	Jamais superfétation.
Races métisses nombreuses.	Pas une seule race hybride.
Atavisme fréquent, même après un grand nombre de générations chez les individus ramenés à l'un des types parents par des croisements unilatéraux.	Jamais d'atavisme chez les descendants d'hybrides revenus à l'un des types parents par suite de la loi de retour ou des croisements unilatéraux.
Pas de variation désordonnée.	Variation désordonnée.

Ces faits généraux reposent sur des observations remontant aux premiers temps historiques et sur des milliers d'expériences faites par les industriels aussi bien que par les savants. Il en résulte que l'*espèce* et la *race* sont deux *choses absolument distinctes ;* et que, les confondre à un degré quelconque, c'est se mettre en opposition avec tout le savoir positif acquis.

L'espèce est bien une *réalité*. Elle est l'unité organique. Entre chaque espèce et les espèces les plus voisines, il y a une *barrière physiologique* qui les empêche de se confondre. S'il en était autrement, il serait impossible de comprendre l'existence de l'ordre que l'on retrouve dans les plus anciennes flores et les faunes, aussi bien que dans celles de nos jours. Si la *loi d'infécondité* ou si l'on veut la *loi d'infécondité très limitée entre espèces* n'existait pas, si tout pouvait se passer entre elles comme entre les *races d'une même espèce*, qui ne voit quelle étrange confusion présenteraient les règnes animal et végétal ? En fait, la *loi* dont je parle joue dans le monde *organique* le même rôle que la *loi d'attraction* dans le monde *inorganique*. Sans celle-ci, les astres erreraient au hasard dans l'espace ; seule, elle les retient dans leurs orbites et leur assigne une place fixe dans le firmament. Sans celle-là, les espèces se fondraient les unes dans les autres ; et, au lieu de ces groupes si remarquablement définis et subordonnés qu'il étudie, le naturaliste n'aurait sous les yeux qu'une inextricable confusion de formes dont nos chats de gouttière, nos chiens de rue et nos chevaux de fiacre peuvent donner une idée.

La race n'est qu'un démembrement de l'espèce. Dans les cas douteux dont j'ai parlé plus haut, quand il s'agit de décider si une forme animale ou végétale est une *espèce à part* ou seulement une *race* de quelque espèce connue, le croisement nous fournit un moyen assuré de résoudre le problème. Si à la suite d'une union naturelle ou provoquée artificiellement nous voyons se produire les *phénomènes de l'hybridation*, nous pouvons en conclure avec assurance qu'il s'agit de deux *espèces* distinctes; si nous constatons ceux du *métissage*, nous pouvons avec non moins de certitude déclarer qu'il n'y a là que deux *races d'une seule* et *même espèce*.

§ 5. — Origine des espèces.

I. — On sait que notre globe, au moment de sa consolidation, était à l'état de fusion ignée. Par conséquent aucun être organisé n'a pu exister à sa surface, ni à cette époque, ni bien plus tard. Comment la vie a-t-elle apparu sur la terre? Les anciens ont répondu à cette question en invoquant la *génération spontanée*. Lamarck et un certain nombre de savants éminents des premières années de ce siècle les ont suivis dans cette voie. On ne peut leur en faire un reproche, car la science, encore trop peu avancée, laissait en cela le champ libre aux hypothèses. Mais il n'en est pas de même aujourd'hui; et il est permis d'être étonné en voyant quelques savants modernes répéter leurs dires sur ce sujet, après les expériences si décisives de M. Pasteur et les insuccès significatifs de ceux qui ont essayé de le combattre.

Rendre compte de l'apparition première de la vie sur notre globe est encore au-dessus du savoir humain. Une fois ce fait accepté comme inexplicable, pouvons-nous, du moins, le prendre pour point de départ, et comprendre comment se sont succédé les faunes et les flores, comment ont pris naissance ces innombrables espèces appartenant à chacune d'elles? Je ne le pense pas. Plus j'étudie cette question, qui m'a préoccupé depuis bien des années, plus il me paraît impossible d'accepter n'importe quelle des théories proposées pour résoudre ce problème. Toutes, même les plus séduisantes, sont en désaccord formel avec ce que nous ont appris de plus certain, les seuls guides que doive accepter l'homme de science, savoir : l'expérience et l'observation.

Sans remonter jusqu'aux anciens, ces théories sont assez nombreuses; elles sont souvent fort différentes et parfois opposées de manière à s'exclure mutuellement. On les confond pourtant trop souvent sous la dénomination générale de *transformisme*. Je n'ai pas à en faire ici l'histoire détaillée; je me bornerai à signaler les principales en les ramenant à deux groupes. Toutes admettent que les espèces plus récentes sont le produit de la transformation de celles qui les ont précédées. Mais, selon les uns, cette transformation s'est opérée d'une manière brusque; selon les autres, elle s'est faite avec une lenteur extrême et d'innombrables intermédiaires ont relié chaque espèce dérivée à celle dont elle descend.

II. — Geoffroy Saint-Hilaire admettait jusqu'à la transformation immédiate et directe du reptile en oiseau. La transformation s'accomplissait selon lui pendant la vie embryonnaire et par suite de quelque accident qui modifiait brusquement l'appareil respiratoire. Cette modification entraînait comme conséquence tous les autres changements.

Gubler, le premier, puis Kölliker ont rattaché l'apparition des espèces nouvelles aux phénomènes récemment découverts de la généagenèse. Ils ont admis qu'une des formes embryonnaires ou transitoires, comme en présentent les insectes et une foule d'invertébrés marins, pouvait être fixée par une cause indéterminée, acquérir des organes reproducteurs et constituer ainsi une espèce différant de ses parents par des caractères même d'ordre ou de classe. Dans cette hypothèse, la chenille peut devenir subitement apte à se reproduire, sans changer de forme et constituer ainsi un type spéficique nouveau.

Notre éminent botaniste M. Naudin, qui avait d'abord émis avant Darwin des idées presque entièrement semblables à celles qu'a développées plus tard le savant anglais, a repris et systématisé les hypothèses de Gubler et de Kölliker. Il admet l'existence d'un *blastème primordial*, qui s'est différencié progressivement par des procédés analogues à ceux que présente l'évolution des méduses. Les êtres ainsi produits sont tous agames, se multiplient et se diversifient de plus en plus. Mais il vient un moment où cette *force créatrice* s'épuise. Alors, l'être animal ou végétal *s'intègre*, c'est-à-dire qu'il revêt sa forme définitive et acquiert des organes reproducteurs. A partir de ce moment, il ne peut plus donner naissance à des *espèces;* il ne peut produire que des *races*.

Il est à peu près inutile de dire que les hypothèses admettant la transformation brusque ne peuvent invoquer en leur faveur un seul fait d'expérience ou d'observation. En outre, elles prêtent toutes au même reproche. Elles expliquent bien l'apparition d'espèces nouvelles, mais nullement les rapports qui existent ou ont existé entre elles. Elles ne jettent aucune apparence de jour sur les causes qui ont maintenu le cadre général où tous les êtres ont trouvé leur place marquée d'avance, depuis les plus anciens âges géologiques. Aussi n'est-il sorti d'elles aucune véritable doctrine et elles n'ont guère compté que de rares partisans isolés; elles n'ont pas fait école.

III. — Il en a été autrement des théories fondées sur la transformation lente et progressive. Celles-ci présentent un ensemble de principes et de déductions se rattachant à des faits scientifiques et logiquement coordonnés. Elles constituent par conséquent un corps de doctrine. Lamarck et Darwin ont été les représentants les plus éminents de cet ordre d'idées et leurs conceptions, quoique très différentes à certains égards, ont un grand fond de ressemblance impossible à méconnaître.

Lamarck admet un *Être Suprême* tout-puissant qui a *créé la matière*, établi les *lois* qui la régissent. L'ensemble des corps matériels est pour lui l'*Univers*. Les *forces* qui agissent sur la matière et les lois auxquelles obéissent ces forces sont ce qu'il nomme la *Nature*. C'est la Nature qui a produit de tout temps et produit sans cesse, par *génération spontanée*, des êtres extrêmement simples, des *proto-organismes*. Ceux-ci forment un fond commun où la Nature puise pour donner naissance à des espèces nouvelles, dont l'organisation est d'abord très rudimentaire, mais qui se perfectionnent très lentement et d'une manière continue. Ainsi se sont constitués les animaux et les végétaux les plus perfectionnés, en passant par une foule innombrable de formes intermédiaires. Selon Lamarck ces transformations, ces perfectionnements s'opèrent sous l'influence de quatre lois principales qu'il est utile de reproduire.

1° La *vie* n'est pour le savant français que la résultante des forces naturelles appliquées aux êtres organisés : « Elle tend continuellement à accroître le volume des corps qui la possèdent et à étendre les dimensions de ses parties jusqu'à un terme qu'elle amène elle-même. » Ce terme, c'est *la mort*, suite naturelle de la vie.

2° « Tout ce qui a été acquis, tracé ou changé dans l'organisme des individus pendant le cours de leur vie, est conservé par la génération et transmis aux individus qui proviennent de ceux qui ont éprouvé ces changements. » Cette loi peut être regardée comme le fondement même de la doctrine de Lamarck. Elle rend compte des modifications successives de l'organisme et fait comprendre la nécessité d'un temps très long pour que ces modifications deviennent appréciables. Darwin a reproduit exactement les mêmes idées.

3° « La production d'un nouvel organe dans un corps animal résulte d'un nouveau *besoin* qui se fait sentir et d'un nouveau *mouvement* que ce besoin fait naître et entretient. » Ici, Lamarck cherche à préciser l'enchaînement des causes secondes qui produisent les modifications et on voit que ces causes résident dans l'individu lui-même.

4° « Le développement et la force d'action des organes sont constamment en raison de l'emploi de ces organes ». Lamarck indique ici le procédé mis en œuvre par la nature pour produire les *modifications organiques* et par suite les *transformations morphologiques*. Il a d'ailleurs développé longuement sa pensée qui peut se résumer dans les termes suivants : la *répétition* de certains actes résultant de *l'habitude* a pour résultat d'abord *l'apparition*, puis le *développement* d'organes nouveaux.

Au premier abord, ces lois tirées essentiellement de la physiologie n'ont rien que l'on ne puisse être tenté d'accepter. Mais il en est autrement des applications qu'en a fait notre illustre naturaliste. Le *besoin*, le *désir* sont pour lui la cause immédiate des transformations ; et voici ce qu'il dit au sujet de l'apparition des tentacules chez les Gastéropodes. « Ces animaux ont éprouvé le besoin de palper les corps qui sont devant eux. Ils ont fait des efforts pour toucher ces corps avec quelques-uns des points antérieurs de leur tête et y ont envoyé à tout moment des masses de fluide nerveux, de sucs nourriciers. Ils ont étendu ainsi les nerfs qui s'y rendent » ; et les tentacules ont acquis peu à peu la forme et les dimensions que nous leur voyons. Les cornes des taureaux ont pris naissance de la même manière; le cou et les pieds de la girafe se sont allongés par le même procédé... Ces conceptions, bien difficiles à admettre, ont été certainement au nombre des causes qui ont nui au succès des idées théoriques du savant, qui a mérité à d'autres points de vue d'être appelé le *Linné français*.

Dans la théorie de Lamarck, les espèces vivantes descendent d'espèces antérieures; et, quoique aujourd'hui fort différentes les unes des autres, elles peuvent descendre d'un ancêtre commun qui ne leur ressemblait pas. La notion de *parenté* se substitue ainsi à celle d'*affinité*. Aussi a-t-il le premier dressé par deux fois le tableau généalogique du règne animal, auquel il donne pour point de départ les infusoires et les vers intestinaux, également engendrés par génération spontanée. Le degré du perfectionnement organique atteint par chaque type, par chaque espèce, indique la place qui lui revient dans le temps. Les plus perfectionnés sont les plus récents.

Les modifications morphologiques des animaux et des plantes s'accomplissent d'ailleurs avec une lenteur telle qu'il nous est impossible de les constater. Voilà, dit Lamarck, pourquoi on ne peut citer un seul exemple des transformations qu'il admet en théorie. « La Nature, dit-il, ne nous offre d'une manière absolue que des individus qui se succèdent les uns aux autres; les espèces n'ont qu'une constance relative et ne sont invariables que temporairement. » Nous retrouvons chez Darwin les mêmes idées et les conséquences qu'elles entraînent.

IV. — Avant d'en venir à la théorie dont j'ai dit quelques mots, M. Naudin en avait professé une fort différente et très rapprochée de celle que Darwin et Wallace ont rendue si célèbre. La publication faite par notre compatriote a même précédé de six ans (1852) celle des savants anglais (1858), et à ce titre, il peut être regardé comme un de leurs précurseurs. Mais, il paraît avoir renoncé assez vite à ces premières idées, qu'il n'a d'ailleurs pas développées, et l'honneur d'avoir donné naissance au grand mouvement qui, des sciences naturelles, s'est étendu à une foule de branches du savoir humain, appartient incontestablement, à Darwin et à Wallace, par-dessus tout au premier. Si bien que le *darwinisme* occupe dès à présent et occupera toujours une place importante dans l'histoire de la science.

La donnée première du darwinisme est exactement la même que celle de la doctrine de Lamarck. Pour le savant anglais comme pour le naturaliste français, cette donnée consiste à admettre la *transformation lente* et *progressive* des espèces. Tous deux font dériver les organismes les plus perfectionnés d'êtres d'une simplicité extrême. Mais Darwin repousse la croyance à la génération spontanée comme étant incompatible avec l'état actuel de la science. Il admet comme un *fait initial inexplicable*, ou tout au moins encore *inexpliqué*, l'existence d'un petit nombre de *types primitifs*, ou plutôt, dit-il, d'un *archétype*, d'un *prototype* premier doué de l'organisation la plus élémentaire. C'est évidemment à cette dernière conception, la seule logique en effet, qu'il se rattache dans tous ses livres.

Darwin admet toutes les données physiologiques sur lesquelles reposent les lois de Lamarck et en tire les mêmes conséquences. Il insite à diverses reprises, comme le savant français, sur le rôle de l'hérédité, sur l'accumulation des petites différences qui en résulte, sur la lenteur des modifications, sur le temps énorme nécessaire pour que ces modifications puissent être aperçues. Sur toutes ces questions, sa doctrine est la même que celle de Lamarck. Mais Darwin s'est débarrassé des conceptions inacceptables de son prédécesseur. Il n'est plus question de *désirs*, de *besoins*, de *fluides subtils*, *d'influences nerveuses*, etc... Ce n'est plus l'être qui se modifie lui-même. La *lutte pour l'existence* et la *sélection naturelle* s'emparant d'une *variation utile*, apparue *spontanément* ou *par accident*, lui suffisent pour rendre compte de tous les changements subis par les organismes. Par là, il a fait rentrer le phénomène de la production des espèces dans la sphère d'action des simples forces naturelles, agissant dans le monde organique à peu près comme dans le monde inorganique. C'est une conception entièrement nouvelle et qui, plus que toute autre, a contribué à faire adopter les théories de l'auteur.

La *lutte pour l'existence* est l'effort fait par tout être vivant, plante ou animal, pour prendre et pour conserver sa place au soleil en luttant contre les conditions que lui font soit les autres êtres vivants, soit le milieu inorganique. Elle a pour résultat la *disparition* des individus les moins bien doués pour résister aux conditions d'existence, la *survivance* des mieux adaptés à ces conditions. C'est cette espèce de triage que Darwin a appelé la *sélection naturelle* par opposition à la *sélection artificielle* pratiquée par les éleveurs.

Les individus qui survivent à cette *bataille de la vie* doivent toujours leur victoire à quelque particularité organique ou instinctive qui leur a donné une certaine supériorité sur leurs concurrents. Ils transmettent ce caractère à leurs descendants chez qui il s'accentue par suite des mêmes conditions d'existence. Ce caractère se développe de génération en génération, grâce à l'*hérédité;* et par conséquent, les descendants de l'individu qui a servi de point de départ s'écartent de plus en plus du type premier. Cette conséquence logique de la lutte et de la sélection constitue ce que Darwin a appelé la *loi de divergence des caractères*.

L'action directe portant sur un organe ou un appareil entraîne d'autres modifications dues à des actions indirectes.

Darwin, partant en réalité des idées formulées par Geoffroy et Cuvier sur le *balancement des organes* et les *harmonies organiques*, tire de ce qu'avaient dit ces deux grands maîtres des lois de *compensation*, *d'éco-*

nomie et de *corrélation de croissance*. Il explique ainsi une foule de faits d'une manière souvent extrêmement ingénieuse.

Des lois précédentes il résulte qu'une fois engagé dans une voie, un être ne peut plus en sortir et y entraîne tous ses descendants. Ceux-ci pourront modifier les caractères secondaires de leur aïeul et en acquérir de nouveaux ; jamais ils n'effaceront le cachet de leur origine. C'est en cela que consiste la *loi de caractérisation permanante*, une des plus importante par ses applications. C'est elle en effet qui explique l'existence des types et les rapports qui unissent les types dérivés se rattachant à chacune d'eux, quelque multipliés qu'ils soient. Tous les mollusques descendent d'un premier mollusque ; tous les vertébrés remontent à un premier vertébré ; parmi ceux-ci tous les mammifères ont pour ancêtre un premier mammifère ; tous les carnassiers, un premier carnassier ; tous les chats, un premier chat. Mais, avant d'être nettement caractérisés, ces types sont passés par des formes intermédiaires ; et c'est ainsi, par exemple, que deux espèces, deux types aujourd'hui bien distincts, quoique plus ou moins rapprochés, se rattachent à quelque *ancêtre antérieur* qui ne réalisait encore complètement ni l'un ni l'autre, mais tenait à la fois des deux.

On voit que pour Darwin, l'étude des deux règnes organiques devient l'étude d'un arbre généalogique commun à tous les êtres vivants. Aussi, a-t-il représenté l'ensemble de la création vivante comme un grand arbre se développant à travers les âges, perdant à chaque révolution du globe un certain nombre de branches et de rameaux que nous retrouvons sous la forme de fossiles, mais leur substituant chaque fois des branches, des pousses nouvelles de plus en plus vigoureuses et belles.

Chez Darwin, comme chez Lamarck, l'idée de *parenté* prend la place de la notion *d'affinité*. Mais le savant anglais a élargi la conception de son prédécesseur. Il a poursuivi les conséquences de la donnée première ; et, en adoptant sa théorie, on s'explique assez aisément comment ont pris naissance les rapports que les naturalistes désignent par les mots *d'analogies*, de *termes correspondants*, de *types aberrants*, de *types de transition*, de *parallélisme des faunes et des flores;* on comprend d'où proviennent les *centres de création* et comment a pu se faire la *distribution géographique* des plantes et des animaux, dans le passé et dans le présent. Pour Darwin, cette évolution, qui date des premiers âges du monde organique, a suivi constamment, à quelques très rares exceptions près, une marche ascendante qui ne s'arrêtera pas. Cette conviction lui a inspiré quelques pages enthousiastes, soigneusement recueillies par ses disciples qui ont appelé le darwinisme la *doctrine du progrès*.

Cette doctrine est en effet des plus séduisantes. Je l'ai toujours hautement reconnu ; et, malgré la brièveté forcée de l'exposé que je viens d'en faire, je crois n'avoir omis aucun de ses mérites essentiels. Après le témoignage que Darwin lui-même a porté à ce sujet dans sa *Correspondance*, il m'est permis de dire que j'ai bien compris et fidèlement reproduit ses idées. Si je ne les ai pas adoptées, si je les ai toujours combattues malgré les vives sympathies et la profonde estime que j'ai toujours ressenties pour le savant anglais, c'est que, tout en rendant compte de certains faits généraux importants, elles sont en contradiction avec d'autres faits plus généraux encore et plus importants ; c'est qu'elles reposent sur l'oubli de vérités scientifiques acquises, fondamentales et mille fois confirmées.

C'est ce que je voudrais montrer ici en aussi peu de mots que possible. Mais je dois d'abord écarter une objection assez étrange que certains transformistes font à quiconque n'accepte pas leurs théories. C'est, disent-ils, uniquement par suite de l'antagonisme existant, selon eux, entre les idées religieuses et ces doctrines, que l'on se refuse à les adopter. Tout libre penseur, ajoutent-ils, est nécessairement transformiste. — Il y a là une erreur de fait aussi bien que d'appréciation.

Certes, les savants de l'école de Littré, et Charles Robin en particulier, ne peuvent être accusés de mysticisme. Ils n'en repoussent pas moins le transformisme, le darwinisme, comme reposant uniquement sur des hypotèses sans fondement et contraires à une foule de faits acquis. C'est en vertu de cette manière de voir que Ch. Robin a toujours combattu la candidature de Darwin comme correspondant de notre Académie des sciences, tandis que j'en suis resté le fidèle partisan, depuis le premier jour. On sait qu'après avoir d'abord repoussé cette candidature, notre premier corps savant l'a accueillie plus tard, témoignant ainsi que, s'il ne pouvait accepter les vues du théoricien, il n'en rendait pas moins justice aux glorieux mérites du savant.

D'autre part, une foule de faits montrent qu'il n'y a aucune incompatibilité entre les convictions religieuses les plus fermes et les diverses théories transformistes. — Geoffroy Saint-Hilaire était profondément religieux. — Lamarck était un déiste convaincu, et jamais chrétien n'a parlé de la toute-puissance de Dieu dans des termes plus précis et plus forts que cet initiateur du transformisme moderne. — Darwin, tout en oscillant entre le déisme et l'agnosticisme, a hautement déclaré qu'il n'avait jamais été athée. — D'Omalius d'Halloy, l'éminent géologue, invoquait précisément ses croyances religieuses à l'appui de ses opinions transformistes. — Enfin le R. P. Bellinck, à la fois membre de l'Académie de Bruxelles et professeur au Collège des jésuites de Namur, dans un travail qui a été publié par une Revue religieuse, accepte comme n'ayant rien de contraire au catholicisme la descendance des espèces les unes des autres et même des modifications dans les formes du corps humain.

On peut donc être aussi libre penseur que possible et repousser le transformisme ; on peut être religieux, chrétien, catholique et en accepter les théories. — En fait, les doctrines dont il s'agit ici n'ont rien à voir à la philosophie ou au dogme. Toutes relèvent exclusivement de la science, et c'est à ce point de vue seul que je vais les examiner rapidement, en m'attachant surtout a celle qui à joué et joue encore le plus grand rôle.

V. — Le premier reproche à adresser à toutes les théories transformistes, c'est qu'elles méconnaissent le fait fondamental sur lequel repose l'ensemble des deux mondes organique et inorganique, savoir, *l'existence distincte*, la *réalité des espèces;* c'est de confondre la *variation* de ces espèces, qui est un fait journalier, avec leur *transmutation*, qui n'a jamais été observée et que tout indique être impossible.

La cause première de cette coufusion se trouve dans un fait général facile à constater pour quiconque lit avec quelque attention les écrits des transformistes. J'ai dit plus haut comment *l'idée d'espèce* comprend deux notions, celle de *ressemblance* et celle de *filiation*. Or, sciemment ou sans s'en rendre compte, tous les transformistes oublient la *notion physiologique* et ne tiennent compte que de la *notion morphologique*. Il est facile de comprendre comment cet oubli devait les conduire à l'erreur.

Je l'ai dit plus haut, je dois le répéter ici, la *variation* est partout, dans le monde inorganique aussi bien que dans le monde organique; la *transmutation* n'est nulle part, pas plus dans le monde organique que dans le monde inorganique. La variation est peut-être même plus frappante chez les corps bruts que chez les êtres organisés. Chez eux aussi *l'idée d'espèce* repose sur deux notions, la notion de *ressemblance morphologique* et celle de *composition chimique*, qui remplace la *notion de filiation*.

Au point de vue morphologique les corps bruts *varient* plus peut-être que les corps organisés. Ils ne *se transmutent pas* pour cela. Il est bon de citer ici quelques exemples.

Tout le monde connaît le soufre qui se trouve dans le commerce en bâtons d'un jaune particulier extrêmement fragiles. Mais, ce soufre fondu dans un creuset et chauffé pendant quelque temps à l'abri du contact de l'air, prend une couleur foncée. Versé brusquement dans l'eau froide, il garde sa couleur et une consistance pâteuse qui permet de l'employer pour prendre les empreintes. Tous ses caractères physiques ont donc *varié :* s'est-il *transmuté* pour cela? On sait bien que non.

Prenons maintenant de l'oxyde de chrome, d'un vert foncé presque noir et attaquable par tous les acides; chauffons-le dans un creuset jusqu'à ce qu'il se manifeste une vive incandescence, puis laissons-le se refroidir. Il sera devenu d'un vert clair et sera devenu inattaquable par les acides les plus énergiques. Ses caractères physiques et chimiques ont donc *varié*. S'est-il transmuté pour cela? L'analyse montre vite que non.

Je viens de citer deux exemples pris chez les corps amorphes. Passons aux cristaux, dont les formes définies obéissent à des lois mathématiques. On sait qu'il faut y distinguer la *forme primitive* et des *formes secondaires*. La première même peut varier, c'est-à-dire qu'un même corps peut cristalliser dans deux *systèmes ou types cristallins* différents. Le soufre est un de ces corps *dimorphes*. Dans la nature, il se présente toujours sous la forme d'octaèdres se rattachant au prisme rhomboïdal droit (3ᵉ type). Fondez ces cristaux dans un creuset, laissez refroidir en partie, cassez la croûte qui s'est formée à la surface, décantez le soufre resté liquide, et vous trouverez l'intérieur du creuset tapissé de longues aiguilles qui sont des prismes rhomboïdaux obliques (4ᵉ type). Dissolvez maintenant ces aiguilles dans du sulfure de carbone, laissez évaporer et vous retrouverez les octaèdres primitifs. En passant ainsi *d'un type à l'autre*, le soufre change-t-il de nature, *se transmute-t-il*? non il ne fait que *varier*.

Quant aux *formes secondaires* des cristaux, elles sont éminemment variables. Dans sa monographie du carbonate de chaux, M. de BOURNON a décrit près de 800 variétés différentes de ce corps, qui n'en est pas moins resté le même en dépit de toutes ces *variations morphologiques*. Il est d'ailleurs presque inutile de faire remarquer qu'ici, il ne saurait se former des *races*, ce dernier mot supposant toujours la *filiation* qui n'existe pas chez les corps bruts.

Si la variation peut atteindre des limites pareilles dans les cristaux, c'est-à-dire dans des *corps* qui, une fois constitués, restent *invariables*, est-il surprenant qu'elle se montre dans des *organismes*, c'est-à-dire chez des *êtres* sans cesse en voie de modifications depuis la naissance jusqu'à la mort? Ici, nous trouvons à la fois des *variétés* et des *races* parfois aussi fort nombreuses. Le comte ODART a décrit un millier de variétés de vignes, et l'on peut évaluer à deux ou trois cents le nombre des races de chiens, non compris les variétés.

Mais, ces variations morphologiques ne touchent pas au fond de l'espèce, pas plus chez les animaux ou les végétaux que chez les minéraux. La *composition chimique* n'est pas altérée dans les 800 variétés de carbonate de chaux; le *lien physiologique* ne l'est pas davantage dans les 200 à 300 races de chiens, dans les 150 races de pigeons que l'homme a tirées des types primitifs. Toutes ces formes si différentes restent indéfiniment fécondes entre elles. J'ai rappelé plus haut l'expérience si concluante de Darwin, qui a accumulé dans les mêmes individus le sang des cinq races colombines les plus éloignées, sans que la faculté de se reproduire fût altérée par ce mélange.

On a vu qu'il en est bien autrement à la suite des croisements entre espèces, et comment au bout d'un nombre quelque peu variable de générations, les hybrides reviennent aux espèces parentes. Les corps bruts présentent un fait qui n'est pas sans analogie avec les phénomènes du *retour*. Si l'on fait cristalliser du sucre dans une solution d'acétate de plomb, on obtient des cristaux présentant la forme ordinaire, mais contenant une quantité parfois considérable du sel métallique. En dissolvant ces cristaux dans l'eau pure et faisant cristalliser de nouveau, la proportion de ce sel diminue; et, en recommençant l'opération un certain nombre de fois, on obtient des cristaux de sucre pur. On sait que cette manière de purifier un grand nombre de substances solubles est journellement employée dans les laboratoires.

Ainsi, la séparation de deux espèces artificiellement unies s'obtient pour les corps bruts par la cristallisation, pour les êtres organisés par la génération. Dans le premier cas, on explique le phénomène par la tendance que possède un des deux corps à cristalliser avant l'autre. Peut-être se passe-t-il quelque chose d'analogue dans le second; peut-être la connaissance plus parfaite des éléments organiques intimes nous apprendra-t-elle un jour la nature de ce *quelque chose* qui relie entre elles les *races les plus disparates* d'une même espèce, et qui isole les unes des autres les *espèces les plus voisines*. Toujours est-il que *ce quelque chose* existe; il révèle son existence par les phénomènes du croisement. L'homme a eu beau multiplier et faire varier les formes des végétaux et des animaux qui l'entourent, il n'a jamais brisé le lien physiologique entre les descendants d'une même souche; il a eu beau imposer à un grand nombre d'espèces des unions artificielles, il n'a abaissé que momentanément la barrière qui les sépare, et toujours cette barrière s'est promptement relevée. Il n'a donc ni *fondu deux espèces* entre elles ni *créé une espèce nouvelle*.

C'est là ce qu'oublient un certain nombre de transformistes, ceux qui, comme Hæckel par exemple, déclarent ne voir aucune différence entre la *race* et l'*espèce* et donnent le nom d'*espèces nouvelles*, d'*espèces artificielles*, à nos races de chiens ou de pigeons. C'est là ce que Darwin lui-même a oublié quand il cherche à confondre le plus possible ces deux choses, quand il se félicite d'avoir évité aux naturalistes la peine de distinguer les espèces douteuses, quand il dit qu'il est impossible de se faire une idée de ce qu'est l'*espèce* et en ramène la détermination à des considérations purement morphologiques.

D'autres naturalistes, partant des mêmes idées générales, tiennent un peu plus compte des faits et reconnaissent la vérité de ceux que je viens de résumer. Mais alors, ils en appellent à la *Nature*. « La Nature, disent-ils, est plus puissante que l'homme; si l'homme a pu faire des *races*, la nature peut bien faire des *espèces*. »

J'avoue que cet argument m'a toujours surpris. Si le jeu des forces naturelles produit des résultats que l'homme ne saurait atteindre, en revanche, dès qu'il use de son intelligence, il en obtient que ces forces sont absolument incapables de réaliser. La nature peut soulever des chaînes de montagnes, elle n'élèvera jamais la moindre pyramide; elle a creusé les immenses cavernes de la Carniole et du Kentucky, elle ne fera jamais un temple souterrain d'Eléphanta ; elle a accumulé d'énormes bancs de sel gemme, elle n'a jamais mis en liberté un atome de soude caustique ou de sodium.

En somme, dans le monde inorganique, sur une foule de points, dans une foule de cas, l'homme est plus puissant que la nature. Il en est de même dans le monde organique et en particulier en ce qui touche aux *variations de l'espèce*. Je reviendrai plus loin sur cette question. Ici je me borne à rappeler que les variétés et les races artificielles l'emportent énormément en nombre et en dissemblance sur les variétés et les races naturelles, et que jamais dans les bois ou les champs, la variation n'a atteint des limites à beaucoup près aussi étendues que dans nos cultures et nos élevages. — Ici donc, je le répète, l'homme s'est montré plus puissant que la nature, et par conséquent celle-ci n'a pas pu faire ce que l'homme n'a pas fait.

« Mais, ajoute-t-on, la nature dispose du temps, et c'est grâce à cet agent qu'elle transforme les espèces à la suite de variations successives, mais toujours si faibles d'une génération à l'autre, que nous ne pouvons les distinguer. » C'est là une hypothèse commune à Lamarck et à Darwin. Ce dernier estime à dix mille ans environ de temps nécessaire pour façonner une espèce nouvelle. William Thomson, un des dix membres étrangers de notre Académie des sciences, a fait observer que cette hypothèse rejetait l'origine des espèces à une époque où aucun être organisé ne pouvait exister sur notre globe. Darwin a répondu que les calculs de l'illustre physicien pouvaient bien être erronés. Mais on peut lui opposer des faits précis reposant sur l'expérience et l'observation directe et d'où il résulte que dix mille ans seraient loin de suffire pour opérer cette transmutation.

Des recherches de Lyell, d'Agassiz, de MM. Forel et Arcelin, on peut conclure que l'époque géologique moderne a commencé il y a environ trente mille ans. C'est problablement rester bien au-dessous de la vérité que d'attribuer à l'époque quaternaire entière une durée seulement égale à l'espace de temps qui nous sépare d'elle. Nos observations sur certaines espèces animales remontent donc au moins à soixante mille ans, car il en est qui ont traversé tous les temps quaternaires et qui vivent encore à côté de nous. Or, les paléontologistes constatent chaque jour que leurs plus anciens squelettes ne diffèrent pas de ceux d'aujourd'hui. Ces espèces n'ont donc pas varié pendant cette longue suite de siècles.

Darwin lui-même rappelle ces faits, et, avec la loyauté que l'on ne saurait trop admirer chez lui, il reconnaît qu'il y a là quelque chose d'inexplicable à ses yeux et une objection sérieuse à sa théorie. Pour nous, qui ne croyons pas à la *transmutation* des *espèces organiques* pas plus qu'à celle des *espèces inorganiques*, il n'y a dans ce résultat rien que de très naturel.

L'hypothèse de la formation d'espèces nouvelles par voie de transformation lente commune à LAMARCK, à DARWIN et à leurs disciples, prête à bien d'autres objections. Je me borne à indiquer la suivante.

Pendant les dix mille ans qu'une espèce met à se transformer en une autre, d'après ces théories, elle donne nécessairement naissance à des millions de représentants ne différant les uns des autres que par des nuances insensibles et qui la relient à celle qui doit être le résultat de ces modifications successives. Les faunes, les flores fossiles ont-elles fourni *un seul* exemple de ces innombrables formes de transition rattachant l'une à l'autre deux espèces voisines et attestant leur filiation? Non. DARWIN lui-même le reconnaît avec sa bonne foi ordinaire. Il déclare même qne la découverte d'une pareille série graduée est extrêmement improbable. Mais alors, comment arrive-t-il que les paléontologistes ayant découvert et découvrant chaque jour un si grand nombre d'*espèces toutes faites*, ils n'en aient pas encore trouvé une seule *en voie de formation?*

DARWIN répond à cette objection, dont il est facile de comprendre la gravité, en invoquant l'*insuffisance des renseignements géologiques et paléontologiques*. Pour lui, les couches du globe étudiées par les savants sont comparables à un grand ouvrage, dont nous ne possédons que le dernier volume en fort mauvais état, dont il ne reste que quelques chapitres et où l'on ne peut lire sur chaque page que quelques lignes écrites dans une langue à peine connue. C'est, dit-il, dans les volumes perdus, dans les lignes illisibles que devaient se trouver les preuves de sa doctrine; et il déclare que cette simple observation doit atténuer considérablement la valeur de l'objection, si même elle ne la détruit pas entièrement. — On voit qu'ici Darwin en a appelé à l'*inconnu* comme à une preuve. Eh bien, je le demande à tous les hommes de science, en physique, en chimie, en physiologie, admettrait-on cette manière de raisonner?

Je terminerai ces considérations portant sur le fond même de la doctrine par une courte observation. Avec tous les naturalistes Darwin admet que la *race* dérive de l'*espèce*. Il faudrait des preuves bien indiscutables pour accepter que les rôles peuvent être renversés et qu'à son tour, l'*espèce* peut dériver de la *race*. Or, c'est ce qu'admettent les partisans de la transformation lente, car les intermédiaires qu'ils supposent exister entre deux espèces dont l'une doit descendre de l'autre, ne sont autre chose que des races.

VI. — On s'est assez généralement habitué à résumer toute la doctrine de Darwin dans la *lutte pour l'existence* et la *sélection naturelle*. On a cru que ces deux faits rendaient compte de tout. On s'est trompé, Darwin lui-même a protesté contre cette manière de voir. A diverses reprises, il a fait remarquer que la sélection naturelle ne peut que *conserver* et *développer* une *variation initiale* qui se trouve être *utile* aux *individus* dans les conditions où ils sont placés. A quoi donc attribuer l'apparition de cette variation qui seule donne prise à la sélection? Sur ce point Darwin a montré sa franchise habituelle. Il ne trouve que la *spontanéité*, l'*accident*, le *hasard* pour expliquer le fait premier sur lequel repose toute sa théorie. Cela même l'amène à reconnaître qu'il ne peut rendre compte de l'*apparition d'un organe réellement nouveau.* — Si l'on réfléchit au nombre immense des espèces, aux différences organiques qui séparent les plus élevées du corpuscule animé qui est censé avoir servi de point de départ, on comprend quelle est la portée de ces aveux.

Une fois la variation initiale produite, le rudiment premier d'un organe apparu, la sélection s'en empare et les développe, et le type se modifie avec la lenteur que l'on a vue. Par suite, il est évident que, de génération à génération, il ne peut y avoir que des *différences de races*. Darwin le reconnaît encore; seulement il emploie habituellement l'expression de *variété*. Or, il avait trop de savoir pour ignorer la distinction que les phénomènes de la génération établissent entre l'espèce et la race, et trop de bonne foi pour le nier. Sans doute il s'efforce d'en diminuer la signification; sans doute il accepte trop aisément des faits inexactement ou incomplètement présentés; sans doute en parlant de la fécondité entre espèces, il oublie que cette fécondité disparaît chez les hybrides et il glisse d'une manière difficile à comprendre sur les phénomènes de retour et de variation désordonnée; mais il n'en est pas moins frappé de la généralité du fait, il n'hésite pas à le dire. Alors, il se demande quelle cause peut amener la séparation physiologique qui, dans sa théorie, survient entre les descendants de races jusque-là fécondes entre elles. Voici sa réponse textuelle : « Les espèces ne devant pas leur stérilité mutuelle à l'action accumulatrice de la sélection naturelle et un grand nombre de considérations nous montrant qu'elles ne la doivent pas davantage à un acte de création, nous devons admettre qu'elle a dû naître incidemment pendant leur lente formation et se trouver liée à quelques modifications inconnues de leur organisation. »

Ainsi, à la base de toute la théorie et comme point de départ, nous trouvons l'accident, le hasard, la spontanéité de l'être, c'est-à-dire l'inconnu; et, comme couronnement de la doctrine, quand il s'agit d'expliquer la transformation, encore l'accident et l'inconnu. — L'*accident*, l'*inconnu*, tels sont donc, de l'aveu de Darwin lui-même, le principe et la fin de toute *espèce nouvelle*. La *sélection naturelle* n'y est *pour rien :* elle ne peut qu'adapter de mieux en mieux une *variété* (race) *initiale* à des conditions d'existence données ; elle n'est qu'un *agent d'adaptation*, elle ne peut que façonner des *races*.

La justesse de cette appréciation que j'ai formulée dans un de mes livres il y a bien des années, vient de recevoir une confirmation digne d'être signalée. M. Romanes est arrivé à la même conclusion. Membre de la Société royale de Londres, ami et commensal de Darwin pendant

plusieurs années, ce savant a ici une double autorité. Or, il fait à la
théorie de Darwin trois objections qu'il qualifie de capitales. La première
c'est d'avoir méconnu la différence que présentent, au point de vue de la
fécondité *inter se*, les *espèces naturelles* et les *variétés domestiques* (races);
la seconde repose sur ce fait que les caractères qui distinguent les
espèces voisines sont habituellement insignifiants au point de vue de
de l'*utilité* et par conséquent ne peuvent pas avoir été produits par
la sélection; la troisième résulte de ce qu'une variation commençante
doit nécessairement disparaître par suite du croisement avec les individus qui ne la possèdent pas. Il ajoute que, à son début, une variation
ne peut encore être *utile* et que par conséquent elle n'offre aucune
prise à la sélection. Il conclut, comme je l'avais fait, que la sélection
n'explique pas l'origine des espèces et qu'elle fournit seulement une
« théorie de la genèse des modifications adaptatives. »

M. Romanes déclare, en tête de son mémoire, qu'en Angleterre il n'y
a pas aujourd'hui un seul naturaliste au courant de la science qui
accepte la théorie de la sélection naturelle, telle que Darwin l'a formulée. Il cherche à lui en substituer une autre qu'il appelle *théorie de
la sélection physiologique*. Elle consiste à admettre que la fécondité
entre certains représentants d'une même espèce disparaît subitement
par suite d'une cause inconnue. Puis, la sélection et les autres causes
de variation produisent les différences morphologiques. M. Romanes
place ainsi au début de ces séries, le phénomène que Darwin regardait
comme en étant le couronnement. Mais on voit qu'il ne l'explique pas
davantage.

M. Romanes n'est pas le seul transformiste qui se soit séparé de
Darwin sur des points fondamentaux. Bien avant lui, Carl Vogt avait
fait acte d'indépendance relativement à la doctrine trop souvent présentée comme une sorte de révélation. Il admet l'influence de la lutte
pour l'existence et la sélection naturelle. Mais, tandis que Darwin les
regarde comme dominant les conditions d'existence, Vogt les subordonne au contraire, avec raison, à ces mêmes conditions. Il applique ce
principe aussi bien aux embryons qu'aux adultes ; et ici encore bien des
faits lui donnent raison. Par suite, il est conduit à se mettre en contradiction avec Darwin sur plusieurs points essentiels.

Le savant anglais, reprenant une des idées de Serres, avait admis que
les diverses formes transitoires d'un embryon représentent les formes
permanentes de ses ancêtres, et que l'*ontogénie* (embryogénie) et la
phylogénie (succession des espèces descendues d'un type donné) étaient
en quelque sorte parallèles. Vogt fait remarquer qu'il faut avant tout
accepter les faits embryogéniques tels qu'ils résultent de l'observation.
Par là, il est conduit à regarder la *régression*, la *dégradation*, comme
très fréquente dans la nature, contrairement à ce qu'ont admis tous les
darwinistes. Pour ces derniers, par exemple, les polypes hydraires

étaient les ancêtres des méduses. La *loi du progrès* exigeait qu'il en fût ainsi. Vogt voit au contraire dans les méduses les représentants de la forme primitive, dont les polypes ne sont que les descendants dégénérés. Il ajoute que tout progrès dans une direction donnée est accompagné d'*arrêt* ou de *recul* dans une autre direction. On voit qu'il y a loin de ces conséquences tirées des faits à la conception d'une marche constamment ascendante exposée par Darwin.

On a vu que Darwin, faisant partir l'ensemble des êtres organisés d'un prototype unique, a représenté le développement de la vie sous la forme d'un arbre immense étendant toujours plus loin ses branches et ses innombrables rameaux. Vogt, qui sur ce point s'est rencontré avec M. Gaudry, admet plusieurs souches primitives distinctes. L'arbre de Darwin se trouve ainsi transformé en un bosquet composé d'arbres différents, dont il reste à déterminer le nombre et les essences. Il est évident que cette conception enlève à celle du savant anglais quelques-unes de ses plus grandes séductions.

Vogt va plus loin encore. Darwin s'est partout efforcé de montrer que la sélection naturelle a pour résultat constant d'éloigner de plus en plus les descendants de leur premier ancêtre. C'est là ce qui constitue pour lui la *loi de divergence*. Vogt admet que les actions de milieu, s'exerçant sur des êtres d'origine différente, produisent souvent une *convergence* telle qu'ils peuvent arriver à se ressembler assez pour être placés dans le même *genre*. — Dès lors la classification ne peut plus représenter la *philogénie*. La notion de *descendence* et de *parenté* entre espèces voisines disparaît en partie; et cette manière d'envisager les faits achève d'enlever au darwinisme quelques-uns des caractères qui ont le plus contribué au succès de cette doctrine.

Tandis que Vogt et Romanes portaient à la conception de Darwin de bien rudes coups par leurs critiques directes, un autre naturaliste la compromettait par les conséquences exagérées qu'il en tirait. Je veux parler de Hæckel, dont les nombreux écrits sont empreints d'un esprit de système absolu qui ne peut que leur nuire auprès des vrais savants, quelle que soit d'ailleurs la doctrine embrassée par ces derniers.

Hæckel subordonne tout à une idée philosophique qu'il désigne sous le nom de *monisme*. En vertu de cette conception, il n'y a plus de différences réelles entre les êtres organisés et les corps inorganiques. Les premiers remontent tous à la *monère* formée elle-même par génération spontanée. Hæckel est strictement *monophylétiste*, et il a dressé les tableaux généalogiques de toutes les divisions principales des deux règnes. Là, plus peut-être que partout ailleurs, on peut juger de la méthode de l'auteur et de la façon dont il applique les données fondamentales de sa théorie. Il a voulu montrer que, de la monère à l'homme, il y a une série ininterrompue et graduée de types. Mais à s'en tenir aux faits observés, un certain nombre des termes nécessaires font

défaut ; on n'a jamais ni nulle part trouvé rien qui leur ressemble.
Hæckel n'en admet pas moins leur existence passée, en se fondant uniquement sur ce qu'ils sont nécessaires pour remplir ces lacunes. Quand
les phénomènes embryogéniques ne concordent pas avec les exigences
de la théorie, il déclare que le développement a été *abrégé* ou *falsifié*.

Cette manière de traiter les questions scientifiques a attiré à Hæckel
les justes critiques de Vogt, qui a résumé son appréciation dans les
lignes suivantes publiées dans la *Revue scientifique* (1877) « ...On déclare
falsifié ce qui ne cadre pas avec un plan dressé d'avance, et l'on arrive
ainsi à des arbres généalogiques qui ressemblent à s'y méprendre aux
ifs si capricieusement taillés dont Lenôtre et ses successeurs ornaient
les jardins. En prenant une certaine dose d'hérédité, autant d'adaptation, une pincée de falsification, et en y ajoutant, comme sirop, quelques
notions bien trouvées sur le monisme philosophique et la loi biogé-
nique fondamentale, on pourra toujours composer une mixture propre
à guérir les plaies béantes de la phylogénie. »

VII. — Je n'ai pas cru devoir parler ici de toutes les théories tansfor-
mistes : je me suis borné à résumer bien brièvement les principales. Je
ne pouvais pas d'ailleurs entrer dans l'examen des détails. Cette étude
aurait pourtant eu son utilité, en montrant la nature des arguments invoqués à chaque instant par les hommes éminents que j'ai le regret d'avoir
à combattre. Partout, on voit chez eux les hypothèses s'enchaîner aux
hypothèses les plus gratuites, le plus souvent sans qu'ils invoquent
d'autres preuves que la *possibilité* ou la *conviction personnelle ;* et tout
cela pour aboutir, comme nous l'avons vu, à l'*accident*, à l'*inconnu*,
tout en se mettant en contradiction avec ce que montrent chaque jour
l'*expérience* et l'*observation ;* tout cela, pour s'être écartés de la science
positive et avoir oublié un ensemble de travaux qui remontent à
Kœlreuter et à Buffon.

A quoi donc tient le succès subit de l'ensemble d'idées qui sert de
fond à ce qu'on appelle le transformisme ? La théorie de Lamarck était
pour son temps l'équivalent de celle de Darwin pour le nôtre ; elle
faisait les mêmes promesses, elle présentait les mêmes séductions ; et
pourtant elle n'a compté que de bien rares disciples et n'a guère été
connue que des savants de profession. C'est peut-être surtout parce
qu'elle n'a pas été assez combattue. Celle de Darwin, au contraire, a
soulevé d'emblée de vives controverses ; elle a été attaquée au nom
de la religion et du dogme ; elle a été soutenue au nom de la philosophie
et de la libre pensée. Là est en grande partie la cause de son bruyant
succès, et ce n'est guère qu'à ce titre qu'elle a pénétré dans les foules.
J'ai dit plus haut combien on s'était trompé, en se plaçant à ce point
de vue.

Une autre cause de ce succès se trouve dans le caractère nouveau
que cette théorie semblait apporter aux sciences naturelles. L'astro-

nomie, la géologie, la physique, ont rendu compte de la constitution du monde inorganique par le libre jeu des forces naturelles. Jusqu'à Darwin, le monde organique semblait se refuser à toute explication de même nature. Or, l'esprit humain est ainsi fait qu'il ne lui suffit pas de connaître ; il veut expliquer. Un moment on a pu croire que la lutte pour l'existence et la sélection naturelle, agissant à la manière des forces physico-chimiques, allaient répondre à ce besoin. Là a été surtout pour les savants la séduction qui en a entraîné un si grand nombre. — Mais, on l'a vu, ce n'était malheureusement qu'une illusion.

Il me paraît évident qu'il en sera du darwinisme comme de la *philosophie de la nature* si brillamment inaugurée par Oken, accueillie avec tant d'enthousiasme, surtout en Allemagne, et aujourd'hui oubliée. On a vu plus haut ce que Romanes nous dit de l'état des esprits à ce sujet dans la patrie même du naturaliste dont le corps a été solennellement porté à Westminster. Il me semble qu'un mouvement analogue se produit ailleurs chez les hommes les plus compétents. Au point de vue du darwinisme, c'est un symptôme grave que de voir des savants de la valeur de Vogt et de M. Gaudry s'écarter des doctrines du maître sur quelques-uns des points les plus fondamentaux.

Aux yeux de Hæckel et de ses disciples, qui ont fait du darwinisme une sorte d'église, Romanes, Vogt, M. Gaudry, sont de véritables hérétiques. Ce sont eux pourtant qui sauveront l'honneur de la doctrine. En rejetant les hypothèses gratuites et l'esprit systématique, en rendant aux faits l'autorité qui leur revient, ils sont rentrés dans la méthode que la science moderne impose aux vrais savants. Sans doute, la donnée générale à laquelle ils restent fidèles, la croyance à la transmutation des espèces, est erronée ; mais elle les fait se placer dans leurs études à un point de vue spécial ; et par cela même elle les conduira peut-être à des découvertes qui leur auraient échappé sans cela. Il leur arrivera comme à Darwin, qui n'aurait bien probablement pas fait quelques-uns de ses plus beaux travaux s'il n'avait pas cru à sa théorie.

§ 6. — Des races.

I. — Les races appartenant à une même espèce peuvent avoir pris naissance sous l'empire de circonstances générales de trois ordres. 1° Qu'il s'agisse des animaux ou des plantes, elles se sont constituées à l'état de nature et en dehors de toute intervention humaine ; ce sont les *races sauvages* ou *naturelles*. 2° Elles se sont formées sous l'influence de la domestication ou de la culture ; ce sont les races *artificielles* ou *domestiques*. 3° Elles vivent en liberté et à l'état sauvage, mais descendent d'individus domestiques ou cultivés ; ce sont les races *marronnes* ou *libres*.

II. — L'existence des races *sauvages* ou naturelles a été niée par quelques partisans exagérés de la fixité de l'espèce. Mais, l'incertitude même où l'on s'est souvent trouvé quand il fallait distinguer et caractériser les espèces d'un genre nombreux, atteste le fait de modifications héréditaires, subies par le type spécifique premier et ayant donné naissance à des races. J'ai dit plus haut comment le croisement et souvent aussi la simple morphologie permettent de résoudre les questions de cette nature. Parfois, l'expérience vient aussi au secours de l'observateur. Le plantain, placé dans des conditions différentes de développement, varie si bien que les botanistes en avaient multiplié les espèces outre mesure. Decaisne plaça au Muséum sept de ces espèces dans le même terrain cultivé de la même manière ; et au bout quelques générations ces sept formes furent ramenées à une seule. Pour s'être laissé égarer par la *morphologie* seule, on avait pris des *races* pour des *espèces*.

Les végétaux, fixés au sol, subissent sans pouvoir s'y soustraire toutes les conditions d'existence que leur font la terre, les eaux, le climat, en d'autre termes, le *milieu*. Aussi, les races sauvages sont-elles plus nombreuses chez eux que chez les animaux. Toutefois, malgré leurs facultés de locomotion, ceux-ci ont aussi les leurs, et on en trouve des exemples dans tous les principaux groupes de ce règne. Sans nous arrêter aux autres embranchements ou classes, signalons seulement quelques faits empruntés à l'histoire des mammifères. — De l'Égypte au nord de l'Europe, le renard présente sept à huit *variétés héréditaires et constantes*, c'est-à-dire autant de races. — Les chacals de l'Inde, du Sénégal et du Cap sont assez différents pour qu'on les ait d'abord regardés comme trois espèces distinctes. Mais à mesure que l'on a mieux connu les faunes de ces régions éloignées, on a trouvé des intermédiaires entre ces trois formes, et leur unité spécifique est aujourd'hui admise. — Le cerf de Corse, qui est une sorte de *cerf basset* (Buffon) avait été considéré comme spécifiquement distinct de celui du continent. Mais Buffon, en élevant quelques individus dans son parc, les vit grandir et prendre tous les caractères de l'espèce commune. Le cerf de Corse n'est qu'une *race locale*.

Ce n'est pas seulement chez les animaux vivants que l'on constate l'existence de races sauvages. Les faunes fossiles ont montré des faits du même ordre que M. Gaudry a fait connaître, au moins un des premiers. Ce résultat des études paléontologiques permet de donner leur véritable signification à quelques faits invoqués en faveur du darwinisme. A la suite des révolutions du globe, quand les conditions d'existence étaient changées, un certain nombre d'espèces ont pu survivre. Mais, sous l'empire du changement de milieu, elles *ont pu*, elles *ont dû* se modifier plus ou moins et donner naissance à des *races*. Toutefois, on comprend que ce phénomène courant n'a aucun rapport avec la *transmutation* telle que l'entendent les darwinistes, qui font dériver les espèces les plus élevées des êtres les plus simples.

III. — Pour une même espèce végétale ou animale, le nombre des races *domestiques* ou *artificielles* est bien plus considérable que celui des races naturelles ou sauvages. Elles sont en outre bien plus tranchées. Ce double résultat est facile à comprendre. L'homme fait à ses végétaux cultivés, à ses animaux domestiques, des conditions d'existence bien plus variées que la nature. En outre, il étend considérablement les limites de la variation de ce milieu; et les modifications organiques et physiologiques se multiplient et grandissent dans la même proportion. J'en ai cité plus haut quelques exemples et je crois inutile d'insister, m'en remettant sur ce point à l'expérience personnelle et aux souvenirs de mes lecteurs.

L'homme ne s'est pas mis, d'emblée et à la même époque, en possession de tous les végétaux, de tous les animaux qui jouent aujourd'hui un si grand rôle dans son existence. Il en est qui remontent très haut dans son histoire. Aucune des races humaines, qui ont habité notre Europe occidentale à l'époque quaternaire n'avait de végétaux cultivés ni d'animaux domestiques. Parmi ces derniers, le chien se montre le premier dans les kjœkkenmœddings du Danemark; mais il manque à ceux du Portugal. Il est donc arrivé chez nous à cet âge intermédiaire qui sépare les temps de la pierre taillée de l'époque néolithique et quand, au moins en Portugal, le continent n'avait pas encore pris son relief définitif.

Mais, dès qu'apparaissent chez nous les hommes de la pierre polie, ils apportent avec eux le froment, l'orge, le seigle et le lin. Ils ont avec eux une race de chien différente de celle des kjœkkenmœddings; ils sont accompagnés du cheval, du bœuf, de la chèvre, du mouton et du cochon. Or, ce n'est pas à nos portes qu'ils auraient pu trouver la plupart de ces animaux ou de ces plantes, et ce n'est pas en voyage qu'ils auraient eu le loisir de domestiquer les premiers, d'apprendre à cultiver les secondes. C'est là une preuve, entre bien d'autres, qui démontre l'existence en Asie d'une civilisation relative contemporaine de nos temps quaternaires.

En revanche, nous avons dans nos jardins, dans nos fermes, des plantes et des animaux dont l'acquisition est relativement toute récente. La pomme de terre, qui joue un si grand rôle dans notre alimentation, le dindon, qui est l'objet d'un commerce considérable, nous sont venus d'Amérique et ne sont vraiment répandus que depuis le siècle dernier. On sait pourtant combien sont nombreuses les variétés de la première, et que le second compte déjà plusieurs races différentes de taille, de couleur, etc. Si les espèces récemment acquises ont déjà des représentants si différents, il est facile de comprendre combien ont dû varier celles sur lesquelles s'est exercée l'industrie humaine depuis une longue suite de siècles.

La nature des besoins ou des caprices qu'il cherche à satisfaire est

la double cause qui a porté l'homme à multiplier le nombre des races
de certaines espèces. Plus ces besoins, ces caprices sont nombreux et
variés, plus l'espèce qui s'y prête présente de races distinctes et différentes. Le chien et le pigeon en sont les exemples les plus frappants.
Du premier, on peut dire que l'homme lui a tout demandé et qu'il en
a tout obtenu. Il en a fait un animal de trait, un animal de chasse à
courre et d'arrêt, un animal de guerre ; il en a modifié la taille, le pelage,
la couleur, les proportions; il a allongé les jambes chez les levriers,
il les a raccourcies chez le basset; il a eu ses chiens d'écurie et ses
chiens de boudoir. Partout il s'est fait suivre de ce fidèle compagnon,
du pôle Nord à l'extrémité méridionale des deux continents ; et partout on
voit, sous l'empire des conditions que lui faisaient le pays, ou le genre
de vie de son maître, le chien revêtir des formes nouvelles et acquérir
des habitudes, des instincts nouveaux. Quant au pigeon, le caprice et la
mode seuls pouvaient amener l'homme à s'occuper de lui au point de
vue dont il s'agit; et cela seul a suffi pour que Darwin ait pu compter
plus de cent cinquante races assez différentes les unes des autres pour
que, si on les eût trouvées vivant à l'état sauvage et qu'on les eût
considérées comme des espèces, on eût dû les répartir dans cinq genres
différents.

Pour obtenir ces résultats, qu'il s'agisse des plantes ou des animaux,
l'homme emploie divers procédés qui tous relèvent soit du *milieu* soit
de l'*hérédité*. Entre ses mains d'ailleurs, comme dans la nature, le milieu joue le premier rôle et l'hérédité intervient ensuite pour conserver
et accumuler les premiers effets obtenus. Tout ce qu'ont dit à ce sujet
Lamarck et Darwin est vrai et applicable à nos pratiques d'agriculture
ou d'élevage.

Par le seul fait de la culture, l'homme place une plante jusque-là
sauvage dans des conditions d'existence nouvelles, et l'organisme se
modifie pour se mettre en harmonie avec elles. Mais, il faut d'ordinaire
un certain temps pour que les résultats deviennent manifestes. C'est
seulement au bout d'une trentaine d'années que le dahlia du Mexique,
importé d'abord comme plante alimentaire, a commencé à produire ces
belles fleurs, qui font aujourd'hui l'ornement de nos parterres. Il en
est de même pour les animaux. L'oie d'Égypte, apportée au Muséum par
Geoffroy Saint-Hilaire, a d'abord pondu en hiver et ne s'est pliée à notre
climat que graduellement.

L'hérédité intervient certainement dans les faits que je viens de citer
et dans tous les faits analogues. Mais son rôle devient bien plus manifeste dès que l'homme la dirige par la *sélection artificielle*, que cette
sélection soit *inconsciente* ou *raisonnée*. Dans le premier cas, l'éleveur,
sans bien se rendre compte de ce qu'il fait, choisit pour reproduire
une espèce les individus qui lui semblent le mieux la représenter. Cette
pratique est bien ancienne et bien répandue, car Darwin en cite des

exemples tirés de la Bible et des Encyclopédies chinoises. Mais, depuis près d'un siècle, des hommes éminents ont cherché à la régulariser, à l'éclairer. Grâce à eux, la *sélection raisonnée* est devenue un art; et en même temps, elle a apporté à la science de précieux enseignements appliqués couramment aux animaux.

La sélection raisonnée consiste à distinguer les individus les plus aptes à reproduire chez leurs enfants les caractères que l'on veut développer et à marier entre elles ces bêtes de choix. En outre, les deux reproducteurs peuvent être pris dans les mêmes races (*amélioration de la race par elle-même*) ou bien ils peuvent appartenir à deux races différentes (*amélioration par croisement, par métissage*). Dans le premier cas, on peut choisir des individus n'ayant entre eux aucun lien de parenté, ou bien marier des frères avec des sœurs, un père avec ses filles, une mère avec ses fils. Ce dernier procédé est celui que les Anglais ont appelé *breeding in and in*, expression que l'on peut traduire par les mots de *reproduction en famille*. Il donne des résultats plus prompts, et c'est ainsi qu'ont été obtenus les deux fameuses races de bœufs le Dishley et le Durham. Mais il a l'inconvénient, s'il est poussé trop loin, d'engendrer des races délicates et chez lesquelles la fécondité diminue ou même s'éteint. Pour éviter ces mécomptes, on doit, une fois les premiers résultats obtenus, former des familles différentes et emprunter les reproducteurs à deux d'entre elles, de manière à éviter une consanguinité trop proche.

Le métissage est fréquemment employé pour améliorer une race, ou mieux pour obtenir une race nouvelle réunissant les qualités réparties dans deux ou plusieurs autres. C'est ainsi que notre compatriote M. Malingié, a obtenu sa belle race de moutons charmoise. Il a uni d'abord deux de nos races locales les plus rustiques, celle du Berri et de la Touraine; puis il a croisé les premiers produits avec des mérinos pour leur donner de la laine et avec des New-Kents pour les mettre en chair. Il a fallu près de vingt ans et une sélection attentive pour uniformiser cette race dans laquelle étaient accumulés les sangs de quatre types très différents. Mais le résultat en a été un troupeau remarquable, en ce qu'il donnait à la fois une belle laine et beaucoup de viande, sans avoir rien perdu de sa rusticité. A leur tour, les béliers charmoise croisés avec de chétives brebis du Limousin ont produit des métis ayant deux fois plus de valeur que leur mère.

La création de la race charmoise a été une bonne et fructueuse spéculation. Mais on comprend qu'elle présente aussi un véritable intérêt scientifique. Après ce que j'ai dit plus haut, il est presque inutile de faire observer que jamais le croisement entre quatre *espèces* n'a donné ni ne donnera un résultat comme celui de ce *quadruple métissage*.

Les croisements, industriels nous apportent donc leur enseignement.

Les métis ne s'uniformisent pas d'emblée. Parfois quelques-uns d'entre eux semblent reproduire exclusivement le type du père ou celui de la mère. On dit alors que la ressemblance est *unilatérale*. Pourtant le plus souvent ils tiennent plus ou moins des deux parents. La resemblance est alors *bilatérale*. Mais, le compromis entre les deux forces héréditaires qui luttent dans ces métis se manifeste de deux manières différentes. Tantôt les caractères des parents se sont *fusionnés* et il en est résulté des caractères intermédiaires; c'est ainsi qu'un taureau noir et une vache blanche peuvent donner des veaux gris. Tantôt les caractères se sont *juxtaposés :* le même taureau, la même vache pouvant enfanter des veaux pies ou tachetés. Le croisement du mérinos avec nos moutons ordinaires donne assez souvent des métis dont la toison se compose de brins les uns courts et grossiers, les autres longs et fins. Toutes les régions du corps, tous les appareils organiques peuvent présenter des phénomènes de *fusion* ou de *juxtaposition* et il en est de même pour les fonctions.

L'hérédité directe n'agit pas seule dans la constitution des races métissées. *L'hérédité alternante* et *l'atavisme* y ont aussi leur rôle. C'est de là que résultent les *oscillations* et les *retours en arrière* qui ne disparaissent qu'avec le temps et par suite d'une sélection sévère.

La sélection et le croisement n'ont pas seuls donné naissance à toutes nos races. Plusieurs d'entre elles, et sans doute les plus aberrantes, ont eu pour point de départ quelqu'un de ces accidents comme en présentent les êtres organisés et qui touchent parfois au domaine de la tératologie. L'homme les a mis à profit en mettant en jeu ses agents ordinaires, et a conservé des anomalies qui auraient rapidement disparu sans son intervention. C'est ainsi qu'a été créée la race des ancons ou race loutre, qui reproduit chez les moutons la conformation spéciale des jambes des chiens bassets... C'est ainsi que M. Graux a tiré sa race de Mauchamp d'un seul bélier, chez lequel des poils longs et soyeux remplaçaient la laine ordinaire. Il est clair que si le premier ancon et le premier mauchamp avaient été livrés à eux-mêmes, les caractères exceptionnels qui les distinguaient de leurs frères auraient disparu au bout d'un petit nombre de générations par le croisement avec les représentants des deux types normaux.

IV. — Les races végétales ou animales depuis longtemps cultivées ou domestiques peuvent laisser échapper un certain nombre d'individus qui recouvrent leur liberté et échappent à l'action de l'homme. Il est évident que, rentrant ainsi sous l'influence des forces naturelles seules, ces individus *marrons* doivent tendre à perdre leurs caractères artificiels et à retrouver les caractères primitifs de l'espèce. C'est ce qui a lieu en effet. Toutefois, contrairement à ce qui est admis généralement, ce retour au type premier n'est pas complet, au moins dans un certain nombre de cas; et, même après de nombreuse générations, les descendants d'une race cultivée ou domestique présentent encore des traces de la culture ou de la domestication. C'est de cette espèce de compromis entre la nature qui reprend ses droits et l'empreinte im primée par l'homme, que résultent les races que j'ai appelées *libres* ou *marronnes*.

Depuis, longtemps Van Mons nous a appris que, dans les Ardennes, on trouve à l'état sauvage des poiriers dont les fruits, quoique fort mauvais, reproduisent les formes de diverses variétés de poires culti- vées dans les jardins du voisinage. Dans mon enfance, j'ai vu dans les Cévennes des pêchers poussant au hasard dans les champs et qui présentaient la même particularité.

On a constaté des faits analogues chez les animaux. Ici encore l'histoire du chien nous apporte de nombreux enseignements. En Orient, dans les collines de débris qui se trouvent près de Caire, dans les fossés de Jérusalem, subsistent des chiens qui, quoique vivant à côté de l'homme, ont depuis longtemps retrouvé leur liberté et ont repris en partie les caractères extérieurs et les habitudes du chacal. En particulier, la chienne prête à mettre bas se creuse un terrier comme le fait la femelle du type sauvage.

L'homme a amené partout le chien avec lui, et à peu près partout, un certain nombre d'individus l'ont quitté. Il ont repris leur liberté. Ainsi ont pris naissance une foule de *races marronnes* que bien des auteurs ont décrite comme autant *d'espèces de chiens sauvages*. Mais, en Asie comme en Afrique, on voit une foule d'intermédiaires entre ces prétendues espèces et les races domestiques ; et de ce fait seul, on peut tirer la conséquence qu'il n'y a des unes aux autres aucune différence spécifique. Ce qui s'est passé en Amérique aurait dû d'ailleurs éclairer les écrivains dont j'ai depuis longtemps combattu les opinions sur ce point. On sait que, depuis la découverte de ce continent, bien des chiens y sont devenus marrons et ont ajouté une bête féroce de plus à celles qu'il possédait déjà. A Cuba entre autres, un siècle après la prise de possession de cette île, il fallut procéder à leur destruction, et on promit pour cela d'assez forte primes aux chasseurs. Sur le continent, des chiens marrons chassent par ban- des, et Martin de Moussy nous a appris qu'en dépit des modifications par- tielles qu'ils ont subies, on reconnaît dans ces meutes sauvages toutes les grandes races importées par les Européens.

Comme l'a fort bien dit Isidore Geoffroy, si les animaux en recouvrant leur liberté retournaient entièrement au type sauvage, ils se ressem- bleraient tous. Or, on sait qu'il en est autrement. A Saint-Domingue des chiens marrons tenaient du levrier ; ils présentaient une couleur d'un bleu cendré uniforme et avaient les yeux bruns. A Cuba ils tournaient au limier, étaient gris de souris et les yeux étaient d'un bleu clair. Les chevaux marrons prêtent à des remarques analogues. On sait qu'il s'en trouve en Asie aussi bien qu'en Amérique et que ces races redevenues sauvages ne se ressemblent pas. Il en est de même des bœufs, des porcs, des pigeons qui ont repris leur liberté. — En somme, il est bien démontré qu'au moins dans un grand nombre de cas, les êtres vivants, qui ont été soumis pendant de nombreuses générations à l'action de l'homme et ont été modifiés, conservent en partie l'empreinte de leur esclavage lorsqu'ils reprennent leur liberté.

Dans les paragraphes qui précèdent, je n'ai guère fait allusion qu'aux caractères extérieurs propres à distinguer les races. Mais on comprend que ceux-ci trahissent toujours quelques différences anatomiques et souvent aussi physiologiques. Sans insister sur ce point, je crois devoir rappeler quelques faits, en m'en tenant aux animaux.

On sait bien que l'on distingue à première vue le squelette d'un levrier de celui d'un boule-dogue, aussi bien que s'il s'agissait de ces animaux eux-mêmes. Mais, la charpente osseuse ne peut être ainsi atteinte sans que les systèmes musculaire, vasculaire, nerveux, etc., présentent des modifications correspondantes. Quand la laine d'un mouton ou le plumage d'un pigeon sont modifiés, c'est que les bulbes producteurs des poils ou des plumes ont été atteints, peut-être dans leur structure anatomique, en tout cas dans leur fonction physiologique.

Ces modifications des fonctions ont, au point de vue spécial de notre publication, une importance spéciale. C'est à elles que se rattachent la question des diverses aptitudes pathologiques et celle des moyens prophilactiques à employer. Sur ces deux points, le jardinier et l'éleveur ont les mêmes préoccupations. Le premier sait bien que, parmi les diverses variétés d'une même espèce de plantes, il en est de robustes et de délicates; il sait à quelles maladies chacune d'elles est le plus sujette, et il leur donne des soins en conséquence. Il en est de même du second, qui ne traitera pas de la même manière un pur sang arabe et un cheval boulonnais. Il sait, lui aussi, qu'une hygiène excellente pour l'un ne saurait convenir à l'autre.

En somme, et surtout chez les espèces dont l'homme s'est plu à multiplier les races, les divers représentants de ces types dérivés se ressemblent souvent si peu qu'on pourrait les prendre pour des êtres absolument sans rapport entre eux. Du pigeon messager au pigeon grosse-gorge, du levrier au boule-dogue il y a une énorme distance à quelque point de vue que l'on se place. Et pourtant, le lien physiologique qui les unit résiste à toutes ces modifications. Ils peuvent toujours se croiser et engendrer des individus fertiles; c'est qu'ils ne sont que des *races* d'une seule et même *espèce*.

TITRE II. — L'espèce humaine.

§ 1. — Espèce humaine, son unité.

1. — Nous venons de voir ce que sont *l'espèce* et la *race* chez les animaux et les plantes; à quels signes on distingue les deux *choses* désignées par ces *mots*. Nous pouvons maintenant aborder et résoudre la question qui domine toutes les autres en anthropologie, celle qui divise les monogénistes et les polygénistes, et que l'on peut formuler dans les termes suivants : Les groupes humains, si nettement distingués les uns des autres par des caractères de tout genre, sont-ils autant *d'espèces différentes;* ou bien ne sont-ils que les *races d'une seule et même espèce?* — En d'autres termes, existe-t-il *une* ou *plusieurs espèces d'hommes?*

Les dissidences sur ce point sont relativement récentes. Les fondateurs de l'anthropologie, Buffon (1749-1779), Blumenbach (1775), Prichard (1808-1846) avaient sérieusement étudié, en se plaçant exclusivement au point de vue scientifique, le grave problème de *l'unité* ou de la *multiplicité* spécifique des populations humaines. Tous les trois avaient conclu en faveur de l'unité. Un naturaliste aujourd'hui justement oublié, Virey, admit le premier *deux espèces d'hommes* caractérisées par le plus ou le moins d'ouverture de l'angle facial et rattacha à chacune d'elles trois *races principales* comprenant elles-mêmes un certain nombre de *races secondaires* (1801-1824).

Or, il est évident qu'à se placer sur ce nouveau terrain et à voir dans les différences qui séparent certains groupes humains autant de caractères spécifiques, le nombre des espèces humaines admis par Virey était beaucoup trop restreint. Aussi, vit-on paraître bientôt d'autres classifications où il était bien plus élevé. Desmoulins admit d'abord onze espèces d'hommes (1825) et seize plus tard (1826). Bory de Saint-Vincent s'arrêta au chiffre de quinze (1827). Mais il était difficile de s'arrêter dans cette voie, et l'école américaine développée sous l'influence de Morton, semble avoir voulu accroître indéfiniment le nombre des types spécifiques. Toutefois, le vague des expressions et la confusion continuelle de la race et de l'espèce font qu'il est fort difficile de reconnaître à quel chiffre approximatif elle s'est arrêtée.

Les grands maîtres de la science, Cuvier, Lamarck, Geoffroy, parmi les naturalistes, Humboldt parmi les voyageurs, Müller parmi les physiologistes, restèrent fidèles aux conclusions admises par Buffon Blumenbach et Prichard. Les idées de Virey, de Bory, de Morton n'en firent pas moins leur chemin. Des discussions naquirent et dégénérèrent trop souvent en controverses. On soutint et l'on attaqua les deux doctrines tantôt au nom des dogmes, tantôt au nom de la philosophie. On alla jusqu'à dire que, au point de vue scientifique, elles étaient parfaitement indifférentes et que l'on pouvait adopter l'une ou l'autre sans rien changer ni aux études anthropologiques ni à leur résultat final.

Cette opinion est certainement erronée. Un peu de réflexion suffit pour faire comprendre que la science change du tout au tout dans son ensemble et dans une foule de détails, selon que l'on admet l'*unité* ou la *multiplicité spécifique* des hommes. Ne pouvant entrer ici dans les détails qui m'entraîneraient trop loin, j'ai résumé dans le tableau ci-joint les principales conséquences qu'entraînent les deux doctrines opposées.

DOCTRINES.

MONOGÉNISME.	POLYGÉNISME.
Il n'y a qu'une seule espèce d'hommes. Les groupes humains sont autant de races de cette espèce.	Il y a autant d'espèces d'hommes que de groupes humains distincts. Le nombre de ces espèces varie, selon les auteurs, de deux à un nombre indéterminé très considérable.

QUESTIONS SOULEVÉES PAR LES DOCTRINES ET SENS GÉNÉRAL DES RÉPONSES A CES QUESTIONS.

1° ANCIENNETÉ.

La question est simple et unique.	La question est multiple et se pose pour chaque espèce admise.

2° ORIGINE GÉOGRAPHIQUE.

Un seul point d'origine.	Autant de points d'origine que d'espèces.

3° HOMME PRIMITIF.

Un seul, qui n'existe plus.	Autant que d'espèces distinctes et tous existant encore; car ces espèces n'ont pas varié depuis leur apparition.

4° PEUPLEMENT DU GLOBE.

Le peuplement du globe a eu lieu tout entier par des migrations, dont le point de départ premier a été le lieu d'origine de l'espèce et qui ont atteint successivement toutes les contrées aujourd'hui habitées.	Le peuplement du globe est résulté de l'apparition des diverses espèces humaines sur les points où nous les montrent l'histoire et les découvertes géographiques modernes. La migration n'a joué aucun rôle dans le peuplement général du globe.

5° ACCLIMATATION.

En passant d'une région à l'autre pour peupler les deux hémisphères, les anciens émigrants ont nécessairement subi l'action de milieux très différents. Ils ont dû se plier à des conditions d'existence extrêmement variées, c'est-à-dire s'acclimater.	Les espèces humaines ayant pris naissance là où nous les avons trouvées, n'ont pas subi de changement de milieu. Elles n'ont pas eu à s'acclimater.

6° RACES NOUVELLES PAR ACTIONS DE MILIEU.

Il s'en est formé dans le passé, et nous avons à les rechercher. Il s'en forme sous nos yeux, et il est du plus haut intérêt d'étudier les transformations que subissent les types.

Tous les types humains sont de nos jours ce qu'ils ont été de tout temps et sont invariables. Il ne s'est pas formé et il ne se forme pas de races humaines distinctes.

7° RACES NOUVELLES PAR CROISEMENT.

Il s'en est formé dans le passé; il s'en forme dans le présent. Ce sont elles qui constituent les groupes à caractères mixtes.

Les groupes à caractères mixtes sont, comme les autres, des espèces primordiales. Le croisement ne peut engendrer de populations durables.

Dans ce tableau, je n'ai tenu compte que des opinions polygénistes que l'on peut appeler modérées. Si j'avais pris pour terme de comparaison celles de certains disciples de Morton, de Knox, etc., c'est-à-dire des savants qui ont poussé logiquement jusqu'au bout les conséquences de leurs principes, le contraste aurait été encore bien plus frappant.

On le voit, la question de l'*unité* ou de la *multiplicité spécifique* des hommes n'est pas seulement une *question de dogme* ou de *philosophie*. C'est avant tout une *question scientifique* de première importance pour l'anthropologie. On sait dans quel sens je l'ai résolue et que je suis monogéniste. Voici, brièvement résumées, les raisons qui ont depuis longtemps formé mes convictions.

II. — Constatons d'abord qu'il y a quelque chose de bien étrange dans les oscillations du nombre d'*espèces* humaines reconnues par les polygénistes. Virey n'en admet que deux; Gliddon porte ce nombre à cent cinquante au moins. Jamais, soit en botanique, soit en zoologie, l'incertitude relative au nombre des espèces d'un genre n'a été portée à beaucoup près aussi loin. De ce fait seul, on pourrait déjà conclure qu'il y a tout au moins quelque malentendu dans l'appréciation des faits. Quel que soit d'ailleurs le chiffre adopté, c'est toujours sur des considérations purement *morphologiques* que repose la distinction de ces prétendues espèces. Tout ce qu'ont dit et répété les polygénistes se ramène à cette formule : « Il y a trop de différence entre le Nègre et le Blanc pour qu'ils soient de même espèce. »

Ici se manifeste le manque de la méthode comparative que j'ai montrée plus haut comme pouvant seule conduire à la verité. Personne ne nie les différences dont il s'agit. Mais, pour être autorisé à en tirer un argument en faveur des doctrines polygénistes, il faudrait d'abord démontrer que soit par leur *nature*, soit pour leur *étendue*, elles sont en dehors de celles que l'on sait exister entre les *races* d'une foule d'espèces. S'il en est autrement, si ces différences rentrent dans la catégorie de celles qui distinguent les races de choux, de pigeons, de lapins, etc., elles ne peuvent plus être invoquées comme caractères *spécifiques*, à moins qu'on ne veuille faire de l'homme une exception. Or il est bien aisé de montrer qu'il en est ainsi.

J'insisterai peu sur la *nature* des différences. On sait que chez les animaux et les plantes, les *races* d'une même *espèce* diffèrent de taille, de proportion, de coloration, etc. etc.; on sait qu'il en est de faibles et de robustes, de très fécondes et d'autres qui le sont relativement peu. Les groupes humains présentent des faits de même ordre, mais pas un dont on ne puisse trouver l'équivalent chez les autres êtres organisés. Leur attribuer dans les deux cas une signification différente, les regarder comme *caractères* simplement *ethniques* chez les animaux et les végétaux, comme *caractères spécifiques* lorsqu'il s'agit des groupes humains, serait admettre que chez l'homme, le corps est soumis à des *lois exceptionnelles*, ce que j'ai dit plus haut ne pouvoir jamais accepter. — Les différences constatées de *groupe à groupe* chez l'homme et de *race à race* chez les autres êtres organisés sont donc de même nature. A ce point de vue, elles ne fournissent d'argument en faveur ni de l'une ni de l'autre des doctrines que nous comparons.

Il en est autrement de l'*étendue* de ces mêmes différences. Les considérations tirées de cet ordre de faits réduisent vite à sa juste valeur la comparaison du Nègre et du Blanc que je rappelais tout à l'heure. En effet, d'un examen détaillé que j'ai fait bien des fois devant mes auditeurs, il résulte que de *race à race* les animaux et les végétaux présentent des différences à peu près toujours plus grandes, et tout au moins égales à celles qui séparent ces deux types extrêmes de l'humanité. Ces faits sapent par sa base toute l'argumentation polygéniste. Je me borne à citer quelques exemples à titre de preuves.

La couleur de la peau est un des caractères qui frappent le plus; et entre le Nègre et le Blanc, *bien caractérisés*, le contraste est frappant. Mais d'abord, le teint noir n'appartient pas exclusivement au Nègre. Des populations entières qu'il est impossible de ne pas rattacher au type blanc à raison de tous leurs autres caractères, les Maures noirs du Sénégal, certaines tribus des côtes de la mer Rouge, etc. sont plus foncées que certains Nègres; et en revanche, il est des Nègres à teint jaune comme les Boschismans, ou couleur de café au lait, comme les tribus rencontrées par Livingstone. Ces faits se rattachent d'ailleurs à un autre ordre de considérations dont je parlerai tout à l'heure.

Mais considérons les deux extrêmes, le Blanc européen, et le Nègre de Guinée. Une de nos espèces domestiques nous présente ces deux teintes. Chez la poule gauloise la peau est blanche; elle est noire chez la poule nègre que l'on voit paraître spontanément dans nos basses-cours et dont on a vu naître plusieurs races en Asie et en Amérique. Or, non seulement chez le Nègre, mais aussi chez des Européens à teint brun, la coloration pénètre quelque peu à l'intérieur, et les enveloppes du cerveau en particulier présentent des taches pigmentaires. Mais, chez la poule nègre, toutes les muqueuses, tous les plans fibreux et les gaines musculaires sont fortement teintés de noir. J'ai pu montrer ces faits à mes auditeurs sur une *poule de soie* du Japon, dont le plumage était pourtant d'un très beau blanc. Certes, de poule à poule, au point de vue de la coloration, la différence est bien plus grande que d'homme à homme.

La chevelure est encore un des traits qui attirent le plus l'attention chez le Nègre. On l'a appelée *laineuse* à raison de son apparence, mais à tort, car qu'ils soient blonds ou noirs, crépus ou lisses, les cheveux ne changent pas de nature. Il en est autrement des villosités de nos races ovines. En Afrique, certains moutons ont, au lieu de laine, un jarre raide et luisant. Dira-t-on encore qu'il s'agit d'espèces différentes? Mais dans les vallées de la Madeleine, en Amérique, quand on néglige de tondre les bêtes à laine, celle-ci tombe par plaques et est remplacée par un jarre pareil à celui des moutons africains. Ici onprend la nature sur le fait, et l'on voit que, dans ce cas encore, la variation est portée chez l'animal bien plus loin que chez l'homme.

Je crois inutile de m'arrêter à bien d'autres caractères différenciant le Nègre du Blanc et certaines races animales les unes des autres. Il est par exemple bien évident que, de n'importe quel groupe humain à un autre, il n'existe au crâne ou à la face aucune différence comparable le moins du monde à celles qui séparent le bœuf gnato du bœuf européen. Et pourtant on sait à n'en pouvoir douter que celui-ci est le père de celui-là.

Je dirai pourtant quelques mots de la *stéatopygie*, c'est-à-dire de ce développement parfois énorme que prend chez les femmes boschismanes le tissu adipeux des fesses. Il va sans dire qu'on en a fait un *caractère d'espèce*. Mais en agissant ainsi, on oubliait que ce même trait se montre d'une manière erratique bien au nord du Cap, chez des populations franchement nègres, et que Livingstone l'a vu commencer à se montrer chez des femmes Boërs d'origine hollandaise. Or, comprend-on un caractère *spécifique* apparaissant chez des individus isolés, les uns nègres, les autres blancs?

Mais la stéatopygie, fût-elle cantonnée chez les Boschismans seulement, s'ensuivrait-il que l'on dût la considérer comme attestant une différence d'*espèce* entre ces tribus du Cap et les autres populations humaines? Non, car ce trait exceptionnel se montre chez la *race* de moutons observée en Sibérie par Pallas et présente même chez cette espèce animale un développement relatif plus considérable que chez l'homme. Or, l'expérience a mis hors de doute sa nature purement ethnique. Quand les Russes ont voulu les introduire chez eux, ces *moutons à graisse*, éloignés du milieu qui avait façonné la *race*, ont perdu, au bout de quelques générations, le caractère qui les avait fait rechercher.

En somme, le polygénisme invoque en sa faveur les différences existant de groupe humain à groupe humain; il veut que ces différences soient des *caractères d'espèces*. Or, les deux règnes nous montrent, entre des groupes bien connus pour n'être que des *races d'une même espèce*, des différences non seulement aussi tranchées, mais même d'ordinaire plus considérables. A moins de vouloir faire de l'homme une exception au milieu de tous les êtres organisés, il faut bien admettre que chez lui les différences dont il s'agit peuvent fort bien ne pas avoir d'autre signification.

Des faits précédents il est donc permis de conclure que les considérations tirées de la *nature* et de l'*étendue* des différences entre groupes humains, placent tout au moins le monogénisme et le polygénisme sur un pied d'égalité.

III. — Tout en restant sur le terrain de la morphologie, le seul sur lequel les polygénistes aient cherché à lutter sérieusement, il est facile de signaler des faits inconciliables avec leur doctrine et qui témoignent hautement en faveur du monogénisme. Les groupes humains présentent à un haut degré la *fusion* et l'*entre-croisement des caractères*. Lorsqu'on les étudie avec détail et que l'on cherche à la fois à les constituer et à les distinguer les uns des autres, on reconnaît à chaque instant combien il est difficile de préciser les différences. En Afrique, c'est par nuances absolument insensibles que l'on passe du Blanc au Noir. En Abyssinie, les caractères s'entre-croisent si bien que la couleur et la chevelure ont perdu leur signification caractéristique et que l'on ne reconnaît plus le Nègre qu'à la saillie exagérée de son talon ; mais sur la côte occidentale, ce caractère manque à deux populations entières.

Ces faits de fusion et d'*entre-croisement* se lisent d'un coup d'œil sur les tableaux que l'on peut dresser toutes les fois que le caractère dont il s'agit peut s'exprimer en chiffres. J'en ai publié plusieurs ; je me borne à en reproduire ici deux. Le premier présente les résultats de 163 mesures de tailles, dont la plupart représentent les moyennes de mensuration plus ou moins nombreuses. J'y ai réuni les données recueillies par divers auteurs et les ai disposées en série croissante. Le second est relatif à l'indice céphalique de 51 groupes humains. J'emprunte ce dernier tout entier à Broca. Je me suis borné à rétablir l'ordre sérial là où il a été négligé, et à réunir par une accolade les groupes présentant le même indice exprimé en centièmes. J'aurais pu étendre considérablement ce tableau en utilisant les données réunies par M. Hamy dans nos *Crania ethnica ;* mais j'ai préféré m'en tenir à celles que Broca avait recueillies, pensant que le nom de mon regretté collègue serait aux yeux de certains lecteurs une garantie de plus.

Taille de divers groupes humains.

RACES.	TAILLE.	RACES.	TAILLE.
Boschismans (min.)	1,000	Boschisman (moy.)	1,370
Esquimau (min.)		Mincopies (min.)	
Obongo jeune	1,360	Lapons (min.)	1,380

RACES.	TAILLE.	RACES.	TAILLE.
Aëtas (min.)	1,396	Roumains d'Autriche	1,635
Sémangs (min.)	1,420	Magyars	
Mincopies (moy.)	1,436	Juifs	1,637
Boschismans (max.)	4,445	Dravidas (moy.)	1,640
Guanches	1,447	Araucans	1,641
Sémangs (moy.)	1,448	Bavarois	1,643
Sémangs (max.)	1,473	Antisiens	1,645
Mincopies (max.)	1,480	Fuégiens (max.)	1,650
Aëtas (moy.)	1,482	Crees	
Fuégiens (min.)	1,488	Dayaks (max.)	
Papouas	1,489	Bugis	1,653
Chinois (min.)	1,520	Nègres (?)	1,655
Patagons (min.)	1,530	Français (ouvriers, moy.)	1,657
Lapons (moy.)	1,532	Allemands d'Autriche	1,658
Aymaras (min.)	1,537	Esquimaux de l'île Melville	1,659
Slaves (min.)	1,540	Roumains (min.)	1,660
Français (min.)	1,543	Fuégiens (max.)	1,663
Javanais (min.)	1,549	Chiquitos	
Nègres (?)	1,555	Hottentots	
Juags	1,561	Français du Nord	1,665
Aëtas (max.)		Arabes d'Algérie	
Aymaras (moy.)	1,563	Néo-Calédoniens	1,670
Allemands (min.)	1,570	Moxos	
Tartares d'Orotschi		Pampéens (moy.)	1,675
Kamschadales		Esquimaux de Savage Islands	1,676
Malais de Malacca	1,574	Hawaïens	
Dayaks (min.)		Néo-Californiens	
Australiens (min.)		Malais de Sooloo	
Néo-Calédoniens (min.)	1,575	Slaves d'Autriche (moy.)	1,678
Cochinchinois (moy.)		Russes	
Transgangiens (moy.)		Javanais	1,679
Vanikoriens	1,583	Allemands	1,680
Timoriens	1,586	Nègres	
Amboiniens	1,595	Charruas	
Péruviens		Français (classes aisées)	1,681
Battas	1,597	Ojibbeways (min.)	1,682
Malais (moy.)		Natifs de Madras	
Nicobariens	1,599	Fijiens	1,684
Australiens (moy.)	1,600	Nègres de Sokoto	1,685
Quichuas		Belges (moy.)	1,686
Anglais (min.)		Anglais (moy.)	1,687
Pouleyers (moy.)	1,610	Indiens des Pampas	1,688
Lapons (max.)	1,613	Insulaires des Marquises	1,689
Tahitiens (moy)	1,614	Esquimaux de Boothiasund	
Australiens (max.)	1,617	Somalis	1,690
Toulcous	1,620	Néo-Zélandais	1,695
Guaranis		Puelches	1,700
Papous de Vaigiou	1,624	Nègre Comma	
Mincopies (max.)	1,625	Tahitiens (min.)	
Fuégiens (moy.)		Lettes	1,701
Californiens		Insulaires de Rotuma	
Madurais		Courouglis (moy.)	
Cingalais		Roumains d'Autriche	1,702
Ando-Péruviens	1,627	Kabyles (moy.)	1,703
Français du Midi	1,630	Carolins	1,705
Chinois (moy.)		Marianais	1,708
Nicobariens	1,631	Anglais (max.)	1,714
Belges (min.)	1,632	Esquimaux du détroit de Kotzebue	
Slaves d'Autriche (min.)	1,634	Australiens (max.)	

RACES.	TAILLE.	RACES.	TAILLE.
Pattowatomis		Tahitiens (moy.)	
Caraïbes	1,727	Insulaires des Marquises	1,786
Rarakaïens.		Insulaires de Stewart	
Tschuvaches	1,728	Cafres	1,789
Patagons (moy. d'*Orb.*)	1,730	Hollandais	
Tscherkesses	1,731	Belges (max.)	
Patagons (moy. d'*Urv.*)	1,732	Slaves (max.)	1,800
Sépogs de Bengale	1,733	Aymaras	
Chinois (max.)	1,744	Insulaires des Marquises (max.)	
Niqualis	1,752	Tahitiens (max.)	1,805
Hawaïens	1,755	Néo-Zélandais	1,815
Néo-Zélandais	1,757	Mahia	1,841
Patagons (moy. *Must.*)	1,770	Caraïbes	1,868
Allemands (max.)		Ojibbeways (max.)	1,875
Polynésiens (moy.)	1,776	Insulaires de Schiffer	1,895
Pitcairniens	1,777	Néo-Zélandais (max.)	1.904
Roumains (max.)	1,780	Patagons du Nord (max. d'*Orb.*)	1,915
Ojibbeways (moy.)	1,781	Patagons du Sud (max. *Must.*)	1,924
Agaces des Pampas		Insulaires de Schiffer	1,930
Néo-Calédonniens (max.)	1,785	Insulaires de Tonga-Tabou	

Il est, je pense, inutile d'insister sur les étranges rapprochements auxquels conduit la considération de la taille. Mais il est bon de faire remarquer que l'écart entre les moyennes de groupes différents est bien moindre qu'entre le maximum et le minimum d'un même groupe.

De là il résulte que les groupes les plus divers viennent s'intercaler entre ces deux extrêmes d'un même groupe. Entre le minimum et le maximum des Belges, il n'existe pas moins de 85 groupes intermédiaires, appartenant à toutes les parties du monde. Rien d'analogue ne se rencontre nulle part entre *espèces* animales, tandis que l'histoire des *races* en présente de nombreux exemples.

Le tableau des indices céphaliques relevé par Broca présente des faits absolument semblables.

Tableau des indices céphaliques.

1º *Dolichocéphales vrais.*

INDICES EN CENTIÈMES.	RACES.	INDICES EN DIX-MILLIÈMES.
0,71.	Esquimaux du Grœnland.	71,40
	Néo-Calédoniens	71,78
	Australiens	71,93
0,72.	Hottentots et Boschimans	72,42
	Cafres	72,54
	France méridionale (caverne de l'Homme Mort).	73,22
	Bengalais	73,30
0,73.	France (Cro-Magnon ; diluvium de Paris)	73,34
	Nègres (Afrique occidentale)	73,40
	Nubiens (île d'Éléphantine)	73,72
0,74.	Arabes	74,06
	Kabyles	74,63

INDICES EN CENTIÈMES.	RACES.	INDICES EN DIX-MILLIÈMES.

2° *Sous-dolichocéphales.*

0,75.	France septentrionale (pierre polie)............	75,01
	Papous..........................	75,07
	Bohémiens de Roumanie...................	75,28
	Corses d'Avapessa (dix-huitième siècle)........	75,35
	Guanches...................... ...	75,53
	Égypte ancienne...................... .	75,58
	Polynésiens......................	75,68
0 76.	Tasmaniens......................	76,01
	Slaves du Danube...................	76,18
	France (Mérovingiens).................	76,36
	Égypte moderne (Coptes).................	76,39
	Chinois........	76,69
	Malgaches...................... ..	76,89
	France (Gaulois de l'âge de fer)...........	76,93
0,77.	Basques espagnols (Zaraus)...,.............	77,62

3° *Mésaticéphales.*

0,78.	Mexicains non déformés....................	78,12
	Roumains......................	78,31
	Gallo-Romains	78,55
	Normands du dix-septième siècle............:	78,77
0,79.	Parisiens du dix-neuvième siècle............ ..	79,00
	Malais (autres que les Javanais).............	79,02
	Amérique méridionale (non déformés).........	79,16
	Parisiens du douzième siècle.................	79,18
	Amérique septentrionale (non déformés)........	79,25
	France septentrionale (âge du bronze)........ ..	79,50
	Français du seizième siècle.................	79,56

4° *Sous-brachycéphales.*

0,80.	Basques français...................	80,25
	Esthoniens......................	80,39
0,81.	Bas-Bretons (Côtes-du-Nord; cantons bretonnants).	81,25
	Mongols divers (Tartares, etc.).............	81,40
	Turcs...................... ...	81,49
	Javanais (collection Vrolich).............	81,61
0,82.	Bretons (Côtes-du-Nord ; cantons Gallois).......	82,05
	Russes divers (Russie d'Europe).............	82,81
	Alsace et Lorraine...................	82,93

5° *Brachycéphales.*

0,83.	Indo-Chine......................	83,51
	Finnois......................	83,69
0,84.	Auvergnats (ossuaire de Saint-Nectaire)........	84,07
	Bavière et Souabe....	84,82
0,85.	Lapons	85,63
	Syriens de Gébel-Cheick (légèrement déformés).	85,95

On sait combien est grande en anthropologie l'importance de l'indice céphalique, et l'on voit que l'étude comparative de ce caractère conduit exactement aux mêmes conclusions que celle de la taille. La *fusion* et l'*entre-croisement* se montrent ici de la manière la plus évidente. On voit en outre que l'un et l'autre s'accusent d'autant plus que l'on pousse plus loin l'approximation du rapport entre les deux diamètres céphaliques. Si l'on s'arrête aux centièmes, les Français de l'âge du bronze, ceux des douzième, seizième et dix-neuvième siècles, restent encore réunis. Mais si on pousse jusqu'aux dix-millièmes, des Malais et des Américains du sud et du nord viennent s'intercaler entre eux.

Quel que soit le caractère que l'on examine, toutes les fois qu'il peut être exprimé en chiffres, on constate les mêmes faits. Certes s'il s'agissait d'animaux ou de plantes, pas un zoologiste, pas un botaniste n'hésiterait à voir dans des groupes présentant des particularités aussi frappantes des *races* d'une même *espèce*. — A moins de vouloir faire de l'homme une exception, l'anthropologiste doit conclure de même.

IV. — Ainsi sans sortir du terrain de la morphologie, nous pouvons invoquer des arguments très sérieux et presque concluants contre le polygénisme en faveur du monogénisme. La physiologie va nous en apporter bien d'autres et plus décisifs encore.

Un premier fait à signaler, c'est que la durée de la gestation s'est montrée la même dans tous les groupes humains étudiés à ce point de vue. Or, nous avons vu que les polygénistes restés fidèles à la logique ont de plus en plus multiplié le nombre des *espèces* humaines admises par eux. Il serait étrange que le développement fœtal exigeât précisément le même temps dans toutes ces *espèces*. Il n'en est pas ainsi chez les mammifères. Chez eux la différence de durée de la gestation est parfois considérable, lors même qu'il existe des rapports morphologiques assez étroits. On sait que certains chiens ressemblent au loup, si bien que plusieurs naturalistes ont voulu regarder celui-ci comme la souche première de ceux-là. La louve n'en porte pas moins environ cent jours ; la chienne soixante-trois seulement.

L'époque de la puberté varie considérablement d'un groupe humain à l'autre, et l'on a voulu chercher dans ce fait un argument en faveur de leur différence spécifique. On oubliait qu'il y a chez les animaux et les plantes des variétés et des races les unes précoces, les autres tardives. Retrouver le même fait chez des populations humaines n'avait rien d'étrange. En outre, ici encore on constate l'identité de ce trait chez des populations d'ailleurs très différentes. L'Anglaise, la Chinoise de Pékin et la Missourienne sont réglées au même âge. Mais, ce qui achève de montrer que le plus ou moins de précocité chez l'homme n'est rien moins qu'un caractère d'espèce, c'est qu'il se modifie avec l'habitat. Chez elle, l'Anglaise devient pubère de treize à quatorze ans ; transportée aux Antilles, au bout de quelques générations, elle l'est de dix à onze ans, précisément comme les Négresses qui vivent à côté d'elle. — Évidemment ce n'est pas un caractère d'*espèce* qui subirait de pareilles transformations.

L'histoire des réceptivités et des immunités pathologiques présente des faits tout pareils. Les unes et les autres ne sont que relatives, mais n'en caractérisent pas moins certains groupes humains, tout comme il en est qui sont propres à certaines races animales domestiques. De là même il résulte que, pour l'homme aussi bien que pour les animaux et les plantes, les conditions de bonne santé diffèrent de race à race. A ce point de vue, on peut dire avec vérité qu'il existe pour les races humaines une *hygiène comparée* tout aussi bien qu'une *craniologie comparée*. Mais ces réceptivités, ces immunités se transforment quand une race donnée change de milieu, et les conditions hygiéniques se modifient d'autant. L'Européen arrivant dans les îles du Mexique est, on le sait, bien autrement exposé à prendre la fièvre jaune que le créole de même origine. En revanche, il est à l'abri de l'éléphantiasis, tandis que les Blancs acclimatés peuvent en être atteints comme les Nègres. — Eh bien, voit-on jamais chez les animaux ou les plantes des caractères *spécifiques* apparaître ou s'effacer et s'échanger ainsi entre espèces?

Les faits que je viens d'indiquer suffiraient pour autoriser à conclure en faveur du monogénisme. Mais les phénomènes du croisement entre groupes humains complètent la démonstration de la manière la plus décisive. On a vu plus haut combien ces phénomènes sont différents selon que le croisement a lieu entre *espèces* (*hybridation*) ou entre *races* (*métissage*). A moins de vouloir faire de l'homme une exception unique, précisément dans l'ordre de faits qui rapproche le plus intimement tous les êtres organisés, il faut bien admettre que lui aussi obéit aux lois du croisement.

Par conséquent, si les groupes humains sont des *espèces* différentes, comme l'affirment les polygénistes, nous devrons constater les phénomènes de l'*hybridation* lorsque des individus appartenant à deux d'entre eux s'uniront. Si ces groupes ne sont que des *races* d'une seule et même espèce, nous trouverons en pareil cas les phénomènes du *métissage*.

Eh bien! je le demande à tous ceux de mes lecteurs qui se sont le moins du monde occupés de ces questions et qui se rappellent quelque peu les récits de tous les voyageurs : — les unions entre individus appartenant aux groupes humains les plus différents sont-elles difficiles?

On sait bien le contraire; on sait bien qu'à partir du jour où le Blanc européen a pris possession de la terre entière, tous les pays où il a abordé ont vu naître des populations métisses, et l'on sait bien que, quand il arrivait accompagné du Nègre, le Sambo ne tardait pas à se juxtaposer aux Mulâtres; si bien qu'il y a cinquante ans, d'Omalius portait déjà à $\frac{1}{80}$ de la population totale du globe le nombre des individus nés du croisement entre les représentants des types humains extrêmes.

Dans les contrées où les circonstances ont facilité et provoqué ces unions, le rapport est bien plus considérable. Il est de $\frac{1}{3}$ dans certains États de l'Amérique du Sud; dans d'autres la majorité de la population appartient à la race croisée, et enfin M. Ferdinand Denis nous a appris que la province de Saint-Paul au Brésil est à peu près entièrement peuplée

par les descendants d'un mélange de Portugais, d'Açoriens, de Gaya-
nazes et de Carijos. Daniel Wilson en dit autant de la province de
Manitoba, aux États-Unis. Ici le Peau-Rouge s'est uni en toute proportion avec l'Anglais, l'Écossais et le Canadien français. A Saint-Domingue,
l'ancienne partie espagnole de l'île n'a aussi pour habitants que des
petits-fils d'Espagnols croisés avec les Nègres et les Caraïbes... etc.

Ces faits suffisent pour réfuter ce qui a été avancé par quelques
polygénistes, que les populations croisées sont incapables de s'alimenter par elles-mêmes et ne durent que grâce à de nouveaux et incessants croisements. S'il en était ainsi, Saint-Paul, le Manitoba, et la
Saint-Domingue espagnole seraient depuis longtemps déserts. Si à la
Jamaïque et sur quelques autres points on a cru remarquer que les
produits du croisement humain n'avaient qu'une durée éphémère, et si
les faits de ce genre signalés un peu vaguement sont reconnus exacts,
il faudra en chercher la cause dans quelques circonstances locales
encore inaperçues.

Bien loin que le croisement entre groupes humains entraîne la stérili-
sation, il accroît la fécondité au moins dans certains cas. Le Vaillant a
constaté qu'il en est ainsi pour la Hottentote unie au Nègre et surtout au
Blanc; Hombron a fait des observations analogues chez la femme indigène
au Brésil, au Chili et au Pérou; l'union des Anglais avec des Taïtiennes,
lors de la révolte de la *Bounty*, a donné naissance dans l'île Pitcairn à
une population qui fut plus que doublée en vingt-neuf ans, et presque
triplée en trente-trois ans, tandis que l'Angleterre met quarante-neuf
ans à doubler le chiffre de ses habitants.

Enfin la superfétation que nous avons vu n'avoir jamais été observée
en cas d'hybridation, et être au contraire fréquente en cas de métissage,
a été à diverses reprises observée aux colonies, la différence de couleur
des deux jumeaux attestant la multiplicité et la diversité ethnique des
pères.

En somme, toujours, en tout et partout les phénomènes qui accompagnent le croisement entre groupes humains différents sont ceux du
métissage; jamais, nulle part, ceux de l'*hybridation.* — Ces groupes ne
sont donc pas des *espèces* différentes et distinctes; ce sont autant de
races d'une même espèce. — Nous pouvons donc regarder comme scien-
tifiquement démontrée l'unité de l'espèce humaine.

§ 2. — Ancienneté de l'espèce humaine.

I. — Le tableau que j'ai placé plus haut montre que l'unité spécifique
des groupes humains soulève un certain nombre de questions qui
s'enchaînent; et tout d'abord se présente le problème de l'ancienneté
de notre espèce, problème qui doit se formuler ainsi : A quelle époque
géologique l'homme a-t-il paru sur la terre? Appartient-il uniquement

à l'époque actuelle? ou bien a-t-il vécu dans les temps paléontologiques?
L'homme fossile a-t-il existé?

On sait comment la science a répondu à ces questions. Guidée
par les savants scandinaves Forchammer, Steenstrup et Worsaae, elle
a d'abord suivi les traces de l'homme bien au delà des bornes de l'histoire, au delà des plus obscurs souvenirs légendaires ou mythiques;
elle est devenue *préhistorique*, mais s'est arrêtée aux débuts des
temps géologiques actuels. Puis, sur les pas de Boucher de Perthes et
de Lartet, elle a franchi cette limite et a mis hors de doute la contempo-
ranéité de notre espèce et d'espèces animales universellement acceptées
comme fossiles. Elle a montré que l'homme a vécu en France à côté
des éléphants et des rhinocéros à fourrure, dont les glaces de la Sibérie
ont conservé les cadavres. Après une période, en somme assez courte
de discussions et de controverses, l'existence de l'homme quaternaire
a été acceptée. De plus on sait bien aujourd'hui, grâce aux recherches
de Lund et de ses successeurs, que cet homme a vécu dans les deux
Amériques. Plus récemment il a été retrouvé sur plusieurs points, en
Asie, en Afrique et jusqu'au Cap.

Il en est autrement de l'homme tertiaire. Son existence est encore
niée avec persistance par certains savants. Elle est regardée comme
démontrée par un assez grand nombre d'autres, parmi lesquels je n'ai
pris place qu'après avoir longtemps hésité. Je n'ai pas besoin d'ajouter
que les faits seuls ont eu raison de mes doutes. Déjà je n'avais pu mé-
connaitre la main de l'homme sur les ossements de Balénotus incisés
par les hommes de Monte-Aperto et recueillis par M. Capellini; sur les
silex taillés découverts au Puy-Courny dans notre Cantal, par M. Rames.
Ces traces d'industrie, toutes rudimentaires qu'elles étaient, n'en attes-
taient pas moins à mes yeux l'existence de l'ouvrier. En trouvant à Castenedolo, non loin de Brescia, dans un terrain franchement tertiaire,
les ossements appartenant à quatre squelettes, M. Ragazzoni me semble
avoir levé les dernières difficultés. Les détails précis donnés par lui et
par M. Sergi me paraissent avoir répondu à toutes les objections qu'on
lui a adressées et parmi lesquelles il en est qui sont évidemment inspirées par des idées préconçues, empruntées à des doctrines dogmatiques
ou philosophiques. Mais, si je crois à l'homme tertiaire européen, je ne
puis accepter qu'il ait vécu en Amérique. Les faits invoqués par MM. Whit-
ney et Améghino en faveur de cette dernière opinion, me semblent au
contraire témoigner hautement contre elle, lorsqu'on les rapproche de
ceux qu'ont fait connaitre Lund et M. Améghino lui-même.

§ 3. — Origine géographique de l'espèce humaine.

L'espèce humaine est aujourd'hui partout, sur des ilots perdus au
milieu des plus vastes océans, comme sur tous les continents. A-t-il

donc pris naissance partout? ou bien, après être apparu soit sur un petit nombre de points, soit sur un seul, a-t-il atteint, de proche en proche, toutes les régions où nous l'avons rencontré? En d'autres termes, l'homme est aujourd'hui *cosmopolite :* l'a-t-il été de tout temps? ou bien était-il primitivement *cantonné?* Les groupes continentaux ou insulaires, que distinguent divers caractères, sont-ils *autochtones,* ou bien sont-ils arrivés dans leurs patries actuelles par voie de *migration?*

Toutes ces questions qui se tiennent sont évidemment exclusivement du ressort de la science. Pourtant elles aussi ont été obscurcies par l'esprit de controverse dogmatique ou philosophique. Les polygénistes, par exemple, se sont crus obligés d'admettre un autochtonisme plus ou moins complet, sans s'apercevoir que, s'ils voulaient rester fidèles à des considérations purement scientifiques, ils devaient en arriver sur ce point aux mêmes conclusions que les monogénistes.

Au reste, l'origine géographique multiple des populations humaines, c'est-à-dire l'autochtonisme, a été généralement affirmé bien plutôt que soutenu par des arguments sérieux. Quand on a trouvé les Polynésiens isolés au milieu du Pacifique, sans pouvoir se rendre compte des moyens employés par eux pour y parvenir, on a cru résoudre le problème en affirmant qu'ils y étaient nés. On en a dit autant des Hottentots, des Nègres, des Américains...; mais en général on s'en est tenu là. Seul, Agassiz a cherché à étayer l'hypothèse autochtoniste par des arguments empruntés à des considérations de géographie zoologique. L'autorité de ce grand naturaliste me fait un devoir d'exposer une fois de plus sa théorie, malgré le regret que j'ai toujours éprouvé à combattre un savant justement illustre et auquel me rattachent de bien affectueux souvenirs.

II. — Agassiz, entraîné par ses études paléontologiques, ne s'est jamais fait une idée nette de l'espèce, si bien qu'il en est arrivé à la nier formellement et à ne voir en zoologie que des individus. Mais, en dépit de ses affirmations systématiques et par suite même du vague de ses idées à ce sujet, il n'en parlait pas moins à chaque instant des *espèces* animales ou végétales; et c'est dans leur distribution géographique qu'il a cherché les bases de la théorie des origines humaines. — Il admet qu'elles ont été créées par places et qu'un certain nombre d'entre elles, originaires du même lieu, constituent un *centre de création.* Chacun de ces centres, ajoute-t-il, a enfanté en même temps une nation d'hommes doués dès le début de tous leurs caractères distinctifs et parlant leur langue propre. D'après Agassiz, l'influence de ces centres de production est absolue et universelle; il y a toujours concordance entre la faune, la flore et le groupe humain qui en sont le produit. Les plantes, les animaux, les hommes, en irradiant autour de ces points d'origine, ont amené l'état de choses actuel. Les hommes, ainsi produits isolément et dans des centres absolument indépendants, diffèrent les uns des autres tout autant que les divers représentants de la famille des primates. Cependant, ajoute Agassiz, ils sont de même espèce. Mon regretté confrère semble donc se placer lui-même parmi les *monogénistes*.

Mais, des hommes, créés dans des centres distincts, d'une manière absolument indépendante, liés à des faunes, à des flores toutes dissemblables, et apparus avec des différences *originelles* suffisantes pour caractériser des genres distincts, peuvent bien difficilement être regardés comme étant de même *espèce*. Aussi les chefs des *polygénistes* américains ne s'y sont pas trompés ; ils ont donné dans leurs publications une place d'honneur aux écrits de ce singulier avocat de l'unité spécifique de l'humanité. Nous ne pouvons que faire comme eux, et voir par conséquent dans Agassiz tout au moins l'auteur d'une tentative de conciliation entre deux doctrines, qui en réalité s'excluent mutuellement.

La conception d'Agassiz peut paraître au premier abord une hypothèse, absolument gratuite sans doute, mais ingénieuse et commode pour expliquer la répartition des groupes humains. Elle n'a rien de contraire aux notions scientifiques qui nous ont servi de guide jusqu'ici. Mais il n'en est plus de même lorsque l'on fait intervenir *la géographie zoologique* et *botanique*. Alors on reconnaît qu'une partie des idées de l'auteur est en contradiction absolue avec les faits généraux que présente la distribution des plantes et des animaux, et, par conséquent, ces idées ne peuvent être acceptées.

L'existence des *centres de création*, ou mieux d'*apparition*, a été constatée depuis longtemps pour les animaux et les plantes par Desmoulins et Milne Edwards. Mais cette étude même a fait reconnaître des lois qu'il ne faut jamais perdre de vue dans les applications que l'on peut vouloir faire de ces faits à l'histoire de l'homme. Or, dès le début Agassiz commet cette faute. Il regarde ces centres comme absolument isolés et indépendants, comme exerçant une influence égale et absolue sur tous les êtres vivants qu'ils produisent. C'est là une erreur grave. S'il en était ainsi, il y aurait toujours *coïncidence* entre les résultats fournis par l'étude de tous les groupes animaux et végétaux rattachés à un même centre, et tous seraient renfermés dans les mêmes limites. Par suite, les centres ne pourraient empiéter les uns sur les autres et leurs représentants se mêleraient seulement sur les frontières qui les séparent.

Nulle part les faits ne répondent à ces desiderata. Il y a plus, telle région, qui est un centre d'apparition des plus évidents pour une classe entière, perd parfois ce caractère quand on considère un autre groupe. L'Australie est dans ce cas. A ne tenir compte que des mammifères, elle constitue un centre des mieux caractérisés et des mieux circonscrits. Mais quand il s'agit des insectes, elle se confond avec la Nouvelle-Calédonie et la Nouvelle-Zélande. Cette dernière à son tour s'isole absolument de toutes les terres connues, par sa faune ornithologique si spéciale et par l'absence totale de mammifères indigènes.

Agassiz n'en a pas moins formulé sa théorie en partageant le globe entier en huit grandes *régions* ou *royaumes*, à chacun desquels il a rattaché un certain nombre d'animaux, de plantes et une des principales races humaines. J'ai discuté ailleurs avec détail chacun de ces royaumes, et il m'a été bien aisé de montrer que pas un seul d'entre eux ne présente les *coïncidences* et l'homogénéité de production qui devraient être la conséquence des théories de l'auteur. Agassiz n'a même pu caractériser son *royaume arctique*, qui bien mieux que tout autre, semblait devoir se prêter à la justification de ses idées; il est entraîné à se mettre en contradiction avec les faits les mieux avérés chez certaines plantes, chez des animaux et chez l'homme lui-même. Je ne saurais entrer ici dans cette discussion, et je me borne à signaler ce qu'il dit de notre espèce. Pour lui, dans les limites des terres polaires, il n'existe qu'un seul type humain. Les Esquimaux, les Lapons, les Samoyèdes, les Tchouktchis, ne sont qu'une seule et même race désignée par des noms différents selon leur habitat. Or, le tableau des indices céphaliques que j'ai donné plus haut atteste que les Lapons et les Esquimaux sont aussi éloignés que possible par le caractère céphalique le plus important. Quant aux Samoyèdes et aux Tchouktchis, on sait qu'ils sont étrangers aux terres froides qu'ils habitent aujourd'hui et y sont venus de contrées plus méridionales. — On voit qu'il est impossible d'être plus complètement en désaccord avec les faits que ne l'est la théorie antochtoniste d'Agassiz.

§ 4. — Cantonnement primitif de l'espèce humaine.

I. — Agassiz s'est évidemment trompé quand il a voulu rattacher l'origine géographique de l'homme aux centres d'apparition des animaux et des végétaux. Mais, on doit se demander si notre espèce n'aurait pas eu partout les siens propres, et si le cosmopolitisme que nous constatons a été initial ou non. La géographic botanique et zoologique répondent négativement à cette question d'une manière péremptoire. Pas une plante, pas un animal n'est cosmopolite. Si l'homme avait apparu sur tous les points du globe, il aurait constitué une exception unique. Cette hypothèse doit donc être rejetée.

Sans aller aussi loin, sans admettre un cosmopolitisme initial universel, peut-on penser que l'homme a eu plusieurs centres d'apparition distincts, où auraient pris naissance, indépendamment les unes des autres, un certain nombre de ses principales races? L'étude de la distribution des espèces animales et végétales permet encore de résoudre cette question.

Pour les unes comme pour les autres, l'aire d'habitat se resserre et se circonscrit d'autant plus que l'organisation est plus élevée. En d'autres termes, tous les êtres organisés sont soumis, au point de vue de leur expansion, à un *cantonnement progressif*, de plus en plus accentué à mesure qu'ils s'élèvent davantage dans les séries animales ou végétales dont ils font partie. De Candolle ne compte que dix-huit espèces de plantes habitant la moitié du globe; pas un arbre, pas même un arbuste ne figure parmi elles; tous ont un habitat beaucoup plus restreint.

Il en est de même des animaux et la loi se vérifie aisément chez les mammifères. Les cétacés possèdent les aires les plus étendues; deux ou trois Ruminants et autant de carnassiers habitent à la fois le nord de l'ancien et du nouveau continent. Mais les faunes méridionales sont entièrement différentes. Pas une seule espèce de cheiroptère ou de quadrumane n'est répandue dans les deux mondes. L'homme, incontestablement supérieur aux uns et aux autres, ne peut donc avoir pris naissance en Amérique et dans l'ancien continent.

II. — Mais ces deux grandes régions du globe sont assez étendues et possèdent des faunes, des flores assez différentes pour que l'on ait pu reconnaître sur tous deux plusieurs centres d'apparition. L'homme aurait-il pu naître sur plusieurs d'entre eux en Amérique, en Europe, en Asie ou en Afrique? Des considérations analogues aux précédentes conduisent encore à repondre négativement.

La loi de cantonnement progressif s'applique à des groupes restreints aussi bien qu'à l'ensemble des êtres. La famille des anthropomorphes en présente un exemple frappant. Tous ses représentants ont une aire resserrée relativement à celle qui est dévolue aux autres quadrumanes. Mais les gibbons, les moins élevés dans cette petite série, possèdent la plus étendue; et l'on sait conbien sont restreintes celles de l'orang et du gorille, les plus rapprochées de nous par l'organisation.

Or la supériorité de l'homme sur ces anthropomorphes est incontestable, même en se plaçant exclusivement au point de vue de l'organisme anatomique et de la division du travail physiologique. Il n'a donc pu apparaître que dans un espace tout au plus égal à celui qu'occupe actuellement l'aire d'habitat du gorille ou de l'orang. C'est dire qu'il n'a eu qu'un seul centre d'apparition.

III. — Des considérations d'un autre ordre viennent encore à l'appui de cette conclusion. On sait que divers groupes zoologiques possèdent, à côté des représentants normaux de leur type général, des espèces particulières qui s'écartent plus ou moins de ce type. Ces *types aberrants*, comme on les a nommés, sont essentiellement caractéristiques des centres d'apparition où on les rencontre. Tous les zoologistes géographes ont envisagé à ce point de vue la girafe, le gnou, l'aye-aye, le yak, le bœuf musqué, l'ornithorhynque, etc. Or, à quelque point de vue que l'on se place, l'homme est certainement le plus aberrant de tous les mammifères. Si cet être exceptionnel à tant de titres avait pris naissance dans deux ou trois centres d'apparition, s'il n'en avait caractérisé aucun, il ferait encore exception à une loi générale. Pour tant qu'on la restreigne, l'hypothèse d'une origine multiple pour l'homme ne peut donc être admise.

Nous sommes ainsi conduits par les faits à admettre que l'homme se rattache à un centre d'apparition unique; que ce centre a dû être relativement restreint et que notre espèce en a été le trait caractéristique.

IV. — Sous peine de se mettre en contradiction avec tous les faits généraux de géographie signalés par les botanistes et les zoologistes chez les êtres organisés, les polygénistes doivent accepter cette conclusion tout comme les monogénistes. Pour tant que l'on ait multiplié les prétendues espèces humaines, on ne saurait ne pas les réunir dans un même *genre*, en donnant à ce mot le sens que lui attribuent tous les naturalistes. Or, les genres sont soumis exactement aux mêmes lois que les espèces. Eux aussi subissent celles du cantonnement progressif et de la caractérisation. Le *genre humain* n'aurait pu apparaître à la fois dans les quatre parties du monde ou être moins cantonné que les anthropomorphes, sans constituer une de ces exceptions que repousse la science moderne. S'ils veulent rester fidèles aux règles les plus élémentaires de cette science et prendre pour guide l'expérience et non la théorie, les polygénistes doivent admettre que toutes leurs prétendues *espèces humaines* ont pris naissance dans le même centre d'apparition.

§ 5. — Détermination géographique du centre d'apparition de l'homme.

I. — La détermination de la région géographique où l'homme s'est montré pour la première fois ne peut évidemment être que très approximative. Mais, dans ces limites, la question n'est pas insoluble et l'on peut y répondre avec une véritable probabilité.

Constatons d'abord qu'il ne faut pas chercher le berceau de notre espèce dans les régions intertropicales. Cette hypothèse, maintenue encore récemment, repose uniquement sur l'oubli du passé de notre globe et de l'ancienneté de notre espèce. On a cru que l'homme, à ses débuts, dépourvu de toute industrie, n'avait pu vivre d'abord que dans une contrée produisant toute l'année les fruits nécessaires à sa nourriture. On oubliait que l'homme a vécu dès les temps tertiaires, et qu'à cette époque le Spitzberg avait à peu près la température de notre Californie, où vivent fort bien quelques-unes des tribus sauvages les moins industrieuses. Nos premiers ancêtres auraient donc pu habiter les terres polaires aujourd'hui désolées, et tout indique qu'ils ont vécu tout au moins dans leur voisinage relatif.

II. — A ne tenir compte que du présent, on serait tenté de placer le berceau de l'homme aux environs du massif central de l'Asie. Tout autour de ce massif, on trouve juxtaposés les trois types humains fondamentaux et aussi les trois formes du langage auxquelles se rattachent toutes les langues parlées. C'est aussi de l'Asie centrale que viennent nos animaux domestiques les plus anciennement soumis. Aucune autre contrée ne présente des faits semblables. Ils conduisent à admettre presque avec certitude que cette région a été, pendant la période géologique actuelle, tout au moins un *centre de dispersion* auquel se rattachent bien des populations modernes.

Le centre d'apparition était situé probablement bien plus au nord et probablement en Sibérie. Là vivaient aux temps tertiaires le mammouth, le rhinocéros, le renne. Nous verrons plus loin que l'homme était déjà arrivé chez nous à la même époque. Mais il était alors rare en France, en Italie. Dès que les froids glaciaires se font sentir, il arrive jusque sur nos versants les plus occidentaux ; il est accompagné des grands mammifères que je viens de nommer ; et, dès l'abord, il se montre, au moins par places, aussi nombreux que peut l'être une population chasseresse. En reportant au nord de l'Asie le point d'apparition de notre espèce, on rend aisément compte de tous ces faits, et on en comprend un certain nombre d'autres qui ressortent des découvertes faites dans ces dernières années. Ne pouvant entrer ici dans les détails, je résumerai seulement les résultats les plus essentiels.

§ 6. — Peuplement du globe; migrations.

I. — Nous venons de voir que l'espèce humaine a été primitivement cantonnée sur un territoire que tout montre avoir été très restreint. Or elle est aujourd'hui partout. Elle s'est donc répandue de proche en proche en marchant en tous sens. Le *peuplement du globe par migrations* est la conséquence forcée des faits précédemment exposés. Les polygénistes, les autochtonistes ont repoussé cette conséquence, en arguant de la prétendue impossibilité de ces migrations.

Je n'ai jamais pu comprendre cette objection. En fait, la migration est partout au fond de l'histoire comme des plus lointaines légendes des peuples civilisés ou sauvages. Il ne m'a pas été difficile de citer des exemples bien avérés de ces lointains voyages, accomplis soit par terre soit par mer par des populations entières. A propos des premières, j'ai insisté à diverses reprises sur l'histoire de l'exode accompli à la fin du siècle dernier par six cent mille Kalmouks qui, partis des rives du Volga, ont atteint la frontière chinoise en dépit des froids d'un hiver des plus rigoureux, des chaleurs torrides d'un été brûlant et malgré les attaques incessantes d'ennemis acharnés. J'ai signalé aussi cette étrange invasion des Fans ou Pahouins qui, depuis quelques années, s'avancent

de l'intérieur du continent vers les côtes occidentales de l'Afrique intertropicale, sur un front de bandière d'environ 400 kilomètres, refoulant
ou dispersant presque toutes les populations qu'ils rencontrent. — Ces
faits suffisent pour montrer que les migrations devaient être en somme
bien plus faciles quand les premiers pèlerins n'avaient à combattre que
la nature et n'étaient pas arrêtés par d'autres hommes, comme l'ont été
tant de voyageurs depuis que la terre est peuplée.

II. — Quant aux migrations par mer, l'histoire de l'Océanie aujourd'hui
de mieux en mieux connue, apporte une surabondance de faits démontrant qu'il n'est pas d'îlot si isolé au milieu du plus vaste océan qui ne
puisse être atteint par l'homme. Depuis que Hale, coordonnant le premier les observations de ses devanciers restés jusque-là isolées et y
joignant les siennes propres, a dressé la carte des migrations polynésiennes, une foule de documents recueillis par des marins, des militaires, des administrateurs, ont de plus en plus éclairé cette histoire et
m'ont permis de compléter l'œuvre du savant américain. Aujourd'hui, le
peuplement de la Polynésie par voie de migrations volontaires ou accidentelles est si bien démontré que, même un autochtoniste décidé,
M. Lesson, tout en faisant naître les Polynésiens à la Nouvelle-Zélande,
reconnaît que le reste des archipels a été peuplé de cette manière. J'ai
discuté ailleurs cette dernière théorie autochtoniste; j'ai montré qu'elle
est en désaccord avec tous les faits généraux que présente la succession
des faunes paléontologiques et modernes, ainsi qu'avec les faits historiques admis par M. Lesson lui-même. En somme, il est maintenant
bien démontré que la Polynésie entière a été peuplée par des Indonésiens
venus des archipels indiens. Le flot principal est parti de l'île Bourou
et a peuplé d'abord les Tongas et les Samoas. De ces dernières est sorti
un essaim qui a découvert Taïti et les îles voisines, d'où sont parties à
leur tour des colonies qui ont atteint au nord les Sandwich, au sud les
Manaïas. Enfin, c'est de ce dernier centre que sont sortis les hardis marins qui découvrirent la Nouvelle-Zélande et furent les ancêtres des Mao-
ris. Les Indonésiens n'abordèrent pas d'ailleurs les premiers cette extrémité du monde maritime dont ils ont fait successivement la conquête. Ils y avaient été précédés par des Papouas, mais depuis peu de
temps seulement.

III. — Il y a moins de trente ans, des hommes de valeur répétaient
encore que l'Amérique n'avait pu être peuplée par des colons venus de
l'ancien continent. Ils invoquaient à l'appui de leurs dires l'impossibilité prétendue de passer les mers qui séparent les deux mondes sans
posséder les moyens que nous employons nous-mêmes. Pourtant, dès
cette époque, on connaissait bien des faits qui auraient dû faire renoncer à ces opinions. Je ne pense pas qu'elles aient aujourd'hui un seul
partisan sérieux parmi les hommes qui s'occupent de ces questions.
Même des polygénistes, comme MM. Hovelacque et Hervé, en arrivent

à admettre le peuplement de l'Amérique par migrations et réservent au vieux monde le privilège d'avoir possédé les quatre centres anthropogéniques dont ils admettent l'existence. C'est qu'en effet, on reconnaît de mieux en mieux que l'Amérique a été abordée à bien des reprises, sur bien des points, par des étrangers de toutes races et venus des régions les plus opposées. De l'Europe sont partis les Scandinaves qui ont colonisé le Grœnland et dont Rafn a suivi les traces jusqu'au golfe du Mexique. Ce ne peut être que des Canariens qui ont porté dans les Antilles les haches et au Mexique les *pintaderas* de leur patrie. Les Nègres rencontrés par Balboa dans l'isthme de Darien ne pouvaient guère venir que de l'Afrique. C'est bien probablement de là aussi qu'étaient sortis les ancêtres des Yamassis de la Floride et ceux des Charruas du Brésil. D'autre part, l'Océanie a envoyé sur les côtes occidentales du nouveau monde des Papouas en Californie, des Polynésiens dans la même contrée et au Pérou. Mais, ces faits et ceux que je pourrais ajouter relèvent de la *dissémination* accidentelle, bien plutôt que de la *migration* proprement dite. Ils semblent n'avoir exercé que peu d'influence sur le peuplement de l'Amérique. Il en est à peu près de même des rapports aujourd'hui bien constatés qui ont existé entre ce continent d'une part, la Chine et le Japon de l'autre, plusieurs siècles avant que Colomb eût révélé l'existence de cette grande terre aux nations européennes les plus civilisées.

Laissant de côté la question des races fossiles que j'aborderai plus tard, on peut reconnaitre que l'Amérique a été peuplée essentiellement par les races qui occupent le nord-est de l'Asie, et, comme il s'y rencontre des Blancs allophyles aussi bien que divers rameaux purs ou métis de la race jaune, on ne peut être surpris de rencontrer ces divers types sur le continent américain. Il est facile de comprendre qu'il en ait été ainsi en jetant un coup d'œil sur la carte. Le détroit de Behring et la chaîne des îles Aléoutiennes aboutissant à la presqu'île d'Alaska constituent en tout temps deux routes ouvertes à des peuples quelque peu navigateurs. En outre, le premier, en gelant chaque année, jette comme un pont solide entre les deux continents. Aussi, des renseignements, datant déjà de plusieurs années et confirmés par des observations nouvelles, nous ont appris que les populations côtières placées les unes à l'ouest de l'Amérique, les autres à l'est de l'Asie, ont annuellement des rapports de voisinage et de commerce. C'est bien évidemment par là que sont passés les grands courants migrateurs qui ont envahi l'Amérique et poussé jusqu'au cap Horn, de contre-coups en contre-coups, peut-être les descendants mêmes de ceux qui les premiers introduisirent l'homme sur le continent américain.

IV. — La science préhistorique, à mesure qu'elle a pénétré davantage dans ce lointain passé dont on n'avait même pas l'idée il y a bien peu d'années encore, y a de plus en plus rencontré la migration et l'a constatée à tous les âges. On comprend que je ne puis entrer ici dans les détails, mais je résumerai aussi brièvement que possible les résultats les plus généraux qui ressortent des faits acquis pour notre Europe occidentale. Cette contrée a été la plus complètement étudiée, et son histoire fait comprendre celle de toutes les autres régions du globe. En effet plus on avance dans cette étude, plus il est évident que, dans leur ensemble, les choses se sont passées partout de la même manière, autant que le permettaient les conditions géographiques.

J'ai dit plus haut que, selon toute probabilité, l'homme a apparu dans le nord de l'Asie à un moment encore indéterminé de l'époque tertiaire. Là, il vécut sans doute d'abord de fruits et de racines, à la façon des Diggers de Californie. Mais il se développa rapidement et en vint à attaquer les plus grands mammifères, le renne, le mammouth, le rhinocéros, que nous savons avoir habité alors ces régions. Or, tout peuple chasseur a besoin de vastes espaces. L'histoire des Peaux-Rouges l'attesterait au besoin. En outre, ce genre de vie surexcite les instincts migrateurs. De hardis pionniers franchirent les limites du centre d'apparition et durent irradier en tous sens. Quelques-unes de ces familles aventureuses pénétrèrent jusque dans les contrées occidentales et méridionales de ce qui devait devenir l'Europe. Mais il est évidemment impossible d'admettre que la Lombardie et le Cantal aient seuls reçu à cette époque quelques-uns des colons qui peuplèrent les premiers les solitudes du vieux monde. On ne saurait surtout supposer que les contrées placées entre ces termes extrêmes et le point de départ n'aient pas reçu leur part d'habitants.

Bon nombre de ces émigrants primitifs durent se répandre en Asie et en atteindre les régions centrales et méridionales. Là, ils perdirent de vue les espèces animales qui avaient d'abord servi à leur nourriture, mais ils en rencontrèrent d'autres, et parmi celles-ci, il s'en trouva que leurs instincts prédisposaient à subir l'empire de l'homme. Peut-être dès cette époque quelques tribus plus intelligentes que les autres surent-elles en profiter.

V. — Un jour, vinrent les froids glaciaires, dont la cause s'est jusqu'ici refusée selon moi à toute explication. M. de Lapparent pense que leur apparition fut subite. Il se fonde sur ce fait que la chair musculaire s'est conservée intacte dans les cadavres de mammouth découverts de nos jours dans les glaces de la Sibérie, si bien que cette chair a pu servir de nourriture aux chiens des tribus voisines. « Ces cadavres, dit-il, étaient enfouis quelquefois *debout*, dans les alluvions des *toundras;* et pour que la chair en ait été conservée sans avoir subi la transformation en *adipocire* que produisent les tourbières, il faut que, peu de temps après la chute de l'animal dans le marais où il avait péri, la gelée ait pour toujours pris possession du sol. » — Je ne vois pas quelle objection on pourrait faire à cette argumentation. Aussi, ne puis-je accepter aucune des explications données par divers savants, qui toutes supposent des actions plus ou moins lentes se rattachant d'ordinaire à l'hypothèse d'un climat maritime analogue à celui que présente de nos jours la Nouvelle-Zélande.

Il est facile de comprendre les terribles effets de cette invasion du froid. Les végétaux périssaient; les animaux fuyaient. Les hommes ne purent qu'émigrer en masse, à la fois pour fuir le fléau et pour ne pas perdre de vue leur gibier habituel. Affolés par cette étrange catastrophe, ils allèrent droit devant eux en tous sens. Une partie franchit alors le détroit de Behring sur la glace, pénétra en Amérique, poussa à l'ouest jusqu'au bassin de la Delaware, au sud jusqu'en Patagonie. D'autres par des routes, dont on peut déjà soupçonner quelques-unes, traversèrent l'Asie, atteignirent l'Afrique; et, tandis que certaines tribus en occupaient le nord le long de la Méditerranée et remontaient le Nil, d'autres par des voies encore inconnues arrivaient jusqu'aux environs du Cap. Un flot suivit les grands mammifères sibériens; et voilà comment ces émigrants arrivèrent chez nous avec les mammouths et les rhinocéros, comment notre Europe occidentale, qui n'avait eu jusque-là que des habitants bien rares, se trouva presque subitement peuplée, au moins par places, à peu près autant que le permet la vie des peuples chasseurs. — Voilà comment, dès l'époque quaternaire, l'espèce humaine se trouva disséminée sur la surface entière du globe et atteignit les points extrêmes des deux continents.

Ces migrations quaternaires, pas plus que celles qui se produisirent au début de l'époque géologique suivante, pas plus que celles dont la légende ou l'histoire positive ont gardé le souvenir, ne se sont produites en bloc pour une région donnée. C'est ce qu'attestent les découvertes faites sur notre sol. La superposition de types humains différents dans nos couches alluviales, leurs rapports de coexistence avec certaines espèces de mammifères, ne peuvent laisser de doute à cet égard, et ce fait s'explique aisément. Sans doute les tribus asiatiques ne reculèrent pas en même temps devant le froid qui les envahissait; le point de départ, les routes suivies, les obstacles à vaincre, n'ont pu être les mêmes pour toutes. Quoi qu'il en soit, on sait que les tribus quaternaires européennes sont arrivées les unes après les autres, à des intervalles de temps indéterminés mais parfois fort longs, sur les points où nous découvrons leurs restes. — L'étude des faunes mammalogiques conduit à des conclusions analogues pour les deux races humaines fossiles dont on a reconnu l'existence en Amérique.

VI. — Les émigrants venus en Europe avec les mammifères sibériens, trouvant toujours à leur portée leur gibier habituel, conservèrent les mœurs primitives et s'arrêtèrent à l'état de chasseurs. Mais, ceux qui avaient gagné le cœur de l'Asie, placés dans des conditions meilleures et ayant à leur portée des animaux plus sociables, surent en profiter.

Ils domestiquèrent d'abord le chacal et en firent le chien domestique, qui se montre seul dans les kjœkkenmœddings ; puis ils s'assujettirent la chèvre, le bœuf, le mouton, etc. Enfin ils découvrirent les céréales et apprirent à les cultiver. Échappant ainsi aux anxiétés inséparables de la vie des chasseurs, ils eurent le temps de perfectionner leurs industries. Non contents de tailler la pierre avec un art qui nous étonne, ils la polirent. Forts de ces nouvelles ressources, ils se mirent un jour en marche sous l'empire de circonstances encore inconnues, et eux aussi envoyèrent des essaims en tous sens. Un certain nombre de tribus arrivèrent en Europe, poussant devant elles des populations restées sauvages.

Celles-ci apparurent chez nous dès l'aube des temps géologiques modernes. Elles en étaient encore à la pierre taillée, et les plus avancées d'entre elles n'avaient encore d'autre animal domestique que le chien. Voilà pourquoi j'ai cru devoir donner le nom de cet animal à l'époque intermédiaire qui sépare les temps quaternaires des temps néolithiques, et qui remplace le prétendu *hiatus* que l'on a cru avoir existé entre ces deux périodes.

VII. — Les hommes vraiment néolithiques sont arrivés dans l'Europe occidentale après ceux de l'âge du chien. Chez eux se montrent deux faits essentiels et significatifs. Comme les hommes quaternaires, ils appartiennent à des races distinctes. Tout indique que leurs tribus ont suivi des routes diverses et ont atteint nos contrées par groupes isolés et à des époques différentes. Mais, à quelque époque qu'ils se montrent, et qu'ils soient brachycéphales ou dolichocéphales, les nombreux restes d'industrie qu'ils ont laissés attestent un état social remarquablement uniforme. Pour qu'il en soit ainsi, il faut que, pendant les temps quaternaires, il se soit formé en Asie un centre de civilisation relative très étendu, réunissant des peuples de races distinctes, tout comme notre civilisation actuelle englobe des populations ethnologiquement différentes.

VIII. — Aux immigrations qui introduisirent chez nous la pierre polie et les animaux domestiques succédèrent celles qui firent connaître les métaux, le cuivre d'abord, au moins dans certaines contrées; puis le bronze et enfin le fer. Pacifiques ou guerrières, elles se sont succédé aussi à des intervalles plus ou moins espacés dans le temps et montrent aussi des différences ethniques.

Après ces invasions préhistoriques sont venues celles dont la légende et l'histoire ont conservé le souvenir plus ou moins vague et précis. A peine est-il besoin de rappeler que, pas plus que les précédentes, elles n'ont été ni continues ni composées des mêmes éléments ethniques.

IX. — Ainsi, depuis les temps tertiaires presque jusqu'à nos jours, les choses se sont toujours passées de même dans notre Europe occidentale.

Des flots humains, divers d'origine et de race, y sont arrivés d'âge en âge et par intermittence, comme autant de *raz de marée*. Quand les nouveaux venus trouvaient la place prise, la guerre éclatait entre eux et les premiers occupants ; nous trouvons bien des traces de ces antiques luttes. Puis d'ordinaire, la paix se faisait et les races se croisaient. Si bien que dans les grottes de la Marne explorées par M. de Baye, on a trouvé réunies aux hommes néolithiques toutes les races de l'époque quaternaire, à l'exception d'une seule, et les métis de toutes ces races. On voit ce que sont en réalité nos populations actuelles. Elles sont le produit d'un immense métissage, qui remonte au moins aux temps quaternaires et dont les plus lointains éléments reparaissent de temps à autre au milieu de nous d'une manière évidente, grâce aux phénomènes d'atavisme.

A des degrés divers et sauf les modifications imposées aux événements par les conditions géographiques, l'histoire de notre Europe occidentale est celle de toutes les parties du globe. Il est évident que les mélanges n'ont pu être aussi fréquents là où les populations attaquées avaient devant elles de libres espaces et pouvaient fuir devant des envahisseurs. Mais, partout où, comme chez nous, la mer leur barrait le passage, les mêmes faits se sont produits. Voilà comment la presqu'île de l'Inde, où se sont heurtés les trois types humains, présente ce fouillis de races que l'on est loin d'avoir encore débrouillé.

X. — Terminons ce long chapitre par une courte remarque.

Nous avons vu que l'homme a dû apparaître quelque part dans le nord de l'Asie. Là seulement il a été *autochtone*. Les froids glaciaires l'ont chassé de son premier berceau, qui n'a pu qu'être en entier envahi par les glaces. Il y est revenu après le grand hiver géologique. Mais les tribus qui accomplirent cette nouvelle prise de possession n'étaient plus les filles du sol. C'est encore par une véritable immigration qu'elles reconquirent la patrie de nos premiers ancêtres ; et voilà comment aujourd'hui la terre entière n'est peuplée que de *colons*.

§ 8. — Acclimatation de l'espèce humaine.

I. — La question d'acclimatation devant être examinée dans un autre chapitre par un de mes collaborateurs les plus compétents, je me bornerai à présenter ici quelques observations générales relatives seulement au Blanc européen. Ce que l'on peut dire de lui s'applique d'ailleurs à toutes les autres races.

Remarquons d'abord que l'acclimatation est la conséquence obligée de tout ce qui vient d'être dit. L'espèce humaine, primitivement cantonnée, est aujourd'hui partout ; elle a atteint toutes les régions du globe. Dans ce long et multiple voyage elle a subi les extrêmes du froid et de la chaleur ; elle a rencontré les conditions d'existence les plus opposées à tous les points de vue. Pour pouvoir vivre et se multiplier, il a fallu qu'elle se pliât à toutes, c'est-à-dire qu'elle a dû *s'acclimater*.

La plupart des polygénistes ont refusé à l'organisme humain la faculté de se mettre ainsi en harmonie avec les *milieux* si divers que présente le globe. En revanche, certains monogénistes ont cru que cette harmonie s'établissait d'emblée et partout. Ni les uns ni les autres ne se sont rendu compte de la nature et des conditions de l'acclimatation. En fait, toutes les fois que l'homme s'éloigne du milieu où ont vécu ses pères et se transporte dans un milieu différent, l'harmonie entre son organisme et les conditions d'existence au milieu desquelles il avait vécu jusque-là, se trouve plus ou moins troublée. Entre lui et le monde extérieur il s'établit une lutte, qui dure jusqu'au moment où l'harmonie est rétablie. Cette lutte peut être assez violente pour tuer un certain nombre de combattants. Il y a dans ce cas *sacrifice d'individus*. Elle peut aussi les laisser vivre, tout en les affaiblissant. L'action délétère du milieu ne se manifeste alors que par la mortalité plus grande des enfants, c'est-à-dire qu'il y a dans ce cas *sacrifice de générations*. Mais le plus souvent, on constate les deux phénomènes; et ils peuvent être assez meurtriers pour masquer les résultats réels amenés tôt ou tard pour la persévérance et l'intelligence de l'homme, venant en aide à la *faculté d'adaptation au milieu* dont sont doués à des degrés divers tous les êtres organisés.

II. — L'histoire des animaux et des plantes jette encore ici un jour assuré sur celle de l'homme. Je me borne à citer deux exemples. Lorsque l'abbé Tessier sema du blé de printemps en automne, il changea considérablement les conditions d'existence de la plante; il lui fit subir une véritable acclimatation. Or, la première année, chaque grain produisit une tige de belle venue; mais une faible partie seulement de ces tiges amena ses graines à maturité. Ici, les *individus* avaient été tous épargnés, tandis qu'un certain nombre de *générations* avaient été sacrifiées. Ces pertes furent moins nombreuses la seconde année; et lors des troisièmes semailles chaque grain de froment produisit une tige chargée de graines fécondes. D'après ce que m'a assuré un observateur sagace qui a longtemps habité l'Australie, les Européens immigrés dans cette grande île se comporteraient à peu près comme le blé de Tessier. Eux-mêmes semblent ne pas souffrir; leur fécondité, loin de diminuer, paraît s'accroître. En revanche, la mortalité chez les enfants est beaucoup plus considérable que dans la mère patrie. Mais, dès la seconde génération, la race est acclimatée.

Les enseignements recueillis par Roulin sur quelques-uns de nos animaux domestiques importés en Amérique sont encore plus significatifs. Les oies amenées sur la plateau de Bogota y périssaient en grand nombre. En outre, les pontes étaient d'abord rares, la plupart des œufs n'éclosaient pas, et la moitié des oisillons obtenus mouraient dans le premier mois. Il y avait donc diminution de fécondité ainsi que perte de nombreux individus et de générations. L'acclimatation semblait impossible : elle ne s'en est pas moins effectuée.

Ces faits et quelques autres de même nature m'ont permis de prévoir la future acclimatation des Français en Algérie à une époque où les médecins, les généraux, les anthropologistes, la proclamaient hautement irréalisable. On sait comment les faits m'ont donné raison, bien plus vite même que je n'aurais osé l'espérer.

III. — A peu près tous les anthropologistes qui ont refusé à l'Européen la faculté de s'acclimater sur certains points du globe, insistent sur le temps qui s'est écoulé depuis les premières tentatives faites dans ce but. Ils montrent nos animaux domestiques devenus prospères, tandis qu'une mortalité considérable continue à peser sur les immigrants, et ils concluent de là que ceux-ci ne pourront jamais se faire à ces nouveaux milieux. Mais, dans leurs calculs, ils comptent toujours *par années*. Or il est évident qu'il faut ici compter *par générations*. Bien des expériences, et entre autres celles de Coste sur la transformation des truites blanches en truites saumonées et réciproquement, ont bien montré que c'est essentiellement sur l'embryon que s'exerce l'action du milieu. Or, l'Européen est arrivé dans le golfe du Mexique depuis quatre siècles environ seulement. Une vingtaine de générations humaines au plus ont pu se succéder dans ces îles, tandis que nos oiseaux de basse-cour par exemple en comptent au contraire deux ou trois cents. Il est évident qu'ils ont, au point de vue de l'acclimatation, une avance énorme sur les Européens, bien que les uns et les autres soient arrivés en même temps dans ces contrées nouvelles.

IV. — Les savants que j'ai le regret de combattre commettent une autre méprise lorsqu'ils invoquent à l'appui de leurs opinions les statistiques courantes. Celles-ci ont le tort de considérer les populations *en masse*, sans tenir compte de l'origine étrangère ou créole des habitants. Cette distinction a une importance facile à comprendre. L'immigration récente accroît le nombre des individus, mais elle alimente aussi la mortalité. C'est à elle que tient évidemment l'excédent des décès sur les naissances si souvent signalé à la Guadeloupe, à la Martinique etc., car dans ces mêmes îles il existe une foule de familles aussi nombreuses, aussi prospères qu'en Europe. Pour elles l'acclimatation est bien un fait accompli.

Une statistique bien faite devrait distinguer soigneusement les immigrés des créoles et partager en outre ceux-ci en diverses catégories, selon le nombre de générations écoulées depuis l'arrivée de leur premier parent. On obtiendrait ainsi des données précises sur les lois de l'acclimatation dans des contrées déterminées, et sur la somme des sacrifices que l'Européen doit subir pour se faire à ce milieu.

Il faudrait aussi suivre l'exemple donné par M. Walther dans son travail sur la Guadeloupe. Cet observateur intelligent a pris d'abord l'île dans son ensemble et constaté un excédent des décès sur les naissances s'élevant à 46 pour 100. Ce résultat conduirait à conclure que la population n'est rien moins qu'acclimatée et ne s'entretient que grâce à l'immigration. Mais l'auteur, étudiant ensuite une à une les trente et une communes de l'île, a montré que, dans quinze d'entre elles, le chiffre des naissances l'emporte sur .celui des décès et que, dans plusieurs des seize restantes, les deux nombres sont très rapprochés. L'acclimatation est donc atteinte dans les premières et sur le point d'être obtenue dans un certain nombre des secondes.

V. — Le problème général de l'acclimatation se décompose en autant de questions spéciales qu'il existe de *races* et de *milieux*. C'est du plus ou moins de désaccord entre ces deux termes que résultent les *difficultés* dont on a voulu faire des impossibilités. Or, chaque race humaine ayant, comme les races animales et végétales, ses aptitudes physiologiques propres, tel milieu favorable à l'une sera souvent redoutable à d'autres. Il faut en outre distinguer dans toutes les régions les conditions *essentielles* des conditions *accidentelles*. L'industrie humaine n'a pas de prise sur les premières. Au contraire parfois elle peut beaucoup sur les secondes. La plaine de Bouffarik a été longtemps aussi meurtrière pour nos soldats et nos colons que les marais Pontins eux-mêmes. Un drainage intelligent et quelques belles plantations d'arbres ont permis d'y bâtir la jolie petite ville où j'ai vu s'ébattre des enfants aussi bien portants que nombreux.

VI. — En somme je comprends difficilement que l'on ait pu nier l'acclimatation de l'Européen dans les diverses parties du monde. Laissant de côté tous les faits particuliers si faciles à trouver, les faits généraux ne témoignent-ils pas hautement en faveur de l'opinion que j'ai toujours défendue? En fait, voilà quatre siècles à peine que le Blanc d'Europe est en marche, et il s'est implanté partout où il a trouvé bon de le faire, dans les deux Amériques comme en Australie, dans le Haut-Canada comme au Cap. Il est évidemment en train de reproduire, mais sur une plus large échelle, la grande œuvre accomplie par ses ancêtres Aryens qui, partis des environs du Bolor, de ce Eériéné-Véedjo, où l'été ne durait que deux mois, sont allés d'un côté jusqu'au cap Comorin, de l'autre jusqu'en Scandinavie, en peuplant de leurs essaims presque tous les points intermédiaires.

TITRE III. — LES RACES HUMAINES

§ 1. — Homme primitif.

I. — A ses débuts et aussi longtemps qu'elle n'a pas franchi les limites naturelles de son centre d'apparition, l'espèce humaine n'a pu que présenter l'homogénéité de caractères physiques que nous constatons dans les espèces animales occupant une aire peu étendue. Ses représentants ne se distinguaient alors les uns des autres que par des *traits individuels*. Est-il possible de se faire une idée de ce qu'a dû être cet homme primitif? La question est évidemment très difficile. Nous rencontrerions au milieu de nous la reproduction parfaite de ce premier type, que, faute de renseignements, rien ne permettrait de le reconnaître. Il est pourtant permis de faire quelques conjectures relativement à ce qu'ont dû être quelques-uns de ses caractères, en mettant à profit ce que l'observation et l'expérience nous ont appris relativement aux animaux et à l'homme lui-même.

Chez les uns et les autres nous avons constaté la puissance de l'atavisme, chez les moutons d'Andalousie après quelques siècles, chez nous bien plus encore, puisque sur divers points de l'Europe, en Angleterre en particulier, on a vu des individus et recueilli des têtes osseuses qui reproduisaient les caractères les plus frappants de la plus ancienne race connue, de la race de Canstadt, qui remonte jusqu'à l'époque tertiaire. Par conséquent, lorsqu'un trait caractéristique se montre d'une manière erratique chez plusieurs races très différentes et surtout dans toutes les races, nous pouvons, au moins avec quelque probabilité, le regarder comme ayant appartenu à nos premiers ancêtres.

D'autre part les expériences de Darwin ont montré que, lorsqu'on croise les races de pigeons les plus éloignées du type primitif, on voit reparaître chez les mâles certains caractères de ce type effacés chez les deux races parentes. Ce fait s'est montré en particulier dans la coloration du plumage. Isidore Geoffroy a fait des observations analogues chez les mammifères. Si nous appliquons ces données à notre propre histoire, voici quelles conséquences on peut en tirer.

On a signalé, dans une foule de races appartenant aux trois types fondamentaux de l'humanité, des individus à cheveux plus ou moins rouges ou roux. De plus, à la suite du croisement du Nègre et du Blanc, cette coloration de la chevelure se manifeste souvent, surtout sur les tiercerons de nos colonies. Enfin, en Europe même, selon les remarques de M. Hamy, lorsque des deux époux l'un est franchement blond, l'autre franchement noir, il arrive assez souvent que quelqu'un des enfants a les cheveux rouges. Cet ensemble de faits permet de supposer que l'homme primitif avait une chevevelure se rapprochant de cette teinte.

La couleur jaune plus ou moins accusée perce toujours dans le teint de la femme la plus blanche, comme dans le pigment du Nègre le plus foncé. En outre, le Mulâtre, fils du Nègre et du Blanc, ne présente pas une teinte réellement intermédiaire entre celles de ses parents. L'élément jaune ressort habituellement bien plus que chez le père et la mère, si bien qu'aux colonies on désigne souvent ces métis par le terme général de *jaunes*. Les observations d'Isidore Geoffroy et de Darwin autorisent encore à penser que le teint primitif de l'homme devait se rapprocher plus ou moins de cette couleur.

Un prognathisme de la mâchoire supérieure plus ou moins accusé se montre chez quelques-unes de nos races quaternaires. Ce trait caractérise la plupart des races nègres, mais non pas toutes, comme on l'a dit à tort. Il se montre très accusé chez certains Jaunes et est parfois remarquablement prononcé chez quelques Blancs, surtout chez des femmes dont la pureté de sang ne peut d'ailleurs prêter à aucun doute. Lui aussi peut être regardé comme ayant appartenu à notre premier ancêtre.

Peut-être est-il permis d'en dire autant de l'obliquité de l'œil, générale chez les Mongols et chez les populations qui se rattachent à ce type. On la rencontre de temps à autre en France même, et encore chez des femmes que leur origine connue met à l'abri de tout soupçon de croisement.

II. — Les données que nous possédons relativement aux caractères intellectuels de l'homme primitif sont un peu moins vagues que les précédentes. Tout d'abord, on peut affirmer qu'au moment de son apparition, il ne possédait pas le savoir inné et les industries instinctives que nous constatons chez tant d'animaux. Il n'était pas *adulte d'esprit* comme l'a avancé le comte Eusèbe de Salles. Toutes les traditions et les légendes s'accordent pour montrer à l'origine des sociétés une période où l'homme ignore des industries bien rudimentaires pour nous et que l'on voit naître successivement. Les Hébreux ont leur Tubalcaïn, comme les Grecs ont leur Triptolème. Les études préhistoriques nous montrent l'homme néolithique supérieur à ses prédécesseurs quaternaires, qui eux-mêmes l'emportaient sur les tribus ou les familles tertiaires.

Quand on tient compte de ces faits, on remonte forcément par la pensée à un temps où l'homme s'est trouvé en face de la création armé seulement de ses aptitudes. Toutefois, grâce à elles, il a dû très vite pourvoir aux nécessités premières de l'existence. L'homme tertiaire du Puy-Courny l'emporte sur celui de Thenay; mais tous deux sont inférieurs à celui de Saint-Prest, que dépassent à leur tour les races quaternaires. Le langage aussi a dû naître de très bonne heure, et sans doute nos langues monosyllabiques rappellent de plus ou moins loin la forme des premiers balbutiements linguistiques.

§ 2. — Races humaines; leur formation par l'action du milieu et de l'hérédité.

I. — Nous savons par ce qui se passe chez les animaux que toute espèce dont l'aire est considérable présente plusieurs races naturelles : le lion, le chacal, le renard, nous en ont fourni des exemples. En s'éloignant de son centre d'apparition, en abordant des contrées plus ou moins lointains, l'homme ne pouvait que présenter le même phénomène. La formation de races humaines a été la conséquence forcée des migrations et des acclimatations qu'entraînent celles-ci. Dans la lutte engagée entre les organismes humains dépaysés et les milieux nouveaux qu'ils allaient affronter, les premiers seuls pouvaient se transformer. Pour peu que la transformation fût considérable, elle se traduisait par des modifications physiques et physiologiques, entraînant elles-mêmes des changements au point de vue des susceptibilités pathologiques et des exigences hygiéniques. Pour l'homme, comme pour les animaux, l'hérédité venait ensuite accumuler et stabiliser ces effets de l'action du milieu. Voilà comment apparurent les premières races humaines, les *races primaires*. Puis, chacune de celles-ci, se conduisant comme l'espèce originelle, donna naissance à des *races secondaires*. Ainsi commença ce grand travail de modification du type fondamental humain et de différenciation de ses dérivés qui se poursuit encore aujourd'hui.

Ce dernier fait a été bien souvent nié par les polygénistes, dont il contredit directement les théories. Mais, quiconque est quelque peu au courant des détails donnés par divers voyageurs ne conservera aucun doute à cet égard. A elle seule, la race anglo-saxonne, par suite de ses instincts d'expansion et de colonisation, a déjà enfanté une sous-race bien caractérisée et est en train d'en produire deux autres. La première est celle qui s'est formée aux États-Unis, dont l'apparition a été indiquée dès le siècle dernier par Bryan Edwards et sur laquelle Smith, Carpenter, Knox, Desor, Élisée Reclus..., ont à diverses reprises fourni des renseignements concordants.

Voici ce que dit à ce sujet un mammalogiste éminent, Andrew Murray, qui, pour rendre compte de certains faits observés chez les animaux, n'a trouvé rien de mieux que de les interpréter en s'appuyant sur notre propre histoire. « Nous avons vu une race d'hommes se former sous nos propres yeux, savoir, la nation anglo, ou mieux européo-américaine, aussi distincte, aussi caractérisée comme race que n'importe quelle autre... Il y a là une nation *per se*, une nation qui est connue dans les bureaux du *Punch*, connue des employés aux passeports, facilement identifiée, facilement figurée et facilement caricaturée... » De son côté un médecin naturaliste, Cunningham, nous a appris depuis longtemps qu'en Australie, dès la première génération, on distingue à première vue l'Anglo-Saxon du créole, et les naturalistes, les médecins de la Nouvelle-Zélande nous en disent autant des fils de colons.

Toutes les races présentent des faits analogues. « Aux États-Unis, a dit Élisée Reclus, Nègre ou Blanc, tout tourne au Peau-Rouge. » A la Guyane française, les Nègres, devenus libres depuis quelques générations et vivant en tribus dans la forêt, se rapprochent de même de la race locale. Toutefois ni le Blanc ni le Nègre ne se transformeront définitiment en véritable Peau-Rouge ou en Guarani. Sans doute il ne peut que se faire un certain rapprochement entre les races étrangères qui viennent subir l'action d'un milieu nouveau et les races locales façonnées par ce milieu. Mais, la caractérisation d'une race nouvelle dépend toujours de deux facteurs, *le milieu local* et les *caractères* apportés par la *race immigrante*. Que l'un des facteurs diffère, et les résultantes ne pourront se confondre. Voilà pourquoi ni le Nègre africain ni le Blanc européen ne deviendront jamais de vrais Peaux-Rouges en Amérique; pourquoi l'Européen ne se transforme pas en Nègre, en Afrique; pourquoi le Nègre et ses descendants purs restent Nègres en Europe.

II. — Je puis à peine faire allusion ici à un ensemble de faits attestés par des voyageurs éminents comme T. Pavie et Élisée Reclus, par des médecins comme Cunningham, par des observateurs instruits comme Newman et P. Lévy, par des zoologistes comme Murray. Ces faits sont en somme trop nombreux, trop patents pour pouvoir être niés. Aussi, certains polygénistes, ne pouvant les méconnaître, ont tenté de les expliquer en attribuant les modifications reconnues chez les descendants des colons européens des États-Unis, à une dégénérescence qui annoncerait l'extinction future de ces populations étrangères au sol. Je crois inutile d'insister longuement sur ce que cette interprétation a d'insoutenable. Certes, les coureurs de bois canadiens pas plus que les squatters yankees, n'ont dégénéré au point de vue physique; et la nation dont font partie ces derniers, celle qui présente la transformation la plus accentuée, donne chaque jour trop de preuves de son intelligente initiative pour qu'il soit nécessaire de la défendre contre des assertions inspirées seulement par l'esprit de système.

III. — La formation de races humaines sous les influences de milieu a nécessairement commencé dès que les premiers émigrants ont quitté le centre d'apparition de l'espèce. L'homme tertiaire n'a pu atteindre l'extrémité occidentale du continent et arriver en Lombardie et en France sans subir certaines modifications. Nous ne connaissons du reste qu'un seul type ethnique de cette époque. C'est celui de Castenedolo, qui se rattache à la race de Canstadt, déjà reconnue comme la plus ancienne de celles que l'on avait précédemment découvertes dans les terrains quaternaires.

On sait que les restes humains appartenant à cette dernière époque sont plus nombreux et présentent des types bien distincts. En Europe on en distingue jusqu'ici six qui ont paru chez nous dans l'ordre suivant. La race de Cro-Magnon s'est superposée immédiatement à celle de Canstadt, alors que durait encore l'âge de l'ours; mais elle appartient essentiellement à l'âge du mammouth et du rhinocéros. — La race de la Truchère, bien différente de la précédente, a été aussi contemporaine de ces grands mammifères. — La race de Grenelle s'est montrée à la fin de l'âge du mammouth et s'est développée surtout à l'âge du renne. Enfin les deux races de Furfooz appartiennent principalement à l'âge de l'urus, tout en datant de la fin de l'âge précédent.

Ces races sont bien caractérisées, indépendamment des autres caractères, par leur indice horizontal. Les hommes de Canstadt et de Cro-Magnon étaient franchement dolichocéphales. Ceux de Furfooz passent de la mésaticéphalie à la sous-brachycéphalie ; ceux de Grenelle, ceux surtout de la Truchère, sont franchement brachycéphales. On voit que, dès cette époque, le crâne humain présentait les principales modifications morphologiques que l'on reconnaît de nos jours.

IV. — Deux races humaines fossiles ont été trouvées en Amérique. Celle de Lagoa-Santa a même été découverte par Lund au Brésil, bien avant qu'on ne crût en Europe à la coexistence de l'homme et des espèces animales éteintes. Une autre race, différente de la précédente, a été trouvée dans les pampas de Buenos-Ayres par MM. Séguin et Améghino. M. Roth a retiré une de ses têtes de dessous la carapace de glyptodon, qui recouvrait une sépulture.

La race de Lagoa-Santa était dolichocéphale ; celle des pampas, brachycéphale ; mais l'une et l'autre se distinguent au premier coup d'œil des têtes fossiles européennes. Dès les temps quaternaires, l'Amérique avait ses races propres. Tout indique, d'ailleurs, que la race des pampas a précédé celle de Lagoa-Santa. M. Gaudry pense que, à en juger par la faune qui l'accompagne, cette dernière a vécu vers les derniers temps de notre âge du renne.

V. — Ainsi, dès les temps quaternaires, il existait au moins huit races humaines distinctes. A lui seul ce fait permettrait de conclure que l'espèce elle-même avait paru sur le globe avant cette époque et datait par conséquent des temps tertiaires. On a vu plus haut que l'observation directe concorde avec cette conclusion.

§ 3. — Formation des races humaines par croisement.

I. — A elles seules, les actions de milieu ont façonné les premières races humaines. Mais, celles-ci une fois constituées, un autre agent de modification très puissant est intervenu. Dans leurs voyages, dans leurs mouvements d'expansion, ces *races pures* se sont rencontrées. Elles se sont *croisées* et ont engendré des *races métisses*. Le nombre et l'importance de celles-ci ont été longtemps méconnus, même par des savants monogénistes, qui ont trop souvent regardé à peu près chaque race comme le résultat des influences locales. Nous savons aujourd'hui qu'il n'a pu en être ainsi. Nous apprenons de plus en plus combien l'humanité a été partout comme brassée ; nous savons que le croisement entre ses différents groupes a commencé de bien bonne heure. Il suffit de rappeler ces grottes de la Marne, dont j'ai déjà parlé. Ce qui s'est passé dans la vallée du Petit-Morin à l'aube des temps néolithiques, s'est passé partout et de tout temps, tantôt sur un point, tantôt sur un autre. Plus on fait de recherches dans cette direction, plus on arrive à penser qu'il n'existe peut-être plus une seule des races qui se sont formées à l'origine sous l'influence seule du milieu.

II. — C'est encore là un des points sur lesquels portent les négations des polygénistes. La plupart refusent aux produits des croisements humains la faculté de se reproduire indéfiniment et d'engendrer des races métisses. J'ai déjà répondu à cette assertion par des faits probants. Pourtant on en cité de contraires ; et, en s'appuyant sur certaines statistiques, on cherche à prouver que, sur quelques points du globe, le nombre des métis reste stationnaire ou même diminue. Mais, ici encore, c'est pour n'avoir pas suffisamment étudié les faits particuliers que les polygénistes persistent dans une erreur que les faits généraux suffiraient à réfuter.

Partout où le croisement s'est fait sur une échelle un peu considérable, en dépit des préjugés les plus tenaces, il s'est trouvé des métis qui ont su conquérir un rang plus ou moins élevé dans la société. Dès lors, ils sont tenus pour Blancs ; et, à plus forte raison, en est-il de même de leurs enfants. En outre, dans toute famille croisée, mais régulièrement organisée et dont le chef appartient à la race blanche, tous les enfants figurent comme Blancs dans les statistiques. Wilson cite un chef Huron, père de quatre enfants, trois filles et un fils. Les trois premières ayant épousé des Blancs, tous les enfants étaient reportés à la race de leur père. Bien que le fils eut épousé une Blanche, ses enfants étaient comptés comme Rouges. Ainsi, de toute la descendance du chef Huron, pas un individu ne figure à la colonne des métis, bien qu'ils soient tous le résultat du métissage.

En supposant exact ce qui a été dit de la Jamaïque et de Java, même en admettant que dans ces îles les métis de Blancs ne puissent pas se propager au delà de la troisième génération, que faut-il en conclure ? Évidemment que le *milieu* a aussi son rôle dans les résultats du métissage. Si le même croisement réussit sur un point du globe et échoue dans d'autres, il est évident qu'il est enrayé dans ces derniers par quelque action locale ; et le milieu apparaît encore comme le régulateur en dernier ressort de la formation des races.

III. — Quelques anthropologistes d'un mérite incontestable ont cru trouver une objection aux idées que je défends dans le peu d'homogénéité des populations que nous voyons naître et grandir sous nos yeux, par suite du croisement entre des groupes humains différents. Il n'y a là, disent-ils, qu'une *confusion de races* et non pas une race métisse à caractères fixes, comme celles que l'industrie a obtenues, en croisant divers types de nos animaux domestiques. Mais ces savants ont méconnu ou oublié les phénomènes cent fois constatés par les éleveurs, par les zootechnistes.

Encyclopédie d'hygiène.   7

Ce n'est pas d'emblée et du premier coup que s'obtiennent ces races croisées que l'on trouve partout dans nos fermes, dans nos chenils, dans nos volières. Pendant les premières générations, on observe toujours dans les produits la *confusion* dont il s'agit; et elle est d'autant plus lente à disparaître que le nombre des races mises en expérience est plus considérable. Il a fallu vingt ans de travaux persévérants à M. Malingié pour constituer et uniformiser sa race charmoise, résultant d'un quadruple mélange de sangs; et il n'a atteint ce résultat qu'à l'aide d'une *sélection* intelligente. Tout individu, qui s'écartait du type mixte qu'il voulait obtenir, était soigneusement écarté.

Or, l'homme ne s'applique jamais à lui-même cette sélection. Le croisement entre races humaines se fait toujours au hasard. En outre, dans nos colonies, où s'accomplissent ces grandes expériences, il arrive que des individus de races pures viennent mêler leur sang à celui des métis et troublent à chaque instant la marche normale des phénomènes. Enfin l'*hérédité alternante* et l'*atavisme* ne perdent jamais leurs droits. On comprend que, dans ces conditions, l'uniformisation des populations dont il s'agit ne peut qu'être indéfiniment retardée.

Mais quand les conditions s'y prêtent, lorsque les types mis en présence sont peu nombreux et isolés, le métissage donne assez rapidement naissance à la race métisse plus ou moins intermédiaire entre les types parents. C'est ce qui s'est produit pour les Cafusos du Brésil, enfants des races indigènes et de Nègres; c'est ce que Beechey a constaté chez les Pitcairniens descendants d'Anglais et de Taïtiens.

IV. — Je ne saurais entrer ici dans le détail de tous les phénomènes que présente le croisement entre races humaines. Je me borne à dire que la race métisse est loin de présenter toujours un type réellement intermédiaire entre les deux races parentes. Selon bien des circonstances, l'un des types peut prédominer plus ou moins. En outre, chez l'homme comme chez les animaux, on constate des phénomènes tantôt de *fusion*, tantôt de *juxtaposition* des caractères de toute nature. Le squelette lui-même présente parfois des faits bien curieux de ce dernier genre. J'ai rencontré, dans la collection de M. de Baye, une tête osseuse dont les orbites étaient absolument dissemblables. L'un, très bas et allongé transversalement. présentait à un haut degré un des traits caractéristiques de la race de Cro-Magnon; l'autre, à peu près aussi haut que large, reproduisait le type de la race néolithique. M. Verneau a constaté le même fait sur un crâne de Guanche, produit par le croisement d'un Cro-Magnon et d'un Sémite.

V. — On a vu plus haut que les *actions de milieu* peuvent à elles seules rapprocher une race immigrante des races locales. Par conséquent on peut parfois hésiter et se demander si les caractères intermédiaires, reconnus chez une population donnée, tiennent à ces actions ou bien à quelque métissage dont le souvenir s'est perdu. Mais ce dernier a ses phénomènes propres qui se manifestent même après des siècles. Il s'agit seulement de les découvrir, ce qui exige habituellement un temps que les voyageurs ne peuvent consacrer à ces recherches. Dans ce cas, l'étude des mœurs, des croyances,... mais surtout les études linguistiques permettent assez souvent de résoudre le problème.

De temps à autre la légende et l'histoire sont venues confirmer des conclusions tirées de ces ordres de faits et justifier la confiance que l'on accorde de plus en plus aux investigations de cette nature. Un des meilleurs exemples à citer à ce sujet nous est fourni par les Cafres Zoulous. C'est un des groupes dont bien des polygénistes ont fait une *espèce spéciale*. Ils se distinguent en effet des autres races nègres par bien des caractères qui les rapprochent des Blancs. En outre, des missionnaires qui ont vécu parmi eux ont signalé la variété des traits et constaté que, dans une même famille, en dehors de toute possibilité de croisement quelque peu récent, on rencontre des individus Nègres par la chevelure et le teint, tandis que leurs frères ont les cheveux lisses et le teint marron.

A eux seuls, ces faits autoriseraient à regarder les Zoulous comme une population métisse. La linguistique confirme cette conclusion. Leur langage est une de ces langues zimbiennes, dont la grammaire et le vocabulaire sont fondamentalement nègres, mais qui renferment aussi des éléments arabes, nilotiques et malgaches. Enfin, la chronique découverte par le capitaine Guillain complète la démonstration. Elle nous apprend qu'à la suite des luttes survenues entre les colonies arabes pour la possession des mines d'or de Quiloa et de Sofala, une partie des vaincus dut aller chercher une nouvelle patrie. Ces émigrants ont évidemment franchi la baie de Delagoa, où ils ont laissé intactes les tribus nègres, et sont allés plus loin s'allier aux indigènes dont ils ont relevé le type.

En définitive, les Zoulous, loin d'être une *espèce*, sont une *race métisse* d'Arabes et de Nègres avec prédominance de ce dernier élément.

VI. — La recherche des populations métisses, la détermination des éléments ethniques qui ont contribué à leur formation, sont au nombre des questions qui doivent le plus de nos jours attirer l'attention des anthropologistes. Nous possédons aujourd'hui deux moyens principaux de mener à bien cette étude si intéressante. Ce sont la craniologie et la linguistique. Grâce à elles, on peut en quelque sorte faire l'*analyse* des populations, et les travaux accomplis dans ce sens ont déjà conduit à bien des résultats dont nos prédécesseurs ne pouvaient avoir l'idée, Je cite presque au hasard quelques exemples montrant comment les types extrêmes de l'humanité ont concouru à la formation de populations qu'ils regardaient comme pures.

En Chine, le Blanc allophyle s'est maintes fois uni au Jaune; au Japon, le Nègre s'est mêlé à l'un et à l'autre. Le Blanc sémite est allé jusqu'au cœur de l'Afrique; les Houzouanas et les Nègres se sont pénétrés réciproquement pour enfanter toutes les tribus cafres placées à l'ouest des Zoulous; les races malaises sont le résultat de l'amalgame dans des proportions diverses de Blancs, de Jaunes et de Noirs; les Malais proprement dits, loin d'être une espèce comme l'ont dit tous les polygénistes, sont une partie de ces races qui, sous l'influence de l'islamisme, se sont plus complètement fusionnées.

Quant aux mélanges des types secondaires dérivés des premiers, je ne saurais même les indiquer ici. Il suffit de rappeler que les populations européennes occidentales sont le produit, bien plus que séculaire, de toutes les races blanches allophyles, finnoises et aryanes qui, depuis les temps tertiaires jusqu'à nos jours, se sont entassées sur notre sol.

VII. — Quelque actif que le croisement humain ait été dans le passé, il l'est bien plus encore et bien plus général de nos jours. Il a pris en outre un caractère spécial. C'est surtout le Blanc européen qui, servi par les moyens de locomotion qu'il a su créer, va de plus en plus dans le monde entier mêler son sang à celui des races locales et multiplier le nombre des métis. Que seront ces derniers au point de vue des facultés qui font le plus honneur à notre espèce?

La question a été posée et résolue dans un sens remarquablement pessimiste par quelques hommes fort distingués, entre autres par M. de Gobineau et le docteur Perrier. Pour tous les deux, le croisement est par lui-même une cause de dégénérescence. Le métis, loin d'être à peu près intermédiaire entre ses deux parents et de posséder la moyenne de leurs facultés, est, disent-ils, inférieur à l'un et à l'autre à tous les points de vue. Le corps, comme l'intelligence, s'abâtardit d'autant plus que les mélanges sont plus multipliés et plus complexes. Pour M. de Gobineau, qui a poussé logiquement jusqu'au bout les conséquences de ses principes, l'humanité a dépassé son temps de jeunesse et son âge viril. Sous l'influence croissante du métissage, sa vieillesse a commencé; sa décrépitude et sa fin en seront la conséquence. Notre espèce, de plus en plus affaiblie, subira comme les animaux la domination de la nature; elle deviendra stérile et disparaîtra. Sans aller aussi loin, M. Perrier ne juge guère plus favorablement les résultats du métissage et le regarde comme devant amener l'amoindrissement de toutes les civilisations.

J'ai depuis longtemps protesté contre ces hypothèses, non pas parce qu'elles sont désolantes, mais parce qu'elles sont en contradiction flagrante avec une foule de faits généraux et particuliers. Encore une fois, notre Europe occidentale est un des points du globe où se sont rencontrées et juxtaposées le plus de races diverses; et certes notre civilisation n'a rien à envier à celles qui l'ont précédée. Il est vrai que le gigantesque, dont M. de Gobineau est si manifestement épris, n'a pour nous aucun attrait quand il ne répond ni à une idée ni à un intérêt. Mais que l'un ou l'autre de ces mobiles entre en jeu, et nos œuvres

égalent à coup sûr celles des Babyloniens et des Égyptiens. Il est vrai
qu'en architecture, en statuaire, nous acceptons les Grecs pour nos
maîtres; mais nous serions les leurs en peinture et surtout en musique.
Il est d'ailleurs un champ d'activité intellectuelle où notre supériorité
est écrasante; c'est celui de la science et de ses applications. Certes ce
n'est pas le moins noble de ceux qui sont ouverts à l'activité humaine.
Le siècle qui a forcé la vapeur et l'électricité à satisfaire à nos plus
humbles besoins comme à nos plus hautes exigences; qui a créé le
téléphone, découvert les anesthésiques et les méthodes d'inoculations
préventives, n'a rien à envier au siècle de Périclès.

Mais, dira-t-on, en Europe le croisement n'a eu lieu qu'entre des rameaux différents de la race blanche. En est-il de même quand l'un des
éléments ethniques est emprunté à des types généralement acceptés
comme inférieurs, en particulier au type nègre? Les faits répondent
bien clairement à cette question. Sans doute, dans les colonies anglaises
et françaises où régnait dans toute sa force le préjugé de la couleur, le
Mulâtre et ses dérivés ne pouvaient que présenter des caractères d'infériorité, surtout au point de vue moral. Haï par le Nègre qu'il dédaignait,
repoussé par le Blanc, il n'avait pas de place dans la société, où tout
était fait pour surexciter ses mauvaises passions.

Quant au physique, il était au moins égal et parfois supérieur à la
race dominatrice. M. Perrier, qui insiste d'une manière toute spéciale
sur la beauté des femmes de race· pure, a oublié les charmes de ces
métisses, de ces quarteronnes dont ont parlé tant de voyageurs et qu'un
Anglais, qui les avait vues à Tristan da Cugna, déclare supérieures aux
plus belles femmes de toute la terre.

Là où les mœurs ont permis au Mulâtre de se faire une place dans
l'État, comme dans les colonies espagnoles et portugaises du continent,
il a montré à tous égards des facultés aussi élevées et aussi développées
que ses concitoyens blancs.

« Dans le Centre-Amérique, m'écrivait M. Torrès-Caicédo, des Mulâtres
sont orateurs, poètes, publicistes, et l'un d'eux a été vice-président de
la Nouvelle-Grenade. » Au Brésil, ils sont essentiellement peintres et
musiciens. Enfin rappelons-nous qu'Alexandre Dumas et Pouchkine
étaient des tiercerons et que Lislet Geoffroy, le Mulâtre, est mort correspondant de notre Académie des sciences.

VIII. — Bien loin que le croisement soit par lui-même une cause de dégradation, il ne peut qu'être un élément de progrès. Toute race bien
assise a ses aptitudes propres. Isolée, elle se renfermera dans le cercle
tracé par elles. Qu'une race étrangère ayant des instincts différents
vienne se mêler à elle, ce cercle est brisé d'abord, puis élargi. La race
métisse réunit les aptitudes des deux types; et même, il en apparaît de
nouvelles qui sont les résultantes de tendances différentes, comme le
vert est produit par le mélange du jaune et du bleu. Aussi, que l'on

consulte l'histoire, et l'on verra presque toujours les grands mélanges de peuples amener une de ces ères qui marquent dans la vie des nations. Tout d'abord, il en résulte une confusion parfois très grande. C'est la période des *moyen-âges*. Puis les éléments ethniques se juxtaposent ou se fondent et l'ordre reparaît. Mais c'est un ordre nouveau; et une civilisation nouvelle, ayant son caractère propre, ne tarde pas à se dégager de ce qui semblait un chaos. C'est ainsi que les invasions des Barbares, amenant la chute de l'empire romain, ont été suivies de notre moyen âge d'où sont sortis la Renaissance et notre état social actuel.

IX. — On s'est demandé bien souvent lequel du père ou de la mère avait le plus d'influence sur la nature des enfants. Les avis ont été souvent partagés. Tour à tour l'un et l'autre sexe ont été regardés comme ayant la supériorité. Je crois avoir montré que la question a été mal posée. En m'appuyant sur une foule de faits qu'il serait impossible même de résumer ici, je crois avoir démontré que l'espèce de lutte qui s'établit dans le nouvel être en voie de formation entre les natures paternelle et maternelle, se divise pour ainsi dire en autant de combats singuliers qu'il y a de caractères physiques, intellectuels ou moraux chez les deux parents; et que chacun de ceux-ci transmet, plus ou moins atténués, ceux de ses caractères personnels qui l'emportent sur les caractères correspondants chez son conjoint.

Cette loi physiologique rend compte d'un certain nombre de faits que présente le métissage humain. Le Blanc l'emporte sur le Nègre par son intelligence; aussi sa supériorité intellectuelle s'accuse-t-elle dans le produit du croisement par le progrès marqué du Mulâtre à ce point de vue. En revanche, on sait que le Nègre est de toutes les races la moins accessible à l'action délétère des émanations paludéennes. Il doit à cela sans doute l'immunité dont il jouit relativement à la fièvre jaune. Eh bien, il transmet cette immunité à ses enfants métis, si bien que, selon le docteur Not, un huitième de sang nègre met à l'abri de cette maladie aussi sûrement que la vaccine protège contre la variole. Une foule de faits montrent d'ailleurs que le croisement avec la race locale, même à très faible dose, est le procédé le plus efficace pour accélérer l'acclimatation d'une race étrangère.

X. — Dans les croisements qui s'accomplissent sur une large échelle, l'avantage revient habituellement au Blanc, en ce sens que son sang finit par l'emporter. Ce n'est pas que sa faculté de reproduction soit plus considérable; c'est que les idées sociales lui viennent en aide. La femme blanche répugne en général aux unions avec une race colorée, avec la noire surtout. Partout l'homme, moins délicat sur ce point que la femme, ne craint pas de descendre. Il en résulte que le premier métis a presque toujours un père Blanc. Les métisses à leur tour, fières de leur part de sang blanc, refusent de s'unir à la race maternelle. Ce sentiment se prononce de plus en plus chez la tierceronne, la quarteronne, etc. Si bien que, quoique libre, le croisement devient *unilatéral* dans le sens de la race blanche. Celle-ci ne peut donc que l'emporter dans la descendance du premier métissage. Ce fait est général en Amérique, excepté peut-être au Pérou. Là, dès les premiers temps de la conquête, les deux races se sont mélangées régulièrement. Certains chefs espagnols ont épousé des femmes appartenant à la noblesse locale. Cet exemple a été suivi ; et, au moins dans les rangs inférieurs de la société, le nombre des indigènes devait l'emporter. Par suite, le sang local a, pour ainsi dire, submergé le sang étranger sur bien des points.

§ 4. — Aires et centres de formation ou de caractérisation des races.

I. — Qu'une race prenne naissance par croisement, sous la seule influence du milieu, ou par ces deux causes agissant simultanément, la région où elle se constitue peut être appelée son *aire* ou *centre de formation* ou de *caractérisation*. Il serait évidemment d'un grand intérêt pour l'histoire de l'homme de pouvoir préciser le nombre et la position de ces centres. Cette recherche est souvent difficile et les résultats en sont incertains, quand il s'agit du passé. En revanche, nous voyons de nos jours un certain nombre de ces centres se constituer et se caractériser de plus en plus.

Il est évident que les régions maritimes se prêtent mieux que les continents aux recherches de cette nature. Toute île peut en réalité devenir un centre ethnique distinct et produire une race différente de toutes celles qui appartiennent au même type. La Tasmanie en est un exemple frappant. Là, bien probablement sous l'influence seule du milieu, s'était formée une race nègre à la fois très spéciale et très homogène par ses caractères physiques et sociaux, bien que partagée en plusieurs groupes très distincts au point de vue linguistique. Malgré sa petite étendue la Grande Andaman nous présente exactement les mêmes faits.

En Polynésie, le contact des Européens et des indigènes a eu ses résultats habituels; à peu près partout, des races métisses sont en voie de se produire. A ce point de vue, cette province maritime doit être considérée comme une grande *aire ethnologique*. Mais chaque île pour ainsi dire constitue un petit *centre* particulier, selon l'origine et le nombre des individus qui sont venus se mêler aux insulaires. Nous savons en outre qu'à la Nouvelle-Zélande, les Anglais, qui ont conservé la pureté de leur sang, n'en présentent pas moins dès à présent des caractères distinctifs sensibles. Par conséquent, dans cette île, deux races différentes naissantes se trouvent juxtaposées : l'une formée d'Anglo-Saxons *ethniquement purs* et modifiés seulement par le milieu; l'autre composée de métis sur lesquels ont agi à la fois le milieu et le croisement. Il est bien probable que l'on constatera des faits analogues dans toutes les îles polynésiennes. J'ai déjà dit qu'en Australie les carac-

tères physiques de l'Anglais se trouvent changés dès la première génération créole, au point qu'on le distingue à première vue des
enfants du vieux pays.

Les continents présentent des faits tout pareils. Il est évident, par
exemple, qu'aux États-Unis l'Anglo-Saxon pur sang devenu le *Yankee*
doit être distingué du *sang-mêlé* fils du premier et d'un Peau-rouge. Là
aussi, par conséquent, l'immigration des Européens a entraîné la formation de deux races nouvelles, l'une façonnée par le milieu seul, l'autre
par le métissage.

II. — On comprend que la détermination des limites qui séparent deux
aires ethniques est bien plus difficile sur les continents que dans les îles.
D'une part, les conditions de milieu ne changent pas brusquement de
l'une à l'autre et ce fait seul commanderait, entre deux aires contiguës,
la formation de types intermédiaires. D'autre part, les populations placées sur les frontières voisines ne peuvent que se mêler et donner
naissance à des métis. Aussi, toutes les fois que les conditions géographiques s'y prêtent, il existe, entre deux aires ethniques qui se touchent,
une zone intermédiaire souvent fort étendue, peuplée en entier de tribus ou de nations à caractères intermédiaires et auxquelles il est fort
difficile, ou mieux le plus souvent impossible, d'assigner une place précise. Ce fait est surtout frappant lorsqu'il s'agit d'aires occupées par
deux types extrêmes, comme le Blanc et le Jaune ou le Blanc et le Noir.

§ 5. — Caractères généraux des races humaines.

I. — La tâche de l'anthropologiste, qui étudie et décrit les races humaines, est exactement la même que celle du zootechniste qui veut
faire l'histoire des races d'une espèce animale domestique. Il doit procéder et conclure comme ce dernier, sans s'écarter jamais de cette règle.
Considérer l'homme isolément et lui appliquer des méthodes particulières, c'est s'exposer à tomber presque à coup sûr dans le vague
des hypothèses et courir à l'erreur.

Le zootechniste reconnaît dans les races animales des caractères de
diverses natures. S'il s'occupe des races bovines, il en décrit d'abord
les *caractères extérieurs*. Puis il s'enquiert du développement relatif de
leurs systèmes osseux et musculaire, de leur qualité laitière, de leur résistance à diverses maladies. En d'autres termes, il leur reconnaît des *caractères anatomiques, physiologiques, pathologiques*. S'il étudie les races
canines, aux caractères précédents il ajoutera les *caractères intellectuels*,
le plus ou moins de facilité à apprendre, le développement des instincts
acquis pour la chasse à courre ou d'arrêt, etc.

Tous ces caractères se retrouvent chez l'homme. Mais celui-ci, animal par son corps et jusqu'à un certain point par son intelligence, possède en outre *un quelque chose* de plus d'où résultent des manifestations

se rattachant à la moralité et à la religiosité. Ces facultés, spéciales à notre espèce, fournissent une nouvelle classe de caractères, les *caractères moraux et religieux*. Bien entendu qu'en parlant de ces derniers, l'anthropologiste ne doit les envisager que comme des faits, que comme des *phénomènes*, propres à distinguer les groupes humains les uns des autres. Il doit laisser aux théologiens et aux philosophes la tâche d'étudier les problèmes multiples, et jusqu'ici inabordables pour la science, que soulèvent ces *phénomènes*, attributs de l'espèce humaine.

II. — Ces principes bien simples permettent de résoudre aisément une question qui a été bien des fois posée et résolue en sens divers. Quelle est l'importance relative de ces caractères ? Lesquels doivent servir de base à une *classification naturelle* et *méthodique ?*

Quelques anthropologistes, se plaçant au point de vue du rôle plus ou moins considérable joué par les diverses *nations* dans l'histoire du monde, ont placé en première ligne les caractères intellectuels, moraux et religieux. Mais cette manière de voir les a conduits à faire des rapprochements et des fractionnements également inacceptables pour un naturaliste. Je me borne à rappeler que, si certaines populations blanches sont à la tête de la civilisation, d'autres sont bien près des derniers rangs des peuples sauvages.

En anthropologie, comme en zoologie et en botanique, il faut en revenir à la *méthode naturelle* telle que l'entendait Antoine Laurent de Jussieu ; il faut regarder comme prépondérants les caractères à la fois *les plus généraux* et *les plus persistants*. Les caractères physiques réunissent ce double caractère ; nous leur assignerons donc le premier rang.

Parmi les caractères tirés du corps, il en est d'ailleurs de plus ou moins variables. Ceux qui relèvent de la physiologie et de la pathologie se modifient parfois assez vite sous l'influence des actions de milieu. Les caractères extérieurs persistent davantage ; ils passeront donc avant les précédents. Enfin les caractères anatomiques, surtout ceux que fournit la charpente osseuse, la tête en particulier, persistent parfois avec une ténacité remarquable à travers une longue suite de siècles. Ce seront pour nous les caractères les plus essentiels.

Toutefois, parmi les caractères intellectuels, il en est qui, dans certains cas, rivalisent d'importance avec les précédents. Ce sont les caractères linguistiques. Ils fournissent parfois des indications que n'auraient pas données les caractères physiques. Sans leur langue si spéciale, personne n'aurait songé à séparer les Basques de leurs voisins Européens. En outre, lorsque sous la pression de la conquête ou d'autres causes une population change de langue, il est bien rare qu'elle n'introduise pas dans celle qu'elle adopte un certain nombre de formes grammaticales ou tout au moins de mots appartenant à celle qu'elle avait parlé jusquelà. Ces formes, ces mots isolés jouent pour ainsi dire alors le rôle de ces *fossiles* qui nous renseignent sur l'histoire et les révolutions du globe.

III. — Quel que soit le caractère que l'on examine, il faut le prendre uniquement pour ce qu'il est en réalité, c'est-à-dire un *signe distinctif*, et ne pas lui attribuer certaines significations purement hypothétiques et que les faits démentent à chaque instant.

Connaissant mieux la race blanche européenne que toutes les autres, on l'a naturellement prise pour norme et rien n'était plus légitime. Mais on est allé plus loin. On a regardé les moindres modifications morphologiques comme indiquant un degré de supériorité ou d'infériorité relative. La capacité du crâne, considérée comme indiquant le volume du cerveau, a été en particulier signalée comme permettant d'indiquer *a priori* la somme des facultés intellectuelles des races et le degré que chacune d'elles était capable d'atteindre dans l'échelle des civilisations. Rien n'est moins fondé que cette hypothèse, comme le montre le tableau ci-joint. Je l'emprunte tout entier au chef de l'école polygéniste américaine, et ne puis par conséquent être soupçonné d'avoir choisi des exemples ou des chiffres. Je me suis borné à disposer les moyennes en série décroissante et à indiquer par des accolades les capacités communes à deux ou plusieurs races. J'ai indiqué en outre les différences entre les maxima et les minima. Ces dispositions fort simples mettent en évidence certains résultats qui avaient échappé à Morton, parce qu'il avait placé ses races au hasard.

Capacités crâniennes exprimées en pouces cubes.

RACES.	MOYENNE.	MINIMUM.	MAXIMUM.	DIFFÉRENCE.
Anglais	96	105	91	14
Germains	90	114	70	44
Anglo-Américains		97	82	25
Arabes	80	98	84	14
Greco-Égyptiens des catacombes	88		74	23
Irlandais	87	97	78	19
Malais	86		68	29
Persans				
Arméniens		94	75	19
Circassiens				
Iroquois	84			
Lénapes		104	70	34
Chérokès				
Shoshones				
Nègres d'Afrique		99	65	34
Polynésiens	83	84	82	2
Chinois		91	70	21
Nègres créoles de l'Amérique du Nord	82	89	73	16
Indous		91	77	14
Anciens Egyptiens des catacombes	80	96	68	28
Fellahs		96	66	30
Mexicains	79	92	67	25
Péruviens		101	58	43
Australiens	75	83	68	15
Hottentots		83	63	20

On voit à quel *entre-croisement* aboutit ce caractère et combien est peu vraie la signification qu'on lui a attribuée. L'hypothèse que je combats conduirait à regarder les Chinois, les anciens Égyptiens et les Indous comme étant au-dessous des Nègres africains et des Peaux-Rouges au point de vue du développement intellectuel et social.

Après ces observations générales, je devrais peut-être passer sommairement en revue chacun des groupes de caractères indiqués plus haut. Mais, quelque abrégé que fût cet exposé, il sortirait nécessairement des bornes de ce travail; et, par suite de sa brièveté même, il ne pourrait être d'aucune utilité réelle. Je dois donc renvoyer aux ouvrages spéciaux le lecteur curieux de se renseigner.

§ **6**. — **Principes généraux de la classification des races humaines.**

I. — Toutes les sciences ont leur *nomenclature* et plusieurs d'entre elles, les sciences naturelles en particulier, ont en outre une *classification* qui permet de grouper les faits et d'embrasser l'ensemble des résultats acquis. L'anthropologie doit les imiter et mettre à profit l'expérience acquise. Prenons donc la zoologie pour guide et voyons comment on peut appliquer à l'étude de l'homme les procédés auxquels cette science a dû ses plus sérieux progrès.

En zoologie, l'*espèce* est l'*unité*. La classification a pour but de grouper les innombrables espèces animales en groupes représentant des rapports de plus en plus généraux. C'est ainsi que le *genre*, la *famille*, l'*ordre*, la *classe* et l'*embranchement* s'élèvent pour ainsi dire successivement les uns au-dessus des autres.

Quand il s'agit de *races*, l'*espèce* est aussi le point de départ. Mais j'ai dit plus haut quelles sont les *fractions* de l'*espèce*, de l'*unité spécifique*, dont elles font partie. En s'écartant du type primitif, elles n'en conservent pas moins entre elles des rapports analogues à ceux qui relient les espèces. Seulement, ces rapports marchent pour ainsi dire en sens inverse. Au lieu de devenir de plus en plus généraux, ils sont de plus en plus restreints. C'est ainsi qne, *au-dessus* de l'unité numérique, on trouve les dizaines, les centaines, les mille, etc., et *au-dessous* les *dixièmes*, les *centièmes*, les *millièmes*, etc.

II. — Les races humaines sont fort nombreuses. Il faut les distribuer en groupes *subordonnés* et assez *multipliés* pour représenter l'importance relative que l'anthropologiste attribue aux *modifications du type*. Il faut donner des noms à ces *catégories de groupes*. Pour répondre à ce désidératum, j'ai depuis longtemps proposé une nomenclature fondée sur une des comparaisons que j'ai indiquées plus haut. L'*espèce*, ai-je dit, peut être comparée au *tronc* d'un arbre dont les rameaux représentent les *races*. Si le type primitif d'une espèce donnée nous est inconnu, on peut le regarder comme une sorte de *souche* que des alluvions ont recouverte et d'où sortent un ou plusieurs troncs.

C'est ainsi que l'on peut se figurer l'*espèce humaine*. Ici, les alluvions sont représentées par les siècles qui nous cachent l'histoire de nos premières origines. La *souche* que la pioche aurait pu découvrir, comme la science dévoile notre unité spécifique, est l'image du *groupe humain primitif*. Les *troncs*, les *branches*, les *rameaux* correspondent à autant de types ethniques de plus en plus particularisés. J'ai fait usage de ces termes ; et, pour aller plus loin, j'ai employé ceux de *famille* et de *groupes*.

III. — Lorsque la *nomenclature* est créée et que la hiérarchie des groupes qu'elle comprend est déterminée, le cadre de la *classification* est établi. Il faut maintenant distribuer les races dans ce cadre, en les répartissant selon leurs rapports plus ou moins généraux ou étroits. Pour cela, nous ne devons pas tenir compte d'*un seul caractère* intellectuel ou physique, comme l'ont fait en général jusqu'ici les anthropologistes qui ont proposé des classifications. Ce serait retourner en arrière et retomber dans les *classifications systématiques*, en donnant à ce mot le sens qu'il a en histoire naturelle. Il faut au contraire, comme on le fait en botanique et en zoologie depuis Jussieu et Cuvier, tenir compte de *tous les caractères* et n'en dédaigner *aucun ;* c'est-à-dire qu'il faut appliquer rigoureusement la *méthode naturelle*, telle que la comprennent aujourd'hui les zoologistes et les botanistes. On sait en effet que, seule, cette *méthode* conduit à une *classification* représentant, non pas une simple suite de *mots*, mais un ensemble de *faits*.

IV. — L'application de la méthode naturelle à l'étude des *races* présente des difficultés spéciales auxquelles on se heurte trop souvent lorsqu'il s'agit des races humaines. Lorsque l'on classe des *espèces*, une analyse suffisante conduit toujours à quelque caractère qui distingue nettement chacune d'elles de ses voisines. A plus forte raison distingue-t-on en général sans difficulté les *caractères de groupes*. Pourtant, lorsque interviennent quelques-uns de ces types que j'ai appelés *types de transition*, comme le Lépidosiren ou l'Échiure, le zoologiste peut parfois hésiter. Les difficultés de ce genre sont bien plus nombreuses et plus graves lorsqu'il s'agit de classer des *races*. Ici la *fusion* et l'*entre-croisement des caractères* met souvent l'anthropologiste dans l'embarras.

Les races *mixtes* ou *métisses* en particulier posent à chaque instant des problèmes de détail bien difficiles à résoudre. Que le mélange des caractères soit dû *aux actions de milieu* ou au *métissage*, il est parfois impossible de leur assigner une place suffisamment motivée au milieu de leurs sœurs. Où qu'on les mette, on brise toujours quelques rapports. Voilà pourquoi, dans mes premiers essais de classification, je leur avais fait une place à part, à côté et en dehors des races *considérées comme pures*. Je crois aujourd'hui devoir agir autrement, parce que cette ma-

nière d'agir sépare outre mesure des populations que des relations
ethnologiques rattachent de près les unes aux autres, et met moins
bien en lumière certains faits de *fusion* qu'il importe de signaler.

Toutefois, j'ai maintenu à part les grandes races mixtes océaniennes
et américaines. Par leur nombre, par leur extension géographique,
elles jouent pour ainsi dire le rôle de deux *troncs ;* et leur isolement permet de mieux faire comprendre comment les unes et les autres aboutissent à travers des mélanges divers aux trois types fondamentaux de
l'humanité.

V. — Je viens de parler de races *considérées comme pures.* C'est qu'en
effet, même en admettant la distinction que je viens d'indiquer, on ne
saurait ne pas placer dans le cadre méthodique une foule de populations présentant un mélange de sang parfois très complexe. J'ai dit plus
haut qu'il n'existe bien probablement plus aujourd'hui aucune des
races formées à l'origine sous la seule influence du milieu et qui seules
mériteraient l'épithète de pures. Mais de plus, celles qui se sont constituées par le métissage, et que le temps avait uniformisées, se sont bien
souvent plus tard croisées avec d'autres. Si l'on voulait être trop rigoureux, les races *mixtes* ou *métisses* comprendraient de beaucoup la plus
forte part des groupes humains. J'ai donc placé dans mes tableaux, à
titre de races *pouvant être considérées comme pures*, toutes les populations chez lesquelles le milieu ou le sang étranger ont laissé persister
les caractères essentiels d'un type donné.

VI. — J'ai fait figurer sur ces mêmes tableaux les *races fossiles* aujour-
d'hui connues. En agissant ainsi, je n'ai fait qu'imiter les zoologistes et
les botanistes, qui rattachent aux faunes, aux flores actuelles les espèces
animales et végétales dont les restes ont été découverts dans les couches du globe. Pour déterminer la place qui revient à ces vieux ancêtres dans nos cadres toxonomiques, l'anthropologiste dispose de
données analogues à celles dont usent les autres naturalistes. Il a en
outre ses moyens d'investigation spéciaux.

Comme je l'ai dit plus haut, aucune de ces antiques races n'est éteinte.
Même pour la plus ancienne, les phénomènes de l'atavisme font reparaître au milieu de nous d'une manière erratique des représentants
presque purs de ce type, qu'il était si naturel de croire éteint depuis des
siècles. Nous pouvons donc demander à ces arrière-petits-fils des races
fossiles un supplément d'information.

VII. — Si nous connaissions toutes les races humaines aussi bien
que quelques-unes dont l'étude est suffisamment avancée, il serait, je
crois, possible d'en établir la classification méthodique en partant des
principes généraux que je viens de résumer. Mais il s'en faut de beaucoup que la science en soit à ce point, et bien des travaux seront encore
nécessaires pour que ce but puisse être atteint.

Je ne me dissimule donc point ce qui manque aux tableaux que je mets sous les yeux du lecteur. Depuis plus de trente années que je professe l'anthropologie au Muséum, je les ai remaniés à diverses reprises, je crois les avoir améliorés; mais je sais mieux que personne combien ils laissent encore à désirer. Tels qu'ils sont, ils auront pourtant, j'espère, leur utilité. L'expérience faite en zoologie comme en botanique a mis hors de doute qu'une classification, même imparfaite, mais reposant sur des principes vrais, est pour les sciences naturelles le plus puissant instrument de progrès. C'est dans cet espoir que j'ai publié mes classifications antérieures et que je publie aujourd'hui celles qui résument les résultats de mes dernières recherches. Mes successeurs auront à la compléter sur bien des points, à la corriger sans doute sur d'autres. Je les en remercie d'avance, car ils auront fait progresser une science qui m'est chère.

§ 7. — Types fondamentaux des races humaines.

I. — Quelques savants éminents ont multiplié outre mesure le nombre des *troncs* ou *types fondamentaux* des races humaines. Ils ont entre autres fait figurer dans ce nombre, sous le nom de *race rouge*, l'ensemble des populations américaines qu'une étude plus avancée montre être un mélange très complexe de races fossiles, de Jaunes, de Blancs allophyles et même de Noirs. Ils ont attribué la même dénomination aux Malais qui constituent, au contraire, un véritable fouillis de races. Je crois donc devoir m'en tenir à la conception, acceptée du reste, je pense, par la très grande majorité des anthropologistes, et n'admettre que les trois types qui figurent dans ce premier tableau :

SOUCHE.	TRONCS.
Espèce humaine	Blanc ou Caucasique. Jaune ou Mongolique. Noir ou Éthiopique

Ces noms sont mauvais; ils reposent sur des idées fausses. Le Blanc, type, l'*Aryan*, n'est pas sorti du Caucase et il existe des Blancs aussi noirs que les Nègres. En revanche, parmi ces derniers, tout un grand groupe occupant le sud de l'Afrique, et comprenant les Boschismans et les Hottentots, est de couleur jaune. Seules les expressions de *Jaune* et de *Mongolique*, ont quelque chose de fondé, au point de vue de la coloration et de l'habitat. Je conserve néanmoins tous ces noms. Ils sont consacrés par l'usage et il serait difficile de les remplacer par d'autres présentant un sens plus précis et plus vrai.

II. — Ces types n'ont pas apparu simultanément; ils se sont caractérisés successivement; mais dans quel ordre? Cette question a été bien souvent discutée, et un grand nombre d'anthropologistes ont regardé la race nègre comme ayant précédé les deux autres. Toutefois cette opinion repose uniquement sur des préjugés ou des données systématiques et nullement sur l'examen des faits. Ce que j'ai dit plus haut de la coloration conduit à faire regarder les Jaunes comme les aînés de la famille humaine. D'autre part, l'histoire même nous a appris que les Blancs Aryans en sont les derniers venus. Les Nègres occuperaient donc en ancienneté le rang intermédiaire.

Les considérations tirées de la linguistique confirment cette conclusion et permettent d'aller plus loin. Le degré général d'évolution d'un ensemble de langues est bien probablement un des signes qui permettent de former les conjectures les plus plausibles sur l'âge relatif des races humaines. Or, les langues monosyllabiques, c'est-à-dire celles qui représentent la forme linguistique la plus inférieure, ne sont parlées que par des populations de race jaune. D'autres Jaunes, tous les Nègres, ainsi que certains Sémites, les Blancs allophyles et finnois emploient l'agglutination qui caractérise le second degré d'évolution du langage. Les Aryans et les vrais Sémites seuls en sont arrivés à la flexion, atteignant ainsi la forme linguistique la plus élevée.

De toutes ces données, on peut conclure qu'une partie des Jaunes actuels représente la plus ancienne race humaine. D'autres Jaunes, tous les Noirs, les Proto-Sémites, les Blancs finnois et allophyles se seraient suivis de près, et il est difficile de reconnaître l'ordre de leur apparition. Puis seraient venus les vrais Sémites et enfin les Aryans. J'ai formulé depuis bien longtemps ces conclusions dans mes cours et dans mes livres, et je vois avec plaisir les anthropologistes s'en rapprocher de plus en plus.

III. — Toutes les races fossiles découvertes en Europe appartiennent aux races blanches allophyles ou finnoises. Les deux races fossiles américaines se rattachent au tronc jaune. Aucune d'entre elles ne peut être rapprochée des races nègres. Est-ce à dire que ce dernier type n'ait pas eu de représentants à l'époque quaternaire ? Ce fait me semble peu probable. Toutefois, le Nègre fossile, si on le trouve, ne reproduira sans doute pas les caractères de nos Nègres les plus accentués, des Guinéens, par exemple. Il se rapprochera vraisemblablement des Négritos ou des Boschismans, c'est-à-dire de quelque type secondaire plus ou moins aberrant de cette grande race.

En effet, aucune des races fossiles européennes ou américaines ne peut être confondue avec les groupes les mieux caractérisés des races actuelles. Seul peut-être l'homme des Pampas, tout en ayant ses caractères propres, touche de près aux Yakoutes, un des types secondaires les plus accentués du tronc mongolique.

IV. — J'ai dit plus haut comment les trois types fondamentaux se retrouvent en Asie autour du massif central de ce grand continent. L'examen ostéologique et les études linguistiques permettent de reconnaître, au moins dans ses grandes lignes, la manière dont se sont constituées leurs aires respectives et le rôle que chacun d'eux a joué dans le peuplement de l'ancien continent. Je laisse de côté l'Amérique et l'Océanie qui ont leurs problèmes spéciaux et qui toutes deux ont emprunté leurs habitants aux populations préexistantes. On comprend d'ailleurs que je puis seulement ici résumer des conclusions que j'ai motivées dans d'autres ouvrages, et surtout dans mon *Introduction à l'étude des races humaines*, à laquelle je renvoie les lecteurs que ces questions peuvent intéresser.

La race blanche s'est constituée d'abord à l'ouest du massif asiatique. Dès les temps quaternaires, elle a occupé une aire assez étendue pour permettre la formation de quatre centres principaux, les Finnois et les Allophyles au nord, les Proto-Sémites au sud, les Proto-Aryans au centre. Ce sont ces derniers qui ont apporté chez nous les industries néolithiques. Le *centre de caractérisation* dévolu aux Sémites proprement dits s'est constitué plus tard. L'existence d'un cinquième centre ne s'est révélée que bien longtemps après, par l'apparition sur la scène du monde des Iraniens et des Aryans-Indous. L'aire blanche était continue; seulement, là où elle confinait aux autres, il s'est formé des populations métisses. Le fait s'est passé surtout en Asie au contact des races jaunes, qui ont fini par rompre la chaîne des populations blanches et par isoler les Allophyles.

Les races jaunes les mieux caractérisées occupent également une aire continue qui traverse toute l'Asie centrale de l'est à l'ouest, s'infléchit à l'est et occupe une partie considérable de la région sud-orientale de l'Asie. Cette aire, quand elle n'est pas bornée par la mer, est partout entourée d'une large zone de populations métisses. L'Inde, en particulier, qui ne fait pas partie à proprement parler de l'aire mongolique, a été largement envahie par les Jaunes, qui s'y sont mêlés et juxtaposés aux Noirs. Les races mixtes, ainsi formées, ont été à leur tour envahies par les Blancs Aryans, et il en est résulté de nouveaux mélanges. Tout indique que l'aire des Jaunes a donné naissance à deux centres principaux, dont le plus ancien a conservé le langage monosyllabique et s'est étendu surtout à l'est et au sud-est, tandis que le plus récent envoyait ses représentants à l'ouest et au nord.

En somme, les types blanc et jaune, représentés par leurs dérivés les plus purs, ont chacun sur le continent une aire bien définie, formant un tout unique et que l'on peut représenter sur la carte par une teinte ininterrompue. *Tout est donc comme si* une première race blanche et une première race jaune avaient apparu sur un point indéterminé de leurs aires actuelles, et avaient gagné du terrain de proche en proche, en se modifiant plus ou moins au gré des conditions de milieu qu'elles rencontraient, mais en conservant leurs caractères essentiels. On peut donc affirmer que le type blanc et le type jaune ont eu chacun leur *centre de formation et de caractérisation unique*.

V. — Il en est tout autrement pour le type Noir. Celui-ci occupe de nos jours deux centres également bien caractérisés et séparés par de vastes espaces, l'un en Mélanésie, l'autre dans l'Afrique centrale. Dans chacun de ces centres on trouve deux sous-types qui se correspondent exactement et se ressemblent d'une manière frappante par les caractères physiques, aussi bien que par diverses autres particularités. En Océanie, les Papouas et les Négritos sont évidemment les *termes correspondants* à la fois géographiques et anthropologiques des Guinéens et des Négrilles.

A ne tenir compte que des faits précédents, on pourrait être tenté de croire que la race nègre a eu deux centres d'apparition et de caractérisation. Il n'en est rien pourtant. Un ensemble de faits et de considérations qu'il serait trop long d'exposer ou même de résumer ici conduit à une conclusion contraire. Je me borne à rappeler que les deux presqu'îles de l'Inde ont aussi leurs Nègres, formant tantôt des populations continues, tantôt de petits groupes disséminés au milieu de Jaunes ou Blancs plus ou moins purs. La très grande majorité de ces Noirs sont aussi plus ou moins altérés par le métissage. Ce sont eux que l'on a désignés sous le nom de Dravidiens. Mais on rencontre aussi des groupes qui ont conservé leur pureté ethnique ; et, jusque dans les tribus les plus fortement atteintes par le croisement, on observe souvent des individus qui présentent tous les caractères de la race pure. Quelques-unes des photographies rapportées en Europe dans ces dernières années ne peuvent laisser aucun doute sur ce point. En outre, on a reconnu l'ancienne extension de ce type dans la Chine du sud et jusqu'au Japon. D'autre part, il en existe encore des îlots purs ou métissés aux environs du lac Zerrah dans le Séistan et jusque sur les bords du golfe Persique, où ils ont été récemment découverts par MM. Dieulafoy et Houssay.

En somme, tout conduit à admettre que la race nègre n'a eu, comme ses deux sœurs, qu'un centre d'apparition et de caractérisation unique. Ce centre était placé quelque part au sud de l'Himalaya. Les Nègres ont occupé primitivement les deux Indes, de cette chaîne de montagnes aux mers méridionales et orientales. La limite occidentale est plus difficile à déterminer ; mais on peut affirmer qu'elle avait passé l'Indus et avait occupé le bassin du Helmend.

La position géographique de cette aire plaçait les Noirs dans des conditions spéciales et fort désavantageuses à bien des égards. A mesure que les Blancs et les Jaunes se multipliaient, ils trouvaient devant eux de vastes espaces où ils pouvaient s'étendre librement. Les Noirs, au contraire, étaient emprisonnés entre de hautes montagnes et la mer. Au nord et à l'est, ils furent envahis de très bonne heure par les Jaunes et aussi peut-être par des Blancs allophyles. A l'ouest, ils étaient arrêtés par les Blancs. Pour agrandir leur domaine, pour échapper aux invasions, ils n'eurent d'autre ressource que l'émigration par mer. Pressés par la nécessité, et par suite des conditions géographiques, ils émigrèrent dans les deux sens. Les uns, poussant à l'est, abordèrent successivement tous les grands archipels asiatiques, dont ils furent incontestablement les premiers habitants, et atteignirent les limites de la Mélanésie. Les autres, se dirigeant à l'ouest et longeant les côtes, arrivèrent en Afrique, en traversant le golfe d'Aden et les mers voisines.

TABLEAU 1.

Races blanches ou pouvant être regardées comme telles.

TRONC.	BRANCHES.	RAMEAUX.	FAMILLES.	GROUPES.	EXEMPLES.
BLANC ou CAUCASIQUE.	ALLOPHYLE.	Fossile	Canstadienne		R. de Canstadt.
			Magnonienne		R. de Cro-Magnon.
		Canarien			Guanches.
		Asiatico-américain	Tchetko	Tchouktchi	Tchouktchis.
				Koriaque	Tchougatchis.
			Golouche		Koluches.
			Aïno	Japonais	Aïnos.
				Américain	Ekogmuts.
				Malais	Kubus.
				Indou	Todas.
		Sinique			Miao-Tsés.
		Indonésien		Philippin	Manobos.
				Sondauais	Dayaks.
				Polynésien	Taïtiens.
		Caucasien	Géorgienne		Mingréliens.
			Tcherkesse		Adighés.
		Euskarien	Basquaise	Guipuscoan	Basques espagnols.
				Labourdain	Basques français.
	FINNIQUE.	Fossile	Franco-Belge	Belge	R. de Furfooz.
				Français	R. de Grenelle.
			Truchérienne		R. de la Truchère.
		Finnois	Sabmi	Boréal	Lapons.
				Méridional	Dauphinois.
			Esthonienne		Esthoniens.
			Finnoise	Finlandais	Tavastlandais.
				Ostiaqu	Votiaks.
	SÉMITIQUE.	Sémite	Chaldéenne		Hébreux.
			Arabe	Himyarite	Yéméniens.
				Arabique	Arabes.
			Amara		Abyssins.
		Lybien	Égyptienne		Égyptiens.
			Erythréenne		Bicharis.
			Amazyg	Berbère	Kabyles.
				Imouchar	Touaregs.
	ARYANE.	Pamiro-Européen.	Tadjick		T. montagnards.
			Celtique	Rhénan	Allemands du sud.
				Gaulois	Auvergnats.
			Slave	Esclavon	Serbes.
				Russe	Moscovites.
		Indo-Européen.	Indoue	Mamogi	Siapochs.
				Brahmanique	Indous.
			Iranienne	Persan	Guèbres.
				Afghan	Yusufsaïs.
			Hellène		Grecs.
			Germaine	Scandinave	Suédois.
				Allemand	Allemands du nord.

Ils abordèrent ainsi ce continent à peu près par le milieu, et cherchèrent sans doute à s'étendre en tous sens ; mais, arrêtés au nord, par les Proto-Sémites, ils peuplèrent le centre et le sud où nous les retrouvons.

VI. — J'ai indiqué plus haut *quelles ont dû être les migrations primitives*, d'après les données fournies par les études sur la paléontologie humaine, et comment s'est opéré le peuplement général du globe. L'étude des types fondamentaux et des populations actuelles conduit à quelques conclusions qui confirment et complètent ce que j'ai dit à ce sujet.

L'Asie, qui a vu se former les trois types premiers et la plupart des principaux types secondaires, a conservé des représentants de presque tous. Elle est restée essentiellement la patrie des Jaunes, elle a pour ainsi dire distribué à toutes les autres parties du monde les races enfantées par elle. Elle mérite à tous égards l'épithète que lui a appliquée un auteur ancien : elle a été la *grande fabricatrice des nations*.

A part quelques invasions des Jaunes, qui n'ont laissé de traces que dans ses provinces extrêmes de l'est et du sud-est, l'Europe, à partir des

TABLEAU II.

Races jaunes ou pouvant être regardées comme telles.

TRONC.	BRANCHES.	RAMEAUX.	FAMILLES.	GROUPES.	EXEMPLES.
		Fossile.	Pampéenne.		R. des Pampas.
			Mongole	Proprement dit.	Kalkhas.
				Kalmouk	Kalmouks.
				Bouriate	Bouriates.
			Tongouse	Toungouse	Daouriens.
				Mandchou	Mandchous.
				Ghiliac	Ghiliaks.
	Sibérienne...	*Mongol..*	Koraï		Coréens.
			Samoyède	Méridional	Soyotes.
				Boréal	Mocasis.
			Kamtchadale.	Itulman	Alkans.
				Aléoutes	Ounalaskans.
			Yakoute	Yakoute	Yakoutes.
		Turc....		Turcoman	Socklaus.
			Kirghize	Ouzbeg.	Ouzbegs.
JAUNE				Kazak	Kiptchaks.
ou			Botia		Thibétains.
MONGO-	Thibétaine .	*Bothia..*	Népalienne	Magar	Magars.
LIQUE.				Limbou	Limbous.
		Birman.	Birmane	Birman	Birmans.
				Karen	Karens.
	Indo-chinoise.....	*Thaï....*	Siamoise	Siamois.	Siamois.
				Laotien	Laotiens.
			Annamite		Cochinchinois .
		Chinois.	Chinoise	Ch. du nord	Petchéliens.
				Ch. du midi	Cantoniens.
		Fossile.	Brésilienne		R. de Lagoa-Santa.
	Américaine..		Tuski	Asiatique	Choukloukes .
		Innuit..		Américain	Mahlémoutes.
			Esquimale		Groënlandais.

temps tertiaires, n'a reçu que des Blancs allophyles, finnois ou aryans. Donc, rien de plus naturel que de la voir exclusivement occupée par des populations blanches.

En Afrique, les Allophyles quaternaires, représentés par la race de Cro-Magnon, ont occupé une partie du nord-ouest et sont descendus jusqu'aux Canaries. Mais, sauf les invasions sémitiques récentes, on peut dire que les Proto-Sémitiques et les Noirs se sont partagé cette grande presqu'île.

TABLEAU III.

Races nègres ou pouvant être regardées comme telles.

TRONC.	BRANCHES.	RAMEAUX.	FAMILLES.	GROUPES.	EXEMPLES.
Nègre ou Éthiopique.	Indo-Mélanésienne	Négrito	Négrito	Aëta	Aétas.
				Mincopie	Mincopies.
			Dravidienne	Central	Gounds.
				Himalayen	Doms.
				Ceylandais	Veddahs.
				Trans-gangétique	Sakays.
				Persique	Susiens noirs
			Négrito-Papoue		Karons.
		Tasmanien			Tasmaniens.
		Papoua	Papoue	Néo-Guinéen	Alfourous.
				Néo-Hébridais	Fatis.
			Malgache		Sacalaves.
	Australienne (type aberrant).		Australiens proprement dits.	Des côtes	Bijnélumbos.
				De l'intérieur	Yaambas.
			Australiens néanderthaloïdes		Adélaïdiens.
	Africaine	Négrille		Gabonien	Akoas.
				Ouclléen	Akkas.
		Nubien	Nubienne	Kanori	Bournouéens.
				Nouba	Nubas.
			Gabonaise	Pongué	Bakalets.
			Congéenne		Congos.
		Nigritique	Guinéenne	Malinké	Mandingues.
				Timaney	Sousous.
				Foy	Widahs.
				Yébou	Yébous.
				Balante	Balantes.
				Ouolof	Féloupes.
				Aschanti	Fantis.
			Soudanienne	Tchadien	Sanghis.
				Nilotique	Chellouks.
				Tibbou	Fébabos.
			Mozambique	Tarnétau	Tarnétaus.
				Banyaï	Banyais.
				Nyambane	Nyambanes.
				Makoua	Makouas.
		Cafre	Bantou	Mantati	Mantatis.
				Matébélé	Zoulous.
			Béchuana	Makololo	Bassoutos.
				Bakalahari	Barolongs.
	Austro-Africaine (type aberrant).	Saab	Quaqua	Hottentot	Bakurutsés.
				Namaquoï	Koranas.
			Houzouana		Boschismans.

Les trois types fondamentaux se retrouvent en Océanie. Deux d'entre eux y ont chacun une province particulière. Les Blancs allophyles occupent essentiellement la Polynésie; les Noirs la Mélanésie. En Malaisie, les Jaunes sont venus se joindre aux deux types précédents.

En Amérique, des types bien divers se sont mêlés ou juxtaposés. Les Allophyles et les Jaunes, joints aux races quaternaires locales que nous avons vu appartenir à ce dernier type, ont fait essentiellement le fond de la population. Les Noirs n'ont été que pour très peu de chose dans la constitution des races américaines.

VII. — A mesure que l'on a mieux connu le globe, le chiffre représentant sa population totale s'est élevé de plus en plus. En 1826, Balbi l'évaluait à 737 millions d'âmes seulement; d'Omalius d'Halloy a porté ce nombre d'abord à un milliard, puis à 1,200 millions en nombre rond; en 1883, Wagner et Behm sont arrivés au chiffre de 1,436,197,000 âmes, et M. Levasseur à celui de 1483 millions en 1887. Cette évaluation est sans doute encore trop faible, car les découvertes géographiques nous montrent chaque jour comme étant très peuplées des terres que l'on croyait désertes.

Pour rechercher dans quelle proportion chaque type fondamental contribue à la population du globe, le mieux est de s'en tenir provisoirement aux données recueillies par d'Omalius, dont les tableaux détaillés se prêtent à cette recherche. En ramenant la classification du savant belge à celle que j'ai adoptée, on arrive aux résultats suivants :

Races blanches plus ou moins pures............	507,009,000
Races jaunes plus ou moins pures..............	518,991,000
Races noires plus ou moins pures........	136,150,000
Races mixtes océaniennes................	27,200,000
Races mixtes américaines	10,100,000
TOTAL	1,199,450,000

TABLEAU IV.

Races mixtes océaniennes.

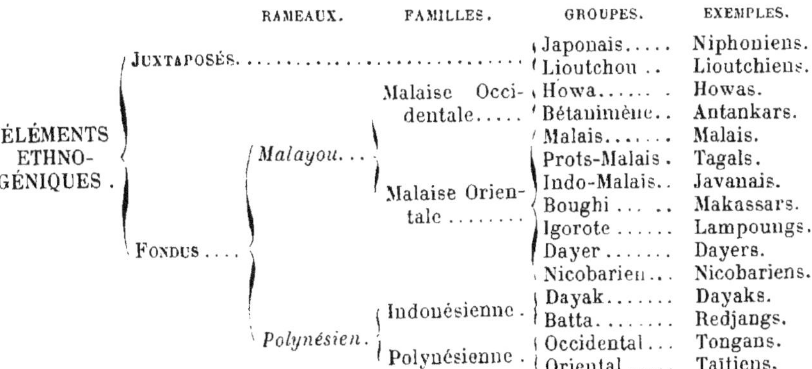

RAMEAUX.	FAMILLES.	GROUPES.	EXEMPLES.
Juxtaposés.................		Japonais.....	Niphoniens.
		Lioutchou ..	Lioutchiens.
Fondus .... / Malayou...	Malaise Occidentale.....	Howa...... .	Howas.
		Bétanimène..	Antankars.
	Malaise Orientale	Malais.......	Malais.
		Prots-Malais .	Tagals.
		Indo-Malais..	Javanais.
		Boughi	Makassars.
		Igorote	Lampoungs.
		Dayer	Dayers.
		Nicobarien...	Nicobariens.
Polynésien.	Indouésienne .	Dayak.......	Dayaks.
		Batta........	Redjangs.
	Polynésienne .	Occidental...	Tongans.
		Oriental	Taïtiens.

VIII. — J'ai cru devoir résumer ce qu'on peut dire de plus général et de plus important au sujet des types fondamentaux; mais on comprend que je ne pouvais en faire autant pour les types secondaires, ç'aurait été allonger outre mesure cette *Introduction*. Par la même raison, je ne pouvais penser à caractériser chacun des groupes ethniques qui figurent dans les tableaux I, II, III, IV, V, et je me borne à les mettre sous les yeux du lecteur.

TABLEAU V.

Races mixtes américaines.

FAMILLES.	GROUPES.	EXEMPLES.
AMÉRIQUE SEPTENTRIONALE.		
Athabascane	Central	Chipewians.
	Méridional	Apaches.
Orégonienne	Chinouk	Chinouks.
Californienne	Makelchel	Makelchels.
	Achomawi	Achomawis.
Puébléenne	Paduca	Comanches.
	Moqui	Tiguex.
Mississipienne	Choctaw	Sikassaws.
	Creek	Séminoles.
Missourienne	Pawnie	Arikaris.
	Sioux	Dahcotas.
	Osage	Ioways.
Pensylvanienne	Algonquin	Abénakis.
	Lénape	Delawares.
Canadienne	Iroquois	Hurons.
	Tsalakié	Chérokés.
Mexicaine	Mixtèque	Zapotèques.
	Othomi	Othomis.
	Chichimèque	Aztèques.
AMÉRIQUE CENTRALE. Guatémalienne		Yucatèques.
Muizca		Chocos.
AMÉRIQUE MÉRIDIONALE.		
Péruvienne	Aymara	Aymaras.
	Quinchua	Quichuas.
	Yunca	Yuncas.
Pampéenne	Auca	Araucans.
	Puelche	Puelches.
	Charrua	Charruas.
Chiquitéenne		Chiquitos.
Botocudo	Aymuré	Botocudos.
	Puri	Coroados.
Guarani	Tupi	Tamoyos.
	Guaycuru	Lengoas.
	Caribé	Caraïbes.
Patagonienne	Téhuelche	Patagons.
	Fuégien	Yahganes.
Antisienne	Antisien	Yuracares.
	Bolivien	Guarayos.

CHAPITRE II

DÉMOGRAPHIE

Par M. Jacques Bertillon.

ARTICLE I. — POPULATION EN GÉNÉRAL.

§ 1. — Définition et programme de la démographie.

La *démographie* (1) est l'étude des collectivités humaines. Son objet est de savoir de quels éléments elles sont constituées, comment elles vivent et comment elles se renouvellent. Son principal instrument d'investigation est la statistique.

La meilleure manière de définir la démographie est d'en parcourir rapidement l'étendue. C'est ce que j'ai fait devant le congrès international de démographie de Genève (1882) qui a paru approuver les limites que j'ai assignées à cette science.

Programme de la démographie. — La première chose à faire, lorsqu'on entreprend l'étude démographique d'un pays, c'est de prendre une notion au moins sommaire de sa constitution géographique, de la nature et de l'emploi de son sol, enfin de la race de ses habitants. L'histoire, l'anthropologie et la statistique elle-même peuvent nous éclairer sur ce dernier point qui est toujours plus ou moins obscur; la statistique des tailles des conscrits, celle des langues parlées, celle des relevés anthropologiques lorsqu'ils existent, fournissent d'utiles renseignements.

Étude du recensement. — Ces études préliminaires une fois faites, il faut procéder à l'analyse des recensements, et voir comment est com-

---

(1) Ce mot, aujourd'hui adopté universellement, a été créé par Achille Guillard, mon grand-père, qui a écrit en 1855 un volume intitulé : *Éléments de statistique humaine ou Démographie comparée.* Paris, chez Guillaumin.

posée la population que l'on étudie, combien elle contient d'enfants, combien d'adultes, combien de vieillards.

Cette première analyse sera toujours d'une importance capitale, à quelque point de vue qu'on se place.

Est-ce au point de vue de l'hygiène publique? La distinction des âges sera très nécessaire. Un pays qui contient beaucoup d'enfants comptera, par ce seul fait, beaucoup de décès, même si la mortalité étudiée par âges est faible, car ce sont toujours les premiers âges de la vie qui contribuent le plus à grossir les listes mortuaires. De plus, lorsque l'on considérera les causes de mort dans un pays où les enfants sont nombreux, on ne sera pas surpris d'y voir figurer quantité de maladies propres à l'enfance, tandis que les maladies des adultes (telles que fièvre typhoïde, etc.) seront ou plutôt paraîtront relativement rares. On se gardera d'attribuer au climat des résultats qui seront dus tout simplement à la composition de la population.

L'étude du recensement par âges sera plus importante encore au point de vue économique. A ce point de vue, en effet, un enfant est loin d'avoir la valeur d'un adulte. Un enfant n'est pour un pays qu'une promesse pour l'avenir; pour le présent, il n'est qu'une source de dépense. Un vieillard n'est qu'un souvenir du passé; c'est un honneur pour un pays que d'en compter beaucoup dans son sein, mais ce n'est pas une force pour lui. Et si je fais ces réflexions qui peuvent paraître banales, c'est que le législateur néglige trop souvent de les faire.

Par exemple en France, on a cru fort équitable de charger les impôts des départements en raison de la population qu'ils contiennent. C'est évidemment une erreur : les départements de la vallée de la Garonne, ne produisant que fort peu de naissances, ont fort peu d'enfants à tel point que le Gers ne compte que 220 enfants de 0 à 15 ans pour 1000 adultes tandis que les départements bretons en comptent jusqu'à 330 (Finistère); non seulement ces 110 enfants que le Finistère a en sus de ceux du Gers, ne contribuent en rien à payer les impôts, mais ils constituent pour le département une véritable charge. Loin de compter les enfants et les vieillards dans le calcul de la répartition des impôts, on devrait, en toute justice, dégrever en outre les départements où les familles supportent la lourde et utile dépense nécessaire pour élever une nombreuse postérité. Cependant c'est le contraire qui se fait. Et, chose extraordinaire, c'est par esprit d'équité qu'on est arrivé à cette injustice!

L'étude de la population par âge et par état civil est également très importante. Il faut calculer combien, sur 1000 individus en âge d'être mariés, il en est qui le sont en effet. Sans insister longuement sur l'utilité d'un tel rapport, je ferai remarquer que les pays qui comptent le plus d'époux proportionnellement à leur population, ne sont pas toujours les plus féconds, et réciproquemment. La Bretagne en France, les

Flandres en Belgique, comptent un nombre d'époux relativement peu élevé, et pourtant la natalité y est assez forte. Au contraire, dans la vallée de la Garonne, les époux sont assez nombreux, mais les naissances sont extrêmement rares.

Il faut montrer ensuite comment on utilise le recensement pour l'étude des différentes professions. On peut dire qu'un homme est caractérisé par sa profession. L'étude des professions explique souvent les particularités démographiques que présente un peuple. Aussi devrait-elle être poussée plus loin qu'elle ne l'a été de notre temps. Il est peu d'auteurs qui aient suivi la méthode indiquée par M. Le Play et qui consiste à décrire minutieusement l'alimentation, le logement, le vêtement et les habitudes de telle ou telle classe professionnelle. L'Anglais Young s'est illustré pour avoir simplement rapporté les conversations qu'il avait avec des paysans ou des muletiers au cours de ses voyages en France et en Italie. Cependant son exemple n'a guère été suivi.

Étude des mouvements de population ou Démographie dynamique. — L'étude des mouvements de population nous permet d'établir le bilan démographique d'une nation : les naissances et les immigrations nous représentent les recettes que fait le pays que l'on considère, tandis que les décès et les immigrations nous font connaître ses dépenses.

On devra étudier aussi la morbidité, la géographie médicale, la fréquence des causes de décès dont l'étude se rattache de si près à celle de la mortalité et aux questions relatives à l'acclimatation.

C'est ici que la démographie côtoie l'hygiène et peut lui rendre de signalés services. Lorsque l'hygiène, s'appuyant soit sur des observations particulières, soit sur des expériences, croit avoir trouvé un moyen de protéger l'humanité contre un des fléaux qui la déciment, c'est la démographie qui juge en dernier ressort l'efficacité du moyen proposé. C'est elle qui prouve la vérité des bienfaits de la vaccine ; et qui montre aussi que, pour les compléter, la revaccination est indispensable ; c'est elle encore qui a montré, dans maintes occasions, que les règles que l'hygiène imposait à la construction des hôpitaux n'avaient pas l'efficacité qu'on en espérait. C'est elle enfin qui sera appelée à se prononcer en dernier ressort sur l'efficacité de l'assainissement des villes, tel qu'on le pratique à notre époque. La démographie est le juge de l'hygiène.

Étude du genre de vie et des mœurs des collectivités. — Mais ce n'est pas tout que de voir comment une société se renouvelle, il faut savoir comment elle vit, quelles sont ses mœurs et ses habitudes.

La statistique nous fournit sur ce sujet d'importants renseignements. Déjà nous avons parlé des professions avant même d'aborder l'étude des mouvements de population, parce qu'il existe des différences profondes entre les pays industriels et les pays agricoles, et qu'il importe d'en être prévenu dès qu'on aborde l'étude de la démographie.

Il faut évaluer le degré de bien-être des diverses catégories d'habitants, savoir, autant que possible, quel est leur revenu et comment ils l'emploient. Ici la démographie touche à la science des richesses, mais ce n'est pas au même point de vue que les deux sciences doivent considérer le revenu des habitants : l'économie politique considère surtout l'*origine* de ce revenu; elle cherche pourquoi il augmente dans certains cas, et pourquoi il diminue dans certains autres ; la démographie doit l'étudier plutôt dans ses *effets :* effet hygiénique du bien-être; effet au point de vue du développement de l'intelligence et de l'instruction; effet au point de vue moral, etc.

Le bien-être des habitants d'un pays consiste dans la satisfaction donnée à leurs besoins; il convient donc d'étudier la façon dont ils se logent, dont ils se vêtent, dont ils se nourrissent.

La statistique des logements est faite avec soin dans un grand nombre de pays et notamment dans les villes, malheureusement elle est médiocre en France. Il est clair que la petitesse des logements a une influence très grande sur l'hygiène des habitants et même sur leur état moral. Il est rare qu'on ait des renseignements statistiques sur le vêtement des habitants. Mais on est souvent mieux renseigné dans les villes sur ce qu'ils mangent, et aussi sur ce qu'ils boivent. Ici se trouve donc le moment d'étudier l'alcoolisme.

Ayant ainsi fait connaître les habitudes de l'homme, considéré au point de vue physique, on peut étudier ce qu'on a appelé la statistique morale. Les deux recherches se touchent en plus d'un point.

Différentes statistiques nous renseignent sur la diffusion de l'instruction; il faut demander à chacune d'elles tout ce qu'elle peut donner.

L'état religieux des populations est le plus souvent relevé par les recensements. Quant au degré de sincérité des convictions religieuses, il est rare que le statisticien puisse l'apprécier. Cependant on a relevé longtemps en Saxe le nombre des communions. Le marquis d'Angeville, statisticien trop oublié aujourd'hui, a relevé les produits du denier de Saint-Pierre dans les différentes parties de la France vers 1835.

Après avoir étudié l'état moral de l'homme, considéré dans son état normal, on peut rechercher la fréquence de ses déviations morales. La fréquence de la folie, du crime, du suicide, du divorce, peuvent être décrites, — à moins qu'on ait déjà fait ces tristes études à propos de la morbidité et des causes de décès.

De la méthode démographique. — La statistique est le principal instrument d'investigation de la démographie. En présence d'un volume de statistique un lecteur novice est souvent très embarrassé de savoir ce qu'il en faut tirer. Voici les règles à suivre :

1° La statistique vaut surtout par la comparaison. Un chiffre prend donc un intérêt bien plus grand dès qu'on le compare à ceux qui l'ont précédé dans l'histoire, ou aux chiffres similaires des autres pays.

2° Lorsqu'on étudie une statistique, on doit procéder du général au particulier : il faut lire d'abord les chiffres les plus généraux, et descendre ensuite petit à petit dans l'étude détaillée des éléments qui les constituent.

3° Il ne faut jamais tirer de conclusions de chiffres généraux lorsqu'on n'a pas étudié les éléments dont ils se composent. Avant de se servir d'un chiffre total, il faut savoir ce qu'il y a dedans.

4° Cette règle est la principale : dans l'étude des chiffres statistiques, il faut s'appliquer à comparer sans cesse la grandeur des effets à la grandeur de leurs causes productrices :

Lorsqu'il s'agit d'apprécier la valeur d'un chiffre statistique, la question qu'on doit se faire ressemble (qu'on me pardonne la comparaison) à celle que se fait un grammairien quand il cherche le sujet d'une phrase; par exemple pour chercher le sujet de cette phrase : « Paul épouse Louise, » le grammairien se demande : « qui est-ce qui épouse? C'est Paul. » C'est donc Paul le sujet.

Le statisticien doit se faire une question analogue. S'agit-il d'apprécier un nombre de mariages pour une population donnée, la question à se faire est celle-ci : « Quelles sont les personnes susceptibles de faire un mariage? » la réponse est toute simple : ce sont les célibataires et les veufs, car il est bien clair que les gens mariés ne peuvent plus contracter mariage. Divisons donc le nombre des mariages par le nombre des mariables, et nous aurons un rapport utile.

S'agit-il de naissances légitimes? La question à se faire est la suivante : « Quelles sont les personnes susceptibles de *produire* une naissance légitime? » Évidemment ce sont les gens mariés ou plutôt pour plus de simplicité, les femmes mariées de moins 50 ans. Comparons donc le nombre des naissances légitimes au nombre des femmes mariées de moins de 50 ans.

S'agit-il de naissances illégitimes : « Quelles sont les personnes susceptibles de *produire* une naissance illégitime? » Évidemment ce sont les célibataires et les veufs, ou plus simplement les filles et les veuves de moins de 50 ans. Comparons donc le nombre des naissances illégitimes au nombre des filles et des veuves de moins de 50 ans.

Enfin s'il s'agit des décès, la question sera plus simple encore, puisque tout le monde, hélas! est susceptible de mourir; c'est donc à la population qu'il faut comparer le nombre des décès. Tout autre comparaison est fâcheuse; ainsi il faut se dispenser du calcul suivant qu'on trouve dans un grand nombre de traités d'hygiène : « Sur 100 décès, combien sont causés par la phtisie? » Quelles sont, en effet, les personnes susceptibles de devenir phtisiques; ce sont les vivants et non pas les morts. Comparez donc les phtisiques aux vivants qui les ont fournis.

Rien de plus simple qu'une telle méthode, et pourtant on l'a souvent méconnue, tantôt pour aboutir à des résultats pourvus sans doute d'une certaine valeur, mais trop complexes pour parler clairement à l'esprit, tantôt au contraire, pour se livrer à des fantaisies extravagantes. N'ai-je pas vu dans un ouvrage ancien, mais qui ne manque pas de réputation, une comparaison entre les naissances et le total des mariages, des naissances et des morts? Il est inutile d'insister pour montrer combien cette méthode de calcul est stérile.

Il en est une autre fort usitée et qui ne me paraît guère préférable. Elle consiste, pour apprécier la fréquence des mariages par état civil, à calculer combien, sur 100 mariages, il s'en conclut entre célibataires, entre veufs, etc. Jamais on n'a pu tirer le moindre enseignement d'un pareil calcul.

Appliquons au contraire à ces chiffres la méthode démographique que nous venons d'indiquer. Il s'agit des mariages en secondes noces : « Quelles sont les personnes susceptibles de *faire* un tel mariage? » Les veufs, sans aucun doute. Comparons donc le nombre des mariages en secondes noces au nombre des veufs vivants, et nous aurons un rapport vraiment instructif : sur 1 000 veufs vivants, combien se marient chaque année?

Le même genre de calcul est applicable aux célibataires pour les mariages en premières noces.

Un autre point qu'on ne saurait trop mettre en lumière, c'est la nécessité de toujours faire la distinction des âges lorsqu'elle est possible, et de ne conclure qu'avec réserve lorsque cette distinction capitale ne peut être faite.

Pour les mariages, par exemple, cette distinction est très nécessaire; si on la néglige, on trouve qu'en Angleterre, par exemple, sur 1 000 filles de plus de 15 ans, il y en a 62 qui se marient chaque année, et que sur 1 000 veuves il n'y en a que 20. On sera donc porté à croire que la nuptialité des veuves est trois fois moindre que celle des filles, ce qui est justement le contraire de la vérité, car la nuptialité des veuves étudiée âge par âge est plus forte de moitié que celle des filles du même âge. Il est aisé de se rendre compte de cette apparente contradiction : la plupart des filles sont jeunes et la plupart des veuves sont vieilles. Quel que soit l'empressement que les veuves mettent à se marier, elles ne pourront atteindre la nuptialité des jeunes filles; mais cette infériorité sera le fait de leur âge et non pas de leur état civil.

La distinction des âges est rarement faite dans l'étude de la natalité. Les pays scandinaves sont les seuls, outre quelques grandes villes, qui relèvent l'âge des mères. En Suède, la distinction est faite séparément pour les mères mariées et pour les filles-mères. On voit ainsi que ce ne sont pas les filles les plus jeunes qui ont le plus de tendance à se laisser séduire; c'est surtout de 25 à 35 ans que les naissances illégitimes sont nombreuses en Suède.

Si la distinction des âges est très utile pour faire une étude complète de la nuptialité et et de la natalité, on peut dire qu'elle est absolument indispensable pour l'étude de la mortalité.

Il n'est guère de statisticien qui ne s'en rende compte aujourd'hui. Mais il est regrettable de voir un grand nombre d'hygiénistes s'appuyer sur les chiffres de la mortalité générale (sans distinction d'âges) sans se douter des illusions dont ils peuvent ainsi devenir les victimes.

Conclusion. — La démographie a pour objet l'étude des collectivités humaines : leur race, leur composition par âge, leur natalité, leur nuptialité, leur morbidité, leur mortalité, leurs causes de décès, leurs migrations, leur état économique considéré spécialement dans ses effets sur l'hygiène physique et morale, leurs mœurs, leur état intellectuel et moral (instruction, religion, etc.), la fréquence des déviations morales (crimes, aliénation, suicides, divorces, etc.).

L'instrument principal d'investigation de la démographie est la statistique.

Pour s'en servir convenablement, il faut surtout comparer les chiffres entre eux, et spécialement comparer ceux qui expriment des effets (mariages par exemple) à ceux qui expriment des causes productrices (mariables, pour l'exemple précité). Il faut, toutes les fois que cela est possible, tenir grand compte de la distinction des âges.

§ 2. — **Population de la terre.**

Il y a, d'après les calculs les plus récents, un milliard et demi d'hommes sur la surface de la terre. Le tableau I indique, d'après les recherches de M. Levasseur (1), comment ils se répartissent sur les différents continents :

TABLEAU I. — **Superficie et population des cinq parties de la terre, en 1886**, d'après M. LEVASSEUR.

	SUPERFICIE.		POPULATION.		
	SUPERFICIE en millions de kilomètres carrés.	RAPPORT à la superficie totale de la terre.	MILLIONS d'habitants.	DENSITÉ (habitants par kilomètre carré.)	RAPPORT à la population totale de la terre.
Europe................	10.0	2.0	347	34.0	23.4
Afrique................	31.4	6.1	197	6.0	13.3
Asie................	42.0	8.2	789	19.0	53.2
Océanie................	11.0	2.2	38	3.5	2.6
Amérique { Nord........	23.4	4.6	80	3.4	5.4
Amérique { Sud..........	18.3	3.6	. 32	1.7	2.1
TOTAUX...........	136.1	26.7	1.483	10.9	100.0

(1) *Bull. de l'Institut international de statistique* de 1886 et 1887 (Rome, héritiers Botta).

Beaucoup d'autres auteurs avaient fait pareil calcul. L'évaluation de M. Levasseur, justifiée par les recherches les plus sérieuses, est une des plus élevées. Voici les chiffres obtenus par quelques-uns de ses devanciers :

Voltaire................................	900	millions d'habitants.
Sussmilch (1765)................	1.080	— —
Wallace (1769)....................	1.000	— —
Moheau (1778).....................	950	— —
Volney (1804)..	437	— —
Malte-Brun (1804-1810)........	640	— —
Almanach de Gotha (1810).....	682	— —
Balbi (1828)........................	847	— —
Berghaus (1843)...................	1.272	— —
Behm et Wagner (1883).........	1.433	— —

On est surpris de voir Voltaire en tête de cette liste. Sa méthode, qui laissait fort à désirer, était pourtant préférable à celle de beaucoup de ses contemporains. Après en avoir raillé plusieurs (et notamment le Wallace cité plus haut), il conclut ainsi :

« Pour moi, si au lieu de faire un roman ordinaire, je voulais me réjouir à supputer combien j'ai de frères sur ce malheureux petit globe, voici comment je m'y prendrais. Je verrais d'abord à peu près combien ce globule contient de lieues carrées habitées sur la surface. La surface du globe est de 27 millions de lieues carrées; ôtons-en d'abord les deux tiers au moins pour les mers, rivières, lacs, déserts, montagnes et tout ce qui est inhabité; ce calcul est très modéré et nous donne 9 millions à faire valoir.

« La France et l'Allemagne comptent 600 personnes par lieue carrée, l'Espagne 160, la Russie 15, la Tartarie 10, la Chine environ 1,000. Prenez un nombre moyen comme 100; vous aurez 900 millions de vos frères soit basanés, soit nègres, soit rouges, soit jaunes, soit barbus, soit imberbes..... Qu'importe qu'il y ait beaucoup ou peu d'hommes sur la terre? L'essentiel est que cette pauvre espèce soit la moins malheureuse qu'il est possible. »

Voltaire ne donnait pas son évaluation comme sérieuse (1) mais comme préférable à celle de l'*Histoire universelle d'Angleterre* qui affirmait que la terre portait quatre milliards d'habitants. Si superficiel que soit son calcul, on sera porté à le croire relativement assez judicieux si l'on songe que l'Europe, à son époque, comptait presque deux fois moins d'habitants qu'aujourd'hui, et que l'Amérique n'en avait pour ainsi dire pas.

Le prudent Moheau, statisticien français du siècle dernier, présente

---

(1) « Il faut avouer, dit-il, que d'ordinaire nous peuplons et dépeuplons la terre un peu au hasard : l'à peu près est notre guide, et souvent ce guide nous égare beaucoup. »

aussi ce chiffre de 950 millions avec une modestie qui lui fait honneur. « Moins on a de connaissances, dit-il tout d'abord, plus on est hardi dans ses assertions », et après s'être plaint des chimères politiques élaborées par quelques auteurs relativement à la population de la terre, il cite « l'un de ceux qui méritent le moins de reproche » et qui évalue la population de la terre à 950 millions. Et il ajoute : « Nous ne sommes pas plus disposé à accorder à ces auteurs une grande confiance qu'en état de les contredire. Nous ne disconviendrons pas pourtant que ces estimations fondées sur des vraisemblances forment un premier pas vers la vérité, et que la seule manière juste de les critiquer est d'en donner de plus exactes. »

Nous ne pouvons reproduire ici le détail des chiffres de M. Levasseur dans le travail considérable qu'il a publié dans le *Bulletin de l'institut international de statistique*. Chaque État, chaque portion de territoire, est mentionné avec le chiffre de la population d'après les documents les plus authentiques. Ce travail n'a pas toujours pu être fait avec la même exactitude. La population d'une grande étendue du continent africain a dû nécessairement être évaluée d'après l'impression très vague rapportée par les voyageurs.

Le tableau II résume les chiffres issus de recensements réguliers ou tout au moins d'évaluations très détaillées.

Tableau II. — **Population des États les plus peuplés ou les plus étendus.**

ÉTATS.	SUPERFICIE en milliers de kil. carrés.	POPULATION en millions d'habitants.
1. Empire chinois	11.572	404
2. Empire britannique	23.616	307
3. Empire russe	21.915	109
4. France, colonies et pays de protectorat	2.949	71(?)
5. Etats-Unis	9.345	58
6. Empire allemand et colonies	1.665	48
7. Empire ottoman (sans Bosnie-Herzégovine)	6.107	41
8. Empire austro-hongrois (avec Bosnie-Herzégovine)	674	40
9. Japon	382	38
10. Pays-Bas et colonies	1.741	31
11. Italie	287	30
12. Etat libre du Congo	2.074	29(?)
13. Espagne et colonies	940	25
14. Brésil	8.337	13
15. Mexique	1.946	10.4
16. Portugal et colonies	1.917	7.9
17. Perse	1.650	7.7(?)
18. République argentine	2.836	3.0
19. Pérou	1.049	2.6
20. Venezuela	1.639	2.1
21. Bolivie	1.300	2.0

TABLEAU III. — **Détails relatifs au** TABLEAU II.

ÉTATS.	SUPERFICIE en milliers de kil. carrés.	POPULATION en millions d'habitants.	SUR 1 KIL. C. combien d'habitants.
1. *Empire chinois*, dont :			
Chine proprement dite..............	4.024	383	95
Mandchourie, Turkestan.....	980	12	12
Dzoungarie, Tibet, Mongolie........	7.548	21	3
2. *Empire britannique*, dont:			
Europe	313	35.4	, 37
Empire des Indes	3.584	254	71
Ceylan...........................	66	2.8	42
Canada...........................	9.092	4.5	»
Possessions en Océanie...........	8.874	3.2	»
3. *Empire russe*, dont :			
Russie d'Europe..................	5.477	89.7	16
Sibérie...........................	12.503	4.1	0.3
Asie centrale.................. ..	3.488	5.5	1.6 }(1)
Transcaucasie	206	3.5	16.8
4. *France*, dont :			
Algérie (et Sahara algérien)........	518	3.9	7.5
Tunisie...........................	118	2.1(?)	17.8
Sénégal...	160	0.5(?)	3.1
Congo français, etc..........	500(?)	6.7(?)	13.4
Madagascar.	592	3.5(?)	5.9
Cochinchine.	59	2.2	38
Tonkin..........	90	6.0(?)	67
Annam....	120	6.0(?)	50
Cambodge...........	100	1.0(?)	10
7. *Empire ottoman*, dont :			
Turquie d'Europe (non compris Bos- nie-Herzégovine ; mais y compris Novi-Bazar)..................,..... ..	182	4.9	24
Turquie d'Asie administrée directe ment............	1.890	15.3	»
Egypte { Vice-royauté....	1.021	6 8	»
Egypte { Anciennes provinces......	1.880	10.7	»
Tripoli..	1.300	1.0	»
8. *Empire austro-hongrois*, dont :			
Bosnie-Herzégovine.....	51	1.3	»

(1) Moins quelques territoires situés en Europe.

§ 3. — Population de l'Europe.

Le tableau IV indique comment se repartissent à la surface de l'Europe les 346 millions d'habitants qui s'y pressent.

En règle moyenne, 1 kilomètre carré contient 34 habitants.

L'Europe, la plus civilisée des parties du monde, n'est donc pas la plus habitée, car la densité de la population atteint 35 dans l'immense empire chinois (1), et 71 dans l'empire indien (2).

La Belgique, puis les Pays-Bas, et la Grande-Bretagne sont les pays

(1) 95 dans la Chine propre, et 3 le reste de l'empire (Mandchourie et pays sujets à la couronne).

(2) 86 dans le territoire britannique et 43 dans l'ensemble des états tributaires.

qui, à surface égale, nourrissent le plus d'habitants. Après eux, il faut citer l'Italie, puis l'Allemagne et enfin la France.

TABLEAU IV. — **Superficie, population et densité des différents États de l'Europe en 1886** (d'après M. LEVASSEUR).

ÉTATS ET RÉGIONS.	SUPERFICIE en kil. carrés. (Données officielles ou autres).	POPULATION calculée pour la fin de 1886, en millions d'habitants (1).	SUR 1 KIL. C. combien d'habitants en 1886.
Royaume-uni de Grande-Bretagne....	312.931	37.2	119
Dont : Angleterre et Galles, 1881....	150.697	26.0	172
Ecosse, 1881................	77.200	3.7	48
Irlande, 1881...............	84.251	5.2	61
Pays-Bas.......................	33.000	4.4	133
Grand-duché de Luxembourg........	2.587	0.2	82
Belgique.......................	29.457	5.9	201
France........................	528.400	38.2	72
Monaco........................	21.6	0.01	468
EUROPE OCCIDENTALE...............	906.396.6	86.0	95
Heligoland (Angleterre)............	2.5	0.002	800
Empire allemand..................	540.515	46.9	86
Dont : Prusse, 1885.............	348.258	28.3	81
Bavière, 1885.............	75.853	5.4	71
Saxe, 1885................	14.993	3.2	212
Wurtemberg, 1885..........	19.504	2.0	102
Bade, 1885...............	15.081	1.6	106
Alsace-Lorraine, 1885.......	14.508	1.6	108
Suisse (avec les lacs).............	41.347	2.9	71
Lichtenstein....................	157	0.009	58
Autriche-Hongrie.....	674.246	39.9	59
Dont : Autriche cisleithane, 1880....	300.024	22.1	74
Hongrie, 1880...............	279.485	13.8	49
Croatie-Slavonie et Fiume, 1880	43.628	1.9	44
Bosnie et Herzégovine 1885..	51.109	1.3	26
EUROPE CENTRALE.................	1.256.267.5	90.0	72
Andorre........................	452	0.006	13
Portugal.......................	88.869	4.4	50
Espagne.......................	497.163	17.4	34
Gibraltar (Angleterre).............	5	0.02	4.798
Italie.........................	286.588	29.9	105
Saint-Marin	60	0.008	130
Malte (Angleterre)................	303	0.16	530
Grèce........................	63.581	2.0	31
Turquie d'Europe.....:........	182.182	4.9	27
Bulgarie et Roumélie orientale.......	99.872	2.0	20
Monténégro	9.030	0.3	33
Serbie........................	48.586	2.0	41
Roumanie......................	131.401	5.4	41
EUROPE MÉRIDIONALE................	1.408.092	68.6	48
EUROPE ORIENTALE : Russie..........	5.477.089	93.0	17
Suède.........................	442.126	4.7	11
Norvège.......................	322.968	1.9	6
Danemark......................	142.461	2.1	15
Spitzberg et autres îles boréales......	70.500	»	»
EUROPE SEPTENTRIONALE..............	978.058	8.7	9
Europe.....................	10.025.903.1	345.7	34

(1) La population des États a été rapportée par le calcul à l'année 1886 afin d'arriver au total de la population de l'Europe. Pour plus d'exactitude, on a reproduit purement et simplement les chiffres du dernier recensement pour chaque portion d'État.

Des tableaux plus détaillés, mais dont la longueur dépasserait le cadre de ce travail, seraient nécessaires pour rendre un compte exact de la répartition de la population sur le sol de l'Europe, par provinces et par fractions de provinces.

Toutes choses égales d'ailleurs, la densité de la population se proportionne aux ressources alimentaires que l'homme tire du sol et des eaux. Dans des pays où l'homme ne vit que de chasse, la densité kilométrique de la population est extrêmement faible; dans les pays où l'agriculture est très développée telle que la Chine, la densité est très forte ; *media in mediis.*

Si aucun autre élément n'intervenait, la densité de la population serait à peu près proportionnée à la fertilité des terres. Il n'en est pas ainsi parce que deux éléments influents interviennent :

En premier lieu le développement de l'industrie. L'industrie concentre, sur certains points ou sur certaines régions, la population; cependant elle ne crée pas des ressources alimentaires nouvelles (et par conséquent elle ne multiplie pas le nombre des hommes); loin de là, puisque pour satisfaire à ses besoins il faut consacrer une partie des terres à des cultures industrielles ; mais elle attire dans les régions où elle est développée des subsistances qui sans elle seraient consommées ailleurs. Une contrée très industrielle telle que l'Angleterre attire les subsistances des pays voisins; elle diminue donc le nombre de leurs habitants au profit de sa propre population.

Un second élément qui contribue à régler le nombre des habitants d'un pays, c'est la grandeur de leurs besoins. Il faut à un Normand une nourriture plus substantielle et des vêtements plus chauds qu'à un Napolitain ou à un Sicilien. Aussi la Sicile contient 100 habitants par kilomètre carré, la Campanie en contient même 161, tandis que le riche département de l'Orne n'en nourrit que 62, l'Eure 61, et l'Eure-et-Loir 48.

Ainsi quatre facteurs principaux interviennent pour régler la densité de la population :

1° Les ressources agricoles du pays d'une part, et 2° les ressources industrielles de l'autre tendent à l'augmenter : les pays industriels vivant en partie des ressources agricoles des pays purement agricoles.

3° Les besoins alimentaires du pays d'une part, et 4° ses besoins de produits industriels d'autre part, tendent à la diminuer, car plus les habitants d'un pays consomment d'aliments, plus ils vendent de matières alimentaires pour acheter des produits industriels, moins il leur reste de ressources pour élever des générations nouvelles.

Les pays situés près de la mer nourrissent, toutes choses égales d'ailleurs, une population plus nombreuse que ceux qui en sont éloignés. Moheau l'avait déjà pressenti au siècle dernier, et M. Levasseur l'a démontré par une carte de France exposée en 1878 où chaque canton recevait une teinte proportionnée à la densité de sa population ; on voyait, au premier coup d'œil, que le rivage des trois mers était bordé de cantons particulièrement populeux. Ce résultat s'explique aisément, puisque les populations qui vivent près de la mer ont deux sources de richesse au lieu d'une : la terre et l'eau. C'est en partie au grand nombre de ses marins et de ses pêcheurs que les Pays-Bas, pays médiocrement industriel, doivent d'avoir une des populations les plus denses de l'Europe.

L'eau des rivières est aussi une ressource précieuse ; les cantons situés près des fleuves, et surtout, comme l'a montré M. Turquan dans une œuvre très laborieuse patiemment conduite à bien — les communes situées sur le cours des rivières présentent une densité de population exceptionnelle.

En Norvège, l'eau de la mer et l'eau des rivières fournissent les principales ressources des habitants ; aussi une carte détaillée de la densité de la population dans ce pays présente justement l'aspect de la carte hydrologique ; la population presque tout entière se trouve le long des vallées très étroites formées par les fiords et par les rivières qui s'y jettent. Le reste du pays (sauf la vallée du Glommen qui contient Christiania et trois préfectures agricoles) n'est guère qu'un désert magnifique de montagnes et de glaciers.

En résumé, la densité de la population est grande surtout dans les pays industriels. Dans les pays agricoles, elle augmente avec les ressources que les habitants tirent du sol et des eaux, mais elle diminue en raison de leurs besoins.

De l'accroissement des populations. — S'il est aujourd'hui difficile de connaître à quelques millions près la population de l'Europe, une telle évaluation aurait été beaucoup plus grossière il y a soixante ans. Le tableau ci-joint fournit pourtant la population des principaux États de l'Europe depuis le commencement du siècle, telle qu'elle résulte des dénombrements. Pour faciliter les comparaisons, on donne ici la population qui vivait sur le territoire possédé *actuellement* par chaque État (1). Par exemple la Prusse était loin de compter 15 millions d'habitants en 1820 ; on a ajouté à la population qualifiée alors de prussienne, celle du Hanovre, celle de la Hesse, celle des duchés danois, etc., comme si ces territoires avaient été prussiens dès cette époque. En procédant ainsi, on se rend mieux compte de l'accroissement de population de chaque région.

On voit ainsi l'accroissement considérable de la population allemande, toute conquête mise à part. Depuis 1810, la population du territoire actuellement prussien, a doublé (13 millions et demi en 1810 et 28 millions aujourd'hui), celle de la Saxe royale a presque triplé. Au total, le territoire actuellement allemand avait en 1810 moins de 25 millions d'habitants et il en a aujourd'hui plus de 47 millions. (Voir la population de 1886 dans le tableau IV.)

(1) Exception a été faite pour la France, la Grèce, la Serbie.

TABLEAU V. — **Population des principaux pays de l'Europe depuis le commencement du XIX° siècle.**

(En général et sauf exception, on a attribué à chaque pays la population du territoire qu'il possédait en 1880.)

Les chiffres en caractères **égyptiens** résultent des recensements réguliers ; les autres résultent seulement d'évaluations. Voir TABLEAU IV la population de chaque pays en 1886.

PAYS.	1800.	1810.	1820.	1830.	1840.	1850.	1860.	1870.	1880.
	1	2	3	4	5	6	7	8	9
1. France............	27.349.003	29.107.425	30.461.875	32.569.223	34.250.178	35.783.170	37.386.313	36.102.921	37.672.048
2. Alsace-Lorraine.......	»	»	»	»	»	»	»	1.597.228	1.566.670
3. Belgique...........	»	»	»	3.785.814	4.072.619	4.426.205	4.731.996	5.087.826	5.520.009
4. Pays-Bas..........	2.100.000	»	»	2.613.487	2.860.559	3.056.879	3.309.128	3.579.529	4.012.693
5. Espagne..........	10.541.221	»	11.661.865	11.207.639	12.054.008	»	15.658.531	16.809.913	16.634.345
6. Portugal..........	2.931.930	2.877.071	»	3.061.684	3.396.972	3.499.121	3.693.362	3.988.187	4.160.315
7. Italie............	17.237.421	18.380.995	18.492.503	21.211.926	22.936.029	23.929.135	25.016.804	26.801.154	28.459.628
8. Roumanie..........	»	»	»	»	»	»	4.424.961	»	»
9. Grèce............	»	»	675.646	741.950	752.077	998.266	1.096.810	1.457.894	1.679.470
10. Suisse............	»	»	»	»	2.190.258	2.392.740	2.507.170	2.669.147	2.846.102
11. Allemagne..........	»	24.831.396	27.040.797	29.767.702	32.785.547	35.959.691	38.137.410	41.058.792	45.234.061
12. Prusse............	»	13.706.978	15.164.459	16.746.327	18.776.532	21.046.984	22.748.233	24.691.085	27.279.111
13. Saxe.............	»	1.181.212	1.264.193	1.404.949	1.694.143	1.988.043	2.225.240	2.556.244	2.972.805
14. Bavière..........	»	3.680.671	4.012.045	4.102.029	4.329.210	4.522.393	4.657.323	4.863.450	5.284.778
15. Wurtemberg........	»	1.410.684	1.459.250	1.586.785	1.646.136	1.733.263	1.720.708	1.818.536	1.971.118
16. Bade............	922.649	1.005.899	1.090.910	1.206.993	1.296.464	1.362.774	1.372.540	1.461.562	1.570.254
17. Autriche cisleithane....	»	»	»	15.588.142	16.575.118	17.534.950	18.884.598	20.217.531	21.981.821
18. Pays de la couronne hong.	»	»	»	14.339.528	13.797.735	13.191.553	14.223.931	15.416.321	15.642.102
19. Croatie, Slavonie.......	»	»	»	»	»	»	1.628.890	1.838.198	1.892.499
20. Serbie............	»	»	»	684.000	830.182	957.852	1.100.159	1.354.270	1.376.427
21. Empire russe d'Europe et d'Asie.............	»	»	»	»	»	»	81.650.000	85.250.000	»
22. Russie d'Europe (sans Caucase, Pologne, Finlande).............	»	»	»	»	»	55.818.243	63.658.934	65.926.845	74.405.864
23. Pologne russe..........	»	»	3.702.306	4.059.617	»	4.852.055	5.705.607	6.026.421	7.104.864
24. Finlande...........	834.829	863.268	1.177.546	1.372.077	1.445.629	1.636.915	1.746.725	1.767.191	2.060.782
25. Suède............	2.347.303	2.377.851	2.584.690	2.888.082	3.138.887	3.482.541	3.859.728	4.168.525	4.565.668
26. Norvège..........	883.038	899.000	977.500	1.131.000	1.246.355	1.399.733	1.608.653	1.741.621	1.914.000
27. Danemark..........	929.001	989.424	1.086.531	1.199.894	1.289.075	1.407.747	1.608.362	1.784.741	1.969.039
28. Royaume-Uni.......	16.302.440	18.532.522	21.272.187	24.392.485	27.057.923	27.745.949	29.321.288	31.845.379	35.241.482
29. Angleterre et Galles....	8.892.536	10.164.256	12.000.236	13.896.797	15.914.148	17.927.609	20.066.224	22.712.266	25.974.439
30. Ecosse............	1.608.420	1.805.864	2.091.521	2.364.386	2.620.184	2.888.742	3.062.294	3.360.018	3.735.573
31. Irlande...........	5.216.329	5.956.466	6.801.827	7.767.401	8.196.597	6.574.278	5.798.967	5.412.377	5.174.836
32. Etats-Unis.........	5.308.483	7.239.881	9.633.822	12.866.020	17.069.453	23.191.876	31.443.321	38.558.371	50.155.783

Observations relatives au Tableau V.

Pour éviter des détails excessifs, on a donné pour chaque pays la population du territoire *actuel* de ce pays (excepté pour la France, et quelques autres pays spécialement mentionnés ci-dessous).

1. *France*. La population de Savoie, de Nice, d'une partie du territoire de Monaco annexé en 1859 (669,059 hab.), n'est pas comprise dans les chiffres antérieurs à cette date. — La population d'Alsace-Lorraine n'est pas comprise dans les chiffres des col. 8 et 9. — Le prétendu recensement de 1811 (col. 2) n'est qu'une évaluation exagérée ; on admet le chiffre de 28,840,000 hab. — La date exacte des recensements indiqués est 1801, 1811, 1821, 1831, 1841, 1851, 1861, 1872, 1881. — D'autres recensements ont été faits, en 1836, 1846, 1856, 1866, 1876, 1886. Le prétendu recensement de 1826 n'est qu'une évaluation. Les recensements français omettant un grand nombre d'enfants en bas âge, le Dr Bertillon père a été amené à préférer aux chiffres officiels les chiffres suivants : 1821, 30,825,000 ; 1831, 32,950,000 ; 1841, 34,485,000 ; 1851, 36,113,000 ; 1861, 37,655,000.

2. *Alsace-Lorraine*. Les chiffres sont naturellement compris sous la rubrique 11. La date exacte du recensement marqué col. 8 est 1871.

3. *Belgique*. Les chiffres indiqués sont des évaluations (sauf 1880). Les recensements ont eu lieu en 1846, 1856, 1866, 1876, 1880.

4. *Pays-Bas*. Naturellement, le grand-duché de Luxembourg (177,504 hab. en 1871) n'est pas compris dans ces chiffres. La date réelle des recensements hollandais est 1795, 1829, 1839, 1849, 1859, 1869, 1879.

5. *Espagne*. Y compris les Canaries (280,974 hab. en 1877) et les établissements espagnols sur la côte septentrionale d'Afrique (12,170 hab.). La date exacte du recensement indiqué col. 9 est 1877.

6. *Portugal*. Non compris les Açores (259,800 hab. en 1878) et Madère (130,584 hab.).

7. *Italie*. Population du territoire actuel. La date réelle des seuls recensements complets a été 1861, 1871, 1881.

8. *Roumanie*. On évalue la population actuelle à 5,376,000 hab.

9. *Grèce*. La population des îles Ioniennes (228,669 hab. en 1861), annexées en 1864, n'est comprise dans ces chiffres que dans les col. 8 et 9. Les provinces annexées en 1881 (293,993 hab.) ne sont pas comprises dans la col. 9. La date exacte du recensement indiqué col. 9 est 1878.

10. *Suisse*. Le chiffre de la col. 5 date de 1837.

11. *Allemagne*. Population du territoire actuel.

12. *Prusse*. Population du territoire actuel. La date réelle des recensements a été 1816, 1822, 1831, 1840, 1852, 1861, 1871, 1880. Les recensements prussiens se succédaient autrefois tous les trois ans. Depuis 1875, tous les cinq ans.

13. *Bavière*. La date réelle des recensements a été 1818, 1827, 1830, 1840, 1852, 1861, 1871, 1880.

14. *Saxe royale*. La date réelle des recensements a été 1815, 1821, 1830, 1840, 1852, 1861, 1871, 1880.

15. *Wurtemberg*. Mêmes dates que la Prusse.

16. *Bade*. Un recensement en 1807 (col. 1). Les autres dates sont celles de la Prusse.

17. *Autriche cisleithane*. Population du territoire actuel, non comprises l'armée ni la flotte (271,474 hommes en 1880). N'ont pas été compris dans ces chiffres, la Bosnie-Herzégovine (1,158,453 hab.) en 1879 ni le territoire de Novi-Bazar (168,000 habit.). La population de la monarchie austro-hongroise est au total de 39,221,847 habit. Des recensements ont été faits en 1830, 1834, 1837, 1840, 1843, 1846, 1850, 1857, 1869, 1880.

18. *Pays de la couronne hongroise*. Un recensement a été fait en 1857. La date exacte du recensement indiqué col. 8 est 1869. Les chiffres comprennent la population de Croatie-Slavonie.

19. *Croatie-Slavonie*. La date exacte des recensements indiqués est 1869, 1880. Un recensement a été fait en 1857.

20. *Serbie*. La population du territoire annexé en 1878 (303,052 hab.) n'est comprise que dans la col. 9. La date exacte du recensement indiqué col. 8 est 1874, et du recensement indiqué col. 9 est 1878.

21-24. Les chiffres relatifs à la Russie (excepté la Finlande où ont eu lieu des recensements) sont des évaluations.

25. *Suède*. La population de la Suède est recensée régulièrement depuis l'an 1751.

26. *Norvège*. Les chiffres indiqués sont calculés (sauf col. 1). La date des recensements a été 1801, 1835, 1845, 1855, 1865, 1875.

27. *Danemark*. Population du territoire actuel, non comprises les îles Feröe (11,220 hab. en 1880) ni l'Islande.

28. *Royaume-Uni*. Outre la population des trois royaumes, ces chiffres comprennent la population des îles de Man et de la Manche (141,260 hab. en 1881) et la population de l'armée et de la marine royale et commerciale (215,374 hab.). La date réelle des receusements a été 1801, 1811, 1821, 1831, 1841, 1851, 1861, 1871, 1881.

La population anglaise n'a pas fait de progrès moins sensibles. Celle de l'Angleterre et Galles a triplé ; elle était de moins de 9 millions en 1801 ; elle dépasse aujourd'hui 26 millions ; celle d'Ecosse a moins augmenté ; celle de la malheureuse et ingouvernable Irlande a successivement avancé et reculé, et se trouve être aujourd'hui ce qu'elle était alors. Au total le Royaume-Uni avait 16 millions d'habitants en 1801, et il en avait 35 en 1881, presque autant que la France (1).

L'Italie passe progressivement de 18 millions (chiffre péniblement évalué pour 1800) à 28 millions et demi, chiffre de 1881. De petits pays très pauvres, sans industrie, tels que les quatre États scandinaves, ont de même doublé leur population depuis le commencement du siècle.

Aucune des nations européennes ne présente d'accroissement comparable à celui des États-Unis, dont la population a décuplé depuis le commencement du siècle.

La France présente aussi un certain accroissement depuis le siècle dernier ; mais combien il est faible comparé à ceux qui précèdent ! En 1801, elle compte 27 millions ; aujourd'hui, diminuée de l'Alsace-Lorraine, mais augmentée de Nice et de la Savoie, elle en compte 38 millions, dont un million d'étrangers.

Dans les chiffres qui précèdent, nous avons volontairement fait abstraction des modifications territoriales et politiques survenues dans le cours du siècle. C'est surtout si l'on tient compte simultanément des modifications survenues dans la carte de l'Europe et de l'accroissement des populations que l'on voit combien la France a perdu de sa puissance depuis deux siècles. M. Levasseur s'est livré à ce travail douloureux mais instructif (2). A la fin du XVIIe siècle, il n'y avait en Europe que trois grandes puissances, car l'Espagne avait déjà perdu toute sa force. Voici quelle était en millions d'habitants la population des trois grandes monarchies européennes, en 1700 :

Population des grandes puissances de l'Europe en 1700.
(En millions d'habitants.)

France	19,6
Grande-Bretagne et Irlande	8 à 10
Empire d'Allemagne	19

(1) Remarquons en passant que l'Allemagne et l'Angleterre, les deux pays dont la population s'est le plus accrue, sont par excellence des pays d'émigrants. Combien était grande l'erreur des écrivains tels que Montesquieu, Voltaire, etc., qui croyaient que l'émigration dépeuple les États !

(2) LEVASSEUR, *Annales de démographie*, 1879.

États compris en partie dans l'État germanique :

Autriche...................................... 12 à 13
Prusse....................................... 2

Soit, en tout, environ 50 millions. Encore faut-il remarquer que l'Allemagne était divisée entre une quantité de monarques ayant des intérêts différents; le plus puissant d'entre eux, l'Autrichien, ne tenait que 12 à 13 millions de sujets sous son sceptre.

En sorte que la France était, non pas la plus vaste en étendue, mais la plus peuplée de toutes les monarchies européennes. De plus, sa population, comparée à l'ensemble de la population des grandes puissances, *en formait* 38 *p.* 100. Ce chiffre montre assez de quel poids était alors la volonté du roi Louis XIV, car il représente, toutes choses égales d'ailleurs, notre force économique, et, plus exactement, notre force militaire comparée à celle des États voisins. Notre roi était le plus puissant des monarques de son temps. Telle était la puissance que nous avait laborieusement préparée la politique habile qui aboutit au traité de Westphalie. Sans doute, c'est à l'époque de ce traité fameux que devraient s'appliquer ces calculs; malheureusement les éléments nous manquent pour remonter aussi haut.

La politique hautaine et maladroite de Louis XIV devait bientôt briser ce bel ouvrage. La politique plus sotte encore de son successeur n'était pas faite pour réparer ses fautes. Mais la folie de nos gouvernants n'était pas la seule cause d'affaiblissement de notre pays. Qu'on en juge par les chiffres suivants :

En 1789, la France avait un territoire plus considérable que sous Louis XIV, et elle comptait 26 millions d'habitants, soit 6 à 7 millions d'habitants de plus qu'en 1700; cet excès venait en partie de l'annexion de la Lorraine et de la Corse, mais surtout de l'augmentation spontanée de la population.

Malheureusement, *la population des autres nations augmentait plus vite encore,* quelques-unes par des annexions plus importantes que celles de la France, et d'autres parce que leurs naissances étaient déjà, à cette époque, plus nombreuses que les nôtres. De plus, la Russie venait de prendre rang dans les puissances européennes. Et voici comment s'était modifié dans le courant du siècle le tableau que nous tracions tout à l'heure de la population des grandes puissances :

Population des grandes puissances de l'Europe, en 1789.
(En millions d'habitants.)

France 26
Grande-Bretagne et Irlande................... 12
Russie..................................... 25
Empire d'Allemagne......................... 28

États compris en partie dans l'Empire germanique :

Autriche.................................... 18
Prusse 5

Soit, en tout 96 millions. La France figurait dans ce total pour 27 centièmes seulement. Chiffre suffisant pourtant pour que sa voix pût parler haut dans l'assemblée européenne.

Mais, après avoir été longtemps gouverné par des courtisanes, notre pays le fut par un despote, et il arriva que ce despote lui fit plus de mal en quinze ans que les courtisanes en un siècle.

Population des grandes puissances de l'Europe en 1815.
(En millions d'habitants.)

France...	29,5
Grande-Bretagne et Irlande...................	19
Autriche..	30
Prusse..	10
Russie..	45
Confédération germanique (dans laquelle étaient comprises en partie l'Autriche et la Prusse)	30

En tout 139 millions (1). La France ne figurait plus dans ce total que 20 pour 100, c'est-à-dire qu'elle avait deux fois moins d'autorité que sous Louis XIV. La diplomatie française dut se subordonner à cette nécessité.

Depuis 1815, le mal n'a cessé d'empirer ; les causes en sont quelque peu différentes : la direction politique de la France a été moins sotte que sous les règnes précédents, mais notre grande cause d'infériorité est bien manifeste : la France ne perd encore rien de son territoire, *mais sa population ne s'accroît que misérablement.* Au contraire, les voisins s'agrandissent et se multiplient, peuplent des continents, y étendent leur commerce et remplissent l'univers entier de leur langue, de leurs navires et de leurs armées.

Les Allemands notamment se sont multipliés si remarquablement, qu'ils ont surpassé notre population, jadis supérieure à la leur, et nous avons fini par éprouver ce que peut la force du nombre :

Population des grandes puissances de l'Europe vers 1880.
(En millions d'habitants.)

France...	37,7
Grande-Bretagne et Irlande	35,2
Autriche-Hongrie...............................	39,2
Empire allemand................................	45,2
Russie d'Europe................................	84,5
Italie	28,5

Soit en tout 270 millions d'habitants. La France n'y figure que pour 13 p. 100.

Et, il y a moins de deux siècles, elle figurait pour 38 p. 100 ! Et encore, dans la tableau qui précède, nous n'avons compté que les An-

(1) Dans ce compte, entre la Confédération germanique.

glais qui habitent le Royaume Uni ; pourtant ceux des colonies ne sont pas moins attachés à la mère patrie et ne contribuent pas moins à sa puissance.

Nous n'avons pas compté non plus les États-Unis. Et pourtant, qui nous dit qu'un jour ils ne se mêleront pas à la politique de l'Europe, comme ils se mêlent déjà à son commerce ?

Sans doute ce résultat lamentable tient en partie à des causes politiques. Il est certain que l'apathie et la folie des gouvernements qui se sont succédé en France y ont contribué, en favorisant l'avènement de grandes puissances que le traité de Westphalie avait su mettre au second rang ou qui n'existaient pas de son temps.

Mais il suffit d'un regard sur nos chiffres pour voir que la principale cause de notre affaiblissement relatif, c'est la faiblesse, c'est l'insuffisance incroyable de l'accroissement de notre population. Que l'on compare la population anglaise, qui sans aucune annexion de territoire s'élève entre 1700 et 1880 de 8 à 35 millions, sans compter les colons dont elle inonde l'Amérique du Nord, l'Australie, le Cap, l'Inde, etc., et la nôtre, qui n'a même pas doublé pendant la même période, malgré l'annexion de cinq provinces (1) !

Le chiffre de la population n'est pas seulement un élément de force militaire et de force économique. C'est un facteur important de la force intellectuelle d'un peuple. Plus les naissances sont nombreuses, plus est actif le combat pour la vie, combat douloureux mais nécessaire au progrès, et d'où les plus intelligents ont toutes les chances de sortir victorieux. On dit quelquefois que, sur cent individus, il y a quatre-vingt-dix-neuf imbéciles et un homme intelligent ; quelle que soit la proportion, il est certain que, toutes choses égales d'ailleurs, une population de 1 million d'habitants contiendra dix fois moins d'hommes de valeur qu'une population de 10 millions. Si la France a donné le jour à tant de génies créateurs et bienfaisants, c'est en grande partie parce que jusqu'à ces derniers temps elle avait été plus populeuse qu'aucune autre nation.

Mais cet héritage même que nous ont laissé tant de poètes et tant d'écrivains admirables, est compromis par la décadence numérique de notre population. Qu'on se reporte plutôt aux tableaux qui précèdent.

La langue de Voltaire était celle que 27 p. 100 de la population européenne parlait de naissance. Était-il surprenant que le reste de l'Europe intelligente s'efforçât de connaître un pareil langage ? Aucun ne pouvait rivaliser avec lui.

Aujourd'hui, qu'un nouveau Voltaire soit donné à la France, par qui sera-t-il compris ? Par 45 millions d'individus (Français, créoles, Suisses, Belges, Canadiens). Mais, si cet écrivain est Allemand au lieu d'être

____
(1) La Lorraine, la Corse, le comtat Venaissin, la Savoie et Nice. En 1866, la population française était de 38 millions d'habitants, au lieu de 19,5 sous Louis XIV.

Français, aussitôt le cercle de ses lecteurs augmente presque du simple
au double; car les Allemands, Autrichiens et Suisses forment un ensemble de 80 millions d'individus parlant l'allemand. Enfin, si cet écrivain est Anglais, ses ouvrages ont chance de se répandre sur la terre
entière. Partout ils y seront compris. Aujourd'hui, on compte un peu
plus de 100 millions d'individus parlant anglais; mais il est impossible
de deviner ce que sera devenu ce nombre dans cinquante ans d'ici.
Ce qu'on peut affirmer, c'est qu'il sera prodigieux.

Sans doute ce serait exagérer que de proportionner rigoureusement
l'influence d'une langue dans le monde au nombre des individus qui la
parlent. Les Chinois et les Russes ont beau être plus nombreux que
nous, il est certain que leur langue ne servira jamais comme la nôtre
à la propagation des idées nouvelles. A ce point de vue, on peut affirmer
que le français jouit d'une influence très supérieure au nombre de ceux
qui le parlent. Cet avantage, il le doit à ses qualités admirables de
précision, d'élégance et de clarté. Mais il le doit surtout à son passé
incomparable et à la gloire que lui ont value les écrivains des deux
derniers siècles; il le doit à l'époque où nous avions l'avantage matériel
du nombre et où un ouvrage, par cela seul qu'il était écrit en français,
pouvait jouir d'un nombre de lecteurs que les autres langues ne faisaient pas espérer.

Ainsi, ce n'est pas seulement notre puissance politique et militaire
qui est menacée par l'insuffisance de notre reproduction, c'est notre
puissance économique, et c'est plus que cela encore : c'est l'influence
intellectuelle et morale que nos écrivains exerçaient sur le monde, c'est
le patrimoine intellectuel de la France qui est en question!

Le lecteur voit la gravité du mal. Elle est attestée par des chiffres
irréfutables. Notre patrie est menacée d'une chute irrémédiable, et le
problème de son relèvement dépend de la démographie.

D'où vient ce déplorable état stationnaire de notre population? Est-ce
défaut de mariages? défaut de naissances? excès de mortalité? Dans
quelles circonstances, dans quelles parties du pays voit-on ces mouvements de population augmenter ou diminuer? Telles sont, avec quelques autres, les questions que nous allons à présent examiner.

§ 4. — De l'équation de la population et des subsistances disponibles.

On distingue l'accroissement *physiologique* d'une population, de son
accroissement *de fait*.

L'accroissement *physiologique* est l'excès des naissances sur les
décès; on divise cette différence par la population telle qu'elle existait
au commencement de la période étudiée (1), et on multiplie par 1000.

(1) D'autres auteurs prennent pour base du calcul la population qui existait au milieu de la période étudiée.

Tableau VI. — Augmentation géométrique annuelle, par 1,000 habitants, dans les principaux États de l'Europe.

ÉTATS.	PÉRIODES ANCIENNES.	CROÎT GÉOMÉTRIQUE annuel moyen pour 1000 hab.	PÉRIODES RÉCENTES.	CROÎT GÉOMÉTRIQUE annuel moyen pour 1000 hab.
Italie.	1800-1861	6,12	1861-1884	6,99
France (a)	1801-1861	4,92	1861-1881	2,52
Royaume de Grande-Bretagne et Irlande (b)	1801-1861	9,83	1861-1884	9,33
Angleterre et Galles	1801-1861	13,69	1861-1884	13,20
Ecosse	1801-1861	10,79	1861-1884	10,19
Irlande.	1801-1861	1,77	1861-1884	—6,83
Empire allemand	1816-1861	9,58	1861-1883	8,42
Prusse.	1816-1861	11,32	1861-1883	9,44
Bavière	1818-1861	5,49	1861-1883	7,10
Saxe royale	1815-1861	13,86	1861-1883	14,92
Thuringe	1816-1867	7,85	1867-1883	8,29
Wurtemberg	1816-1861	4,42	1861-1883	6,92
Bade	1807-1861	7,38	1861-1883	7,26
Alsace-Lorraine	1821-1861	4,82	1861-1882	0,39
Autriche cisleithane	1830-1860	6,41	1860-1883	7,69
Provinces de la couronne hongroise	1830-1860	—0,27	1860-1880	4,76
Royaumes de Croatie et de Slavonie (moins Fiume)	....	....	1857-1880	6,54
Suisse	1837-1860	5,89	1860-1883	6,20
Belgique.	1831-1860	7,72	1860-1883	8,38
Hollande	1795-1859	7,13	1859-1883	10,23
Suède	1800-1860	8,32	1860-1883	7,69
Norvège	1801-1860	10,22	1860-1883	7,63
Danemark	1801-1860	9,35	1860-1883	10,13
Espagne	1800-1860	6,62	1860-1883	3,31
Portugal.	1801-1861	3,86	1861-1878	7,03
Grèce (c)	1821-1861	12,67	1861-1882	12,61
Serbie (d)	1834-1859	19,19	1859-1883	14,73
Russie d'Europe, moins la Finlande, la Pologne et la Transcaucasie (e)	1851-1867	8,37	1867-1879	12,92
Grand-duché de Finlande	1800-1860	12,39	1860-1883	8,91
Pologne russe	1823-1867	9,88	1867-1879	18,44
Etats-Unis d'Amérique	1800-1860	30,09	1860-1880	23,62
Massachusetts	1800-1860	17,97	1860-1880	18,70
Vermont	1800-1860	11,95	1860-1880	2,69
Connecticut.	1800-1860	10,14	1860-1880	15,24
Rhode Island	1800-1860	15,57	1860-1880	23,25

(a) Dans la première période (1801-1861) sont exclus la Savoie et le territoire de Nice (669,059 habitants en 1861) et sont comprises l'Alsace et la Lorraine. Dans la deuxième période (1861-1881) sont exclues ces dernières (1,561,935 habitants en 1861) et figurent les premiers.

(b) Aux chiffres de 1884, on a ajouté le chiffre de la population des îles du Canal et de Man, et celui de l'armée et de l'équipage de la marine marchande qui se trouvaient hors du Royaume-Uni.

(c) Dans la première période (1821-1861) est exclue la population des îles Ioniennes; dans la deuxième (1861-1879), elle est comprise, mais est exclu le territoire acquis en 1881.

(d) Moins le nouveau territoire.

(e) Dans les deux périodes est comprise la partie de la Bessarabie déjà roumaine.

L'accroissement *de fait* est la différence de la population de deux recensements, différence que l'on réduit également à 1000 habitants Les deux chiffres seraient égaux si les statistiques étaient parfaitement exactes, et surtout si l'émigration et l'immigration ne venaient pas modifier les résultats.

D'autres auteurs considèrent la population comme s'accroissant géométriquement, et calculent le taux d'accroissement de la même façon que l'on calcule le taux de l'intérêt de l'argent. Cette manière de voir est assurément la plus logique, car la population gagnée pendant une année contribue à l'accroissement de l'année suivante. Les recensements se suivant généralement à des intervalles de dix ans, les résultats que l'on obtient en admettant l'accroissement arithmétique sont de très peu supérieurs à ceux que l'on obtient en admettant l'accroissement géométrique.

Enfin d'autres auteurs s'appliquent à prédire l'avenir et à faire de leur prédiction l'expression même de l'accroissement de la population. Ils prédisent dans combien de temps la France aura doublé sa population, dans combien de temps il n'y aura plus personne en Irlande, etc. Ces prédictions varient d'ailleurs avec l'époque à laquelle elles sont faites : en 1821-31, il ne fallait que 101 ans à la France pour doubler sa population, tandis que 30 ans plus tard en 1846-51, il lui faut 315 ans (1), et ce qui est remarquable c'est que les deux prédictions sont mathématiquement vraies l'une et l'autre. Ce n'est pas tout : ces chiffres sont ceux des auteurs qui admettent l'accroissement géométrique de la population ; ceux qui admettent son accroissement arithmétique arrivent à d'autres résultats très différents des précédents et admettent naturellement un doublement beaucoup plus lent (2). Ni les uns ni les autres ne sont dans le vrai : ne nous mêlons pas de prédire l'avenir ; le présent est déjà assez difficile à observer.

Le tableau VI, emprunté aux *Confronti internazionali* de M. Bodio, indique l'accroissement annuel géométrique des principaux pays de l'Europe (3).

Le tableau VII fournit quelques indications plus détaillées. On y compare pour chaque période décennale l'accroissement physiologique (excès des naissances sur les décès) et l'accroissement de fait tel qu'il résulte des recensements. On voit que en France et en Suède, notam-

---

(1) M. Legoyt, *Journ. de la Soc. statist. de Paris*, 1867.

(2) M. Loua admet pour l'accroissement de la population française en 1831-71 une période de doublement de deux cent trente-six ans, tandis que géométriquement, la période de doublement serait cent soixante-cinq ans.

(3) L'augmentation géométrique annuel a été calculé suivant la formule $\sqrt[n]{\dfrac{p'}{p}} - 1$, dans laquelle n représente le nombre d'années composant la période étudiée composant la période étudiée, p la population au commencement de cette période, et p' la population à la fin de cette période.

ment les deux chiffres varient beaucoup d'une période à l'autre, mais toujours ils varient parallèlement, ce qui se comprend aisément, l'augmentation de la population en Europe dépendant surtout de l'excès des naissances sur les décès, et les mouvements d'immigration et d'émigration n'ayant sur elle qu'une influence très faible.

Dans l'une et dans l'autre période, la France est (après l'Irlande) le pays où l'accroissement de la population est le moindre.

Tableau VII. — **Augmentation moyenne annuelle de la population pour 1000 habitants recensés au commencement de la période considérée.**

PÉRIODES DÉCENNALES.	FRANCE		PRUSSE		SUÈDE		ANGLETERRE ET GALLES	
	POUR 1000 HABITANTS		POUR 1000 HABITANTS		POUR 1000 HABITANTS		POUR 1000 HABITANTS	
	Accroissement de fait.	Excès des naissances sur les décès.	Accroissement de fait.	Excès des naissances sur les décès.	Accroissement de fait.	Excès des naissances sur les décès.	Accroissement de fait.	Excès des naissances sur les décès.
1751-1760....	»	»	»	»	7.4	8.7	»	»
1761-1770....	»	»	»	»	7.3	6.7	»	»
1771-1780....	»	»	»	»	4.3	4.1	»	»
1781-1790. ..	»	»	»	»	1.2	4.4	»	»
1791-1800....	»	»	»	»	8.8	8.0	»	»
1801-1810....	5.5	4.3	»	»	1.3	2.9	13.9	»
1811-1820....	6.9	5.7	21(2)	15(2)	8.0	7.5	17.3	»
1821-1830....	6.9	5.8	14	13	11.7	11.0	15.6	»
1831-1840....	4.6	4.2	14	9	8.7	8.7	13.8	»
1841-1850....	4.7	4.1	10	10	10.9	10.5	12.9	10.8
1851-1860....	2.3	2.4	10	10	10.8	11.1	11.9	12.6
1861-1870....	0.6(1)	1.4(1)	10	11	8.0	11.3	13.2	13.4
1871-1880....	3.3(1)	5.1(1)	11.5	13	9.3	12.8	12.8	15.0

(1) Ces chiffres s'appliquent respectivement aux périodes 1861-1871 et 1872-80 (Alsace-Lorraine éliminée des calculs). L'excès des naissances a été 3,4 pendant la période 1861-1869 et —7,5 pendant la période 1870-1871.
(2) Depuis 1816; ces chiffres sont empruntés au *Rückblick* de M. de Fircks.

Étudions de plus près encore la fréquence des décès, la fréquence des naissances, et aussi la fréquence des mariages, qui nous expliquera souvent les variations de la fréquence des naissances. C'est année par année que cette recherche doit être faite pour être fructueuse. On en verra les résultats dans le tableau VIII dans lequel nous ne considérons que les trois pays dont l'histoire statistique remonte le plus haut : la Suède, la France, la Prusse (1).

On en déduit les règles suivantes :

I. Toutes les calamités publiques, toutes celles qui rendent la vie plus chère, c'est-à-dire plus difficile à gagner, s'accompagnent immédiatement des trois phénomènes suivants :

(1) Les lois que nous en déduisons ont été reconnues applicables à tous les pays.

TABLEAU VIII. — **Mouvements de population étudiés année par année depuis 1801. Pour 1000 habitants de chaque pays, combien de mariages, de naissances, de décès en un an.**

	PRUSSE.					FRANCE.				SUÈDE.			
	MARIAGES.	NAISSANCES (mort-nés inclus).	DÉCÈS (mort-nés inclus). MASC.	DÉCÈS (mort-nés inclus). FÉM.	OBSERVATIONS.	MARIAGES.	NAISSANCES (mort-nés exclus).	DÉCÈS (mort-nés exclus).	OBSERVATIONS.	MARIAGES.	NAISSANCES (mort-nés exclus).	DÉCÈS (mort-nés et lus).	OBSERVATIONS.
1801	»	»	»	»		7.26	33.1	27.8	Guerre.	7.25	30	26.1	5,594 décès par fièvre typhoïde; 6,740 par variole.
1802	»	»	»	»		7.38	33.9	28.0	Cherté.	7.82	32	23.7	
1803	»	»	»	»		7.46	33.2	31.9		8.19	31	23.7	Bonne récolte.
1804	»	»	»	»		7.48	32.7	32.4		8.06	32	24.8	
1805	»	»	»	»		7.70	32.8	30.0		8.35	32	23.4	Guerre. — Mauvaise récolte.
1806	»	»	»	»		7.50	32.8	28.0		8.03	31	27.1	Guerre. — 7,179 décès typhoïdiques.
1807	»	»	»	»		7.60	32.9	28.6		8.21	31	25.6	Guerre. — 8,065 décès typhoïdiques.
1808	»	»	»	»		7.80	32.3	27.4		8.14	30	33.9	Guerre. — Mauv. récolte.—12,327 décès typhoïdiques; 11,459 par dysenterie.
1809	»	»	»	»		9.43	32.8	26.4		7.84	27	39.0	Guerre. — Bonne récolte. 21,171 décès typhoïdiques; 11,503 par dysenterie.
1810	»	»	»	»		8.15	32.6	25.5		10.83	33	31.8	Fièvre typhoïde (9,193). Dysenterie (9,008). — Bonne récolte.
1811	»	»	»	»		7.07	32.1	26.6		10.73	36	29.0	Fièvre typhoïde (7,430). Dysenterie (7,204). — Mauvaise récolte.
1812	»	»	»	»		7.68	30.4	26.5	Cherté.	9.13	34	30.4	Fièvre typhoïde (8,058). — Très mauvaise récolte.
1813	»	»	»	»		13.28	30.7	26.6	Cherté. — Exemption militaire des mariés.	7.77	30	27.5	Guerre. — Fièvre typhoïde (6,261). Dysenterie (6,613).
1814	»	»	»	»		6.58	33.8	29.8		7.54	31	25.1	Guerre. — Fièvre typhoïde (5,555).
1815	»	»	»	»		8 35	32.3	25.9		9.61	35	23.6	Fièvre typhoïde (5,325). Bonne récolte.
1816	11 53	44.0	29 3	27.1	Fin de la guerre. — Cherté.	8.38	32.6	24.3	Fin des guerres.	9.30	35	22.7	Très mauvaise récolte.
1817	10.85	43.9	31.0	28.4	Cherté très grande.	6.87	31.5	25.0	Cherté.	8.34	33	24.3	Fièvre typhoïde (5,789). Mauv. récolte.
1818	10.54	43.8	30.7	28.7	Cherté.	7.10	30.3	25.0	Cherté très intense.	8.46	34	24.4	— (6,359). Mauv. récolte.
1819	10.29	45.6	31.9	30.1		7.08	32.5	25.8	Cherté.	8.14	33	27.4	— (7,210).
1820	9.98	44.1	27.9	26.2		6.84	31.5	25.2		8.44	33	4.5	— (5,877). Bonne récolte.
1821	9.40	44.7	26.5	24.6		7.23	31.3	24.0		8.81	35	25.6	— (5,853). Roug\le (6,924).
1822	9.24	43 8	28.3	26.5		7.59	31.3	25.0		9.29	36	22.6	— (5,141).
1823	8.76	42.8	28.4	26.3		8.37	31.2	23.7		8.99	37	21.0	Bonne récolte.
1824	9.07	42.7	27.8	26.0		7.54	31.2	24.2		8.83	35	20.8	Bonne récolte.
1825	9.32	43.5	28.3	26.1		7.66	30.6	25.2		8.60	36	20.5	
1826	9.14	42 9	30.1	27.9		7.75	31.0	26.2		8.08	35	22.6	Fièvre typhoïde (5,294). Très mauvaise récolte.
1827	8.55	39.5	30.8	28.1		7.95	30.4	24.6		7.22	31	23.1	Fièvre typhoïde (7,871). Bonne récolte.
1828	8.34	39.8	30.8	28.6		7.62	30.2	25.8	Cherté.	7.91	34	26.7	— (9,847). Bonne récolte.
1829	8.53	38.9	31.5	29.5		7.70	29.6	24.6	Cherté intense.	7.91	35	29.0	— (9,264). Roug\le (5,995).
1830	8.54	38.7	31.6	29.2		8.26	29.6	24.7		7.73	33	24.1	— (7,353).
1831	7.59	37.8	37.2	34.1	Choléra (32,647 décès cholériques). — Cherté.	7.46	29.9	24.2		6.90	31	26.0	
1832	9.75	37.0	33.6	31.0	Choléra (9,091 décès cholériques). — Cherté.	7.40	28.3	28.2	Choléra (102,732 décès).	7.19	31	23.4	Bonne récolte.
1833	9.93	40.9	32.6	30.4		7.25							

1842	9.31	41.3	29.7	27.9	Cherté.	8.08	28.4	23.8		7.19	31	21.5	
1843	9.17	39.5	29.9	28.2	Cherté.	8.17	28.0	22.9		7.44	32	20.3	
1844	9.11	40.3	26.9	25.3		7.99	27.4	21.9		7.29	31	18.8	Mauvaise récolte.
1845	9.00	41.2	28.6	26.5		8.01	27.8	21.0		6.90	30	21.8	
1846	8.68	39.3	30.6	28.7	Cherté.	7.65	27.2	23.1		6.82	30	23.7	
1847	7.76	36.2	33.1	30.5	Cherté très grande.	7.01	25.3	23.9	Cherté intense.	7.32	30	19.7	
1848	8.24	35.7	34.5	32.6	Choléra (26,151 décès cholér.).	8.21	26.3	23.4		7.83	33	19.8	
1849	9.21	42.8	31.7	30.1	Choléra (45,315 décès cholér.).	7.78	27.5	27.1	Choléra (100,600 décès).	7.59	33	19.8	
1850	9.54	41.5	28.9	26.9	Choléra (14,899 décès cholér.).	8.27	26.5	21.2		7.36	32	20.7	
1851	9.24	40.8	27.9	25.8		7.95	26.9	22.1		6.84	31	22.7	
1852	8.50	40.0	34.3	31.9	Choléra (41,238 décès cholér.). — Cherté.	7.75	26.5	22.3					
1853	8.58	38.9	31.9	29.7	Choléra (9,588 décès cholér.). — Cherté.	7.68	25.7	21.8		7.20	31	23.7	Choléra (8,511).
1854	7.87	38.1	30.1	28.3	Cherté très grande.	7.42	25.3	27.2	Guerre.—Choléra (143,468 décès). — Cherté.	7.69	33	19.8	
1855	7.68	36.0	33.3	30.8	Choléra (30,564 décès cholér.). Cherté très intense.	7.77	24.7	25.7	Guerre. — Cherté.	7.52	32	21.4	
1856	8.21	36.4	29.1	26.5	Cherté très intense.	7.78	26.1	22.9	Cherté.	7.44	31	21.8	
1857	9.31	40.6	30.9	29.3	Choléra (4,077 décès cholér.).	8.06	25.7	23.5		7.75	32	27.6	Dysenterie (12,730).
1858	9.55	41.7	30.7	28.6		8.36	26.0	23.8		8.11	35	21.7	
1859	8.48	42.1	28.9	26.7	Choléra (2,151 décès cholér.).	8.10	27.6	26.6	Guerre.	8.28	35	20.1	
1860	8.14	40.6	26.7	24.5		7.85	26.0	21.2		7.80	34	17.7	
1861	8.05	39.6	28.2	26.3	Cherté.	8.12	26.8	23.0		7.27	33	18.5	
1862	8.49	39.1	27.4	25.4	Cherté.	8.04	26.3	21.5		7.06	33	21.4	Rougeole (7,407).
1863	8.71	41.5	29.2	26.8		7.93	26.6	22.3		7.26	34	19.3	
1864	8.72	41.7	29.5	27.0	Guerre.	7.82	26.3	22.5		6.98	34	20.2	
1865	9.45	41.2	31.5	27.9		7.81	26.2	24.0		7.07	33	19.4	
1866	7.80	41.1	37.8	34.0	Guerre. — Choléra violent (114,683 décès).	7.90	26.2	23.0	Choléra (14,661 décès). — Cherté.	6.72	33	20.0	
1867	9.47	38.8	29.6	26.7	Cherté.	7.80	26.2	22.5	Cherté.	6.09	31	19.6	Mauvaise récolte.
1868	8.88	38.6	30.5	27.6		7.81	25.5	23.9		5.46	28	21.0	Mauvaise récolte.
1869	8.99	39.7	29.8	26.4		8.10	25.7	23.4		5.64	28	22.3	Rougeole (5,332).
1870	7.46	40.2	31.7	26.4	Guerre.	6.00	25.3	28.3	Guerre.	6.02	29	19.8	Bonne récolte.
1871	7.97	35.3	32.0	28.5	Guerre.—Variole (39,838 décès).	7.20	22.6	34.8	Guerre. — Variole.	6.49	31	17.2	Bonne récolte.
1872	10.36	41.5	32.6	29.6		9.80	26.7	21.9		6.93	30	16.3	
1873	10.19	41.4	31.6	28.0	Choléra (28,656 décès cholér.). — Cherté.	8.86	26.1	23.3	Choléra.	7.31	31	17.2	
1874	9.77	42.1	29.5	25.9	Cherté.	8.31	26.2	21.5		7.27	31	20.3	
1875	9.09	40.2	26.4			8.20	26.0	23.1		7.05	31	20.3	
1876	8.41	40.0	25.1			7.90	26.2	22.6		7.04	31	19.5	
1877	8.07	40.2	25.8			7.52	25.5	21.7		6.84	31	18.5	
1878	7.79	38.7	25.7			7.53	25.3	22.6		6.43	30	18.0	
1879	7.67	39.0	24.7			7.60	25.2	22.6		5.25	30	16.9	
1880	7.64	37.7	25.4			7.48	24.7	23.0		6.33	29	18.1	
1881	7.58	36.6	24.7			7.54	25.1	22.2		6.19	29	17.6	
1882	7.81	37.1	25.0			7.49	24.9	22.4		6.33	29	17.3	

Les chiffres de ce tableau sont empruntés aux sources suivantes : PRUSSE, période 1815-1874, *Rückblick auf die Bewegung der Bevölkerung im preussischen Staate*, par M. de Fircks; FRANCE, période 1801-1876, art. *France* dans le *Dict. enc. des Sc. méd.*, par Bertillon père; SUÈDE, période 1801-1875, *Éléments démographiques de la Suède*; les trois pays pour les années suivantes, *Confronti internazionali*.

1° La mortalité s'élève ;

2° La nuptialité s'abaisse ;

3° La natalité s'abaisse.

La disette et la guerre (toujours accompagnée de disette) se traduisent toujours par ces trois phénomènes. Ainsi dès qu'un certain nombre de rations disparaissent au banquet de la nature : 1° un certain nombre de convives disparaissent et 2° de nouveaux convives n'apparaissent pas pour prendre les places supprimées.

II. Si au contraire, une heureuse récolte, une bonne campagne industrielle ont fait baisser le prix des vivres, on remarque que :

1° La mortalité s'abaisse ;

2° La nuptialité s'élève ;

3° La natalité s'élève.

Ainsi, dès que des nouvelles rations sont servies au banquet de la nature, les convives en sont chassés moins violemment par la mort, et surtout des nouveaux convives surgissent rapidement pour occuper les nouvelles places de sorte qu'elles ne restent pas longtemps vacantes.

III. Après la fin d'une redoutable calamité publique, la nuptialité et la natalité s'élèvent, et la mortalité s'abaisse, sans qu'il soit nécessaire que le prix des vivres devienne faible (1).

Il suffit, pour que l'on constate ces heureux phénomènes, que la période nouvelle soit moins troublée que la précédente.. Un certain nombre de rations avaient été supprimées au banquet de la nature, et un nombre proportionné de convives avait été expulsé ou ne s'était pas présenté. Dès que ces rations sont servies à nouveau, de nouveaux convives surgissent pour les occuper, tandis que d'ailleurs la mort devient moins impitoyable pour les faibles, et les laisse quelque temps encore occuper leur place au festin.

Malthus avait deviné que la mort, gardien vigilant, frappe les faibles en temps de disette, mais écrivant à une époque où la statistique n'existait pas, il ne pouvait supposer qu'en réalité la nature est plus clémente qu'il ne le croyait : lorsque les rations diminuent au grand festin de la vie, sans doute elle ouvre un peu plus grandes les portes de sortie, mais en même temps, elle rend un peu plus petite la porte d'entrée ; en d'autres termes, en même temps que la mortalité augmente, la natalité diminue (2).

Si un désastre (guerre, épidémie, disette, chômage) en s'abattant

(1) Voir la France et la Prusse après les guerres du premier empire et malgré la cherté de 1817.

(2) Deux autres mouvements de population contribuent souvent à rétablir l'équilibre de la population et des subsistances (des convives et des rations). Ce sont l'émigration et l'immigration. L'Irlande en 1847, la Suède et la Norvège en 1867, frappées par la disette, ont envoyé en Amérique de nombreux émigrants. L'immigration opère en sens inverse mais dans une mesure moins visible. (Voir le chapitre relatif aux migrations.)

sur un pays diminue le nombre des mariages pendant le temps où il pèse sur le pays, il est vrai de dire que les années qui suivent sont marquées par une nuptialité toujours très élevée.

En Prusse, les guerres du premier empire sont suivies, en dépit de la cherté des vivres, d'un grand accroissement de la nuptialité; la natalité se montre également élevée. L'influence de la cherté ne paraît se faire sentir que lorsqu'elle a cessé, en 1819. Pendant la période calme 1820-29, la nuptialité et la natalité (les deux mouvements sont fidèlement parallèles) s'abaissent quelque peu, sans d'ailleurs cesser d'être élevées comme elles le sont toujours en Prusse; puis survient le choléra en 1831-32, et avec lui, la cherté. La mortalité s'élève tandis que la nuptialité et la natalité descendent. Aussi, en 1833, la nuptialité atteint 9,9, chiffre qu'on ne lui avait pas vu depuis 1820, et la natalité s'élève à 40,9.

Les époques de cherté, d'ailleurs modérée, de 1839-40 et 1842-43, n'ont pas eu d'influence sensible sur les mouvements de population. Mais en 1846-47, le prix des grains s'élève sensiblement, la nuptialité tombe à 8,6 et à 7,7; la natalité diminue pendant trois ans. Dès 1849-51 le prix des grains étant redevenu normal, la nuptialité et la natalité s'élèvent malgré le choléra à des taux que l'on n'avait pas observés depuis les années 1833-34 mentionnées ci-dessus (et qui elles-mêmes doivent de les avoir au choléra de 1831-32).

Survient alors la désastreuse période 1852-56, où la Prusse est désolée par le choléra et surtout par la cherté des vivres qui devient presque aussi intense qu'en 1817. La nuptialité et la natalité redescendent aussitôt; dès la fin de la crise, en 1857-58, elles se relèvent l'une et l'autre et atteignent des taux très élevés.

La cherté de 1861-62 et la guerre peu dangereuse soutenue par la grande Prusse contre le petit Danemark n'ont eu sur les mouvements de population aucune influence sensible.

La guerre de 1866, à peine plus meurtrière (4,400 tués et 6,300 morts de maladie), jointe à un choléra extrêmement meurtrier, diminua la nuptialité en même temps que la mortalité s'élevait à un taux inconnu jusqu'à ce jour. L'année suivante, malgré la cherté, la nuptialité s'élevait notablement.

La guerre franco-allemande eut sur la nuptialité une influence bien plus déprimante; elle tomba au taux le plus bas qui soit sur notre tableau. La guerre fit perdre 30,124 hommes à l'armée prussienne (21,906 tués et 8,218 morts de maladie), mais la variole fit plus de victimes : 59,838 habitants de la Prusse y succombèrent. En 1872-73-74, la nuptialité s'éleva à un taux qu'on ne lui avait pas vu depuis 1816.

En résumé, on voit que la guerre a sur la nuptialité et la natalité plus d'influence qu'aucune autre perturbation sociale; la cherté des vivres exerce une influence très nettement visible, lorsqu'elle est intense; les épidémies même les plus cruelles, et même lorsqu'elles sont plus meurtrières que la guerre, n'ont pas une influence aussi apparente.

TABLEAU IX. — Influence du prix des vivres sur les mouvements de la population en France.

	PRIX MOYEN de l'hectolitre de blé (en francs).	POUR 1,000 HABITANTS		
		Combien de mariages.	Combien de naissances.	Combien de décès.
3 ans hauts prix...............	23ᶠ40	7.37	33.2	29.2
1801-10. Prix moyen des 10 ans.........	19 91	»	»	»
3 ans bas prix.................	16 81	8.28	32.7	27.5
5 ans hauts prix...............	29 69	7.42	31.4	25.5
1811-20. Prix moyen des 10 ans.........	24 72	»	»	»
5 ans bas prix.................	19 75	8.69	32.4	26.7
2 ans hauts prix...............	22 30	7.66	31.1	25.1
1821-30. Prix moyen des 10 ans.........	18 22	»	»	»
5 ans bas prix.................	16 24	7.55	29.9	25.2
4 ans hauts prix...............	22 12	7.73	29.0	24.9
1831-40. Prix moyen des 10 ans.........	19 08	»	»	»
4 ans bas prix.................	16 11	8.12	29.4	24.7
3 ans hauts prix...............	24 97	7.60	26.7	23.5
1841-50. Prix moyen des 10 ans.........	20 49	»	»	»
3 ans bas prix	16 85	8.10	27.3	24.6
4 ans hauts prix...............	28 31	7.76	25.4	24.8
1851-60. Prix moyen des 10 ans.........	21 51	»	»	»
5 ans bas prix.................	15 90	8.08	26.8	23.2
4 ans hauts prix...............	25 08	7.94	26.2	22.7
1861-69. Prix moyen des 9 ans..........	21 44	»	»	»
4 ans bas prix.................	18 34	7.86	26.4	22.9
2 ans hauts prix...............	25 00	8.2	25.8	22.4
1872-80. Prix moyen des 9 ans	22 47	»	»	»
2 ans bas prix.................	20 01	8.0	26.1	22.8
2 ans hauts prix...............	21 84	7.4	24.8	22.6
1881-85. Prix moyen des 5 ans.........	19 50	»	»	»
2 ans bas prix.................	17 28	7.4	24 2	22.2

Sous le premier empire, la nuptialité française dépend surtout des privilèges accordés aux hommes mariés au moment de la conscription. En 1813, les guerres terribles qui épuisaient la nation française engagent un grand nombre d'hommes dans les liens protecteurs du mariage, et par une réaction naturelle, la nuptialité s'abaisse l'année suivante en même temps que les naissances augmentaient quelque peu. Les années 1815 et 1816 sont marquées par une assez forte nuptialité que la cherté fait baisser pendant les années suivantes. Les années de cherté 1828, 1829, 1839 et surtout 1847 sont marquées par un abaissement de la nuptialité, et par suite de la natalité. En 1848, au contraire, la nuptialité s'élève, mais pour retomber aussitôt après. La malheureuse année 1854, année de guerre, de cherté et de choléra présente un abaissement de la nuptialité et de la natalité et une élévation de la mortalité. La cherté (d'ailleurs peu sensible) de 1866-67 n'a aucun effet sur les mouvements de population. La guerre de 1859 n'a été accompagnée que d'une augmentation de mortalité. Celle de 1870-71 a eu au contraire une action considérable. Comme toujours, les années qui la suivent comptent beaucoup de mariages, beaucoup de naissances, peu de décès.

TABLEAU X. — **Influence du prix des vivres sur la nuptialité en Angleterre (1841-66).**

ANNÉES.	COMBIEN DE MARIAGES annuels pour 1000 habitants en général.	COMBIEN DE MARIAGES annuels. *by licence* pour 1000 personnes vivant dans des locations de plus de 20 livres.	COMBIEN DE MARIAGES annuels *not by licence* pour 1000 personnes vivant dans des locations de moins de 20 livres.	PRIX du *quarter* de blé (en shellings).
	col. 1.	col. 2.	col. 3.	col. 4.
				s. d.
I. — Huit années de prix élevés. 1855 ...	8.08	9.16	7.91	74.8
1854....	8.58	9.58	8.42	72.5
1847....	7.93	9.09	7.74	69.9
1856....	8.37	9.47	8.19	69.2
1841....	7.69	9.05	7.47	64.4
1842....	7.37	8.47	7.19	57.3
1857....	8.26	9.44	8.07	56.5
1862....	8.07	8.53	7 99	55.5
Moyenne...........	8.04	9.10	7.87	64.11
II. — Neuf années de prix moyens. 1861....	8.14	8.80	8.03	55.4
1846....	8.61	9.26	8.50	54.8
1853....	8.94	9.57	8.84	53.3
1860....	8.55	9.13	8.46	53.3
1844....	8.01	8 31	7.96	51.3
1845....	8.60	8.80	8.56	50.10
1848....	7.97	8.90	7.82	50.6
1843....	7.59	8.16	7.49	50.1
1866....	8.85	8.32	8.95	49 11
Moyenne...........	8.36	8.81	8.29	52.1
III. — Neuf années de prix faibles. 1863....	8.44	8.48	8.44	44.8
1849....	8.08	8.59	8.00	44.3
1858....	8.02	8.81	7.89	44.3
1859....	8.52	9.04	8.44	43.10
1865....	8.84	8.56	8.89	41 9
1852....	8.73	9.13	8.66	40.9
1850....	8.60	8.80	8.57	40.3
1864....	8.68	8.65	8.69	40.2
1851....	8.58	8.84	8.53	38.6
Moyenne...........	8.50	8.77	8.46	42.1

L'influence de la cherté sur les mouvements de population en France a été résumée dans le tableau IX (1).

L'influence de la cherté sur les mouvements de population est loin d'avoir la régularité mathématique qu'on lui a quelquefois attribuée. Elle a été étudiée (2) en Angleterre, par William Farr, et pour des périodes moins étendues, en Saxe, par M. Engel; en Bavière, par Hermann; dans les Pays-Bas, par M. Beaujon; par M. Muhlemann, dans le canton de Berne, etc., en Italie enfin dans la très remarquable publication intitulée : *Inchiesta sulle condizione igieniche e sanitarie dei comuni dell Regno* 1886.

William Farr a fait pour l'Angleterre une remarque curieuse; c'est que les variations du prix des céréales ont sur la population aisée une influence directement opposée à celle qu'elles exercent sur la population générale. Il fonde cette remarque sur la distinction des mariages *by banns* (mariages pauvres) et des mariages *by licence* (mariages riches); ces derniers augmentent de nombre lorsque le prix des céréales augmente, et réciproquement, ils diminuent lorsque le prix des produits de la terre s'avilit. Le tableau X indique sur quels chiffres William Farr a établi cette conclusion (*Reg. gen.*, 1866, p. iv).

Ainsi dans les années où le blé a valu cher, c'est-à-dire plus de 56 shellings, la nuptialité des gens riches ou aisés (*higher and middle classes*, dit l'auteur) a été presque toujours supérieur à 9 mariages pour 1,000 vivants, tandis que lorsque le blé a été bon marché, c'est-à-dire à moins de 45 shellings, la nuptialité des mêmes gens a été faible, et a été presque toujours inférieure à 9.

Pour les gens de la classe inférieure, c'est le contraire qui est arrivé, ainsi qu'on le voit dans tous les pays. Il semble donc que l'avilissement du prix du blé cause une gêne relative à une partie de la population aisée (3). Mais cette exception ne concerne pas l'ensemble de la population anglaise, pour laquelle la loi ordinaire se vérifie (voir col. 1), mais seulement une partie toute spéciale de la nation. Elle ne contredit nullement les observations que nous avons faites dans plusieurs pays et pendant des périodes séculaires. La conclusion qui en découle a été formulée ainsi, sous le nom de loi de l'*équation des subsistances*, par Achille Guillard :

« *La population tend à se proportionner aux subsistances disponibles.* »

(1) Dr Bertillon père, *Annales de démographie*, 1877.

(2) En France, par Achille Guillard, *Éléments de statistique humaine ou Démographie comparée*, 1855; Bertillon, art. France du *Dict. encycl. des sc. médic.*; en Prusse, par M. de Fircks, *Rückblick auf die Bewegung der Bevölkerung im preussichen Staate*, 1816-1874; en Suède par M. Berg.

(3) En Bavière, a l'époque où le mariage n'était pas permis aux pauvres, on a remarqué que l'avilissement du prix du blé diminuait le nombre des mariages. En 1835-37, années d'abondance, où le prix du blé tombe très bas, la nuptialité de la Basse-Bavière tombe à 5,0 pour 1,000 habitants et se relève (avec le prix du blé) à 5,8 dans les années suivantes.

Ce que l'on a traduit plus pittoresquement ainsi : « Là où nait un pain nait un homme. Là où disparait un pain disparait un homme. »

On exprimerait une idée analogue en disant que lorsqu'une société humaine a été frappée par un malheur public qui a fait périr un certain nombre de ses membres, en un mot lorsqu'elle a été blessée, cette blessure tend spontanément à la guérison : les naissances se multiplient, les décès diminuent, et en très peu d'années, la population est redevenue ce qu'elle était auparavant.

Cependant cette idée, ainsi exprimée, ne serait pas parfaitement exacte. Les vides qu'une disette ou qu'une guerre a créés dans une population se font sentir en réalité pendant beaucoup plus de temps qu'on ne pourrait croire.

C'est ce que montre avec clarté un diagramme célèbre que feu M. Berg, directeur de la statistique de Suède a fait connaitre à l'exposition universelle de Paris en 1878.

On sait que les pays scandinaves ont sur les autres nations de l'Europe l'avantage de posséder les recensements par âge depuis plus d'un siècle (la Suède depuis 1751 ; en France nous n'en avons que depuis 1851). M. Berg a eu l'idée ingénieuse de représenter par un diagramme (1) le résultat de ces différents recensements, et il s'est trouvé que la simple traduction des chiffres absolus en grandeurs figurées a révélé avec évidence des lois très simples, mais très inattendues.

Voici les principes du diagramme construit par M. Berg. Il consacre à chaque période quinquennale, soit la période 1795-1800, une colonne large de quelques centimètres, et il y prend une hauteur proportionnelle au nombre des naissances qui ont eu lieu pendant cet intervalle. Il y prend de même une hauteur proportionnelle aux enfants de 0 à 5 ans dénoncés par le recensement. Cette hauteur est nécessairement moins grande que la précédente. Une troisième ligne, tracée à une hauteur moins élevée encore, indique par sa situation le nombre des enfants de 5 à 10 ans, et ainsi de suite, chaque ligne transversale indiquant par sa hauteur le nombre des individus d'un âge donné ; la plus petite de ces hauteurs indique le nombre des centenaires.

La composition par âge de la population à chaque recensement est représentée d'une manière analogue par des lignes prises à différentes hauteurs dans une colonne verticale, et toutes ces colonnes verticales sont juxtaposées. Cette juxtaposition permet d'étudier l'histoire d'une génération née pendant une période donnée ; on n'a qu'à la suivre d'une colonne à l'autre. C'est là qu'est tout l'intérêt du tableau.

Étudions, par exemple, la génération née pendant la période de 1795-1800. Le nombre des naissances survenues à cette époque a été moins élevé que les années précédentes ne le laissaient prévoir, parce qu'à

(1) M. Perozzo a représenté les mêmes chiffres par d'ingénieux stéréogrammes.

cette époque funeste tous les malheurs à la fois fondaient sur la Suède.
Une série de mauvaises récoltes, la disette, des épidémies de fièvre
typhoïde et de variole ; un peu plus tard une guerre désastreuse soutenue
contre la Russie, ont presque simultanément désolé le pays. Les nais-

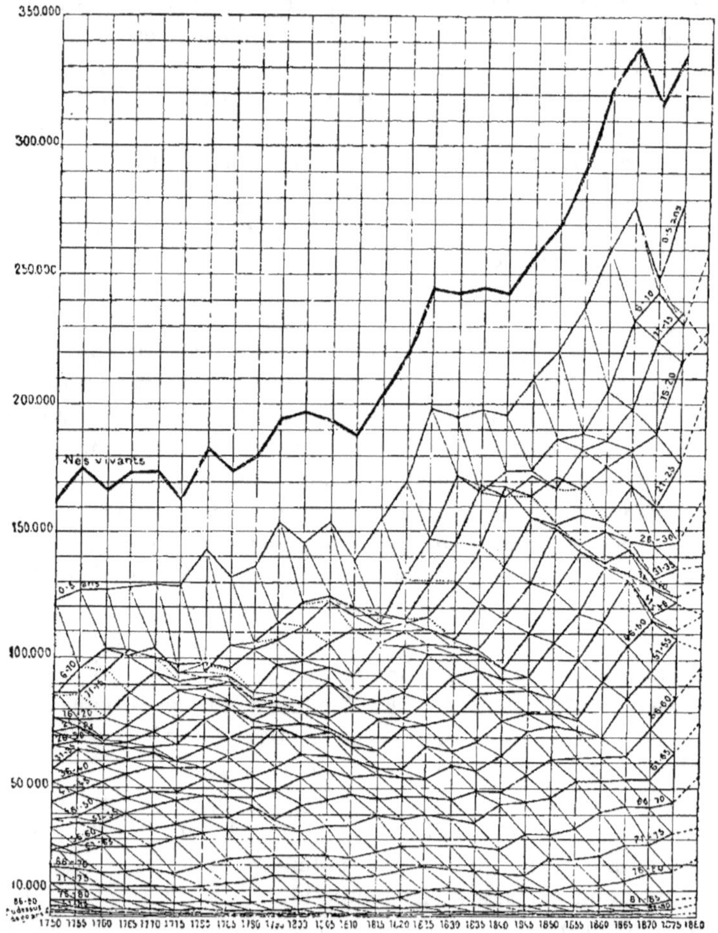

SUÈDE. — Population masculine par âge à chaque recensement depuis 1751.

sances ayant été peu nombreuses en 1795-1800, il en résulte tout naturellement que le nombre des enfants de 0 à 5 ans dénoncé par le recensement de 1800 a été également peu considérable.

Au recensement de 1810, on a trouvé pour la même raison peu d'enfants âgés de 5 à 10 ans ; de même en 1815, on a trouvé peu d'enfants
de 10 à 15 ans, et ainsi de suite ; cette génération de 1795-1800 continue
dans la suite des âges à être relativement peu nombreuse.

Ce que je viens de dire de cette génération sacrifiée, il faut le répéter pour celle des périodes 1800-1805 et 1805-1810, car la guerre a été longue et ne s'est terminée qu'en 1808 par le traité d'Aabo; pendant quinze ans, des calamités de toute espèce ont lourdement pesé sur la population suédoise et ont restreint le nombre de ses naissances. Après 1810 au contraire, et jusqu'en 1825, le nombre des naissances augmente régulièrement.

Reportons-nous maintenant au moment où les rares enfants nés pendant cette période malheureuse 1795-1810 ont atteint l'âge de la reproduction, c'est-à-dire l'âge de trente ans; ce sera en 1825-1840. *Étant peu nombreux, ils auront peu d'enfants*, et en effet l'accroissement régulier que nous avions constaté dans le nombre des naissances *s'arrête brusquement à cette époque* et fait même place à une petite diminution que ne justifie ni l'état des récoltes ni aucune autre circonstance.

Au contraire, après 1840, le nombre des adultes augmentant, le nombre des naissances augmente aussi et reprend son accroissement normal.

C'est ainsi qu'une guerre qui a eu lieu au commencement du siècle et dont les conséquences économiques sont depuis longtemps effacées, influe au contraire sur la population longtemps après qu'elle a fait place à la paix. Il arrive pour l'humanité un phénomène analogue à celui qu'on a souvent noté pour les hannetons. Lorsqu'une gelée tardive ou toute autre circonstance en a fait périr un grand nombre pendant une année donnée, on peut prédire à l'avance que quatre ans plus tard, quoi qu'il arrive, ils seront peu nombreux. Pour les hommes, on peut faire cette prédiction trente ans d'avance, parce qu'il suffit de 4 ans pour qu'un hanneton devienne adulte, et qu'il faut trente ans à un homme.

Mais ce n'est pas tout. Suivons en effet les enfants nés pendant cette période 1825-1840. Ils sont peu nombreux, donc ceux qui leur survivront dans les recensements suivants seront peu nombreux aussi. Suivons-les jusqu'à l'âge de reproduction, à 30 ans, c'est-à-dire en 1855-1870. Nous trouverons qu'encore à cette époque ils sont moins nombreux que ne l'étaient les adultes de même âge aux recensements précédents.

Il en résulte que les naissances sont aussi moins nombreuses, et en effet la ligne qui les représente subit une légère inflexion pendant la période 1860-1865 et un abaissement très accentuée (1) en 1865-1870.

Certes, si quelqu'un eût avancé que c'est à-cause d'une guerre datant d'un demi-siècle, et depuis longtemps oubliée que les naissances ont diminué en Suède en 1860-1870, personne n'eût ajouté foi à une asser-

---

(1) Cette diminution de la période 1865-70 n'est due qu'en partie au phénomène dont nous parlons. Il ne faut pas oublier que les récoltes de 1866, 1867 et surtout 1868 ont été très mauvaises.

tion aussi paradoxale. C'est pourtant ce qui résulte de notre diagramme (1).

Michel Tchouriloff, jeune démographe russe que la diphtérie a prématurément enlevé à la science, s'est efforcé de démontrer que ces générations, issues des années de guerre, étaient de taille plus petite que les autres, que les infirmités étaient parmi elles particulièrement nombreuses, résultats logiques, puisque les hommes de petite taille ou infirmes ne sont pas enrôlés et échappent aux périls de la guerre (2).

TABLEAU XI. — **SUÈDE.** — **Population masculine par âge** (en milliers d'habitants) (NOMBRES ABSOLUS).

AGES.	RÉSULTATS du recensement de 1860. col. 1.	RÉSULTATS du recensement de 1870. col. 2.	PRÉVISIONS faites pour 1880 d'après le diagramme. col. 3.	RÉSULTATS du recensement de 1880. col. 4.
De 0 à 5 ans	259	248	»	285
5 — 10 —	205	243	257	246
10 — 15 —	186	223	222	222
15 — 20 —	177	189	227	227
20 — 25 —	154	160	202	193
25 — 30 —	150	145	163	157
30 — 35 —	138	130	137	137
35 — 40 —	138	130	129	129
40 — 45 —	111	119	118	117
45 — 50 —	90	117	117	115
50 — 55 —	69	92	103	103
55 — 60 —	62	72	98	98
60 — 65 —	52	52	74	73
65 — 70 —	40	41	53	52
70 — 75 —	23	28	34	31
75 — 80 —	12	16	21	20
80 — 85 —	5	6	8	8
85 — 90 —	1.2	1.5	4	3
90 ans et au-dessus	0.25	0.28	»	0.40

Le tableau XI montre comment on peut à l'aide de ce diagramme

(1) Ce diagramme permet encore de prévoir d'avance les résultats d'un recensement.

Enfin il explique avec clarté un fait qui paraît souvent singulier : c'est que la population d'un âge donné soit de quinze à vingt ans, puisse parfois être supérieure à celle de l'âge précédent.

Ce fait surprend toujours, car il est logique que les plus jeunes soient plus nombreux que leurs aînés, puisque la mort a moissonné ceux-ci pendant plus longtemps. Mais notre diagramme montre comment le contraire peut se produire. Par exemple, en 1840 les adultes de quinze a vingt ans étaient nombreux parce qu'ils étaient nés pendant la période 1820-25 où le chiffre des naissances était élevé. Au contraire les enfants de dix à quinze ans étaient peu nombreux, parce qu'ils étaient nés en 1825-30 où le chiffre des naissances avait baissé à cause du petit nombre d'adultes existant à cette époque (ces adultes, on s'en souvient, étaient nés pendant la période fatale de 1795-1800). Eh bien, la différence entre le nombre des naissances de 1820-25 et celui de 1825-30 est telle que, quinze ans après, en 1840 et même en 1845, nous voyons la génération produite par l'une dépasser celle de l'autre.

(2) *Revue d'anthropologie*, 1876.

prévoir à l'avance les résultats d'un recensement. Entre les prévisions faites d'après le diagramme pour l'année 1880, et les résultats du recensement fait pendant cette même année, il n'y a de différence sensible que pour l'âge de 20 à 30 ans; l'émigration, devenue très forte en Suède, est sans doute la cause de cette différence.

§ 5. — Du parallélisme des mouvements de population.

En général, et sauf exception, on remarque que les pays où la nuptialité est élevée, ont aussi beaucoup de naissances, et que les pays où les naissances sont nombreuses ont aussi beaucoup de décès.

Ainsi en Saxe, il y a beaucoup de mariages, beaucoup de naissances, beaucoup de décès. De même en Prusse. Au contraire en Belgique il y a peu de mariages, peu de naissances, peu de décès. En Suède, il y avait au siècle dernier une forte nuptialité, une forte natalité et une assez forte mortalité; petit à petit, les trois mouvements de population ont baissé simultanément.

Cette règle, qui n'est pas sans exception, s'explique facilement : on conçoit assez aisément que beaucoup de mariages s'accompagnent de beaucoup de naissances; et on s'explique, aussi lorsque les naissances sont nombreuses, que les décès le soient également, puisque les jeunes enfants sont soumis à des chances de mort exceptionnelles.

D'autre part, dans les pays où la mortalité est forte, la loi de l'équation des subsistances exige que la natalité soit élevée de façon à réparer promptement les vides que la mort fait parmi les convives attablés au banquet de la vie.

En France, la nuptialité reste parfaitement stationnaire, la mortalité diminue un peu, et la natalité diminue régulièrement et progressivement de décade en décade.

En Belgique, les trois mouvements de population restent à peu près stationnaires.

Dans les Pays-Bas, la nuptialité et la natalité augmentent, tandis que la mortalité diminue. En Prusse, les trois mouvements de population vont en se ralentissant, tandis qu'en Saxe, ils s'accroissent parallèlement.

En Bavière, une loi qui se croyait philanthropique (1) interdisait le mariage aux pauvres, et les réduisait à n'avoir que des amours illégitimes. Aussitôt après l'abrogation de cette loi vers 1868, les mariages sont devenus nombreux; les naissances ont notablement augmenté, et, par suite, la mortalité a subi un léger accroissement.

La Finlande subit durement les caprices de son climat redoutable; sa mortalité est pourtant modérée, et sa natalité assez élevée.

____

(1) Elle ne s'appliquait pas à la Bavière rhénane qui est restée soumise aux principes du Code civil.

TABLEAU XII. — **Mouvements de population des principaux pays de l'Europe, à différentes époques, par périodes décennales.**

Tableau destiné à montrer les variations lentes de la nuptialité, de la natalité et de la mortalité.

PAYS.	PÉRIODES.	POUR 1,000 HAB., COMBIEN, EN UN AN, DE		
		MARIAGES.	NAISSANCES (mort - nés exclus).	DÉCÈS (mort-nés exclus).
FRANCE	1801—1810	7.8	33	29
	1811—1820	7.9	32	26
	1821—1830	7.8	31	25
	1831—1840	7.9	29	25
	1841—1850	7.9	27	23
	1851—1860	7.9	26	24
	1861—1870	7.7	26	23
	1871—1880	8.0	25	24
BELGIQUE	1841—1850	6.9	30	24
	1851—1860	7.4	30	23
	1861—1870	7.5	32	24
	1871—1880	7.2	32	23
PAYS-BAS	1841—1850	7.2	35	28
	1851—1860	7.9	35	27
	1861—1870	8.3	36	25
	1871—1880	8.0	36	24
ITALIE	1865—1870	7.3	37	30
	1871—1880	7.5	36.5	30
PRUSSE	1816—1820	10.6	43	28.5
	1821—1830	8.9	40	28.0
	1831—1840	9.1	38	30.0
	1841—1850	8.9	38	29.0
	1851—1860	8.6	38	28.9
	1861—1870	8.6	38	28.9
	1871—1880	8.7	39	26.4
SAXE	1835—1840	8.2	»	»
	1841—1850	8.5	41.1	30.0
	1851—1860	8.7	39.5	27.3
	1861—1870	8.9	40.1	27.8
	1871—1880	9.4	42.9	29.1
BAVIÈRE	1841—1850	6.6	33.2	28
	1851—1860	6.4	33.2	28
	1861—1870	9.2	37.9	30
	1871—1880	8.3	40.2	31
FINLANDE	1812—1820	8.9	35.2	26.1
	1821—1830	8.5	37.9	24.7
	1831—1840	7.3	33.3	28.2
	1841—1850	8.1	35.2	23.6
	1851—1860	7.8	35.8	28.6
	1861—1870	6.7	34.3	32.5
	1871—1880	8.3	36.7	22.0
SUÈDE	1751—1760	9.1	36.0	27.3
	1761—1770	8.6	34.5	27.7
	1771—1780	8.5	32.7	27.4
	1781—1790	7.9	32.0	27.6
	1791—1800	8.5	33.4	25.3

Tableau XII (*Suite*). — **Mouvements de population des principaux pays de l'Europe, à différentes époques, par périodes décennales.**

PAYS.	PÉRIODES.	POUR 1,000 HAB., COMBIEN, EN UN AN, DE		
		MARIAGES.	NAISSANCES (mort-nés exclus).	DÉCÈS (mort-nés exclus).
SUÈDE	1801—1810	8.2	30.8	27.5
	1811—1820	8.7	33.4	25.9
	1821—1830	8.3	34.7	23.5
	1831—1840	7.1	31.5	22.6
	1841—1850	7.5	31.2	20.6
	1851—1860	7.6	32.8	21.6
	1861—1870	6.7	31.9	20.4
	1871—1880	6.8	30.4	18.2
NORVÈGE	1801—1815	7.6	27.9	25.0
	1816—1825	8.7	33.2	18.8
	1826—1835	7.5	33.1	19.5
	1836—1845	7.2	29.5	18.8
	1846—1855	7.8	31.7	18.1
	1856—1865	7.2	32.6	17.7
	1866—1875	6.8	30.0	17.5
	1876—1883	7.0	31.1	16.6
DANEMARK	1835—1844	7.7	31.6	22.1
	1845—1849	8.0	32.0	22.7
	1855—1859	8.4	33.8	20.4
	1861—1870	7.4	31.0	20.1
	1871—1880	7.9	31.4	19.5
ANGLETERRE	1801—1810	8.7	»	»
	1811—1820	8.1	»	»
	1821—1830	8.1	»	»
	1831—1840	8.0	»	»
	1841—1850	8.0	32.6	22.3
	1851—1860	8.5	34.1	22.2
	1861—1870	8.4	36.0	22.7
	1871—1880	8.1	35.4	21.4
ÉCOSSE	1855—1860	6.8	34.0	20.7
	1861—1870	7.1	35.4	22.3
	1871—1880	7.2	34.8	21.7

Les pays scandinaves se distinguent, notamment depuis une cinquantaine d'années, par la faiblesse de la mortalité.

En Suède, nous avons déjà remarqué l'abaissement parallèlement des trois mouvements de population ; cette diminution ne se fait guère remarquer en Norvège ni en Danemark.

En Angleterre, les mariages ont été d'abord en décroissant, depuis le commencement du siècle jusqu'en 1840, puis ils sont devenus nombreux, mais ils semblent à présent diminuer, et à nouveau les naissances (et par conséquent les décès) ont été en croissant pendant trente ans (1840-70). Depuis cette époque, les uns et les autres sont devenus un peu moins nombreux.

Après avoir jeté un regard général sur les lois les plus générales de la démographie, il convient d'étudier avec plus de détail les trois mouvements de population. Ce sera l'objet des chapitres suivants.

§ 6. — Étude des recensements.

I. Proportion de la population de chaque sexe. — En général, il y a en Europe un peu plus de femmes que d'hommes (1 019 femmes pour 1 000 hommes, c'est-à-dire 982 hommes pour 1 000 femmes), et cependant dans tous les pays, il naît toujours un peu plus de garçons que de filles (105 garçons pour 100 filles). Comme la mortalité des petits garçons dépasse notablement celle des petites filles, les deux sexes ne tardent pas à être à peu près aussi nombreux l'un que l'autre. A l'âge adulte, les hommes émigrent plus facilement que les femmes ; leur mortalité est souvent un peu plus forte. Ainsi se fait que généralement leur nombre total est quelque peu inférieur à celui des femmes. Chez les vieillards la disproportion des deux sexes est encore plus forte (1).

TABLEAU XIII. — **Pour 1,000 femmes recensées, combien d'hommes.**
(Recensements de 1880 ou années voisines.)

France	996	Autriche, Hongrie	967
Belgique	998	Serbie	1,045
Pays-Bas	977	Russie	973
Espagne	957	Finlande	960
Italie	1,006	Suède	940
Grèce	1.103	Norvège	954
Suisse	962	Danemark	966
Allemagne	962	Angleterre, Galles	
Prusse	968	Écosse	955
Saxe	946	Irlande	
Bavière	952	États-Unis	1,035
Wurtemberg	933	Canada	1,025
Bade	951	Australie	1,185

La Grèce et la Serbie sont les seuls pays européens où les hommes paraissent, d'après le recensement, notablement plus nombreux que les femmes. La statistique des naissances accuse dans ces deux pays (et aussi en Roumanie) un excès très anormal de naissances masculines.

Dans les pays qui reçoivent de nombreux émigrants, les hommes sont naturellement les plus nombreux. Il en est ainsi aux États-Unis et au Canada, quoique ces pays contiennent une population née dans le pays très nombreuse par rapport au nombre des immigrants. En Australie et

(1) La proportion des deux sexes est généralement indiquée sous la forme suivante : « Pour 1,000 femmes, combien d'hommes ? » Quelques auteurs préfèrent le rapport inverse : « Pour 1,000 hommes, combien de femmes ? » Nous préférons (sans attacher à la question une importance qu'elle n'a pas) le premier de ces deux rapports, parce que le nombre des femmes est plus fixe que celui des hommes. La guerre, la disette, les événements politiques, l'émigration, modifient le nombre des hommes plus facilement que celui des femmes. D'ailleurs, l'élément démographique est moins l'individu isolé que la famille, et c'est la femme qui fait la famille.

îles adjacentes, où l'élément immigré est plus important, l'excès des hommes est beaucoup plus considérable encore.

La proportion des hommes par rapport aux femmes était moindre qu'aujourd'hui d'après les anciens dénombrements.

La proportion des hommes diminue généralement au moment des grandes calamités (disette, guerre, etc.) et augmente ensuite (mais avec beaucoup de lenteur) pendant des années qui les suivent. C'est ce qu'on a appelé la *restauration des mâles*.

Voici quelques séries de chiffres qui permettront de voir quelles limites peut atteindre normalement l'inégalité du nombre des deux sexes :

TABLEAU XIV. — **Pour 1,000 femmes recensées, combien d'hommes.**

ANNÉES.	FRANCE.	ANGLE-TERRE.	PRUSSE.	SUÈDE.	ANNÉES.	FRANCE.	ANGLE-TERRE.	PRUSSE.	SUÈDE.
1751....	»	»	»	889	1830...	960	972	991	928
1760....	»	»	»	893	1835...	958	»	»	935
1769....	»	»	»	912	1840...	976	971	997	935
1780....	»	»	»	925	1845...	982	»	»	936
1790....	»	»	»	917	1850...	982	974	999	940
1795....	»	»	»	920	1855..	983	»	993	940
1800....	950	974	»	922	1860...	1000	966	993	944
1805....	»	»	»	925	1865...	1005	»	»	»
1810....	»	976	999	913	1870...	992	961	971	936
1815....	»	»	984	914	1875...	993	»	»	»
1820....	945	979	983	921	1880...	996	948	968	940
1825....	»	»	986	927	1885...	999	»	963	»

NOTA. — L'armée est comprise dans tous ces chiffres, et notamment en ce qui concerne l'Angleterre, la marine royale et la marine marchande.

Les recensements français se sont faits non aux dates indiquées, mais aux millésimes terminés par 1 et 6 ; les recensements anglais, aux millésimes terminés par 1. — Les chiffres qui concernent la Prusse se rapportent au territoire de ce royaume tel qu'il était au moment du dénombrement. Les dénombrements prussiens se sont faits, non aux dates indiquées, mais en 1810, 1816, 1820, 1825, 1831, 1840, 1849, 1855, 1861, 1871, 1880.

En France, les guerres du premier empire avaient détruit tant d'hommes, qu'en 1820 on n'en comptait que 945 pour 1 000 femmes. Petit à petit, l'équilibre se rétablit (il ne l'a été complètement qu'en 1860). La guerre de 1870 fait tomber la proportion des hommes à 992. Depuis cette époque, elle n'a cessé de se relever lentement.

En Angleterre, le nombre des hommes reste toujours très inférieur à celui des femmes (sans doute parce que ce sont surtout les hommes qui émigrent).

En Prusse, les guerres du premier empire abaissent la proportion des hommes à 984 ; l'équilibre des deux sexes se rétablit très lentement. La guerre de 1870 (et sans doute l'émigration) font tomber la proportion à 971. Elle va sans cesse en diminuant depuis cette époque.

En Suède, la proportion des hommes a toujours été très faible. Les anciens dénombrements ne trouvent dans ce pays que 889 hommes pour 1 000 femmes. Il est douteux que les guerres meurtrières et inutiles de Charles XII, et celles qui ont suivi sa mort (1718) soient responsables de la faiblesse de ce chiffre ; la proportion des hommes s'élève progressivement jusqu'en 1780, époque à laquelle commencent pour la Suède une série de malheurs (disettes 1780-83 et 1798-1804 ; épidémie 1782-92 et 1801-09 ; guerre 1788-90 ; 1805-09 et 1813-14). La restauration des hommes se fait très lentement à partir de 1815. Les mauvaises récoltes de 1866-68 et l'émigration qui suit font retomber la proportion des hommes en 1870.

Le tableau XV indique la proportion des sexes en chaque groupe d'âges pendant le cours de l'histoire de la Suède. Il montre que les modifications qui surviennent dans les proportions des sexes se font surtout à l'âge adulte. Ce sont les hommes adultes qui sont frappés par les guerres de 1788 et années suivantes. Quant aux hommes de plus de 60 ans, les événements ont peu de prise sur eux ; lorsque nous voyons le nombre relatif des hommes âgés diminuer en 1820-55, ce n'est pas dans les événements de cette période heureuse qu'il en faut chercher la cause, mais dans ceux du passé : la génération qui avait 60 ans en 1820 était précisément celle qui en avait eu 30 en 1790 et qui avait été moissonnée par la guerre et par les fléaux qui s'abattirent alors sur la Suède.

TABLEAU XV. — **SUÈDE. — Pour 1,000 femmes de chaque groupe d'âges, combien d'hommes des mêmes âges.**

ANNÉES.	De 0 à 15 ans.	De 16 à 60 ans.	Au-dessus de 60 ans	ANNÉES.	De 0 à 15 ans.	De 16 à 60 ans.	Au-dessus de 60 ans
1751.......	997	875	655	1830........	1001	922	707
1760........	1021	860	675	1840........	1004	932	701
1780	988	916	758	1850........	1004	943	697
1790........	1015	908	775	1860........	1011	941	729
1800.......	1004	906	753	1870........	1014	924	742
1810........	1000	891	757	1880........	1023	932	774
1820........	997	912	737				

II. **Population par âge.** — Ce renseignement est l'un des plus utiles que fournisse le recensement. Il est indispensable pour le calcul de la mortalité (1), et on ne peut pas, sans son aide, apprécier exactement ni la natalité, ni la nuptialité, ni aucun autre chapitre de la démographie.

(1) Beaucoup de statisticiens occasionnels parlent couramment de la mortalité générale (sur 1,000 hab. combien de décès) et en tirent des déductions à perte de vue. Déclarons ici ce que nous répéterons plus loin : le rapport a peu de valeur car il n'a guère de signification en lui-même ; il ne commence à prendre un sens que lorsque l'on y joint (ce qui n'arrive guère) l'étude de la composition par âges de la population que l'on considère.

L'usage est de calculer le rapport suivant : « sur 1 000 habitants, combien de tel et tel âge ». Ce rapport ne me semble pas très heureux, la proportion des vieillards telle qu'elle résulte d'un pareil calcul est toujours influencée par le nombre des enfants : dans un pays où les enfants sont très nombreux, le nombre des vieillards est toujours exprimé par une proportion faible (puisqu'il faut toujours que le total soit 1 000) sans que cela signifie que la longévité est moindre dans ce pays que dans les autres (1).

Pour éviter cet inconvénient, je propose de fonder le calcul de la population par âges sur les considérations suivantes :

La population se compose de trois grands groupes primordiaux très différents à tous les points de vue : les enfants (0-15 ans), les adultes (15 à 60) et les vieillards. Les adultes travaillent et reproduisent; quant aux enfants et aux vieillards, leur âge les force à vivre aux dépens des adultes; ils constituent le *poids mort* de la société; sa partie active sont les adultes. Pour comparer la grandeur de ce poids mort dans les différents pays, il faut la comparer dans tous à un étalon fixe, qui est la population adulte; on verra bien plus clairement ainsi de quelle charge elle est alourdie soit pour élever la génération nouvelle, soit pour reconnaître les services de la génération passée.

Nulle part cette charge n'est aussi légère qu'en France, parce que nulle part les enfants ne sont aussi rares qu'en France. Il est vrai que nulle part aussi les vieillards ne sont aussi nombreux. La France est le pays qui contient le moins d'enfants et le plus de vieillards. Le premier de ces deux faits est très inquiétant pour notre pays. Le second est à son honneur, puisqu'il montre que la vie y est douce et prolongée, mais cela n'ajoute guère à sa puissance. « La France conserve longtemps ses vieillards : c'est un honneur pour elle, mais à coup sûr, ce n'est pas une force ».

L'Alsace-Lorraine et la Belgique ont un nombre de vieillards assez élevé, mais elles ont plus d'enfants que la France; les trois royaumes scandinaves, puis l'Italie et la Suisse ont assez peu d'enfants et un assez grand nombre de vieillards.

Au contraire, l'Allemagne, l'Autriche cisleithane et surtout l'Angleterre et l'Écosse comptent plus d'enfants et moins de vieillards que les pays que nous venons d'énumérer.

L'Espagne et le Portugal comptent peu de vieillards. En Croatie-Slavonie et surtout en Grèce, il y a un nombre considérable d'enfants et extrêmement peu de vieillards. La Grèce notamment présente le spectacle exactement contraire de celui de la France.

---

(1) Ajoutons que les enfants en bas âge étant presque partout (et notamment en France) mal recensés, il en résulte qu'*aucun* des chiffres du rapport critiqué n'est exact.

Tableau XVI. — **Composition par âge de la population des princi-paux États de l'Europe vers 1880.**

PAYS.	POUR 1,000 HABITANTS de tout âge, combien			POUR 1,000 ADULTES de 15 à 60 ans, combien		
	D'ENFANTS (0-15 ans).	D'ADULTES (15-60 a.).	de VIEILLARDS (60 ans-ω).	D'ENFANTS (0-15 ans).	de VIEILLARDS (60 ans-ω).	TOTAL des bouches inutiles.
France....................	267	610	123	439	202	641
Alsace-Lorraine...........	325	571	104	568	183	751
Belgique..................	335	567	98	590	172	762
Pays-Bas..................	352	562	86	625	153	778
Espagne...................	348	595	57	585	96	681
Portugal..................	339	590	71	576	121	697
Italie....................	322	589	89	568	152	720
Grèce.....................	392	556	52	706	94	800
Suisse....................	320	592	88	542	149	691
Allemagne.................	354	567	79	625	139	764
Prusse....................	361	564	75	641	132	773
Saxe...................	359	573	68	625	119	744
Bavière................	342	565	93	606	164	770
Wurtemberg.	332	550	87	604	145	749
Bade..................	352	566	82	622	145	767
Autriche cisleithane.......	340	584	76	582	130	712
Hongrie...................	373	575	52	649	94	743
Croatie-Slavonie..........	356	592	52	604	88	692
Finlande..................	347	583	70	594	120	714
Suède.....................	326	581	93	560	160	720
Norvège	347	563	90	615	159	774
Danemark..................	338	566	96	597	169	766
Angleterre................	365	562	73	649	130	779
Ecosse....................	366	556	78	657	140	797
Irlande	351	553	96	634	174	808

Lorsqu'on voudra apprécier la mortalité d'un pays au moyen de la seule mortalité générale (sur 1000 vivants, combien de décès?), on devra toujours commencer par regarder les chiffres de notre tableau et notamment celui qui figure dans sa dernière colonne. Si ce chiffre est élevé, on ne devra pas être surpris que la mortalité générale le soit aussi; *cette élévation de la mortalité n'indiquera pas que les chances de mort soient grandes en ce pays.* Nous développerons ce point dans notre chapitre consacré à la mortalité.

III. **Population par âge, par sexe et par état civil.** — Cette donnée est une des plus importantes du recensement; c'est une de celles dont nous ferons le plus fréquent usage dans le calcul des mouvements de population (nuptialité, natalité, mortalité).

Le tableau XVII en résume les principaux résultats. Nous y comparons la population de chaque état civil à la population âgée de plus de 15 ans (1).

____

(1) Si nous prenions pour base de notre calcul l'ensemble de la population, nous arriverions à des résultats trompeurs, puisque tous nos chiffres seraient influencés par le nombre des enfants en bas âge, dont la proportion varie beaucoup d'un pays à un autre.

La première colonne à examiner dans ce tableau est la colonne 9. Elle nous apprend que les pays qui contiennent une faible proportion de célibataires sont en premier lieu la Hongrie (261), puis la France (342). Après ces deux pays, il faut citer l'Italie (365) et la Grèce (363). L'Angleterre (379) et l'Allemagne (381) présentent des chiffres moyens dont se rapprochent la plupart des autres pays. Les pays qui contiennent le plus de célibataires sont l'Irlande (477) puis l'Écosse (440), la Belgique (435) et la Suisse (427).

Tableau XVII. — **Sur 1,000 habitants de chaque sexe, de plus de 15 ans, combien de chaque état civil (1880) dans les principaux pays de l'Europe.**

PAYS.	HOMMES.				FEMMES.				ENSEMBLE.			
	CÉLIBATAIRES.	MARIÉS.	VEUFS.	DIVORCÉS.	CÉLIBATAIRES.	MARIÉES.	VEUVES.	DIVORCÉES.	CÉLIBATAIRES.	MARIÉS.	VEUFS.	DIVORCÉS.
	1	2	3	4	5	6	7	8	9	10	11	12
France	371	553	76	»	314	544	142	»	342	549	109	»
Alsace-Lorraine	429	501	69	1	387	477	134	1,6	408	488	103	1
Belgique	454	481	64	0,6	414	475	110	0,7	435	476	88	0,7
Pays-Bas	415	527	57	1	379	507	113	1	397	517	86	1
Italie	404	536	60	»	326	537	137	»	365	537	98	»
Grèce	435	518	46	»	285	543	172	»	363	530	107	»
Suisse	448	487	61	4	407	462	125	6	427	474	94	5
Allemagne	406	541	51	2	358	512	127	3	381	526	91	2
Prusse	408	542	49	1,5	352	515	130	2,7	379	528	91	2
Saxe	372	582	43	3	332	538	125	5	351	559	86	4
Bavière	423	522	54	1	393	494	112	2	408	507	84	1
Wurtemberg	389	550	59	2	572	506	119	3	380	527	90	3
Bade	420	523	56	0,5	392	489	118	1	405	506	88	0,8
Autriche	411	544	45	0,6	365	513	121	0,7	388	528	81	0,7
Hongrie (1)	301	631	47	1	222	621	153	1,4	261	626	101	1
Finlande (2)	410	538	49	»	369	502	127	»	389	520	89	»
Suède	430	517	53	0,7	412	471	116	1	420	493	86	1
Norvège	427	515	56	1	417	470	112	2	422	491	85	2
Danemark	401	539	56	4	370	506	119	5	385	522	88	4,6
Angleterre et Galles	392	553	55	»	367	517	116	»	379	534	87	»
Ecosse	452	495	53	»	430	444	126	»	440	468	92	»
Irlande	508	432	60	»	448	407	145	»	477	419	104	»

(1) 2,6 femmes d'état civil inconnu.
(2) 3 hommes et 2 femmes d'état civil inconnu.

Naturellement, la proportion des gens mariés (col. 10) est presque complémentaire de celle des célibataires. La Hongrie et la France sont donc parmi les pays qui en contiennent le plus. Il faut encore citer la Saxe.

La France se distingue par la proportion élevée de ses veufs (col. 11), ce qui tient à ce que notre pays conserve longtemps ses vieillards.

Dans tous les pays, la proportion des veuves l'emporte de beaucoup sur celle des veufs. Cela tient à ce que dans tous les pays les femmes sont généralement plus jeunes que leur mari et leur survivent le plus souvent ; cela tient aussi à ce que les veufs se hâtent plus que les veuves, à rentrer dans la catégorie des mariés (1) ; et enfin à ce que la longévité des veuves est plus grande que celle des veufs.

Ces deux derniers motifs expliquent aussi pourquoi la proportion des femmes divorcées est partout plus grande que celle des hommes divorcés.

La proportion des divorcés (col. 12), toujours très faible, est plus élevée en Danemark, en Saxe et en Suisse que dans aucun autre pays, ce qui tient à la fréquence du divorce dans ces trois pays.

L'étude du recensement des professions doit toujours précéder celle des mouvements de population. Malheureusement, les différents services statistiques ne sont pas encore entendus pour adopter une nomenclature uniforme des professions malgré les efforts tentés dans ce sens au congrès de statistique de Saint-Pétersbourg. Il résulte de ce défaut d'uniformité que la comparaison internationale des recensements des professions est très difficile. En France, la comparaison même de deux dénombrements des professions n'est pas faisable, parce que à chaque recensement on a adopté une nomenclature nouvelle. Celle qu'on avait suivie en 1866 ne laissait cependant que peu à désirer ; sur ma proposition, on est revenu en 1886 aux principes de cette nomenclature, mais on ne l'a pas adoptée dans ses détails parce qu'on l'a jugée trop laborieuse, comme si l'administration française ne pouvait plus faire en 1886 ce qu'elle faisait en 1866 (2).

Nous ne tenterons pas ici des comparaisons internationales qui risqueraient d'être fautives. Nous dirons seulement quelles recherches il convient de faire à l'aide du recensement des professions avant d'étudier les mouvements de population d'un pays :

Il faut voir quelles sont les régions de ce pays où les professions agricoles dominent, et quelles sont celles où l'industrie est répandue ; quelles sont les industries qui font vivre le plus d'habitants, de façon à pouvoir apprécier si leurs professions sont malsaines.

Le recensement des professions peut encore servir à classer les différentes régions du pays étudié au ·point de vue du bien-être et de la richesse, éléments non moins importants au point de vue l'hygiène qu'au point de vue économique. On y parvient par diverses méthodes appro-

(1) De là vient que la proportion des hommes mariés est toujours plus forte que celle des femmes mariées, quoique les nombres absolus des hommes et des femmes mariés soient à peu près identiques.

(2) La ville de Paris, toutefois, a adopté, sur mon conseil, la nomenclature de 1866 dans tous ses détails. Les recensements des professions de 1866 et de 1886 sont les seuls qui puissent donner lieu à des comparaisons utiles.

priées aux mœurs du pays étudié. On en verra quelques exemples dans le chapitre consacré à l'étude du degré d'aisance des populations.

ARTICLE II. — MOUVEMENTS DE LA POPULATION.

§ 1. — Nuptialité.

I. **Définition.** — On appelle *nuptialité* (1) le rapport $\left(\dfrac{Ma}{P}\right)$ du nombre des mariages au nombre des habitants.

La plupart des auteurs calculent la nuptialité en cherchant : « sur 1,000 habitants, combien de mariages en un an ». Ce rapport n'est pourtant pas irréprochable, car la méthode exige que l'on compare le nombre des mariages au nombre des mariables ; or parmi les habitants d'un pays, il en est beaucoup qui ne sont mariables à aucun degré : tels sont les enfants de moins de 15 ans ; tels sont aussi les personnes qui sont déjà mariées. Il en résulte que dans un pays où les enfants seraient très nombreux, la nuptialité calculée comme il est dit ci-dessus serait artificiellement abaissée, presque dans la fraction $\dfrac{Ma}{P}$ le dénominateur P serait grossi de nombreuses non-valeurs. De là des erreurs possibles : en France, sur 1 000 habitants il y a 7,5 mariages annuels et en Angleterre 7,4 seulement et cependant la tendance au mariage des Anglais n'est pas inférieure à celle des Français, loin de là ; mais sur les 1 000 habitants anglais auxquels nous attribuons 7,4 mariages, il y a 365 enfants de moins de 15 ans auxquels il est, pour bonne cause, impossible de se marier ; tandis que sur les 1 000 Français auxquels nous attribuons 7,5 mariages, il n'y a que 267 enfants. Or 635 adultes anglais (1 000 — 365) qui contractent 7,4 mariages ont une nuptialité plus forte que 733 adultes français qui contractent 7,5 mariages. Éliminons donc les enfants de notre calcul ; éliminons en aussi les gens déjà mariés, car il est évident que, pas plus que les enfants, ils ne peuvent contracter mariage ; nous trouverons alors que, sur 1 000 mariables anglais il y en a 50 qui convolent en un an, tandis qu'en France il n'y en a que 45. Ainsi la méthode imparfaite (mais généralement usitée) qui consiste à calculer « sur 1 000 habitants combien de mariages » nous conduisait précisément à l'opposé de la vérité.

On peutla serrer de plus près encore. Les célibataires et surtout les veufs de plus de 60 ans sont assez nombreux et leur tendance au mariage est si faible que c'est véritablement un abus que de les compter

(1) Ou *matrimonialité*. Ces deux mots synouymes ont été créés par M. Bertillon père.

comme mariables au même titre que les jeunes gens. On peut donc avec avantage les éliminer du calcul.

Nous venons d'indiquer quatre manières d'évaluer la nuptialité :

1° Nuptialité générale. — Combien de mariages annuels pour 1,000 habitants de tout âge $\left(\dfrac{Ma}{P}\right)$. (Voy. col. 6 du tableau XVIII.)

2° Nuptialité des adultes de plus de 15 ans. — Combien de mariages annuels pour 1,000 habitants de plus de 15 ans $\left(\dfrac{Ma}{P_{15-\omega}}\right)$. (Voy. col. 7.)

3° Nuptialité des mariables de plus de 15 ans. — Combien de mariages annuels pour 1,000 habitants non mariés, de plus de 15 ans. (Voy. col. 11.)

4° Nuptialité des mariables de 15 à 60 ans. — Combien de mariages annuels pour 1,000 habitants non mariés de 15 à 60 ans. (Voy. col. 14.)

Mais il est un mode de calcul très différent pour apprécier à quel point un peuple est porté à vivre de la vie de famille ; il consiste à utiliser uniquement les données du recensement. Dans un peuple où la mortalité serait élevée et où le personnel de la nation se renouvellerait par conséquent assez rapidement, les mariages pourraient être nombreux sans que le désir de la vie conjugale fût très vif ; les veufs et les veuves y seront nombreux et les seconds mariages viendront s'ajouter aux autres. Dans un pays au contraire où la longévité est longue, tel que la France, les mariages seront par cela même beaucoup moins nombreux, parce que les ménages, une fois constitués, dureront plus longtemps. Il y a donc intérêt à calculer « sur 1 000 habitants, combien de couples » (voir col. 2 tableau XVIII), ou mieux encore, en éliminant du calcul les enfants : « sur 1 000 habitants de plus de 15 ans combien sont trouvés par le recensement en état de mariage » (voir col. 5, tableau XVIII).

Voilà donc deux autres méthodes pour apprécier le *fréquence de l'état de mariage*. On ne devra pas appliquer à ces deux derniers rapports le nom de nuptialité.

II. **Nuptialité des mariables.** — Elle doit être étudiée successivement chez les hommes et chez les femmes. On trouve toujours pour les hommes des chiffrés supérieurs à ceux qu'on observe chez les femmes.

Cela s'explique aisément. Sans doute dans le rapport $\dfrac{Ma}{P}$, le numérateur, c'est-à-dire le nombre des mariages est exactement pour les hommes ce qu'il est pour les femmes ; mais il n'en est pas de même du dénominateur ; les veuves sont toujours beaucoup plus nombreuses (environ deux fois plus) que les veufs ; ce qui tient à ce que le mari, étant généralement plus âgé que la femme, la précède généralement dans la tombe ; et ce qui tient aussi à ce que les veufs, comme nous le verrons plus tard, s'empressent généralement de se remarier. Ainsi le

dénominateur de la fraction $\dfrac{Ma}{P}$ est plus faible lorsqu'il s'agit des hommes que lorsqu'il s'agit des femmes ; donc la valeur de la fraction est plus forte. On ne sera donc pas surpris de voir la nuptialité des hommes l'emporter presque toujours sur celle des femmes.

Le grand nombre des veuves est aussi cause que les chiffres de la colonne 4 du tableau XVIII sont toujours plus faibles que ceux de la colonne 3.

Ainsi chacune des 14 colonnes de notre tableau XVIII indique une méthode pour apprécier la fréquence du mariage dans chacun des 33 pays considérés. Chacune de ces méthodes a sa signification spéciale.

La plus commode est la colonne 11. On y compare le nombre annuel des nouveaux mariés à la population susceptible de contracter mariage, c'est-à-dire à la population non mariée de plus de 15 ans. On verra, en la lisant, que l'un des pays d'Europe où la nuptialité est la plus élevée est la Hongrie (72,6 mariés annuellement pour 1 000 mariables); cette nuptialité est due en partie à la fréquence du mariage des veufs, et indirectement à ce que la mortalité est assez grande en ce pays. La colonne 6 nous montre que cette nuptialité est encore dépassée dans les pays purement slaves : la Croatie-Slavonie, la Serbie, la Russie ; mais l'imperfection des documents ne permet pas de fixer bien exactement dans ces pays la nuptialité des seuls mariables, ni surtout d'indiquer la cause de cette forte nuptialité. En Russie, les mariages sont très précoces, ce qui tient en partie à ce que, au temps du servage, les propriétaires forçaient leurs paysans à se marier très jeunes afin d'augmenter le nombre de leurs corvéables. L'usage de se marier jeune a survécu au servage.

La Pologne russe est le seul pays slave où la nuptialité ne soit pas très élevée. Nous verrons plus loin que plusieurs autres pays soumis à des persécutions politiques ont une nuptialité faible.

Après les pays slaves, le pays où la nuptialité est plus élevée est la Saxe (61). Puis, assez loin derrière elle, la Prusse (1) (51), l'Autriche cisleithane (50), l'Angleterre (50). D'autres chiffres nous permettent de caractériser plus nettement l'Angleterre, et de montrer que ce pays est celui où la vie de famille est peut-être la mieux appréciée.

Viennent ensuite des pays où la nuptialité est à peu près celle de la France (45). La Finlande (47), le Danemark (48), les Pays-Bas (48), l'Italie (47), comptent un peu plus de mariages, la Norvège (43), l'Écosse (39), la Belgique (40) un peu moins. Les pays de l'Allemagne du sud comptent généralement peu de mariages ; de mauvaises lois, soi-disant philanthropiques, et interdisant le mariage des pauvres, se sont longtemps opposées à la nuptialité bavaroise. Elles ont créé dans le pays des mœurs regrettables qui ne se sont que lentement

(1) En Prusse, la nuptialité est moindre dans les provinces de l'ouest : Westphalie, Hesse, Rhin, que dans les provinces de l'est, Prusse, Brandebourg, Silésie, Saxe.

TABLEAU XVIII. — **Nuptialité dans les principaux pays de l'Europe.**

PAYS.	PÉRIODE étudiée.	PROPORTION DES MARIÉS RECENSÉS.				NUPTIALITÉ GÉNÉRALE.			NUPTIALITÉ DES MARIABLES					
		Combien de couples mariés pour 1,000 h. de tout âge et de tout état civil.	Combien de mariés recensés pour 1,000 habitants de plus de 15 ans de chaque sexe.			Combien de mariages annuels			Combien de mariés annuellement pour 1,000 mariables (célibataires de plus de 15 ans, veufs, divorcés).					
									De plus de 15 ans.			De 15 à 60 ans.		
			MASCULIN.	FÉMININ.	ENSEMBLE.	pour 1,000 hab. de tout âge.	pour 1,000 hab. de plus de 15 ans.	pour 1,000 hab. de 15 à 60 ans.	MASCULIN.	FÉMININ.	ENSEMBLE.	MASCULIN.	FÉMININ.	ENSEMBLE.
	1	2	3	4	5	6	7	8	9	10	11	12	13	14
France	1878-82	201	553	544	548	7.5	10.3	»	46.3	44.6	45.4	53.3	57.1	55.0
Alsace-Lorraine	»	165	501	477	488	6.4	9.4	11.1	38.5	35.1	36.8	44.0	43 9	44.0
Belgique	»	159	481	475	476	6.9	10.5	»	40.4	39.6	40.0	45.9	48.0	46.9
Pays-Bas	»	167	527	507	517	7.5	11.6	13.6	50.1	46.2	48.0	56.0	56.0	56.0
Espagne	1865-70	»	»	»	»	7.7	»	»	»	»	»	»	»	»
Portugal	1860-62	»	»	»	»	6.3	»	»	»	»	»	»	»	»
Italie	1878-82	182	536	537	537	7.5	11.0	»	47.7	47.4	47.5	53.4	57.7	55.6
Roumanie	»	»	»	»	»	7.7	»	»	»	»	»	»	»	»
Grèce	»	165	518	543	530	5.0	8.5	»	35.1	38.9	37.0	»	»	»
Suisse	»	162	487	462	474	6.9	10.1	»	40.8	36.6	38.6	45.7	43.9	44.8
Allemagne	»	170	541	512	527	7.5	11.7	13.3	52.6	46.6	49.4	58.0	55.8	57.8
Prusse	»	151	542	515	528	7.7	12.0	13.6	54.0	48.2	51.0	59.4	57.4	58.4
Saxe	»	179	582	538	558	8.6	13.3	14.9	66.8	55.9	60.8	71.9	66.4	69.1
Bavière	»	167	522	494	506	6.8	10.4	12.1	45.0	39.7	42.1	51.0	48.8	50.0
Wurtemberg	»	168	550	506	526	6.5	10.2	11.8	47.2	39.3	43.4	53.6	47.9	51.2
Bade	»	164	523	489	506	6.5	10.1	11.5	43.9	38.2	40.8	49.2	45.9	47.6
Autriche cisleithane	»	175	544	513	527	7.8	11.8	»	53.4	46.1	50.0	58.3	55.1	56.7
Hongrie	»	233	631	621	626	9.8	13.3	»	76.6	69.0	72.6	»	»	»
Croatie-Slavonie	»	»	»	»	»	10.5	»	»	»	»	»	»	»	»
Serbie	»	»	»	»	»	12.4	»	»	»	»	»	»	»	»
Russie	1867-78	»	»	»	»	9.4	»	»	»	»	»	»	»	»
Pologne russe	1870-75	»	»	»	»	7.5	»	»	»	»	»	»	»	»
Finlande	1878-82	170	538	502	520	7.4	11.3	»	51.0	44.1	47.4	55.1	52.3	53.7
Suède	»	166	517	471	493	6.3	9.3	»	40.7	33.6	36.9	44.6	40.4	42.4
Norvège	»	151	515	470	491	6.7	11.5	»	47.5	39.0	42.8	52 5	46.3	49.3
Danemark	»	173	540	507	522	7.6	11.2	13.4	51.2	44.8	47.9	56.8	54.6	55.7
Angleterre et Galles	»	169	553	517	533	7.4	11.7	13.2	54.6	46.4	50.2	»	»	»
Écosse	»	150	495	444	468	6.7	10.6	»	44.6	35.5	39.6	»	»	»
Irlande	»	135	432	407	419	4.3	6.7	»	24.7	21.7	23.1	»	»	»
Massachusets	»	»	»	»	»	8.7	»	»	»	»	»	»	»	»
Vermont	1871-75	»	»	»	»	8.5	»	»	»	»	»	»	»	»
Connecticut	1878-82	»	»	»	»	7.6	»	»	»	»	»	»	»	»
Rhode-Island														

corrigées, et qui influent encore aujourd'hui sur la nuptialité de la Bavière (42). Le Wurtemberg (43) et Bade (41) ont également une nuptialité bien inférieure à celle que l'on observe dans le nord de l'Allemagne.

Enfin les pays dont la nuptialité est faible sont la Suisse (38) — où l'association conjugale est peu demandée et facilement rompue, car les divorces y sont très nombreux — la Suède (37) où la nuptialité va diminuant d'année en année depuis très longtemps et sans que l'explication en ait été donnée — la Grèce (37), où les mariages sont peut-être moins rares que ne le disent les documents, dont l'élaboration laisse à désirer.

Inférieure encore à celle de ces trois pays est la nuptialité de deux nations malheureuses, soumises à un joug qu'elles détestent et à des persécutions politiques de tous les instants : l'Alsace-Lorraine (36) et l'Irlande (23).

Si au lieu d'étudier la *nuptialité* on s'attache à la *fréquence de l'état de mariage* (voir plus haut la différence établie entre la signification de ces deux rapports), c'est la colonne 5 qu'il faudra consulter. On trouve ainsi que, après la Hongrie (1) et la Saxe, c'est en France que l'on trouve le plus de gens mariés ; l'Angleterre elle-même ne viendrait qu'après. Quelque méthode que l'on préfère, c'est toujours l'Irlande qu'il faut placer en dernier lieu.

Le tableau XIX indique la proportion des vieux garçons et vieilles filles dans les différents pays de l'Europe.

TABLEAU XIX. — **Pour 1,000 habitants de plus de 50 ans et de chaque sexe, combien sont célibataires.**

PAYS.	ANNÉES.	VIEUX GARÇONS.	VIEILLES FILLES.
France	1876	93	108
Bavière	1875	144	215
Saxe royale	1875	57	76
Wurtemberg	1875	82	149
Italie	1871	125	116
Angleterre et Galles	1871	88	109
Ecosse	1871	122	254
Irlande	1871	133	149
Pays-Bas	1869	110	131
Belgique	1866	159	166
Danemark	1870	67	90
Suède	1870	69	108
Norvège	1875	82	121
Suisse	1870	154	176

III. Variations de la nuptialité dans le temps. — On a heureusement comparé (2) les mouvements intérieurs qui agitent l'âme des

(1) Les chiffres relatifs à la Hongrie (tabl. XVIII, col. 3 et 5) sont un peu au-dessus de la vérité, parce que l'armée n'y est pas comprise.

(2) Biographie de M. Renouard, par le professeur Charles RICHET, son petit-fils.

peuples aux mouvements de la mer ; il faut les observer assez longtemps pour s'en rendre un juste compte ; chacune des vagues qui se brise sur le rivage s'avance un peu plus loin ou un peu moins loin que la précédente, mais ces variations sont accidentelles et sans importance ; pour voir le mouvement du flux ou du reflux, pour voir ces variations importantes du niveau de la mer, une observation plus patiente et plus exacte est nécessaire.

En démographie les mouvements lents et insensibles tels que ceux qui petit à petit abaissent ou élèvent la nuptialité ou la natalité ont une grande importance ; mais les variations annuelles ont aussi leur intérêt car elles ne sont pas livrées au hasard et leurs causes peuvent être déterminées. Il faut donc étudier successivement les *variations lentes* de chaque phénomène ; et ses *variations annuelles*. On étudie les variations lentes en ne considérant que les moyennes quinquennales ou décennales, et les variations annuelles en descendent ensuite dans le détail de chaque année.

Nous avons déjà étudié plus haut les variations annuelles (p. 142) et les variations décennales de la nuptialité (p. 154). Nous ne pouvons que renvoyer le lecteur aux chiffres déjà cités.

Il est vrai que nous n'avons calculé dans ces tableaux que la nuptialité générale (pour 1 000 habitants de tout âge, combien de mariages annuels) parce que les éléments nécessaires pour calculer la nuptialité des mariables nous manquaient le plus souvent. Mais les chiffres de ces tableaux n'étant pas destinés à des comparaisons internationales, et devant servir seulement à étudier les variations de la nuptialité dans un même pays, on peut supposer que la composition de la population par âge et par état civil y est restée toujours à peu près la même.

IV. Nuptialité par âge. — Le tableau XXI fait connaître la chance qu'il y a de se marier à chaque âge. Étant donné par exemple un homme célibataire ou veuf de 30 à 35 ans, notre tableau indique quelle probabilité il y a pour qu'au bout d'un an cet homme soit marié.

Tel est du moins le but de ce tableau ; mais il faut reconnaître que ce but n'est pas complètement atteint ; nos chiffres (et notamment ceux des âges les plus jeunes) sont tous plus grands que la probabilité du mariage. Ces chiffres en effet sont le quotient de la division suivante :

$$\frac{\textit{Mariages contractés à un âge donné.}}{\textit{Population mariable du même âge.}}$$

le dénominateur de cette fraction étant fourni par le dénombrement. Or nous verrons en parlant de la mortalité que ce dénominateur devrait être le chiffre de la population mariable *initiale*, c'est-à-dire que pour calculer la nuptialité de 25 à 30 ans, par exemple, il faudrait établir une fraction ayant pour dénominateur le nombre de ceux qui ont atteint leur vingt-sixième anniversaire pendant l'époque considérée. Ce dernier chiffre n'est pas celui que nous donne le recensement. Le recensement ne nous donne ce nombre que diminué : 1° de ceux qui sont morts entre leur vingt-sixième anniversaire et le jour du dénombrement (nombre insignifiant); 2° de ceux qui se sont mariés entre leur vingt-sixième anniversaire et le jour du dénombrement.

On pourrait restaurer le chiffre initial des mariables de chaque groupe d'âges en supposant (ce qui est très admissible) que les mariages se sont conclus uniformément pendant toute la période d'âges considérée. Il suffirait alors d'ajouter au nombre des mariables relevés par le dénombrement la moitié du nombre des mariages contractés pendant le groupe d'âges considéré.

Mais cette correction ne serait pas suffisante pour les âges plus avancés de la vie, car à ces âges la plupart des mariables sont fournis par les veufs. Et alors un autre problème vient compliquer la question. La population fournie par le dénombrement, loin d'être plus faible que la population mariable initiale, est au contraire plus forte, puisqu'elle est augmentée de tous ceux qui sont devenus veufs, c'est-à-dire mariables, entre leur anniversaire et le jour du dénombrement. Il faut donc (par analogie avec ce qui précède) diminuer le nombre des veufs recensés de la moitié du nombre des veufs devenus libres à l'âge considéré. Ce dernier nombre, la statistique ne nous le fournit jamais.

TABLEAU XX. — **Nuptialité de France et de Prusse.**
Pour 1,000 mariables de chaque âge, combien de mariages en un an (1878-1882).

AGES.	FRANCE.				PRUSSE.			
	HOMMES		FEMMES		HOMMES		FEMMES	
	d'après la formule		d'après la formule		d'après la formule		d'après la formule	
	$\frac{Ma}{P}$	$\frac{Ma}{P+\frac{Ma}{2}}$	$\frac{Ma}{P}$	$\frac{Ma}{P+\frac{Ma}{2}}$	$\frac{Ma}{P}$	$\frac{Ma}{P+\frac{Ma}{2}}$	$\frac{Ma}{P}$	$\frac{Ma}{P+\frac{Ma}{2}}$
15-20 ans.........	0.4	0.4	41.3	40.5	0.2	0.2	14.6	14.4
20-25 —	48.6	47.5	104.7	99.5	91.2	86.8	117.0	110.6
25-30 —	174.4	160.6	128.8	121.0				
30-35 —	107.7	102.0	67 8	65.6	139.0	130.0	84.1	79.8
35-40 —	72.2	69.9	40.2	39.3				

La différence qui existe entre nos chiffres et la probabilité mathématique du mariage étant la même pour tous les pays, les remarques qui précèdent ne doivent pas nous empêcher de faire des comparaisons internationales.

Le calcul de la nuptialité est donc affecté de deux sources d'erreur (l'une corrigeable et l'autre qui ne l'est pas) opérant en sens inverse, la première exagérant les chiffres de nuptialité, la seconde en les diminuant. La première se fait sentir surtout dans les âges jeunes ; la seconde surtout dans les âges avancés, et l'âge auquel la seconde influence commence à se faire sentir plus que la première varie avec chaque pays.

Ne voulant pas tomber dans l'arbitraire, nous nous sommes résolus à calculer la nuptialité au moyen des éléments les plus simples (à savoir la population mariable de chaque âge telle qu'elle est fournie par les dénombrements, et le nombre des mariages), sans essayer de les corriger. Toutefois, pour indiquer dans quelles limites la nuptialité *de tous les pays* se trouve exagérée par cette méthode de calcul, nous comparons dans le tableau XX la nuptialité brute et la nuptialité rectifiée pour les premières périodes d'âge (celles dont les chiffres sont le plus exagérés) pour la Prusse et pour la France. On verra que l'erreur consciente que nous commettons est loin d'être considérable.

Considérons d'abord la nuptialité des hommes.

La Saxe se distingue par une très forte nuptialité à tous les âges sans exception, depuis 20 ans jusqu'à la vieillesse. Au contraire la Suisse et la Belgique présentent à tous les âges les chiffres les plus faibles.

La France doit le chiffre assez honorable que nous lui avons donné dans notre tableau XVIII à la très forte nuptialité de ses jeunes gens ; après 30 ans, la nuptialité devient aussi faible qu'en Belgique ou en Suisse. Au contraire Bade compte en général peu de mariages parce que ses jeunes gens ne se marient que peu ; la nuptialité badoise ne devient élevée qu'après 30 ans. En Suède et dans les Pays-Bas, la nuptialité augmente jusqu'à 40 ans. En Italie, en Norvège, la nuptialité est moyenne à tous les âges de la vie. Nous n'avons pas calculé la nuptialité par âge pour les trois royaumes britanniques, parce que l'âge des mariés reste inconnu pour le *registrar général*, dans un très grand nombre de cas.

L'étude de la nuptialité des femmes mariables provoque des observations analogues. La Saxe se fait remarquer à tous les âges — et surtout avant 35 ans — par des chiffres beaucoup plus considérables que les autres pays. Au contraire la Suisse, la Belgique, la Suède et la Norvège ont des chiffres toujours faibles. En France et en Italie, on remarque la grande nuptialité des jeunes femmes de moins de 30 ans ; passé cet âge, la nuptialité diminue rapidement. Dans les Pays-Bas, les chiffres sont à tous les âges assez élevés. En Danemark la nuptialité des femmes est suffisante avant 30 ans, supérieure à celle des autres pays après cet âge.

TABLEAU XXI. — **Sur 1,000 mariables (célibataires, veufs, divorcés) de chaque âge, combien de mariages en un an**
(1878-1882).

SEXE MASCULIN

PAYS.	15-20	20-25	25-30	30-35	35-40	40-45	45-50	50-55	55-60	60-65	65-70	70-ω
Belgique	1.5	42	121	101	73	50	36	22	15	8	5	2
Pays-Bas	5.8	55	132	126	144	71	53	36	23	6		
Italie	1.7	52	140	120	89	55	41	24	19	10	7	2
Suisse	1.8	49	106	102	72	50	39	27	20	13	7	3
Finlande	3.6	68	118	106	79	69	54	34		»	»	»
Suède	0.1	47	109	113	131	64	46	11.7				
Norvège	2.5	51	134	127	87	65	47	14.4				
Danemark	22.4		138	147	113	81	56	35	22	11	6	1
France	1.6	49	174	108	72	36		18		4		
Prusse	0.2	91		139		78		33		»		
Saxe	0.5	79	209	166	132	106	88	50		»		
Bavière	0.4	42	118	112		40				»		
Wurtemberg	15		154	147	116	84	58	39	25	20		
Bade	»	30	156	147	106	73	50	30	20	»		

SEXE FÉMININ

PAYS.	15-20	20-25	25-30	30-35	35-40	40-45	45-50	50-55	55-60	60-65	65-70	70-ω
Belgique	10	81	110	79	54	35	22	11	6	3	2	0.5
Pays-Bas	20	81	134	99	61	42	27	12	6	1.1		
Italie	29	124	132	75	47	21	14	6	4	1.5	1.0	0.2
Suisse	13	83	105	70	48	29	17	8	4	0.6	0.2	0.1
Finlande	26	103	102	70	46	30	18	6		»	»	»
Suède	8	64	98	75	49	28	15	1.8				
Norvège	12	75	105	53	49	29	17	2.4				
Danemark	12	86	126	102	62	38	21	8	4	1	0.3	0.1
France	41	105	129	68	40	17		1.7				
Prusse	15	117		84		25		5.0		1.4		
Saxe	18	123	178	112	69	39	23	6.6		1.7		
Bavière	13	82	121	75		13				5.3		
Wurtemberg	8	86	138	91	56	30	16	6	2	0.9		
Bade	8	90	139	86	50	26	14	5	2	»		

V. Mariages consanguins. — La France est le premier pays qui ait institué une statistique des mariages consanguins (1853); son exemple a été imité par l'Italie (1868) puis par la Prusse.

Ces statistiques relatives aux mariages consanguins ne sont pas regardées comme bien exactes : souvent la consanguinité n'est pas déclarée, souvent aussi on considère comme consanguins des mariages contractés entre cousins éloignés, qui sont si peu consanguins que ce n'est pas la peine d'en parler.

Le tableau XXII indique la fréquence des mariages consanguins dans les quelques pays qui les comptent :

Tableau XXII. — Mariages consanguins (1878-1882).

PAYS.	NOMBRE ABSOLU MOYEN annuel des mariages contractés entre			SUR 1,000 MARIAGES combien sont contractés entre			
	oncle et nièce.	tante et neveu.	cousins germ.	oncle et neveu.	tante et neveu.	cousins germ.	consanguins en général.
France...................	163	48	2.672	0.58	0.17	10.23	10.98
Prusse...................	223	33	2.359	0.64	0.16	7.34	8.14
Hongrie..............	186	23	?	1.38	0.17	»	»
Croatie-Slavonie (1880-82).	8	5	?	0.39	0.25	»	»
Bavière.................	49		284	1.34		7.86	9.20
Italie...................	159		1.423	0.74		6.70	7.44
Finlande...............	?	?	29	»	»	1.91	»
Alsace-Lorraine (1872-75).	6	»	134	0.49	»	10.12	10.61

D'après le tableau XXII, les mariages consanguins seraient plus fréquents en France qu'en Allemagne ou qu'en Italie; peut-être y sont-ils seulement enregistrés avec plus de soin. On remarque la fréquence en Hongrie des mariages entre oncle et nièce.

La fréquence des mariages consanguins a une tendance à diminuer en France :

Sur 1,000 mariages, combien de consanguins en France?

1865-1869...	12.9
1871-1875...	11.7
1876-1880...	11.1

On sait à quels débats passionnés a donné lieu la question de savoir si les mariages consanguins n'ont pas une tendance particulière à produire des infirmes (sourds-muets, aveugles, idiots, épileptiques, etc.) ou à rester stériles. Les preuves statistiques apportées pour défendre cette opinion et pour la combattre ont généralement laissé beaucoup à désirer. On doit protester surtout contre l'abus que Boudin a fait de chiffres beaucoup trop petits pour qu'on en puisse tirer une conclusion quelconque. Boudin concluait pourtant et disait : si on évalue à 1 la chance ordinaire de naître sourd-muet, cette chance devient 18 pour les enfants issus de cousins germains, 37 pour les enfants issus d'oncles et de nièces et 70 pour ceux de neveux et de tantes. Or de quels chiffres Boudin tirait-il cette progression si régulière et si effrayante ? De la présence de *un* enfant issu d'un mariage entre oncle et nièce à l'institution des sourds-muets de Bordeaux, et de la présence d'*un* enfant issu d'un mariage entre neveu et tante à l'institution des sourds-muets de Paris. Il est évident que notre auteur, si justement estimé pour tant de travaux consciencieux et laborieux, s'est laissé aveugler par sa passion pour le travail, car il a méconnu en cette circonstance les règles les plus élémentaires et les plus évidentes du calcul des probabilités. — Un autre chiffre de Boudin est plus sérieux ; sur 290 sourds-muets sur lesquels on a pu recueillir des renseignements dans les institutions de Paris, Bordeaux, Nogent-le-Rotrou, il y en avait 64 issus de cousins-germains, soit 22 pour 100. L'exactitude de ces chiffres a été contestée (*Bull. de la Soc. d'anthr.*, 1861-62).

Mais un auteur moins passionné, M. George Darwin, l'un des fils de l'illustre naturaliste, a trouvé en Angleterre des chiffres bien différents. Sur 4,822 aliénés, sur lesquels il a pu avoir des renseignements, 170 seulement (soit 3 à 4 p. 100) étaient issus de cousins-germains. Sur 366 sourds-muets de naissance dont la famille a pu être connue, 8 seulement (soit 2 p. 100) étaient issus de cousins-germains.

Pour savoir si ces dernières proportions doivent être considérées comme fortes ou comme faibles, il faudrait savoir combien il y a dans la population générale de l'Angleterre, d'individus issus de mariages consanguins. M. George Darwin a essayé de suppléer sur ce point au silence de la statistique par différentes méthodes originales et hardies (1), qui lui font croire que, en Angleterre, la proportion des mariages consanguins est de 2 à 3 pour 100, à savoir, 2 1/2 dans les districts ruraux, 3 1/2 dans les classes aisées et 4 1/2 dans l'aristocratie.

On voit que, d'après ces chiffres, les enfants de consanguins ne seraient pas en plus grande proportion dans les asiles d'aliénés ou de sourds-muets que dans la population générale.

---

(1) M. G. Darwin, pour avoir les renseignements, a adressé à un grand nombre de pères de famille des questionnaires qu'il les priait de remplir dans l'intérêt de la science.

Il a usé d'une méthode plus singulière. Il a lu les annonces de mariage publiées par un journal de Londres et il a compté dans quelle proportion se trouvaient les fiancés de même nom. Il est vrai que deux fiancés peuvent porter le même nom sans être parents (mais cela est extrêmement rare : les *Smith*, par exemple, constituent la soixante-douzième partie de la nation anglaise ; la probabilité que deux Smith non parents se marient n'est donc que de $\frac{1}{72\times72}$, c'est-à-dire $\frac{1}{5,184}$ probabilité insignifiante). Il est vrai surtout que deux fiancés peuvent être parents sans porter le même nom. M. George Darwin a tenu compte de ces deux circonstances.

Il ne m'appartient pas de traiter la question des mariages consanguins autrement que par la méthode statistique ; or, mon avis est qu'elle ne jette pas un grand jour sur la question.

VI. Nuptialité par âge et par état civil. — Elle doit se calculer ainsi : « sur 1000 individus de tel âge et de tel état civil, combien de mariages annuels (voir tableau XXIII)? »

Dans tous les pays où cette recherche a été faite, on observe les curieuses lois que voici : la nuptialité des veufs est, à tous les âges, deux ou trois fois plus grande que celle des célibataires. L'état de mariage semble être si agréable que, une fois qu'on en a essayé, on ne peut plus s'en passer.

La grande nuptialité des veufs s'explique encore par ce fait que, puisqu'ils se sont mariés, c'est que leurs goûts, leur état de fortune, leur profession, les disposait au mariage. La mort de leur première femme laisse subsister cette aptitude au mariage, et elle ne tarde pas à trouver satisfaction. Nous ne savons pas si la présence des enfants favorise la conclusion d'un second mariage ou si elle lui nuit ; il semble qu'elle contribue chez le veuf et la veuve à les pousser à un second mariage.

Quant aux divorcés, leur nuptialité dépend de leur âge ; quand ils sont très jeunes, c'est-à-dire quand ils ont moins de 25 à 30 ans, ils ne se marient pas beaucoup plus que les célibataires, mais leur nuptialité augmente rapidement avec l'âge, et après 40 ans, leur nuptialité dépasse généralement même celle des veufs.

Les femmes sont soumises à des lois analogues, mais moins tranchées. La nuptialité des veuves est généralement supérieure de moitié à celle des filles de même âge ; dans d'autres pays, par exemple en France, elle est légèrement inférieure. Quant aux femmes divorcées, elles se conduisent de même que les hommes divorcés : jeunes, elles ne se marient guère plus que les filles de leur âge ; mais rapidement leur nuptialité augmente, et à partir de 30 ans environ, elle dépasse même celle des veuves (1).

Ces chiffres prouvent que les divorcés, et notamment les femmes divorcées trouvent facilement à se remarier, fait qui a été contesté à la légère par des hommes de loi qui n'étaient pas démographes.

---

(1) Il faut noter l'importance de distinguer les âges dans toutes les études de ce genre. Si on calculait en bloc la nuptialité des veuves suisses par exemple, on la trouverait (12 mariages pour 1,000 veuves de tout âge) très inférieure à celle des filles (46 mariages pour 1,000 filles de tout âge), tandis qu'au contraire *les mêmes chiffres* étudiés âge par âge montrent que les veuves ont une nuptialité beaucoup plus forte que celle des filles de leur âge. L'explication de cette contradiction apparente est facile : la plupart des filles sont jeunes et par conséquent le nombre absolu de mariages qu'elles contractent est élevé ; au contraire, la plupart des veuves sont vieilles ; il est vrai qu'elles se marient proportionnellement plus que les quelques filles de leur âge qui peuvent exister, mais enfin le nombre absolu des mariages qu'elles contractent est peu élevé et ne peut pas équivaloir à celui que contractent l'ensemble des filles.

Sur 1,000 vivants de chaque sexe, de chaque âge et de chaque état civil, combien se marient en un an?

AGES.	ANGLETERRE 1857-1866 (1).				BELGIQUE 1851-1860 (1).				FRANCE 1856-1865 (1).				SEINE 1861-1865 (1).			
	HOMMES.		FEMMES.		HOMMES.		FEMMES.		HOMMES.		FEMMES.		HOMMES.		FEMMES.	
	Célibat.	Veufs.	Célibat.	Veuves.	Célibat.	Veufs.	Célibat.	Veuves.	Célibat.	Veufs.	Célibat.	Veuves.	Célibat.	Veufs.	Célibat.	Veuves.
15 à 20 ans............	5	»	24	»	1.2	»	9.5	»	5	»	38.6	»	1.2	»	44.5	»
18 à 20 —	13.3	»	»	»	»	»	»	»	13.1	»	»	»	2.8	»	»	50.6
20 à 25 —	120.2	265.2	130.5	167.4	33.7	501	62.9	259	57.1	272	107.1	156.2	34.4	196	96	82.2
25 à 30 —	138	337.5	101.1	153	81	457	87.6	231	111.7	249.5	110.4	102.5	78	227	90.1	81.2
38 à 35 —	87.6	324	57.9	104	78	360	74.8	153	107.1	236.5	80.1	76.6	83.6	230.6	80.1	63.5
35 à 40 —	54	229	36.7	70.7	59	268.6	53.6	107	76.2	166.4	50.3	45	66.9	177.5	55.8	43
40 à 45 —	25.9	128	20.5	35.8	31.7	115.1	26.7	41	34.4	79	22.1	19.5	35	90	31 7	23.2
45 à 50 —	8.36	55	3.1	»	9.2	36	»	»	14.9	33.7	»	»	20.7	47.1	»	4.6
50 à 55 —																
55 à 60 —																
Totaux. { 15 à ω........	61.3	»	62.5	»	36.6	»	42.7	»	50.8	»	62.3	»	42.7	»	64.9	»
18 à ω........	81.8	65.8	»	2').6	44	48	»	15.9	63	39.8	»	11.7	49	60.5	»	15.2

AGES.	PAYS-BAS 1855-1864.						AGES.	SUISSE 1879-1882.					
	HOMMES.			FEMMES.				HOMMES.			FEMMES.		
	Célibat.	Veufs.	Divorc.	Célibat.	Veuves.	Divorc.		Célibat.	Veufs.	Divorc.	Célibat.	Veuves.	Divorc.
							Moins de 20 ans...	5	»	»	16	56	»
18 à 19 ans............	4	290	»	22	44	»	20 à 24 ans............	49	175	167	82	113	119
20 à 24 —	46	213	33	75	118	37	25 à 29 —	103	280	262	103	109	168
25 à 29 —	111	327	183	115	157	110	30 à 34 —	83	275	243	65	89	134
30 à 34 —	112	356	186	101	144	87	35 à 39 —	55	206	170	40	63	87
35 à 39 —	78	276	271	65	98	121	40 à 44 —	32	150	120	24	35	70
40 à 44 —	51	194	280	40	58	103	45 à 49 —	19	97	93	14	20	39
45 à 49 —	32	116	160	21	31	47	50 à 54 —	11	60	73	6	9	22
50 à 54 —	17	65	158	9	13	19	55 à 59 —	6	37	39	2	4	9
55 à 60 —	8	33	29	3	5	24	60 à 64 —	4	22	29	1	2	4
							65 à 69 —	2	10	20	»	1	»
18 à 60 —	57	134	173	64	39	56	70 à ω —	1	2	5	»	»	»
							18 à ω —	48	47	103	46	12	58

(1) D'après les calculs de M. Bertillon père (*Dict. encyclop. des sc. médic.*, art. Mariage).

On a voulu expliquer la forte nuptialité des divorcés en supposant qu'ils n'avaient divorcé que pour se remarier à quelque personne qu'ils préféraient à leur conjoint, et que de là venait leur forte nuptialité. Cette explication est mauvaise, car elle n'explique assurément pas la forte nuptialité des veufs : ils n'ont pas tué leur première femme pour se remarier.

Si l'explication proposée était vraie, les divorcés s'empresseraient sans doute de contracter ce nouveau lien si ardemment souhaité; or leur second mariage n'est ni plus tardif.ni plus rapide que celui des veufs, ainsi qu'on le voit par le tableau XXIV.

Tableau XXIV. — **Sur 100 mariages de chaque catégorie, combien se sont conclus 1 an, 2 ans, 3 ans, etc., après la dissolution du premier mariage.**

DURÉE qui sépare la rupture du premier mariage de la célébration du second.	VEUFS.	DIVORCÉS.	VEUVES.	DIVORCÉES
SUISSE (1879-1881).				
Moins d'un an	32	30	10	19
1 an	26	26	26	28
2 ans	14	15	15	17
3 ans	8	11	13	13
4 ans	5	5	9	7
5 à 9 ans	11	10	20	12
10 ans	4	3	7	4
	100	100	100	100
VILLE DE BERLIN (1878-1880).				
Moins d'un an	38	37	11	22
1 an	25	24	25	27
2 ans	10	11	16	17
3 ans	7	7	12	8
4 ans	4	4	8	6
5 ans	2	3	6	5
Plus de 5 ans	8	10	17	15
Durée inconnue	6	4	5	5
	100	100	100	100

Il vaudrait mieux calculer : *Sur 100 veufs (ou sur 100 divorcés) ayant rompu leur premier mariage depuis 1 an, 2 ans, 3 ans, etc., combien se remarient?* Ce rapport vaudrait mieux que le nôtre; mais le recensement ne nous donne pas le renseignement nécessaire pour le calculer. Il est clair d'ailleurs que la conclusion que nous tirons de nos chiffres serait exactement la même.

On voit avec quelle rapidité les veufs convolent à un nouveau mariage : les divorcés se remarient plutôt avec un peu moins d'empressement.

Les veuves se remarient beaucoup moins vite que les veufs; elles paraissent avoir plus que les hommes la religion du souvenir. Quant aux femmes divorcées, elles se remarient moins promptement que les veufs il est vrai, mais beaucoup plus vite que les veuves (1).

§ 2. — Natalité.

I. **Natalité générale.** — Nous appelons *natalité* (2) le rapport du nombre des naissances à la population N/P.

Examinons avec plus de soin quels doivent être les deux termes de cette fraction. Le numérateur doit, à notre avis, comprendre non seulement le nombre des naissances vivantes, mais aussi celui des mort-nés, car un mort-né ne se distingue des autres décès que par l'âge auquel survient la mort; si donc on ne comprend pas les mort-nés dans le calcul de la natalité, il n'y a pas de raison pour y comprendre davantage les autres *frustra-nés*, c'est-à-dire ceux qui meurent en si bas âge que leur naissance reste inutile. On obtient, en comprenant les mort-nés dans le calcul de la natalité des chiffres plus comparables qu'en les excluant, parce que la définition des mort-nés diffère beaucoup d'un pays à un autre; en France, on regarde comme mort-nés tous les enfants présentés sans vie à l'enregistrement de l'état civil, tandis qu'en Suède, en Italie, et dans plusieurs autres pays, on ne compte comme mort-né que ceux qui sont morts avant d'avoir respiré (définition médico-légale).

Le dénominateur de notre fraction pourrait comprendre l'ensemble de la population (col. 15 et 16 de notre tableau); ce rapport très généralement usité n'est pas très satisfaisant. En effet, l'ensemble de la population contient une quantité d'enfants et de vieillards qui ne peuvent en rien contribuer à augmenter le nombre des naissances; dans les pays où ces non-valeurs sont en grand nombre, elles diminueront indûment la valeur de notre fraction. Quelle est la partie de la population qui peut produire des naissances? Évidemment c'est seulement la population adulte, et plus spécialement les femmes adultes, c'est donc à leur nombre qu'il faut comparer le nombre des naissances pour avoir un rapport instructif. Les auteurs fixent tous à 15 ans la limite statistique de l'âge de la parturition; la limite supérieure a été fixée par les uns à 55 ans, par d'autres à 50 et par d'autres enfin à 45 ans. M. Bertillon père préfère la limite intermédiaire, 50 ans; en effet, les statistiques des pays dans lesquels on relève l'âge des mères montrent que les accouchements sont très rares de 50 à 55 ans (en Finlande 0,8 naissances pour 1000 femmes de 50 à 55 ans), tandis qu'ils ne sont pas rares de 45 à

(1) Sur la durée et la fécondité des mariages, voir p. 186 et suiv. Sur la mortalité comparée des célibataires, mariés et veufs voir p. 000. Sur l'influence du mariage sur la criminalité et sur la fréquence du suicide, voir les paragraphes qui se rapportent à ces deux sujets.

(2) Ce mot a été créé par M. Achille Guillard.

50 ans (en Finlande, 21 naissances et en Suède 20 naissances annuelles pour 1000 femmes de 45 à 50 ans).

Nous pensons donc que le rapport qui exprime le mieux la *natalité* est le suivant : *sur* 1000 *femmes de 15 à 50 ans, combien de naissances (mort-nés inclus) en un an ?*

On trouvera ce rapport dans la col. 3 du tableau XXV. Comme on ne peut pas le calculer dans quelques pays, on doit lire cette colonne en s'aidant de la col. 6 et de la col. 16.

On peut diviser au point de vue de la natalité, les pays de l'Europe en trois groupes :

Ceux qui ont une natalité forte, c'est-à-dire voisine de 150 naissances annuelles par 1000 femmes en âge de parturition : ce sont tous les pays slaves et tous les pays allemands. Avant tous, la Serbie, la Russie, la Croatie-Slavonie, la Hongrie. Immédiatement après c'est la Saxe, puis la Bavière, le Wurtemberg, la Prusse; viennent ensuite les Pays-Bas et enfin l'Autriche cisleithane. L'Italie peut presque être rangée dans cette première catégorie.

Les pays dont la natalité est moyenne, c'est-à-dire supérieure à 130 naissances annuelles pour 1000 femmes de 15 à 50 ans. L'Angleterre proprement dite et l'Écosse, puis la Belgique (malgré la faiblesse de sa nuptialité : les Belges ne se marient pas très volontiers, mais une fois mariés ils ont des enfants), l'Alsace-Lorraine, l'Espagne, le Portugal, la Roumanie, et enfin la Finlande, la Norvège et le Danemark.

Les pays dont la natalité est faible, c'est-à-dire d'environ 120 naissances pour 1000 femmes de 15 à 50 ans, ou inférieure à ce chiffre, sont la Suède, la Grèce, la Suisse et après eux, loin derrière eux, l'Irlande (1), enfin la France, qui de tous les pays d'Europe est celui où la natalité est la plus faible (2).

Il semble, d'après le peu que nous savons des États-Unis, que lorsque l'on traverse l'Océan on trouve pourtant des pays où la natalité est moindre que la nôtre. Il est vrai que nous n'avons de renseignements que sur les parties les plus peuplées de cette vaste république, et encore ces renseignements sont-ils médiocres. Les États-Unis recrutant surtout leur population parmi les immigrés, peuvent se dispenser d'élever des hommes, puisqu'ils leur arrivent tout faits du vieux monde. La France n'a pas cette ressource, et c'est avec effroi qu'on doit considérer la faiblesse de sa natalité.

---

(1) Malgré un préjugé inexplicable et très répandu qui prétend que l'Irlande est misérable parce qu'elle est trop féconde.

(2) Si l'on se fiait au rapport dit de *natalité générale* (col. 16) la natalité suédoise serait à peu près égale à celle de la France, tandis qu'en réalité elle est supérieure. La mortalité suédoise étant très faible, les enfants suédois se conservent mieux que ceux de France, et la population en contient une proportion peu élevée; ils diminuent indûment la valeur de la fraction N/P. La faiblesse de la natalité française apparaît quand on les élimine du calcul.

PAYS.	PÉRIODE d'observation.	NATALITÉ EN GÉNÉRAL. Combien de naissances en un an pour 1000 femmes				NATALITÉ LÉGITIME. Combien de naissances légitimes en un an pour 1000 femmes mariées				NATALITÉ ILLÉGITIME. Combien de naissances illégitimes en un an pour 1000 femmes non mariées				COMBIEN de naissances en un an pour 1000 habitants.		ILLÉGITIMITÉ Sur 1000 naissances. Combien sont illégitimes.	
		de 15 à 50 ans		de plus de 15 a.		de 15 à 50 ans		de plus de 15 a.		de 15 à 50 ans		de plus de 15 ans					
		mort-nés inclus.	mort-nés exclus.	mort-nés inclus.	mort-nés exclus.	mort-nés inclus.	mort-nés exclus.	mort-nés inclus.	mort-nés exclus.	mort-nés inclus.	mort-nés exclus.	mort-nés inclus.	mort-nés exclus.	mort-nés inclus.	mort-nés exclus.	mort-nés inclus.	mort-nés exclus.
1	2	3	4	5	6	7	8	9	10	11	12	13	14	15	16	17	18
France..	1878-82	103	99	71	68	173	166	120	115	17.5	16.1	11.9	10.9	25.9	24.8	76.4	73.9
Alsace-Lorraine........	»	138	133	97	94	264	255	189	182	19.9	18.9	13.9	13.1	33.6	32.4	74.5	73.3
Belgique.......	»	138	132	99	94	275	263	192	184	20.1	18.9	14.8	13.9	31.1	29.9	78.4	77.1
Pays-Bas.	»	158	150	115	109	308	292	220	208	9.7	9.0	7.2	6.6	37.5	35 6	31.0	30.1
Espagne............	»	»	»	»	»	»	»	»	»	»	»	»	»	»	31 0	»	56.6
Portugal............	1860-62	»	»	»	»	»	»	»	»	»	»	»	»	»	32.0	»	»
Italie.....	1878-82	149	144	110	107	249	242	186	184	24.7	23.7	17.5	16.9	37.5	36.3	74.2	73.4
Roumanie............	»	»	»	»	»	»	»	»	»	»	»	»	»	»	32.0	»	50.5
Grèce............	»	»	»	»	83	»	»	»	»	»	»	»	1.8	»	25.3	»	9.9
Suisse	»	122	117	89	85	249	240	183	176	10.9	10.2	7.9	7.4	31.1	29.9	47.9	46.7
Allemagne............	»	158	152	118	114	278	265	210	202	29.5	28.0	21.6	20.7	39.3	37.7	89.6	88.7
Prusse............	»	159	152	120	115	282	271	214	206	25.8	24.4	19.3	18.3	39.4	37.8	78.4	77.1
Saxe............	»	171	164	131	125	273	263	212	204	48.0	45 8	36.1	34.4	43.6	41.9	127.6	126.7
Bavière	»	164	158	118	114	285	276	209	202	43.3	41.7	30.6	29.5	40.1	38.7	131.5	131.6
Wurtemberg.........	»	169	163	124	119	300	290	224	216	30.1	28.9	21.6	20.7	41.3	39.8	86.2	85.8
Bade............	»	149	144	110	107	275	266	209	203	22.4	21.6	16.2	15.6	37.0	35.9	75.2	74.8
Autriche cisleithane. ..	»	152	148	115	112	250	244	192	187	46.0	44.3	34.3	33.0	39.5	38.4	145.2	143.5
Pays de la couronne de St-Etienne.	1880-82	»	»	134	132	»	»	199	197	»	»	27.8	25.2	44.3	43.5	78.4	72.0
Croatie-Slavonie.....	1878-82	»	»	»	»	»	»	»	»	»	»	»	»	44.7	44.1	»	56.9
Serbie............	»	»	»	»	»	»	»	»	»	»	»	»	»	»	51.0	»	8.0
Russie d'Europe........	1872-76	»	»	»	»	»	»	»	»	»	»	»	»	»	50.0	»	28.1
Finlande............	1878-82	146	142	109	106	264	257	208	196	21.8	20 8	16.1	15.3	36.9	35.9	73.2	71.9
Suède............	»	121	118	86	84	245	239	164	160	22.1	21.3	16.4	15.8	30.0	29.6	101.2	101.0
Norvège	»	136	131	98	95	283	274	193	186	20.2	19.2	15.5	14.7	32.0	30 9	83.4	82.0
Danemark............	»	135	131	97	94	248	240	171	167	27.0	25.9	20.0	19.2	33.0	32.5	102.0	101.0
Angleterre et Galles....	»	»	»	»	103	»	»	»	190	»	»	»	10.2	»	34.0	»	48.2
Ecosse............	»	»	»	»	100	»	»	»	205	»	»	»	13.1	»	33.7	»	84.2
Irlande............	»	»	»	»	74	»	»	»	177	»	»	»	3.1	»	24.9	»	25.0
Massachussetts.........	»	»	»	»	»	»	»	»	»	»	»	»	»	25.0	24.3	»	17.5
Vermont............	»	»	»	»	»	»	»	»	»	»	»	»	»	21.6	21.0	»	8.6
Connecticut.....	»	»	»	»	»	»	»	»	»	»	»	»	»	23.8	22.0	»	10.8
Rhode-Island	»	»	»	»	»	»	»	»	»	»	»	»	»	24.2	23.3	»	8.5

Variations annuelles de la natalité. — Nous avons étudié p. 142 les variations annuelles de la natalité, et nous avons vu qu'elle s'abaisse, à la suite de la nuptialité, lorsque la population subit quelque désastre (guerre, disette, chômage, etc.). La période de crise une fois passée, la natalité devient plus forte qu'elle n'était avant la crise, comme si la population éprouvait le besoin de réparer le temps perdu.

Nous avons vu (p. 150) que, en Suède, l'abaissement de la natalité pendant la désastreuse période 1790-1810 avait eu pour résultat un second abaissement de la natalité en 1825-40.

La natalité s'élève dans les années de prospérité.

Variations lentes de la natalité. — Nous avons étudié (p. 154) les variations de la natalité considérées par périodes décennales, de façon à dégager nos chiffres des fluctuations annuelles. Nous avons vu que la natalité tend à s'élever en Saxe, en Bavière, dans quelques autres pays, tandis qu'elle tend à diminuer sans cesse en Suède et surtout en France.

II. **Natalité légitime.** — Elle se calcule d'une façon analogue à la natalité générale : *sur* 1000 *femmes mariées de* 15 *à* 50 *ans, combien de naissances légitimes (mort-nés compris) en un an* (col. 7)?

Les différences qui séparent, au point de vue de la natalité légitime, les différents pays (la France étant mise à part) sont moindres qu'au point de vue de la natalité en général ; ce qui signifie que, une fois mariées, 1000 femmes ont à peu près autant d'enfants dans tous les pays (excepté la France), à savoir, de 250 à 300 par an. Les différences entre la fécondité générale des différents pays tiennent donc le plus souvent à la proportion des femmes mariées (les naissances illégitimes n'apportant jamais qu'un appoint peu important).

Les pays dans lesquels la natalité légitime est forte sont les Pays-Bas, puis le Wurtemberg et la Bavière. Ces trois pays n'ont qu'une proportion d'épouses médiocre, mais les femmes y sont très fécondes (308 naissances légitimes pour 1000 femmes mariées de 15 à 50 ans, dans les Pays-Bas, 300 en Wurtemberg et 285 en Bavière).

La Belgique, l'Alsace-Lorraine, la Norvège, comptent peu d'épouses, mais elles sont assez fécondes (275 en Belgique, 264 en Alsace-Lorraine, 283 en Norvège). En Italie, au contraire, les épouses sont nombreuses, mais leur fécondité est faible (249). Elle est également faible en Suisse (249), en Autriche (250) en Suède (245) et en Danemark (248).

En Irlande, la proportion des femmes mariées est extrêmement faible, et de plus elles ne sont pas plus fécondes que celles de Suisse.

Mais il s'en faut de beaucoup qu'aucun des pays que nous venons d'énumérer ait une natalité légitime aussi faible que la France (173). Les épouses sont nombreuses en France, mais elles sont extrêmement peu fécondes. La France est, à ce point de vue, le dernier de tous les pays ; l'avant-dernier est la Suède ; entre les deux, l'écart est considérable (natalité légitime suédoise, 245, — française 173).

III. Natalité illégitime. — La natalité illégitime ne contribue jamais que dans une faible mesure à l'accroissement de la population ; mais son étude est importante au point de vue du moraliste et au point de vue de l'hygiéniste, car les enfants illégitimes sont soumis dès leur naissance à une mortalité extrêmement élevée.

Du calcul de la fréquence des naissances illégitimes. — Il existe deux méthodes pour calculer la fréquence des naissances illégitimes. L'une consiste à calculer le rapport suivant : *sur* 1,000 *femmes non mariées aptes à concevoir, combien de naissances en un an?* L'autre, moins logique que la précédente, mais plus répandue peut-être, consiste à calculer : *sur* 1,000 *naissances, combien de naissances illégitimes ?*

Le premier de ces deux rapports est conforme à la règle générale qui veut que l'on compare les effets à leurs causes productrices. Qui produit une naissance illégitime? C'est une femme non mariée. C'est donc au nombre des femmes non mariées qu'il faut comparer le nombre des naissances illégitimes, et non pas au nombre total des naissances. Car une naissance légitime ne peut contribuer en rien à la production d'une naissance illégitime.

Nous pensons donc que le rapport qui exprime le mieux la *natalité illégitime* est le suivant : *sur* 1,000 *femmes non mariées (célibataires, veuves et divorcées) de* 15 *à* 50 *ans, combien de naissances illégitimes (mort-nés compris) en un an ?*

Toutefois, nous ne rejetons pas la méthode de calcul le plus souvent suivie par les auteurs : *sur* 1,000 *naissances, combien d'illégitimes?* Mais elle nous paraît inférieure à la précédente. Ce rapport, qui ne doit pas porter le nom de *natalité illégitime,* exprime dans quelles conditions d'état civil se renouvelle la population que l'on considère; il pourrait s'appeler la *fréquence relative des naissances illégitimes* ou encore *illégiti-mité.* Il dépend à la fois de la nuptialité, de la fécondité légitime, de la fécondité illégitime; c'est un rapport complexe et par conséquent insuffisant pour l'étude. mais à qui sa complexité même donne un grand intérêt. Lorsque l'on a constaté que l'Autriche par exemple présente dans son ensemble une nuptialité élevée, une fécondité légitime assez élevée et une fécondité illégitime considérable, il est intéressant de voir comment ces éléments, les uns favorables, les autres regrettables, se combinent au point de vue de la fréquence relative des illégitimes.

De la natalité illégitime dans les diverses nations de l'Europe. — Les considérations précédentes expliquent pourquoi nous avons calculé dans le tableau XXV à la fois la natalité illégitime (col. 11 à 14) et la fréquence relative des illégitimes (col. 17 et 18).

On y voit que les pays où les naissances illégitimes sont le plus rares sont la Serbie, la Russie, la Grèce, l'Irlande, les Pays-Bas, la Suisse et les quelques États américains que nous connaissons.

Dans ces différents pays, la natalité illégitime ne dépasse guère

10 naissances illégitimes pour 1,000 femmes non mariées de 15 à 50 ans.

En France, ce chiffre atteint 17, chiffre qui doit être considéré comme peu élevé. La Belgique 20, l'Alsace-Lorraine 20, la Finlande 22, la Suède 22, la Norvège 20, le dépassent un peu.

L'Italie a un chiffre notablement plus élevé, 25, mais ce sont surtout les pays allemands, autrichiens et hongrois qui se distinguent par une forte natalité illégitime.

Nous allons passer en revue les causes auxquelles on a attribué les différences que l'on remarque de pays à pays ou entre les diverses provinces d'une même nation. (Voir la répartition de la natalité illégitime par départements en France, p. 000.)

Prétendue influence de la législation. — On a souvent discuté la question de savoir si la recherche de la paternité multiplie ou diminue la fréquence des naissances illégitimes. Voulant m'éclairer sur ce point, j'ai classé les pays en deux catégories, suivant que la recherche de la paternité y est interdite ou suivant qu'elle y est permise ou prescrite. La Russie ne peut être rangée dans aucune de ces deux catégories, parce que la masse de ce peuple immense y est régie suivant des usages locaux qui ne me sont pas connus.

Dans la plupart des pays la recherche de la paternité est prescrite ou permise soit en termes formels par la loi, soit, comme en Espagne, par la jurisprudence. Dans sept pays seulement (France, Alsace-Lorraine, Belgique, Pays-Bas, Italie, Roumanie, Grèce et en outre quelques cantons suisses et quelques provinces prussiennes) la recherche de la paternité est interdite. Parmi eux la Grèce et les Pays-Bas ont peu de naissances illégitimes, mais non pas moins que l'Irlande, la Suisse et les quatre États d'Amérique sur lesquels nous sommes renseignés.

Parmi les pays où la recherche de la paternité est interdite, nous voyons l'Italie dont la natalité illégitime, sans être considérable, dépasse celle de l'Espagne, de la Prusse, de la Suède, de la Norvège, de la Finlande, les pays allemands et autrichiens lui restant seuls très supérieurs.

La Suisse est un pays particulièrement favorable à une étude de ce genre, puisque les législations les plus diverses se rencontrent sur son territoire. Cependant on ne voit, au point de vue de la natalité illégitime, aucune différence constante entre les cantons soumis au Code civil français et les autres. Dans les uns comme dans les autres les naissances illégitimes sont presque également rares. Bâle (ville) et Genève présentent seuls des chiffres élevés, ce qui tient à ce que leur population est presque exclusivement urbaine.

Ainsi il nous paraît qu'on ne saurait attribuer à la recherche de la paternité ou à son interdiction aucune influence sur la natalité illégitime.

Variations de la fréquence des naissances illégitimes avec le temps. — Le tableau XXVI que j'emprunte aux excellents *Confronti internazionali*

Tableau XXVI. — **Sur 1000 naissances vivantes, combien d'illégitimes?**

PAYS.	1865	1866	1867	1868	1869	1870	1871	1872	1873	1874	1875	1876	1877	1878	1879	1880	1881	1882	1883	MOYENNE
I. — Pays dans lesquels la recherche de la paternité est interdite.																				
France	76.5	76.2	76.2	76.2	74.8	74.6	71.5	72.1	74.6	72.6	70.3	69.6	70.8	72.3	71.5	74.1	74.8	76.2	»	74.1
Alsace-Lorraine	»	»	»	»	»	»	»	77.6	77.0	69.4	68.6	68.5	66.0	69.4	72.0	71.7	76.0	77.5	»	71.0
Belgique	70.5	68.8	70.6	72.4	70.5	71.6	70.3	70.8	71.0	69.5	69.5	71.0	71.3	73.3	76.1	76.7	78.5	80.9	80.1	70.5
Pays-Bas	39.1	37.5	36.2	35.8	35.7	35.0	34.3	36.0	35.3	33.4	31.8	32.3	32.2	32.9	31.0	28.9	28.1	29.4	»	33.8
Italie	49.7	51.3	55.9	60.4	59.9	64.1	66.2	69.5	71.1	72.8	69.6	70.3	72.0	71.6	72.6	74.2	73.5	75.1	77.5	67.5
Roumanie	»	»	»	»	»	34.8	33.3	36.4	34.6	37.0	36.5	41.9	47.7	44.8	51.2	53.8	49.5	51.9	»	43.2
Grece	11.7	11.2	13.5	13.5	11.4	12.4	13.9	13.8	11.7	13.7	14.8	13.5	14.6	14.0	7.8	9.0	10.0	8.4	»	12.2
Russie	»	»	32.6	27.8	27.6	27.9	29.8	29.2	27.9	28.2	27.7	27.4	»	»	»	»	»	»	»	28.6
II. — Pays dans lesquels la recherche de la paternité est permise.																				
Espagne	53.4	53.5	55.5	58.2	56.3	55.5	»	»	»	»	»	»	»	»	»	54.0	54.6	61.5	59.2	56 0
Suisse (1)	»	»	»	»	»	»	»	50.8	49.3	47.2	43.4	49.2	47.9	46.7	45.2	45.9	47.1	48.6	48.5	45.9
Allemagne (1)	»	»	»	»	»	»	»	87.7	91.3	85.7	85.6	85.4	85.7	85.8	87.5	89.0	89.7	92.0	»	85.5
Prusse (1)	82.1	85.7	81.0	80.8	78.4	79.2	77.7	70.5	75.6	71.5	73.8	73.7	74.0	74.5	76.2	78.2	77.1	79.9	79.8	74.7
Saxe	150.0	156.4	144.8	139.0	136.0	137.3	134.5	128.6	137.6	130.4	126.0	124.3	123.1	122.5	126.0	125.9	127.9	130.8	127.6	132.3
Thuringe	»	»	»	»	113.2	114.9	113.5	102.1	113.0	102.9	100.3	98.5	99.5	102.7	106.0	101.1	102.4	104.4	107.7	101.1
Bavière	224.7	217.5	210.3	199.3	178.9	164.1	151.2	143.0	139.0	129.9	125.6	128.6	128.9	126.9	128.4	130.3	134.5	135.9	131.9	152.4
Wurtemberg	158.0	154.1	146.7	137.3	133.0	128.1	115.6	99.2	94.5	97.8	85.3	82.5	81.3	82.0	84.8	85.1	88.5	89.2	»	103.5
Bade	149.9	149.5	140.6	127.1	121.3	115.0	109.7	93.3	91.7	83.3	76.0	75.4	73.1	72.6	73.6	72.6	77.1	78.4	77.7	93.1
Autriche	145.5	154.8	144.3	144.3	137.7	130.9	129.7	121.9	121.1	119.3	119.0	123.6	138.5	140.5	143.5	146.3	143.4	144.0	144.5	133.7
Hongrie	70.4	86.3	78.6	74.4	69.7	68 3	66.1	64.8	64.6	65.1	67.4	72.9	74.1	73.4	77.1	79.4	79.3	81.1	»	74.5
Croatie-Slavonie	»	»	»	»	»	»	»	»	»	42.7	48.3	50.0	53.7	55.0	56.2	57.6	57.8	57.8	»	52.0
Serbie	3.1	3.0	4.2	4.0	4.1	3.3	4.3	4.3	4.3	4.5	4.1	4.6	5.6	6.8	7.1	7.6	8.6	9.2	9.6	5.6
Finlande	73.7	68.4	68.8	73.5	71.6	92.4	92.9	88.7	83.4	81.0	79.4	75.5	70.8	74.3	71.9	72.8	69.9	70.0	»	76.6
Suède	92.6	95.4	99.6	99.2	101.7	103.6	110.3	110.2	110.0	106.9	102.1	100.2	98.7	97.5	99.3	102.3	100.0	102.6	»	101.7
Norvège	78.0	79.3	81.0	83.3	85.4	90.9	91.0	88.9	90.5	91.5	88.3	87.3	85.0	79.4	84.4	83.2	82.8	80.3	»	84.9
Danemark	105.8	118.1	112.5	110.0	114.0	111.4	113.6	111.8	116.2	108.2	103.9	99.9	102.5	101.2	100.5	100.5	99.2	104.9	»	107.2
Angleterre et Galles	62.3	60.4	58.8	58.9	57.8	56.4	56.1	54.2	52.0	50.4	48.0	46 8	47.5	47.2	47.9	48.3	48.8	48.5	»	52.7
Ecosse	99.6	102.7	97.8	98 3	97.6	96.3	95.4	92.0	91.3	88.8	87.2	87.2	83.3	87.1	84.6	84.2	83.1	83.6	80.6	92.4
Irlande	37.0	23.3	32.6	31.3	28.7	27.3	27.4	25.0	24 2	23.1	22.8	23.2	23.8	23.1	24.9	25.0	25.4	26.6	25.8	26.2
Massachusetts	9.0	8.2	8.3	10.1	7.9	7.4	10.0	7.0	13.2	14.2	14.4	16.9	16.7	15.5	17.8	17.6	17.7	18.9	22.0	13.7
Vermont	»	»	»	»	»	»	»	7.0	6.8	8.7	9.7	11.0	»	»	»	»	»	»	»	8.6
Connecticut	»	»	»	»	»	»	»	»	»	»	»	»	»	10.2	11.1	10.6	10.4	11 4	»	10.8
Rhode-Island	»	»	»	»	»	»	»	»	»	»	»	»	»	»	»	»	»	8.6	7.1	7.9

(1) Dans une partie de ce pays, la recherche de la paternité est interdite.

de M. Bodio montre quelles ont été les variations subies par la fréquence des naissances illégitimes depuis 1865.

Cette fréquence diminue avec une constance à peine interrompue dans les États suivants : Pays-Bas, Angleterre, Écosse, Irlande, où les chiffres (très faibles, comme nous l'avons vu) ont une tendance constante à diminuer encore : la Prusse, la Saxe, le Wurtemberg, Bade, le Danemark, qui ont des chiffres plus ou moins élevés, présentent également une diminution. En Bavière, on constate, sous l'influence de l'abrogation d'une ancienne loi relative au mariage des pauvres, une diminution de la fréquence des illégitimes qui semble s'être arrêtée pendant ces dernières années.

En France, on constate une diminution légère.

La fréquence des naissances illégitimes augmente au contraire dans quelques pays : l'Italie, le Belgique, la Roumanie, la Croatie-Slavonie, Serbie, pays où d'ailleurs les chiffres sont faibles.

En Autriche et en Hongrie, en Suisse, en Suède et en Norvège les chiffres ont subi des hausses et des baisses alternatives.

En général, il est permis de dire que la fréquence des naissances illégitimes tend à s'atténuer dans la plupart des pays de l'Europe.

Existe-t-il une relation entre la nuptialité et la natalité illégitime? — Il semble au premier abord logique que dans les pays où les mariages sont nombreux les naissances illégitimes soient rares; et réciproquement.

Cependant, l'examen des chiffres ne confirme pas cette manière de voir, ainsi qu'on le verra en consultant nos tableaux : la Suisse et l'Irlande sont parmi les pays où les naissances illégitimes sont le plus rares, et elles sont aussi parmi ceux qui présentent le moins de mariages. Au contraire la Hongrie est le pays où les mariages sont le plus fréquents, et pourtant la natalité illégitime ne laisse pas que d'y être assez élevée. La Saxe présente une natalite illégitime très élevée et une très forte nuptialité; les autres pays suggèrent des réflexions analogues, et il n'est possible de voir entre les deux faits aucune relation constante.

Il en est de même lorsqu'on étudie les différentes parties d'un même pays. J'ai calculé la nuptialité et la natalité illégitime pour chaque département de France. Entre les deux cartes qui représentent ces deux faits, il n'y a aucune ressemblance.

Existe-t-il une relation entre la fréquence des naissances illégitimes et l'âge au mariage? — Cette relation est peut-être plus apparente que la précédente. La Russie, la Roumanie, la Croatie-Slavonie se distinguent par la précocité des mariages et par la faiblesse de la natalité illégitime. Plus de la moitié des hommes qui se marient ont dans ce pays moins de 25 ans. On en peut dire autant de l'Angleterre et même de l'Écosse et des États américains qui nous sont connus. En Irlande, les mariages, quoique moins précoces, sont assez hâtifs. Or tous ces pays comptent peu de naissances illégitimes. Au contraire, en Bavière, en Wurtemberg, en Autriche les mariages sont assez tardifs, surtout ceux des femmes ; or les naissances illégitimes sont fréquentes dans ces pays. Les mariages des femmes sont tardifs aussi en Suède et en Norvège et de plus les mariages y sont rares. Au contraire, en Saxe, où les naissances illégitimes sont nombreuses, les mariages sont pourtant fréquents et precoces. Il est vrai que la Saxe est un pays exceptionnellement industriel, ce qui peut expliquer que les naissances illégitimes y soient plus nombreuses que ne le comporteraient les règles ordinaires.

Une autre observation vient à l'appui des considérations qui précèdent :

L'âge au mariage tend à devenir plus·précoce dans la plupart des pays de l'Europe. C'est ce qui résulte de tableaux numériques qui portent sur une vingtaine d'années d'observation et que M. Bodio a insérés dans ses *Confronti internazionali*. Le seul pays qui fasse positivement exception à la règle est l'Angleterre, où l'âge au mariage est tellement précoce qu'en vérité on concevrait difficilement qu'il s'abaissât encore. Or nous avons vu que presque partout les naissances illégitimes diminuent de fréquence. Entre ces deux améliorations de l'état général, il est permis d'établir une relation. Cependant on remarquera que les deux mouvements ne se font pas avec un parfait parallélisme.

Existe-t-il une relation entre la natalité légitime et la natalité illégitime? — Quoique les pays allemands présentent presque tous une forte natalité légitime et souvent aussi une forte natalité illégitime, la lecture de notre tableau montre qu'il n'existe entre ces deux natalités aucun rapport constant. Les Pays-Bas, l'Angleterre et l'Écosse présentent une forte natalité légitime et une natalité illégitime faible. D'autre part, la France est le pays d'Europe où la natalité légitime est à son minimum, et sa natalité illégitime, sans être élevée, est loin d'être proportionnellement aussi faible.

Il semble donc qu'entre la natalité légitime et la natalité illégitime il n'y ait aucune relation.

IV. **De la fécondité.** — Les pays scandinaves sont à peu près seuls à relever la fécondité des femmes selon leur âge (tableau XXVII) :

Considérons d'abord la fécondité légitime : elle est à son maximum à l'âge le plus jeune et ne diminue rapidement qu'à partir de 35 ou 40 ans.

La fécondité légitime, il faut l'ajouter, dépend plus de la durée antérieure du mariage que de l'âge de la mère; si la fécondité des femmes mariées est très élevée de 15 à 25 ans, cela tient en grande partie à ce que, à cet âge, la plupart d'entre elles sont nouvellement mariées.

Tout au contraire de la fécondité légitime, la natalité illégitime est très faible de 15 à 20 ans. Elle augmente jusqu'à 30 ou 35 ans, et diminue seulement après 40 ans.

TABLEAU XXVII. — **Pour 1,000 femmes de chaque groupe d'âge et de chaque catégorie, combien de naissances en un an?**

AGES DES MÈRES.	SUÈDE.				DANÉMARK.			
	LÉGITIMES.		ILLÉGITIMES.		LÉGITIMES.		ILLÉGITIMES.	
	Campagnes.	Villes.	Campagnes.	Villes.	Campagnes.	Villes moins Copenhague.	Campagnes.	Villes moins Copenhague.
15 à 20 ans......	481	434	3	7	468	455	6	6
20 à 25 —	464	467	26	51	447	438	39	33
25 à 30 —	367	367	41	71	389	380	58	52
30 à 35 —	320	305	39	62	312	314	47	47
35 à 40 —	254	231	29	41	236	232	33	31
50 à 45 —	146	119	13	17	129	123	15	14
45 à 50 —	23	15	1	1	17	15	1	1
TOTAL......	229	219	19	39	232	237	29	27

Primiparité et pluriparité des femmes mariées et des filles-mères. — Il est relativement rare qu'une femme produise plusieurs naissances illé-gitimes. C'est ce que nous montre notamment un document autrichien qui est, je pense, unique dans son genre, car il distingue les premiers-nés des autres naissances et des autres mort-nés, selon le sexe, selon l'état civil et selon les provinces (tableau XXVIII). Il nous montre que tandis

TABLEAU XXVIII. — **Degré de pluriparité respectif des femmes mariées et des femmes non mariées dans diverses provinces de la monarchie austro-hongroise en 1851.**

ÉTATS ET PROVINCES.	SUR 1,000 NAISSANCES (mort-nés compris), combien d'illégitimes.	SUR 100 AÎNÉS de chaque catégorie, combien de puinés	
		Légitimes.	Illégitimes.
Basse-Autriche (moins Vienne).........	158	444	126
Haute-Autriche......................	194	445	59
Salzbourg...........................	255	551	94
Styrie...............................	258	372	125
Carinthie............................	344	346	128
Carniole.............................	109	491	87
Istrie, Görtz, etc....................	26	338	55
Trieste et banlieue...................	226	926	352
Tyrol................................	69	388	72
Bohême..............................	145	516	96
Moravie.............................	134	449	90
Silésie..............................	132	319	64
Galicie..............................	84	658	227
Territoire de Cracovie...............	119	800	427
Bucovine............................	76	508	179
Hongrie.............................	44	593	154
Transylvanie........................	32	309	59
Confins militaires...................	16	791	195
Monarchie austro-hongroise............	91	520	120

que les enfants légitimes sont nombreux dans les familles autrichiennes, à ce point que 100 aînés y supposent en moyenne 520 cadets, les illégitimes au contraire restent plus souvent uniques, en sorte que 100 premiers-nés ne sont suivis que de 120 puînés. (Les mort-nés sont compris dans nos calculs et comptent comme premiers-nés.)

On remarquera que dans les territoires très petits et urbains de Trieste et de Cracovie, où les naissances illégitimes sont très nombreuses, les puînés illégitimes sont nombreux. Ce qui vient sans doute de ce que dans ces villes les faux ménages sont nombreux et se conduisent, au point de vue de la fécondité, à peu près comme s'ils étaient mariés. Cependant, en général, il n'existe pas de rapport quelque peu constant entre la grandeur de l'illégitimité et la proportion des puînés illégitimes.

Il faut retenir encore de ce tableau que, en Autriche, *lorsqu'une femme mariée est féconde*, son premier enfant est suivi en moyenne de 5 autres, c'est-à-dire qu'elle a en moyenne 6 enfants (nés vivants ou mort-nés).

En France, la fécondité des familles nous est enseignée par un document plus complet. Le recensement de 1886 contient, conformément à une demande que j'ai formulée et que le conseil supérieur de statistique a adoptée, une question ainsi rédigée : « Combien avez-vous d'enfants légitimes actuellement vivants ? » On sait donc combien de familles n'ont pas d'enfants, combien en ont 1, 2, 3... 6, 7 et au-dessus.

On a obtenu ainsi les chiffres du tableau XXIX.

Tableau XXIX. — **FRANCE**. — **Recensement de 1886**. — **Combien de familles ont, au jour du recensement, le nombre d'enfants indiqué :**.

	0 ENFANT vivant.	1 ENFANT vivant.	2 ENFANTS vivants.	3 ENFANTS vivants.	4 ENFANTS vivants	5 ENFANTS vivants	6 ENFANTS vivants	7 ENFANTS vivants	TOTAL des familles.
I. Nombres absolus.	2.073.205	2.542.611	2.265.317	1.512.054	936.853	549.693	313.400	232.188	10.425.321
II. Nombres relatifs :									
Familles de mariés.	180	246	221	150	94	55	30	24	1000
— veufs..	251	233	200	136	81	50	29	20	1000
— veuves.	250	243	209	133	79	45	25	16	1000
— divorcés	444	253	154	88	38	12	7	4	1000
En général........	200	244	218	145	90	52	29	22	1000

Si les familles de veufs et de veuves comptent moins d'enfants que les familles de gens mariés, c'est sans doute parce que les veufs et veuves qui ont des enfants se remarient plus volontiers que ceux qui n'en ont pas. Quant aux divorcés, le nombre de leurs enfants est faible pour la même raison, mais aussi parce que les ménages rompus par divorce durent moins de temps que les ménages rompus par la mort, et surtout parce que les familles qui ont des enfants divorcent plus rarement que les familles sans enfants.

Il ne faut pas oublier, en lisant le tableau qui précède, qu'il s'agit du nombre des enfants *vivants au jour du recensement*. Ainsi un couple marié depuis quelques mois ou quelques jours est compté comme n'ayant pas d'enfant quoiqu'il y ait une bonne raison pour qu'il n'en ait pas encore. De même, le recensement a trouvé n'ayant que 1 ou 2 enfants un certain nombre de ménages qui en auront davantage plus tard. Enfin, un couple qui a eu des enfants mais les a tous perdus est compté comme n'ayant pas d'enfants quoiqu'il ne soit pas stérile.

Ces réserves faites, on ne peut manquer d'être frappé de la proportion considérable des ménages qui n'ont pas d'enfants ou qui n'en ont que 1. Si l'on fait le total des ménages qui n'ont que 2 enfants ou moins encore, on trouve qu'ils constituent les deux tiers (662 pour 1000) des ménages français. Quant aux ménages de 6 et 7 enfants, ils sont exceptionnels, mais beaucoup plus nombreux cependant que ne l'avaient supposé les législateurs imprévoyants qui, sans s'éclairer aux lumières de la statistique, avaient généreusement résolu d'élever aux frais de l'État le septième enfant des familles nombreuses, résolution qui s'est trouvée être inapplicable. On avait voté quelques centaines de mille francs, et il aurait fallu plus de 200 millions!

Nous avons quelques éléments pour comparer la situation actuelle à celle du passé. Cette statistique du nombre des enfants par famille a été tentée par Moheau, vers 1774, c'est-à-dire à une époque où la natalité de la France atteignait environ 38 pour 1000 habitants, et était par conséquent comparable à celle de l'Angleterre et de l'Allemagne actuelles.

Cependant les chiffres qu'il a fait connaître sont bien plus défavorables encore que ceux que nous a donnés le recensement de 1886. Il faut se hâter d'ajouter que Moheau n'a eu à sa disposition que peu d'observations recueillies dans quelques régions qu'il ne spécifie pas, contrairement à son habitude constante, et dont il dit seulement qu'elles sont « mal situées » (1).

TABLEAU XXX. — *Sur 1,000 familles, combien avaient :*

			Vers 1774.	En 1886.
0 enfant vivant			273	200
1	—		256	244
2	—		211	218
3	—		127	145
4	—		69	90
5	—		39	52
6	—		16	29
7	—	et au delà	9	22
			1000	1000

Il est certain que les chiffres de Moheau, chiffres recueillis dans un très petit nombre de localités mal situées ne doivent être acceptés qu'avec les réserves les plus expresses ; en effet la natalité de la France était

(1) La plupart des statistiques de Moheau ont été recueillies dans la Saintonge, à Paris, à Lyon, et dans quelques parties de l'Auvergne.

alors supérieure à ce qu'elle est à présent, et (tout en tenant compte de ce que la mortalité était alors plus forte) on ne s'explique pas que 1000 familles élevassent alors moins d'enfants que 1000 familles de notre époque.

En 1856, le recensement a distingué les familles ayant des enfants de celles qui n'en avaient pas (excepté dans le département de la Seine où cette distinction n'a pas été faite).

Le tableau XXXI compare les résultats de 1856 et ceux de 1886 :

TABLEAU XXXI. — (FRANCE, *moins la* SEINE). — *Sur 100 familles de chaque catégorie, combien avaient un ou plusieurs enfants, combien n'en avaient pas?*

	Avec enfants.		Sans enfants.	
	1856.	1886.	1856.	1886.
Mariés...	83.6	83.2	16.4	16.8
Veufs....................	77.9	76.0	22.1	24.0
Veuves	76.8	76.3	23.2	23.7
Ensemble........	81.9	81.3	18.1	18.7

On voit que la proportion des familles stériles est restée très sensiblement la même (1) que en 1856. Cette remarque est d'une importance capitale, car elle montre que si la natalité a baissé depuis cette époque, ce n'est pas que la proportion des familles complètement stériles ait augmenté, mais c'est que la fécondité des familles fécondes a diminué. En un mot on peut aujourd'hui en France faire des enfants tout aussi bien qu'en 1856, seulement on en fait moins.

Répartition géographique des familles stériles et des familles nombreuses. — Si l'on calcule sur 100 familles combien n'ont pas d'enfants, on voit que en moyenne, en France, il y en a 20 pour 100. La proportion de ces familles stériles est plus élevée à Paris (33), puis en Basse-Normandie (Orne, Sarthe, Eure, Calvados, Manche), en Champagne et en Lorraine, dans le Rhône et la Loire, et enfin dans la Dordogne et la Gironde. Tandis qu'au contraire les familles stériles sont rares en Corse, en Bretagne, dans le Nord et dans quelques départements du Centre (Lot, Gers, Corrèze), et enfin l'Hérault et les Bouches-du-Rhône. Ces derniers départements et notamment le Gers présentent une particularité curieuse : les gens mariés y sont nombreux, il est rare qu'ils n'aient pas d'enfants, mais il est rare aussi qu'ils en aient plus de deux ; la natalité y est en somme des plus faibles.

Au contraire en Bretagne et aussi dans le Nord, en Auvergne, en

(1) Cette importante conclusion est justement le contre-pied de celle à laquelle aboutit l'auteur de l'*Introduction au dénombrement de la France en* 1886. Cet auteur n'a pas remarqué qu'il a compté *toutes* les familles de l'important département de la Seine comme ayant des enfants en 1856. Je répète que, en 1856, la recherche sur la fécondité des familles n'a pas été étendue au département de la Seine. Pour faire une comparaison exacte des deux époques, il faut donc considérer à chacune d'elles *la France sans la Seine :* c'est ce que nous avons fait plus haut.

Savoie, en Corse, etc., les mariés sont peu nombreux, mais une fois mariés, les gens sont rarement stériles, et en outre ils ont souvent de nombreuses familles ; la natalité y est plus élevée que dans le reste de la France.

Le département de la Seine mérite une attention particulière ; nulle part la stérilité n'est plus fréquente : presque nulle part les familles nombreuses ne sont plus rares. Dans la banlieue, et dans la périphérie de Paris, on trouve un peu plus de familles nombreuses que dans le centre de la ville. Les arrondissements riches (Louvre, Luxembourg, Palais-Bourbon, Élysée, Opéra) se font remarquer il est vrai par une proportion un peu forte de ménages inféconds, mais la différence entre les quartiers riches et les quartiers pauvres est moindre qu'on ne pourrait croire :

TABLEAU XXXII. — PARIS. — **Sur 1,000 familles combien ont (1886) le nombre d'enfants indiqué :**

	0 ENFANT vivant.	1 ENFANT vivant.	2 ENFANTS vivants.	3 ENFANTS vivants.	4 ENFANTS vivants.	5 ENFANTS vivants.	6 ENFANTS vivants.	7 ENFANTS vivants ou davantage.
Dix premiers arrondissements (centre)	331	301	201	96	42	17	7	5
Dix derniers arrondissements (faubourgs)	317	257	200	112	60	32	14	8
ENSEMBLE DE LA VILLE DE PARIS	323	276	200	105	53	25	11	7
Banlieue	346	249	190	106	58	28	13	10
ENSEMBLE DU DÉPARTEMENT DE LA SEINE	328	270	198	106	54	25	12	7

M. Javal a fait, sur ces chiffres, une très curieuse remarque :

Si le lecteur veut bien parcourir avec soin les chiffres relatifs à la composition des familles dans l'ensemble de Paris ou dans l'ensemble du département de la Seine, il remarquera que, à partir des familles composées de deux enfants, *un chiffre est toujours égal à la moitié de celui qui le précède*, ce que l'on verra d'ailleurs dans le tableau suivant, dans lequel nous citons, à côté des chiffres réels, les mêmes chiffres légèrement arrondis pour les besoins de notre démonstration.

Entre les chiffres réels et les chiffres rigoureusement conformes à la règle établie ci-dessus, c'est à peine s'il existe une différence.

Ces chiffres peuvent être expliqués par la règle suivante dont nous ne pouvons fournir la preuve, mais qui se recommande par sa simplicité : *c'est que les familles ne sont satisfaites que lorsqu'elles ont un garçon*. Si l'on suppose qu'il en soit ainsi, la régularité des chiffres qui précèdent cessera d'être surprenante.

Supposons 1,000 familles dont 200 resteront définitivement stériles et dont 800 ont un premier enfant. Il y a à peu près autant de chances pour que cet enfant soit masculin que pour qu'il soit féminin. Dans les 400 cas où il est masculin, la famille est satisfaite et n'a pas d'autre enfant ; dans les 400 autres familles, on fait survenir un second enfant.

Tableau XXXIII. — Paris. — **Sur 1,000 familles, combien ont (1886) le nombre d'enfants indiqué :**

	CHIFFRES RÉELS.	CHIFFRES ARRONDIS.
2 enfants.....................	200	200, dont la
3 —	105	moitié est 100, dont la
4 —	53	moitié est 50, dont la
5 . —	25	moitié est 25, dont la
6 —	11	moitié est 13, dont la
7 enfants et plus.............	7	moitié est 7.

Ce second enfant sera dans les 200 familles un garçon, et, dans ce cas, les parents satisfaits n'ont plus d'autre enfant. De là vient que sur 1,000 familles nous en trouvons 200 avec 2 enfants.

Mais dans les 200 autres familles où le second enfant est une fille, on fait survenir un troisième enfant. Ce troisième enfant sera dans 100 familles un garçon et alors les parents satisfaits n'ont plus d'autre enfant. De là vient que sur 1,000 familles, nous en trouvons 100 avec 3 enfants, tandis que dans les 100 autres familles, on engendrera des enfants jusqu'à ce que survienne un garçon.

Le raisonnement peut se poursuivre de même jusqu'au septième enfant (1).

Est-ce véritablement à une cause de ce genre qu'il faut attribuer la progression singulière que nous avons signalée tout à l'heure (et qui ne se remarque pas avec la même régulière pour les chiffres relatifs à l'ensemble de la France). Il faudrait, pour que l'explication proposée

(1) On a voulu expliquer par le malthusianisme le fait que dans tous les pays, il naît 105 ou 106 garçons pour 100 filles. Physiologiquement, les deux sexes auraient une égale natalité. Mais les parents désirant plus particulièrement avoir un fils, cesseraient de procréer à partir du moment où ce vœu serait satisfait ; de là une augmentation du nombre des mâles. On m'a même attribué par erreur (*Acad. de méd.*, octobre 1888) cette opinion, quoique je ne la croie pas valable. En effet, reprenons les chiffres ci-dessus. 800 ménages féconds veulent avoir un enfant ; si la natalité des deux sexes est physiologiquement égale, ils auront dans 400 cas un garçon, dans 400 cas une fille ; dans ce dernier cas, ils procréent un nouvel enfant (200 garçons, 200 filles), etc. On peut traduire ces chiffres par le diagramme suivant :

400 garçons. 400 filles.
  200 g.   200 f.
    100 g.   100 f.
     50 g.   50 f.
      25 g.   25 f.

Que l'on additionne le nombre des garçons et le nombre des filles marqués sur le

fût admise sans réserve, que les derniers nés fussent tous masculins, ce qui n'est pas conforme à ce que semble indiquer l'observation vulgaire. Il faut remarquer d'ailleurs que le raisonnement que nous avons appliqué à la volonté fermement arrêtée d'avoir un garçon serait parfaitement applicable à la volonté également entêtée d'avoir une fille. Il nous paraît que la première de ces déterminations doit être plus fréquente que la seconde, mais il est possible que chacune d'elles existe dans un certain nombre de familles ; elles entraînent l'une et l'autre les mêmes conséquences numériques.

On demande souvent quel est le nombre moyen d'enfants que procrée un ménage. Ce chiffre pourrait être calculé exactement si l'on relevait, au moment de la dissolution d'un mariage par la mort, combien d'enfants sont issus du mariage dissous. Malheureusement ce chiffre important n'est généralement pas élaboré par les statisticiens (voir tableau XXXIV).

On peut encore déduire ce chiffre de l'enquête de 1886 sur le nombre des enfants existant dans chaque famille au jour du recensement. On trouve ainsi en France 2,07 enfants par famille. Ce chiffre est très faible, puisqu'il faut au moins 2 enfants par famille (à supposer que ces enfants vivent assez longtemps pour cela) pour remplacer plus tard leurs deux auteurs, et qu'il reste à peine 7 enfants dans 100 familles pour remplacer les gens qui pour une raison quelconque restent célibataires. Mais ce chiffre si faible de 2,07 enfants par famille ne nous dit exactement pas combien une famille produit d'enfants en moyenne. C'est seulement au moment de la dissolution du mariage que ce chiffre pourrait être recueilli. Au jour du recensement, les ménages n'ont pas parcouru toute leur durée ; quelques-uns la commencent à peine et beaucoup auront encore des enfants. Le chiffre de 2,07 est donc un peu inférieur à celui qui nous intéresse. ·

La ville de Paris compte depuis quelques années le nombre d'enfants vivants ou morts laissés par chaque ménage ; malheureusement il n'est pas possible de recueillir le renseignement pour tous ceux qui meurent dans les hôpitaux ; nous ne l'aurons donc que pour la partie la plus aisée de la population.

---

tableau, on trouvera toujours au total le même nombre pour chaque sexe, et cela se comprend, puisque sur chaque ligne, il y aura autant de garçons que de filles. Donc le néo-malthusiasnisme ne peut pas expliquer la prédominance du nombre des mâles.

Une autre preuve que la néo-malthusianisme n'est pour rien dans l'inégale proportion des sexes, c'est que, parmi les premiers-nés considérés isolément, la proportion des garçons est très élevée.

Si l'on m'a attribué l'opinion que je viens de combattre, c'est que cette opinion ayant été rappelée au Congrès de démographie de Vienne, j'avais saisi cette occasion pour exposer les résultats de l'enquête relative au nombre des enfants par famille. Mais je n'avais ni approuvé ni combattu l'explication néo-malthusienne. Un autre orateur, M. Schnapper Arndt, s'est chargé de la réfuter au moyen de l'argument que j'ai exposé ci-dessus.

Les chiffres de cet instructif tableau peuvent être présentés de plusieurs façons différentes. Considérons d'abord la fécondité totale sans nous occuper de savoir si les enfants nés ont survécu à la dissolution du mariage ou s'ils sont morts auparavant (tableau XXXIV).

TABLEAU XXXIV. — PARIS (1886). — *Sur 1,000 familles dissoutes par la mort, combien avaient procréé au jour de la mort du premier époux :*

(Enfants morts ou survivants).

	PARIS (1886)	ALSACE-LORRAINE (1874-75)		
		Villes.	Campagnes.	Total.
0 enfant.................	63 familles.	21 familles.	39 familles.	32 familles.
1 enfant mort ou vivant.	224 —	184 —	125 —	148 —
2 enfants morts ou vivants.	204 =	199 —	157 —	173 —
3 — —	159 —	172 —	148 —	158 —
4 — —	114 —	115 —	145 —	133 —
5 — —	73 —	79 —	107 —	96 —
6 — —	56 —	71 —	90 —	83
7 — —	39 —	48 —	61 —	56 —
8 — —	68 —	111 —	128 —	121 —
TOTAL........	1000 familles.	1000 familles.	1000 familles.	1000 familles.

On voit combien sont rares les familles physiologiquement stériles.

Ce tableau nous montre déjà que la moitié des ménages parisiens sont stériles ou ne procréent que 1 ou 2 enfants (même en comptant les enfants morts avant l'un de leurs parents). Un tiers des ménages procréent 4 enfants ou davantage encore. En général les ménages parisiens procréent, pendant l'ensemble de la durée de leur existence, 3,2 enfants par ménage.

Ce nombre est très exactement celui que les statisticiens recherchent par des méthodes différentes, ou plutôt il le serait si la population pauvre qui meurt à l'hôpital n'était pas éliminée du calcul. Si l'on s'en référait à la méthode plus usitée, celle qui consiste à diviser le nombre des naissances par celui des mariages, on ne trouverait à Paris, en 1886, que 2,6 naissances par mariage, c'est-à-dire un chiffre inférieur à la vérité (1).

Mais beaucoup des 3,2 enfants que nous venons d'assigner en moyenne à chaque ménage parisien meurent avant que le mariage qui les a fait naître se soit dissous par la mort de l'un des époux. Cette période qui sépare la naissance des enfants de la dissolution du mariage qui les a

(1) Cela vient de ce que, à Paris, ville d'immigration dont l'augmentation est très rapide, les mariages augmentent très rapidement en nombre absolu. Les naissances de 1886 ne proviennent guère des mariages contractés dans l'année, mais surtout de mariages souvent très anciens et moins nombreux que les mariages actuels. Comparer au chiffre des naissances un nombre exagéré de mariages, c'est augmenter indûment le dénominateur de la fraction, c'est-à-dire en atténuer la valeur.

Encyclopédie d'hygiène. 13

fait naître est généralement assez longue, comme on le voit par les chiffres du tableau XXXV :

TABLEAU XXXV. — PARIS (1882-1886). — *Sur 1,000 ménages dissous par la mort, combien avaient duré :*

1 an	35.6
2 ans	31.6
3 —	30.3
4 —	31.6
5 —	32.6
6 —	} 57.4
7 —	}
8 —	}
9 —	} 82.4
10 —	}
11 à 15 ans	124.2
16 à 20 —	115.6
21 à ω —	459.1
	1000.0

On voit que presque la moitié des ménages parisiens durent plus de 20 ans. Lorsque la statistique attend que cette longue durée se soit écoulée pour savoir combien le ménage a procréé d'enfants, elle doit naturellement en trouver un plus grand nombre que lorsqu'elle fait la même recherche au jour du recensement, car dans ce dernier cas elle a affaire à un grand nombre de jeunes ménages qui n'ont pas d'enfants ou qui en ont peu, simplement parce qu'ils n'ont pas eu le temps d'en avoir.

De là vient la différence que l'on trouve entre la fécondité des ménages d'après le relevé fait à la mort des époux, et la fécondité des ménages d'après les chiffres du recensement.

TABLEAU XXXVI. — PARIS (1886). — *Sur 1,000 ménages, combien ont :*

(Les enfants prédécédés ne comptent pas).

	Au jour du recensement.	Lors de la dissolution du mariage par la mort.
0 enfant vivant	301	180
1 —	281	338
2 —	207	234
3 —	112	136
4 —	54	64
5 —	26	30
6 —	12	13
7 —	7	5
	1000	1000

On voit que les chiffres ne se ressemblent guère tant que l'on considère les familles peu nombreuses, celles de 0 ou de 1 enfant par exemple, parce que beaucoup de ces familles sont, au jour du recensement, de formation récente. Elles n'ont pas encore d'enfants, mais elles en auront plus tard. Si l'on considère des familles un peu plus nombreuses (c'est-à-dire créées depuis un peu plus de temps), l'influence de la durée disparaît, et elles ont au jour du recensement autant d'enfants qu'elles en auront lorsque le mariage viendra à se dissoudre par la mort de l'un des époux.

TABLEAU XXXVII. — PARIS. — **Sur 100 ménages dissous par la mort, après la durée indiquée, combien avaient le nombre d'enfants indiqué :**

NOMBRE D'ENFANTS VIVANTS au moment de la dissolution du mariage.	DURÉE DU MARIAGE AU MOMENT DE SA DISSOLUTION									
	1 an.	2 ans.	3 ans.	4 ans.	5 ans.	6 et 7 ans.	8 à 10 ans.	11 à 15 ans.	15 à 20 ans.	21 ans et plus
0 enfant vivant......	30	32	45	35	33	24	18	15	17	12
1 —	53	48	38	38	38	40	36	33	29	31
2 —	11	18	13	24	18	18	27	26	24	23
3 —	4	1	2	3	10	13	14	15	15	16
4 —	1	1	1	»	1	4	4	7	7	8
5 —	1	»	1	»	»	0.5	0.5	2.5	3	5
6 —	»	»	»	»	»	0.5	0.5	0.5	2	2
7 —	»	»	»	»	»	»	»	1	0.5	1
8 — et plus.	»	»	»	»	»	»	»	»	2	2
TOTAUX........	100	100	100	100	100	100	100	100	100	100

On voit en lisant la première ligne du tableau XXXVII que les mariages qui ont le plus de durée sont aussi ceux parmi lesquels les ménages stériles sont en moins grand nombre. La diminution des mariages sans enfants après la cinquième année du mariage est même plus notable qu'on n'aurait peut-être pu le prévoir.

On peut être surpris de voir des mariages qui ont moins de un an de durée compter néanmoins plusieurs enfants : ce sont des mariages légitimateurs (et notamment les mariages *in extremis*).

Si on lit la ligne intitulée « 2 enfants vivants », on voit les chiffres de cette ligne grossir d'année en année à partir de la deuxième colonne. De même si on lit la ligne intitulée « 3 enfants vivants », on voit les chiffres grossir à partir de la cinquième année, et enfin sur la ligne suivante, les chiffres grossissent à partir de la sixième année. Les chiffres suivants ont moins d'intérêt.

V. Sexualité. — C'est un fait bien connu que les naissances masculines sont un peu plus nombreuses que les naissances féminines. Il en est ainsi dans tous les pays la terre (environ 105, 5 naissances masculines pour 100 féminines). La mortalité des petits garçons étant plus forte que celle des petites filles, l'équilibre entre les deux sexes ne tarde pas à s'établir. La proportion des garçons est très élevée en Roumanie et en Grèce. Le fait a été remarqué sans être expliqué.

La proportion des garçons est presque toujours plus forte parmi les légitimes que parmi les illégitimes. Toutefois notre tableau montre quelques exceptions à cette règle (Serbie, Suède, Norvège, Danemark, Saxe, Angleterre, Écosse).

Le tableau XXXVIII est emprunté aux *Confronti internazionali* de M. Bodio, et relatif à la période 1865-83 (et pour quelques pays à une période un peu moindre).

TABLEAU XXXVIII. — *Pour 100 naissances féminines, combien de masculines?*
(Mort-nés non compris.)

	NAISSANCES	
	en général.	illégitimes.
France	105	103
Alsace-Lorraine, 1872-82	105	104
Belgique	105	103
Pays-Bas	105	103
Italie	106	104
Espagne	107	104
Roumanie, 1870-82	111	103
Grèce	112	96
Suisse, 1872-83	105	101
Allemagne, 1872-83	105	104
Prusse	105	104
Saxe	105	105
Thuringe	105	106
Bavière	105	104
Wurtemberg	105	102
Bade	105	104
Autriche	106	106
Hongrie	105	104
Croatie-Slavonie, 1870-82	106	104
Serbie	106	111
Russie, 1867-76	105	106
Finlande	105	103
Suède	105	105
Norvège	106	107
Danemark	105	105
Angleterre et Galles	104	104
Écosse	105	106
Irlande	106	105
Massachussetts, 1870-82	106	101
Rhode-Island	105	»

TABLEAU XXXIX. — *Pour 100 naissances féminines, combien de masculines?*
(Mort-nés compris).

	Légitimes.	Illégitimes.
France	106.8	104.4
Belgique	106.5	103.7
Espagne	106.8	104.6
Suisse	106.6	101.7
Prusse	106.2	104.9
Bavière	106.6	104.3
Bade	107.0	104.5
Autriche	107.0	104.9
Hongrie	106.3	102.5
Suède	105.9	105.3
Norvège	106.2	107.8
Danemark	106.0	105.4

Les mort-nés ont été exclus dans le tableau XXXVIII ; la mortinatalité des garçons l'emportant sur celle des filles, l'exclusion des mort-
nés élimine du calcul une proportion de garçons supérieure à celle des
filles, et atténue les chiffres ci-dessus. Si nous avions compris les mort-
nés dans notre calcul, les rapports ci-dessus seraient donc encore un
peu plus élevés. Ce qu'on verra par le tableau XXXIX.

M. Bertillon père a entrepris la recherche, nécessairement très obscure, des causes de ce phénomène singulier dans son étude sur la nata
lité. Utilisant la statistique des premiers-nés établie par l'Autriche en 1851,
il a formulé et démontré les deux propositions suivantes :

1° *Les premiers-nés légitimes donnent plus de garçons que la moyenne
générale des naissances légitimes.*

2° *Les premiers-nés illégitimes donnent au contraire moins de garçons que
la moyenne générale des naissances illégitimes.*

C'est ce que résument les chiffres suivants :

TABLEAU XL. — *Pour 100 filles, combien de garçons* (AUTRICHE, 1851)?

	Légitimes.	Illégitimes.	Ensemble.
Premiers-nés	110.1	103.6	108.6
Puînés...............	105.3	106.0	105.4
TOTAL...........	106	104.9	105 9

Les premiers-nés illégitimes étant très nombreux par rapport à leurs
puînés, leur influence pèse pour beaucoup sur la moyenne, et le nombre
des garçons se trouve ainsi abaissé.

Avant de tenter l'explication physiologique des deux lois qui précèdent, il faut commencer pas l'établir plus nettement. Nous montrerons
qu'elles se vérifient dans chacune des provinces de l'Autriche prise
isolément (tableau XLI).

TABLEAU XLI. — **Sur 100 naissances féminines, combien de masculines
(1851).**
(Mort-nés compris.)

PROVINCES.	LÉGITIMES.			ILLÉGITIMES.		
	PREMIERS-NÉS.	PUÎNÉS.	TOTAL.	PREMIERS-NÉS.	PUÎNÉS.	TOTAL.
Basse-Autriche.................	111 6	103.7	105.2	99.8	111.1	106.0
Haute-Autriche...............	108.3	101.3	103.8	99.2	103.6	100.6
Styrie.......................	103.6	103.7	103.7	104.3	107.5	106.0
Bohême......................	116.0	106.2	107.6	105.5	104.3	105.0
Moravie.....................	107.5	105.2	105.6	105.5	107.4	106.3
Gallicie.....................	111.5	105.5	106.2	107.0	113.4	111.5
Hongrie.....................	108.7	106.0	106.4	98.1	102.5	99.8
Villes principales moins Vienne (naissances vivantes).........	114.4	106.2	107.1	102.1	107.0	105.4

Les chiffres, ne reposant que sur une seule année d'observation, n'ont pas toute la régularité désirable. On peut voir cependant que toujours la *masculinité* (ou proportion des mâles) est plus forte pour les premiers-nés légitimes que pour les puînés, tandis que c'est le contraire pour les illégitimes.

La sexualité chez les légitimes a été étudiée avec un soin particulier par mon père (*Dict. enc. des sc. méd.* NATALITÉ, p. 468 et suiv.) d'après des documents suédois, norvégiens et danois.

La Norvège a fait en 1870 une enquête très curieuse dont les résultats principaux sont consignés dans le tableau LXII. On y voit que dans les premières années du mariage, le nombre des naissances mâles dépasse de beaucoup celui des naissances filles (moyenne des 6 premières années de mariage : 116 garçons entre 100 filles). La proportion devient ensuite plus faible pendant les 6 années suivantes (moyenne de la 6ᵉ à la 12ᵉ année de mariage 107 garçons contre 100 filles). Après la 12ᵉ année de mariage, ce sont les naissances féminines qui sont les plus nombreuses (moyenne : 94 garçons contre 100 filles).

« Impossible, dit mon père, de trouver un relevé dont la signification soit plus nette que celui-ci, et, ce qui en augmente encore la valeur, c'est que ces naissances divisées en deux groupes, suivant l'habitat (villes et campagnes) donnent des rapports qui se suivent dans le même sens. »

Ainsi les premières années du mariage sont fécondes en garçons et les dernières en filles. Cependant le document norvégien nous donne en outre la durée du mariage en combinaison avec l'âge des parents. Malheureusement à mesure que les sous-divisions se multiplient, les chiffres observés deviennent nécessairement moindres, et la confiance que méritent les résultats décroît avec eux. Cependant ces résultats sont si tranchés que, sans rapporter le document en lui-même, j'en indiquerai les traits principaux et les nombres absolus, sur lesquels sont fondés les rapports, afin qu'on en apprécie mieux la valeur.

I. Lorsque l'époux a moins de 25 ans.

1° Si l'épouse est aussi au-dessous de 25 ans, je vois dès la première année de mariage 105 garçons contre 50 filles ; dans la seconde, 121 garçons contre 79 filles pour les 2 années suivantes : 202 garçons contre 161 filles, et ainsi de suite, les naissances mâles étant toujours en plus grand nombre que les naissances filles ; mais leur prédominance va en s'atténuant jusqu'à la fin de la 16ᵉ année de mariage, où il y a tendance marquée à l'égalité. En effet, je trouve alors 49 garçons contre 47 filles ; l'année suivante 38 garçons et 40 filles ; enfin, en réunissant A, toutes les naissances survenues avant la 16ᵉ année de mariage, on a 1,198 garçons et 933 filles, soit 128,5 garçons contre 100 filles ; B toutes celles survenues après la 15ᵉ année, on trouve 286 garçons et 300 filles, soit 95 garçons contre 100 filles ; C, enfin en réunissant tous les enfants de ces époux, on trouve 120 garçons contre 100 filles.

2º Si l'épouse plus âgée a de 25 à 35 ans, la prédominance des mâles continue à être très marquée, ce qui est singulièrement contradictoire avec les résultats des très petites enquêtes particulières si souvent citées (528 garçons et 468 filles, soit 113 garçons contre 100 filles).

En résumé, quand l'époux a moins de 25 ans, la prédominance des naissances mâles qui ont lieu dans la première année du mariage est extrêmement tranchée, puisqu'on trouve 89 naissances filles contre 185 naissances mâles (soit 208 garçons contre 100 filles).

II. Lorsque l'époux a un âge compris entre 25 et 35 ans :

1º Si l'épouse a moins de 25 ans, on trouve alors prédominance de garçons (mais moins prononcée) dans les 15 premières années de mariage, à savoir : 1,515 garçons et 1,406 filles, soit 107,7 contre 100, et encore excès de filles dans les enfants produits après ces 15 ans (on pourrait même dire après la 13ᵉ année) à savoir, 379 garçons et 404 filles, soit 94 garçons contre 100 filles.

2º Si l'âge de l'épouse est compris aussi entre 25 et 35 ans, alors soit que l'on considère les 15 premières années du mariage, soit que l'on considère toute sa durée, on trouve un même rapport 1,371 garçons et 1,280 filles, soit 107 garçons contre 100 filles.

TABLEAU XLII. — **Proportion des sexes parmi 11,666 enfants légitimes nés en Norvège en 1870, et classés selon la durée du mariage.**

	ROYAUME ENTIER			CAMPAGNES.			VILLES.		
	NOMBRES ABSOLUS		Pour 100 filles combien de garçons.	NOMBRES ABSOLUS		Pour 100 filles combien de garçons.	NOMBRES ABSOLUS		Pour 100 filles combien de garçons.
	Garçons.	Filles.		Garçons.	Filles.		Garçons	Filles.	
Naissances issues de mariages ayant duré :									
De 1 à 6 ans...........	2.725	2.342	116.3	2.236	1.867	119.8	489	475	103.0
De 7 à 12 ans.........	2.120	1.981	107.0	1.528	1.453	105.2	374	345	108.4
13 ans et plus.........	1.213	1.285	94.4	1.268	1.282	99.0	163	186	88.0
Total des naissances observées.................	6.058	5.608	107.0	5.032	4.602	109.3	1.026	1.006	102.0
TOTAL GÉNÉRAL des naissances légit. vivantes.	23.432	22.420	104.5	18.903	18.060	105.3	4.529	4.360	104.0

Lorsque l'époux a de 35 à 50 ans, les rapports des sexes changent complètement, et, contrairement à ce qu'on croyait savoir avec ces époux plus âgés que l'épouse, ce sont les naissances filles qui l'emportent constamment : soit avec les jeunes épouses au-dessous de

25 ans, qui ont donné 232 garçons et 250 filles, soit avec celles de 25 à 35 ans, qui ont eu 310 garçons et 336 filles; ce qui pour l'un et l'autre cas donne un rapport de 92 à 93 garçons contre 100 filles; enfin les épouses dont l'âge est au-dessus de 35 ans fournissent encore 61 garçons et 70 filles, soit 87 garçons contre 100 filles ».

On voit quelle est l'importance de la statistique norvégienne sur ce point. L'enquête commencée en 1870 n'a malheureusement pas été continuée, parce qu'elle a été jugée trop coûteuse. Telle qu'elle est elle est très instructive, lorsqu'elle est étudiée par un statisticien judicieux. Elle porte seulement sur 11,666 naissances; les enquêtes de Sadler et de Hofacker, qui ont fait autorité, ne portaient guère plus d'un millier d'observations, ce qui est insuffisant. Mon père leur fait un reproche grave, c'est de porter sur la pairie anglaise, c'est-à-dire sur une population *choisie*, car l'aristocratie anglaise s'éloigne beaucoup par ses mœurs, sa nourriture, etc., du commun des hommes. Or le genre de vie paraît avoir une influence très grande sur la sexualité des enfants. C'est ce qui résulte d'une statistique recueillie autrefois pour la Suède, mais qui ne l'est plus aujourd'hui. Ce document donne le nombre des naissances par sexes et par classes sociales des parents. Il donne aussi (renseignement précieux) l'âge au mariage dans ces différentes classes.

Il ressort de ce document que, pour 100 filles, il naît 1° dans les familles nobles, 98 garçons seulement; 2° dans les familles de pasteurs 108,6 garçons; dans les autres classes des chiffres intermédiaires, à savoir : chez les bourgeois, 105, chez les agriculteurs et chez les fonctionnaires, 105,7.

On voit qu'en Suède les pasteurs se marient tard et épousent plus souvent que les autres hommes des femmes beaucoup plus jeunes qu'eux. Leurs enfants sont très souvent des garçons (108,6 garçons pour 100 filles). — Mais d'autre part, les nobles qui eux aussi se marient tard et eux aussi épousent souvent des femmes beaucoup plus jeunes qu'eux, ont très souvent des filles (98 garçons pour 100 filles). Les agriculteurs, au contraire, se marient jeunes et souvent avec des femmes qui sont à peu près de leur âge; ils ont une proportion normale de garçons. En résumé, on voit que l'influence des conditions sociales paraît l'emporter sur celle de l'âge absolu ou de l'âge relatif des époux.

Je dois ajouter que j'ai essayé de contrôler quelques-uns des résultats qui précèdent par les chiffres recueillis à Paris. Cette recherche confirme les résultats précédents, mais ne donne pas de résultats aussi nets qu'on aurait pu l'espérer. A Paris, la proportion des naissances masculines est des plus faibles; pour 100 naissances légitimes vivantes féminines, on ne compte (1882-86) que 103,6 naissances masculines, rapport qui paraîtra d'autant plus faible qu'il s'agit ici de naissances légitimes seulement. Cette faiblesse de la masculinité tient à ce qu'il y a à

Paris un nombre considérable de mort-nés, et la mortinatalité des petits garçons l'emporte toujours sur celle des petites filles. Lorsqu'on cherche la proportion des garçons sur l'ensemble des naissances légitimes (mort-nés compris), on trouve qu'elle s'élève à 105, chiffre qui se rapproche de ceux qu'on observe ordinairement.

TABLEAU XLIII. — SUÈDE. — **Ages respectifs et comparés des fiancés se mariant en chaque catégorie sociale (1851-1855), nombre relatif des naissances mâles résultant de ces mariages (1851-1860).**

		NOBLES.	BOURGEOIS	AGRICUL-TEURS.	CLERGÉ.	FONCTION-NAIRES.
Sur 100 fiancés, combien avaient, au jour du mariage	Moins de 26 ans	9.5	14.3	28.9	1.3	11.6
	De 26 à 35 ans	62.4	74.2	84.5	40.6	69.6
	De 36 à 50 ans	37.4	25.8	15.5	59.4	30.4
	Plus de 50 ans	6.8	3.8	2.9	9.3	4.2
Sur 100 fiancées, combien avaient, au jour du mariage	Moins de 26 ans	48.8	38.6	43.7	40 5	44.5
	De 26 à 35 ans	87.2	84.1	89.3	85.5	88.5
	Plus de 35 ans	12.8	15.9	10.7	14.5	11.5
Sur 100 mariages, combien de fois l'époux était-il, d'au moins une classe d'âge	Plus âgé que l'épouse	64.0	43.5	35.1	71.5	54.2
	Dans la même classe d'âges que l'épouse	31.0	43.7	48.6	25.3	37.2
	Plus jeune que l'épouse	5.0	12.8	16.3	3.2	8.6
Pour 100 naissances féminines vivantes de chaque classe, combien de garçons.		98.3	105.0	105.7	108.6	105.7
Nombres absolus des naissances vivantes observées en chaque classe en 1851-60.		2.476	25.515	699.283	3.435	2.100

Quoi qu'il en soit, la *masculinité* des naissances légitimes vivantes à Paris est extrêmement faible ; c'est peut-être pour cela que les chiffres, quoique résumant des observations beaucoup plus nombreuses que celles de Norvège, n'ont pas la même régularité :

TABLEAU XLIV. — PARIS (1882-1886). — *Pour 100 naissances féminines légitimes vivantes, combien de naissances masculines ?*

Durée antérieure du mariage :	1 an	103.3
— —	2 ans	104.0
— —	3 ans	106.0
— —	4 ans	102.6
— —	5 ans	101.0
— —	6 ans	101.4
— —	7 à 8 ans	102.9
— —	9 à 10 ans	99.5
— —	11 à 15 ans	103.5
— —	16 à 20 ans	101.5
—	21 ans et au-dessus	98.3
	TOTAL	103.6

On voit que dans les trois premières années du mariage, la *masculinité* est supérieure à la moyenne, tandis qu'elle lui est constamment inférieure après une durée plus longue.

En résumé, les circonstances qui paraissent influer sur la proportion des sexes sont : 1° l'influence prépondérante de la primogéniture ; 2° celle de la durée du mariage (qui n'est peut-être que l'expression de la même influence) ; 3° l'action moins sensible et moins claire de l'âge de la mère, du père ; et 4° (selon Sadler) celle du rapport de ces deux âges ; 5° l'influence si complexe de la classe sociale à laquelle appartiennent les deux époux.

Resterait à donner l'explication physiologique de ces conclusions. Voici celle qu'a proposée M. Bertillon père : « La zootechnie nous enseigne que les mâles provoqués à des coïts nombreux avec des femelles successives engendraient plutôt des mâles au début de la lutte, et des femelles à la fin, et que les vieux mâles, affaiblis par l'âge, engendraient plutôt des femelles. On a fait ces observations surtout sur des béliers, mais aussi sur d'autres animaux. Dans l'industrie de la production des métis de l'âne et de la jument, on choisit de préférence pour étalon un vieux baudet bien caduc, l'expérience ayant appris que, dans ces conditions, on obtient un plus grand nombre de mules, lesquelles sont plus recherchées que les mulets, et ont plus de valeur sur le marché. Il semble donc que généralement un mâle vigoureux produit un excédent de mâles, un mâle affaibli, soit par des coïts précédents, soit par l'âge, produit plus de femelles.

« Est-ce à des causes de même ordre qu'il faut attribuer la faible reproduction masculine de la noblesse suédoise ? Peut-on supposer que les fils des nobles familles s'épuisent par les divers excès, et notamment par la luxure, de sorte que le mariage serait pour eux comme le port de refuge pour un vaisseau désemparé ? Tandis que des conditions contraires expliqueraient l'excès des garçons chez le clergé protestant, dont les conditions morales et hygiéniques sont supérieures, puis chez les paysans et les fonctionnaires ensuite ?

« C'est sans doute à une cause de même ordre, l'état de vigueur sexuelle des nouveaux mariés, et notamment de l'époux, qu'il faut attribuer l'aptitude plus prononcée des campagnards pour engendrer des mâles et celle des citadins pour les filles, car c'est là un fait très général, qu'on retrouve chaque année dans tous les pays publiant des documents assez analytiques. Ainsi en France, nos paysans comptent 107 garçons contre 100 filles, tandis que nos citadins en ont moins de 106 et les Parisiens seulement 105.

« Enfin serait-ce encore à la même influence de vigueur des jeunes époux qu'il faudrait attribuer l'excès bien plus marqué de la production des garçons chez les premiers-nés ? On supposerait alors avec vraisemblance que la plupart des jeunes époux s'épargnent pendant le temps de leurs fiançailles et abordent le lit nuptial dans des dispositions de vigueur qui augmentent les chances de reproduire leur sexe.

« Cependant comment expliquer la diminution notable de l'excédent des garçons parmi les aînés hors mariage (Autriche)? Peut-être on pourra dire que ces pères d'occasion sont au contraire plus souvent que d'autres affaiblis par des excès sexuels. »

VI. Reconnaissances d'enfants illégitimes et légitimations. — Cette statistique est établie dans très peu de pays, et c'est grand dommage, car, outre qu'elle a par elle-même un grand intérêt, la statistique des légitimations permet seule d'apprécier exactement la mortalité des enfants illégitimes.

Reconnaissances. — Les enfants illégitimes peuvent être légitimés par la mère seulement — ou par le père seulement — ou par les deux parents. De ces trois catégories, il importe de mettre la première à part, car elle change peu de chose à la situation de l'enfant illégitime; la nature des choses veut que la mère soit effectivement responsable, en tout état de cause, de son enfant; la reconnaissance officielle qu'elle en fait n'ajoute guère à cette responsabilité.

Le reconnaissance du père, au contraire (qu'elle soit ou non accompagnée de celle de la mère), améliore beaucoup la situation de l'enfant puisqu'elle lui assure la subsistance, que sa mère seule ne serait le plus souvent pas en état de lui donner.

Malheureusement, ni la statistique française ni la statistique belge, qui relèvent le nombre des reconnaissances, ne distinguent ces trois catégories. Cette triple distinction (faite naguère en France) n'est plus faite aujourd'hui dans ce pays que pour quelques villes et notamment pour Paris.

Légitimations. — Dans plusieurs pays, tels que l'Angleterre, la légitimation des enfants illégitimes n'est pas admise par la loi. Dans un grand nombre d'autres, elle ne fait l'objet d'aucune statistique. Nous allons étudier cette statistique en France, en Belgique et d'après des documents déjà anciens (il n'en existe pas de récents) dans les Pays-Bas.

Il faut distinguer le nombre des mariages légitimateurs — et le nombre des enfants légitimés par ces mariages. De là trois rapports à prendre :

1° *Sur* 1000 *naissances illégitimes, combien donnent lieu à une légitimation ultérieure ?* — Ce rapport, le plus important des trois, indique la probabilité de légitimation, plutôt qu'il ne la fixe, car entre la naissance et l'époque de la légitimation s'écoule un temps souvent très long (plus d'un an dans les deux tiers des cas) pendant lequel beaucoup d'enfants meurent. Ces enfants grossissent le dénominateur de la fraction sans pouvoir contribuer à grossir le numérateur.

2° *Sur* 1000 *mariages, combien sont légitimateurs ?* — Voir sur la valeur de ce rapport nos observations de la page 213.

3° *Pour* 100 *mariages légitimateurs, combien d'enfants légitimés ?* — Il est intéressant en effet de voir combien les faux ménages ont, en moyenne, produit d'enfants, au moment où ils se terminent par un mariage.

Nous regrettons que la statistique des légitimations ne soit pas faite dans un grand nombre de pays. Faute de cette statistique, en effet, il est impossible de calculer la mortalité des enfants illégitimes, puisque dans le rapport D/N (où D représente les décès et N les naissances illégitimes) on compte comme illégitimes parmi les naissances des enfants qui, légitimés plus tard, ne pourront pas être comptés comme illégitimes s'ils viennent à mourir. Ils grossissent le dénominateur de la fraction sans pouvoir contribuer à grossir son numérateur. La statistique des légitimations permettrait d'en tenir compte.

La fécondité illégitime va en croissant en Belgique, ainsi que l'indique le tableau XLV extrait de l'*Annuaire statistique de Belgique*:

TABLEAU XLV. — *Pour 1000 femmes non mariées de 15 à 45 ans, combien de naissances vivantes illégitimes en un an ?*

1841 à 1850	16.2
1851 à 1860	16.7
1861 à 1870	17.6
1871 à 1880	18 4
1881 à 1884	20.5

Cet accroissement de la proportion des séductions est moins apparent si l'on se contente de comparer les naissances illégitimes non pas aux femmes qui les ont produites, mais à l'ensemble des naissances vivantes. On trouve alors un accroissement considérable pendant la période 1851-60, puis une décroissance assez constante depuis cette époque. Et le même phénomène se retrouve dans chaque province prise isolément, ainsi qu'on le verra dans le tableau XLVII.

En même temps que la proportion des séductions augmente, la proportion des légitimations par rapport aux naissances illégitimes va en augmentant. (Nous verrons p. 210 qu'en France la fréquence des légitimations augmente aussi, mais celle des naissances illégitimes diminue quelque peu.) On remarquera qu'il ne s'agit pas seulement ici du nombre total des légitimations; il s'agit de leur rapport au nombre des nés illégitimes. Ainsi, les Belges ont un peu plus de tendance que naguère à la séduction ; mais la faute une fois commise, ils ont plus de tendance aussi à la réparer.

C'est ce que montrent les chiffres suivants; on verra, en les comparant à d'autres tableaux calculés plus loin, que les légitimations sont plus nombreuses en Belgique et aux Pays-Bas qu'en France.

TABLEAU XLVI. — *Pour 1000 naissances illégitimes vivantes, combien d'individus légitimés dans le cours de leur vie ?*

	Masc.	Fém.	Deux sexes.
1851 à 1860	345	349	347
1861 à 1870	382	392	387
1871 à 1880	427	436	431
1881 à 1884	592	562	577

On remarquera combien ces proportions sont élevées. Il faut remarquer en effet que parmi les enfants nés illégitimes beaucoup ne peuvent pas être légitimés, soit parce qu'ils meurent très jeunes, soit parce que l'un de leurs parents meurt avant d'avoir pu se marier, soit encore parce qu'ils sont non seulement illégitimes, mais adultérins, soit par toute autre cause.

La proportion des légitimations augmente dans toutes les provinces belges (tableau XLVII).

TABLEAU XLVII. — **Fréquence des naissances illégitimes et fréquence des légitimations dans chaque province belge depuis 1841.**

PROVINCES.	SUR 1000 NAISSANCES VIVANTES combien sont illégitimes.				SUR 1000 NAISSANCES vivantes illégitimes, combien de légitimations.		
	1841-50.	1851-60.	1861-70.	1871-80.	1851-60.	1861-70.	1871-80.
Anvers	77	81	74	73	416	440	475
Brabant	127	151	113	119	335	378	397
Flandre occidentale	48	56	46	43	197	218	306
Flandre orientale	73	74	57	52	298	324	379
Hainaut	77	86	83	84	442	493	535
Liège	66	67	73	75	407	405	457
Limbourg	42	47	47	42	330	320	403
Luxembourg	25	27	27	24	261	269	340
Namur	51	50	45	43	281	307	422
Belgique	74	79	71	72	347	387	431

Le tableau XLVI montre que la proportion des garçons légitimés est à chaque époque à peu près semblable à celle des filles légitimées. Cette égalité des sexes se remarque dans chaque province belge considérée isolément. Nous verrons plus loin qu'elle se retrouve également dans les Pays-Bas et à Paris.

TABLEAU XLVIII. — **Reconnaissances et légitimations en Belgique.**

	1851-60.	1861-70.	1871-80.
Sur 1000 naissances vivantes illégitimes, combien d'enfants reconnus	161	170	195
Sur 1000 enfants reconnus, combien sont légitimés	740	700	617
Sur 1000 naissances vivantes illégitimes, combien d'enfants successivement reconnus et légitimés (on remarquera que cette dernière probabilité est égale au produit des deux précédentes)	119	119	120

Le fait d'être reconnu augmente notablement les chances qu'un enfant illégitime a d'être légitimé par ses parents (car les deux tiers des illégitimes reconnus sont ensuite légitimés). Toutefois, la probabilité de légitimation des illégitimes reconnus tend à diminuer avec le temps. Cependant, comme la fréquence des reconnaissances va en augmentant en Belgique, on peut dire que cette procédure qui tend à reconnaitre un illégitime pour le légitimer ensuite tend à devenir plus fréquente.

Il est très important, pour l'appréciation de la mortalité des illégitimes, de savoir à quel âge se font la plupart des légitimations :

TABLEAU XLIX. — BELGIQUE. — *Sur 1000 enfants légitimés, combien le sont à chaque âg.*

	1851-1860.	1861-1870.	1871-1880.
A la naissance	18 ⎫	16 ⎫	11 ⎫
De 0 à 3 mois	117 ⎬ 326	112 ⎬ 314	97 ⎬ 304
De 3 à 12 mois	191 ⎭	186 ⎭	196 ⎭
De 1 à 2 ans	187	189	197
De 2 à 5 ans	265	272	293
De 5 à 10 ans	150	153	147
De 10 à 15 ans	44	50	42
Plus de 15 ans	28	22	17
	1000	1000	1000

Dans chacune des provinces belges, on observe des chiffres analogues aux précédents. On voit qu'un tiers environ des enfants légitimés le sont dans la première année et surtout dans les trois premiers mois de la vie. La fréquence des légitimations diminue rapidement à mesure qu'augmente l'âge des enfants (1). Cette règle est exactement aussi vraie pour les garçons que pour les filles.

TABLEAU L. — **Sur 1000 enfants légitimés, combien le sont à chaque âge.** (BELGIQUE.)

AGE DES ENFANTS LÉGITIMÉS.	1851-1860				1871-1880			
	ENFANTS RECONNUS antérieurement au mariage.		ENFANTS NON RECONNUS antérieurement au mariage.		ENFANTS RECONNUS antérieurement au mariage.		ENFANTS NON RECONNUS antérieurement au mariage.	
	Masc.	Fém.	Masc.	Fém.	Masc.	Fém.	Masc.	Fém.
A la naissance	31	33	11	10	27	24	4	6
De 0 à 3 mois	187	177	82	85	180	173	69	65
De 3 mois à 12 mois	246	244	159	167	274	288	165	161
De 1 à 2 ans	205	199	177	179	214	219	190	189
De 2 à 5 ans	205	215	299	290	210	204	323	328
De 5 à 10 ans	80	83	186	186	68	71	178	176
De 10 à 15 ans	19	23	55	57	17	13	51	54
15 ans et plus	27	26	31	26	10	8	20	21
TOTAUX	1000	1000	1000	1000	1000	1000	1000	1000

(1) On remarque aussi que plus on considère une période rapprochée de nous, plus augmente la fréquence des légitimations tardives.

Une règle assez remarquable et que le document belge permet de vérifier est que la précocité des légitimations varie suivant qu'il s'agit d'enfants reconnus antérieurement ou d'enfants non reconnus antérieurement à la légitimation. Quand les parents ont reconnu les enfants, ils sont beaucoup plus prompts à les légitimer.

On voit que près de la moitié des enfants légitimés après reconnaissance préalable sont légitimés dans l'année qui suit la naissance, tandis que la proportion s'abaisse à un quart environ pour les enfants non reconnus.

Les légitimations dans les Pays-Bas. — L'excellente *Allgemeene statistiek van Nederland* (1872), dont M. de Baumhauer fut le principal auteur, contient quelques renseignements sur les légitimations dans les Pays-Bas en 1865. Cette statistique malheureusement n'a pas été continuée.

Voici les résultats généraux :

TABLEAU LI. — PAYS-BAS (1816). — *Sur 1000 naissances illégitimes :*

	Garçons.	Filles.	Total.
Combien d'enfants reconnus	396	395	595
— légitimés	362	353	358
Sur 1000 enfants reconnus, combien sont ensuite légitimés	»	»	685

Nous voyons que dans les Pays-Bas, comme en Belgique, un peu plus du tiers des enfants illégitimes sont ensuite légitimés.

Dans les Pays-Bas, comme en Belgique, les filles ont à peu près autant de chances que les garçons d'être légitimées.

Enfin les enfants qui ont été reconnus (soit par la mère, soit par le père) ont deux fois plus de chances que les autres pour être ensuite légitimés.

Probabilité des légitimations dans chaque province des Pays-Bas. — En regard de la proportion des légitimations nous inscrivons la fréquence des naissances illégitimes dans la province.

TABLEAU LII. — *Illégitimité et proportion des légitimations dans chaque province néerlandaise (1865).*

	Sur 1000 naissances vivantes vivantes, combien d'illégitimes.	Pour 1000 naissances vivantes illégitimes, combien d'enfants légitimés.
Brabant septentrional	25	417
Gueldre	37	453
Hollande méridionale	53	318
Hollande septentrionale	43	303
Zeeland	42	170
Utrecht	56	301
Frise	35	361
Over-Yssel	29	452
Groningue	53	475
Drenthe	35	521
Limbourg	32	405
Royaume des Pays-Bas	41	358

Le tableau suivant indique à quel âge les enfants sont légitimés dans les Pays-Bas. Les coupures étant identiques à celles de la Belgique, nous mettons les chiffres belges en regard :

TABLEAU LIII. — *Sur 1000 enfants légitimés, combien le sont à chaque âge.*

	Pays-Bas. (1865)	Belgique. (1861-70)
Dans les trois jours qui suivent la naissance.....	13	16
Avant 3 mois....................................	170	112
De 3 mois à 1 an...............................	203	186
De 1 à 2 ans...................................	179	189
De 2 à 5 ans...................................	236	272
De 5 à 10 ans..................................	112	153
De 10 à 15 ans.................................	34	50
Plus de 15 ans	46	22
	1000	1000

On voit que les chiffres des deux pays se ressemblent beaucoup. Les légitimations se font pourtant un peu plus tôt dans les Pays-Bas qu'en Belgique. Le Code civil permet la légitimation, soit par acte de mariage, soit par lettres de légitimation ; cette dernière procédure n'a été adoptée que 15 fois sur 100.

Les légitimations à Berlin. — A Berlin la proportion des légitimations est moindre qu'en Belgique et que dans les Pays-Bas et un peu plus forte qu'à Paris :

TABLEAU LIV. — *Pour 1000 naissances vivantes illégitimes, combien d'enfants légitimés.*
(BERLIN, 1882-1883.)

Garçons..	213
Filles..	219
Ensemble................	216

On voit qu'à Berlin, comme ailleurs, on légitime aussi volontiers les filles que les garçons.

Le tableau LV montre à quel âge se font les légitimations :

TABLEAU LV. — BERLIN. — *Sur 1000 enfants légitimés, combien le sont à chaque âge.*

	Garçons.	Filles.
1° Sont nés dans le millésime où ils sont légitimés.	331	323
2° — précédent............ ..	282	265
3° — —	128	142
4° — —	72	80
5° — —	58	62
6° Sont nés dans un millésime antérieur............	129	128
Totaux............... .	1000	1000

Des reconnaissances à Paris. — Un enfant illégitime peut être reconnu à Paris par son père soit sur son acte de naissance, soit par acte postérieur à l'acte de naissance ; il peut être reconnu simultanément par les deux parents ; enfin il peut n'être reconnu que par sa mère ; dans ce dernier cas, la reconnaissance n'améliore guère la situation de l'enfant dans la majorité des cas.

Le tableau LVI connaître fait le degré de fréquence à Paris de ces différents modes de reconnaissance :

TABLEAU LVI. — *Pour 1000 naissances vivantes illégitimes survenues à Paris :*

	Masc.	Fém.
Combien sont reconnues par le père sur l'acte de naissance...	205	211
Combien sont reconnues par le père postérieurement à l'acte de naissance..................................	24	15
Combien sont reconnues par les deux parents......	17	15
Total des enfants reconnus par leur père au moins.	246	241
Combien sont reconnus par la mère seulement.....	200	210
Totaux................	446	451

On voit que le sexe de l'enfant n'influe pas plus sur la fréquence des reconnaissances que sur la fréquence des légitimations.

Aux 244 enfants reconnus par leur père au moins, si l'on ajoute les 89 enfants (pour 1000 naissances illégitimes) légitimés sans avoir été reconnus, on trouvera que sur 1000 enfants nés hors mariage il en est 333, c'est-à-dire le tiers, qui trouvent, à une époque plus ou moins avancée de leur existence, l'assistance légale de leur père.

La statistique de France fournit bien le nombre d'enfants reconnus, mais elle ne distingue plus aujourd'hui ceux qui sont reconnus par la mère seulement de ceux qui sont reconnus par le père au moins. Nous avons dit pourquoi cette distinction nous paraît indispensable pour donner au document quelque intérêt.

Les légitimations en France. — Nous étudierons successivement les résultats généraux fournis par la France, puis ceux qu'on observe à Paris et enfin les légitimations dans chaque département français.

En France, pour 1000 naissances illégitimes, on compte 252 enfants légitimés, chiffre un peu inférieur à ceux qu'on observe en Belgique et dans les Pays-Bas. Ce chiffre est un peu plus élevé dans les campagnes (281) que dans les villes (246 dans les villes de plus de 2000 habitants de population agglomérée, mais non compris le département de la Seine).

Sur 1000 mariages en France, il y en a 49 qui sont accompagnés de légitimation de un ou plusieurs enfants. Cette proportion est deux fois moindre dans les campagnes (33) que dans les villes (69 dans les villes ci-dessus définies). La fréquence des légitimations augmente en France depuis l'époque où leur nombre est relevé, c'est-à-dire depuis l'an 1854, ainsi que le montre le tableau LVII :

Il est relativement rare qu'un mariage légitime plus d'un enfant. 100 mariages légitimateurs légitiment en France 123 enfants; cette proportion se retrouve dans presque toutes les parties de la France, elle est

un peu moindre dans les campagnes (115) que dans les villes (125).
(Voir plus loin.)

Les légitimations à Paris. — Sur 1000 naissances illégitimes survenues
à Paris (1), on compte 187 enfants légitimés. La proportion est exactement
la même pour les garçons et pour les filles.

TABLEAU LVII. — FRANCE. — *Fréquence des mariages légitimateurs et des enfants*
légitimés.

ANNÉES.	Sur 1000 mariages, combien sont légitimateurs d'enfants.	Pour 1000 naissances vivantes illégitimes, combien d'enfants légitimés.
1854	31	132
1855	31	162
Moyenne 1854–1855	**31**	**147**
1856	37	193
1857	36	182
1858	38	184
1859	39	175
1860	41	208
Moyenne 1856—1860	**38**	**189**
1861	43	210
1862	41	211
1863	44	221
1864	45	217
1865	45	216
Moyenne 1861—1865	**44**	**215**
1866	47	239
1867	49	243
1868	50	258
1869	47	256
1870 (2)	45	225
Moyenne 1866—1870	**48**	**245**
1871	51	295
1872	41	254
1873	46	256
1874	46	248
1875	48	268
Moyenne 1871—1875	**46**	**264**
1876	48	258
1877	49	256
1878	50	248
1879	49	255
1880	51	254
Moyenne 1876—1880	**49**	**254**
1881	49	244
1882	51	242
1883	53	250
1884	54	255
1885	56	261
Moyenne 1881–1885	**52**	**2 51**

(1) Nous ne prenons pour base de notre calcul que les naissances provenant de
mères *domiciliées* à Paris; parce que les filles mères de la banlieue qui viennent
accoucher dans les hôpitaux de Paris ne peuvent légitimer leurs enfants qu'en se
mariant à la mairie de leur domicile.

(2) Les documents relatifs au département de la Seine, c'est-à-dire à la ville de
Paris et à sa banlieue pendant l'année 1870, ont été détruits par l'incendie et n'ont
pu être compris dans la statistique générale.

Le fait d'avoir été reconnu antérieurement augmente pour un enfant la chance d'être légitimé ultérieurement : Sur 1000 enfants reconnus on en compte 217 légitimés par mariage ultérieur de leurs parents, tandis que sur 1000 enfants non reconnus, on ne compte que 163 enfants légitimés (1).

Les légitimations se font à Paris avec moins de rapidité qu'en Belgique ou que dans les Pays-Bas :

TABLEAU LVIII. — *Sur 1000 enfants légitimés, combien le sont à chaque âge ?*
(PARIS.)

De 0 à 3 mois	53
De 3 mois à 6 mois	73
De 6 mois à 1 an	134
De 1 à 5 ans	467
De plus de 5 ans	273
	1000

Les chiffres sont sensiblement les mêmes pour les garçons et pour les filles et à peu près les mêmes pour tous les arrondissements de Paris. Ainsi le quart seulement des légitimations se fait dans la première année de la vie, et non le tiers, comme en Belgique (260 au lieu de 304).

On peut exprimer la fréquence des légitimations à Paris en disant que sur 1000 mariages il y en a 103 qui sont accompagnés de légitimation de un ou plusieurs enfants.

En moyenne, chacun de ces derniers mariages légitime 1,4 enfants. Cette proportion est un peu plus élevée dans les arrondissements pauvres que dans les arrondissements plus aisés (1,3 enfants par mariage légitimateur dans les dix arrondissements du centre, et 1,5 dans les dix arrondissements excentriques); cette différence se retrouve pour chacun d'eux considéré isolément.

La fréquence des légitimations varie beaucoup avec chaque arrondissement. En général, les arrondissements du centre (arrondissements relativement aisés) présentent par rapport au nombre des naissances illégitimes moins de légitimations que les arrondissements excentriques, habités en grande partie par la population pauvre (le XVI° arrondissement [Passy] et une partie du XVII° étant mis à part).

Les arrondissements très populeux de l'est (Buttes-Chaumont, Ménilmontant, Reuilly, Gobelins) sont surtout remarquables par le nombre des légitimations. Il existe une relation très étroite entre la proportion des légitimations et la fréquence des contrats de mariage. On ne fait guère à Paris de contrat de mariage que pour les époux ayant quelque

(1) Toutefois il faut observer que nous calculons le nombre des enfants non reconnus d'après le nombre des naissances diminué des enfants reconnus; or, entre la naissance et la reconnaissance, la mort peut supprimer un certain nombre d'enfants, ce qui abaisse le rapport ci-dessus. Le chiffre de 163 est donc un peu inférieur à la vérité.

fortune. De là vient la relation signalée. Plus il y a de contrats de mariage dans un arrondissement, plus cet arrondissement contient de familles aisées, et moins il y a de légitimations par rapport au nombre des illégitimes.

La proportion des illégitimes par rapport au nombre total des naissances est loin de varier dans les mêmes proportions d'un arrondissement à l'autre. A Paris, le quart environ des enfants sont illégitimes, proportion qui ne saurait être regardée comme très élevée, étant donné qu'il s'agit d'une très grande ville. Cette proportion se retrouve presque la même dans tous les arrondissements, quel que soit leur degré d'aisance. On remarque des proportions plus élevées dans le Vᵉ (Panthéon) et dans le VIᵉ arrondissement (Luxembourg), qui sont habités par un grand nombre d'étudiants et dans le IXᵉ arrondissement (Opéra).

TABLEAU LIX. — **Fréquence des légitimations dans les différents arrondissements de Paris.**

Nᵒˢ des ARRONDIS-SEMENTS.	NOMS des ARRONDISSEMENTS.	Pour 1000 MARIAGES combien de contrats de mariage.	Pour 1000 NAISSANCES vivantes combien d'illé-gitimes.	Pour 1000 NAISSANCES vivantes illégitimes, combien d'enfants légitimés.	Pour 1000 MARIAGES combien de mariages avec légiti-mation d'enfant.	100 MARIAGES légitima-teurs ont légitimé combien d'enfants.
Iᵉʳ.....	Louvre...............	221	296	118	52	149
IIᵉ.....	Bourse...............	204	306	106	69	114
IIIᵉ....	Temple...............	220	252	181	90	125
IVᵉ....	Hôtel-de-Ville.........	175	262	204	106	132
Vᵉ.....	Panthéon.............	153	327	132	84	153
VIᵉ....	Luxembourg..........	230	331	88	72	130
VIIᵉ...	Palais-Bourbon.......	231	211	152	58	131
VIIIᵉ..	Elysée...............	329	227	180	50	115
IXᵉ....	Opéra................	301	317	144	68	130
Xᵉ.....	Saint-Laurent........	192	271	158	91	127
XIᵉ....	Popincourt...........	112	265	145	92	145
XIIᵉ...	Reuilly..............	111	199	303	136	151
XIIIᵉ..	Gobelins.............	62	235	263	157	149
XIVᵉ...	Observatoire.........	160	257	162	102	140
XVᵉ...	Vaugirard...........	126	220	233	118	154
XVIᵉ..	Passy...............	248	231	200	72	154
XVIIᵉ..	Batignolles...........	158	287	213	133	138
XVIIIᵉ.	Montmartre..........	65	266	197	122	151
XIXᵉ...	Buttes-Chaumont.....	77	226	297	157	148
XXᵉ ...	Ménilmontant........	72	299	227	168	169
	Paris...............	163	267	186	103	143

On peut résumer ce tableau en disant que, à Paris, un quart environ des naissances sont illégitimes. La proportion est à peu près la même dans les quartiers riches et dans les quartiers pauvres. Mais dans les quartiers riches, le mal une fois arrivé, on a moins de tendance à le réparer que dans les quartiers pauvres, ce qui tient sans doute à l'iné-galité de la condition des deux parents, qui est plus fréquente dans les quartiers riches que dans les quartiers pauvres. Les différences qui les séparent au point de vue des légitimations sont d'ailleurs peu importantes. En général, le nombre des légitimations à Paris ne correspond guère qu'au cinquième des naissances illégitimes.

Répartition géographique en France de la natalité illégitime et de la fréquence des légitimations. — Si l'on traduit en cartogramme les chiffres des tableaux numériques qui concernent les enfants illégitimes dans les départements français, on trouve les résultats qui suivent : La France se partage au point de vue de la natalité illégitime en deux régions bien distinctes, que l'on sépare à peu près en tirant une ligne qui, partant des limites de la Normandie et de la Bretagne, soit du Mont Saint-Michel, se dirigerait vers Lyon et de là gagnerait la ville de Genève. Dans presque toute la région située au nord-est de cette ligne, les naissances illégitimes sont relativement assez nombreuses (de 20 à 30 naissances illégitimes annuelles pour 1000 femmes non mariées de 15 à 50 ans). Dans presque toute la région située au sud-ouest de cette ligne, elles sont rares (de 5 à 15 naissances illégitimes annuelles pour 1000 femmes non mariées de 15 à 50 ans). Il n'existe que trois ou quatre exceptions seulement à chacune des deux règles que je viens de formuler; on peut donc dire qu'elle caractérise bien l'ensemble des 87 départements français.

Si ensuite nous construisons une carte des légitimations en France (*sur 1000 naissances illégitimes, combien d'enfants légitimés?*), nous obtenons une carte identique à la précédente. Même ligne de séparation partant du Mont Saint-Michel pour aller à Lyon et de là à Genève. Au nord-est de cette ligne, une forte proportion de légitimations (de 300 à 400 pour 1000 naissances illégitimes). Au sud-ouest, la proportion est faible (de 100 à 200 légitimations pour 1000 naissances illégitimes).

Ainsi, dans le nord et dans l'est de la France, les habitants commettent plus de naissances illégitimes que dans le midi; mais, la faute commise, ils la réparent. Dans le midi, dans le centre et surtout en Bretagne, il est vrai qu'ils commettent peu de naissances illégitimes, mais lorsque la faute est faite, ils ne se soucient pas d'épouser la mère

Les chiffres que j'ai calculés se rapportent à la période 1874-83. Lors du premier Congrès de démographie à Paris en 1878, on a pu voir à l'Exposition deux cartes construites l'une par mon père, pour les années 1854-66, l'autre par M. Lafabrègue, et qui présentaient avec les miennes une très grande analogie. Les lois générales à tirer de ces deux cartes étaient exactement celles que je viens de formuler, et les chiffres ressemblaient beaucoup aux miens. La seule différence consiste en ce que la natalité illégitime a un peu diminué dans presque tous les départements français.

On peut calculer encore le rapport suivant : *sur 1000 mariages, combien de mariages légitimateurs?* On peut reprocher à ce rapport de n'être pas très conforme aux règles du calcul, qui veut que l'on compare l'en-

semble des *effets* à l'ensemble des *causes*, car un mariage non légitimateur ne contribue en rien à *produire* un mariage légitimateur. Ce qui
cause un mariage légitimateur, ce sont les gens non mariés; ils peuvent
à leur gré se marier avant ou se marier après avoir eu des enfants. Le
rapport qui précède indique dans quelle proportion ils choisissent l'une
ou l'autre méthode, mais le rapport rigoureusement logique pour apprécier la fréquence de ces mariages serait de calculer : *sur 1000 mariables,
combien de mariages légitimateurs?* J'ai pourtant préféré calculer *sur*
1000 mariages, combien de légitimateurs ? parce que ce rapport m'a paru
résumer d'une façon plus frappante les mœurs d'un pays.

A ce point de vue, il existe une grande différence entre les départements de l'extrême Nord de la France (Nord, Pas-de-Calais, Somme,
Aisne, Seine-Inférieure et Seine) d'une part, et tout le reste du pays
d'autre part. Dans les cinq départements nommés ci-dessus, un dixième
des mariages a pour effet (et sans doute pour cause) la légitimation
d'un enfant (et rarement de plusieurs). Dans le reste de la France, les
mariages légitimateurs ne forment qu'une fraction beaucoup plus faible
de l'ensemble des mariages.

La statistique de France ne relève pas l'âge des enfants légitimés, ce
qui rend très délicat le calcul de la mortalité de ces enfants, puisque un
certain nombre sont inscrits à leur naissance comme illégitimes, puis,
s'ils meurent plus tard, ils sont inscrits comme légitimes, ce qui tend à
abaisser artificiellement le taux de la mortalité.

Nous ne pouvons donc pas savoir avec quelle rapidité les parents
s'empressent de légitimer leurs enfants.

J'ai essayé d'y parvenir par un détour, en calculant combien 100 mariages légitimateurs légitiment d'enfants. En effet, si les parents s'em-
pressaient tous de légitimer leur enfant avant la première année de sa
vie par exemple, nous trouverions que (en faisant abstraction des grossesses doubles) 100 mariages légitimeraient 100 enfants, puisque dans
cette hypothèse ils n'auraient pas le temps d'avoir un second enfant.
Au contraire, si l'on trouve que 100 mariages légitimateurs légitiment
en moyenne 200 enfants, on sera autorisé à croire que la moitié au
moins de ces enfants a déjà atteint un âge assez avancé. Sans vouloir
exagérer les conclusions à tirer d'un pareil calcul, dont les défauts
s'aperçoivent à première vue, je remarque qu'en France 100 mariages
légitimateurs légitiment en moyenne 123 enfants; ce résultat se retrouve
approximativement sur toute l'étendue du territoire et n'est sensiblement dépassé qu'à Paris, dans l'Aisne, dans le Loiret et dans la
Corse.

J'ai fait remarquer la ressemblance qui existe à Paris entre la fréquence des légitimations et la rareté des contrats de mariage. Dans les
arrondissements où les mariages sont souvent précédés d'un contrat
(indice d'une certaine fortune) les légitimations sont rares (comparées

aux naissances illégitimes) et réciproquement; résultat qui s'explique par ce fait que les contrats de mariage à Paris sont un indice de fortune et que dans les quartiers riches, les deux auteurs d'une naissance illégitime appartiennent à une classe sociale plus souvent différente que dans les quartiers pauvres. Cette remarque m'a conduit à chercher s'il en était ainsi pour le reste de la France et si j'y trouverais une explication de cette division de la France en deux régions déterminées par une ligne allant du mont Saint-Michel à Lyon.

Le cartogramme représentant la fréquence des contrats de mariage dans les départements français confirme en partie la règle observée à Paris. Dans la moitié méridionale de la France, les contrats de mariage sont beaucoup plus fréquents que dans la moitié septentrionale, et surtout que dans les départements de l'Est; ce n'est pas que le Midi soit plus riche que le Nord, mais la fortune y est plus exclusivement agricole, et elle y est plus divisée, aussi la moitié et parfois les deux tiers des mariages sont précédés d'un contrat; or nous avons vu que la fréquence des légitimations est faible dans le Midi de la France. Cette observation confirme donc la règle ci-dessus établie : beaucoup de contrats de mariage, peu de légitimations. Il est vrai que dans le Midi les départements qui bordent la Méditerranée comptent assez peu de contrats de mariage; mais justement ils comptent aussi un peu plus de légitimations que leurs voisins, et l'exception qui les concerne contribue à confirmer la règle générale.

La Bretagne donne un éclatant démenti à la règle que nous essayons d'établir; les enfants illégitimes y sont rarement légitimés, et pourtant ce n'est pas la différence de position sociale de leurs parents qui en est cause, car la fortune y est peu divisée et les contrats de mariage y sont rares.

Peut-être peut-on résumer ce qui précède en disant que, toutes choses égales d'ailleurs, dans les pays où la fortune foncière est très divisée (ce qui se traduit par des contrats pour un grand nombre de mariages), les légitimations d'enfants sont plus rares que dans les pays où une grande partie du peuple n'a rien. En Bretagne, il semble que la rareté des légitimations doive être attribuée à d'autres causes.

VII. **De la gémellité.** — Mon père appelle *gémellité* le rapport suivant : *sur 1000 grossesses, combien de grossesses doubles?*

Si l'on appelle N le nombre des enfants nés (mort-nés compris), et que l'on appelle g le nombre des jumeaux vivants ou mort-nés ($2\,g =$ une paire de jumeaux), le rapport que nous appelons *gémellité* s'exprimera de la manière suivante :

$$\frac{\dfrac{g}{2}}{N - \dfrac{g}{2}}$$

Le tableau LX indique la gémellité dans différents pays (Bertillon père, *Bull. de la Soc. d'anthropologie*, 2 avril 1874).

Tableau LX. — **Sur 1000 grossesses, combien de :**

PAYS.	PÉRIODES observées.	GROSSESSES	
		DOUBLES.	TRIPLES.
France	1858—1868	9.9	0.12
Belgique...........................	1865—1874	9.7	0.10
Pays-Bas	1865—1873	13.1	»
Italie............................	1865—1873	11.4	0.14
Prusse............................	1868—1874	12.5	0.14
Autriche..........................	1851—1870	11.9	0.18
Galicie...........................	1851—1870	12.5	0.19
Hongrie	1851—1859	13.0	0.17
Finlande	1851—1856	14.9	0.02
Suède	1859—1868	14.5	»
Norvège...........................	1865—1873	12.0	0.16
Danemark..........................	1851—1870	14.2	0.16

On voit qu'il existe entre les différents pays des différences assez considérables. On peut les rattacher à la race qui les habite. En France et en Belgique, la gémellité est à son minimum; elle est un peu plus élevée en Italie. Les pays allemands, la Hongrie et la Finlande (race ouralienne) ont des chiffres plus élevés. Enfin les Scandinaves ont la gémellité maxima.

La gémellité ne varie pas dans le même pays d'une année à l'autre, même si le nombre des observations est très petit. C'est ce que montre notamment le tableau LXI :

Tableau LXI. — **Sur 1000 grossesses, combien de grossesses doubles?**

ANNÉES.	FRANCE.	BELGIQUE.	PRUSSE.	FINLANDE.	SUÈDE.
1859...........	10.4	»	»	14.8	»
1860...........	10.0	»	»	15.4.	»
1861...........	10.4	»	»	14.5	»
1862...........	9.9	9.9	12.1	14.9	14.7
1863...........	10.2	9.2	12.5	15.8	14.0
1864...........	10.3	9.5	13.0	15.3	13.6
1865...........	10.2	9.5	12.5	15.1	13.4
1866...........	9.8	9.4	12.4	14.4	13.9
1867...........	9.6	10.2	13.0	14.4	14.8
1868...........	9.7	9.9	12.0	14.6	14.3
1869...........	9.5	9.5	13.0	»	14.5
1870...........	8.4	9.4	13.1	»	14.9
1871...........	9.1	9.6	12.0	»	14.4
1872...........	9.8	9.8	»	»	14.1
1873...........	9.6	9.9	12.8	»	14.7
1874...........	9.9	9.7	12.2	»	»

Il semble pourtant que le temps ne soit pas sans influence sur la gémellité, mais il n'agit qu'avec une grande lenteur, et c'est en Suède seulement que cette statistique est assez ancienne pour qu'on puisse constater quelque variation :

TABLEAU LXII. — SUÈDE. — *Sur 1000 grossesses, combien de grossesses multiples ?*

1776—1780	17.8	1826—1830	15.3
1781—1785	17.4	1831—1835	15.4
1786—1790	17.6	1836—1840	14.1
1791—1795	17.7	1841—1845	13.6
1796—1800	17.3	1846—1850	13.9
1801—1805	16.7	1851—1855	13.7
1806—1810	16.2	1856—1860	14.9
1811—1815	16.9	1861—1865	14.1
1816—1820	15.4	1866—1870	14.4
1821—1825	14.9	1871—1875	14.8

Les grossesses doubles sont à peu près aussi fréquentes parmi les naissances illégitimes que parmi les légitimes. Ainsi en Danemark, l'un des pays où la gémellité est la plus forte, ce rapport s'est élevé en 1860-69, à 14,2 pour les légitimes et 13,6 pour les illégitimes. Le tableau suivant montre le même fait pour les principales provinces de l'Autriche, c'est-à-dire pour des pays habités par les races les plus diverses :

TABLEAU LXIII. — AUTRICHE (1881-82). — **Sur 1000 grossesses, combien de grossesses doubles?**
(Mort-nés inclus.)

PROVINCES.	LÉGITIMES.	ILLÉGITIMES.
Basse-Autriche	11.9	10.3
Haute-Autriche	12.5	10.6
Styrie	14.5	12.9
Carinthie	14.3	12.2
Bohême	11.6	11.6
Moravie	11.9	11.9
Gallicie	11.3	11.7
Autriche cisleithane	11.5	11.6

Il est très intéressant de calculer la fréquence des garçons et des filles parmi les jumeaux. Une grossesse double étant composée de deux enfants A et B, quatre cas (1) peuvent se présenter :

1° A peut être un garçon et B une fille;

2° A peut être un garçon et B aussi;

(1) On a dit que trois cas seulement pouvaient se présenter. C'est une erreur. Il en est de même au jeu de pile ou face : lorsqu'on jette 2 sous en l'air, quatre cas peuvent se présenter : 1° pile et face; 2° pile et pile; 3° face et pile; 4° face et face. La probabilité de chacun de ces événements est $\frac{1}{2}\times\frac{1}{2}=\frac{1}{4}$. C'est un petit problème élémentaire de calcul des probabilités qui se trouve éclairci dans tous les traités.

3° A peut être une fille et B un garçon;

4° A peut être une fille et B aussi.

S'il n'existait pas, dans les grossesses doubles, de causes spéciales favorisant plutôt une combinaison qu'une autre, chacun de cet événement serait également probable, et l'on aurait pour 100 grossesses doubles, les chiffres suivants (1) :

2e cas..........	Deux garçons.........	25 —
4e cas..........	Deux filles.............	25 —
1er cas + 3e cas.	Garçon et fille.........	50 grossesses.
	Total.............	100 grossesses.

Or il n'est ainsi dans aucun pays. Les naissances *uni-sexuées* sont toujours plus nombreuses que ne le laissait supposer le calcul des probabilités :

Ainsi, en France, on trouve :

Sur 100 grossesses doubles :

Deux garçons....................................	33.5
Deux filles.....................................	31.6
Garçon et fille.................................	34.9
	100.0

Il résulte de ces chiffres que parmi les jumeaux, la proportion des garçons est un peu plus faible (104 pour 100 filles) que parmi les autres enfants (106 pour 100 filles).

Confondant les deux premiers cas sous le nom de grossesses uni-sexuées, on trouve les chiffres suivants :

TABLEAU LXIV. — **Composition des grossesses doubles.**

PAYS.	PÉRIODE observée.	Sur 1000 GROSSESSES combien de grossesses doubles ?	SUR 1000 GROSSESSES DOUBLES combien de grossesses	
			UNISEXUÉES (2 garçons ou 2 filles).	BISEXUÉES (1 garçon et 1 fille).
France................	1858—1868	10.0	65.1	34.9
Italie................	1868—1870	10.4	64.3	35.7
Prusse................	1859—1867	12.5	62.5	37.5
Autriche..............	1851—1870	11.9	62.0	38.0
Galicie...............	1851—1859	12.5	62.4	37.6
Hongrie...............	1851—1869	13.0	61.3	38.7

(1) Nous supposons ici pour simplifier ce raisonnement, que la naissance d'un garçon et celle d'une fille sont également probables, ce qui n'est pas tout à fait exact; comme il naît 106 garçons pour 100 filles, la probabilité de chaque combinaison (s'il n'existait pas dans les grossesses doubles de causes spéciales favorisant plutôt une combinaison qu'une autre), serait :

Garçon et fille...............................	50.0
Deux garçons	26.6
Deux filles...................................	23.4
Total................	100.0

On voit que partout les grossesses unisexuées (qui ne devraient constituer que 50 pour 100 des grossesses doubles) sont plus nombreuses
que ne l'indiquait le simple calcul des probabilités. Il existe donc une
cause spéciale et inconnue qui fait que deux enfants qui naissent ensemble ont plus de chance d'être de même sexe que s'ils naissaient
séparément.

Cette cause existe dans tous les pays, mais elle n'agit pas dans tous
avec la même énergie, puisque nous voyons par le tableau LXIV
qu'elle est plus efficace en France (65) ou en Italie (64) qu'en Prusse (62),
en Autriche (62) ou en Hongrie (61).

Or l'énergie d'action de cette cause inconnue est très constante dans
un pays donné, ce qu'on voit par les chiffres suivants :

TABLEAU LXV. — **Sur 100 grossesses doubles, combien sont unisexuées**

(C'est-à-dire composées de **2** garçons ou de **2** filles) ?

ANNÉES.	FRANCE.	PRUSSE.	ANNÉES.	HONGRIE.
1858................	65.4	»	1851...............	61.4
1859................	64.5	62.1	1852...............	61.2
1860................	65.8	62.6	1853...............	60.9
1861................	65.1	62.8	1854...............	62.4
1862................	64.9	62.1	1855...............	59.5
1863................	65.0	62.5	1856...............	61.7
1864................	64.9	62.6	1857...............	60.9
1865................	64.1	62.2	1858...............	63.2
1866................	65.9	62.6	1859...............	60.7
1867................	65.2	62.9		
1868................	65.5	»		
Moyenne..........	65.1	62.5	Moyenne.........	61.3

On voit que les chiffres les plus faibles de la France sont plus forts
que les plus forts de Prusse ou de Hongrie, et qu'entre ces deux pays
même, il existe des différences assez constantes.

Les gynécologistes enseignent que les jumeaux naissent tantôt dans
des enveloppes spéciales à chacun d'eux, tantôt (dans des cas plus rares)
dans des enveloppes communes. D'autre part on sait que les monstres
doubles (qui nécessairement sont des jumeaux contenus dans des enveloppes communes) sont toujours composés de deux individus de même
sexe.

Les auteurs sont muets sur la question de savoir si les jumeaux contenus dans les mêmes enveloppes sont toujours de même sexe. Si cela
était établi, et si l'on avait fixé numériquement la fréquence des naissances doubles où les jumeaux sont contenus dans des enveloppes
communes, on pourrait vérifier si là n'est pas le secret de la prédominance des naissances unisexuées ; peut-être, en effet, pourrait-on établir

les règles suivantes : les grossesses doubles où les jumeaux sont contenus dans des enveloppes communes (et proviennent vraisemblablement d'un seul germe dédoublé), sont toujours unisexuées. Les autres, celles où les deux jumeaux sont contenus chacun dans des enveloppes spéciales (et où ils proviennent vraisemblablement de deux germes différents), obéissent aux lois communes du calcul des probabilités et sont dans 50 cas sur 100 unisexuées, et dans 50 cas bisexuées. ·

Jusqu'à présent, ce sont là des explications purement hypothétiques.

Mortinatalité des jumeaux. — Cette étude nous ménage de nombreuses surprises. On s'explique aisément que la mortinatalité des jumeaux soit beaucoup plus élevée que celle des enfants nés d'une grossesse simple, puisque l'accouchement est pour eux beaucoup plus laborieux. Il est remarquable que les jumeaux illégitimes sont soumis à une mortinatalité beaucoup plus forte que les jumeaux légitimes. C'est ce qui résulte des chiffres suivants :

TABLEAU LXVI. — PAYS-BAS (1850-1859). — *Sur 1000 enfants nés, combien de mort-nés ?*

		Enfants nés seuls.	Enfants jumeaux.
Légitimes..	Garçons	53	125
	Filles	44	107
Illégitimes.	Garçons	89	225
	Filles	83	191

En Autriche, la mortinatalité observée est très faible ainsi que nous l'avons déjà remarqué. La mortinatalité des jumeaux n'en est pas moins très supérieure à celle des autres enfants :

TABLEAU LXVII. — AUTRICHE (1881-1882). — *Sur 1000 jumeaux, combien de mort-nés ?*

	Légitimes.	Illégitimes.
Basse-Autriche	78	98
Haute-Autriche	57	88
Styrie	68	130
Bohême	55	80
Moravie	34	62
Gallicie	43	64
Autriche cisleithane	49	79

Il résulte des statistiques autrichiennes et des statistiques parisiennes que la composition sexuelle des grossesses doubles exerce une influence très étrange, très inexplicable, mais très constante sur la vitalité des jumeaux : *les grossesses composées de deux garçons subissent de plus grands dangers que les grossesses composées de deux filles*, ce qui peut encore s'expliquer, puisque les garçons ont toujours une mortinatalité plus grande que les filles. Mais ce qui ne s'explique pas, c'est que *les grossesses composées d'un garçon et d'une fille sont exposées à moins de dangers que les autres.* Cette règle se retrouve dans toutes les provinces de l'Autriche où les chiffres sont suffisamment élevés pour permettre de calculer des rapports sérieux.

TABLEAU LXVIII. — **Sur 1000 jumeaux légitimes, nés de grossesses de chaque catégorie, combien de mort-nés (1881-1882)?**

PROVINCES.	GROSSESSES COMPOSÉES		
	de deux garçons.	de deux filles.	d'un garçon et d'une fille.
Basse-Autriche	103	82	55
Bohême	65	60	41
Moravie	47	34	21
Galicie	54	47	32
Autriche cisleithane	59	52	37

On voit la grande régularité de cette loi bizarre. L'illégitimité la respecte (tableau LXIX), mais en grossissant uniformément tous les chiffres :

TABLEAU LXIX. — **Sur 1000 jumeaux illégitimes, nés de grossesses de chaque catégorie, combien de mort-nés (1881-1882)?**

PROVINCES.	GROSSESSES COMPOSÉES		
	de deux garçons.	de deux filles.	d'un garçon et d'une fille.
Basse-Autriche	105	118	72
Bohême	101	80	50
Galicie	83	65	48
Autriche cisleithane	94	86	60

La ville de Paris m'a fourni des résultats analogues. En Bavière, les chiffres sont contradictoires :

TABLEAU LXX. — **Sur 1000 jumeaux nés de chaque catégorie de naissances, combien de mort-nés ?**

	GROSSESSES COMPOSÉES			TOTAL des GROSSESSES doubles.
	de deux garçons.	de deux filles.	d'un garçon et d'une fille.	
PARIS, 1880-1884 :				
Légitimes	222	131	120	169
Illégitimes	281	213	125	260
BAVIÈRE, 1876-1878 :				
Légitimes	68	48	66	»
Illégitimes	104	84	80 .	»

L'explication de ce résultat singulier ne peut être qu'hypothétique. Si l'on admet l'explication hasardée donnée plus haut pour rendre compte de la sexualité dans les grossesses gémellaires, on pourra se demander si les individus de même sexe qui se partagent les éléments de vie que peut recéler un seul ovule, peuvent y trouver une vitalité égale à celle des enfants nés d'ovules distincts.

§ 3. — Mortinatalité.

I. **Définition.** — On appelle *mortinatalité* (1) le rapport suivant : *sur 1000 naissances (mort-nés inclus), combien de mort-nés ?*

L'étude de la fréquence des mort-nés offre, au point de vue de l'hygiène et de la démographie, un intérêt qu'on ne soupçonne pas toujours au premier abord et qui vient de ce que la mortinatalité d'une catégorie d'enfants ressemble toujours à sa mortalité pendant les premiers mois, et de ce qu'elle est en outre d'une étude généralement plus facile.

Une grave difficulté cependant se présente dès qu'on veut comparer entre elles la mortinatalité des différents peuples. On trouve entre eux des différences considérables qui tiennent surtout à des différences dans la façon de définir le mot *mort-né*.

En France et en Belgique, on appelle mort-né tout enfant mort avant d'avoir été inscrit sur le registre des actes de naissance. Cette définition est très vague, car la loi donne aux parents trois jours pour déclarer la naissance d'un enfant; si la naissance est déclarée le premier jour, et que l'enfant meure par exemple, le lendemain, il n'est pas compté comme mort-né; mais si la déclaration de naissance a été différée et que l'enfant meure dans le troisième jour, il est compté comme mort-né. En Belgique on a distingué longtemps les enfants inscrits comme mort-nés selon qu'ils étaient morts avant, pendant ou après l'accouchement. On a trouvé ainsi que sur 100 enfants inscrits comme mort-nés, il y en a 22 qui sont morts après l'accouchement et qui ne doivent pas, en termes de médecine légale, être considérés comme morts-nés. Ce sont eux que mon père a appelés *faux mort-nés*. Il est probable que leur proportion est la même en France qu'en Belgique. — Dans les Pays-Bas, la règle suivie est analogue à celle de France et de Belgique; la statistique évite le mot mort-né qui lui paraît sans doute trop exact pour s'appliquer au chiffre des *levenloos angegeven*, c'est-à-dire des déclarés sans vie. — En Italie, la définition statistique diffère de la définition légale : la loi appelle mort-nés les enfants morts avant l'inscription sur le registre des naissances, et cette définition est plus vague qu'en France parce que la loi accorde 5 jours pour déclarer la naissance. Mais la statistique ne compte comme mort-nés que les enfants morts

____

(1) Ce mot a été créé par mon père (*Dict. enc. des sc. méd.*, art. Mort-né).

avant d'avoir respiré. — En Roumanie, on ne doit inscrire comme mort-nés que les enfants qui sont venus au monde sans vie, et encore faut-il qu'ils aient au moins six mois de vie intra-utérine, car les avortons ne sont pas inscrits. On a 3 jours pour déclarer les naissances. Dans la pratique, ces règles sont mal observées. — En Suisse, la loi fédérale entrée en vigueur le 1er janvier 1876 appelle mort-né, l'enfant mort avant sa naissance, ou sans avoir respiré. La statistique adopte à peu près la même définition (morts avant ou pendant l'accouchement). Ces règles sont médiocrement appliquées. — En Allemagne et spécialement en Prusse, une loi de l'empire du 6 février 1875 appelle mort-né l'enfant qui est né sans vie, ou qui est mort pendant l'accouchement, et prescrit qu'il soit déclaré dans les deux jours. — En Bavière, la statistique royale déclare que les parents catholiques font souvent baptiser les enfants qui meurent, ou sont présumés mourir pendant l'accouchement, et ces enfants ne sont pas déclarés comme mort-nés. De là vient que la mortinatalité s'élève en ce pays à 31 parmi les catholiques et à 44 parmi les protestants. — En Saxe et à Bade, on considère comme mort-nés les enfants morts avant d'avoir respiré. — En Autriche, la proportion des mort-nés est extrêmement faible; on suppose que cela est dû à ce que leur enregistrement est confié aux prêtres; les mort-nés ne devant pas recevoir les bénédictions de l'église on les considère souvent comme ayant reçu un baptême de nécessité, et dans ce cas on les inscrit non comme mort-nés, mais comme ayant vécu très peu de temps. Dans plusieurs provinces autrichiennes et notamment en Croatie-Slavonie, les registres de mort-nés sont mal tenus. — En Suède et en Norvège, on appelle mort-nés les enfants morts avant ou pendant l'accouchement et sans avoir respiré. En Finlande, définition analogue. — En Danemark, on entend par mort-né un fœtus de 6 mois 1/2 au moins, et qui est venu au monde sans avoir respiré. Si le nouveau-né vit quelques instants ou quelques heures, il est compté comme né mort avant les 24 heures et ne figure pas parmi les vrais mort-nés. — En Angleterre, en Écosse, en Irlande, les mort-nés ne sont pas comptés.

II. **Loi de la mortinatalité.** — On voit qu'on ne peut pas comparer avec sûreté la mortinatalité de nations différentes. Toutefois, lorsque des omissions se produisent, il faut croire qu'elles pèsent également sur toutes les catégories de mort-nés, car toujours on observe les règles suivantes :

1° La mortinatalité des garçons l'emporte sur celle des filles

2° La mortinatalité des illégitimes l'emporte sur celle des légitimes;

3° Cet excès de mortinatalité qu'entraîne l'illégitimité est supporté par les filles plus encore que par les garçons.

4° L'illégitimité fait sentir sa funeste influence sur toutes les catégories d'enfants. Par exemple la mortinatalité des jumeaux, déjà double de celle des autres enfants, augmente encore lorsque ces jumeaux sont illégitimes.

Pour mieux mettre en évidence la différence de la mortinatalité des légitimes et de celle des illégitimes nous avons fait le calcul suivant : *la mortinalité des légitimes étant* 100, *que devient celle des illégitimes ?* On voit ainsi qu'en France cette différence est plus grande que dans aucun des pays où la statistique des mort-nés est satisfaisante.

TABLEAU LXXI. — **Mortinatalité des légitimes et des illégitimes comparée dans divers pays de l'Europe.**

PAYS.	PÉRIODE d'observation.	SUR 1000 NAISSANCES de chaque catégorie (mort-nés inclus), combien de mort-nés ou déclarés tels :			LA MORTI-NATALITÉ des légitimes étant 100, celle des illégitimes est
		LÉGITIMES.	ILLÉGITIMES.	ENSEMBLE.	
I. — *Pays dans lesquels la recherche de la paternité est interdite :*					
France	1878—82	41.7	78.1	44.4	189
Alsace-Lorraine	»	35.9	52.8	37.1	147
Belgique	»	43.3	58.4	44.5	135
Pays-Bas	»	49.6	81.0	50.6	163
*Italie	»	30.3	40.4	31.1	133
*Roumanie	»	10.8	28.5	11.6	264
II. — *Pays dans lesquels la recherche de la paternité est permise :*					
*Suisse (1)	»	37.2	62.4	38.4	168
*Allemagne (1)	»	37.7	48.5	38 7	129
* Prusse (1)	»	39.0	53.8	40.2	138
* Saxe	»	38.3	46 6	39.4	122
* Thuringe	»	37.6	52.0	39.1	138
Bavière	»	33.2	36 4	33.6	110
Wurtemberg	»	36.7	39.6	37.0	108
*Bade	»	30.0	36.2	30.4	121
Autriche cisleithane	»	23.9	37.7	25.9	158
Hongrie	»	14.1	29.6	14.9	210
Croatie-Slavonie	»	11.9	29.9	12.5	251
*Finlande	»	26.5	46.2	26.5	174
*Suède	»	27.5	36.9	28.5	134
*Norvège	»	31.6	50.1	33.1	158
*Danemark	»	29.6	37.1	29.4	125
Massachusetts	»	»	»	29.8	»
Vermont	1872—76	»	»	28.3	»
Connecticut	1878—82	»	»	24.0	»
Rhode-Island	1882—83	»	»	35.0	»

(1) La recherche de la paternité est interdite dans quelques parties de ce pays.
Nous marquons d'un astérisque les pays dans lesquels la définition officielle du mort-né se rapproche de la définition médico-légale : *enfant viable* (plus de six mois de vie intra-utérine, ou 25 centimètres de long), *mort sans avoir respiré.*

Mortinatalité suivant l'âge de la mère. — On a attribué quelquefois l'excès de la mortinatalité illégitime à ce fait, déjà constaté plus haut, que les illégitimes sont généralement des premiers nés, parce que la mère, avertie par ce premier malheur, se marie ou bien s'abstient le plus souvent de s'exposer à de nouvelles couches. Or, il est certain que chez les primipares l'accouchement est plus long et plus douloureux que chez les pluripares, peut-être est-il aussi plus dangereux chez elles.

La statistique des premiers nés faite en Autriche en 1851 permet de distinguer la mortinatalité des premiers nés de celle des puînés, aussi bien pour les illégitimes que pour les légitimes.

Voici les résultats que ce calcul m'a donnés. On y verra que la funeste influence exercée par l'illégitimité s'exerce sur les puînés aussi bien que sur les aînés. On reconnaîtra aussi que les aînés sont loin d'avoir une mortinatalité supérieure à celle de l'ensemble de leurs cadets.

TABLEAU LXXII. — *Sur 1000 naissances de chaque catégorie (morts-nés compris), combien de morts-nés.*
(EMPIRE D'AUTRICHE, 1851.)

	Légitimes.	Illégitimes.
Premiers-nés	12.7	26.3
Puînés	12.8	30.5
	12.75	28.6

Il semble résulter de ces chiffres que l'excès de la mortinatalité ne résulte pas de ce que les illégitimes sont souvent premiers-nés et que cette circonstance ne parait même pas leur être défavorable.

Les chiffres qui précèdent exciteront probablement la surprise, car lorsque la mère est trop mal conformée pour pouvoir accoucher, son enfant succombe le plus souvent avec elle à l'accouchement qui, dans ce cas, reste nécessairement le premier et unique. Il semble donc que le premier accouchement devrait — pour ce motif et pour d'autres encore — présenter un chiffre de mortinatalité plus élevé que les suivants. Cependant les chiffres qui précèdent peuvent être considérés comme l'expression de la vérité. L'excellente statistique de la ville de Berlin jette sur ces chiffres une vive lumière et les explique parce qu'elle permet de calculer la mortinatalité des enfants légitimes selon leur ordre de primogéniture. Voici les résultats de ce calcul instructif :

TABLEAU LXXIII. — *Sur 1000 naissances légitimes de chaque catégorie, combien de morts-nés.*
(VILLE DE BERLIN, 1879-1883.)

	Garçons.	Filles.	Ensemble.
1er enfant	43.1	34.1	38.7
2e —	30.6	26.5	28.6
3e —	29.5	24.5	27.0
4e —	34.0	27.0	30.5
5e —	34.7	29.6	32.2
6e —	39.5	31.2	35.4
7e —	44.6	31.7	38.5
8e —	44.5	34.9	39.7
9e —	50.8	44.0	47.5
10e — et suivants	60.4	46.9	53.6
Ensemble	39 0	31.7	35.3

On voit que le premier accouchement est à vrai dire plus dangereux pour l'enfant que le second, et même le second paraît un peu plus dangereux que le troisième. Mais à partir du quatrième, la mortinatalité va sans cesse en augmentant petit à petit et très régulièrement. Ces lois sont également vraies pour les deux sexes.

Cette augmentation de la mortinatalité à partir du 3e accouchement est tout à fait inattendue. Mais la statistique berlinoise nous en donne l'explication : c'est que la mortinatalité est en rapport avec l'âge de la mère. Plus elle est âgée (c'est presque forcément le cas lorsqu'il s'agit du 4e ou du 5e accouchement) et plus ses enfants sont débiles; s'il s'agit de naissances illégitimes, les chiffres sont en outre multipliés par un facteur constant.

TABLEAU LXXIV. — *Pour 1000 naissances (mort-nés compris) de chaque catégorie, combien de morts-nés.*
(VILLE DE BERLIN, 1879-1883.)

Age des parturientes.	Légitimes.	Illégitimes.
De 15 à 20 ans.....................	29.8	43.6
De 20 à 25 —	27.7	52.7
De 25 à 30 —	31.5	59.3
De 30 à 35 —	33.7	63.6
De 35 à 40 —	43.0	56.5
De 40 à 45 —	50.9	69.1
De 45 à 50 —	67.0	»
Ensemble...........	35.3	58.6

On voit que, à chaque âge, la mortinatalité des illégitimes l'emporte sur celle des légitimes, même à l'âge de 15 à 20 ans, où la majorité des uns et des autres sont sans doute des premiers-nés (1).

Au point de vue que nous considérons ici, il résulte des chiffres qui précèdent que la primogéniture des illégitimes ne suffit pas pour expliquer l'excès constant de leur mortalité.

Excès de la mortinatalité illégitime en France. — En France, la mortinatalité illégitime est presque double de la légitime, augmentation considérable qui ne se retrouve en aucun pays de l'Europe.

Ces chiffres, très comparables à ceux que mon père a calculés pour des périodes plus anciennes, nous montrent :

1° Que la mortinatalité est plus grande dans la Seine (c'est-à-dire à Paris) que dans les autres villes et plus grande dans celles-ci que dans les campagnes.

____

(1) Cette assertion ne me paraît pas trop hardie; cependant on remarquera qu'il existe une grande différence entre la mortinalité (29,8) des enfants légitimes nés à cet âge de leur mère et celle (38,7) de l'ensemble des premiers-nés, et cette différence est d'autant plus remarquable que les deux chiffres viennent du même document. Cette différence semble indiquer que lorsque la mère est très jeune, le premier accouchement ne présente pas pour l'enfant les mêmes dangers que lorsque le squelette de la mère est plus complètement ossifié et suturé.

Tableau LXXV. — **Pour 1000 naissances de chaque catégorie (morts-nés inclus), combien de morts-nés.**

(France, 1874-1883)[1].

	LÉGITIMES.			ILLÉGITIMES.			LA MORTINATALITÉ des filles étant 100, celle des garçons devient		LA MORTINA-TALITÉ des légitimes étant 100, celle des illégitimes devient
	Masc.	Fém.	Total.	Masc.	Fém.	Total.	Légit.	Illég.	
	1	2	3	4	5	6	7	8	9
Département de la Seine...........	67.5	53.5	60.6	91.5	79.4	85.5	126	115	141
Population urbaine (moius la Seine).	53.0	41.1	47.8	88.8	76.4	82.7	129	116	173
Population rurale..	44.1	30.0	37.3	75.5	61.4	68.6	147	123	184
France........... .	48.2	34.6	41.7	84.1	71.5	78.0	139	118	187

2° Que la mortinatalité des garçons l'emporte de beaucoup sur celle des filles, et cela surtout dans les campagnes.

3° Que l'illégitimité élève toujours la mortinatalité, quel que soit le sexe et l'habitat, mais que sa funeste influence a (proportionnellement à la mortinatalité légitime) plus d'action dans les campagnes que dans les villes et surtout qu'à Paris (voir col. 9), et plus d'action sur les filles que sur les garçons (comparer col. 7 et col 8).

De la mortinatalité des illégitimes à chaque âge du fœtus. — On a souvent agité la question de savoir si c'est le crime ou si c'est la misère de la mère qui cause cette forte mortinatalité des illégitimes. Les médecins ont généralement une tendance à croire que la misère de la mère n'a pas d'influence notable sur le produit de la conception. J'ai cité lors du Congrès de démographie de La Haye quelques chiffres qui me paraissent contraires à cette opinion et que je vais fortifier par quelques données plus récentes.

La famine effroyable qui a pesé sur la Finlande pendant les fatales années 1866-67 a augmenté le nombre des morts-nés, prouvant ainsi que la misère exerce une action nuisible sur le produit de la conception. — La misère de la mère peut donc influer sur la vitalité du fœtus.

(1) Il n'échappera pas au lecteur que si (col. 9) le chiffre moyen de la France n'est pas intermédiaire entre les trois catégories de population, cela vient de ce que la population rurale donne la grande masse des nés et morts-nés légitimes, tandis que la population urbaine donne la majorité des morts-nés illégitimes. La mortinatalité des villes étant sensiblement plus élevée que celle des campagnes, l'écart moyen de la France s'en trouve augmenté d'autant.

La statistique parisienne nous montrera si c'est bien à ce facteur qu'il faut attribuer l'excès des morts-nés illégitimes.

La mortinatalité, ainsi que nous l'avons déjà remarqué, est très forte à Paris, tant pour les légitimes que pour les illégitimes. Pour ceux-ci, à Paris comme ailleurs, elle est plus forte encore que pour les légitimes. Cet excès de la mortinatalité illégitime se fait sentir à toutes les époques de la grossesse.

Tableau LXXVI. — **Sur 1000 grossesses de chaque durée, combien d'avortements.**

(Paris.)

DURÉE DE LA GROSSESSE.	LÉGITIMES.		ILLÉGITIMES.		ENSEMBLE.	
	1880-82.	1884-86.	1880-82.	1884-86.	1880-82.	1884-86.
0 à 4 mois..............	3	3	3	3	3	3
4 à 5 —	6	6	8	7	6	6
5 à 6 —	10	10	15	14	11	11
6 à 7 —	13	14	22	22	15	16
7 à 8 —	11	11	17	15	12	12
8 à 9 —	29	26	32	24	29	25
De 0 à 9 mois............	68	68	92	81	75	71.5

Ce petit tableau (1) nous montre déjà que s'il faut attribuer au crime l'excès de la mortinatalité illégitime sur la mortinatalité légitime à Paris, il faut donc admettre que l'avortement provoqué et l'infanticide y contribuent dans une égale proportion; ce résultat mérite d'être remarqué au passage.

La statistique parisienne fait inscrire sur les bulletins des morts-nés si l'enfant est mort avant ou après avoir respiré, renseignement que la percussion de la poitrine révèle sans difficulté. Cette donnée est fournie pour les légitimes et pour les illégitimes. Nous pouvons l'utiliser pour la recherche qui nous occupe. Il est bien rare en effet et presque impossible qu'un enfant qu'on assassine à sa naissance n'ait pas respiré. Donc si le crime est un facteur important de la mortinatalité illégitime, nous trouverons parmi les mort-nés illégitimes une proportion d'enfants ayant respiré plus forte que parmi les légitimes.

Voyons s'il en est ainsi. Le tableau suivant nous donne même ce renseignement pour chacun des âges de la grossesse.

On voit qu'entre les légitimes et les illégitimes il n'y a pas de différence et que des résultats tout à fait analogues se retrouvent dans chacune des périodes étudiées. Ainsi la fréquence des mort-nés reste plus forte parmi les illégitimes à chaque âge de la grossesse, mais la pro-

(1) Il est à peine nécessaire de dire que les renseignements relatifs aux quatre ou cinq premiers mois de la grossesse sont très incomplets.

portion des enfants qui ont respiré avant de mourir est toujours la même pour les deux états civils (sauf une légère différence pendant le 5e mois).

TABLEAU LXXVII. — Sur 100 enfants inscrits comme morts-nés de chaque catégorie d'âge et d'état civil, combien avaient respiré avant de mourir.

(PARIS.)

	LÉGITIMES.		ILLÉGITIMES.	
	1880-82.	1884-86.	1880-82.	1884-86.
De 5 à 6 mois	30	27	23	25
De 6 à 7 —	33	30	32	30
De 7 à 8 —	29	20	25	21
De 8 à 9 —	17	16	17	17

Ce fait semble bien indiquer que le crime n'intervient pas — ou du moins qu'il n'intervient pas pour une part prépondérante — dans la fréquence des morts-nés illégitimes. Il faut aussi remarquer la régularité et la constance des chiffres du tableau qui précède, les chiffres des deux colonnes restant sans cesse à peu près égaux et subissant des variations parallèles. Il résulte de ces chiffres que la même règle s'applique aux deux états civils : pour les légitimes comme pour les illégitimes, la fréquence des morts-nés qui ont respiré avant de mourir diminue à mesure que l'on considère des fœtus plus avancés en âge. Si une cause artificielle, telle que le crime, intervenait dans la production des morts-nés illégimes, elle ne pourrait manquer de brouiller la ressemblance des chiffres.

Enfin une dernière considération nous fera incliner à croire que, à Paris du moins, c'est la misère des filles-mères qui contribue surtout à augmenter la mortinatalité de leurs enfants. C'est que les femmes légitimes, lorsqu'elles sont pauvres, présentent une mortinatalité tout aussi élevée que les filles-mères.

C'est ce que l'on remarque lorsque l'on considère à part les naissances survenues hors domicile (chez les sages-femmes ou à l'hôpital).

On voit ainsi que les femmes mariées assez pauvres pour aller accoucher à l'hôpital ont une mortinatalité considérable :

On voit que ces différences se sont reproduites avec constance. Ce n'est pas à l'atmosphère de l'hôpital que l'on peut attribuer cette forte mortinatalité ; il est donc permis peut-être de l'attribuer à la misère physiologique des femmes qui viennent y accoucher. On peut faire pourtant une objection très sérieuse, c'est que très souvent l'hôpital recueille des femmes dont l'accouchement est laborieux et dont les sages-femmes ont dû refuser de se charger.

TABLEAU LXXVIII. — **Sur 1000 naissances de chaque catégorie, combien de morts-nés ?**

(VILLE DE PARIS.)

	LÉGITIMES.		ILLÉGITIMES.	
	Nés au domicile de leur mère.	Nés hors du domicile de leur mère.	Nés au domicile de leur mère.	Nés hors du domicile de leur mère.
1880.......................	64	96	84	93
1881.......................	66	136	81	107
1882.......................	69	117	88	107
1883.......................	64	126	88	90
1884.......................	67	122	70	95
1885.......................	65	128	82	83
1886.......................	63	128	69	106

Le fait est vrai et même nous en voyons la trace dans le tableau qui précède. C'est lui qui explique pourquoi la mortinatalité des légitimes nés à l'hôpital l'emporte sur celle des illégitimes. En effet les filles-mères vont, en règle générale (dans le tiers des cas environ), accoucher à l'hôpital. Les femmes mariées au contraire n'y vont à peu près jamais (3 sur 100 accouchées environ); pour qu'elles se déterminent à y aller, il faut un motif grave, tel que le fait d'un accouchement laborieux. La population mariée des hôpitaux d'accouchement est donc une population plus *choisie* (au point de vue des accouchements laborieux) que la population des filles-mères ; de là vient sa mortinatalité un peu plus élevée.

Je ne conteste donc pas que les accouchements laborieux ne doivent être plus nombreux à l'hôpital qu'ailleurs. Toutefois je ne crois pas que ce fait très réel suffise à expliquer la grande mortinatalité des enfants légitimes ou illégitimes, nés dans les hôpitaux.

L'état misérable dans lequel se trouvent leurs mères, les professions pénibles qu'elles exercent, me paraissent devoir y contribuer aussi.

S'il en est ainsi, on peut se demander s'il est nécessaire d'attribuer à d'autres causes la grande mortinatalité des illégitimes nés hors de l'hôpital. Ces enfants, remarquons-le bien, sont soumis à une mortinatalité moindre que ceux des hôpitaux, quoique ces derniers soient protégés contre les tentatives criminelles.

Cette dernière recherche me parait donc confirmer le résultat de la précédente et me porte à croire que la misère des filles-mères entre pour une forte part dans l'excès de la mortinatalité de leurs enfants. Je ne nie pas qu'un grand nombre d'infanticides ne soient commis et qu'un certain nombre n'échappent aux recherches de la justice; ces crimes peuvent contribuer à augmenter le nombre des morts-nés illégitimes, mais je ne pense pas que leur influence soit prépondérante.

§ 4. — Mortalité.

I. Définition. — La mortalité est un rapport qui exprime la probabilité de mourir. Littré admet que le mot mortalité peut signifier aussi un nombre de décès. Cette acception du mot ne peut jeter que confusior dans le langage statistique. La mortalité est une proportion, et non pas un nombre absolu.

Si 1000 hommes partent pour la guerre, et qu'au bout d'un an 200 d'entre eux soient morts, leur *mortalité* aura été de $\dfrac{200}{1000}$, fraction dans laquelle le numérateur est le nombre des décès, et le dénominateur le nombre des vivants tel qu'il était à l'entréc de la campagne et avant qu'un seul décès eût eu lieu. Telle est la définition la plus exacte que l'on puisse donner de la mortalité (voy. p. 233); on devra l'avoir toujours présente à l'esprit lorsqu'on voudra interpréter un document relatif aux décès.

De la mortalité générale. — Un autre principe qu'on ne devra jamais perdre de vue est que la mortalité doit être étudiée âge par âge, et qu'on ne doit pas se contenter de considérer le rapport de *mortalité générale* (sur 1000 habitants de tout âge, combien de décès?). Supposons en effet deux pays dont la mortalité à chaque âge serait semblable, mais dont l'un contiendrait beaucoup d'enfants, et l'autre peu. Les enfants, étant soumis à une mortalité beaucoup plus forte que les adultes, il en résulte que le pays qui compterait beaucoup d'enfants aurait plus de décès que celui qui compterait beaucoup d'adultes; il aurait donc une mortalité générale plus élevée, malgré l'égalité de la mortalité de chaque âge.

Un autre motif doit mettre en défiance contre le rapport de mortalité générale (pour 1000 habitants de tout âge, combien de décès?) : c'est que la statistique du premier âge est, dans tous les pays, très difficile à établir; si l'on calcule la mortalité âge par âge, les omissions qui ont pu être commises pour le premier âge ne faussent qu'un seul chiffre, mais permettent d'apprécier la mortalité à tous les autres âges, tandis que si on se contente de calculer la mortalité générale, on est exposé à commettre de graves erreurs.

Par exemple en Grèce, la mortalité générale n'est que de 18 décès pour 1000 vivants, c'est-à-dire l'une des plus faibles de l'Europe. Mais si l'on examine la mortalité à chaque âge, on voit qu'elle est à peu près moyenne, excepté de 0 à 1 an, où elle ne serait que de 92 pour 1000 vivants, chiffre prodigieusement faible. Il est manifeste que les décès d'enfants sont inscrits irrégulièrement, et que c'est la seule cause de l'abaissement apparent du chiffre de mortalité générale.

Ce rapport ne doit pourtant pas être rejeté absolument; mais on doit, avant de s'en servir, connaître la composition par âges de la population ; on peut s'en servir aussi pour comparer la mortalité d'une même nation à différentes époques, parce qu'on peut supposer que la proportion d'enfants, d'adultes et de vieillards contenue dans cette population est restée à peu près la même.

II. Du calcul de la mortalité par âge. — Il faut donc, pour apprécier la mortalité d'un pays, calculer pour chaque âge ou pour chaque groupe d'âges (1) le rapport suivant : *sur 1000 habitants de tel. âge, combien de décès du même âge en un an ?*

Ce rapport s'exprime par la fraction $\dfrac{D_{a....b}}{P_{a....b}}$ dans laquelle $D_{a....b}$ exprime le nombre des décès survenus de l'âge a à l'âge b, et P exprime le nombre d'habitants du même âge.

Le numérateur de cette fraction se trouve sans difficulté dans les *listes* (2) de décès publiées par les documents publics.

Le dénominateur de cette fraction est beaucoup plus difficile à bien déterminer. Le plus simple est de prendre dans les relevés du recensement le nombre des vivants de l'âge que l'on étudie, et de dire par exemple : le recensement du 1ᵉʳ décembre 1880 a compté en Suisse 46,285 individus de 22 ans ; la statistique des mouvements de l'état civil de 1880 compte 342 décès survenus à cet âge ; donc la mortalité des hommes de 22 ans en Suisse a été en 1880 $\dfrac{342}{46,285} = 0,00739$, c'est-à-dire que, sur 1000 vivants, il en est mort dans l'année 7,4.

Ce mode de calcul très simple (et satisfaisant dans la majorité des cas) a été adopté par un grand nombre de statisticiens, et c'est à ce rapport qu'est resté le nom de mortalité. Cependant on a remarqué qu'il n'est pas rigoureusement correct.

(1) Les groupes d'âges les plus vastes sont préférables à l'absence de cette distinction capitale. Dans beaucoup de pays, on calcule la mortalité année d'âge par année d'âge. On peut grouper les années d'âge, mais il importe de mettre toujours à part la première année de la vie. Par exemple, on peut adopter le groupement suivant : 0-1 an ; 2-4 ans ; 5-9 ans ; 10-14 ans..... ; 70-74 ans ; 75-79 ans ; 80-ω.

C'est le mode de groupement que nous recommandons. On peut encore constituer des groupes décennaux d'âge : 0-1 an ; 1-9 ans ; 10-19 ans ; 20-29 ans..... Enfin on peut adopter des groupes d'âge vigintésimaux : 0-1 an ; 2-19 ans ; 20-39 ans ; 40-59 ans ; 60-ω.

Une division plus rationnelle, mais qui paraît mise hors d'usage est la suivante : 0-1 an ; 2-4 ans ; 5-14 ans ; 15-29 ans ; 30-59 ans ; 60-ω.

(2) Nous appelons *listes,* une succession de chiffres résultant directement des faits observés : la *liste des vivants* est le résultat du recensement (ou même ce résultat réduit à 1,000 : sur 1,000 vivants combien de chaque âge, etc.) ; la *liste des décès* ou *liste mortuaire,* est le résultat du relevé numérique des registres de décès, etc.

Nous appelons *tables* le résultat de calculs théoriques qui établissent ce que serait la population dans des conditions supposées. Ainsi la *table de survie* indique ce que serait la population si les conditions actuelles de mortalité avaient existé pendant la plus grande longueur de la vie humaine ; la *table de mortalité* indique les chances de mort à chaque âge ; la *table mortuaire* indique combien il y aurait de décès à chaque âge, si la mortalité indiquée par la table de mortalité s'appliquait aux vivants marqués sur la table de survie, etc.

Reprenons en effet la définition rigoureuse de la mortalité : « Si 1000 soldats partent pour la guerre le 1er janvier, et que au bout d'un an 200 d'entre eux soient morts, leur mortalité aura été $\dfrac{200}{1000}$. »

Ce n'est pas au milieu ni à la fin de la campagne que nous comptons les soldats exposés à mourir, c'est au début même de la guerre, et avant qu'un seul d'entre eux soit mort.

Il convient tout d'abord de justifier cette façon de définir la chance de mourir. Lorsque 1000 soldats partent en guerre, la probabilité que l'un d'eux soit tué le premier est de $\dfrac{1}{1000}$, et la probabilité que chacun d'eux survive à ce premier malheur est de $\dfrac{999}{1000}$.

La probabilité d'être frappé le second est une probabilité composée, car il faut pour cela deux événements : 1° avoir survécu au premier coup mortel (événement dont la probabilité, nous venons de le voir, est de $\dfrac{999}{1000}$); 2° être frappé par le second coup mortel (événement dont la probabilité est $\dfrac{1}{999}$).

Une probabilité composée s'exprime par le produit des probabilités composantes; la probabilité de mourir le second est donc pour chacun de nos soldats $\dfrac{999 \times 1}{1000 \times 999}$, c'est-à-dire qu'elle est encore de $\dfrac{1}{1000}$.

De même la probabilité de mourir le troisième est égale à $\dfrac{999 \times 998 \times 1}{1000 \times 999 \times 998}$, c'est-à-dire toujours de $\dfrac{1}{1000}$.

Et ainsi de suite.

Mais ce qui intéresse les soldats, ce n'est pas la probabilité de mourir le premier ou le second, c'est la probabilité de mourir pendant la campagne. Additionnons donc ces fractions successives les unes avec les autres; si 1000 soldats sont partis pour la guerre et que 200 meurent, la somme des probabilités de mourir sera $\dfrac{200}{1000}$, ainsi que nous l'annoncions en tête de ce paragraphe.

C'est donc bien à la population *initiale* qu'il faut comparer le nombre des décès pour avoir la fraction qui exprime la chance de mourir. Pour bien compter, nous devrions donc compter les jeunes Suisses de 22 ans au moment même *où ils atteignent* l'âge de 22 ans, autrement dit au moment *où ils entrent* dans leur 23e année.

C'est ce que le recensement ne peut évidemment pas faire; parmi les 46,285 Suisses de 22 ans comptés le 1er décembre, il y en avait un certain nombre qui venaient d'avoir 22 ans. Mais d'autres avaient 22 ans et trois mois; d'autres 22 ans et six mois; d'autres enfin étaient tout près de leur 24ᵉ année.

Ces trois derniers groupes avaient donc subi, au moment où le recensement les a comptés, pendant quelques mois des chances de mortalité; autrement dit, ils avaient perdu quelques-uns des leurs depuis qu'ils étaient entrés dans leur 23ᵉ année. *Le nombre que le recensement donne comme étant celui des Suisses de 22 ans vivant le 1ᵉʳ decembre, est donc un peu inférieur au nombre de Suisses qui, pendant l'année 1880 ont atteint l'âge de 22 ans.*

Il est facile d'évaluer la grandeur de la différence de ces deux nombres. Il est clair qu'il y avait au jour du recensement à peu près autant d'individus de 22 ans et 1 mois que d'individus de 22 ans et 2 mois, et que d'individus de 22 ans et 11 mois. En moyenne, les gens comptés par le recensement sous la rubrique « 22 ans accomplis » avaient 22 ans et 6 mois, c'est-à-dire que, en moyenne, ils avaient subi des chances de mort pendant 6 mois après être entré dans leur 23ᵉ année. Nous savons que, en un an, les gens de cet âge ont perdu 342 des leurs; la mortalité de 22 ans étant sensiblement égale à la mortalité à 23 ans, nous pouvons admettre que, en une demi-année, ils ont perdu $\dfrac{342}{2}$ des leurs,

et que nous restituerons le nombre de ceux qui sont entrés dans leur 23ᵉ année en ajoutant au nombre des vivants recensés, la moitié des morts qu'ils ont fournis en un an. L'expression exacte de la mortalité deviendra donc, non pas $\dfrac{D_{22\ldots23}}{P_{22\ldots23}}$, mais $\dfrac{D_{22\ldots23}}{P_{22\ldots23} + \dfrac{D_{22\ldots23}}{2}}$, c'est-à-dire,

en reprenant l'exemple numérique ci-dessus, non pas $\dfrac{342}{46,285} = 0{,}00739$, mais $\dfrac{342}{46,28 + \dfrac{342}{2}} = 0{,}00736$.

On a donné à cette dernière expression de la chance de mourir le nom de *dîme mortuaire* ou de *probabilité de mort.*

On voit que les deux expressions ne donnent pas de résultats sensiblement différents pour les âges adultes. Entre 7,39 décès pour 1000 vivants, et 7,36, on peut dire que pratiquement la différence est nulle. Heureuse la statistique, si elle n'était pas sujette à des chances d'erreur considérablement plus graves !

Cependant lorsqu'il s'agit d'âges où la mortalité est élevée, la différence entre les deux méthodes devient plus sensible. Ainsi, à l'âge de 1 à 2 ans, la mortalité suisse était $\dfrac{2,443}{67,267} = 0{,}03337$ suivant la première méthode, et $\dfrac{2,443}{67,267 + 1,221} = 0{,}03567$ suivant la seconde, autrement dit 33 décès pour 1000 vivants selon la première méthode, et près de 36 selon la seconde.

Cependant, les *cultores* de statistique mathématique ont trouvé que cette méthode n'approchait pas encore assez près de la vérité. Ils ont proposé que le recensement se fît le 31 décembre, de façon que les années d'âge des habitants recensés ne chevauchassent pas sur les années du calendrier ; je veux dire que, au recensement du 31 décembre 1880 par exemple, tous ceux qui avaient moins d'un an au jour du recensement étaient nés en 1880 ; tous ceux qui avaient 20 ans étaient nés en 1860, etc. Il est clair que le 31 décembre est, sous ce rapport, une date unique.

Ils ont demandé en outre que la statistique des décès distinguât à la fois l'année d'âge des décédés et leur année de naissance. Il est clair en effet qu'un homme qui meurt par exemple le 30 juin 1880 à l'âge de 20 ans peut être né ou bien du 1er juillet au 31 décembre 1859, ou bien du 1er janvier au 30 juin 1860. On obtient donc des listes de décès constituées comme celle-ci :

Tableau LXXIX. — **Nombre absolu des décès masculins survenus en Suisse.**

(Tableau indiquant la forme des relevés suisses actuels.)

PENDANT L'ANNÉE **1880.**			PENDANT L'ANNÉE **1881.**		
ANNÉES D'AGE.	ANNÉES de naissance.	NOMBRE des décès.	ANNÉES D'AGE.	ANNÉES de naissance.	NOMBRE des décès.
20 ans...........	1860	154	20 ans...........	1861	158
	1859	162		1860	169
21 ans...........	1859	145	21 ans...........	1860	163
	1858	187		1859	185
22 ans...........	1858	159	22 ans...........	1859	169
	1857	183		1858	195
23 ans...........	1857	149	23 ans...........	1858	156
	1856	190		1857	174

D'autre part, le recensement de décembre 1880 donne les chiffres suivants :

Années d'âge.	Années de naissance.	Nombre de vivants recensés en décembre 1880.
20 ans..............	1860	51.522
21 ans..............	1859	49.455
22 ans..............	1858	46.285
23 ans..............	1857	44.778

Armé de ces chiffres, on raisonne ainsi qu'il suit :

Cherchons d'abord le nombre de ceux qui, en 1880, *ont atteint* l'âge de 22 ans. Le recensement de décembre 1880 a trouvé 46,285 individus âgés de 22 ans, et qui tous étaient nés en 1858 (puisque le recensement a eu lieu en décembre). Mais ce chiffre ne représente pas la totalité des individus qui, en 1880, *ont atteint* l'âge de 22 ans; puisque le mouvement de l'état civil m'apprend que 159 individus nés en 1858 sont morts après avoir atteint l'âge de 22 ans, et cela dans le cours de l'année 1880, c'est-à-dire avant le jour du recensement.

La totalité des individus qui ont atteint en 1880 l'âge de 22 ans est donc $46{,}285 + 159 = 46{,}444$.

Cherchons maintenant parmi ces 46,444 qui ont atteint l'âge de 22 ans, combien ont atteint l'âge de 23 ans. Rien n'est plus facile; il suffit de recourir à la statistique de 1881; nous y voyons que sur 46,285 jeunes gens nés dans cette même année 1858, il y en a 195 qui sont morts à l'âge de 22 ans accomplis. Le nombre des individus qui, nés en 1858, ont atteint l'âge de 23 ans est donc $46{,}285 - 195$.

La probabilité que les individus âgés de 22 ans ont d'atteindre l'année d'âge suivante est donc $\dfrac{46{,}285 - 195}{46{,}285 + 159} = 0{,}99238$. Tel est le *coefficient de survie;* le coefficient de mortalité (nombre complémentaire du précédent) est donc 0,00762, c'est-à-dire que sur 1000 individus atteignant l'âge de 22 ans, il y en a eu 7,6 qui sont morts dans l'année d'âge qui suit.

On raisonne exactement de même pour calculer les coefficients de survie et de mortalité pendant la 24e année de la vie. Le recensement de décembre 1880 a compté 44,778 individus nés en 1857; en outre le mouvement de population 1880 nous apprend que 149 autres individus nés également en 1857 sont morts en 1880 pendant la 24e année de leur vie. Le nombre total des Suisses qui sont entrés dans la 24e année de vie est donc $44{,}778 + 149$. Cherchons maintenant combien, parmi eux, sont entrés dans la 25e année de vie. Nous avons dit qu'en décembre 1880, les Suisses nés en 1857 étaient au nombre de 44,778; mais en 1881, 156 d'entre eux sont morts avant d'être entrés dans la 25e année de la vie; le nombre de ceux qui ont atteint cet âge est donc de $44{,}778 - 156$. La chance que ceux qui entrent dans la 24e année de vie ont d'entrer dans la 25e, est donc $\dfrac{44{,}778 - 156}{44{,}778 + 149} = 0{,}99321$. Tel est le *coefficient de survie*. Le coefficient de mortalité, nombre complémentaire du précédent est donc 0,00679, c'est-à-dire que sur 1000 individus qui atteignent l'âge de 23 ans, il y en a 6,79 qui meurent dans l'année.

Le nom de MM. Knapp et Zeuner restera attaché à la méthode dont nous venons d'exposer rapidement les principes. D'autres méthodes de calcul analogues à la précédente ont été imaginées par divers auteurs, nous citerons notamment celle de M. Richard Bœckh, directeur de la statistique de Berlin.

Critique de cette méthode. — Au point de vue théorique, elle est d'une irréprochable rigueur. Il est certain que les exemples que nous avons présentés fournissent l'expression rigoureusement exacte de la mortalité suisse pendant les années 1880 et 1881.

Mais à côté de cet éloge, tout à fait théorique, on lui a fait les critiques les plus justes.

Tout d'abord, les résultats qu'elle fournit sont très peu différents de ceux que donnent des méthodes plus rapides. Les trois méthodes que nous avons successivement examinées nous ont donné comme expression de la mortalité à 22 ans 7,4 — 7,4 — 7,6. Il est vrai que ce dernier chiffre est rigoureusement exact; il faut reconnaître que les autres ne s'en éloignaient guère. Les matériaux statistiques sont sujets à des erreurs telles que, en réalité, il y aurait quelque puérilité à s'attacher à des différences aussi minimes.

D'ailleurs, les méthodes directes perdent toute leur apparence de rigoureuse exactitude dès que l'on applique les calculs à des années éloignées du recensement. M. Zeuner veut qu'on se serve de l'année du recensement et de l'année suivante; en cela, il est logique avec lui-même. Mais alors, on est obligé, surtout pour les petits pays comme la Suisse, de s'appuyer sur des chiffres tellement petits, qu'ils sont soumis aux fluctuations du hasard. Les calculs donnés plus haut comme exemples reposaient sur des chiffres inférieurs à 200; une dizaine de décès de plus ou de moins — différences que le simple hasard peut amener — eussent modifié gravement nos résultats. Qu'eût-ce été si nous avions calculé la mortalité pour chacun des États de la Confédération suisse, ainsi qu'il est logique de vouloir le faire, étant données les différences qui les séparent à tous les égards!

En dehors des fluctuations que le seul hasard amène dans les chiffres trop petits, il faut considérer que la méthode directe, même appliquée à de grands pays et à de grands nombres, ne donnant de résultats que pour les deux années les plus voisines du dénombrement, ne peut pas représenter la mortalité moyenne du pays. Par exemple, en Suisse, la mortalité des années 1880-81 a été exceptionnellement favorable, et les chiffres qu'on peut calculer d'après elles, ne représentent pas le cas ordinaire. Au contraire, les années 1870-71, voisines du dénombrement précédent, ont été des années exceptionnellement mauvaises, même pour la Suisse. Ainsi les méthodes directes, loin d'approcher de la perfection, s'en éloignent au contraire, puisqu'elles calculent (avec une extrême rigueur je le veux bien) des résultats qui ne sont pas *moyens*, et qui par conséquent sont insignifiants.

Je reproche donc aux méthodes directes :

1° De ne conserver leur rigueur théorique que lorsqu'on les applique à des années voisines de l'époque du recensement, et par conséquent de ne pas fournir les résultats moyens d'une nation.

2° Par suite, de faire reposer les calculs sur des nombres trop petits dès qu'on veut étudier, non pas l'ensemble d'un grand pays, mais ses différentes provinces; ces chiffres trop petits sont sujets aux fluctuations du hasard.

3° D'exposer les administrations à des difficultés et à des dépenses exagérées. Le 31 décembre est une époque incommode pour faire le recensement (vacances de Noël et de janvier; brièveté des jours; intempéries, neige, etc.). D'autre part, lorsqu'on fait dépouiller les bulletins de décès simultanément par année d'âge et année de naissance, on *double* tous les frais inhérents à cette opération coûteuse.

Ces méthodes rigoureuses ne peuvent donc être appliquées avec quelque avantage que dans les pays où existent des registres de population parfaitement tenus, et où le recensement se fait de lui-même en quelque sorte chaque année. Les résultats qu'elles fourniront différeront peu des méthodes ordinaires, du moins en ce qui concerne les âges adultes; mais ils seront préférables pour les âges extrêmes de la vie.

Dans la majorité des pays, je pense que les méthodes directes n'ont sur les méthodes ordinaires que des avantages purement théoriques. Il suffira donc de calculer la mortalité suivant la formule $\dfrac{D_{a\dots b}}{P_{a\dots b}}$ ou encore (et spécialement en ce qui concerne les âges extrêmes)

suivant la formule $\dfrac{D_{a\dots b}}{P_{a\dots b} + \dfrac{D_{a\dots b}}{2}}$

III. Tables de survie et de mortalité. — Lorsqu'on a déterminé la mortalité de chaque âge, on peut calculer une table de survie, c'est-à-dire chercher à savoir combien d'individus, sur 1000 naissances, survivent à tel ou tel âge. Les tables de survie reçoivent des applications fréquentes dans les calculs d'assurances; elles permettent de calculer la vie moyenne, etc.

Nous donnons plus loin (tableau LXXXII) plusieurs tables de survie dressées pour différents pays de l'Europe par la direction de la statistique d'Italie. Nous voulons exposer ici suivant quels principes ces tables doivent être dressées, et les conséquences qu'on en peut tirer.

Pour établir une table de survie, il faut tout d'abord la liste des vivants; le dénombrement la fournit avec une exactitude suffisante à partir de la cinquième année de la vie environ; pour les enfants en bas âge, le dénombrement (et notamment le dénombrement français) pèche toujours par omission, ainsi qu'on s'en convaincra en comparant le nombre des vivants recensés au nombre des naissances. En ce qui concerne les premières années de la vie, on établit donc la liste des vivants en prenant pour base le nombre des naissances; on en soustrait les décès survenus pendant la première année de la vie, et on a le nombre des survivants à 1 an. De ce chiffre on extrait le nombre des décès survenus pendant la deuxième année de la vie, et on a le nombre des survivants à 2 ans.

Et ainsi de suite : les chiffres obtenus devront d'âge en âge se rapprocher d'avantage de ceux du dénombrement parce que les omissions commises dans le dénombrement sont plus nombreuses dans la première année de la vie que dans la deuxième, et plus nombreuses dans la deuxième année que dans la troisième.

En ce qui concerne les adultes, les chiffres du dénombrement suffiront. Si l'on établit la table de survie sur les mouvements de population d'une période de dix ans, il sera utile que la liste des vivants soit la moyenne des deux ou des trois dénombrements opérés au cours de cette période.

Puis on établira la liste des décès, qui est fournie avec une exactitude suffisante par la statistique des mouvements de population. Il sera bon d'établir une liste moyenne pour une période de dix ans d'observation environ. Il faudra éviter les périodes marquées par des calamités exceptionnelles, telles qu'une grande guerre ou qu'une épidémie grave de choléra.

Table de mortalité. — Comparant les décès aux survivants à chaque âge, on établira la mortalité à chaque âge, suivant la formule $\dfrac{D_{n.,..n+1}}{P_{n....n+1}}$

ou mieux avec la formule $\dfrac{D_{n....n+1}}{P_{n....n+1} + \dfrac{D_{n....n+1}}{2}}$. En ce qui concerne les

enfants, on calculera $\dfrac{D_{0....1}}{S_0}$ pour établir la probabilité de mort pendant la première année de la vie (S_0 signifie le nombre moyen des naissances vivantes). Pour établir la mortalité de la seconde année de la vie, on

calculera $\dfrac{D_{1....2}}{S_0 - D_{0....1}}$ et ainsi de suite. Le nombre des survivants étant établi directement au moyen du chiffre des naissances, on n'a pas besoin comme pour les âges adultes d'ajouter au nombre des vivants la moitié du nombre des décès.

Table mortuaire et *table de survie.* — On part, par exemple, de 1 million de naissances (moins les mort-nés). Nous appelons ce nombre S_0. La question est de calculer S_1, c'est-à-dire le nombre des survivants à 1 an révolu. Or notre table de mortalité nous en donne le moyen en nous apprenant le danger de mourir dans la première année, soit 0,1891 ; nous appelons ce coefficient de mortalité $C_{0....1}$. Ce danger multiplié par un million (nombre supposé des enfants exposés à mourir) donne : $0,1891 \times 1,000,000 = 189,100$. Tel serait le nombre de décès que donnerait cette jeune population durant sa première année de vie, et par suite $1,000,000 - 189,100 = 810,900$ serait le nombre des survivants à un an, S_1.

De même, si nous voulons calculer S_2, c'est-à-dire le nombre des survivants à 2 ans révolus, nous consulterons notre table de mortalité; nous verrons que le danger de mort pendant la deuxième année de la vie est de 0,06340. Nous multiplions ce coefficient par le nombre de survivants à 1 an obtenu ci-dessus et nous avons $0,06340 \times 810,900 = 51,400$. Tel serait le nombre des décès fournis par 810,900 enfants pendant la deuxième année de vie; $810,900 - 51,400 = 759,500$. Tel est le nombre des survivants atteignant l'âge de 2 ans révolus.

En général, si l'on appelle S_n le nombre des survivants à l'âge n; S_{n+1} le nombre des survivants à l'âge suivant, et enfin $C_{n....n+1}$ le coefficient de mortalité constaté par la table de mortalité entre ces deux âges, on aura la formule :

$$S_{n+1} = S_n - S_n \times C_{n....n+1}$$

Telle est, simplifiée dans sa forme, la formule donnée par l'illustre Quetelet (*Bull. de la commission centrale de statistique belge*, t. V, p. 18).

La succession des nombres de survivants aux différents âges (1,000,000 — 189,100 — 759,500, etc.) constitue la *table de survie*.

La succession des nombres exprimant le nombre de décès que fourniraient ces survivants (189,100 — 51,400, etc.) constitue la *table mortuaire*.

Il est facile de reconnaître que la table de survie, construite comme nous venons de l'indiquer, indique ce que serait le nombre des survivants à chaque âge, *si les conditions actuelles de vitalité étaient restées les mêmes depuis la plus grande longueur de vie humaine, c'est-à-dire depuis environ un siècle*. C'est ce qui la distingue essentiellement de la liste de population.

De même, la table mortuaire indique ce que serait la distribution des décès par âge *si les conditions actuelles de vitalité étaient restées les mêmes depuis environ un siècle*. C'est ce qui la distingue essentiellement de la liste des décès. En effet, ces deux tables sont construites d'après la chance de mourir relative à la période étudiée, et sans qu'on fasse intervenir aucun autre élément dans le calcul. Aussi le nombre de vivants que la table de survie attribue à chaque âge est souvent très différent de celui que trouve le recensement; parce que les chiffres du recensement sont influencés par toute l'histoire du pays que l'on considère. Nous avons vu (p. 150) que pendant un siècle la paisible population suédoise s'était ressentie des guerres du commencement de ce siècle; en France, la passion guerrière dont était tourmenté Napoléon Ier a laissé des traces profondes qui se font encore sentir dans les recensements de 1851 et années suivantes; naturellement les tables de survie et les tables mortuaires construites pour la période 1840-59 par mon père (1) n'en sont en rien

<hr>

(1) *Journal de la Société de statistique de Paris*, 1866, et *Congrès médical de Bordeaux*, 1865.

modifiées, car une table de survie ne doit tenir compte que de la mortalité de la période à laquelle elle se rapporte.

Beaucoup d'auteurs n'ont pas attaché une importance suffisante à cette différence essentielle qui sépare la liste des vivants de la table de survie. De là bien des confusions regrettables.

Vie moyenne. — Il existe jusqu'à huit expressions numériques auxquelles on a attribué le nom de *vie moyenne*. Il en résulte que lorsqu'un auteur cite la vie moyenne d'un pays sans ajouter quel sens précis il attache à ce mot, son renseignement perd toute espèce de valeur.

Ce que l'on doit entendre par *vie moyenne* c'est l'*espérance mathématique de vie au moment de la naissance;* cette valeur se calcule d'après les principes posés par Nicolas Bernouilli. On multiplie chacun des termes d'une table de survie par le nombre d'années inscrit en regard de ce terme; on additionne tous les produits ainsi obtenus. On additionne d'autre part tous les termes de la table de survie; on divise la première somme par la seconde, et le quotient est la vie moyenne.

Cette manière de calculer la vie moyenne est très laborieuse, mais c'est la seule qui soit correcte. On trouve ainsi que la vie moyenne en France est d'environ 40 ans.

On a appliqué le même mode de calcul, non pas à la table de survie, mais à la liste des vivants; on obtient ainsi l'*âge moyen des recensés.* Cette expression ne mérite pas le nom de *vie moyenne* (elle lui est généralement inférieure, ainsi en 1886 elle était de 31 ans, 8), car le nombre des recensés de chaque âge est influencé par la mortalité d'autrefois et par les événements heureux ou désastreux que les générations passées ont pu traverser. Or ce n'est pas un mélange entre l'espérance mathématique d'autrefois et l'espérance mathématique d'aujourd'hui qui doit être appelé *vie moyenne.*

La même critique est applicable à l'*âge moyen des décédés* calculé d'après les listes mortuaires. Beaucoup de statisticiens donnent à cette expression le nom de *vie moyenne.* Le mot est impropre, car le nombre absolu des décédés à chaque âge dépend, non seulement de la mortalité, mais surtout du nombre de vivants existant à cet âge. Or ce nombre de vivants est influencé par des événements passés dont nous n'avons pas à tenir compte dans l'évaluation de la vie moyenne actuelle.

On a appelé aussi vie moyenne le rapport de la population aux naissances vivantes $\frac{P}{S_0}$; ce mode de calcul serait satisfaisant si la population était parfaitement stationnaire, car chaque naissance prenant dans cette hypothèse la place d'un vivant, le rapport $\frac{P}{S_0}$ mesurerait assez bien la vitesse d'écoulement des vivants, c'est-à-dire leur vie moyenne (1). Mais

(1) Ce raisonnement peut être réduit aux termes suivants : « Chaque naissance remplace un vivant (??); en un an, un trente-huitième de la population est renou-

puisque la population n'est pas stationnaire, l'hypothèse fondamentale est fausse et la conclusion aussi.

En vertu de la même hypothèse, on a appelé vie moyenne le rapport de la population aux décès $\frac{P}{D}$. Inutile de dire que ce rapport n'est pas meilleur que le précédent (1). La seule différence est que, la population augmentant généralement, le rapport $\frac{P}{S^o}$ indique une vitesse d'écoulement plus rapide et le rapport $\frac{P}{D}$ une vitesse d'écoulement moins rapide que la vie moyenne.

Aussi un auteur anglais, Price, a proposé de prendre une sorte de terme moyen entre ces deux valeurs et de donner au rapport $\dfrac{P}{1/2(S_o+D)}$ le nom de *vie moyenne*. Théoriquement, cette formule (qui a reçu notamment l'adhésion de feu M. Dupin) n'est guère meilleure que les autres; cependant les résultats qu'elle donne passent pour être généralement assez voisins de la vérité. C'est une formule empirique.

Enfin, on confond souvent la *vie moyenne* et la *vie probable* (appelée encore *vie médiane*). La vie probable est l'âge que dépassent la moitié des nés. Cette valeur est généralement assez voisine de la vie moyenne, mais elle ne doit pas être confondue avec elle. On calcule la vie probable, soit au moyen des tables de survie (on a alors la véritable expression de la vie probable), soit au moyen des listes mortuaires (cette dernière valeur est sujette aux objections que nous avons faites à toutes les évaluations de vie moyenne faite au moyen des listes) (2).

Afin de montrer combien sont différentes toutes ces méthodes qui ont la prétention d'évaluer la vie moyenne, nous reproduirons ci-après les résultats qu'elles ont donnés à mon père pour la France (période 1840-49).

---

velé par de nouvelles naissances; donc, en trente-huit ans, toute la population est renouvelée; donc, la vie moyenne est de trente-huit ans. » Ce raisonnement pèche par la base; il n'est pas parfaitement exact de dire que chaque enfant né remplace un vivant; puisque la population augmente, c'est qu'il y a des enfants naissants qui ne remplacent pas un vivant, mais qui viennent se placer à côté de lui. C'est pourquoi, malgré que les naissances annuelles forment la trente-huitième partie de la population, la vie moyenne est plus longue que trente-huit ans.

(1) Le raisonnement est analogue au précédent : « La population se renouvelle par les décès. Les décès forment la quarante-troisième partie de la population, donc, en quarante-trois ans, la population est renouvelée; donc la vie moyenne est de quarante-trois ans. » Ce raisonnement pèche par la base; il n'est pas bien exact de dire que chaque décès équivaut à une place nouvelle; puisque la population augmente, c'est qu'il y a des places nouvelles qui ne sont pas le résultat d'un décès. C'est pourquoi, malgré que les décès forment la quarante-troisième partie de la population, la vie moyenne est plus courte que quarante-trois ans.

(1) La vie *normale* de M. Lexis est une valeur entièrement différente de la vie moyenne. Nous en parlons plus loin.

TABLEAU LXXX. — *Tableau des diverses expressions mathématiques auxquelles on a attribué le nom de la vie moyenne.*
(FRANCE, 1840-1849.)

	Années et centièmes d'année
VIE MOYENNE VRAIE (espérance mathématique de vie)...................	$40^a,05$
Age moyen des recensés......................................	$30^a,92$
Age moyen des décédés (calculé sur les listes mortuaires).............	$35^a,66$
Rapport de la population au nombre annuel des naissances $\dfrac{P}{S_0}$	$38^a,00$
Rapport de la population au nombre annuel des décès $\dfrac{P}{D}$	$43^a,50$
Intermédiaire entre les 2 précédentes valeurs (formule de Price) $\dfrac{P}{^1/_2\,(S_0+D)}$	$40^a,70$
Vie probable d'après la table de survie...............................	$43^a,30$
Vie probable d'après la liste mortuaire..............................	$33^a,50$

De toutes ces appréciations de la vie moyenne, la première est la seule qui soit mathématique et satisfaisante. Malheureusement, comme c'est de toutes la plus longue à calculer, c'est celle dont on fait le moins usage. La plupart des auteurs, aujourd'hui, décernent (tout à fait à tort) le nom de vie moyenne à l'*âge moyen des décédés*. J'ai dit plus haut pourquoi ce chiffre ne me paraît pas valoir la peine d'être calculé. En tous cas, il ne représente pas la vie moyenne, à laquelle il est presque toujours inférieur.

Conclusions. — Pour étudier la mortalité, il faut la calculer âge par âge, ou par périodes d'âges. Il ne faut se servir qu'avec réserve du rapport général : *Pour* 1000 *habitants de tout âge, combien de décès.*

On se servira avantageusement, pour calculer la mortalité de la première année de la vie, de la formule $\dfrac{D_{0...1}}{S_0}$: Pour calculer la mortalité de la seconde année de la vie, on se servira de la formule $\dfrac{D_{1...2}}{S_0-D_{0...1}}$. L'examen soigneux du recensement permettra de voir à partir de quel âge il conviendra de se servir de la formule $\dfrac{D_{n...n+1}}{P_{n...n+1}+\dfrac{D_{n...n+1}}{2}}$. Cette formule devra être aussi utilisée pour les âges avancés de la vie, en un mot pour tous ceux où la mortalité est forte.

Pour les âges adultes, on pourra se contenter de la formule $\dfrac{D_{n...n+1}}{P_{n...n+1}}$.

On devra se méfier des auteurs qui parlent de vie moyenne sans spécifier très exactement ce qu'ils entendent par cette parole. Comme il y a huit méthodes classiques (dont sept mauvaises) pour la calculer, et que les résultats qu'elles donnent sont très différents, le mot *vie moyenne* sans autre explication n'a pas de sens défini.

IV. Du calcul de la mortalité dans certains cas particuliers. — Beaucoup de personnes croient qu'il existe des formules générales pour calculer la mortalité de même qu'il en existe pour calculer par exemple l'intérêt de l'argent ou les annuités. C'est malheureusement une erreur; les problèmes démographiques n'ont pas la simplicité des problèmes de finance : la forme du document livré par l'administration, la façon dont les éléments de ce document ont été recueillis, enfin la nature elle-même des choses varient indéfiniment; à chaque cas, pour ainsi dire, convient une formule nouvelle.

Enfants du premier âge. — Nous montrons plus loin (page 256) que la mortalité des enfants en bas âge est à son maximum au jour de leur naissance, puisqu'elle décroît avec rapidité, de jour en jour, de semaine en semaine, de mois en mois et d'année en année jusqu'à l'âge de 5 ans, en sorte que la mortalité de la première année est trois fois plus forte que celle de la seconde; la mortalité du premier mois, trois fois plus forte que celle du second : la mortalité de la première semaine, deux fois plus forte que celle de la deuxième; la mortalité du premier jour, quatre fois plus forte que celle du deuxième. Le nombre de décès survenus pendant les premières heures et les premiers jours de vie est donc toujours considérable et important à bien connaître.

Il en résulte que dans un pays où les décès survenus pendant les premiers jours de vie sont mal comptés (comme en France, où une partie d'entre eux — voir page 222 — sont comptés comme morts-nés) dissimulera, par ce fait, une partie importante de ses décès en bas âge.

Il en résulte aussi qu'il est toujours difficile de calculer même grossièrement la mortalité des enfants *assistés*, *secourus* ou *protégés*, parce qu'il faut savoir avant tout à quel âge les enfants dont on s'occupe sont entrés dans le service. Les enfants *assistés* sont les enfants que la mort des parents ou l'abandon volontaire ont laissés à la charge de l'assistance publique; l'âge des enfants au moment où ils entrent dans le service est extrêmement variable, on le comprend, et l'on comprend aussi que si cet âge n'est pas relaté par la statistique, tout calcul de la mortalité de ces enfants devienne illusoire.

Les enfants *secourus* sont presque tous des enfants illégitimes; leurs mères étant trop pauvres pour les élever, l'administration leur alloue un faible secours; ce secours, que l'administration ne veut accorder qu'à bon escient, ne vient guère que quelques semaines après la naissance, c'est-à-dire à un moment où la mortalité a déjà frappé ses coups les plus cruels. Très souvent il arrive qu'on ne tient pas compte de ce fait important, et qu'on calcule la mortalité des enfants secourus comme s'ils étaient secourus dès leur naissance; on arrive ainsi à des chiffres beaucoup trop favorables; malheureusement ces chiffres sont radicalement faux.

Les nourrissons *protégés* par la loi Théophile Roussel sont à peu près dans le même cas. Ce n'est pas au moment de leur naissance qu'ils entrent dans le service ; c'est seulement au moment de leur entrée dans le domicile de la nourrice, c'est-à-dire à un âge variable, mais qui est rarement moindre d'une semaine ou de deux ; il n'est pas permis au statisticien qui calcule leur mortalité de faire abstraction de cette première quinzaine de vie, si féconde en décès ; c'est pourtant ce qu'on fait journellement.

Souvent aussi on ne tient pas compte de ce fait que les enfants entrés dans le service en sortent longtemps avant la fin de leur première année d'âge, soit parce qu'ils sont retirés par leurs parents, soit pour toute autre cause.

Dans tous les cas qui précèdent, il faut s'appliquer à distinguer avec beaucoup de soin l'âge de ceux qui entrent dans le service, l'âge de ceux qui en sortent et l'âge de ceux qui y meurent. Là est la solution de tous ces problèmes relatifs à la mortalité infantile (1).

Souvent on a affaire à des questions plus complexes encore : la mortalité des enfants parisiens a longtemps été impossible à calculer, parce qu'on ignorait le nombre des enfants vivants à Paris ; en effet, les registres de l'état civil nous disent bien le nombre des naissances ; mais on savait que beaucoup d'enfants (dont le nombre n'était d'ailleurs pas connu) partent, peu de temps après leur naissance, pour aller en nourrice ; lorsque ces enfants mouraient en nourrice, leur décès était enregistré dans la commune où demeurait la nourrice. De là, pour le statisticien, deux sources d'erreur : s'il calculait le rapport $\dfrac{D_{0...1}}{S_0}$ pour Paris, il avait un chiffre faux, puisque, le dénominateur de la fraction étant trop grand, l'évaluation de la mortalité ainsi obtenue était trop faible ; d'autre part, si le statisticien calculait le rapport $\dfrac{D_{0...1}}{S_0}$ pour un des départements où s'exerce l'industrie nourricière, le chiffre obtenu était trop fort, puisque le nombre des décès $D_{0...1}$ était constitué non seulement par les décès des enfants nés dans le département, mais encore par le nombre des décès fournis par les enfants mis en nourrice dans le département (et nés hors du département). Aujourd'hui, ces difficultés sont moindres qu'autrefois (parce qu'on a le nombre de nourrissons parisiens), mais il s'en faut de beaucoup qu'elles soient supprimées.

On voit, par ces quelques exemples, combien est variée la tâche du démographe ; il doit savoir modifier à l'infini, suivant les circonstances, l'application des principes du calcul des probabilités. Il n'y a qu'une

(1) Le Conseil supérieur de statistique s'est occupé de cette question, qui lui était présentée par M. Lafabrègue et par moi ; il a adopté pour les entrants, pour les sortants et pour les décédés, les coupures d'âge suivantes : 0-4 jours ; 5-9 jours ; 10-19 jours ; 20 jours 1 mois ; 1-2 mois ; 3-5 mois ; 6 mois-1 an.

règle qui ne varie jamais : c'est celle qui impose la distinction des âges.

Du calcul de la mortalité dans les prisons, les hôpitaux, etc. — On calcule souvent la mortalité des prisonniers, par exemple, en prenant pour base du calcul le nombre des journées de présence: Ce calcul est rationnel (étant donné qu'on distingue l'âge des prisonniers), mais il cesse de l'être si on veut l'appliquer, par exemple, aux malades d'un hôpital. Il est évident, en effet, que dans un hôpital où la place manque et où l'on fait sortir les malades dès qu'ils sont convalescents le nombre des journées de présence par malade sera plus faible que dans un hôpital où, par suite de circonstances différentes, on peut garder les malades jusqu'à leur complet rétablissement. Si l'on prend pour base des calculs le nombre de journées de présence, on trouvera, dans le premier des deux hôpitaux que je viens de supposer, une mortalité plus forte que dans le second, et, pourtant, cette différence pourra ne résulter que du vice de la méthode. Le calcul de la mortalité d'un hôpital est une opération délicate, dans lequel le dénominateur de la fraction $\left(\dfrac{\text{Décès}}{\text{Population}}\right)$ doit être le nombre des entrants et non pas le nombre des lits ni le nombre des journées de présence. J'ajoute qu'on n'arrivera à des chiffres démonstratifs qu'en tenant compte de la nature des maladies les plus répandues, puisqu'un hôpital de varioleux et autres fiévreux ne peut espérer une mortalité aussi faible qu'un hôpital de vénériens, etc.

Du calcul de la mortalité des militaires. — Le calcul de la mortalité des militaires ne peut pas être établi suivant les mêmes principes que dans les cas précédents. Il faut tenir compte, en effet, dans le calcul de la mortalité militaire, de ce qu'un grand nombre de militaires malades et, notamment, de militaires phtisiques sont réformés quelque temps avant leur mort : c'est à l'armée que la maladie les a atteints et c'est grâce à une circonstance tout à fait accessoire qu'ils n'y sont pas morts. C'est avec raison que la *Statistique militaire* mentionne le chiffre des réformés à côté de celui des décès.

Conclusion. — Les exemples qui précèdent suffisent à prouver qu'il ne peut pas exister de règle unique et parfaitement uniforme pour calculer la mortalité. Il faut être un statisticien judicieux et surtout impartial, pour choisir celle qui convient au document que l'on veut étudier.

V. De la mortalité des principaux pays de l'Europe. — Le tableau ci-joint, emprunté aux *Confronti internazionali*, fait connaître la mortalité par âges des principaux pays de l'Europe.

Dans tous les pays, la marche générale de la mortalité à travers les différents âges de la vie reste à peu près la même. Elle est toujours très forte pendant la première année de la vie, à ce point qu'un nouveau-né a autant de chances de mourir dans l'année qu'un vieillard de 80 ans. La proportion de décès la plus faible se rencontre dans les pays scan-

Tableau LXXXI. — **Pour 1000 habitants de chaque âge, combien de décès en un an.**

(Le nombre des vivants recensés de chaque âge, augmenté de la moitié des décès annuels.)

AGES.	ITALIE (1872-1879).	FRANCE (1875-1879).	ANGLETERRE ET GALLES (1866-1880).	ÉCOSSE (1871-1878).	IRLANDE (1871-1880).	PRUSSE (1876-1880).	BAVIÈRE (1871-1880).	SAXE (1876-1880).	WURTEMBERG (1879-1880).	BADE (1878-1880).	ALSACE-LORRAINE (1872-1880).	AUTRICHE CISLEITHANE. (1876-1879).	CROATIE ET SLAVONIE (1878-1880).	SUISSE (1874-1880).	BELGIQUE (1871-1880).	PAYS-BAS (1871-1878).	SUÈDE (1878-1880).	NORVÈGE (1870-1880).	DANEMARK (1875-1880).	ESPAGNE (1861-1870).	PORTUGAL (1862).	GRÈCE (1878-1880).	FINLANDE (1875-1880).
0 à 1 an	234.9	179.8	167.5	59.8	96.8	222.2	116.7	114.9	340.7	268.9	240.9	230.2	240.9	220.1	176.3	195.5	127.9	101.3	151.9	239.7	132.5	91.9	165.6
1 — 5 ans	66.6	27.5	32.6		19.3	40.6			29.6	29.0	33.4	52.8	57.5	23.1	34.0	30.3	26.1	18.6	20.9	64.3	24.1	26.8	38.4
5 — 10 —	13.4	6.6	6.9	9.3	5.7	9.3	6.9	5.3	6.5	7.4	7.5	14.6	16.5	6.3	8.7	7.6	9.4	5.3	8.6	10.8		9.2	9.2
10 — 15 —	6.4	4.2	4.0	5.5	3.7	4.1	3.3		2.8	3.3	4.1	6.2	8.1	3.9	4.9	4.2	4.8	3.6	5.3	5.9	3.5	5.6	5.0
15 — 20 —	7.0	6.0	5.8	7.7	5.9	4.9	4.3		3.9	4.7	5.9	7.2	8.4	6.2	6.7	5.6	4.6	5.3	5.6	7.4	4.7	6.0	5.2
20 — 25 —	9.8	8.3	7.7	9.7	7.3	7.8	8.1	7.5	5.9	7.1	8.5	9.0	12.6	7.8	8.9	8.3	5.7	7.3	6.8	10.2	6.6	8.3	6.9
25 — 30 —	9.8	9.5	9.5	10.1					7.7	8.9	9.0	10.0	15.1	8.5			6.3	8.1		8.8	5.8	7.3	7.4
30 — 35 —	10.3	9.8		10.8	8.0	10.6	10.4	10.5	8.5	10.0	9.6	10.5	15.0	10.1	11.1	10.6	6.9	8.1	8.2	11.4	7.8	9.2	8.3
35 — 40 —	11.9	10.2	13.1	12.7					9.7		11.1	13.1	19.4	12.1			7.7	8.8				8.6	9.1
40 — 45 —	13.4	11.3		13.7	10.4	14.7	14.0	14.4	11.1	12.4	12.6	14.8	18.0	13.0	13.3	12.2	9.0	8.7	11.0	18.1	13.6	12.3	10.4
45 — 50 —	16.1	13.0	17.8	16.6					14.0		13.9	17.0	25.0	15.7			10.3	10.1				14.2	12.9
50 — 55 —	21.2	17.0		20.4	13.7	23.9	23.6	24.1	18.1	23.3	18.4	22.5	29.7	22.6	21.4	18.7	13.6	13.1	18.3	28.4	18.4	25.0	16.8
55 — 60 —	27.5	22.6	31.8	27.0					28.1		24.6	32.9	48.0	29.3			17.0	17.9				24.3	22.7
60 — 65 —	41.5	33.6		34.9	25.5	50.1	50.3	51.9	38.4	49.4	36.4	46.2	43.1	41.3	41.5	36.7	25.1	27.2	34.0	59.8	44.9	45.9	33.5
65 — 70 —	61.1	49.6	63.8	50.7					60.5		55.2	65.6	87.8	62.0			37.2	38.5				47.0	47.5
70 — 75 —	96.2	78.3		71.7	60.7	103.1	111.9	114.6	89.7	108.6	83.6	92.7	89.9	103.1	127.3	89.4	61.2	49.3	80.2	148.5	108.3	95.7	86.6
75 — 80 —	123.4	117.1	135.1	117.0					132.7		122.9	147.8	137.3	155.9			92.9	81.6				96.8	121.2
80 — 85 —	177.7	175.2		156.5	140.2				188.6		175.2	183.1	126.5	185.1	258.0	161.3	152.4	121.8	163.8	267.6	206.2	234.9	170.0
85 — 90 —	217.3	224.1	262.4	237.5		208.8	237.2	241.8	262.8	227.7	265.1	268.1	172.4	265.5			213.7	206.9		281.9		194.6	187.8
90 — 95 —	221.5	265.1		297.5	227.7				323.2		343.5	248.7	144.3	240.2	454.1	260.0	403.3	268.4	296.2	412.2	264.3	359.0	229.3
95 —100 —	314.9	274.3		371.7					909.1	354.8		262.2	177.8	241.7				259.8				204.3	157.1
Centenaires	597.6	267.8		282.6	288.6						750.0	276.6	»	»	684.2	230.8		144.5		231.0	402.8	283.3	
Totaux	30.1	22.3	22.2	22.6	17.7	25.9	30.5	29.3	27.1	25.5	25.9	30.1	33.1	23.8	24.6	22.8	17.5	16.2	19.0	29.7	20.5	18.3	21.5

dinaves (Norvège, 101), la plus forte dans l'Allemagne du Sud (Wurtemberg, 341). La France est un des pays où la mortalité du premier âge est la plus faible.

La mortalité diminue rapidement après la première année de vie ; toutefois elle est encore forte de 1 à 5 ans. C'est de 10 à 15 qu'elle est à son minimum dans tous les pays (3,6 en Norvège, 6 en Italie) ; puis elle augmente lentement, deux fois plus forte à 30 ans (8 en Norvège, 10 en Italie) qu'à 15 ans ; et deux fois plus forte à 50 ans (13 en Norvège, 21 en Italie) qu'à 30 ans. A partir de 60 ans, elle augmente rapidement jusqu'aux extrêmes limites de la vie, sans jamais devenir égale à 1000, puisque, si vieux que soit un homme, on ne peut jamais affirmer qu'il mourra dans l'année.

De tous les pays de l'Europe, ceux où la mortalité est la moindre sont les scandinaves et, notamment, la Norvège. A chaque âge, c'est la Norvège ou la Suède qui présente les chiffres les plus faibles. Le Danemark et, surtout la Finlande sont un peu moins favorisés.

Après eux, on doit citer, comme ayant une mortalité faible, les Pays-Bas, la Belgique, la France, la Suisse, l'Irlande, l'Angleterre, l'Écosse. Les Pays-Bas ont une mortalité infantile plus forte (195 pour 1000 vivants de 0 à 1 an) que les pays que nous venons d'énumérer, mais après la cinquième année, la mortalité y devient très faible. La Belgique, la France et l'Alsace-Lorraine ont des chiffres à peu près semblables ; en France, on remarque une mortalité un peu forte à l'âge de 25 à 30 ans (chez les hommes seulement ; les femmes ont une mortalité plus normale). En Suisse, la mortalité, un peu forte dans la première enfance (220 pour 1000 vivants de 0 à 1 an), devient ensuite très faible et reste telle jusque vers 30 ans ; passé cet âge, elle devient plus forte que la mortalité française.

Dans les trois royaumes britanniques, on peut douter de l'exact enregistrement des décès du premier âge ; les parents ont un délai trop long pour déclarer les naissances et les décès et, lorsque l'enfant meurt avant son inscription, on doit craindre qu'il ne soit souvent omis ou traité comme un simple mort-né. De là vient probablement la mortalité faible (167 décès pour 1000 vivants de 0 à 1 an) de l'Angleterre, et la mortalité plus faible encore (97) que l'Irlande s'attribue. Aux autres âges de la vie, la statistique anglaise est, au contraire, tenue avec le plus grand soin. Elle montre, pour l'Irlande une mortalité faible, pour l'Angleterre et pour l'Écosse une mortalité un peu plus forte que celle de France.

Les pays allemands ont, généralement, une mortalité assez forte.

En Prusse, la mortalité est faible entre 5 et 40 ans ; elle est assez élevée aux autres âges. On en peut dire autant de la Bavière, de la Saxe, du Wurtemberg et de Bade ; de plus, la mortalité des enfants en bas âge est plus élevée dans ces pays qu'elle ne l'est en Prusse.

L'Autriche a une mortalité sensiblement plus forte que les pays de l'empire allemand; cette aggravation de la mortalité se fait sentir à tous les âges. Le royaume de Croatie-Slavonie est encore plus mal partagé que l'Autriche cisleithane; pourtant, la mortalité des vieillards de plus de 75 ans y est moins forte qu'ailleurs : peu arrivent jusque-là, mais ceux qui y parviennent sont des gens bâtis à chaux et à sable, et leur mortalité est plus faible même que celle des Norvégiens du même âge.

L'Italie est un pays à mortalité élevée; elle doit être mise à peu près sur le même rang que l'Autriche (peut-être sa mortalité est-elle un peu plus faible que celle de l'Autriche). La mortalité italienne a notablement diminué depuis la constitution du royaume, résultat heureux, qu'on doit sans doute attribuer à la prospérité croissante de la nation et, aussi, aux grands efforts dirigés contre la *malaria*.

La mortalité espagnole paraît être, à presque tous les âges, la plus forte de l'Europe.

Il semble, d'après le peu de renseignements que nous avons sur le Portugal, que la mortalité y soit notablement moindre qu'en Espagne.

On préfère souvent présenter les chiffres relatifs à la mortalité sous forme de *table de survie* : la mortalité de chaque âge étant déterminée, on suppose un nombre rond de naissances, soit 100 000. Puis on calcule combien, parmi ces enfants nés, doivent survivre à l'âge de 1 an, de 2 ans, de 3 ans, etc. La série des chiffres ainsi obtenus s'appelle table de survie. Nous en donnons plusieurs exemples empruntés aux *Bulletins de l'Institut international de statistique;* ces chiffres ont été calculés sous la direction de M. Bodio. Ils permettent d'apprécier notamment, les progrès réalisés par la vitalité des Italiens, puisque, en 1872-1874, sur 100 000 nés, il n'en survivait, à l'âge de 50 ans, que 36 634, tandis que, en 1881-1883, il en survivait 40 653 (en France, 49 892).

Nous allons étudier avec plus de détail la mortalité de chacun des grands groupes d'âges.

VI. Étude de la mortalité de l'enfance (de 0 à 5 ans). — *Mortalité de l'enfance dans les divers pays.* — Le lecteur qui voudra se rendre rapidement compte de la mortalité infantile dans les différents pays de l'Europe, devra lire tout d'abord la colonne 8 de notre tableau LXXXIII. Il y verra combien, de 1000 enfants venus au monde vivants, il y en a de morts pendant les 5 premières années de la vie.

Les colonnes 3-7 donnent le détail, année d'âge par année d'âge, de cette mortalité. La col. 3 indique combien de décès dans la première année de la vie pour 1000 enfants nés vivants (ces chiffres sont nécessairement influencés par le sens que la statistique de chaque pays donne au mot *mort-né*, puisque les enfants qui ne sont pas regardés comme mort-nés sont généralement comptés comme décédés de 0 à 1 an, et réciproquement). Les colonnes suivantes indiquent combien de décès en un an pour 1000 survivants à chaque âge. On s'explique par consé-

TABLEAU LXXXII. — **Tables de survie calculées pour une génér**[ation]

AGES.	FRANCE 1880-1882.		BELGIQUE 1881-1883.		ITALIE 1872-1874.		ITALIE 1881-1883.		ESPAGNE 1880-1884.		PRUS[SE] 1881-1...
	NOMBRE des survivants.	MORTS pour 1000 vivants exposés à mourir.	NOMBRE des survivants.	MORTS pour 1000 vivants exposés à mourir.	NOMBRE des survivants.	MORTS pour 1000 vivants exposés à mourir.	NOMBRE des survivants.	MORTS pour 1000 vivants exposés à mourir.	NOMBRE des survivants.	MORTS pour 1000 vivants exposés à mourir.	NOMBRE des survivants.
Nés	100.000	163.02	100.000	153.20	100.000	215.92	100.000	205.48	100 000	248.20	100.000
1 an	83.698	53.19	84.680	54.94	78.408	112.41	79.452	109.50	75.180	132.03	79.220
2 ans	79.246	26.17	80.028	28.42	69.594	54.72	70.752	53.88	65.254	62.25	73.970
3 —	77.172	15.34	77.754	16.09	65 786	35.21	66.940	33.06	61.192	38.01	71.370
4 —	75.988	11.23	76.503	11.44	63 470	26.34	64.727	23.25	58.866	30.41	69.650
5 —	75.135	9.79	75.628	9.50	61.798	21.96	63.222	19.48	57.076	24.10	68.430
6 —	74.399	8.34	74.910	7.57	60.441	17.58	61.990	15.71	55.700	17.78	67.403
7 —	73.779	6.90	74.343	5.63	59.378	13.20	61.016	11.93	54.710	11.47	66.560
8 —	73.269	6.39	73.924	5.17	58.594	11.84	60.288	10.60	54.082	10.27	65.894
9 —	72.801	5.89	73.542	4.71	57.900	10.48	59.649	9.28	53.527	9.08	65.311
10 —	72.372	5.38	73.196	4.25	57.293	9.12	59.095	7.95	53.041	7.88	64.809
11 —	71.983	4.88	72.885	3.79	56.770	7.76	58.625	6.63	52.623	6.69	64.386
12 —	71.632	4.37	72.609	3.33	56 329	6.40	58.236	5.30	52.271	5.49	64.041
13 —	71.319	4.72	72.367	3.74	55.968	6.56	57.927	5.51	51.984	5.80	63.772
14 —	70.982	5.07	72.096	4.15	55.601	6.72	57.608	5.73	51.682	6.11	63.495
15 —	70 622	5.42	71.797	4.55	55.227	6.88	57.228	5.94	51.366	6.41	63.210
16 —	70.239	5.77	71.470	4.96	54.847	7.04	56.938	6.16	51.037	6.72	62.917
17 —	69.834	6.13	71.116	5.37	54.461	7.20	56.587	6.37	50.694	7.03	62.616
18 —	69.406	6.54	70.734	5.70	54.069	7.84	56.227	6.84	50.338	7.27	62.307
19 —	68.953	6.95	70.331	6.03	53.645	8.48	55.842	7.31	49.972	7.51	61.976
20 —	68.474	7.35	69.907	6.35	53.190	9.12	55.434	7.79	49.597	7.74	61.623
21 —	67.971	7.76	69.463	6.68	52.705	9.76	55.002	8.26	49.213	7.98	61.248
22 —	67.444	8.17	68.999	7.01	52.191	10.40	54.518	8.73	48.820	8.22	60.852
23 —	66.893	8.48	68.515	7.34	51.648	18.38	54.072	8.74	48.419	8.21	60.435
24 —	66.326	8.79	68.012	7.67	51.112	10.36	53.599	8.76	48.021	8.20	60.003
25 —	65.743	9.11	67.490	7.67	50.582	10.34	53.129	8.77	47.627	8.19	59.554
26 —	65.144	9.42	66.972	7.87	50.059	10.32	52.663	8.79	47.237	8.18	59.104
27 —	64.530	9.73	66.445	8.06	49.542	10.30	52.200	8.80	46.851	8.17	58.635
28 —	63.902	9.74	65.909	8.26	49.032	10.40	51.741	8.81	46 468	8.44	58.147
29 —	63.280	9.75	65.365	8.45	48.522	10.50	51.285	8.83	46.076	8.71	57.636
30 —	62.663	9.75	64.813	8.65	48.013	10.60	50.832	8.84	45.675	8.98	57.104
31 —	62.052	9.76	64.252	8.84	47.504	10.70	50.383	8.86	45.265	9 25	56.551
32 —	61.446	9.77	63.684	9.04	46.996	10.80	49.937	8.87	44.846	9.53	55.977
33 —	60.846	9.88	63.108	9.23	46.488	11.06	49.494	9.16	44.419	9.80	55 384
34 —	62.245	9.98	62.526	9.43	45.974	11.32	49.041	9.44	43.984	10.07	54.792
35 —	59.644	10.07	61.936	9 43	45.454	11.58	48.578	9.73	43.541	10.07	54.206
36 —	59.043	10.19	61.352	9.76	44.928	11.84	48.105	10.01	43.102	10.52	53.627
37 —	58.441	10.30	60.753	10.09	44.396	12.10	47.623	10.30	42.649	10.97	53.053
38 —	57.839	10.56	60.140	10.42	43.859	12.46	47.132	10.39	42.181	11.42	52.485
39 —	57.228	10.82	59.513	10.75	43.313	12.82	46.642	10.49	41.699	11 87	51.919
40 —	56.609	11.08	58.873	11.08	42.758	13.18	46.153	10.58	41.204	12.32	51.355
41 —	55.982	11.34	58.221	11.41	42.194	13.54	45.665	10.68	40.696	12.77	50.794
42 —	55.347	11.60	57.557	11.74	41.623	13.90	45.177	10.77	40.176	13.22	50.235
43 —	54.705	11.92	56.881	12.07	41.044	14.40	44.690	11.47	39.645	13.67	49.678
44 —	54.053	12.24	56.194	12.40	40.453	14.90	44.177	12.17	39.103	14.12	49.121
45 —	53.391		55.497		39.850		43.639		38.551		48.563

000 nés vivants des deux sexes réunis.

…RE …883. — MORTS pour 1000 vivants exposés à mourir.	AUTRICHE 1880-1882. NOMBRE des survivants.	AUTRICHE — MORTS pour 1000 vivants exposés à mourir.	SUISSE 1881-1883. NOMBRE des survivants.	SUISSE — MORTS pour 1000 vivants exposés à mourir.	SUÈDE 1881-1882. NOMBRE des survivants.	SUÈDE — MORTS pour 1000 vivants exposés à mourir.	NORVÈGE 1881-1882. NOMBRE des survivants.	NORVÈGE — MORTS pour 1000 vivants exposés à mourir.	ANGLETERRE 1881-1882. NOMBRE des survivants.	ANGLETERRE — MORTS pour 1000 vivants exposés à mourir.	ÉCOSSE 1879-1881. NOMBRE des survivants.	ÉCOSSE — MORTS pour 1000 vivants exposés à mourir.
298.27	100.000	250.87	100.000	184.68	100.000	129.36	100.000	100.76	100.000	145.19	100.000	120.99
58.60	74.913	81.83	81.532	36.92	87.064	41.13	89.924	31.16	85.481	57.07	87.901	57.04
26.74	68.783	48.28	78.522	20.16	83.483	26.83	87.122	15.92	80.603	25.80	82.887	28.67
18.73	65.462	30.84	76.939	15.87	81.243	20.48	85.735	13.00	78.523	16.81	80.511	18.64
14.06	63.181	28.28	75.719	13.21	79.579	15.86	84.620	10.16	77.203	12.50	79.010	12.97
12.02	61.394	23.10	74.719	10.80	78.317	13.52	83.760	9.66	76.238	10.32	77.985	11.10
9.97	59.976	17.91	73.912	8.38	77.258	11.19	82.951	9.15	75.451	8.13	77.119	9.24
7.93	58.902	12.73	73.293	5.97	76.393	8.85	82.192	8.65	74.838	5.95	76.406	7.37
6.96	58.152	11.31	72.855	5.47	75.717	7.97	81.481	7.81	74.393	5.41	75.843	6.82
5.99	57.494	9.89	72.456	4.97	75.114	7.09	80.845	6.97	73.991	4.87	75.326	6.27
5.01	56.925	8.47	72.096	4.47	74.581	6.21	80.282	6.13	73.631	4.33	74.854	5.73
4.04	56.443	7.05	71.774	3.97	74.118	5.33	79.790	5.29	73.312	3.79	74.425	5.18
3.07	56.045	5.63	71.489	3.47	73.723	4.45	79.368	4.45	73.034	3.25	74.039	4.63
3.31	55.729	5.81	71.241	3.78	73.395	4.45	79.015	4.70	72.797	3.53	73.696	5.04
3.55	55.405	5.99	70.972	4.09	73.068	4.45	78.644	4.95	72.540	3.81	73.325	5.46
3.79	55.073	6.17	70.682	4.41	72.743	4.45	78.255	5.20	72.264	4.09	72.925	5.87
4.03	54.733	6.35	70.370	4.72	72.419	4.45	77.848	5.45	71.968	4.37	72.497	6.29
4.27	54.385	6.53	70.038	5.03	72.097	4.45	77.424	5.70	71.653	4.65	72.041	6.70
4.64	54.030	7.25	69.686	5.45	71.776	4.69	76.983	6.01	71.320	4.92	71.558	6.90
5.01	53.638	7.98	69.306	5.87	71.439	4.92	76.520	6.32	70.969	5.19	71.064	7.10
5.38	53.210	8.70	68.899	6.29	71.088	5.16	76.036	6.63	70.601	5.46	70.559	7.30
5.75	52.747	9.43	68.466	6.71	70.721	5.39	75.532	6.94	70.216	5.73	70.044	7.50
6.13	52.250	10.15	68.007	7.13	70.340	5.63	75.008	7.25	69.814	6.00	69.519	7.70
6.50	51.720	10.87	67.522	7.32	69.944	5.86	74.464	7.45	69.395	6.31	68.984	7.88
6.87	51.158	11.60	67.028	7.52	69.534	6.10	73.909	7.65	68.957	6.61	68.440	8.05
6.87	50.565	11.60	66.524	7.71	69.110	6.10	73.344	7.85	68.501	6.92	67.889	8.23
7.17	49.978	11.58	66.011	7.91	68.688	6.24	72.768	8.05	68.027	7.23	67.330	8.40
7.48	49.399	11.56	65.489	8.10	68.259	6.38	72.182	8.25	67.535	7.54	66.764	8.58
7.78	48.828	11.53	64.959	8.31	67.824	6.52	71.586	8.29	67.026	7.84	66.191	8.75
8.08	48.265	11.51	64.419	8.53	67.382	6.66	70.993	8.33	66.501	8.15	65.612	8.93
8.39	47.709	11.49	63.870	8.74	66.933	6.79	70.402	8.37	65.959	8.15	65.026	8.93
8.69	47.161	11.47	63.312	8.96	66.479	6.93	69.813	8.41	65.421	8.56	64.445	9.23
8.99	46.620	11.45	62.745	9.17	66.018	7.07	69.226	8.45	64.861	8.97	63.850	9.52
9.29	46.086	11.42	62.170	9.48	65.551	7.21	68.641	8.64	64.279	9.38	63.242	9.82
9.60	45.560	11.40	61.581	9.79	65.078	7.35	68.048	8.83	63.676	9.79	62.621	10.12
9.60	45.041	11.40	60.978	10.11	64.600	7.35	67.447	9.02	63.053	10.21	61.987	10.41
10.01	44.528	11.93	60.362	10.42	64.125	7.63	66.839	9.21	62.409	10.62	61.342	10.71
10.42	43.997	12.46	59.733	10.73	63.636	7.90	66.223	9.40	61.746	11.03	60.685	11.00
10.83	43.449	12.99	59.092	11.12	63.133	8.18	65.603	9.27	61.065	11.44	60.017	11.30
11.24	42.885	13.52	58.435	11.52	62.617	8.46	64.995	9.14	60.366	11.85	59.339	11.60
11.66	42.305	14.05	57.762	11.91	62.087	8.74	64.401	9.01	59.651	11.85	58.651	11.60
12.07	41.711	14.58	57.074	12.31	61.544	9.01	63.821	8.88	58.944	12.42	57.971	12.19
12.48	41.103	15.11	56.371	12.70	60.989	9.29	63.254	8.75	58.212	12.99	57.264	12.77
12.89	40.182	15.64	55.655	13.13	60.422	9.57	62.699	8.97	57.456	13.57	56.533	13.36
13.30	39.849	16.17	54.924	13.57	59.844	9.85	62.137	9.19	56.676	14.14	55.778	13.94
	39.205		54.179		59.255		61.566		55.875		55.000	

Tableau LXXXII (*suite*). — **Tables de survie calculées pour une géné**

AGES.	FRANCE 1880-1882.		BELGIQUE 1881-1883.		ITALIE 1872-1874.		ITALIE 1881-1883.		ESPAGNE 1880-1884.		PRUS 1881-?
	NOMBRE des survivants.	MORTS pour 1000 vivants exposés à mourir.	NOMBRE des survivants.	MORTS pour 1000 vivants exposés à mourir.	NOMBRE des survivants.	MORTS pour 1000 vivants exposés à mourir.	NOMBRE des survivants.	MORTS pour 1000 vivants exposés à mourir.	NOMBRE des survivants.	MORTS pour 1000 vivants exposés à mourir.	NOMBRE des survivants.
46 ans	52.720	12.56	54.809	12.40	39.236	15.40	43.077	12.87	38.007	14.12	48.001
47 —	52.041	12.88	54.087	13.17	38.612	15.90	42.492	13.57	37.454	14.55	47.384
48 —	51.354	13.20	53.332	13.95	37.979	16.40	41.886	14.27	36.843	14.98	46.714
49 —	50.637	13.96	52.547	14.72	37.319	17.38	41.273	14.64	36.325	15.40	45.993
50 —	49.892	14.72	51.733	15.50	36.634	18.36	40.653	15.01	35.750	15.83	45.224
51 —	49.120	15.48	50.891	16.27	35.925	19.34	40.027	15.39	35.169	16.26	44.409
52 —	48.322	16.24	50.024	17.04	35.195	20.32	39.396	15.76	34.582	16.69	43.551
53 —	47.501	17.00	49.133	17.82	34.445	21.30	38.761	16.13	33.990	17.12	42.653
54 —	46.644	18.05	48.220	18.59	33.678	22.26	38.061	18.07	33.394	17.54	41.705
55 —	45.754	19.09	47.286	19.37	32.896	23.22	37.299	20.01	32.794	17.97	40.712
56 —	44.833	20.14	46.370	19.37	32.101	24.18	36.480	21.95	32.205	17.97	39.721
57 —	43.883	21.18	45.368	21.60	31.294	25.14	35.608	23.89	31.542	20.59	38.663
58 —	42.907	22.23	44.287	23.83	30.477	26.10	34.688	25.83	30.810	23.22	37.544
59 —	41.866	24.26	43.133	26.06	29.584	29.30	33.747	27.14	30.014	25.84	36.356
60 —	40.765	26.30	41.913	28.29	28.623	32.50	32.787	28.46	29.160	28.46	35.107
61 —	39.610	28.33	40.634	30.51	27.601	35.70	31.811	29.77	28.253	31.09	33.806
62 —	38.407	30.37	39.304	32.74	26.527	38.90	30.822	31.09	27.301	33.71	32.461
63 —	37.163	32.40	37.930	34.97	25.410	42.10	29.823	32.40	26.309	36.33	31.081
64 —	35.846	35.45	36.519	37.20	24.253	45.54	28.700	37.67	25.284	38.95	29.663
65 —	34.466	38.49	35.079	39.43	23.065	48.98	27.467	42.95	24.233	41.58	28.217
66 —	33.034	41.54	33.696	39.43	21.856	52.42	26.143	48.22	23.225	41.58	26.803
67 —	31.561	44.58	32.184	44.87	20.635	55.86	24.744	53.50	22.126	47.34	25.314
68 —	30.058	47.63	30.565	50.31	19.411	59.30	23.290	58.77	20.951	53.11	23.770
69 —	28.473	52.73	28.861	55.75	18.126	66.20	21.820	63.12	19.718	58.87	22.167
70 —	26.826	57.83	27.095	61.19	16.801	73.10	20.348	67.47	18.443	64.64	20.530
71 —	25.138	62.93	25.289	66.64	15.457	80.00	18.886	71.83	17.146	70.40	18.881
72 —	23.428	68.03	23.466	72.08	14.114	86.90	17.447	76.18	15.840	76.16	17.243
73 —	21.715	73.13	21.647	77.52	12.790	93.80	16.042	80.53	14.542	81.93	15.636
74 —	19.991	79.48	19.851	82.96	11.533	98.28	14.579	91.20	13.267	87.69	14.085
75 —	18.275	85.83	18.096	88.40	10.348	102.76	13.094	101.88	12.027	93.46	12.604
76 —	16.591	92.17	16.496	88.40	9.238	107.24	11.620	112.55	10.903	93.46	11.254
77 —	14.956	98.52	14.856	99.42	8.206	111.72	10.188	123.23	9.817	99.59	9.972
78 —	13.388	104.87	13.215	110.44	7.252	116.20	8.824	133.90	8.779	105.72	8.768
79 —	11.847	115.12	11.610	121.47	6.311	129.72	7.606	138.05	7.797	111.85	7.620
80 —	10.362	125.37	10.072	132.49	5.407	143.24	6.524	142.21	6.877	117.98	6.546
81 —	8.957	135.63	8.627	143.51	4.559	156.76	5.569	146.36	6.024	124.10	5.557
82 —	7.650	145.88	7.294	154.53	3.783	170.28	4.731	150.52	5.239	130.23	4.661
83 —	6.456	156.13	6.086	165.55	3.088	183.80	3.999	154.67	4.525	136.36	3.863
84 —	5.420	160.53	5.011	176.58	2.501	189.98	3.312	171.80	3.847	149.76	3.165
85 —	4.526	164.93	4.071	187.60	2.010	196.16	2.686	188.92	3.219	163.16	2.564
86 —	3.760	169.33	3.307	187.60	1.603	202.34	2.133	206.05	2.651	176.55	2.053
87 —	3.107	173.73	2.643	200.71	1.269	208.52	1.657	223.17	2.147	189.95	1.625
88 —	2.554	178.13	2.078	213.82	997	214.70	1.259	240.30	1.710	203.35	1.271
89 —	2.094	180.17	1.606	226.92	780	217.82	952	243.66	1.372	197.80	983
90 —	1.712	182.21	1.221	240.03	608	220.94	717	247.02	1.108	192.24	752

000 nés vivants des deux sexes réunis.

[...]RE 1883.	AUTRICHE 1880-1882		SUISSE 1881-1883		SUÈDE 1881-1883		NORVÈGE 1881-1882		ANGLETERRE 1881-1882		ÉCOSSE 1879-1881	
MORTS pour 1000 vivants exposés à mourir.	NOMBRE des survivants.	MORTS pour 1000 vivants exposés à mourir.	NOMBRE des survivants.	MORTS pour 1000 vivants exposés à mourir.	NOMBRE des survivants.	MORTS pour 1000 vivants exposés à mourir.	NOMBRE des survivants.	MORTS pour 1000 vivants exposés à mourir.	NOMBRE des survivants.	MORTS pour 1000 vivants exposés à mourir.	NOMBRE des survivants.	MORTS pour 1000 vivants exposés à mourir.
13.30	38.571	16.17	53.420	14.00	58.671	9.85	60.987	9.41	55.053	14.71	54.201	14.53
14.30	37.900	17.39	52.649	14.44	58.056	10.48	60.400	9.63	54.212	15.28	53.382	15.11
15.29	37.195	18.60	51.866	14.87	57.411	11.11	59.805	9.85	53.353	15.85	52.544	15.70
16.29	36.458	19.82	51.049	15.75	56.738	11.73	59.172	10.58	52.476	16.43	51.689	16.28
17.29	35.691	21.04	50.200	16.63	56.037	12.36	58.503	11.31	51.584	17.00	50.817	16.87
18.28	34.897	22.26	49.321	17.51	55.309	12.99	57.799	12.04	50.707	17.00	49.960	16.87
19.28	34.078	23.48	48.414	18.39	54.556	13.62	57.061	12.77	49.770	18.48	49.047	18.28
20.28	33.237	24.69	47.481	19.27	53.779	14.24	56.291	13.50	48.776	19.97	48.081	19.70
21.27	32.376	25.91	46.486	20.96	52.979	14.87	55.466	14.65	47.730	21.45	47.066	21.11
22.27	31.498	27.13	45.433	22.65	52.158	15.50	54.590	15.80	46.636	22.93	46.006	22.53
22.27	30.643	27.13	44.327	24.35	51.350	15.50	53.665	16.95	45.497	24.42	44.905	23.94
25.14	29.727	29.89	43.173	26.04	50.457	17.38	52.694	18.10	44.319	25.90	43.766	25.37
28.02	28.756	32.66	41.976	27.73	49.484	19.28	51.680	19.25	43.106	27.38	42.594	26.77
30.89	27.737	35.42	40.694	30.53	48.436	21.17	50.568	21.51	41.862	28.86	41.393	28.19
33.76	26.678	38.18	39.338	33.33	47.310	23.06	49.366	23.77	40.591	30.35	40.168	29.60
36.64	25.586	40.94	37.917	36.13	46.139	24.94	48.081	26.03	39.359	30.35	38.979	29.60
39.51	24.468	43.71	36.441	38.93	44.901	26.83	46.721	28.29	38.032	33.72	37.703	32.74
42.38	23.331	46.47	34.920	41.73	43.611	28.72	45.294	30.55	36.621	37.09	36.350	35.88
45.25	22.183	49.23	33.340	45.26	42.276	30.61	43.789	33.23	35.139	40.47	34.932	39.02
48.13	21.029	52.00	31.713	48.79	40.902	32.50	42.217	35.91	33.599	43.84	33.459	42.16
48.13	19.935	52.00	30.054	52.31	39.573	32.50	40.588	38.59	32.013	47.21	31.943	45.31
55.17	18.770	58.46	28.376	55.84	38.093	37.39	38.913	41.27	30.394	50.58	30.395	48.45
62.22	17.551	64.93	26.691	59.37	36.482	42.28	37.203	43.95	28.754	53.95	28.827	51.59
69.26	16.298	71.39	24.928	66.06	34.761	47.17	35.492	46.00	27.106	57.33	27.249	54.73
76.31	15.029	77.85	23.115	72.74	32.951	52.06	33.787	48.05	25.461	60.70	25.672	57.87
83.35	13.762	84.32	21.279	79.43	31.075	56.94	32.094	50.10	23.916	60.70	24.186	57.87
90.39	12.513	90.78	19.447	86.11	29.154	61.83	30.420	52.15	22.292	67.90	22.617	64.88
97.44	11.296	97.24	17.642	92.80	27.209	66.72	28.771	54.20	20.618	75.10	20.991	71.90
104.48	10.125	103.70	15.867	100.61	25.261	71.61	27.041	60.13	18.921	82.30	19.335	78.91
111.53	9.010	110.17	14.147	108.41	23.329	76.50	25.255	66.06	17.228	89.50	17.674	85.93
111.53	8.017	110.17	12.503	116.22	21.544	76.50	23.437	71.99	15.562	96.70	16.031	92.94
127.45	7.033	122.72	10.952	124.02	19.666	87.19	21.611	77.92	13.945	103.90	14.429	99.96
143.37	6.082	135.27	9.508	131.83	17.741	97.88	19.799	83.85	12.396	111.10	12.886	106.97
159.29	5.183	147.82	8.142	143.72	15.815	108.57	17.934	94.22	10.930	118.30	11.417	113.99
175.21	4.352	160.37	6.875	155.62	13.929	119.26	16.058	104.59	9.558	125.50	10.036	121.00
191.12	3.599	172.93	5.723	167.51	12.119	129.94	14.212	114.96	8.358	125.50	8.822	121.00
207.04	2.931	185.48	4.696	179.41	10.415	140.63	12.431	125.33	7.228	135.14	7.637	134.28
222.96	2.351	198.03	3.798	191.30	8.839	151.32	10.744	135.70	6.182	144.47	6.510	147.56
238.88	1.856	210.58	3.024	203.71	7.407	162.01	9.111	152.02	5.227	154.41	5.463	160.84
254.80	1.442	223.13	2.370	216.11	6.128	172.70	7.577	168.34	4.370	164.05	4.512	174.12
254.80	1.120	223.13	1.828	228.52	5.070	172.70	6.178	184.66	3.611	173.69	3.666	187.41
273.08	856	235.62	1.388	240.92	4.038	203.61	4.936	200.98	2.949	183.32	2.930	200.69
291.36	644	248.10	1.036	253.33	3.091	234.52	3.863	217.30	2.380	192.96	2.303	213.97
309.63	476	260.59	751	274.62	2.271	265.43	2.943	238.16	1.898	202.60	1.780	227.25
327.91	346	273.07	529	295.91	1.598	296.34	2.181	259.02	1.495	212.24	1.352	240.53

quent que la colonne 8 ne contienne pas la somme des précédentes. Elle n'en est que le résumé.

Tableau LXXXIII. — **Mortalité de 0 à 5 ans dans les principaux pays de l'Europe.**

PAYS.	PÉRIODE D'OBSERVA-TION.	SUR 1000 nés vivants, combien de décès de 0 à 1 an.	SUR 1000 SURVIVANTS				RÉSUMÉ Sur 1000 nés vivants, combien de décès de 0 à 5 ans.
			à 1 an, combien de décès de 1 à 2 ans.	à 2 ans, combien de décès de 2 à 3 ans.	à 3 ans, combien de décès de 3 à 4 ans.	à 4 ans, combien de décès de 4 à 5 ans.	
1	2	3	4	5	6	7	8
France	1875-82	166.2	»	»	»	»	251.1
Alsace-Lorraine	1872-81	212.7	57.9	28.3	18.8	13.3	298.0
Belgique	1867-83	148.2	58.4	36.1	20.6	14.2	253.2
Pays-Bas	1878-81	193.2	56.9	25.1	14.9	»	»
Portugal	1862	150.0	»	»	»	»	»
Italie	1872-83	209.7	111.4	54.5	34.6	25.4	378.5
Roumanie	1875-82	250.0	»	»	»	»	339.6
Grèce	1878-82	137.7	»	»	»	»	264.5
Suisse	1869-80	195.2	38.8	19.9	13.8	11.1	266.3
Prusse	1874-82	207.8	66.3	35.2	24.1	17.5	316.2
Saxe	1865-70	270.0	66.9	31.7	21.4	12.9	373.5
Bavière	1866-83	308.4	58.9	28.3	19.8	14.5	393.2
Wurtemberg	1871-81	312.5	49.4	29.6	20.8	16.2	397.1
Bade	1866-83	261.7	51.2	24.8	18.2	14.0	346.9
Autriche cisleithane	1866-83	255.3	82.5	47.6	33.9	26.1	389.9
Croatie-Slavonie	1874-82	234.0	93.1	63.3	46.4	34.3	423.8
Russie d'Europe	1867-78	266.8	102.1	61.3	40.5	30.4	422.9
Finlande	1878-80	164.9	64.7	43.2	»	»	»
Suède	1866-82	131.9	40.9	26.3	19.9	14.9	222.5
Norvège	1866-82	104.9	34.1	18.9	14.3	11.8	179.1
Danemark	1870-82	137.5	35.7	18.7	14.9	12.5	204.9
Angleterre et Galles	1866-82	149.2	58.2	27.7	18.4	13.5	249.3
Ecosse	1865-81	122.0	58.5	30.2	21.0	15 6	230.9
Irlande	1865-83	95.9	34.2	20.3	13.7	10.3	164.6
Massachussetts	1870-81	163.4	62.5	33.6	25.1	19.5	279 5
Vermont	1872-76	131.4	36.3	23.6	19.1	14.3	225.8
Rhode-Island	1870-83	135.2	62.7	34.8	25.7	21.8	253.5

Les pays les plus favorisés sont les pays scandinaves, dont la mortalité, nous l'avons dit, est à tous les âges la plus faible de l'Europe.

Après eux, il faudrait citer l'Irlande, l'Écosse et l'Angleterre ; la misérable Irlande jouirait même d'une vitalité supérieure à celle de la paisible et laborieuse Norvège. Mais la statistique anglaise, en ce qui concerne les premiers âges de la vie, n'est peut-être pas digne de toute confiance. Le délai beaucoup trop long accordé aux parents pour déclarer les naissances, l'absence de toute statistique des mort-nés, enfin la bizarrerie de plusieurs résultats statistiques nous font douter de la valeur des chiffres relatifs à la première année de la vie (1) ; il est vrai que ceux des années suivantes sont dignes de foi, et qu'ils révèlent

(1) *Difficulté de déterminer la mortalité dans la première année de la vie... notamment en Angleterre*, lettre du Dr Bertillon père (Union médicale, 1er mars 1870).

une mortalité assez faible en Angleterre et en Écosse, et une mortalité extrêmement faible en Irlande.

La France est un des pays où la mortalité infantile est la plus faible. Malheureusement, les documents français ne sont pas aussi analytiques que ceux des autres pays et ne se prêtent qu'imparfaitement aux comparaisons.

La Belgique, les Pays-Bas, ont des chiffres qui paraissent analogues aux nôtres ; puis viennent la Suisse et la Grèce, et loin derrière elles, l'Alsace-Lorraine.

Dans ces pays, on peut dire en résumé que le quart des enfants nés meurent avant 5 ans.

Les pays allemands ont tous une mortalité infantile très supérieure à la nôtre ; dans l'Allemagne du nord, le tiers des enfants nés sont morts avant 5 ans (Prusse 316 ; Saxe 373). Dans l'Allemagne du sud, la proportion des morts est plus élevée encore (Bavière, 393 ; Wurtemberg, 397 ; Autriche, 390).

L'Italie et l'Espagne ont des chiffres analogues ; ceux de la Roumanie sont un peu moins élevés.

Enfin les pays où cette proportion est le plus élevée sont la Russie et la Croatie-Slavonie ; près de la moitié des enfants meurent avant l'âge de 5 ans. Ce sont les pays les plus féconds de l'Europe, avons-nous dit, mais cette fécondité ne leur profite guère ; près de la moitié des berceaux se vident dans un cercueil, et ne sont pour les parents qu'un triste sujet d'angoisses et de larmes. On remarque que dans ces deux pays où la mortalité est forte à tous les âges de l'enfance, celle de la première année de la vie dépasse la moyenne moins que celle des années suivantes.

On résumera assez bien ce tableau en disant que les pays les plus féconds sont ceux qui perdent le plus d'enfants (Allemagne, Russie, Italie, etc.), et que ceux qui produisent plus d'enfants, conservent assez bien ceux qu'ils ont (Irlande, France, Belgique, Suisse, Suède). Mais cette règle est loin d'être absolue, et il est prudent de ne la prendre que comme moyen mnémotechnique.

Quel que soit le pays que l'on considère, on ne manquera pas de remarquer, dans quelle étonnante proportion la mortalité de la première année de la vie l'emporte sur celle des années suivantes ; elle est généralement trois ou quatre fois plus forte que celle de la deuxième année de la vie, qui elle-même l'emporte de beaucoup sur la mortalité de la troisième année de la vie ; à partir de cet âge, la mortalité diminue plus lentement. Cette décroissance rapide de la mortalité est d'autant plus rapide que l'on considère une période plus voisine de la naissance. Elle est plus sensible encore pendant les premiers mois de la vie, et plus encore pendant les premiers jours. Une étude magistrale a été publiée sur ce point par feu le Dr F. Th. Berg, directeur de la statistique sué-

256 HYGIÈNE GÉNÉRALE.

doise, dans le *Statistisk Tidskrift* (1869, 23e fasc.). Voici quelqu es-uns des chiffres de ce statisticien éminent :

TABLEAU LXXXIV. — **Sur 1000 nés vivants, combien· sont morts dans chacun des premiers mois de la vie.**

(Suède, 1860-1866).

	1er MOIS.	2e MOIS.	3e MOIS.	4e MOIS.	5e MOIS.	6e MOIS.	7e MOIS.	8e MOIS.	9e MOIS.	10e MOIS.	11e MOIS.	12e MOIS.	TOTAL — ANNÉE entière.
1	2	3	4	5	6	7	8	9	10	11	12	13	14
ROYAUME ENTIER.													
2 sexes........	47.0	15.8	12.9	10.3	8.2	6.6	6.2	5.5	5.5	5.1	4.8	4.9	132.8
Masculin.... .	52.3	16.7	13.7	10.9	8.8	7.1	6.5	5.8	5.8	5.2	5.0	5.0	142.8
Féminin	41.5	14.8	12.1	9.7	7.6	6.2	5.8	5.2	5.1	4.9	4.6	4.7	122.2
CAMPAGNES.													
2 sexes........	45.9	14.9	12.1	9.5	7.3	5.9	5.5	4.9	5.0	4.6	4.4	4.4	
Masculin..	51.3	15.7	12.9	10.1	7.8	6.3	5.7	5.1	5.4	4.8	4.5	4.6	
Féminin	40.3	14.1	11.3	8.9	6.7	5.5	5.2	4.6	4.6	4.4	4.2	4.3	
VILLES (y compris Stockholm).													
2 sexes........	54.7	21.6	18.9	16.5	14.8	12.1	11.1	10.1	8.9	8.4	8.3	8.1	
Masculin......	59.3	23.7	20.0	17.3	15.9	12.8	12.0	10.8	8.9	8.8	8.4	8.1	
Féminin	49.8	19.5	17.8	15.6	13.6	11.4	10.3	9.4	8.8	8 5	8.2	8.2	
VILLE DE STOCK-HOLM.													
2 sexes........	69.7	30.9	29.1	28.0	22.9	18.4	15.9	13.8	11.6	11.2	9.9	9.6	
Masculin......	74.0	33.8	30.1	28.9	25.2	18.7	17.3	14.5	12.1	10.6	10.3	10.8	
Féminin	65.3	27.9	28.0	27.1	20.4	18.1	14.4	13.1	11.1	11.8	9.4	8.4	

Nous reviendrons sur cet intéressant tableau. Pour le moment, ce qui doit surtout attirer l'attention du lecteur, c'est sa première ligne ; on voit que plus du tiers des enfants qui meurent dans la première année meurent dès le premier mois qui suit leur venue au monde. La mortalité est trois fois moindre dans le deuxième mois que dans le premier ; elle diminue rapidement dans les quatre mois qui suivent, tandis qu'elle ne décroît que beaucoup plus lentement à partir de l'âge de six mois (époque où elle est sept fois moindre que pendant le premier mois).

Étudions, à présent, toujours sous la direction du vénéré Berg, la mortalité du premier mois de la vie, nous verrons que même dans ce mois critique, le danger de mort est grand surtout au moment de la naissance et diminue rapidement après ce moment périlleux.

Ici encore, c'est la première ligne du tableau qui doit surtout attirer l'attention. Elle montre que la mortalité est deux fois plus forte dans la première semaine que dans la deuxième, et qu'elle continue à baisser dans les suideux vantes.

TABLEAU LXXXV. — **Sur 1000 nés vivants, combien sont morts dans chacune des 4 premières semaines de vie.**

(SUÈDE, 1860-1866).

	1re SEMAINE.	2e SEMAINE.	3e SEMAINE.	4e SEMAINE.
ROYAUME ENTIER.				
Deux sexes................	21.1	11.2	8.9	5.3
Masculin..................	23.9	12.6	9.5	5.7
Féminin..................	18.0	9.7	8.2	5.0
CAMPAGNES.				
Deux sexes....	20.5	11.0	8.7	5.2
Masculin	23.5	12.4	9.3	5.5
Féminin..................	17.3	9.6	8.1	4.8
VILLES (y compris Stockholm).				
Deux sexes................	25.2	12.2	10.3	6.4
Masculin	27.2	13.9	11.0	6.7
Féminin..................	23.2	10.5	9.5	6.1
VILLE DE STOCKHOLM.				
Deux sexes................	31.3	15.4	13.8	8.4

Mais Berg a poursuivi ses études plus loin encore, et il a calculé la mortalité par jour d'âge pour les quatre premières semaines de vie. Voici les résultats qu'il a obtenus :

TABLEAU LXXXVI. — SUÈDE (1860-1866). — *Sur 1000 nés vivants, combien sont morts dans chacun des 28 premiers jours de leur vie.*

1er jour...............	9.9		15e jour...............	1.5
2e —	2.4		16e —	1.4
3e —	1.6		17e —	1.3
4e —	1.4		18e —	1.3
5e —	1.7		19e —	1.1
6e —	2.2		20e —	1.2
7e —	1.9		21e —	1.1
8e —	1.8		22e —	0.9
9e —	1.4		23e —	0.8
10e —	1.6		24e —	0.9
11e —	1.5		25e —	0.7
12e —	1.5		26e —	0.7
13e —	1.5		27e —	0.7
14e —	1.9		28e —	0.6

Ce tableau montre de combien le danger de la première journée dépasse celui de toutes les autres (dans la statistique suédoise, le mot mort-né est pris dans sa rigoureuse acception médico-légale : *enfant viable, mort avant d'avoir respiré*). Le danger de mort ne diminue que insensiblement pendant tout le reste du mois ; on ne s'apercevrait pas de son abaissement sans les totalisations qui figurent au tableau LXXXV.

Influence du sexe sur la mortalité du premier âge. — Les médecins de l'enfance admettaient tout récemment encore que, à cet âge où la différence des sexes n'existe pour ainsi dire qu'à l'état virtuel, il n'y avait entre la mortalité des petits garçons et celle des petites filles aucune différence. C'est pourtant le contraire même de la vérité, et à aucun autre âge de la vie, il n'y a entre la mortalité des deux sexes un aussi grand écart.

Si on veut bien comparer les lignes 2 et 3 du tableau LXXXIV, on verra (col. 14) que la dîme mortuaire est de 142,8 décès pour 1000 naissances, en ce qui concerne les petits garçons et seulement 122,2 en ce qui concerne les petites filles, c'est-à-dire que la chance de mourir des garçons est à celle des filles comme 117 est à 100. Et si on lit les mêmes lignes dans les colonnes 2-13, on verra que cette différence se retrouve régulièrement à chaque mois d'âge ; elle est d'autant plus accentuée que l'on considère un âge plus rapproché de la naissance (ainsi pendant la première semaine la dîme mortuaire des garçons est 23,9 et celle des filles 18,0 soit comme 133 est à 100). Petit à petit, la mortalité des deux sexes diminue, et la différence relative qui les sépare s'affaiblit ; pendant le douzième mois de vie, il y a 5 décès masculins pour 1000 naissances masculines et 4,7 décès féminins pour 1000 naissances féminines, ces deux chiffres sont entre eux comme 106 est à 100). Cette aggravation de le mortalité masculine se retrouve aussi bien dans les campagnes suédoises que dans les villes.

Elle se retrouve dans tous les pays du monde, et partout elle est à peu près la même, c'est-à-dire que la mortalité des garçons est à celle des petites filles comme 116 ou 117 sont à 100 :

Tableau LXXXVII. — *La dîme mortuaire (pour 1000 naissances, combien de décès de 0 à 1 an) des petites filles étant 100, celle des petits garçons devient :*

France (1857-1866)................................. 116.9
Danemark (1860-1869).............................. 117.5
Norvège (1866-1870)............................... 118.0
Suède (1861-1870)................................. 116.5

Influence de l'alimentation. — L'influence du mode d'alimentation sur la mortalité des enfants a été souvent affirmée et rarement démontrée par des chiffres. M. Richard Bœckh, l'éminent directeur de la statistique de Berlin, l'a récemment étudiée avec un soin scrupuleux (1). Malheureusement ses chiffres ne se rapportent encore qu'à une seule année d'observation.

La mortalité des enfants a toujours été assez forte à Berlin. Depuis

(1) *Congrès international d'hygiène et de démographie de Vienne,* 1887. — Des résumés de ce travail ont paru dans le *Bulletin de l'Institut international de statistique,* 1887, et dans le *Statistische Jahrbuch* de Berlin pour l'année 1885.

que cette ville s'accroît rapidement, la mortalité y augmente à tous les âges, et spécialement dans la première année de la vie :

TABLEAU LXXXVIII. — BERLIN. — *Pour 1000 naissances, combien de décès de 0 à 1 an.*

1816-1820	275	1851-1855	245
1821-1825	275	1856-1860	277
1826-1830	256	1861-1865	316
1831-1835	263	1866-1870	339
1836-1840	264	1871-1875	371
1841-1845	257	1876-1880	326
1846-1850	253	1881-1885	307

Pendant l'année 1885, qui sera seule étudiée dans les pages suivantes, la mortalité des enfants de 0 à 1 an à Berlin a été extraordinairement faible (287 décès pour 1000 naissances), chiffre qui n'avait pas été observé dans cette ville depuis 1860.

Pour connaître la mortalité selon le mode d'alimentation, il ne suffit pas de savoir combien d'enfants nourris de telle ou telle manière sont morts ; il faut aussi savoir combien d'enfants vivants reçoivent chaque mode d'alimentation, de façon à pouvoir calculer ce rapport : « Sur 1000 enfants nourris au sein, combien sont morts. » Longtemps la statistique de Berlin n'a pu recueillir que le nombre des décès par mode d'alimentation ; pour calculer l'influence de l'alimentation sur la mortalité, on en était réduit à employer la méthode détournée que voici : on distinguait les causes de mort qui paraissaient dépendre de l'alimentation (maladies des organes digestifs) de celles qui en paraissaient indépendantes ; on supposait que, parmi ces dernières, les enfants nourris artificiellement étaient dans la même proportion que dans l'ensemble de la population vivante ; si leur proportion était plus élevée parmi les maladies des organes digestifs, on attribuait cette augmentation à l'alimentation artificielle.

Lors du recensement de 1885, on introduisit dans le bulletin individuel la question suivante : « Pour les enfants nés en 1885 : l'enfant est-il actuellement nourri avec le lait maternel, le lait d'une nourrice, le lait d'un animal, un succédané du lait (1), ou avec une autre nourriture ? (Souligner le mot qui répond à la question). » Il fut très généralement répondu à la question (sur 33.778 bulletins d'enfants, 481 seulement ont présenté ici une lacune). Ce recensement permettait de calculer la mortalité infantile par une méthode plus directe que la précédente et assurément préférable (2). Cependant pour rendre les comparaisons entre les chiffres du recensement et ceux des décès plus

(1) *Milchsurrogat* (lait condensé, extrait de viande, poudres de lait, etc.).
(2) M. Bœckh calcule que dans le recensement de Berlin, 684 enfants de 0 à 1 an seulement ont été omis ; à Paris, le recensement des enfants en bas âge est bien plus imparfait, et les omissions s'élèvent à 8 ou 10,000.

exactes, il a fallu arrêter quelques règles particulières : lorsqu'un enfant devient malade, en effet, il arrive le plus souvent qu'on améliore son alimentation, sans pour cela réussir à le sauver ; le mode d'alimentation indiqué sur la statistique doit évidemment être celui auquel l'enfant était soumis avant d'être malade ; de là cette règle de ne pas tenir compte des changements qui ont pu survenir dans le mode d'alimentation dans les quinze derniers jours de la vie de l'enfant.

Voici quelle est la fréquence des divers modes d'alimentation usités à Berlin :

TABLEAU LXXXIX. — BERLIN (1885). — *Sur 1000 enfants, de chaque catégorie, des onze premiers mois de la vie, combien sont nourris :*

	Légitimes.	Illégitimes.	Ensemble.
Allaitement maternel......................	576	353	558
Allaitement par nourrice................	29	7	27
Allaitement maternel et lait d'un animal.	41	31	40
Allaitement au sein, succédané du lait et lait d'un animal........................	9	14	9
Lait d'un animal seul....................	326	570	345
Succédané du lait seul..................	11	13	11
Autre alimentation.....................	8	12	10
TOTAUX................	1000	1000	1000

On voit que plus du tiers des femmes mariées et les deux tiers des femmes non mariées ne nourrissent pas elles-mêmes leurs enfants, et remplacent le sein par le biberon.

Voici la proportion pour chaque mois d'âge, des enfants nourris au lait animal :

TABLEAU XC. — *Sur 1000 enfants de chaque catégorie, combien sont nourris au lait animal.*

	Légitimes.	Illégitimes.	Ensemble.
1er mois...............................	173	354	194
2e —	225	569	261
3e —	283	575	306
4e —	322	587	344
5e —	329	609	349
6e —	330	596	351
7e —	345	638	367
8e —	363	640	384
9e —	395	544	407
10e —	424	614	435
11e —	447	618	488
De 0 à 11 mois........................	326	570	345

On voit que les illégitimes sont nourris au biberon beaucoup plus souvent que les légitimes. La pauvreté de la plupart des filles mères ne paraît pas expliquer ce résultat, car l'allaitement maternel est plus répandu à Berlin dans les classes pauvres que dans les classes aisées ou riches. C'est ce que montre le tableau suivant dans lequel le degré d'aisance est exprimé (avec une approximation suffisante) au moyen du nombre de pièces dont se compose le logement.

La fréquence de l'allaitement maternel est en rapport avec le degré d'aisance; c'est ce que montrent les chiffres suivants :

TABLEAU XCI. — **Sur 1000 enfants de chaque catégorie, combien sont nourris par l'allaitement maternel.**
(BERLIN, 1885.)

	LOGEMENTS COMPOSÉS DE			
	1 PIÈCE chauffable.	2 PIÈCES chauffables	3 PIÈCES chauffables	4 PIÈCES chauffables
1er mois de la vie......................	802	740	668	538
2e —	718	684	563	530
3e —	677	590	546	418
4e —	628	551	433	431
5e —	624	552	399	299
6e —	606	569	455	290
7e —	605	548	411	347
8e —	612	510	374	306
9e —	579	496	360	287
10e —	544	492	315	222
11e —	513	441	291	213
De 0 à 11 mois......................	637	565	444	353
Nombre absolu des enfants élevés dans chaque catégorie de logements........ (Nombre total : 31.818).	16.296	10.386	2 669	1.065

On voit, lorsqu'on lit ces chiffres en colonnes verticales que l'allaitement maternel est d'autant moins répandu que l'enfant est plus âgé, ce qui ne saurait surprendre ; beaucoup de mères se promettent d'allaiter elles-mêmes leur enfant, puis abandonnent pour une raison quelconque cette résolution. Si on lit ce tableau dans le sens horizontal, on voit que plus le logement habité par la famille de l'enfant est vaste, plus il est rare qu'il soit allaité par sa mère. Dans les classes riches (logements de 5 pièces chauffables et plus), la mère est souvent remplacée par une nourrice ; dans les autres catégories de logement, c'est le biberon qui remplace l'allaitement maternel. Au total, la proportion d'enfants élevés *au sein* (soit par la mère, soit par la nourrice) est la suivante pour chaque catégorie de population :

Sur 1000 enfants de 0 à 11 mois, de chaque catégorie, combien sont élevés au sein ?

Logements de 1 pièce..................................	638
— 2 pièces..................................	573
— 3 —	495
— 4 —	512
— 5 — et plus..................................	615

Quoique dans les familles riches, on remplace souvent le sein maternel par le sein d'une nourrice, on voit que ce sont néanmoins les enfants les plus pauvres qui reçoivent le plus souvent l'alimentation au sein. Les enfants des familles d'une situation de fortune intermédiaire sont ceux qui reçoivent le plus souvent l'alimentation au biberon. Le document berlinois (que nous ne pouvons reproduire ici en entier) montre qu'il en est ainsi à chaque âge du nourrisson.

L'âge de la mère a peu d'influence sur le mode d'alimentation de l'enfant. Ce sont surtout les femmes de 25 à 35 ans qui nourrissent elles-mêmes (sur 1000 de cet âge, 584 nourrissent elles-mêmes leur enfant); plus jeunes ou plus âgées, elles nourrissent un peu moins volontiers (sur 1000 avant 20 ans, 523 nourrissent elles-mêmes ; sur 1000 après 40 ans, mêmes chiffres). Entre les chiffres que nous venons de citer, la différence est assez faible.

Le nombre antérieur des enfants a une certaine influence sur la fréquence des divers modes d'alimentation. L'allaitement maternel est réservé surtout aux deuxièmes et troisièmes enfants (sur 1000 de ces enfants, 610 sont nourris par leur mère); quant aux premiers-nés, beaucoup sont nourris par leur mère (573 pour 1000); mais souvent on les alimente avec un succédané du lait (23 pour 1000.). Après le troisième enfant, le nombre des mères qui nourrissent elles-mêmes diminue ; celles qui ont eu dix enfants nourrissent pourtant encore 480 fois sur 1000.

Le tableau suivant, extrait de celui de M. Richard Bœckh, montre à quel point l'allaitement au sein est supérieur à tout autre mode d'alimentation. On l'a très souvent affirmé, mais on ne l'avait jamais prouvé aussi clairement par la statistique.

Tableau XCII. — **Sur 1000 enfants de chaque âge et de chaque catégorie, combien sont morts en 1885 ?**

(Berlin.)

AGE.	ALLAITEMENT MATERNEL.			ALLAITEMENT ANIMAL.			SUCCÉDANÉ DU LAIT.			TOTAL DES ENFANTS SANS DISTINCTION du mode d'alimentation.		
	Légitimes.	Illégitimes.	Total.	Légitimes.	Illégitimes.	Total.	Légitimes.	Illégitimes.	Total.	Légitimes.	Illégitimes.	Total.
1	2	3	4	5	6	7	8	9	10	11	12	13
1er mois	19.6	26.7	20.3	102.8	125.2	108.1	229.7	»	270.4	56.0	131.9	65.5
2e —	7.6	14.3	8.0	58.0	91.5	67.1	146.0	»	147.2	24.4	77.3	30.4
3e —	6.4	6.3	6.3	54.4	88.7	61.8	121.3	»	148.4	24.5	68.0	29.0
4e —	5.8	7.5	5.8	47.8	80.1	53.7	96.6	»	104.1	24.1	58.8	27.5
5e —	4.9	4.6	4.9	44.1	72.0	49.2	62.2	»	64.9	21.5	56.9	24.8
6e —	4.4	3.1	4.3	42.4	52.5	44.1	66.7	»	69.6	20.7	41.2	22.5
7e —	4.2	8.0	4.3	44.4	41.7	44.4	60.0	»	55.0	21.4	37.1	22.8
8e —	4.7	2.6	4 4	32.5	38.9	33.6	35.9	»	45.3	17.0	31.6	18.3
9e —	5.0	3.8	4.9	28.2	36.3	29.1	34.1	»	32.4	16.7	27.1	17.5
10e —	4.7	4.5	4.6	25.9	26.0	26.0	18.5	»	26.5	16.1	25.8	16.9
11e —	5.9	8.1	6.0	21.8	27.6	22.4	22.9	»	24.7	15.0	23.2	15.7

Si l'on compare les chiffres de la colonne 4 (allaitement maternel), à ceux de la colonne 7 (allaitement animal), on verra que la mortalité des enfants allaités artificiellement est à chaque âge *six fois, sept fois* OU MÊME DIX FOIS plus forte que celle des enfants allaités au sein de leur mère. Et ce résultat est d'autant plus remarquable que les enfants allaités par leur mère appartiennent dans une plus forte proportion que les autres aux classes pauvres (voir tableau XCI).

Si l'on compare la colonne 7 (allaitement animal), si chargée qu'elle soit, à la colonne 10 (succédanés du lait), on trouve que les malheureux petits êtres soumis au régime du lait concentré, de la crème suisse, etc., présentent une mortalité plus forte encore que ceux qui sont au biberon.

Ce tableau appelle quelques autres remarques. Si l'on compare la colonne 11 (légitimes en général) et la colonne 12 (illégitimes), on voit que à Berlin comme ailleurs, la mortalité des illégitimes est deux ou trois fois plus forte que celle des légitimes. Ce résultat n'est pas nouveau, mais notre tableau montre en outre que ce n'est pas seulement à une différence dans l'alimentation qu'est due la différence. Sans doute les enfants illégitimes (nous l'avons vu plus haut) sont soumis au régime du biberon plus souvent que les légitimes ; mais ce n'est pas suffisant pour expliquer l'excès de leur mortalité. On s'en convaincra si l'on compare la colonne 2 et la colonne 3, où il ne s'agit que d'enfants nourris par leur mère ; malgré l'identité de l'alimentation, la mortalité des illégitimes l'emporte presque constamment sur celle des légitimes. La différence apparaîtra plus nettement encore si l'on compare la colonne 5 et la colonne 6.

Les calculs de M. Bœckh, n'étant fondés que sur une seule année d'observation, s'appliquent souvent à des chiffres trop petits pour offrir toute la régularité désirable, mais suffisants pour donner d'utiles indications. Ils montrent que la mortalité des enfants nourris au sein d'une nourrice est à peine supérieure à celle des enfants nourris par leur mère. La mortalité des enfants illégitimes nourris par quelque succédané du lait (col. 9, laissée en blanc dans notre tableau) est extrêmement élevée. — Enfin il faut expliquer que les chiffres des colonnes 11, 12, 13, (première ligne, premier mois) ne sont pas en relation avec ceux des colonnes précédentes, parce que beaucoup d'enfants meurent pendant les premières heures de la vie avant d'avoir pu recevoir la moindre alimentation ; ces enfants sont comptés dans les colonnes 11, 12, 13 et ne le sont dans aucune des autres (voir p. 268 l'*Influence de la profession des parents sur la mortalité des enfants de 0 à 1 an*).

VI. **Mortalité des adultes.** — *Mortalité par état civil et par âge.* — La mortalité des adultes varie considérablement avec leur état civil : *Presque à tous les âges, les célibataires ont une mortalité plus forte que les mariés; et les veufs, une mortalité plus forte même que celle des célibataires.* Le tableau XCIV, emprunté à l'article MARIAGE du *Dict.*

enc. des sciences médicales, permet de vérifier l'exactitude de cette loi.

Elle ne souffre d'exception que pour les hommes mariés avant 20 ans, dont la mortalité est toujours très élevée. Elle est moins strictement vraie pour les femmes, et surtout pour les jeunes femmes que pour les hommes.

Considérons, par exemple, les chiffres qui concernent les hommes en France; à chaque âge (excepté avant 20 ans), les chiffres des célibataires l'emportent sur ceux des mariés : ils sont presque doubles, et il en est ainsi jusqu'aux extrémités de la vie.

TABLEAU XCIII. — **Pour 1000 habitants de chaque catégorie d'âge et d'état civil, combien de décès annuels ?**

(BERLIN, 1875-1881.)

AGES.	HOMMES				FEMMES			
	CÉLIBAT.	MARIÉS.	VEUFS.	DIVORCÉS.	CÉLIBAT.	MARIÉES.	VEUVES.	DIVORCÉES
20 à 25 ans......	6.5	7.8	18.0	14.3	5.5	9.4	12,8	»
25 — 30 —	9.7	8.2	14.3	8.8	6.3	9.4	13.4	3.9
30 — 35 —	14.6	9.9	18.7	15.9	8.6	10.2	13.8	7.5
35 — 40 —	21.8	12.7	25.6	21.7	10.1	11.1	12.5	13.0
40 — 45 —	26.1	17.2	36.1	32.6	11.5	11.5	12.9	13.4
45 — 50 —	31.1	19.9	37.0	31.1	14.0	12.3	14.0	15.3
50 — 55 —	37.1	25.4	43.4	34.0	17.8	20.8	15.7	19.4
55 — 60 —	45.5	34.6	51.9	38.0	24.8	29.8	21.7	25.4
60 — 65 —	54.6	44.9	62.7	62.1	37.1	47.6	29.8	65.1
65 — 70 —	71.5	62.1	78.6	47.6	43.6	65.4	45.9	78.3
70 — 75 —	106.1	87.0	100.1	89.4	69.5	102.7	71.6	111.1
75 — 80 —	142.8	129.4	155.2	111.1	101.4	189.4	113.4	296.9
80 — 85 —	154.6	180.7	221.7	»	165.1	166,6	180.4	»
85 — 90 —	542.9	199.1	317.4	»	260.0	»	265.1	»
90 — 95 —	»	»	»	»	»	»	270.0	»
Age inconnu....	21.8	39.6	»	»	»	»	»	»
TOTAL GÉNÉRAL...	48.0	17.7	50.7	33.0	3.1	12.4	35.5	17.7

Quant aux veufs, non seulement leur mortalité l'emporte sur celle des mariés, mais encore elle l'emporte de beaucoup sur celle des célibataires. On peut exprimer la même idée en remarquant qu'un célibataire de 30 à 35 ans a autant de chance de mourir dans l'année, qu'un homme marié de 45 à 50 ans, et qu'un veuf de 30 à 35 ans a la même mortalité qu'un homme marié de 55 à 60 ans.

En ce qui concerne les femmes, les différences sont moins tranchées. La mortalité des femmes mariées de moins de 25 ans l'emporte même un peu sur celle des filles du même âge. A partir de 30 ans, les femmes mariées prennent sur les filles un avantage marqué qu'elles conservent jusqu'à la fin de la vie. Quant aux veuves, leur mortalité est élevée dans le jeune âge; à un âge plus avancé, elle reste toujours plus forte que celle des femmes mariées, mais elle est moindre que celle des vieilles filles.

TABLEAU XCIV. — **Pour 1000 habitants de chaque âge et de chaque état civil, combien de décès en un an.**

	FRANCE, 1855-1865.						BELGIQUE, 1851-1860.						PAYS-BAS, 1850-1859.					
	HOMMES.			FEMMES.			HOMMES.			FEMMES.			HOMMES.			FEMMES.		
	CÉLIBATAIRES.	MARIÉS.	VEUFS.	CÉLIBATAIRES.	MARIÉES.	VEUVES.	CÉLIBATAIRES.	MARIÉS.	VEUFS.	CÉLIBATAIRES.	MARIÉES.	VEUVES.	CÉLIBATAIRES.	MARIÉS.	VEUFS.	CÉLIBATAIRES.	MARIÉES.	VEUVES.
15 à 20 ans.	6.9	51.3	774.0	7.5	11.9	12.3	6.4	11.9	50.0	8.4	13.2	36.4	6.4	12.1	»	6.7	14.0	»
20 — 25 —	12.9	8.9	49.6	8.3	9.9	23.6	9.1	8.9	30.8	8.3	13.2	33.5	10.1	7.1	13.7	7.2	12.5	12.7
25 — 30 —	10.2	6.2	21.9	9.0	9.0	16.9	8.5	7.5	24.6	8.3	11.9	23.5	11.1	8.2	16.9	8.5	12.8	13.8
30 — 35 —	11.5	6.8	19.2	9.9	9.4	15.0	8.8	7.3	24.2	8.6	11.2	17.3	13.2	9.5	16.0	10.6	14.0	15.5
35 — 40 —	13.1	7.5	17.5	10.9	9.3	12.7	10.3	8.6	21.8	9.7	12.2	16.4	15.6	11.0	19.5	12.5	14.7	13.8
40 — 45 —	16.6	9.6	18.9	13.3	10.1	13.3	12.3	10.5	20.9	10.9	12.0	14.9	19.8	13.5	23.3	15.0	14.6	16.5
45 — 50 —	19.6	11.5	22.2	15.7	10.7	15.2	16.4	13.2	22.2	13.6	11.7	15.0	24.0	16.4	24.6	16.9	13.5	16.2
50 — 55 —	25.8	15.6	26.8	21.0	14.1	18.7	20.2	17.3	29.0	18.3	16.1	20.0	33.1	22.8	32.6	25.1	17.5	22.2
55 — 60 —	32.1	21.5	34.2	26.9	19.3	24.5	24.8	22.0	35.4	24.1	18.9	27.0	39.8	28.8	38.6	30.8	22.6	27.6
60 — 65 —	45.9	32.6	47.5	40.5	30.7	37.1	34.5	31.2	45.9	35.7	28.7	42.4	49.6	37.7	48.7	43.1	32.4	38.9
65 — 70 —	58.5	44.8	63.0	58.3	45.3	53.5	51.0	50.1	68.4	52.4	42.5	57.5	71.8	55.5	72.9	61.8	50.6	61.4
70 — 75 —	85.1	71.5	95.4	85.5	72.7	86.1	70.0	72.6	102.0	75.4	63.6	87.5	94.5	79.1	96.5	85.6	72.3	88.5
75 — 80 —	123.0	114.5	143.9	140.5	109.4	126.7	97.3	101.5	147.9	109.1	86.5	122.4	128.4	108.1	140.0	120.2	102.9	128.2
80 — 85 —	202.7	182.8	221.8	222.5	172.5	198.0	126.2	153.5	190.0	146.5	122.2	175.2	199.2	170.5	203.5	167.0	144.0	194.6
85 — 90 —	268.4	228.6	263.0	305.0	205.1	264.0	154.7	175.2	255.0	180.9	130.3	233.4	203.0	211.0	265.0	204.4	157.8	249.0
90 — 95 —	282.0	279.0	319.0	314.1	256.3	308.0	152.4	197.3	304.0	226.0	141.0	294.2	314.0	303.5	370.0	273.0	152.5	334.0
95 — 100 —	480.0	357.0	385.0	387.7	416.0	324.0	157.9	190.5	337.2	260.8	71.5	337.6	172.0	166.7	384.0	144.8	76.0	357.0

Les règles que nous venons de résumer se vérifient dans tous les pays. Par le tableau que nous reproduisons, M. Bertillon père a prouvé leur régularité en France, en Belgique et dans les Pays-Bas, seuls pays où les documents permettaient alors de les établir. Depuis cette époque, presque tous les pays ont recherché leur mortalité par âge et par état civil. L'Italie, la Suède, l'Allemagne, l'Autriche, la Suisse, etc., ont observé la généralité des règles que nous venons d'établir. Quelque explication qu'on leur donne, elles ont par elles-mêmes un très grand intérêt. M. Bertillon père estimait que la régularité de la vie conjugale devait être regardée comme la principale cause de la différence qui sépare la mortalité des trois états civils. Mais il ne s'était pas arrêté à cette idée sans l'avoir longuement discutée. Il s'était notamment demandé si l'on n'avait pas ici affaire à un fait de sélection naturelle, les gens malingres et chétifs restant plus volontiers célibataires que les gens bien portants. Cette objection, qui n'est pas sans valeur, a été réfutée par lui d'avance. Au moment où il publiait ces chiffres, mon père les accompagnait de l'important commentaire qui suit (*Revue positive*, 1872) : « Certes cette constante atténuation de la mortalité des époux, quels que soient leur âge et leur pays, révèle des vertus singulières inhérentes à l'association conjugale. Je dis qu'elles sont inhérentes au mariage, et c'est une affirmation que je n'avance pas sans beaucoup de réflexion. En effet, on essaye en vain des objections. J'invoque tout de suite la plus considérable, à savoir : que le mariage appelant surtout les meilleurs, les mieux portants, les plus fortunés, les plus rangés, il n'est pas étonnant que ces hommes vivent mieux. C'est là une critique qui paraît juste, mais qui ne tient pas; un examen plus attentif montre que cette élection ne joue qu'un rôle très faible dans l'efficacité sanitaire du mariage. En effet si ce choix supposé des mariés était la cause de leur extrême vitalité, comment expliquer la mortalité si considérable qui partout, à tous les âges et en tous les pays, saisit le veuf? Aussitôt l'association conjugale rompue, la mort reprend tous ses droits ; ces veufs, époux de la veille, étaient pourtant aussi les élus du mariage, et c'était si bien l'association conjugale qui faisait leur force, et non leur qualité supérieure, que, l'union rompue, ils ne se distinguent plus que par une mortalité plus rapide encore qu'avant leur mariage. Privés tout à coup de ce cordial, ils retombent plus bas que les célibataires eux-mêmes. »

Le même raisonnement peut s'appliquer aux divorcés (voir tableau XCIII), car leur mortalité est considérable, à peu près égale à celle des veufs (Statistique de Suisse, de Berlin, etc.).

Ainsi l'objection qu'on a essayé de tirer d'une prétendue sélection opérée par le mariage parmi les meilleurs d'une population a été prévue et réfutée dès 1872, ce qui n'a pas empêché plusieurs auteurs de la rééditer comme venant d'eux, et comme étant tout à fait propre à dissiper le mirage trompeur où s'était, croyaient-ils, laissé prendre M. Bertillon.

Cette objection a pourtant sa valeur, l'auteur lui-même n'en disconvenait pas. La mortalité très grande des veufs ne la supprime pas complètement, car il est probable que les veufs sont souvent des pauvres, et par suite de leur misère sont soumis à une assez forte mortalité. Voici pourquoi on peut soutenir que les veufs sont souvent pauvres : les ménages pauvres sont soumis à une forte mortalité ; donc ils ont une tendance à se dissoudre promptement par la mort de l'un des époux, et à laisser un veuf, qui est, après la mort de son conjoint, justement aussi pauvre qu'avant, et tout aussi soumis à une forte mortalité.

Ainsi à la rigueur pourrait s'expliquer la forte mortalité des veufs. Mais cette explication ne s'applique pas aux divorcés qui, loin d'être pauvres, appartiennent presque tous à la classe aisée.

Nous devons donc admettre que la sélection du mariage ne joue dans l'inégale mortalité des trois états civils, qu'un rôle accessoire, et que la vie conjugale, vie régulière et incessamment contrôlée par l'œil jaloux du conjoint, a sur la mortalité un effet très réel et dont on a pu apprécier l'importance.

Mortalité par profession. — Toute recherche de la mortalité par profession est trompeuse si les âges ne sont pas distingués. En effet, il suffit qu'une profession soit exercée par des vieillards (par exemple la profession de *rentier*) pour qu'elle fournisse beaucoup de décès quoiqu'elle soit par elle-même peu meurtrière ; au contraire, il suffit qu'une profession soit exercée par des jeunes gens (par exemple la profession de *militaire*, ou celle de *boucher*, qui exige beaucoup de force) pour qu'elle fournisse peu de décès, quoiqu'elle soit par elle-même insalubre.

Le calcul de la mortalité par profession exige aussi un recensement des professions bien détaillé et par âge ; il exige que les décès soient classés selon des cadres identiques à ceux du dénombrement. L'Angleterre et la Suisse (et depuis peu, la ville de Paris) présentent ces conditions satisfaisantes. M. Bertillon père, dans son article GRANDE-BRETAGNE, a fait ressortir l'excellence des statistiques anglaises. Je reproduis dans le tableau XCV les résultats obtenus en Suisse par M. Kummer.

Pour apprécier ce tableau, il importe de comparer sans cesse les chiffres de la ligne que l'on considère à ceux qui sont inscrits sur la dernière. On voit ainsi que les agriculteurs suisses, les instituteurs, les employés des postes et télégraphes, des chemins de fer, jouissent d'une santé supérieure à la moyenne. Ils sont notamment assez peu sujets à la phtisie (col. 9 à 15). Il en serait de même des ouvriers filateurs de soie et de coton (qui ne jouissent pas en Angleterre de ce surprenant privilège) et pour les ouvriers en produits chimiques.

Les professions dont la mortalité se rapproche de la moyenne sont les meuniers et boulangers (chez qui la fréquence de la phtisie augmente

TABLEAU XCV. — **Mortalité par profession en Suisse (1879-1882).**

GROUPES PROFESSIONNELS.	SUR 1000 VIVANTS DE CHAQUE AGE ET DE CHAQUE PROFESSION, COMBIEN DE DÉCÈS EN UN AN														Sur 1000 naissances légit., dont le père exerce la profession désignée, combien de décès de 0 à 1 an.
	Sans distinction de cause de décès.							Par phtisie pulmonaire seulement.							
	Age révolu							*Age révolu*							
	15-19	20-29	30-39	40-49	50-59	60-69	70-79	15-19	20-29	30-39	40-49	50-59	60 69	70-79	
1	2	3	4	5	6	7	8	9	10	11	12	13	14	15	16
Agriculture, horticulture, etc.	3.30	5.71	7.89	12.05	21.66	45.73	112.37	0.66	1.48	1.96	2.02	2.37	2.57	2.61	163.8
Meuniers	2.06	6.70	8.39	17.12	33.22	66.86	194.67	1.18	0.98	3.68	4.87	4.09	5.21	7.00	»
Boulangers	4.15	6.83	11.44	15.92	28.85	72.96	215.16	1.01	2.89	4.05	3.81	4.17	8.32	9.09	»
Bouchers et charcutiers	3.18	5.27	17.85	21.45	29.90	64.63	152.10	0.53	5.59	6.82	5.85	6.29	6.29	»	»
Tailleurs	6.14	10.63	11.88	17.86	29.96	60.38	139.76	2.24	4.89	5.55	5.48	5.54	6.93	2.77	»
Cordonniers	3.66	7.70	10.01	14.21	29.99	67.24	155.55	1.43	2.96	4.41	3.73	5.01	5.45	6.04	»
Construction et ameublement de bâtiments..	6.00	8.88	12.82	18.38	33.93	64.40	142.29	1 56	3.61	4.78	5.04	5.66	5.75	4.65	177.5
Dont : Tailleurs de pierre et marbriers	6.10	8.48	18.14	26.42	45.28	89.56	176.00	1.02	3.01	8.65	9.90	12.60	14.05	19.52	»
Maçons et gypseurs..	8.14	9.53	13.12	18.93	34.87	67.40	140.47	1.38	2.80	3.45	4.08	5.59	5.73	4.39	»
Charpentiers	6.31	6.54	10.14	16.75	30.70	66.34	160.05	1.27	1.86	3.78	3.41	4.83	6.38	3.31	»
Menuisiers et vitriers	5.74	8.24	11.96	15.39	31.60	56.64	135.02	2.20	4.67	4.68	5.55	5.92	3.75	5.20	»
Serruriers	8.78	12.41	15.97	29.68	40.28	69.50	165.76	3.39	5.35	7.29	10.37	11.60	7.70	3.13	»
Arts polygraphiques (imprimeurs, etc.)	4.66	10.21	14.33	16.22	26.96	59.86	171.05	2 00	6.48	7.85	6.56	6.65	7.32	»	173.8
Industrie textile.	4.60	6.20	6.97	12.01	25.79	58.21	134.39	1.61	2.72	2.66	2.89	4.25	4.80	2.49	224.3
Dont : Filature, tissage, etc., de la soie	5.76	6.06	6.30	9.87	26.37	56.36	154.93	2.81	2.81	2.25	3.06	5.61	4.47	9.68	»
— du coton	4.65	8.03	9.30	13.26	24.91	54.28	119.50	1.51	4.00	3.36	2.68	3.90	4.80	0.53	»
Produits chimiques	3.48	5.27	7.68	11.46	25.06	51.85	157.08	1.17	3.09	2.94	3.43	4.30	6.95	5.86	210.3
Fabrication de machines et d'outils	4.35	9.23	11.56	17.43	29.54	55.48	131.53	1.51	5.00	5.21	5.87	5.31	4.02	2.63	169.7
Dont : Horlogerie et fabrication d'outils d'horl.	5.35	11.09	13.27	20.12	32.53	52.38	116.56	2.28	6.56	6.52	7.32	5.82	3.84	2.55	»
Mécaniciens	3.22	7.25	10.09	10.81	20.53	43.78	134.43	0.36	4.50	4.78	3.75	4.02	5.23	2.48	»
Forgerons et maréchaux	2.61	6.45	11.25	16.58	32.47	63.56	174.44	0.76	2.29	4.09	5.57	5.30	3 72	3.96	»
Charronnerie et fabrication de wagons.	3.43	6.46	9.29	14.00	25.30	57.48	119.81	1.14	2.25	3.34	3.19	4.60	1.90	1.33	»
Commerce proprement dit, banques, agences.	6.29	11.08	14.10	18.67	29.22	55.75	124.22	1.80	5.75	6.56	4.78	4.42	3.79	2.75	154.0
Hôtels, restaurants, cabarets, etc.	3.67	7.87	17.02	24.39	33.23	48.44	149.35	1.23	4.44	6.86	6.11	3.98	1.99	1.17	179.1
Transport.	6.00	8.80	11.24	16.30	28.24	51.41	150.00	1.20	2.10	2.58	3.40	3.47	4.36	4.80	186.4
Dont : Ponts et chaussées	6.17	11.08	13.04	18.79	25.32	37.95	124.35	0.62	3.70	2.38	3.78	3.45	4.31	2.72	221.7
Chemins de fer	6.38	8.36	8.58	11.64	19.94	36.84	131.94	1.09	1.38	1.72	2.07	2.99	3.26	»	182.5
Postes et télégraphes	6.17	7.11	10.81	13.76	22.49	52.05	107.14	3.08	4.08	4.09	3.52	3.04	4.48	5.08	158.2
Camionnage et voiturage	4.18	10.82	18.31	25.99	51.01	91.67	256.49	0.93	2.74	4.79	5.75	4.46	4.57	14.42	»
Administration publique et justice	3.16	9.11	11.23	16.85	34.58	56.91	134.70	1.73	4.92	4.77	4.32	6.47	4.01	2.83	144.1
Dont : Fonctionnaires et employés publics..	2.76	7.30	8.92	17.90	35.49	55.31	133.06	1.11	3.41	3.41	4.45	6.45	5.15	5.60	»
Sciences médicales	3.77	10.90	12.31	20.68	30.36	66.89	139.83	»	4.81	4.67	5.28	3.22	5.01	»	121.4
Cultes et instruction publique	5.06	7.20	8.20	13.06	23.03	59.06	130.79	2.52	3.86	3.65	3.65	3.31	4.10	1.17	116.0
Dont : Instituteurs	5.37	6.35	8.73	14.80	24.29	63.79	206.82	2.67	3 35	3.81	4.57	3.27	6.68	5.01	»
Moyenne générale pour la Suisse entière	4.78	7.90	10.72	15.31	26.30	51.11	109.22	1.26	3.06	3.97	3.54	3.66	3.48	2.60	178.4

avec l'âge), les cordonniers, les charrons, les menuisiers et vitriers, et les charpentiers et aussi les imprimeurs.

Enfin les professions dont la mortalité dépasse la moyenne sont les bouchers et charcutiers (fréquemment phtisiques), les tailleurs de pierre et marbriers (chez qui la phtisie est plus fréquente encore et augmente avec l'âge), les maçons, les serruriers, les horlogers, les médecins et surtout les aubergistes.

Naturellement ces mortalités élevées ne sont pas toujours attribuables à la profession; les professions sédentaires sont recherchées par les individus chétifs et mal portants, et fournissent, à cause de cela, beaucoup de décès. La forte mortalité des médecins doit être attribuée à d'autres causes.

La colonne 16 indique (imparfaitement sans doute) la mortalité des enfants appartenant à chaque groupe professionnel. Les enfants des pasteurs et instituteurs, des médecins, sont les plus favorisés. Ceux des filateurs et autres ouvriers mal rétribués sont au contraire exposés à des chances de mort relativement assez élevées.

VII. De la vie normale. — Les gens du monde sont généralement surpris d'apprendre que la vie moyenne ne soit en France, par exemple, que de 40 ans, et quoique cette évaluation soit mathématiquement très exacte, il faut convenir que les gens du monde n'ont pas tort de s'en méfier.

Une moyenne, eneffet, doit, pour répondre à l'idée qu'on s'en fait généralement, être l'expression d'un type, ou plutôt l'expression du fait le plus usuel. Par exemple, en disant que la taille moyenne des Français est de $1^m,64$, on ne choquera le sens empirique de personne, parce qu'en effet, nous sommes habitués à voir une taille voisine de celle-ci à la plupart des hommes que nous coudoyons dans la rue. Au contraire, on hochera dubitativement la tête à l'annonce que la vie moyenne du Français est de 40 ans, parce qu'on ne meurt à cet âge que par exception, et, lorsque ce malheur arrive, chacun s'exclame que c'est mourir bien jeune, appréciation qui est justifiée par la statistique.

Ce sentiment est parfaitement juste, et il aurait dû montrer depuis longtemps aux démographes le vice qui fait de la vie moyenne une pauvre méthode d'apprécier la longueur de la vie humaine. Pour obtenir, en effet, la vie moyenne, les statisticiens confondent en un seul et unique nombre tous les chiffres qui expriment l'énorme mortalité de l'enfance, la faible mortalité de l'adulte, et la mortalité croissante du vieillard. Tous ces faits si distincts, qui s'appliquent à des êtres si dissemblables, ils les mêlent, les additionnent et les brouillent ensemble. Quoi d'étonnant si le résultat d'une telle opération est absolument artificiel?

Nous citions tout à l'heure la taille moyenne comme un bon exemple de ces moyennes réellement scientifiques que M. Bertillon père a appelées des *moyennes typiques*. Mais c'est qu'aussi cette moyenne a été obtenue par la mesure des seuls adultes. Si, au lieu de cela, on avait confondu avec la taille des conscrits, celle des enfants à la mamelle et celle des écoliers, on aurait obtenu un nombre bizarre qui n'aurait pu donner absolument aucune idée de la taille ordinaire des hommes de notre nation.

Cela est bien évident, et pourtant c'est la faute que l'on commet depuis près d'un siècle, lorsqu'on cherche à apprécier la durée de la vie moyenne, mesure très défectueuse à laquelle beaucoup de démographes ont à peu près renoncé, pendant que l'étude de la mortalité *recherchée âge par âge* (cette condition est indispensable) est la seule manière de se rendre un compte exact de la vitalité d'un peuple.

Et pourtant, n'y a-t-il rien de réel dans ce préjugé ordinaire qui nous fait admettre sans trop de protestation, qu'un homme meure vers 70 ou 75 ans, tandis que sa fin nous semble prématurée si elle survient avant ce terme? Telle est la recherche qu'a ingénieusement poursuivie M. Lexis, et dont il a exposé les résultats au Congrès de démographie tenu à Paris pendant l'Exposition de 1878.

Mais, avant d'aborder ce problème, quelques considérations plus générales sont indispensables.

Lorsqu'un tireur au pistolet s'est longtemps exercé sur une cible, et que l'on considère les trous innombrables dont il a percé le morceau de carton, on observe que ces trous se répartissent (toutes choses égales d'ailleurs) uniformément autour du *blanc* visé. Il en sera toujours ainsi si les erreurs du tireur dépendent uniquement du hasard. Aucune des balles, peut-être n'aura atteint exactement le centre géométrique du cercle de la cible, et quelques-unes en seront fort éloignées ; néanmoins, la théorie indique et l'expérience confirme que, si elles sont suffisamment nombreuses, elles seront réparties autour de ce centre suivant une loi très régulière. Nous ne ferons que la nommer : c'est *la loi des erreurs accidentelles*.

Même sans connaître cette loi, il est certain qu'un spectateur ignorant ne se trompera pas à l'aspect de la répartition des trous de balle qui ont percé une cible; il mettra le doigt au centre de l'endroit où ces trous sont les plus fréquents, et dira : « Voilà le point de la cible qui a été visé. »

Cette recherche, après coup, du but visé par le tireur, peut être comparée à celle que fait le démographe quand il cherche à déterminer le terme normal de le vie humaine.

Ce terme, où s'arrête d'ordinaire notre existence, ne peut-il pas en effet être comparé au but visé par notre tireur au pistolet, tandis que l'âge des décédés indiquerait le résultat des essais successifs faits par la nature pour atteindre à ce but visé par elle.

Mettons en colonne les nombres de décès qui surviennent aux différents âges (en exceptant les décès enfantins, sur lesquels nous reviendrons), ou mieux encore construisons d'après ces nombres un diagramme sur du papier quadrillé, voici ce que nous observons. Pour chacun des âges adultes, nous avons des nombres très faibles, jusqu'à 50 ans environ. A partir de cette époque, ces chiffres grossissent régulièrement (et c'est ce point surtout qui nous intéresse, car il nous indique que nous sommes là dans les environs du centre de la cible). Entre 70 et 75 ans, le nombre absolu des décès atteint son maximum. Après cet âge, le nombre des vivants s'épuisant, les décès sont de moins en moins nombreux, si bien que fort peu de gens ont la chance de ne mourir qu'à 90 ans.

En présence d'une pareille répartition des morts, l'observateur n'est-il pas en droit, comme tout à l'heure le spectateur du tir au pistolet, de mettre le doigt sur l'âge où les décès sont le plus nombreux et de dire : « Voilà le terme *normal* que la nature assigne à la vie de l'homme. Ce terme, elle ne l'atteint pas toujours; elle s'en écarte souvent en deçà, quelquefois au delà, mais c'est lui qu'elle vise. »

Déterminé avec plus de rigueur, on trouve que le terme normal de la vie humaine est en France de 72 ans et demi.

Il est vrai qu'ici nous ne tenons pas compte des décès enfantins, ni de l'ensemble des décès prématurés qui sont malheureusement si nombreux. Examinons si leur existence doit troubler en quelque chose la conclusion qui précède. Mais, pour en parler avec plus de clarté, revenons à la comparaison que nous faisions tout à l'heure. Suivons les mouvements de notre tireur qui tire sur sa cible comme la mort sur l'humanité.

Supposons qu'il n'ait à sa disposition qu'une arme imparfaite, sujette à des ratés très fréquents, en sorte que (outre les balles qu'il a réussi à envoyer plus ou moins près du but visé) il en ait parsemé une certaine quantité à ses pieds. Ces balles mort-nées en imposeront-elles au spectateur qui cherche où est le but visé? Pourra-t-il lui venir à l'esprit un seul instant que le tireur vise tantôt à une cible éloignée et tantôt à ses pieds? Il est clair qu'il lui sera facile de distinguer ce groupe de balles qui n'ont donné lieu à aucun essai sérieux, et qu'elles ne devront influer en aucune façon sur le résultat final de sa recherche.

Eh bien, les décès enfantins sont justement dans le cas des balles mortes dont nous venons de parler. Ce sont autant de coups ratés, et qui ne doivent pas compter dans l'évaluation de la vie normale de l'homme. Non qu'il faille les négliger en démographie : ils ont une grande importance surtout dans un pays où les naissances sont rares, comme en France, mais elles ne doivent pas intervenir quand on détermine la longueur ordinaire de la vie humaine.

C'est pourtant ce qu'on fait quand on calcule la *vie moyenne*, et c'est ce qui conduit à ce résultat médiocrement instructif qu'elle a une durée de 40 ans. C'est à peu près comme si pour déterminer le but que vise notre tireur au pistolet, on prenait une distance moyenne entre les balles qui tombent à ses pieds, et celles qui parcourent la course la plus longue. On trouverait ainsi un nombre sans grande signification, qui tomberait justement au milieu de la salle de tir, en un point où presque aucune balle ne s'arrête et qui ferait prendre l'exception pour la règle.

Il existe pourtant un certain nombre d'individus comparables à des balles qui, sans être mort-nées, sont arrêtées accidentellement dans leur course : ce sont les hommes qui meurent à l'âge adulte.

Ainsi nous distinguons trois groupes de morts :

1° Les morts qui surviennent dans les quatre ou cinq premières années de la vie et qui constituent de simples avortements. M. Achille Guillard a proposé d'appeler élégamment enfants *frustra-nés* ces enfants qui ne fournissent point d'adultes : de même Linné a appelé « fleurs frustra-nées » celles qui de donnent point de fruit.

2° Les morts, en assez petit nombre, qui surviennent au milieu de la vie.

3° Celles qui viennent se grouper régulièrement, autour d'un âge final et qui constituent le groupe des décès normaux.

C'est sur les décès de cette dernière catégorie que nous devons à présent attirer l'attention du lecteur.

Nous avons dit au début de cette étude que les trous de balle qui ont percé une cible se répartissent autour du point visé suivant une loi appelée *loi des erreurs accidentelles*.

Sans vouloir entrer dans le détail de cette formule, on peut dire que les erreurs accidentelles sont d'autant plus rares qu'elles sont plus grandes. Ainsi, si l'on divise en plusieurs parties concentriques égales une cible percée de balles, on trouvera que la partie centrale aura reçu beaucoup plus de balles que celle qui l'entoure, et ainsi de suite. Ce sont là des faits que l'expérience la plus vulgaire nous enseigne:

Le nombre de balles contenues dans chaque cercle dependra nécessairement de l'habileté du tireur, mais le tireur le plus adroit ne pourra rien contre ce groupement progressif des balles autour du centre visé.

Ce groupement est la marque que le but a été véritablement visé pendant tout le temps du tir et que le hasard a été la seule cause des écarts.

On doit donc chercher si les décès du groupe *normal* se groupent autour de l'âge normal, bien régulièrement, suivant la loi des erreurs accidentelles, de même que les trous de balles se groupent autour du *blanc*. Ce sera la preuve que l'âge normal est bien réellement le but auquel la nature tend à nous faire atteindre, et que ce n'est pas une simple chimère de notre esprit.

Cette recherche, M. le professeur Lexis l'a faite pour plusieurs pays, et il est arrivé notamment, pour la France, à constater une conformité tout à fait surprenante entre les résultats que lui faisait prévoir la loi des erreurs accidentelles et ceux que lui indiquait l'expérience.

La première colonne du tableau XCVI présente cette liste de décès, calculée d'après la table de survie; et la seconde colonne fait connaître comment la loi des erreurs accidentelles indiquait que les décès devaient être groupés autour de l'âge de 72 ans et demi, en supposant que cet âge fût la *cible* autour de laquelle l'effort de la nature tâche de conduire la durée de notre vie.

TABLEAU XCVI. — *Sexe masculin.*

Ages.	Décès des hommes à chaque âge	
	d'après la table de survie (sur 1000 décédés).	d'après la loi des erreurs accidentelles.
45 à 50 ans	16	(2)
50 — 55 —	19	(4)
55 — 60 —	24	(12)
60 — 65 —	32	(24)
65 — 70 —	38	37
70 — 72 1/2	20	21
N ——————————————————————— N		
72 1/2 à 75 ans	20	21
75 à 80 ans	38	37
80 — 85 —	26	24
85 — 90 —	12	12
90 — ω —	4	6

J'attirerai d'abord l'attention sur les chiffres situés au-dessous de la ligne notée N et qui marque ce que nous avons appelé l'*âge normal de la mort*. On remarquera la ressemblance presque parfaite des chiffres fournis par l'expérience, et de ceux que la loi des erreurs accidentelles annonçait. Ils sont presque identiques et il était difficile d'espérer un résultat aussi confirmatif de la théorie imaginée par M. Lexis.

Les chiffres qui se rapportent aux âges antérieurs à l'âge normal ne coïncident pas de même avec ceux qu'annonçait la théorie.

Mais ce résultat ne surprendra pas : car, si l'on ne meurt guère au delà de 90 ans (le combat cessant faute de combattants), il n'en est pas de même avant 50 ans. Un certain nombre de gens meurent à cet âge-là et aux précédents; mais ces décès rentrent dans la catégorie de ceux que nous avons comparés à des balles arrêtées dans leur course, au milieu de la salle de tir, et dont l'existence ne doit pas nous influencer dans notre recherche du but que les forces d'un homme normalement constitué tendent à atteindre.

Après cinquante ans, il n'y a pas de raison pour que ces décès prématurés soient moins nombreux qu'auparavant. Ils viennent donc s'ajouter à ceux qui se groupent autour de l'âge normal et grossissent nos chiffres de façon à leur faire dépasser le niveau encore très faible que la loi des erreurs accidentelles leur assignait autour de l'âge normal. Un simple regard sur le tableau XCVI montrera clairement qu'il n'en saurait être autrement. On ne pourrait donc tirer cette dissemblance entre les deux colonnes de chiffres, aucun argument contre la théorie de M. Lexis. Qui oserait s'étonner de ce que le nombre des décès ne diminue pas subitement à cinquante ans ?

Le tableau XCVII qui est relatif aux femmes, est presque identique à celui des hommes que je viens d'expliquer.

TABLEAU XCVII. — *Sexe féminin.*

Ages.	Décès des femmes à chaque âge	
	d'après la table de survie (sur 1000 décédés).	d'après la loi des erreurs accidentelles.
45 à 50 ans....................	15	(2)
50 — 55 —	18	(7)
55 — 60 —	23	(16)
60 — 65 —	31	28
65 — 70 —	39	40
70 — 72 —	17	18
72 à 75 ans....................	27	27
75 — 80 —	38	38
80 — 85 —	26	26
85 — 90 —	14	14
90 — ω —	7	8

La vie normale, ainsi définie, est souvent un peu plus longue pour les femmes que pour les hommes. Toutefois, la différence entre les deux sexes est peu de chose. En France, elle est presque nulle : la fin normale de l'existence est de soixante-douze ans et demi pour les hommes et soixante-douze pour les femmes. En Prusse, l'âge normal n'est que de soixante-dix ans pour les hommes, soixante et onze pour les femmes. En Norvège, au contraire, l'âge normal de la mort est plus tardif que chez nous ; il atteint soixante-quatorze ans pour les hommes et soixante-quinze pour les femmes.

Peut-être l'idée de la vie normale ne doit-elle pas être considérée comme étant simplement une vue ingénieuse. Peut-être pourrait-on lui donner quelques applications pratiques. Si, dans une salle de tir, il se produisait un grand nombre de ratés, et par conséquent si beaucoup de poudre s'y consumait en pure perte, le premier soin du directeur du tir serait d'étudier la cause de ce surcroît inutile de dépense et d'empêcher autant que possible un résultat coûteux et d'ailleurs humiliant pour son établissement.

De même, ceux qui ont mission de s'occuper d'hygiène publique doivent s'efforcer de diminuer ces nombreuses naissances frustra-nées, tribut douloureux, onéreux et humiliant que la mort prélève le plus souvent par notre ignorance. Car la répartition géographique de ces décès prématurés, et d'autres considérations encore, indiquent qu'une grande partie au moins de ces décès avant l'âge sont dus à des causes générales contre lesquelles la science de l'hygiène publique devrait nous armer. Le but que le médecin et l'hygiène doivent atteindre, M. Lexis le montre du doigt ; c'est de faire parvenir le plus grand nombre d'hommes possible au terme de la vie normale. Les médecins, en effet, ne peuvent pas se proposer de combattre la mort indéfiniment, ainsi qu'on le dit quelquefois dans le monde pour se moquer d'eux. Non seulement un pareil but serait insensé, mais si par impossible il pouvait être atteint, ce serait désastreux, car une société ne peut progresser qu'en se renouvelant. On peut donc contester l'utilité sociale (car ici les soins à donner aux individus ne sont pas en cause) qu'il y aurait à allonger la vie normale. Au point de vue général, un vieillard est justement une balle qui a atteint son but. Il mérite des félicitations, des égards et des soins, mais la durée de sa vie ne doit plus attirer la sollicitude de la société. Au contraire, elle doit songer combien sont encore nombreux les coups ratés. Combien sont encore trop fréquentes les morts d'adultes qui sont particulièrement dispendieuses pour un pays, puisque ces adultes ne rendent pas ce qu'ils ont coûté, et souvent ne laissent à la nation que des charges ! C'est à diminuer leur nombre que doivent tendre les efforts de l'hygiéniste, de l'administration et du législateur

VIII. Causes de décès. — Cette recherche doit se faire âge par âge et suivant des règles arrêtées à l'avance (elles ont pour but de distinguer la maladie principale de ses complications, de fixer la synonymie, etc.). Plusieurs pays ont depuis plus ou moins de temps une statistique des causes de décès pour l'ensemble de la population (Angleterre, Belgique, Pays-Bas, Suisse, Italie, Autriche, Bavière, etc.) ; en France, Paris publie régulièrement sa statistique nosologique depuis 1865 ; le ministère de l'intérieur, sur ma proposition, a institué depuis 1886 une enquête du même genre, mais très sommaire, dans toutes les villes de plus de 5,000 hab.

Rien n'est plus délicat que de comparer les statistiques des causes de mort dans différents pays. Une pareille étude dépasserait le cadre du présent travail. C'est pourquoi il nous suffira d'indiquer (avec distinction des âges) la fréquence des principales causes de mort à Paris (tableau XCVIII).

Infirmités. — La statistique des infirmités est plus facile à établir que la statistique des causes de mort. Le recensement a longtemps fourni le nombre des aveugles, des sourds-muets, des aliénés et idiots. Cette utile enquête, interrompue malheureusement en France, est continuée dans la plupart des pays étrangers.

La statistique militaire fournit les éléments précieux à la connaissance des infirmités. Nous ne pouvons que renvoyer à l'excellent travail que M. Arthur Chervin a publié sur les infirmités en France dans les *Annales de démographie*, 1880.

TABLEAU XCVIII. — Pour 10,000 habitants de chaque groupe d'âge, combien de décès en un an causés par chaque maladie (PARIS, 1881-1885).

CAUSES DE DÉCÈS.	De 0 à 1 an	De 1 à 2 ans	De 2 à 3 ans	De 3 à 4 ans	De 4 à 5 ans	De 1 à 5 ans (Moy. des col. 3 à 6.)	De 5 à 10 ans	De 10 à 15 ans	De 15 à 20 ans	De 20 à 25 ans	De 25 à 30 ans	De 30 à 35 ans	De 35 à 40 ans	De 40 à 45 ans	De 45 à 50 ans	De 50 à 55 ans	De 55 à 60 ans	De 60 à 65 ans	De 65 à 70 ans	De 70 à 75 ans	De 75 à 80 ans	De 80 à 85 ans	De 85 à 90 ans	De 90 à 95 ans	De 95 à 100 ans
1	2	3	4	5	6	7	8	9	10	11	12	13	14	15	16	17	18	19	20	21	22	23	24	25	26
Fièvre typhoïde	11	69	119	133	108	109	111	120	224	210	118	74	50	33	32	22	19	18	17	10	6	15	15	»	»
Variole	290	127	54	25	16	53	6	7	19	22	26	20	22	19	16	10	8	4	8	3	6	»	8	»	»
Rougeole	1085	1739	740	335	171	718	33	4	1	2	0.4	0.5	»	0.6	»	»	»	»	0.4	»	»	»	»	»	»
Scarlatine	60	113	74	73	46	75	28	10	6	5	3	2	3	1	0.7	0.8	1	»	0.8	»	»	»	»	»	»
Coqueluche	671	436	199	101	46	189	7	0.1	»	»	»	»	»	»	»	»	»	»	»	»	»	»	»	»	»
Diphtérie	652	1826	1458	1048	670	1236	222	24	9	6	4	3	3	3	3	3	5	3	3	2	3	5	»	8	»	»
Phtisie pulmonaire	178	236	155	102	91	143	62	94	414	515	618	666	707	649	581	502	434	331	295	174	125	84	105	133	»
Méningite	2532	2023	1103	626	444	1022	165	35	24	22	17	18	19	16	22	21	18	17	22	23	44	18	37	33	»
Bronchite	3178	1471	426	198	114	526	33	10	18	21	30	39	56	81	109	167	262	425	680	1016	1403	1985	1576	1672	1290
Pneumonie	2036	1560	533	257	134	594	41	13	26	29	40	55	71	97	122	184	273	404	637	970	1464	2333	1969	1371	483
Cancers	6	1	3	1	1	1	»	1	2	5	12	28	62	111	173	244	349	423	582	587	679	581	452	234	»
Diabète	»	»	»	»	»	»	»	»	»	»	1	3	3	6	13	19	30	40	53	35	53	33	»	»	»
Apoplexie cérébrale	123	40	12	8	9	17	5	4	7	7	16	27	49	81	129	210	336	503	787	1163	1674	1948	1516	1404	806
Maladies du cœur	33	14	7	9	10	10	16	22	26	22	29	41	72	112	174	247	365	541	783	904	1098	975	837	568	»
Pleurésie	17	18	12	12	5	12	4	2	8	8	10	12	16	19	25	28	34	47	49	45	44	51	45	66	»
Apoplexie pulmonaire	131	28	11	7	5	12	3	3	4	6	6	11	14	21	25	40	58	79	120	198	281	427	414	-468	322
Cirrhose du foie	»	»	1	»	»	»	»	»	»	1	4	7	16	26	38	46	59	58	40	35	36	15	15	»	»
Néphrite	23	20	10	17	13	15	5	5	10	11	16	17	27	32	38	51	64	72	85	108	102	106	98	33	161
Suicide	»	»	»	»	»	»	3	6	29	31	37	41	44	58	69	78	90	88	112	69	73	69	45	100	»
Autres morts violentes	70	39	33	24	21	29	13	8	18	19	22	23	22	27	29	33	28	34	42	47	75	106	82	66	»

§ 5. — Migration.

On appelle en démographie *émigrés* ceux qui sortent d'une région pour se *fixer* dans une autre ; *immigrés,* ceux qui entrent dans une région pour s'y fixer.

On distingue trois sortes de *migrations* :

1° Celles qui se font d'une région dans une autre dans l'intérieur d'un même État.

2° Celles qui se font d'un État dans un autre dans l'intérieur du même continent.

3° Celles qui se font entre continents différents.

Nous étudierons successivement ces trois espèces de migrations.

1. **Migration dans l'intérieur d'un même pays.** — Les migrations dans l'intérieur d'un même pays sont de plus en plus fréquentes.

Ainsi en Suède, la proportion des habitants originaires d'une autre préfecture (*län*) que celle où ils étaient recensés était de 70 pour 1000 habitants en 1860, de 89 en 1870 et de 111 en 1880. En Belgique, la proportion des habitants nés dans une autre commune que celle où ils résidaient était en 1846, de 298 pour 1000 ; en 1856, de 309 ; en 1866, de 306 ; et enfin en 1880, de 328. On remarque des chiffres semblables en France, en Suisse et dans tous les pays. L'émigration des campagnes vers les villes, phénomène commun à tous les pays, est un des motifs de cette augmentation.

Le pays où les documents permettent d'étudier le mieux les migrations intérieures est la Suisse. Les documents distinguent notamment le canton d'origine (1) de la population de chaque canton : par exemple, il nous dit combien le canton d'Argovie contient de Zurichois, de Bernois, de Valaisans, etc.

Ce document instructif montre que la grande majorité des migrations à l'intérieur de la Suisse ne se font guère qu'entre cantons limitrophes.

Les trois cantons qui reçoivent le plus de Suisses originaires d'autres cantons sont : Neuchâtel (46,154 Suisses étrangers); Zurich (43,128 Suisses étrangers); Vaud (39,719 Suisses étrangers); Saint-Gall (39,443 Suisses étrangers). Passons en revue (tableau XCIX) leurs cantons limitrophes, nous verrons que c'est d'eux qu'ils ont tiré la plus grande partie de ces immigrants. La recherche que nous avons faite pour quatre cantons, nous aurions pu la continuer pour tous ; toujours nous aurions trouvé des résultats analogues.

Nous aurons occasion de vérifier la même règle lorsque nous étu-

---

(1) Ce n'est pas le lieu de naissance, c'est le droit de bourgeoisie qui détermine l'origine : il pourrait donc y avoir des Vaudois qui n'ont jamais mis le pied dans Vaud, de même qu'il y a à la Réunion des Français qui n'ont jamais vu la France.

dierons les migrations entre pays différents : il semble que l'homme soit attaché au sol natal. Quand il va s'établir ailleurs (ce qui d'ailleurs est toujours exceptionnel), il est rare qu'il aille très loin.

TABLEAU XCIX. — **Migrations intérieures de la Suisse.**

NEUCHATEL.		ZURICH.		VAUD.		SAINT-GALL.	
CANTONS LIMITROPHES.	Nombre des bourgeois de ces cantons habitant le canton de Neuchâtel.	CANTONS LIMITROPHES.	Nombre des bourgeois de ces cantons habitant le canton de Zurich.	CANTONS LIMITROPHES.	Nombre des bourgeois de ces cantons habitant le canton de Vaud.	CANTONS LIMITROPHES.	Nombre des bourgeois de ces cantons habitant le canton de St-Gall.
Vaud	7.117	Argovie	11.689	Genève	1.683	Grisons	1.644
Fribourg	2.209	Zoug	636	Valais	2.959	Glaris	2.364
Berne	28.346	Schwytz	2.035	Berne	20.566	Schwytz	1.620
		Saint-Gall	4.515	Fribourg	3.627	Zurich	5.438
		Thurgovie	7.563			Thurgovie	12.353
		Schaffhouse	4.436			2 Appenzell	7.775
Total des limitrophes	37.672	Total des limitrophes	30.874	Total des limitrophes	28.835	Total des limitrophes	31.104
21 autres cantons	8.482	18 autres cantons	12.254	20 autres cantons	10.884	17 autres cantons.	8.249
Total des Suisses étrangers à Neuchâtel	46.154	Total des Suisses étrangers à Zurich	43.128	Total des Suisses étrangers à Vaud	39.719	Total des Suisses étrangers à St-Gall	39.443

Enfin il convient encore de remarquer que le nombre des femmes établies hors de leur canton d'origine est à peu près égal à celui des hommes (187,736 hommes et 190,671 femmes). En général, les femmes se déplacent moins facilement que les hommes. Comme il s'agit ici de déplacements insignifiants, les deux sexes y prennent également part ; quand nous étudierons les déplacements de pays à pays, nous verrons déjà les hommes y prendre une part plus importante que les femmes. Et quand il s'agira de migrations en outre-mer, ce sera bien autre chose encore.

Les migrations intérieures de la France (c'est-à-dire le nombre d'individus qui quittent un département pour aller s'établir dans un autre) ne nous sont connues qu'assez imparfaitement.

Le recensement français distingue quatre catégories de lieux de naissance :

1° Individus nés dans la commune où ils sont recensés.

2° Individus nés dans une autre commune mais dans le même département.

3° Individus nés dans un autre département (ou colonie) que celui où ils sont recensés.

4° Individus nés à l'étranger.

Le tableau C récapitule les résultats de ce recensement des lieux de naissance :

TABLEAU C. — **Migrations intérieures de la France.**

CATÉGORIES DE LIEUX DE NAISSANCE.	FRANÇAIS.		ÉTRANGERS.	
	NOMBRES absolus.	POUR 100 du total.	NOMBRES absolus.	POUR 100 du total.
Nés dans la commune où ils sont recensés..........................	22.204.797	60.5	285.685	25.4
Nés dans une autre commune du département........................	8.676 641	23.5	78.785	7.0
Nés dans un autre département ou une colonie	5.656.397	15.3	66.953	5.9
Nés à l'étranger......................	266.393	0.7	695 108	61.7
TOTAUX..............	36.804.228	100.0	1.126.531	100.0

On voit que la plupart des Français vivent comme s'ils étaient attachés au sol. On les trouve à l'endroit où ils sont nés ou tout au moins dans le voisinage. Il n'y en a que 15 pour 100 qui viennent d'un autre département, et encore faut-il remarquer que sur la frontière de deux départements il doit être assez fréquent d'être né dans une commune du département voisin.

Quoi qu'il en soit, cette proportion d'individus nés dans un autre département que celui où ils sont recensés mérite d'attirer l'attention, car elle varie beaucoup d'un pays à un autre.

Naturellement, il faut mettre à part quatre départements qui contiennent de très grandes villes (Paris, Lyon, Marseille, Bordeaux) et dans lesquels la proportion des Français étrangers au département est toujours élevée. (Seine 60 p. 100 Français, Rhône 34 p. 100 Français; Bouches-du-Rhône 28 p. 100 ; Gironde 27 p. 100).

Ces exceptions une fois admises, la France se divise, au point de vue de la proportion des immigrés dans chaque département, en quatre régions.

1° Méridionale (limitée par une ligne allant à peu près de la Rochelle à Genève) où il est vrai de dire que les habitants vivent où ils sont nés (proportion minimum de la région : Lot 0,5 étrangers au département sur 100 Français ; Corse 2 ; Hérault 3, etc. ; proportion maximum : Haute-Garonne 13 ; Aude 14, et enfin le Var, très exceptionnel, 19).

2° Région occidentale (la Bretagne, la Vendée et la Manche qui ressemble sous ce rapport au Midi ; les gens qui y vivent y sont nés (proportion minimum des immigrés : Côtes-du-Nord 4 sur 100; proportion maximum : Ille-et-Vilaine 10).

3° Région du centre, limitée au nord par une ligne allant du mont

Tableau CI. — **Nombre absolu et proportion des individus nés hors du pays où ils sont recensés, pendant les cinquante dernières années.**

(On trouvera la date exacte des recensements de chaque pays à la page 133).

PAYS.	NOMBRE ABSOLU DES HABITANTS RECENSÉS DANS CHAQUE PAYS ET NÉS HORS DE CE PAYS.					SUR 1000 HABITANTS COMBIEN SONT NÉS HORS DU PAYS.				
	1841.	1851.	1861.	1871.	1881.	1841.	1851.	1861.	1871.	1881.
France	»	»	521.640	756.031	864.107	»	»	13.9	21.5	22.9
Alsace-Lorraine	»	»	»	155.729	»	»	»	»	100.5	»
Belgique (1846-1856-1866)	94.821	94.780	98.096	»	143.261	21.8	20.9	20.3	»	26.0
Pays-Bas	»	73.739	65.302	64.169	67.776	»	24.1	19.7	17.9	16.9
Espagne	»	»	34.894	»	40.532	»	»	2.2	»	2.4
Italie	»	»	88.639	80.828	100.821	»	»	4.1	3.0	3.5
Grèce	»	»	»	26.583	»	»	»	»	18.4	»
Suisse	»	»	108.541	»	»	»	»	43.2	»	»
Allemagne	»	»	»	402.474	419.171	»	»	»	9.8	9.3
Prusse. Nés dans un autre pays de l'empire.	»	»	»	615.080	526.037	»	»	»	24.9	19.3
Prusse. Nés hors de l'empire	»	»	»		212.021					7.8
Saxe. Nés dans un autre pays de l'empire.	»	»	»	161.591	226.277	»	»	»	66.0	76.1
Saxe. Nés hors de l'empire	»	»	»		39.872					3.6
Bavière. Nés dans un autre pays de l'empire.	»	»	»	123.265	116.130	»	»	»	25.3	22.0
Bavière. Nés hors de l'empire	»	»	»		61.627					11.7
Wurtemberg. Nés dans un autre pays de l'empire.	»	»	»	51.221	40.778	»	»	»	28.1	20.7
Wurtemberg. Nés hors de l'empire	»	»	»		10.869					5.5
Bade. Nés dans un autre pays de l'empire.	»	»	»	79.728	85.740	»	»	»	54.5	54.6
Bade. Nés hors de l'empire	»	»	»		14.517					9.2
Autriche cisleithane	»	»	»	»	198.114	»	»	»	»	12.7
Couronne de Saint-Étienne	»	»	»	»	27.413	»	»	»	»	1.7
Suède	»	»	9.544	14.872	»	»	»	2.5	3.5	»
Norvège (1865-1875)	»	»	21.260	37.260	»	»	»	12.5	»	20.6
Danemark	»	29.621	»	54.043	62.121	»	21.0	»	30.3	32.2
Angleterre et Galles. Nés dans un autre état du Royaume-Uni	465.211	761.953	946.172	1020.101	939.617	29.2	42.5	47.1	44.9	36.2
Angleterre et Galles. Nés hors du Royaume-Uni					174.372					6.7
Écosse. Nés dans un autre état du Royaume-Uni	»	260.022	276.490	298.487	330.860	»	90.1	90.3	88.9	88.6
Écosse. Nés hors du Royaume-Uni					6.399					1.7
Irlande. Nés dans un autre état du Royaume-Uni	34.608	56.727	78.001	105.209	91.710	4.2	8.7	13.5	19.5	17.7
Irlande. Nés hors du Royaume-Uni					19.535					3.8
États-Unis d'Amérique	»	»	»	»	6679.943	»	»	»	»	133.2

Saint-Michel à Genève et où les étrangers au département sont un peu plus nombreux.

4° Région du nord-est où les étrangers au département sont beaucoup plus nombreux (proportion minimum des étrangers au département : Nord, 10 pour 100 ; Somme 11 ; proportion maximum : Oise, 21 ; Marne 24 ; Seine-et-Oise 28).

Ainsi on peut presque dire que plus on va dans le Midi, plus on trouve une population autochtone sans mélange d'étrangers au pays ; plus on va vers le nord (la Bretagne mise à part) plus on trouve une population mélangée d'éléments empruntés aux départements voisins.

L'auteur de l'*Introduction* au recensement de 1886 trouve que ces chiffres distinguent bien « les régions à émigration (centre et Midi) et régions à immigration : départements du bassin de la Seine ». La conclusion me paraît excessive car rien ne montre que les Méridionaux émigrent vers le nord; un certain nombre vont à Paris, mais je ne crois pas qu'ils aillent en grand nombre dans d'autres départements. Tout ce que disent nos chiffres, c'est que les pays du Midi ne contiennent guère que leur population autochtone, tandis que les départements du Nord reçoivent des immigrants étrangers au département; mais rien ne dit que ces immigrants ne viennent pas des départements voisins (et dans le Nord, les Ardennes et le Pas-de-Calais, de la Belgique).

Étant donné que les émigrations de pays à pays se font généralement sur les frontières de ces pays, et par conséquent à de très petites distances du lieu de naissance, il me semble qu'on conclurait avec plus de vraisemblance de nos chiffres que les Méridionaux sont casaniers tandis que les populations du nord de la France ont tendance à se mêler davantage les unes avec les autres.

Le développement de l'industrie dans le nord de la France doit contribuer à ce dernier résultat.

II. Migration d'un pays dans un autre sur le même continent. — A elle seule la France contient deux fois plus d'étrangers que l'Allemagne, la Hongrie, l'Autriche et l'Italie réunies. Il existe en France plus d'un million d'étrangers; il s'en faut de beaucoup qu'aucune autre nation en reçoive un nombre total aussi élevé.

Le petit tableau CII permettra d'en juger.

Le nombre des étrangers va en augmentant dans la plupart des pays européens (excepté dans les Pays-Bas). On se rendra compte de cette augmentation du nombre des étrangers (qui s'explique naturellement par la multiplication des moyens de transport) en lisant le tableau CI. Il faut remarquer toutefois :

1° Qu'il concerne les individus nés à l'étranger (y compris les nationaux et non compris les étrangers nés sur le territoire du pays).

2° Qu'il considère comme nés à l'étranger ceux qui vivant en Angleterre sont nés en Écosse ou en Irlande ; et ceux qui vivant en Prusse sont nés dans un autre État de l'empire allemand.

Nous étudierons avec plus de détail les deux pays qui contiennent le plus d'étrangers, à savoir la Suisse et la France.

TABLEAU CII. — **Nombre d'étrangers recensés dans chaque État.**
(En 1880 sauf indication contraire).

PAYS.	NOMBRES ABSOLUS DES ÉTRANGERS recensés.	POUR 1000 HABITANTS combien sont étrangers.
France (1881)	1 001.090	26.6
Italie (1881)	59.956	2.1
Grèce (1879)	31.837	19.2
Suisse	211.035	74.1
Allemagne	275.856	6.1
Prusse..... { Des autres Etats de l'empire	163.390	6.0
Prusse..... { Etrangers	98.958	3.6
Saxe	37.038	12.5
Bavière	56.265	10.6
Wurtemberg	11.276	5.7
Bade	13.415	8.5
Autriche cisleithane. { Des pays hongrois	184.509	8.3
Autriche cisleithane. { Etrangers	165.504	7.5
Hongrie ... { Des pays autrichiens	104.700	6.6
Hongrie ... { Etrangers	16.085	1.0

Migration en Suisse. — Si au lieu de considérer les nombres absolus, nous considérons la proportion des étrangers par rapport au nombre des étrangers, nous verrons que la Suisse seule possède une proportion d'étrangers plus élevée que la France.

Pour nous rendre compte des causes qui séparent à ce point de vue les différents États, il faut étudier spécialement la Suisse, dont les documents sont excellents et qui a étudié avec soin pourquoi elle est ainsi exposée à subir la concurrence étrangère jusque sur son propre territoire. Nous étudierons ensuite les documents français qui sont beaucoup moins détaillés et par conséquent moins instructifs.

La proportion des étrangers en Suisse a toujours été forte, et, en outre, elle a rapidement augmenté :

Pour 1000 habitants, combien d'étrangers en Suisse.

En 1850 30
       1860 46
       1870 57
       1880 74

Le tableau CIII indique la nationalité des étrangers qui habitent la Suisse, et l'augmentation de leur nombre. Nous y marquons aussi les cantons où ils sont le plus nombreux.

TABLEAU CIII. — Nationalité des étrangers recensés en Suisse en 1870 et en 1880.

	1870.	1880.	CANTONS OÙ LES ÉTRANGERS SONT LE PLUS NOMBREUX EN 1880.
Alsaciens-Lorrains...	»	5.339	Bâle V. et C., 1.968; Berne, 965.
Badois..............	25.221	39.657	Bâle V. et C., 13.932; Zurich, 7.427.
Bavarois...........	4.015	6.058	Zurich, 1,750.
Wurtembergeois.....	17.680	25.609	Zurich, 7.845; Bâle V. et C., 3.541; Saint-Gall, 3.771.
Autres Allemands....	10.329	18.599	Zurich, 4.353.
Autrichiens.........	5.872	12.850	Saint-Gall, 2.805.
Hongrois	360	459	
Italiens.............	18.073	41.530	Tessin, 19.603; Vaud, 3,022.
Espagnols..........	349	242	
Français...........	62.228	53.653	Genève, 30.003; Vaud, 6.649; Berne, 5.728.
Belges.............	492	500	
Néerlandais........	260	438	
Anglais, Ecossais, Irlandais...........	2.297	2.812	Vaud, 1.414.
Danois	93	153	
Russes, Polonais.....	1.599	1.285	
Suédois	80	180	
Norvégiens	43	49	
Américains.........	1.404	1.111	
Autres pays........	389	499	
Nationalité inconnue.	123	12	
TOTAUX......	150.907	211.035	Genève, 37.907; Zurich, 27.951; Bâle V. et C., 26.140.

En 1850, la Suisse ne comptait que 71,570 étrangers sur 2,392,740 habitants.

On voit que l'immense majorité des étrangers établis en Suisse viennent de pays limitrophes, et en ce qui concerne l'Allemagne tout au moins, des régions les plus voisines de la frontière suisse; les Badois et les Wurtembergeois forment la grande majorité des Allemands établis en Suisse, et encore ne se donnent-ils pas la peine d'aller bien loin; ils vont à Bâle pour la plupart ou encore à Zurich(1).

On remarque aussi un fait facile à expliquer : c'est que les étrangers vont plutôt là où on parle leur langue maternelle : les Italiens (dont le nombre a doublé en Suisse en dix ans) sont, il est vrai, répandus par toute la Suisse, mais la moitié d'entre eux restent dans la Suisse italienne. De même plus de la moitié des Français vivent dans la Suisse française.

Les nations dont la langue n'est pas parlée en Suisse y sont à peine représentées.

L'augmentation du nombre des étrangers se voit dans tous les can-

(1) D'où il résulte que les petits pays dont les frontières sont longues par rapport à leur étendue, reçoivent beaucoup d'étrangers (Suisse, Saxe, Bavière).

tons suisses sans exception (*Rec. féd.*, 1, p. 270). Les travaux de perce-
cement du Gothard expliquent la présence subite d'étrangers nombreux
dans le canton d'Uri (1). Partout ailleurs, l'invasion a été lente et progressive. A Bâle-Ville, un tiers de la ville est allemande (34 pour 100),
le canton de Genève contient même jusqu'à 37,907 étrangers (soit 37
p. 100) et perd, à cause de leur présence, son caractère protestant (la
majorité des habitants de Genève est aujourd'hui catholique). Le canton du Tessin contient 16 p. 100 d'étrangers. Le canton de Schaffouse,
11 p. 100 et le canton de Zurich, 9 p. 100. Tous ces chiffres ont été
atteints petit à petit et sans bruit.

La statistique suisse, excellente à tant d'égards, n'indique pas le lieu
de naissance des étrangers, ce qui est une lacune regrettable.

Les étrangers immigrés en Suisse sont généralement masculins plutôt que féminins. Cela est vrai surtout des Italiens (27,936 Italiens et
13,709 Italiennes seulement); l'inégalité des sexes est bien moindre
pour les autres nationalités. C'est aux âges de travail que l'inégalité
des sexes est la plus grande, parce que c'est l'âge où arrivent les immigrants, et les immigrants sont en majorité des hommes.

Lorsqu'on étudie la composition par âges de la population indigène
et de la population étrangère de la Suisse, on observe l'augmentation
anormale des âges adultes pour la population étrangère. Nous l'avons
remarquée aussi en étudiant Paris. Elle caractérise l'arrivée d'étrangers jeunes et besoigneux qui viennent chercher du travail. Aux
mêmes âges, on voit l'inégalité des sexes s'accentuer dans la population étrangère, les hommes devenus d'un tiers plus nombreux que
les femmes. Enfin la proportion des mariés est moindre parmi les immigrés que parmi les Suisses (différence qui se remarque moins, et
même qui disparaît pour le sexe féminin, sans doute parce que les
femmes n'émigrent pas aussi volontiers que les hommes lorsqu'elles
sont célibataires). En résumé les étrangers qui envahissent la Suisse
sont en majorité des hommes qui débarquent dans ce pays lorsqu'ils
sont encore adultes et célibataires.

Que viennent-ils faire en Suisse? Ils viennent évidemment y chercher du travail. Leur sexe, leur âge, leur état civil indiquent qu'ils en
ont besoin. Le nombre des gens qui viennent s'y fixer seulement pour
admirer le paysage est insignifiant. La profession exercée par les
étrangers, que le directeur de la statistique suisse, M. Kummer, a
fait rechercher avec le plus grand détail, est très instructive à cet
égard.

Il y a en Suisse 115,978 étrangers qui exercent une profession, c'est-
à-dire que sur 1000 habitants de la Suisse travaillant par eux-mêmes, il y

____

(1) Uri contenait, en 1870, jusqu'à 27 étrangers p. 100 (Italiens et Allemands). Mais ce
n'était qu'un événement provisoire causé par les travaux de percement du Saint-
Gothard.

en a 83 qui sont étrangers. C'est justement la proportion de travailleurs étrangers qu'on trouve également à Paris.

La profession dans laquelle la concurrence étrangère se fait le plus rudement sentir aux Suisses, c'est la construction de chemins de fer. La moitié des ouvriers employés en 1880 étaient étrangers (il est vrai qu'on achevait alors le percement du Saint-Gothard).

Les étrangers établis en Suisse ne s'adonnent guère à l'agriculture (11,369 seulement, soit 20 p. 1000 de cette profession) tandis que la moitié d'entre eux (53,321) sont employés à l'industrie et notamment à celle du bâtiment. Le commerce en emploie 13,894 (soit 146 p. 1000 habitants de cette profession). Enfin beaucoup sont domestiques (15,691, soit 201 p. 1000 de cette profession). On voit qu'il n'est guère de profession (en dehors de l'agriculture) où les étrangers ne fassent aux Suisses une concurrence sérieuse.

« Si l'on examine ces chiffres, dit l'auteur de l'introduction au recensement (M. Kummer), on est tenté de croire que notre pays possède beaucoup trop peu d'ouvriers et qu'il a besoin d'un renfort considérable du dehors pour suffire à ses offres de travail. Or comment concilier avec cette supposition, des faits tels que les réunions « d'ouvriers sans travail » qui ont eu lieu peu de temps avant le recensement dans les cantons de Zurich, Berne et Genève pour demander du travail à l'État. Nous devons rechercher pourquoi tant d'ouvriers suisses trouvent moins facilement du travail que les ouvriers étrangers, car ce sont nos maîtres artisans qui font leurs choix, et il faut bien admettre que leur propre intérêt les oblige à choisir dans le nombre des postulants ceux qu'ils trouvent les plus capables d'aider à la prospérité de leur industrie. C'est ici que nous nous trouvons en présence des plaintes réitérées sur le manque de bons ouvriers, c'est-à-dire d'ouvriers connaissant bien leur métier et assidus au travail. Nous nous sommes laissé dépasser par les pays étrangers, et notamment par l'Allemagne, en ce qui concerne l'instruction professionnelle ». Ces réflexions, sans doute, sont aussi applicables à la France qu'à la Suisse.

Le polyglottisme de la Suisse, la longueur de ses frontières par rapport à son étendue, et surtout l'insuffisance de sa natalité sont les principales causes du grand nombre d'étrangers qu'elle renferme.

Migration en France. — Le tableau CIV nous montre qu'en France l'augmentation du nombre absolu et aussi de la proportion des étrangers a été constante (encore faut-il tenir compte de ce fait que les chiffres de 1851, 1861, 1866 contiennent 50,000 étrangers établis en Alsace-Lorraine qui sont pour ainsi dire sortis de France sans bouger de place, et qu'il faudrait, pour avoir des chiffres bien exactement comparables, défalquer des trois premiers recensements):

Le nombre des Français de naissance n'augmente qu'avec une extrême lenteur. Quant aux naturalisés, leur nombre paraît s'être maintenu constant jusqu'en 1872; depuis cette époque, il augmente presque en proportion géométrique, doublant d'un recensement à l'autre (1).

TABLEAU CIV. — **Augmentation du nombre des étrangers en France.**

NATIONALITÉ des HABITANTS de la France.	1851. (1)	1861. (1)	1866. (1)	1872. (1)	1876. (1)	1881. (2)	1886. (2)
Français nés de parents français.	35.388.814	36.864.673	37.415.283	35.346.695	36.069.524	36.327.154	36.700.342
Français natura-ralisés	13.525	15.259	16.286	15.303	34.510	77.046	103.886
Total des Français...........	35.402.339	36 879.932	37.431.569	35.362.253	36.104.034	36.404.200	36.804.228
Total des étran-gers	380.831	497.091	635.495	740.668	801.754	1.001.090	1.126.531
Total de la po-pulation.......	35.783.170	37.386.313	38.067.064	36.102.921	36.905.788	37.405.290	37.930.759
Sur 1000 habi-tants, combien d'étrangers....	10.6	13.3	16.7	20.3	21.7	26.7	29.7

(1) Population de droit.
(2) Population de fait. En 1886, le nombre des étrangers domiciliés dans le lieu où on les recensait était de 1.115.214. Le nombre des étrangers de passage, le 30 mai 1886, devait donc être 11.317.

Le tableau CV indique quelles sont les nationalités des étrangers recensés en France.

Il est de règle, en France comme en Suisse, et plus encore qu'en Suisse, que le nombre des hommes étrangers l'emporte sur celui des femmes. Il n'y a que deux exceptions qui concernent les Anglaises et les Allemandes, peut-être à cause du grand nombre d'institutrices de ces deux pays qui viennent en France enseigner leur langue.

Départements habités par les étrangers. — En ce qui concerne les nationaux des pays limitrophes, la règle est très simple et tout à fait analogue à celle que nous avons formulée pour la Suisse : ils sont sur-tout répandus dans les départements limitrophes des frontières de leur pays et spécialement dans ceux de ces départements qui sont industriels. Puis le département où ils sont le plus nombreux est celui de la Seine.

Ainsi les Belges sont répandus dans tous les départements qui bordent leur frontière et spécialement dans le très industrieux Nord (298, 991), où ils forment 18 p. 100 de la population. Ainsi les Allemands sont nombreux dans les départements qui bordent leur frontière et surtout

(1) Il est vrai que la manière de les compter ne paraît pas avoir été toujours la même, sans que les instructions soient d'ailleurs bien explicites sur ce point. En 1866, les femmes mariées étaient comptées d'après leur nationalité d'origine. En 1881 et en 1886 tout au moins, il n'en a pas été ainsi.

en Meurthe-et-Moselle. Ils sont plus nombreux encore à Paris. — Ainsi les Suisses sont nombreux dans le Doubs et en Savoie, mais beaucoup plus nombreux encore à Paris. — Ainsi les Italiens sont nombreux dans les Alpes-Maritimes et surtout à Marseille. — Ainsi les Espagnols sont nombreux dans les Basses-Pyrénées et les Pyrénées-Orientales.

TABLEAU CV. — **Nombre absolu des étrangers recensés en France depuis 1851, classés par nationalités.**

NATIONALITÉS.	1851. (1)	1861. (1)	1866. (1)	1872. (1)	1876. (1)	1881. (2)	1886. (2)
Anglais................	20.357	25.711	29.856	26.003	30.077	37.006	36.134
Allemands............	57.061	84.958	106.606	104.169(3)	59.028	81.986	100.114
Austro-hongrois				5.116	7 498	12.090	11.817
Belges................	128.103	204.739	275.888	347.558	374.498	432.265	482.261
Hollandais et Luxem-bourgeois..........	»	13.143	16.058	17.077	18.099	21.232	37.149
Italiens..............	63.307	76.539	99.624	112.579	165.313	240.733	264.568
Espagnols............	29.736	35.028	32.650	52.954	62.437	73.781	79.550
Portugais............					1.237	852	1.292
Suisses..............	25.485	34.749	42.270	42.834	50.203	66.281	78.584
Russes	9.338	9.291	12.164	9.310	7.992	10.489	11.980
Scandinaves.........	»	789	1.226	1.058	1.622	2.223	2.423
Américains..........	»	5.020	7.223	6.859	9.855	9.816	10.253
Autres nationalités..	45.176	7.124	11.930	5.327	9.353	8.754	7.043
Nationalité inconnue.	2.268			9.824	4.542	3.582	3.363
TOTAUX........	380.831	497.091	635.495	740.668(3)	801.754	1001.090	1126.531

(1) Population de droit.
(2) Population de fait.
(3) Y compris 64.808 Alsaciens-Lorrains n'ayant pas opté. Avant la perte de l'Alsace-Lorraine, on comptait dans cette région 50.000 étrangers, dont 46.000 Allemands.

Les étrangers dont la patrie n'est pas limitrophe de la nôtre sont en bien moindre quantité, et ne sont nombreux qu'à Paris. Les Anglais qu'on ne saurait ranger exactement dans aucune de ces deux catégories, vivent surtout à Paris, dans le Pas-de-Calais, dans l'Ille-et-Vilaine (Dinan et environs) et dans les Alpes-Maritimes (Nice, etc.).

Nous n'avons pas sur les étrangers qui vivent en France tous les renseignements que nous avons sur les étrangers qui vivent en Suisse. Nous ne savons ni à quelles catégories d'âge, ni à quel état civil ils appartiennent. Cependant il est certain que (excepté les Anglais, les Américains et une partie notable des Russes), ce n'est pas pour leur plaisir qu'ils viennent en France; c'est pour y gagner de l'argent. Les étrangers qui vivent en France sont dans les mêmes conditions que ceux qui vivent en Suisse.

III. **Migration d'un continent dans un autre.** — La colonisation par les races européennes des continents livrés jusqu'à ce jour à la sauvagerie, est le phénomène social le plus important du XIXᵉ siècle. Le tableau CVI indique dans quelles proportions les différentes nations y participent. La France malheureusement ne prend presque aucune part à ce grand mouvement civilisateur qui pousse les nations européennes vers des pays nouveaux et déserts. Depuis quelques années, notre pays a pourtant conquis un vaste domaine colonial. Espérons qu'il saura en tirer gloire et profit.

Le pays européen qui fournit le plus d'émigrants est, comme on le voit, la Grande-Bretagne, qui importe sa langue, sa civilisation et son commerce dans toutes les parties de la terre. Après la Grande-Bretagne, vient l'Allemagne, dont les innombrables émigrants vont presque tous aux États-Unis, et y oublient promptement leur patrie d'origine. Depuis peu d'années, les Scandinaves émigrent en masse aux États-Unis. L'Italie fournit un nombre d'émigrants ordinairement inférieur aux trois régions que je viens de citer. Les autres pays fournissent peu d'émigrants.

Nous étudierons d'abord les statistiques des pays d'émigration, dans l'ordre où nous venons de les énumérer. Puis, nous analyserons les statistiques des pays d'immigration.

TABLEAU CVI. — **Tableau résumé de l'émigration des principaux pays de l'Europe.**

Nombre d'émigrants partis pour un autre continent de chacun des pays ci-dessous désignés.

ANNÉES.	GRANDE-BRETAGNE ET IRLANDE.				ALLEMAGNE (1).	ITALIE.	SUISSE.	SUÈDE.	NORVÈGE.	DANEMARK.	PORTUGAL.
	ANGLETERRE ET GALLES.	ÉCOSSE.	IRLANDE.	TOTAL.							
1870.......	105.293	22.935	74.283	202.511	»	»	3.494	15.568	14.838	3.525	»
1871.......	102.452	19.232	71.067	192.751	75.912	»	3.852	13.186	12.276	3.906	»
1872.......	118.190	19.511	72.763	210.494	125.650	»	4.899	11.968	13.865	6.893	17.281
1873.......	123.343	21.310	83.692	228.345	103.638	»	4.957	9.612	10.362	7.200	19.280
1874.......	116.490	20.286	60.496	197.272	45.112	»	2.672	3.569	4.601	3.322	14.835
1875.......	84.540	14.686	41.449	140.675	30.773	»	1.772	3.689	4.048	2.088	15.410
1876.......	73.396	10.097	25.976	109.469	28.368	22.392	1.741	3.786	4.355	1.581	11.035
1877.......	63.711	8.653	22.831	95.195	21.964	22.698	1.691	2.997	3.206	1.877	11.057
1878.......	72.323	11.087	29.492	112.902	24.217	23.901	2.608	4.400	4.863	2.972	9.926
1879.......	104.275	18.703	41.296	164.274	33.327	39.827	4.288	12.866	7.608	3.068	13.208
1880.......	111.845	22.056	93.641	227.542	106.190	35.677	7.255	36.398	20.212	5.658	12.597
1881.......	139.976	26.826	76.200	243.002	210.547	43.725	10.935	40.762	25.976	7.985	14.637
1882.......	162.992	32.242	84.132	279.366	193.869	67.632	10.896	44.585	28.804	11.614	18.272
1883.......	183.236	31.139	105.743	320.118	166.119	70.436	12.776	25.911	22.167	8.375	19.251
1884.......	147.660	21.953	72.566	242.179	143.586	59.459	8.075	17.895	14.776	6.307	17.518
1885.......	126.260	21.367	60.017	207.644	103.642	78.961	6.928	18.466	13.981	4.346	»
1886.......	146.301	25.323	61.276	232.900	76.687	87.423	5.803	»	15.158	6.264	»

(1) Les nombres marqués dans cette colonne ne font connaître que les Allemands partis des ports de Hambourg, Brême, Stettin et Anvers. En outre, le port du Havre en a expédié directement :

En 1871........	287	En 1875........	1.489	En 1879........	2.485	En 1883........	7.455
1872........	2.593	1876........	1.258	1880........	10.757	1884........	5.393
1873........	6.776	1877........	939	1881........	10.251	1885........	2.790
1874........	2.511	1878........	1.399	1882........	9.590	1886........	3.032

En 1885 et 1886, il en est parti 6.781 par Amsterdam.

Émigration britannique. — La statistique de l'émigration existe en Angleterre depuis 1815, mais c'est à partir de 1853 seulement que la nationalité des émigrants a été relevée.

TABLEAU CVII. — **Nombre des émigrants partis des ports du Royaume-Uni pour les pays d'outre-mer.**

ANNÉES.	NOMBRE D'ÉMIGRANTS de toute nationalité.	ANNÉES.	NOMBRE D'ÉMIGRANTS de toute nationalité.	ANNÉES.	NOMBRE D'ÉMIGRANTS de toute nationalité.
1815........	2.081	1828........	26.092	1841.........	118.592
1816........	12.510	1829........	31.198	1842.........	128.344
1817........	20.634	1830........	56.907	1843.........	57.212
1818........	27.787	1831........	83.160	1844.........	70.686
1819........	34.787	1832........	103.140	1845.........	93.501
1820........	25.729	1833........	62.527	1846.........	129.851
1821........	18.617	1834........	76.222	1847.........	258.270
1822........	21.304	1835........	44.478	1848.........	248.089
1823........	17.093	1836........	75.417	1849.........	299.498
1824........	14.805	1837........	72.034	1850.........	280.849
1825.......	14.891	1838........	33.222	1851.........	335.966
1826........	20.900	1839........	62.207	1852.........	368.764
1827........	28.003	1840........	90.743		

On peut diviser d'après les tableaux CVII et CVIII, l'histoire de l'émigration anglaise en trois périodes :

1° De 1815-1829. { Émigration très faible, à peine supérieure à celle de la France à notre époque.

2° De 1830-1846. { L'émigration double brusquement en 1840, puis elle augmente progressivement d'année en année.

3° De 1847-1886. { L'émigration triple en trois ans, et, depuis cette époque, elle varie d'une année à l'autre, mais avec une tendance constante à augmenter.

Chacune de ces trois périodes s'explique naturellement. Dans les années qui ont suivi 1815, l'Angleterre, jouissant enfin de la paix, avait à réparer les maux de la guerre ; le travail ne chômait pas, et l'on ne songeait guère à aller chercher fortune au loin. En 1830 et années suivantes, sévit la rivalité douloureuse des machines et de la main-d'œuvre ; en France, la misère qui en résulte se traduit par une série d'émeutes sans objet ; en Angleterre, elle a pour résultat d'augmenter l'émigration et de peupler les colonies anglaises. Enfin en 1846 et années suivantes, la maladie de la pomme de terre détermine un grand nombre d'Irlandais à s'expatrier. Les émigrants, lorsqu'ils ont réussi dans leur nouvelle patrie, en ont appelé d'autres, et c'est ainsi que la Grande-Bretagne et spécialement l'Irlande sont devenus les pays les plus migrateurs de la terre. Chacun des malheurs dont ces pays ont été frappés a été aussitôt suivi d'un accroissement de l'émigration. Cependant M. de Bismarck prétend que l'émigration est un signe de bien-être ; il n'y a pas un de nos tableaux qui ne proteste contre cette opinion.

TABLEAU CVIII. — **Nombre des émigrants partis des ports du Royaume-Uni pour les pays d'outre-mer** (*Suite*).

ANNÉES.	NOMBRE D'ÉMIGRANTS			NOMBRE TOTAL des émigrants.	POUR 1000 HABIT. RECENSÉS combien d'émigrants britanniques.
	BRITANNIQUES.	ÉTRANGERS.	DE NATIONALITÉ INCONNUE.		
1	2	3	4	5	6
1853...............	278.129	31.459	20.349	329.937	101
1854...............	267.047	37.704	18.678	323.429	97
1855...............	150.023	10.554	16.230	176.807	54
1856...............	148.284	9.474	18.796	176.554	53
1857...............	181.051	12.624	19.200	212.875	64
1858...............	95 067	4.560	14.345	113.972	33
1859...............	97.093	4.442	18.897	120.432	34
1860...............	95 989	4.536	27.944	128.469	33
1861...............	65.197	3.619	22.954	91.770	22
1862...............	97.763	3.311	20.140	121.214	33
1863...............	192.864	7.833	23.061	223.758	65
1864...............	187.081	16.942	4.877	208.900	63
1865...............	174.891	28.619	6.291	209.801	58
1866...............	170.053	26.691	8.138	204.882	56
1867...............	156.982	31.193	7.778	195.953	52
1868...............	138.187	51.956	6.182	196.325	45
1869...............	186.300	65.752	5.975	258.027	60
1870...............	202.511	48.396	6.033	256.940	65
1871...............	192.751	53.246	6.438	252.435	61
1872...............	210.494	79.023	5.696	295.213	66
1873...............	228.345	72.198	10.069	310.612	71
1874...............	197.272	38.465	5.277	241.014	61
1875...............	140.675	31.347	1.787	173.809	43
1876...............	109.469	25.584	3.169	138 222	33
1877...............	95.195	21.289	3.487	119.971	38
1878...............	112.902	31.697	3.064	147.663	33
1879...............	164.274	49.480	3.409	217.163	48
1880...............	227.542	100.369	4.383	332.294	66
1881...............	243.002	144.381	5.131	392.514	70
1882	279.?66	130.029	3.893	413.288	79
1883...............	320.118	73.260	3.779	397.157	90
1884...............	242.179	57.733	3.989	303.901	67
1885...............	207.644	53.783	2.958	264.385	57
1886...............	282.900	94.370	3.531	330.801	63

Les trois royaumes participent très inégalement à l'émigration britannique.

TABLEAU CIX. — **Pays d'origine des émigrants britanniques.**

PÉRIODES D'OBSERVATION.	NOMBRE ABSOLU TOTAL DES ÉMIGRANTS dans l'ensemble de chaque période.			SUR 1000 HABITANTS RECENSÉS EN CHAQUE ROYAUME combien d'émigrants en un an.		
	ANGLAIS ET GALLOIS.	ÉCOSSAIS.	IRLANDAIS.	ANGLETERRE ET GALLES.	ÉCOSSE.	IRLANDE.
1853-55 (3 ans)...	211.013	62.514	421.672	3.9	7.2	21.4
1856-60 (5 ans)...	243.409	59.016	315.059	2.6	4.0	10.2
1861-65 — ...	236.838	62.461	418.497	2.3	4.0	14.5
1866-70 — ...	308.327	85.621	400.085	3.6	5.4	14.3
1871-75 — ...	545.015	95.055	329.467	4.8	5.7	12.2
1876-80 — ...	325.550	70.596	213.236	3.4	3.9	8.1
1881-85 — ...	760.124	133.527	398.658	5.7	7.0	15.8
1886 (1 an)......	146.301	25.323	61.276	5.2	6.4	12.5

L'émigration irlandaise n'était que de 22 831 en 1877 ; dès que recommencent les troubles qui désolent cette île malheureuse, l'émigration augmente ; elle double en 1879 (41 296), quadruple l'année suivante (93 641) et se maintient ensuite à ce chiffre élevé.

L'émigration allemande varie beaucoup d'une année à l'autre. Jamais elle n'a été si élevée que depuis que l'Allemagne s'est transformée en une vaste caserne.

Tableau CX. — **Nombre des émigrants partis des ports de Hambourg et de Brême.**

ANNÉES.	NOMBRE total des émigrants de toute nationalité.	Parmi LES ÉMIGRANTS de la col. 2, étaient étrangers à l'Allemagne (Hambourg et Brême seulem.).	ANNÉES.	NOMBRE TOTAL des émigrants de toute nationalité (y compris ceux du port de Stettin à partir de 1874).	Parmi LES ÉMIGRANTS de la col. 2 étaient étrangers à l'Allemagne (Hambourg et Brême seulem.).
1	2	3	1	2	3
1847	41.310	?	1867	116.860	28.135
1848	36.532	?	1868	116.483	20.458
1849	34.249	?	1869	110.813	22.284
1850	33.206	?	1870	79.337	20.237
1851	49.772	558	1871	102.740	26 828
1852	87.586	5.125	1872	154.824	30.290
1853	87.591	6.237	1873	132.417	32.377
1854	127.694	11.504	1874	75.680	32.144
1855	50.202	4.961	1875	56.581	27.874
1856	62.720	4.007	1876	50.600	26.720
1857	81.014	5.087	1877	41 824	21.696
1858	42.976	4.538	1878	46.371	23.130
1859	35.253	3.539	1879	51.763	22.525
1860	46.511	4.375	1880	149.769	54.803
1861	30.939	3.577	1881	247.332	62.963
1862	35.264	6.486	1882	231.943	62.138
1863	42.856	6.773	1883	201.314	57.355
1864	52.756	4.954	1884	195.497	68.963
1865	87.549	9.901	1885	155.147	65.713
1866	106.657	22.254	1886	166.474	99 504

Émigration autrichienne. — Presque tous les émigrants autrichiens se dirigent sur les États-Unis (2 ou 300, quelquefois un millier au Brésil, et des chiffres insignifiants dans les autres pays d'outre mer). Le tableau CXI fait connaître le nombre des émigrants autrichiens d'après la statistique des ports de Brême et Hambourg et d'après celle des États-Unis. Ces deux statistiques donnent des résultats assez comparables.

En Autriche comme en Hongrie, l'émigration a pris un développement considérable depuis 1880, c'est-à-dire depuis la crise industrielle qu'imposent à l'Europe les dépenses militaires. M. de Bismarck y voit sans doute un signe de bien-être.

Émigration suédoise. — De 1851 à 1865, elle était très faible, atteignant rarement 3 000 et ne dépassant jamais 5 000. A ce moment survinrent quatre années de très mauvaises récoltes et presque de famine ; l'émigration monte aussitôt et s'élève en 1868 à 27 024, en 1869 à 39 064. Elle fut un peu moindre pendant les années suivantes, mais l'habitude de l'émigration (et notamment celle de l'émigration aux États-Unis) était prise et se conserva. La crise commerciale de 1880 et années suivantes lui donna un nouvel essor. Est-ce l'excès du bien-être en 1868 qui a déterminé ce mouvement migratoire ?

TABLEAU CXI. — **Nombre d'émigrants autrichiens partis pour les États-Unis.**

ANNÉES.	AUTRICHIENS.		HONGROIS	
	D'après les ports de Brême et Hambourg.	D'après la statistique des Etats-Unis.	D'après les ports de Brême et Hambourg.	D'après la statistique des Etats-Unis.
1871	9.172	4.770	292	119
1872	8.614	5.100	590	1.033
1873	9.224	6.943	960	892
1874	8.564	6.891	907	852
1875	6.419	6.039	1.036	747
1876	6.175	6.047	608	475
1877	4.717	4.376	628	540
1878	4.604	4.881	797	632
1879	6.265	6.259	1.751	1.518
1880	19 780	18.252	8.754	6.668
1881	23.917	21.437	11.247	6.756
1882	17.180	18.315	17.472	11.602
1883	18.460	17.928	14.801	12.308
1884	20.049	20.688	13.131	10.708
1885	15.698	16.456	12.310	9 181
1886	18.486	22.006	25.088	18.110

Émigration norvégienne. — Les mêmes remarques s'appliquent à la Norvège. Les Norvégiens ont toujours été plus migrateurs que les Suédois. Avant 1866, leur émigration ne dépassait pourtant guère le chiffre annuel de 3 ou 4 000. En 1866, la famine pousse 16 105 Norvégiens hors de leur pays ; ce chiffre monte jusqu'à 18 762 en 1869 et ne diminue que lentement pendant les années suivantes. La crise de 1880 lui donne un nouveau regain.

Émigration italienne. — De tous les pays de l'univers celui où les Italiens vont se fixer le plus volontiers est la France ; ceux qui traversent les mers vont plus volontiers à la Plata qu'aux États-Unis.

IV. **Pays d'immigration.** — *États-Unis.* — Le tableau CXII montre de quels éléments ethniques se composera la future race des États-Unis. La race britannique et plus spécialement la race irlandaise y contribue pour plus de moitié ; le reste de l'Europe y prend une part presque égale ; mais sa participation sera vite oubliée, puisque c'est la

TABLEAU CXII. — **Nombre des émigrants débarqués aux États-Unis, de 1821 à 1880, dans l'ensemble de chaque période décennale.**

PROVENANCE DES ÉMIGRANTS.	1821-30.	1831-40.	1841-50.	1851-60.	1861-70.	1874-80.
Angleterre	14.055	7.611	32.092	247.125	251.288	440.961
Irlande	50.724	207.381	780.719	914.119	456.593	444.589
Ecosse	2.912	2.667	3.712	38.331	44.681	88.926
Galles	170	185	1.261	6.319	4.642	6.779
Grande-Bretagne (sans indication plus précise)	7.942	65.347	229.979	132.199	349.766	7.908
Total des Iles Britanniques	75.803	283.191	1.047.763	1.338.093	1.106.970	989.163
Autriche et Hongrie	»	»	»	»	9.886	83.033
Belgique	27	22	5.074	4.738	7.416	7.278
Danemark	169	1.063	539	3.749	17.885	34.577
France	8.497	45.575	77.262	76.358	37.749	73.301
Allemagne	6.761	152.454	434.626	951.667	822.007	757.698
Italie	408	2.253	1.870	9.231	12.982	60.830
Pays-Bas	1.078	1.412	8.251	10.789	9.539	17.236
Norvège et Suède	91	1.201	13.903	20.931	117.798	226.488
Russie et Pologne	91	646	656	1.621	5.047	54.606
Espagne et Portugal	2.622	2.954	2.759	10.353	9.047	9.767
Suisse	3.226	4.821	4.644	25.011	23.839	31.722
Autres pays européens	43	96	155	116	234	1.265
Total de l'Europe (moins la Grande-Bretagne)	23.013	212.497	549.739	1.114.564	1.073.429	1.357.801
TOTAL DE L'EUROPE	98.816	495.688	1.597.502	2.452.657	2.180.399	2.346.964
Chine	2	8	35	41.397	68.059	122.436
Autres pays de l'Asie	8	40	47	61	385	632
TOTAL DE L'ASIE	10	48	82	41.458	68.444	123.068
TOTAL DE L'AFRIQUE	16	52	55	210	324	221
Possessions britanniques de l'Amérique du Nord	2.277	13.624	41.723	59.309	184.713	430.210
Mexique	4.817	6.599	3.271	3.078	2.386	5.164
Amérique centrale	105	44	368	449	96	229
Amérique du Sud	531	856	3.579	1.224	1.443	1.152
Indes occidentales	3.834	12.301	13.528	10.660	9.698	14.461
TOTAL DE L'AMÉRIQUE	11.564	33.424	62.469	74.720	198.336	451.216
Iles de l'Atlantique	352	103	337	3.090	3.778	10.121
Iles du Pacifique	2	9	29	158	235	11.421
De tout autre pays	32.679	69.801	52.777	25.921	15.236	1.684
Total	33.033	69.913	53.143	29.169	19.249	23.226
TOTAL DES ÉMIGRANTS	143.439	599.125	1.713.251	2.598.214	2.466.752	2.944.695

langue anglaise et les mœurs anglaises qui deviendront et resteront celles de l'Amérique.

L'immigration aux États-Unis n'a jamais cessé de se développer. Plus cet immense pays se peuple, plus il attire de nouveaux immigrants. On voit par notre tableau qu'il en a été ainsi jusqu'en 1880, et nous avons vu plus haut que depuis cette date les catastrophes militaires dont l'Allemagne menace l'Europe ont donné à l'émigration une nouvelle impulsion.

Australie, Tasmanie, Nouvelle-Zélande. — Notre tableau CXIII montre quelle a été l'immigration dans ces colonies depuis qu'elles ont commencé à être exploitées. Les Anglais sont presque seuls à les coloniser les Allemands et les Suisses ne leur donnent qu'un appoint insignifiant.

TABLEAU CXII. — **Immigrants arrivés en Australie, Tasmanie et Nouvelle-Zélande.**

ANNÉES.	IMMIGRANTS venus des Iles Britanniques.	ANNÉES.	IMMIGRANTS venus des Iles Britanniques.	IMMIGRANTS venus d'Allemagne (ports de Hambourg et de Brême).	ANNÉES.	IMMIGRANTS venus des Iles Britanniques.	IMMIGRANTS venus d'Allemagne (ports de Hambourg et de Brême).	IMMIGRANTS venus de Suisse.
1825....	485	1846. ..	2.347	»	1867....	14.466	144	»
1826....	903	1847....	4.949	888	1868....	12.809	151	22
1827....	715	1848....	23.904	1.651	1869....	14.901	76	65
1828....	1.056	1849....	32.191	1.754	1870....	17.065	1.259	71
1829....	2.016	1850....	16.037	518	1871....	12.227	1.909	109
1830....	1.242	1851....	21.532	788	1872....	15.876	2.485	60
1831....	1.561	1852....	87.881	1.195	1873....	26.428	2.572	121
1832....	3.733	1853....	61.401	1.865	1874....	53.958	2.103	49
1833....	4.093	1854....	83.237	4.907	1875....	35.525	1.989	74
1834....	2.800	1855....	52.309	3.119	1876....	33.191	1.907	146
1835....	1.860	1856....	44.584	1.891	1877....	31.071	1.541	144
1836....	3.124	1857....	61.248	2.179	1878....	37.214	2.609	117
1837....	5 054	1858....	39.295	1.650	1879...	42.178	308	75
1838....	14.021	1859....	31.013	1.060	1880....	25.438	149	53
1839....	15.786	1860....	24.302	440	1881....	24.093	816	28
1840....	15.850	1861....	23.738	766	1882....	38.604	1.385	11
1841....	32.625	1862....	41.843	938	1883....	73.017	2.291	20
1842....	8.534	1863....	53.054	2.566	1884....	45.944	810	48
1843....	3.478	1864....	40.942	650	1885....	40.689	751	21
1844....	2.229	1865....	37.283	2.834	1886....,	44.055	748	16
1845....	830	1866....	24.097	573				

La Plata. — Une grande partie des immigrants sont Italiens ; les autres, Espagnols ou Français. Le tableau CXIV indique la nationalité des colons débarqués pendant la période 1881-85 :

Malgré leur très grand nombre, les Italiens qui s'installent à la Plata ne tardent pas à apprendre la langue espagnole et à oublier leur première patrie. Telle est la force des droits du premier occupant.

Tableau CXIV. — **Immigrants arrivés dans la République argentine.**

ANNÉES.	IMMIGRANTS	ANNÉES.	IMMIGRANTS	ANNÉES.	IMMIGRANTS
1857	4.951	1867	17.046	1877	36.325
1858	4.658	1868	29.234	1878	42.958
1859	4.735	1869	37.934	1879	55.155
1860	5.656	1870	39.967	1880	41.651
1861	6.301	1871	20.930	1881	47.484
1862	6.716	1872	37.037	1882	51.503
1863	10.408	1873	76.332	1883	63.243
1864	11.682	1874	68.277	1884	77.805
1865	11.767	1875	42.066	1885	108.722
1866	13.696	1876	30.965	1886	93.116

Tableau CXV. — *Nombre d'émigrants débarqués dans la République argentine pendant l'ensemble de la période 1881-1885.*

Italiens	182.620
Espagnols	22.673
Français	20.763
Anglais	4.991
Suisses	5.284
Allemands	6.920
Portugais	872
Autrichiens	5.530
Belges	1.854
Autre nationalité	4.178
Émigrants venus d'outre-mer	255.185
Émigrants venus de Montévidéo	93 572
Total général	348.757

ARTICLE III. — STATISTIQUE MORALE.

Nous sommes obligé de passer presque sous silence deux des chapitres les plus importants de la démographie : la statistique du degré d'aisance domestique (emploi des revenus, logement, vêtement, alimentation, excitants modernes tels que alcool, thé, café, tabac, etc.) et la statistique intellectuelle et morale (religion, instruction publique, la tendance au crime, au suicide, au divorce).

I. **Degré d'aisance.** — Les éléments d'une statistique du bien-être domestique manquent dans un grand nombre de pays et notamment en France, et il faudrait de longues explications pour l'étudier avec quelque soin. Quant à la statistique morale, plusieurs de ses éléments n'ont avec l'hygiène que des rapports éloignés. Nous nous bornerons à énoncer quelques-unes des conclusions de ces importants chapitres, laissant au lecteur le soin d'en vérifier l'exactitude en recourant à des ouvrages plus spéciaux.

Le bien-être des peuples a une influence considérable sur leur vitalité, sur leur état de salubrité et sur leurs qualités physiques et intellectuelles. On le prouve notamment en comparant les différentes provinces d'un même pays, ou les différents quartiers d'une même ville. On constate la proportion des *riches*, des gens *aisés*, des *pauvres*, et des *indigents* par les statistiques suivantes : dans les pays où existe l'impôt sur le revenu (Prusse, Angleterre, etc.) par la statistique des différentes catégories de revenus. Dans les autres pays par des méthodes détournées : la fréquence des ménages qui ont des domestiques, la fréquence des gens qualifiés *ouvriers* par le recensement, etc. La relation qui existe entre les salaires et le prix des vivres permet d'entrevoir le degré de bien-être de la classe pauvre. D'autres statistiques encore, variables avec les habitudes de chaque contrée, peuvent être utilisées ; telles sont la fréquence des contrats de mariage, la fréquence des enterrements de différentes classes, etc. On constate, notamment à Paris, que la fréquence des maladies épidémiques est plus grande dans les quartiers pauvres que dans les quartiers riches et aisés.

L'emploi des revenus a été étudié par M. Engel au moyen de l'étude patiente des livres de ménage. Il a constaté ainsi que chez le pauvre, 65 pour 100 du revenu est absorbé par l'alimentation, 13 par le vêtement, 16 par le logement, 6 par l'éclairage et le chauffage. Plus le revenu augmente, plus diminue la part proportionnelle affectée à l'alimentation. D'autres auteurs (Ch. Guyot, Foville, Hampke) sont arrivés à des conclusions analogues.

La statistique des habitations, très soignée dans plusieurs pays étrangers et notamment en Allemagne, est rudimentaire en France.

Celle du vêtement n'existe qu'à peine.

La statistique des aliments n'est faite que lorsqu'ils payent impôt. L'octroi de certaines villes fournit donc des renseignements précieux. L'alcool, le thé, le café, le cacao, le sucre, le tabac payant impôt dans presque tous les pays, sont l'objet de statistiques intéressantes mais qui ne sauraient être comparées entre elles sans de nombreuses précautions. Le savant mathématicien O.-J. Broch, ancien ministre de Norvège, dont la science déplore la perte récente, a fait preuve dans cette étude du sens critique d'un statisticien habile. (*Bull. de l'Institut intern. de statistique*).

II. **Religion**. — La religion n'a pas une influence nettement accusée sur les mouvements de population. On remarque pourtant les chiffres toujours favorables qui concernent les israélites. Mais la religion a une influence très grande sur l'instruction, la fréquence du suicide et celle du divorce.

III. **Instruction**. — Le degré d'instruction des peuples s'évalue soit par la proportion des conscrits illettrés, soit par la proportion des époux illettrés, soit par le nombre des écoliers ; les meilleurs renseignements sont ceux que fournissent les recensements par âge. Les pays où l'instruction est le plus répandue sont les pays scandinaves (0, 4 illettré sur 100 conscrits) l'empire allemand (1, 6 illettrés sur 100 conscrits; dans la Pologne prussienne la proportion s'élève à 11), l'Alsace-Lorraine (2,2), la Suisse (2, 8). On peut dire que, dans ces pays, l'instruction est universelle. Elle est très répandue, sans être universelle, en France (15), en Belgique (17), dans les Pays-Bas (11), en Grande-Bretagne. Enfin elle est peu répandue en Autriche (39) en Italie (49), en Hongrie (51) et dans les pays slaves. L'instruction est plus générale dans les pays germaniques que dans les pays celtiques, latins ou slaves, dans les pays protestants que dans les pays catholiques ; dans les colonies européennes que dans les pays de l'ancien continent, etc. Aucune de ces règles générales n'est sans exception. C'est parce que l'instruction est, toutes choses égales d'ailleurs, plus répandue dans les pays riches que dans les pays pauvres que l'on a pu parler de l'influence hygiénique de l'instruction ; l'instruction des parents paraît pourtant avoir une influence sur la mortalité des enfants en très bas âge.

L'instruction ne diminue certainement pas la criminalité, comme on l'a souvent prétendu. Rien de plus illusoire que l'adage « Ouvrez une école, vous fermerez une prison ». Peut-être même est-ce le contraire qui serait le plus vrai.

IV. Criminalité. — M. Bodio, après avoir étudié comment la loi de chaque pays définit chaque espèce de crime, a dressé un tableau comparatif de la criminalité de chaque pays. Ce tableau nous a permis de calculer les chiffres suivants :

Tableau CXVI. — **Pour un million d'habitants de plus de 15 ans, combien d'accusés et de condamnés en un an ?**

PAYS.	HOMICIDES.		COUPS ET BLESSURES.		CRIMES CONTRE LES MŒURS		VOLS DE TOUTE NATURE.	
	JUGÉS.	CONDAMNÉS.	JUGÉS.	CONDAMNÉS.	JUGÉS.	CONDAMNÉS.	JUGÉS.	CONDAMNÉS.
France (1879-83).....	31	21	94	87	160	141	1.676	1.528
Belgique (1876-80)...	32	22	3.198	2.634	253	208	2.148	1.660
Italie (1880-84)......	152	141	3.060	2.288	80	59	3.252	2.444
Espagne (1883-84)...	68	48	338	270	11	6	467	373
Allemagne (1882-83).	21	17	2.415	1.964	266	218	4.075	3.505
Autriche (1877-81)...	»	37	»	3.494	»	141	»	»
Hongrie (1876-80)....	166	116	781	520	197	95	1.432	1.014
Angleterre (1880-84).	18	9	54	45	39	26	3.590	2.608
Ecosse (1880-84).....	17	8	216	183	23	20	4.570	4.236
Irlande (1880-84).....	28	16	150	96	19	13	156	101

Il est très difficile de savoir si la criminalité a augmenté ou diminué. Les chiffres indiquent qu'elle a diminué, mais cela vient de ce que, dans tous les pays, les lois sont interprétées dans un sens moins sévère qu'autrefois ; beaucoup de méfaits, autrefois qualifiés crimes sont *cor-*

rectionnalisés, c'est-à-dire qualifiés délits. Malgré cela, les crimes qui ont le plus de rapport avec la folie (attentat à la pudeur sur les adultes, incendies. etc.) ont incontestablement augmenté de fréquence.

La criminalité est environ deux fois plus forte dans les villes que dans les campagnes.

Chaque genre de crime a sa saison d'élection ; les viols sur adultes et surtout sur enfants, sont plus fréquents en été qu'en hiver, etc. M. Lacassagne a pu établir un calendrier criminel.

La criminalité des hommes est en général sept fois plus forte que celle des femmes : les crimes contre l'enfant et les empoisonnements sont les seuls qui soient plus souvent commis par des femmes que par des hommes.

La criminalité se développe entre 16 et 21 ans, atteint son maximum entre 25 et 30 ans, puis à partir de 40 ans, elle diminue rapidement avec l'âge. Cependant la fréquence des attentats à la pudeur pratiqués sur les enfants augmente de fréquence jusqu'à 50 ans et diminue à peine dans l'extrême vieillesse (Garraud et Bernard, *Arch. d'anthr. crim.*, 1886).

La criminalité des gens mariés est moindre que celle des célibataires et celle des veufs l'emporte même sur celle des célibataires. Cela est vrai quel que soit le genre de crimes que l'on considère (et étant bien entendu qu'on tient compte de l'âge des mariés, des célibataires et des veufs). La criminalité des gens mariés *avec* enfants est moindre que celle des mariés *sans* enfants. Il en est de même pour les veufs. Cet abaissement de la criminalité dans l'état du mariage s'explique principalement par l'influence moralisatrice de la famille ; toutefois, il est possible qu'il soit dû aussi (dans une faible mesure) à ce que les mariés se recrutent parmi les meilleurs et les plus moraux. Il est possible que la criminalité très grande des veufs soit due, en partie, à ce qu'ils se recrutent parmi les pauvres un peu plus que parmi les riches (voy. p. 267).

Il résulte d'une statistique norvégienne que la criminalité des individus nés illégitimes est un peu plus forte que celle des légitimes. Mais la différence est faible et paraît due à ce que les illégitimes sont presque tous pauvres.

La proportion des récidivistes par rapport au total des condamnés va toujours en augmentant. Il était très difficile de constater la récidive jusque dans ces derniers temps, parce qu'il est très difficile de trouver la véritable identité d'un individu qui change de nom. Mon frère Alphonse Bertillon a trouvé la solution du problème en imaginant les signalements anthropométriques, qui peuvent être facilement classés par ordre de grandeur de longueurs osseuses et qui permettent de retrouver en quelques minutes le nom et le dossier de chaque accusé.

V. Suicide. — Les trois pays de l'Europe où les suicides sont le plus fréquents sont la Saxe, le Danemark (qui a eu longtemps le maximum) et la Suisse. Bien loin après ces trois pays, il faut citer les pays allemands, puis la France et la Belgique, la Suède et la Norvège. Parmi les pays où le suicide est rare, se trouvent l'Angleterre (contrairement à un préjugé répandu), puis les pays celtiques (Écosse, Irlande, Galles, Bretagne française), les pays latins (Italie, Espagne), et les pays slaves que nous connaissons.

Si nous étudions avec plus de soin la géographie du suicide, nous verrons apparaître assez nettement l'influence de la race sur la fréquence de cette perversion mentale. L'Autriche cisleithane et la Suisse sont particulièrement propres à cette étude. Plus une province de l'un de ces deux États est allemande, plus elle compte de suicides ; plus elle est italienne ou slave du Sud, et moins elle en compte. Les pays peuplés par des Slaves du Nord (Tchèques, Moraves, Polonais, Ruthènes, etc.) le sont généralement aussi par des Allemands, et le suicide y est assez répandu.

TABLEAU CXVII. — *Pour un million d'habitants, combien de suicides en un an ?*

	Période d'observation.	Suicides annuels pour 1 million d'hab.
France	1878—1882	180
Alsace-Lorraine	1878—1882	.101
Belgique	1878—1882	100
Pays-Bas	1880—1882	45
Italie	1878—1882	45
Espagne	1880—1883	30
Suisse	1878—1882	239
Prusse	1878—1882	166
Saxe	1878—1882	392
Bavière	1878—1882	133
Wurtemberg	1877—1881	189
Bade	1878—1882	198
Autriche cisleithane	1877—1881	163
Hongrie	1877—1881	57
Croatie-Slavonie	1875—1879	36
Finlande	1878—1882	32
Suède	1878—1882	92
Norvège	1878—1882	69
Danemark	1880—1882	251
Angleterre et Galles	1878—1882	75
Écosse	1877—1881	49
Irlande	1878—1882	17

Enfin l'influence ethnique sur la tendance au suicide peut être étudiée en France, où l'on voit les pays celtiques (Bretagne, et à un moindre degré l'Auvergne et la Savoie) présenter des chiffres plus faibles que le midi de la France ; le maximum des suicides se trouve dans les pays industriels du Nord.

Influence de la religion. — Les chiffres de la Suisse, ceux de la Bavière, de la Prusse, etc., montrent que le suicide est beaucoup plus fréquent dans les pays protestants que dans les pays catholiques. D'après Legoyt, 103 suicides par million d'habitants chez les protestants ; 62 chez les catholiques ; 36 chez les orthodoxes grecs, 48 chez les israélites.

TABLEAU CXVIII. — **Sur un million d'habitants, combien de suicides annuels ?**

	France.	Belgique.	Prusse.	Saxe.	Norvège.	Danemark.	Grande-Bretagne.
1816—1820......	»	»	70	»	»	»	»
1821—1825......	»	»	83	»	»	»	»
1826—1830......	54	»	89	»	80	»	»
1831—1835......	64	39	96	»	97	»	»
1836—1840......	76	46	103	158	109	213	»
1841—1845......	85	62	110	198	107	232	»
1846—1850......	97	60	99	199	110	258	»
1851—1855......	100	37	130	248	107	272	»
1856—1860......	110	55	123	245	94	276	»
1861—1865......	124	55	122	264	85	288	66
1866—1870......	135	66	133	297	76	277	67
1871—1875......	150	69	133	299	73	258	68

Influence du temps. — La fréquence du suicide va en augmentant dans tous les pays de la terre, excepté en Norvège (tableau CXVIII).

La Norvège est le seul pays de l'Europe où l'ivrognerie ait diminué ; sans doute la diminution des suicides est liée dans ce pays à la diminution de l'alcoolisme. On a rattaché la diminution des suicides norvégiens à l'augmentation considérable de l'émigration ; mais l'émigration n'a augmenté qu'à partir de 1868 ; il y avait plus de vingt ans déjà que la Norvège se signalait par l'amélioration de son état mental.

Les suicides sont presque deux fois plus fréquents à la ville qu'à la campagne.

TABLEAU CXIX. — **Sur un million d'habitants de chaque catégorie, combien de suicides en un an ?** (SUÈDE, 1861-1875.)

AGES.	HOMMES		FEMMES.		HOMMES en général.	FEMMES en général.	DEUX SEXES.
	NON MARIÉS.	MARIÉS.	NON MARIÉES.	MARIÉES.			
1	2	3	4	5	6	7	8
11 à 15 ans......	6	»	2	»	6	2	4
16 — 25 —	57	105	30	26	57	30	43
26 — 35 —	257	106	42	28	179	42	107
36 — 45 —	670	188	58	42	261	58	155
46 — 55 —	907	241	65	56	289	65	171
56 — 65 —	1.501	263	72	71	322	72	185
66 — 75 —	2.293	208	69	47	283	70	161
76 — ω —	3.333	95	43	76	193	43	100
Tous les âges au-dessus de 10 ans.	167	194	53	45	171	44	105

Les hommes se suicident quatre ou cinq fois plus souvent que les femmes (voir tableau CXIX, col. 6 et 7 ; tableau CXX).

La tendance au suicide va en augmentant constamment avec l'âge. L'influence de l'état civil sur la tendance au suicide est considérable ; elle doit être étudiée âge par âge (voir tableau CXIX) :

L'influence de la présence des enfants sur la tendance au suicide est également considérable.

TABLEAU CXX. — FRANCE (1861-1868). — *Pour un million d'habitants de chaque catégorie, combien de suicides en un an ?*

	Hommes.	Femmes.
Époux sans enfants	470	158
Époux avec enfants	205	45
Veufs sans enfants	1.004	238
Veufs avec enfants	526	104

Les paysans se suicident très rarement (les femmes de cette classe presque autant que les hommes) ; les ouvriers beaucoup plus souvent. Les commerçants, les hommes exerçant des professions libérales, et surtout les militaires, ont une tendance plus grande au suicide.

La statistique des motifs déterminants du suicide, montre que la cause immédiate du suicide (chagrins, remords, amour, etc.) n'est qu'occasionnelle, et par conséquent peu importante.

Il y a plus de suicides en été qu'en hiver ; le lundi et le mardi (jours d'ivresse) que le vendredi et le samedi (jours de paye) ; le matin que dans la journée ou que dans la nuit. Les moyens d'exécution varient avec le pays, le sexe, l'âge, la profession.

VI. **Divorce.** — Nous sommes conduit par l'étude statistique du divorce à le considérer, dans un grand nombre de cas, comme la manifestation d'une déviation de l'esprit. Il existe entre la statistique du divorce et celle de l'alcoolisme, du suicide, etc., des relations étroites qui justifient la place que nous donnons à ce paragraphe dans cet ouvrage.

Fréquence du divorce dans les différents pays de l'Europe. — Elle est indiquée par le tableau CXXI.

La fréquence des divorces est gouvernée par la loi suivante, qui est très singulière et qui ne souffre aucune exception : *Dans toutes les conditions où le suicide est fréquent, le divorce est fréquent. Dans toutes les conditions où le suicide est rare, le divorce est rare.* Cela vient, à notre avis, de ce que le suicide et le divorce proviennent l'un et l'autre d'une déviation de l'esprit.

Aussi presque chacune des règles que nous avons énoncées relativement au suicide trouve une application à la statistique du divorce. Comme le suicide, le divorce est plus fréquent à la ville qu'à la campagne parmi les protestants que parmi les catholiques, parmi les professions libérales et commerçantes que parmi les professions manuelles ou agricoles : sa fréquence augmente avec le temps, etc.

En un mot toutes les circonstances qui favorisent la demi-folie, favorisent à la fois le suicide et le divorce. Quant aux facilités plus ou moins grandes que la loi accorde pour rompre le lien conjugal, elles n'ont sur les divorces et séparations absolument aucune influence.

TABLEAU CXXI. — *En chaque pays, combien de divorces ou de séparations de corps prononcés definitivement?*

I. — PAYS OU LES DIVORCES ET SÉPARATIONS SONT TRÈS RARES.

	En un an, pour 100,000 couples existants.		Pour 1000 mariages célébrés pendant la période observée.	
	Col. *a*.		Col *b*.	
Norvège	(1875-1880)	2.5	(1875-1880)	0.54
Finlande	(1875-1879)	16	(1875-1879)	3 9
Russie	»	»	(1871-1877)	1.6
Angleterre et Galles	(1871-1879)	6	(1871-1879)	1.3
Écosse	(1871-1881)	10	(1871-1881)	2.1
Italie	(1871-1873)	13	(1871-1873)	3.05

II. — PAYS OU LES DIVORCES ET LES SÉPARATIONS ONT UNE FRÉQUENCE MOYENNE.

Suède	(1871-1880)	27	(1871-1880)	6.4
France	(1871-1880)	30.4	(1871-1879)	7.5
Alsace-Lorraine	(1874-1880)	25	(1874-1880)	6.1
Belgique	(1871-1880)	23	(1871-1880)	5.1
Pays-Bas	(1871-1880)	28	(1871-1880)	6.0
Bade	(1874-1879)	32	(1874-1879)	6.5
Wurtemberg	(1876-1878)	38	(1876-1878)	8.4
Bavière	»	»	(1881)	5.0
Prusse (1)	»	»	»	»
Hongrie et Transylvanie	(1876-1880)	36.3	(1876-1880)	7.7
Roumanie	»	»	(1871-1880)	10.6

III. — PAYS OU LES DIVORCES ET SÉPARATIONS SONT EXCEPTIONNELLEMENT FRÉQUENTS.

Danemark	(1871-1880)	174	(1871-1880)	38.0
Suisse	(1876-1880)	262	(1876-1880)	47.8
Saxe royale	(1875-1878)	145	(1875-1878)	26.9
Thuringe	»	»	(1871-1878)	15.7
Massachusetts	»	»	(1871-1878)	34.7

La place me manque pour démontrer les règles que je viens d'indiquer (2). Elles expliquent pourquoi, dans tous les pays, la fréquence du divorce (ou de la séparation de corps) est en relation directe avec la fréquence du suicide. Le lecteur s'en apercevra en comparant notre tableau CXVII avec notre tableau CXXI. La composition des différentes provinces d'un même pays est plus frappante encore; le tableau CXXII compare la fréquence du suicide et celle du divorce dans les différents cantons suisses (si dissemblables entre eux par la race, la religion, les professions, les langues parlées; la loi relative au divorce est fédérale et par conséquent uniforme dans toute la Suisse).

(1) La statistique prussienne ne publie pas le nombre des divorces. Quelques chiffres épars suffisent à montrer que les divorces en Prusse, sans être très nombreux, le sont un peu plus que ne le sont les séparations en France.

(2) Voir sur ce point : *Étude démographique du divorce et de la séparation de corps dans les différents pays de l'Europe* par Jacques Bertillon, et *Journal de la Société de statistique*, 1884.

TABLEAU CXXII. — **Pour 1000 mariages célébrés, combien de divorces définitivement prononcés.**

(SUISSE, 1876-1880)

CANTONS.	SUR 100 HABIT. combien parlent allemand (les autres français ou italien) (1880).	SUR 100 HABIT. combien de protestants (les autres catholiques) (1880).	POUR 1000 MARIAGES combien de divorces définitifs ?	Pour 100,000 habit. combien de suicides annuels en chaque canton (1876-1881).
	1	2	3	4
I. — CANTONS CATHOLIQUES.				
Cantons français.				
Fribourg.................	31	16	15.9	119
Valais...................	32	1	4.0	47
Canton italien.				
Tessin...................	0.8	0.3	7.6	57
Cantons allemands.				
Lucerne..................	99.5	4	13.0	100
Uri......................	76	2	0.0	60
Schwytz..................	97	2	5.6	70
Unterwalden-le-Haut......	99	2	4.9	29
Unterwalden-le-Bas.......	99	0.8	5.2	1
Zug.....................	98	5	14.8	87
Soleure..................	99	21	37.7	205
Appenzell intérieur......	99.6	4	18.9	158
II. — CANTONS PROTESTANTS.				
Cantons français.				
Vaud....................	9	92	43.5	352
Neuchâtel...............	21	88	42.4	560
Cantons allemands.				
Berne...................	85	87	47.2	229
Zurich..................	99	89	80.0	288
Glaris..................	99	79	83.1	127
Bâle-Ville..............	96	68	34.5	323
Bâle-Campagne...........	99	79	33.0	288
Schaffhouse.............	99	88	106.0	602
Appenzell extérieur.....	100	93	100.7	213
Thurgovie...............	99	72	77.7	281
III. — CANTONS MIXTES (quant à la religion).				
Genève..................	11	48	70.5	360
Grisons.................	46	56	30.9	116
Argovie.................	99	54	40.0	195
Saint-Gall..............	99	40	57.6	179

On voit les différences profondes qui séparent les cantons catholiques et les cantons protestants. Chez les protestants le divorce et le suicide sont beaucoup plus fréquents ; toujours la fréquence de ces deux déviations de l'esprit marchent ensemble.

RÉSUMÉ.

Après avoir indiqué les principaux chapitres dont se composerait un traité de démographie complet (p. 119-125), nous avons fait connaître la population de la Terre (p. 125) et celle des États européens (p. 129-134). Nous avons dû constater, d'après les chiffres de M. Levasseur, que la puissance numérique du peuple français diminue depuis deux siècles par rapport à l'ensemble de la population des grandes puissances politiques (p. 134).

Lois générales de l'accroissement des populations. — La population tend à se proportionner aux substances disponibles (p. 130 et surtout p. 138 à 148). Les vides qu'une grave calamité publique produit dans une population peuvent diminuer le nombre des naissances à la fin des périodes trentenaires qui suivent cette calamité (p. 149). En général, un pays qui a une forte mortalité a aussi une forte nuptialité et une forte natalité, et inversement (p. 153). Généralement il y a un peu plus d'hommes que de femmes (p. 156). La France est le pays qui contient le moins d'enfants et le plus de vieillards (p. 159) la proportion des mariés y est élevée (p. 161).

Nuptialité (p. 163). — Nous l'avons comparée dans différents pays (p. 165), à différentes époques (p. 142 et p. 154), à différents âges (p. 169). La statistique des mariages consanguins nous laisse sceptique sur leur mauvaise influence (p. 172). La nuptialité des veufs et celle des divorcés l'emporte sur celle des veufs. Le second mariage ne tarde guère. Règles analogues pour les femmes (p. 174).

Natalité (p. 177). — Nous avons étudié la natalité légitime et la natalité illégitime dans différents pays (p. 178), à différentes époques (p. 142, 154, 183). Nous avons vu à quel âge les femmes ont le plus d'enfants légitimes et illégitimes (p. 186) et combien elles en ont (p. 187). Si la natalité baisse en France, ce n'est pas qu'il y ait plus de ménages stériles qu'en 1856 (p. 189). Il naît 105 ou 106 garçons pour 100 filles. Les garçons sont plus nombreux encore parmi les premiers nés (p. 197) dans les premières années du mariage (p. 199) lorsque le père est jeune (p. 198). Ce rapport varie avec la classe sociale des parents (p. 201).

Environ un tiers des enfants nés illégitimes sont ensuite légitimés en France et en Belgique. Cette proportion tend à augmenter; un tiers des légitimations se fait dans la première année de la vie (p. 203-215).

La *gémellité* (p. 215) est un caractère ethnique d'une invariable constance. Les grossesses doubles unisexuées sont plus fréquentes que les bisexuées (p. 217). La mortinatalité des jumeaux issus de grossesses unisexuées est plus grande que celle des jumeaux issus de grossesses bisexuées (p. 220).

Mortinatalité. — Elle a été étudiée dans chaque pays (p. 224). Elle augmente avec l'âge de la mère (p. 226). Elle est toujours plus forte parmi les illégitimes que parmi les légitimes (p. 226), surtout en France (p. 227); on doit attribuer ce résultat à la misère des filles-mères plutôt qu'à des crimes (p. 228). Nous avons étudié la mortinatalité selon l'âge des fœtus (p. 228). La mortinatalité des garçons est très supérieure à celle des filles.

Mortalité (p. 231). — Les méthodes à suivre pour la calculer ont été passées en revue. Elle doit être calculée âge par âge. Nous l'avons étudiée dans chaque pays (p. 246) par groupes d'âges. La mortalité des petits enfants est au maximum au moment de leur naissance et decroît rapidement ensuite (p. 254-257). L'influence funeste de l'alimentation artificielle dépasse tout ce qu'on pouvait craindre (p. 258).

La mortalité des mariés est plus faible que celle des célibataires, qui est elle-même plus faible que celle des veufs et des divorcés (p. 263). Nous étudions (page 267) la mortalité par profession. La vie normale de l'homme est de 72 à 74 ans (p. 269). La mortalité par causes de décès et par âge est étudiée rapidement (p. 275).

Migration. — Nous étudions les migrations qui se font d'une région dans une autre, dans l'intérieur d'un même pays (p. 277); celles qui se font d'un pays dans un autre dans l'intérieur d'un même continent (p. 281); celles qui se font d'un continent dans un autre (p. 287). Il est faux de dire que l'importance de l'émigration en outre-mer soit un signe de bien-être; c'est le contraire même de le vérité.

Statistique morale (p. 295). — Nous avons passé rapidement en revue la statistique du degré d'aisance; celle des religions (p. 296); celle de l'instruction publique (p. 296); celle de la criminalité (p. 297); celle du suicide (p. 298 et, enfin, celle du divorce (p. 301). Il existe des relations étroites entre ces trois derniers chapitres.

CHAPITRE III

CLIMATOLOGIE

Par MM. A. Le Roy de Méricourt et Eugène Rochard.

Le mot climat (du grec χλίμα, *région*, de χλίνω, *j'incline*) est difficile à définir, parce qu'il n'est pas compris de la même façon par tout le monde. Pour les astronomes, c'est une bande de terre comprise entre deux cercles parallèles à l'équateur. Pour les météorologistes, c'est une zone dont tous les points présentent les mêmes conditions de température. Pour les botanistes et les agriculteurs, le climat est subordonné à la flore ou au genre de culture des différentes contrées. Pour le médecin, c'est tout autre chose.

La compréhension de ce mot est même tellement complexe que tous les auteurs ne sont pas d'accord sur sa signification. — Pour les uns, comme Fonssagrives, Lombard de Genève (1), le climat n'est que la manière d'être habituelle de l'atmosphère d'un pays, sa formule météorologique. L'auteur de l'article CLIMAT du *Dictionnaire encyclopédique* adopte la définition de Humboldt. Pour lui le climat est l'ensemble des variations atmosphériques qui affectent nos organes d'une manière sensible (2).

Pour d'autres, beaucoup plus nombreux, l'étude des climats ne se résume pas dans celle des influences atmosphériques. Le globe et l'air qui l'entoure réagissent perpétuellement l'un sur l'autre et les êtres organisés, placés au point de contact, subissent toutes les conséquences de ce conflit. La configuration du sol, son orientation, les miasmes qui s'en dégagent, la présence des grandes masses d'eau, la direction des courants marins modifient de la manière la plus puissante la tempéra-

---

(1) Lombard de Genève, *Traité de climatologie*. Paris, 1877.
(2) De Humboldt, *Cosmos*. Paris, 1846, t. I, p. 377.

Encyclopédie d'hygiène.

ture, l'état hygrométique et la pureté de l'atmosphère. La climatologie comprend donc à la fois, l'étude de l'air, des eaux et des lieux ainsi que ses applications à l'hygiène et à la pathologie. C'est ainsi qu'Hippocrate l'avait comprise; c'est ainsi que l'ont entendue Virey (1), Foissac (2), et Jules Rochard (3).

Nous adopterons la définition de ce dernier auteur et avec lui nous désignerons sous le nom de *climats : les différentes parties de la surface du globe qui présentent les mêmes conditions physiques et qui réagissent de la même manière sur la santé de leurs habitants.*

La climatologie a été l'objet d'importantes études depuis plusieurs années. De jour en jour, les observations particulières s'amoncellent, les matériaux s'accumulent. Déjà, dans bien des localités du globe, on connaît la marche de la température, le régime des vents, la courbe hygrométrique, la quantité d'électricité contenue dans l'air et le rapport de tous ces éléments avec les conditions sanitaires du pays. Pourtant la climatologie a fait bien peu de progrès et n'est encore que dans l'enfance. Cela tient à l'immense surface du globe comparée à la petite étendue des pays que les hommes ont pu étudier. Il faudra bien des années et une multitude d'observations recueillies sur un très grand nombre de points, pour commencer à établir les rapports qui existent entre la maladie et l'agent climatérique qui a pu la produire. Peut-être même faudra-t-il que la physiologie vienne en aide à la climatologie, pour lui permettre de saisir les transformations qui se passent dans l'organisme sous l'influence de telle ou telle cause. Il y a certainement des relations intimes entre l'état de l'atmosphère et celui de l'individu. Il n'y a personne qui ne soit influencé par ce que le vulgaire appelle *un changement de temps* et personne n'est capable de dire encore quelle est la modification subie par le corps humain et quel est l'agent qui l'a produite. On arrivera certainement un jour à découvrir ces inconnues et à rendre la climatologie une science de plus en plus exacte. Pour le moment, elle a déjà obtenu de grands résultats. Elle commence à être capable de « guider les populations dans ce grand mouvement d'émigration qui commence à peine et qui est la voie de l'avenir; de diriger les gouvernements dans leurs entreprises de colonisation, dans le choix de leurs stations militaires et du siège de leurs comptoirs commerciaux; d'indiquer aux différentes races les pays qu'elles peuvent habiter sans péril et ceux dont elles doivent fuir le séjour; de fixer enfin le cadre nosologique de chaque contrée, de signaler les maladies qui y règnent et les moyens de s'en prémunir (4).

(1) Virey, *Dict. des sciences méd.*, 1813, t. V, p. 330.
(2) Foissac, *De l'influence des climats sur l'homme.* Paris, 1867, t. I, p. 7.
(3) Jules Rochard, article CLIMATS du *Dictionnaire de médecine et de chirurgie pratiques.*
(4) Id., *ibid.*

ARTICLE I. — CLIMATS EN GÉNÉRAL.

§ 1. — Éléments de la climatologie.

La nature d'un climat dépend, comme nous l'avons dit, de l'ensemble des éléments qui proviennent de l'air, des eaux et du sol. L'atmosphère y joue cependant le rôle principal puisque c'est elle qui forme la presque totalité du mélange composé que nous respirons; aussi nous y arrêterons-nous de préférence. Les influences telluriques seront d'ailleurs traitées d'une manière complète lorsqu'il sera question de la pathogénie.

La première des questions et la plus importante est celle qui concerne la *température*.

L'étude des *vents* et de la *lumière* s'y rattache naturellement. Nous ne dirons rien de la *composition chimique* de l'atmosphère, parce que les modifications qu'on y rencontre ont peu d'intérêt au point de vue de l'hygiène et sont plutôt du ressort de la chimie; nous parlerons pourtant des travaux qui ont été faits sur l'*ozone* et des résultats auxquels on est arrivé. Enfin, pour compléter l'étude des éléments qui dépendent de l'air nous exposerons l'influence de l'*électricité* et de la *pression* sur les différences climatériques.

Après la température la condition la plus importante est celle de l'*humidité*. La vapeur d'eau contenue dans l'air provient des pluies qui le traversent, mais surtout des nappes d'eau qui recouvrent le sol et qui donnent naissance aux nuages d'où proviennent les pluies. L'humidité peut donc être considérée comme un élément de la climatologie provenant du sol; ainsi la *pureté de l'air* en dépend également.

Nous pouvons donc diviser les éléments qui composent les climats en deux classes : *1° Ceux qui proviennent de l'atmosphère; 2° ceux qui proviennent du sol* et dresser le tableau suivant :

Éléments des climats :

1° Éléments provenant de l'atmosphère........	Température. Vents. Électricité-ozone. Pression. Lumière.
2° Éléments provenant du sol...............	Humidité. Pureté de l'air.

Les *saisons* qui ne se manifestent que par les changements apportés dans les différents facteurs que nous venons d'énumérer seront étudiées en dernier lieu.

I. **Température.** — La température est le facteur climatérique de beaucoup le plus important. Elle est toujours la même dans l'organisme humain; l'homme, suivant qu'il vit dans les pays froids ou dans les contrées chaudes, est obligé, pour la maintenir telle, d'emprunter à ce qui l'entoure plus ou moins de matériaux susceptibles de produire du calorique. La chaleur en effet est une condition *sine qua non* de l'existence des êtres organisés, c'est en quelque sorte la force qui entretient la vie.

Elle provient de deux sources qui rayonnent en sens inverse : la chaleur centrale de la terre et le soleil. La première peut être considérée comme négligeable; elle a été évaluée par Fourier et de Saussure à un 36e de degré. La seconde verse incessamment des torrents de calorique qui suffiraient pour fondre, en une année, une calotte de glace d'une épaisseur de 30 à 40 mètres (Arago, Pouillet) et, avant de produire ces résultats, les rayons du soleil ont été obligés de traverser les espaces interstellaires, dont la température a été évaluée à 100 ou 150° au-dessous de Zéro.

Mais cette quantité de chaleur qui tombe sur le terre ne se fait pas sentir également sur tous les points du globe, et cela tient à des causes qu'il nous faut maintenant étudier. De Humboldt les avait divisées en causes générales et causes particulières. Les premières sont de beaucoup les plus importantes, et celles dont nous allons nous occuper tout d'abord.

La latitude est le modificateur principal de la chaleur solaire. « L'action du soleil sur une contrée est d'autant plus efficace, que ses rayons lui parviennent moins obliquement. Or ils tombent perpendiculairement sur les régions équatoriales, tandis qu'ils deviennent de plus en plus obliques à mesure que l'on s'approche des pôles qui en sont même privés pendant plusieurs mois. Aussi rencontrons-nous des températures de + 47°, 4 à Esneh dans la Haute-Egypte et de + 48° au Sénégal, tandis que par 83° 20, de latitude nord, les équipages de l'*Alert* et de la *Discovery* ont eu à supporter des froids de — 75°. On voit donc quelles différences considérables dans l'échelle des températures, l'homme peut momentanément supporter, puisque nous trouvons un écart de 123 degrés entre le froid le plus intense et la chaleur la plus élevée, que l'organisme humain ait subi sans mourir. On arrive même à la constatation de températures beaucoup plus fortes, en faisant des expériences avec un thermomètre à boule noircie, placé dans une boîte vitrée, vide d'air et non plus cette fois exposé à l'ombre comme le thermomètre ordinaire, mais mis en plein soleil. Dans l'Inde Sir James, au dire de Parkes, aurait constaté, dans ces conditions, une température de 237° Fahr., soit 92° centigrades (1). On comprend de cette façon les accidents qui peuvent arriver aux gens qui se promènent au soleil avec une coiffure de drap noir pour tout abri, dans un pays comme le Sénégal. Entre ces deux extrêmes représentés par l'équateur et les régions polaires,

____

(1) Parkes, *A manual of practical Hygiene.* London, 1869.

il existe des zones intermédiaires, et la température diminue graduellement à mesure qu'on s'avance vers les pôles.

D'après les observations de Humboldt, c'est entre le 40ᵉ et le 45ᵉ degré, que le décroissement est le plus rapide et cette gradation ne s'effectue pas de la même manière sur les deux continents. Dans l'Europe centrale, la température s'abaisse uniformément d'un demi-degré du thermomètre par chaque degré de latitude, entre les parallèles de 71° et de 38°, tandis que ce décroissement est beaucoup plus rapide et surtout plus variable, sous les mêmes parallèles dans le système de l'Amérique orientale. On n'est même pas d'accord sur la position des pôles de froid. On sait seulement qu'ils ne coïncident pas avec ceux de la terre. On en admet deux dans l'hémisphère nord, l'un situé au nord-ouèst du continent Américain, aux environs du 78ᵉ degré de latitude nord et du 92ᵉ de longitude occidentale, l'autre dans le nord de la Sibérie, aux environs du 80ᵉ de latitude septentrionale et du 118ᵉ de longitude orientale, non loin de l'embouchure de la Lena dans la mer polaire. Quant au pole sud, on n'a aucune donnée positive sur sa situation et sa température. Les observations les plus récentes portent cependant à croire que les terres antarctiques sont moins froides que les régions polaires du nord.

Lignes isothermes. — Cette décroissance périodique de la chaleur à partir de l'équateur jusqu'aux pôles, avait fait penser à de Humboldt, qu'en rejoignant tous les points dont la moyenne annuelle de température est la même, on pourrait arriver à diviser le globe terrestre en tranches régulières et déterminer ainsi *à priori* les conditions de température d'un point donné.

Il accomplit ce travail en 1817, date qui fait époque dans la science météorologique. Il donna le nom d'*isothermes* aux lignes passant par des lieux dont les moyennes annuelles sont les mêmes ; celui d'*isochimènes* à celles qui donnent les moyennes hibernales et d'*isothères* à celles qui retracent les moyennes estivales. Berghaus (1), sous les yeux de l'illustre savant, continua ces grands travaux dans son atlas physique. Dans les mémoires de l'académie des sciences de Berlin, les frères Schlaginweit en Prusse, Lorin Blodget en Amérique, Boudin en France, etc., ont employé la même méthode pour marquer, dans différents pays, la manière dont la chaleur est distribuée. De plus, les travaux incessants qui arrivent chaque jour et qui multiplient les points dont les moyennes de température sont connues, permettent de rectifier constamment les tracés des lignes isothermes.

Malgré cela, ces divisions n'ont pas donné les résultats qu'on en attendait. Leur irrégularité est trop grande et trop variable pour qu'on puisse en tirer une conclusion pratique. C'est ainsi que l'équateur de

(1) L.-H. Berghaus, *Physicalisher atlas Gotha*, 1852.

chaleur (+ 28°), qui est presque complètement dans l'hémisphère nord, pénètre deux fois dans l'hémisphère austral au niveau de la presqu'île de Malacca et dans l'océan pacifique entre les Carolines et les Marquises. Il est même des isothermes qui passent par des localités que séparent jusqu'à 12 ou 13 degrés de latitude.

De plus, en examinant avec soin les climats des points réunis par une même ligne isotherme, on les trouve très dissemblables. L'isotherme de 0°, comme le fait remarquer Lombard, dans sa climatologie, passe à la fois par le cap Nord et par Tara. Au cap Nord, l'hiver ne présente qu'une température moyenne de — 4°,6 et l'été celle de + 6°,4; tandis qu'à Tara, en Sibérie, la température moyenne de l'hiver descend jusqu'à — 20°,8 et celle de l'été monte à + 20°,6. On a donc, avec la même ligne isotherme, d'un côté un climat constant et de l'autre un climat extrême. C'est le défaut des résultats demandés aux moyennes. Mais cependant, comme ces chiffres représentent quelque chose de fixe et de plus certain que les autres éléments qu'on peut invoquer, comme c'est la seule base rationnelle qu'on puisse prendre, on s'est appuyé sur elle pour établir une division des climats. En suivant l'exemple de Jules Rochard, au travail duquel nous ne craindrons pas de faire de larges et de nombreux emprunts, c'est aux lignes isothermes que nous aurons recours, lorsque nous adopterons une classification.

On ne s'est pas borné aux isothermes annuelles, on a créé des isothermes mensuelles qui permettent de juger de la constance d'un climat, comme celui de Menton, par exemple qui pendant les mois de décembre, janvier, février, présente une moyenne de + 9°,5 et qui donnent ainsi des indications aux malades à la recherche d'une température égale. On a aussi créé des mots nouveaux tels qu'*isoères* (ισος, ηρος, printemps) représentant les moyennes vernales semblables et *isométopores* (μετοπωρον automme) représentant les moyennes des températures de l'automne. Toutes ces indications sont beaucoup plus du ressort de la météorologie que de l'hygiène et nous ne pouvons pas nous y arrêter, dans un article comme celui-ci. Nous ne ferons non plus que signaler les variations horaires et nycthémérales de la température. Elles ont cependant une influence marquée sur la génèse et la marche des maladies.

L'*altitude* est, après la latitude, la condition qui exerce le plus d'influence sur les modifications de la température. A mesure qu'on s'élève dans l'atmosphère, la chaleur décroît avec la densité de l'air. Si on fait l'ascension d'une haute montagne, on voit la flore se modifier par tranches successives pour ainsi dire, de telle manière qu'on peut considérer les différents étages des flancs d'une montagne comme une série de climats superposés. Ce décroissement de la température est soumis à des influences très diverses suivant la latitude, l'orientation des sommets, la nature du sol, etc... Aussi ne trouve-t-on pas, dans les observations, une gradation décroissante toujours la même pour le même nombre de mètres parcourus en hauteur.

Pour obtenir l'abaissement d'un degré, il faut s'élever de 141 mètres sur le mont Ventoux, de 149 sur le Righi, de 168 sur le Saint-Gothard, enfin de 188 sur le mont Saint-Bernard. En faisant la moyenne de tous les chiffres obtenus pour les sommets de la zone tempérée, on arrive au chiffre de 170 mètres pour l'abaissement d'un degré. Une ascension de 100 mètres équivaut donc à un déplacement de 1 à 2 degrés vers les pôles.

On s'explique ainsi la présence des neiges éternelles sur certains glaciers. Dans les Alpes, on les rencontre à la hauteur de 2,750 mètres, dans le Caucase, à la hauteur de 3,300 mètres, en Afrique à la hauteur de 4,287 mètres.

Strabon a signalé de la manière la plus positive cette influence de l'altitude. Les anciens la connaissaient; elle est admise par tout le monde, mais il n'est pas facile de l'expliquer. Il est assez surprenant en effet de voir la température s'abaisser en se rapprochant du soleil, source de la chaleur. Cela tient à un grand nombre de causes : à la présence presque constante, dans les hauteurs, de grands vents qui ont pour effet de produire du froid, à la nature du sol dépouillé de toute végétation sur les sommets, ce qui favorise la radiation et principalement à la forme de ces sommets qui, isolés du reste de la masse terrestre, et ayant relativement un petit volume, laissent facilement rayonner la chaleur, sans la conserver et se refroidissent avec la plus grande facilité.

Les *mers* ont une influence considérable sur la marche de la température des continents. Beaucoup plus étendues en surface que la terre (la proportion est de 27 à 10), elles ont pour propriété de garder beaucoup plus longtemps leur chaleur et de suivre avec une extrême lenteur, les variations de l'atmosphère. Aussi leur voisinage a-t-il pour effet, sous toutes les latitudes, d'égaliser la chaleur et d'élever les moyennes annuelles. Il en résulte que la température d'une contrée est d'autant plus uniforme que l'influence de la mer s'y fait plus librement sentir.

La température de ces énormes masses d'eau peut être relativement assez élevée. Sous les tropiques, elle est en moyenne de $+ 20°$ à $+ 22°$ centigrades et peut atteindre $+ 30°$ et $+ 32°$ comme dans l'Océan Pacifique. A 90 mètres de profondeur, dans l'Océan Atlantique, elle n'est plus que de $+ 9°$ mais, comme c'est la surface qui réchauffe l'atmosphère, il n'y a pas à tenir compte de ces températures, pas plus que de celles de $+ 2°,4$ qu'on rencontre par quatre et cinq mille mètres de profondeur et qui sont toujours supérieures aux froids constatés sur la majeure partie des continents pendant l'hiver.

Cette égalité de température est entretenue par le mélange incessant des eaux. Il existe, en effet, de grands courants, provenant des régions chaudes, qui remontent vers le nord et viennent réchauffer les régions dont ils baignent les côtes. Le plus important est le *Gulf-Stream* qui, parti du golfe du Mexique, avec une température variant de 27° à 28°, longe la côte est de l'Amérique du Nord, jusqu'à la hauteur du 40° parallèle, où il se divise, et tandis qu'une de ses branches continue son trajet vers le Groenland, l'autre traverse l'Atlantique dans la direction l'E.-N.-E., comme un immense fleuve d'eau chaude et vient baigner les côtes de l'Europe, jusqu'à l'Océan arctique. Sans lui, l'Angleterre et l'Allemagne auraient la température du Labrador, la presqu'île scandinave et la Russie seraient un autre Groenland.

Tandis que pendant le long hiver des contrées septentrionales, le soleil ne réchauffe la terre que pendant quelques heures, le *Gulf-Stream* ne cesse pas jour et nuit de leur envoyer ses tièdes vapeurs. Il est plus puissant et plus régulier que tous les vents ; mais, en remontant vers le nord, il entre en conflit sur trois points avec les courants polaires ; il les écarte ou passe dessus, mais il pénètre jusque dans les régions arctiques, où il se relève et remonte à la surface. Sur la côte du Spitzberg, il remonte jusqu'au 82° de latitude. Le docteur Bessels a suivi sa branche principale dans l'est de l'île de Bear, jusqu'à la latitude de 76°8 où elle avait encore, au mois d'août 1859, une température de 5°11 (1). Le grand courant équatorial du Pacifique va aussi baigner les côtes de l'Asie avant de s'engager dans le détroit de Béhring. Il arrive sur l'ancien continent, avec une température de + 10° supérieure à celle des eaux voisines et vient donner aux côtes de France, d'Angleterre et de Norvège une tiédeur particulière et une humidité considérable.

Il existe aussi des courants d'eau froide moins bien étudiés qui partent des régions australes et boréales, viennent se réchauffer vers les tropiques et ont aussi pour effet d'égaliser la température des mers.

La forme sinueuse des continents entrecoupés de golfes, la présence de mers intérieures, la proximité d'un courant marin provenant des régions équatoriales, l'éloignement des glaces polaires, la présence de chaînes de montagnes dirigées de manière à servir d'abri contre les vents froids, sont les principales causes qui déterminent l'uniformité et la douceur des climats, on leur donne en général le nom de *climats marins*, par opposition à celui de climats *excessifs* qui, provenant d'influences opposées, se rencontrent dans l'intérieur des continents.

Les causes particulières qui font varier la température d'un lieu dépendent surtout de l'état du sol et de la nature de la localité. D'abord la chaleur est toujours plus grande dans les villes que dans les campagnes. La nécessité d'entretenir des sources de calorique pour les besoins de la vie, l'éclairage au gaz maintiennent une température qui

____

(1) Note sur le *Gulf-Stream*, par M. de la Tour du Pin, capitaine de frégate (*Annales hydrographiques*, 1874, p. 368).

rend l'atmosphère des villes moins froide l'hiver et plus chaude l'été. Les matériaux employés pour la construction des habitations, le macadam des chaussées, l'asphalte des trottoirs, absorbent une quantité très grande de calories. Shubler a en effet déterminé la capacité d'absorption calorifique des différents sols et a trouvé que celle du sable était la plus grande, tandis qu'au contraire l'humus s'échauffait difficilement.

Le sol des campagnes a donc, pour la chaleur, un pouvoir absorbant très faible. Il est accru cependant par la présence de la végétation qui croît à sa surface et qui exerce une grande influence sur l'état thermique du climat.

Citons enfin, comme une grande source de chaleur, la présence de l'homme sur les points habités. Fonssagrives l'a signalée ; Andral et Gavarret ont démontré qu'un adulte produit en vingt-quatre heures 2,627 calories, c'est-à-dire une quantité de chaleur pouvant porter de $0°$ à $100°,25$ litres d'eau ; c'est la chaleur qui correspond à la combustion de 333 grammes ou d'un tiers de kilogramme de charbon. On voit d'ici la quantité de calories émises dans Paris, par ses deux millions d'habitants et le chiffre auquel on arriverait, si on calculait celle qu'émettent les chevaux et les autres animaux domestiques de la capitale.

II. Humidité. — L'humidité de l'air est, après la température. la condition atmosphérique qui contribue le plus puissamment à différencier les climats. On lui accorde une influence considérable sur la production de certaines maladies et non sans raison, car il est certain que, lorsque l'air est saturé d'humidité, il devient meilleur conducteur et soutire à l'organisme, par les temps froids, une quantité considérable de calorique, ce qui produit le refroidissement de notre corps et le place dans de moins bonnes conditions de résistance. Au contraire, quand la chaleur se joint à l'humidité, l'évaporation pulmonaire et celle de la surface cutanée diminuent ; le refroidissement produit par ces transpirations n'a pas lieu, l'organisme garde sa chaleur et la congestion de certains organes en est la conséquence. Il est donc très important de connaître les conditions hygrométriques d'un climat. Beaucoup d'éléments y contribuent. D'abord le voisinage des mers ou des rivières.

C'est en effet au niveau de ces grandes surfaces liquides que se produit la vapeur d'eau qui, après avoir traversé les couches inférieures de l'atmosphère, se rassemble sous forme de nuages. Ces nuages, dans des conditions données, se résorbent en pluie, et celle-ci communique, dans sa chute, de l'humidité à l'air. C'est ainsi que les nuages portés par les vents vont arroser les localités sèches situées dans l'intérieur des terres.

C'est en pleine mer et sur les côtes que l'humidité atteint son maximum. Elle décroît au fur et à mesure qu'on pénètre dans l'intérieur des terres, et arrive à disparaître complètement dans le Sahara où la terre est « de feu et le vent de flamme ».

L'altitude exerce aussi son influence sur le degré d'humidité de l'atmosphère. C'est du moins ce qui résulte des observations de Biot, de Gay-Lussac, de de Saussure, de de Humboldt et de Boussingault; mais les travaux plus récents de Kaemtz, de Martins et de Bravais, sur le Righi, le Faulhorn et le Saint-Bernard tendraient à prouver que l'état hygrométrique de l'air est à peu près le même dans la plaine que sur la montagne.

La température et par conséquent la latitude ont une importance beaucoup plus considérable, et la physique permet de s'en rendre compte. On sait en effet que plus la chaleur est grande, plus l'air se dilate et plus la quantité de vapeur d'eau qu'il peut contenir augmente. A 0° un litre d'air renferme 5 centigrammes de vapeur d'eau; à 40°, il peut en contenir 58.

C'est donc dans les régions équatorales et sous les tropiques, que l'air est le plus humide, quand les conditions requises sont remplies, c'est-à-dire lorsqu'on observe sur les côtes, sur le bord des lacs ou des rivières.

Si cet air saturé revient à son volume primitif sous l'influence d'une pression ou d'un refroidissement, la vapeur d'eau se condense, passe à l'état liquide et retombe sur le sol. C'est ainsi que se produisent *les pluies*, qui suivent à peu près la même marche que l'humidité de l'atmosphère, avec cette différence toutefois, qu'elles subissent les effets des vents et peuvent se manifester loin de l'endroit où elles ont pris naissance.

C'est sous la zone torride qu'il pleut le plus abondamment. « On a de la peine à se faire, en Europe, une idée de ces pluies torrentielles des régions équatoriales. Arago dans son mémoire sur la pluie en cite de curieux exemples, et entre autres les suivants : à Cayenne, le 14 février 1820, l'amiral Roussin a vu tomber, en dix heures, 280 millimètres d'eau, et du 1er au 24 du même mois, l'udomètre en a accusé 4^m,070. Au Matouba, du mois d'août 1827 au mois d'août 1828, on en a compté 7^m,425. En laissant de côté ces faits exceptionnels et en résumant les observations hyétométriques faites sous différentes latitudes, on arrive aux proportions suivantes : entre l'équateur et le 25e degré, il tombe annuellement en moyenne 2 mètres d'eau, entre le 25e et le 40e on en compte de 2 mètres à 1 mètre; entre le 40e et le 50e de 1 mètre à 500 millimètres, et de 50° à 60°, cette quantité s'abaisse au-dessous de 500 millimètres (1).

On voit donc que la quantité d'eau qui tombe sur le sol va en diminuant de l'équateur au pôle. Il existe pourtant des pays torrides sur

____

(1) Jules Rochard, article CLIMATS, *loc. cit.*

lesquels il ne pleut jamais : ce sont le Sahara, le Tripolitaine, une partie de l'Égypte, les bords de la mer Rouge, et en Asie le grand désert de Kobi, comprenant tous les pays situés entre l'Himalaya au sud, la Sibérie et Mongolie au nord. Au dire des voyageurs, le centre du continent australien serait aussi privé de l'action bienfaisante de la pluie.

Dans les régions équatoriales, et sous la zone torride, l'évaporation est constante à la surface des mers. Là se forment incessamment des nuages dont les uns vont tomber sur les continents, dont les autres se résolvent en pluie au niveau même des points où ils sont nés. Dans ces régions, les pluies sont torrentielles; mais elles ne tombent qu'à une époque de l'année, sauf sur une zone étroite comprise entre les vents alizés et que les marins désignent sous le nom de *pot au noir*. En remontant vers le nord, le nombre de jours pluvieux augmente, bien que la quantité d'eau tombée diminue, parce qu'aux averses diluviennes mais courtes des régions intertropicales succède la petite pluie fine et continue des pays froids. La sérénité du temps ne peut donc pas s'apprécier à l'udomètre. A Londres on ne constate que 610 millimètres d'eau par an, tandis qu'on en enregistre 840 millimètres à Venise et 1,770 à Alicante. Cependant, on compte en moyenne 160 jours de pluie par an en Angleterre et 90 seulement en Italie.

L'hygiène doit tenir un grand compte de ces particularités climatériques. Si les villes se trouvent bien de ces grandes averses qui nettoient les rues, balayent les égouts, entraînent tous les détritus et ne cessent que pour faire place au soleil, les habitants sont fâcheusement impressionnés par ces petites pluies fines, constantes, qui traversent les vêtements, qu'accompagne un ciel toujours gris et qui maintiennent pour ainsi dire l'individu dans un bain de plusieurs mois.

Les saisons ont aussi une influence marquée sur la fréquence des pluies. Sous la zone torride, c'est pendant l'été que les pluies sont le plus abondantes; au nord du tropique, au contraire, c'est pendant l'hiver qu'il pleut le plus. Ce n'est encore là qu'une règle générale sujette à de nombreuses exceptions. A Saint-Pétersbourg, pour n'en citer qu'un exemple, les jours de pluie sont beaucoup moins nombreux pendant l'hiver que dans le nord de l'Angleterre. Cela tient à ce que dans les climats très froids, les neiges l'emportent de plus en plus sur les pluies, à moins que des circonstances particulières, comme la présence du Gulf-Stream, ne viennent élever la température. D'une manière générale, on peut, pour les diverses régions européennes, diviser les 12 mois de l'année en trois séries, quant à la fréquence des pluies, ainsi que l'a fait Lombard de Genève. Les quatre mois les plus pluvieux sont, suivant lui : novembre, décembre, octobre et mai; les quatre mois moyens : janvier, mars, juillet et juin; les quatre mois secs : avril, septembre, août et février.

L'altitude exerce aussi son influence sur la fréquence et la quantité des pluies.

Il est curieux en effet de constater que, dans le même lieu, à Paris par exemple, la quantité de pluie tombée au niveau du sol est de $1^m,13$ quand à 23 mètres plus haut, elle n'est plus que de 1 mètre; on n'est pas bien fixé sur les causes de cette différence. Les météorologistes pensent cependant que le phénomène tient à la précipitation de l'humidité contenue dans les couches inférieures de l'atmosphère.

Ce fait semblerait se vérifier pour certaines altitudes, et contrairement à ce qu'a écrit M. de Gasparini, d'après les travaux plus récents de M. Lombard, il faudrait admettre, du moins pour certaines régions, que la quantité des pluies décroît avec l'altitude. On peut dire pourtant qu'en règle générale les pluies augmentent avec l'altitude.

Nous ne dirons rien de la composition chimique de l'eau du ciel. Elle est à peu près la même partout, sauf sur les bords de la mer où elle contient une petite quantité de chlorure de sodium. Au point de vue morphologique, elle entraîne bien entendu toutes les matières en suspension dans l'air.

L'humidité affecte encore des formes spéciales sous le nom de brouillards, de gelées, de rosée et de neige.

Les *brouillards* et la *brume*, qui n'est autre chose que le brouillard maritime, demandent pour se former un calme complet de l'atmosphère qui permet aux différentes couches d'air de s'étager par ordre de densité, de saturation hygrométrique et de température. Certains pays, comme l'Angleterre, y sont particulièrement exposés, mais on en rencontre dans tous les climats tempérés, à Amsterdam, à Paris, à Lyon, et surtout dans les régions montagneuses. Au point de vue de l'hygiène, ils ont une importance capitale. Outre qu'ils empêchent les rayons du soleil d'arriver jusqu'à nous, ils maintiennent l'organisme dans une humidité favorable au développement des maladies, et de plus ils emprisonnent tous les miasmes terrestres, toutes les particules solides, toutes les émanations gazeuses provenant des différentes usines.

Dans les pays marécageux, on connaît leur influence sur le développement de la fièvre paludéenne.

La *rosée* comme la *gelée* a peu d'influence sur l'éclosion des maladies; aussi intéressent-elles moins le médecin que l'agriculteur. Il faut pourtant savoir que leur apparition coïncide avec un refroidissement notable de l'atmosphère. Enfin les neiges remplacent, comme nous l'avons dit, les pluies dans les régions polaires et même dans les climats froids. Dans l'hémisphère boréal, elles sont inconnues entre l'équateur et le 38e degré de latitude nord, dans l'hémisphère austral, elles apparaissent entre le 30e et le 35e degré de latitude sud. En remontant vers les pôles, on arrive à des régions où elles sont éternelles.

III. Vents. — Les vents résultent de l'inégal échauffement des couches de l'atmosphère. L'air chaud monte, grâce à sa légèreté, vers les régions supérieures et est remplacé par un air plus froid, qui forme un courant aérien et vient impressionner nos organes. Comme l'influence de la température se fait inégalement sentir sur toute la masse de fluide qui entoure le globe et que l'épaisseur de cette masse n'est point inférieure à 100,000 mètres, on peut facilement comprendre le nombre considérable de couches atmosphériques qui sont mises en mouvement et qui, sollicitées en divers sens, s'entrechoquent pour donner naissance à des vents d'une direction particulière. Aussi, la variation est-elle un caractère particulier des vents qui soufflent sur la plus grande partie des contrées habitées.

Il existe cependant des bandes du globe sur lesquelles, les conditions étant toujours les mêmes, les vents soufflent toujours dans le même sens et sont dits *réguliers*, par opposition aux vents dits *variables*. Ces vents réguliers ont pour types les *vents alizés* qui règnent dans les deux hémisphères, depuis le 30ᵉ degré de latitude nord et sud, jusqu'auprès de l'équateur. Ce sont des vents de nord-est dans l'hémisphère nord, des vents de sud-est dans l'hémisphère sud. Ces brises régulières ont été rencontrées de tout temps; mais leur explication et les lois qui président aux grands mouvements de l'atmosphère ne sont bien connues que depuis les travaux de Maury, officier de la marine américaine. Pour ce météorologiste et pour tous ceux qui ont refait depuis les mêmes travaux, l'échauffement considérable des bandes équatoriales détermine deux courants aériens qui arrivent des deux pôles, perpendiculairement à l'équateur, mais qui, grâce à la rotation de la terre de l'ouest à l'est, sont déviés et se font sentir sur une certaine étendue dans la direction que nous avons dit être celle des vents *alizés*. Arrivés au niveau de l'équateur, ces courants venant en sens contraire se rencontrent, s'échauffent et après avoir formé les calmes équatoriaux, montent en se traversant mutuellement. Arrivés dans les parties supérieures de l'atmosphère, ils descendent en sens contraire vers les pôles, jusqu'à la hauteur des tropiques du Cancer et du Capricorne. A ce niveau, ils rencontrent des courants d'air froid provenant des régions polaires et marchant dans les couches supérieures de l'atmosphère. Il y a de nouveau conflit, les deux courants se traversent encore, celui qui vient de l'équateur s'infléchit, descend dans les couches inférieures et va au pôle; celui qui vient du pôle s'infléchit aussi et va former en descendant les vents alizés. Tous ces courants représentent donc, dans leur ensemble, deux 8 de chiffre, se touchant à l'équateur et ayant leur autre extrémité aux pôles. Il en résulte quatre vents généraux, deux pour chaque hémisphère et cinq zones de calmes, à leurs points de rencontre, une sous l'équateur, deux à la hauteur des tropiques et deux au niveau des pôles, où tous les courants émergent et remontent pour former la boucle inférieure du 8 de chiffre.

Ce n'est là du reste qu'une explication théorique, que l'expression générale d'un fait soumis à des variations sans nombre. M. Brault, officier de la marine française, a repris cette étude, en se servant du procédé employé par Maury. Il a pu dresser des cartes de vents plus complètes, en compulsant les milliers d'observations enregistrées chaque jour depuis de nombreuses années sur les cahiers de bord des navires de la marine française. Il a vérifié de cette façon la plus grande partie des lois de Maury et montré que la température était bien la cause initiale des vents; mais que ceux-ci, une fois nés, étaient susceptibles, par leurs entre-croisements réciproques, par leurs directions inverses, de donner naissance à de grands tourbillons au centre desquels se formaient des dépressions. Ces dépressions sont l'origine d'un courant ascendant analogue à celui que fait naître l'élévation de la température et qui produit les mêmes effets, c'est-à-dire la formation de certains vents particuliers. Ces deux causes peuvent s'ajouter l'une à l'autre et donner naissance, dans certaines conditions, à des vents locaux qui ont un caractère tout à fait spécial. C'est en effet par des dépressions qui tantôt remontent du côté de l'Europe, tantôt descendent du côté de l'Afrique, que se forment les vents de la Méditerranée appelés vents *étésiens* par les anciens, et dont nous parlerons plus loin. Ils ont quelque ressemblance avec les *moussons* de l'Océan indien, car ils soufflent de la partie du sud-ouest, depuis avril jusqu'en octobre et de la partie du nord-est d'octobre en avril.

La force et la vitesse des vents sont plutôt du ressort du metéorologiste que de l'hygiénistes et ne nous arrêteront pas longtemps.

Disons toutefois qu'on a pu calculer, qu'un ouragan avait une vitesse de plus de 28 mètres à la seconde et donnait sur un mètre carré une impulsion de plus de 25 kilogrammes (1) .On comprend dès lors comment les maisons sont renversées, les toitures enlevées, les grilles de fer tordues, comme cela se voit aux Antilles, apres le passage d'un ouragan.

Au point de vue de l'hygiène, les vents ont un très grand intérêt. Ils établissent d'abord un échange constant entre les différentes régions de l'atmosphère. Ils répartissent également l'oxygène en mêlant, comme le dit Fonssagrives, l'atmosphère générale avec les atmosphères partielles, qui se sont appauvries sous ce rapport. Ils égalisent la température, en remplaçant les couches échauffées par les couches refroidies et réciproquement. Enfin ils transportent les nuages et l'humidité dans des contrées dont la sécheresse est absolue et y rendent ainsi la vie possible. Leur direction à cet égard a un très grand intérêt, car ils prennent le caractère des espaces sur lesquels ils ont passé.

Brûlants quand ils ont été en contact avec un sol échauffé, glacés quand

______

(1) Mohn, *Les phénom. de l'atmosphère*. Traduct. Decaudin Labesse. Paris, 1884.

ils ont glissé sur les glaciers, humides quand ils ont traversé les mers. C'est par ce mécanisme que nous voyons les vents méditerranéens affecter des caractères tellement particuliers que chacun d'eux a reçu une dénomination spéciale. Attirés vers la Méditerranée, ils descendent du nord, passent sur les Alpes et viennent former ces courants froids qui ont reçu le nom de *Bora*, en Danemark, de *gallego*, en Espagne de *mistral* dans la vallée du Rhône et dans la Provence. En été, ces brises sont fraîches, apportent la pluie et deviennent bienfaisantes; en hiver, au contraire, elles sont glacées et ne sont utiles qu'à cause de leur force et de leur vitesse qui leur permet de balayer les villes et de les assainir. Tels sont en Afrique, ces vents embrasés qui soufflent du désert et qu'on nomme *simoün* (poison) dans le nord de l'Afrique, en Arabie et en Perse, *harmattan* au Sénégal, et *khamsin* en Égypte. Nous avons eu l'occasion d'être soumis à l'influence de ce dernier vent, dans un voyage au Caire et on ne peut mieux comparer son action qu'au rayonnement de la chaleur qui sort de la bouche d'un four. En chemin de fer on est obligé de tout fermer hermétiquement et si le khamsin parvient à passer par une fente de la portière mal jointe, il vous produit la sensation d'une lame chaude appliquée, par son tranchant, sur la peau.

Ses effets sur l'homme ont été décrits de la manière suivante par M. Vauvray : « La respiration s'accélère, le pouls augmente de fréquence, la peau et le palais se dessèchent et la soif devient ardente. On éprouve un sentiment marqué de faiblesse générale et une apathie complète. La peau devient rapidement très sèche, ce qui est dû à une évaporation rapide de la sueur et au dépôt d'une matière pulvérulente très fine (1). » Cette poussière n'est autre que celle du désert celle qu'on accuse de produire l'ophthalmie d'Égypte. Quand, par suite des dépressions qui ont lieu dans le midi de l'Europe, ce vent du désert passe sur la Méditerranée et arrive sur le littoral, il s'est chargé d'un peu d'humidité, il a change de qualité et est connu dans le midi de la France sous le nom de *Sirocco, de vent d'Autan* et en Espagne sans la dénomination de *vent de Médine.*

Les vents ont une très grande influence sur les agents pathogènes contenus dans l'atmosphère. Ils entraînent dans les espaces célestes tous les miasmes qui s'élèvent du sol, toutes les matières pulvérulentes nuisibles qui sont vomies sur les villes par les cheminées des usines; ils chassent les éléments sortis du corps de l'homme lui-même et qui deviennent dangereux par le fait du rassemblement d'un grand nombre d'individus. Mais, s'ils sont bienfaisants, dans la majorité des cas, dans certaines conditions, ils peuvent au contraire, devenir un moyen de propagation pour les maladies. On n'en est plus aujourd'hui à chercher les exemples d'une épidémie se propageant dans le sens du vent régnant.

____

(1) Vauvray, Port-Saïd, *Archives de médecine navale*, 1873.

Le contage trouve là un véhicule qui le cueille pour ainsi dire en un point, pour le déposer dans un autre. Dans les pays paludéens, ce sont les habitations situées sous le vent des marais qui présentent le plus grand nombre de fièvres intermittentes.

Les vents sont aussi susceptibles de donner naissance à des maladies sporadiques. Ils jouent, en effet, un grand rôle dans l'évaporation cutanée. Salutaires, quand il fait très chaud, ils refroidissent le corps humain et empêchent l'accumulation de chaleur dans l'organisme ; mais que cette évaporation soit trop brusque, causée par une brise trop fraîche, sur un point limité de notre individu, nous avons là le phénomène du *courant d'air*, du *coup d'air*, dont l'importance est sans doute exagérée dans l'esprit du public, mais qui n'en reste pas moins un facteur étiologique d'une certaine valeur. C'est ainsi que se développent souvent les névralgies, les inflammations des différentes muqueuses, les maladies rhumatismales et même certaines inflammations des poumons et des organes abdominaux. Il ne faut pas non plus oublier qu'un froid, même très rigoureux, peut être supporté par un temps calme ; mais si la bise vient à souffler, on voit des congélations locales et des ophthalmies se produire.

IV. **Pression de l'air.** — La pression de l'air supportée par l'homme dans des conditions ordinaires est de 17,500 kilog. Ce n'est pas là un chiffre constant. Quand on s'élève en effet au-dessus de la mer, on constate que, pour $10^m,50$ d'élévation, le baromètre marque une descente d'un millimètre, de telle sorte qu'à la hauteur de la ferme d'Antissana en Bolivie, à 4,500 mètres d'altitude, l'habitant ne supporte plus que 9,800 kilog. ; qu'on se rappelle d'un autre côté, que l'organisme est capable de supporter, dans l'air comprimé, des pressions de trois atmosphères, et on reconnaîtra que pour la pression comme pour la température, l'organisme est doué d'une facilité considérable d'adaptation. Il est cependant des limites qu'on ne peut franchir ; elles ne sont pas réalisées dans l'étude de la climatologie, pour les augmentations de pression ; car, dans les mines les plus profondes, la chaleur arrête le travailleur, avant la pression de l'air sur les organes ; mais pour les diminutions de pression réalisées sur les sommets des plus hautes montagnes et dans les ascensions aérostatiques, on atteint des dépressions incompatibles avec l'existence. C'est ainsi que Sivel et Crocé-Spinelli sont morts à une altitude de 8,600 mètres.

D'autres éléments entrent encore en ligne pour faire changer la pression de l'air. C'est la vapeur d'eau et surtout la température.

La chaleur dilate l'air et, comme il ne peut s'échapper par en bas à cause de l'obstacle que lui offre la voûte terrestre, qu'il ne peut pas non plus s'étendre sur les côtés parce qu'il rencontre de l'air qui se dilate de la même manière, il en résulte un mouvement ascendant des molécules qui se traduit par un dénivellement dans la couche, limite supérieure de l'atmosphère. L'augmentation de température a de plus pour conséquence un plus grand développement de vapeur d'eau et un accroissement de la force expansive de cette vapeur. Cette vapeur d'eau est plus légère que l'air qui se trouve à la même pression et aide encore le mouvement ascendant de la couche échauffée. Si la dilatation de l'air avait simplement pour effet de faire dépasser à la partie échauffée le niveau de la limite extrême de l'atmosphère, la pression serait toujours la même à la surface de la terre; mais il n'en est rien, le nivellement se produit, dès que les molécules sont poussées au delà de la zone atmosphérique, elles débordent des deux côtés et se répandent ainsi dans tous les sens, pour égaliser la surface de la couche atmosphérique.

Dans ces conditions le nombre des molécules diminuant, le poids de la colonne d'air échauffée diminue, ainsi que la pression barométrique et, comme conséquence, les gaz de l'air se dilatent et l'oxygène notamment se trouve en beaucoup moins grande quantité dans un mètre cube à une température de 50°, que dans un mètre cube à la température normale de 15°. Il ne faut pas en conclure que la pression atmosphérique soit soumise sur les différents points du globe aux seules variations de la température. L'altitude et les vents l'influencent comme nous l'avons dit. On trouve cependant certaines régions où les minima de pression correspondent aux maxima de température. Si l'on consulte en effet les *lignes isobares* ou lignes qui relient les points possédant les mêmes pressions moyennes, on constate un abaissement presque constant de pression dans les zones équatoriales. On voit encore la pression décroître depuis le 25ᵉ degré de latitude sud jusqu'à l'équateur; mais il est vrai de dire que cette pression devient éminemment variable dans les climats tempérés et atteint encore un minimum dans les régions polaires.

La marche de la pression varie aussi pendant le jour. Sous la zone torride, par exemple, elle affecte, dans ses changements, une régularité presque parfaite. On a même donné le nom d'*heures tropiques* à ces oscillations régulières et périodiques du baromètre qui se manifestent par deux maxima et deux minima dans la même journée. Nous parlerons de l'influence que peut avoir la pression atmosphérique sur les différentes fonctions de l'organisme, quand nous traiterons de l'acclimatement; mais il est certain que, dans les conditions normales et dans les régions tempérées, les variations barométriques ne sont senties que lorsqu'elles sont soudaines et étendues. Cette diminution brusque de la pression produit alors un afflux des liquides vers la périphérie, un sentiment de pesanteur de tête dû à un véritable état congestif, un malaise, un accablement, en un mot un ensemble de troubles dans lesquels l'électricité joue aussi son rôle.

V. Électricité, ozone. — C'est sur le système nerveux que ces deux éléments exercent surtout leur action. Ils n'ont point une très grande influence au point de vue pathologique; ils déterminent plutôt un trouble passager, une gêne momentanée qu'un état maladif. On a cherché et on cherche encore le rapport qui existe entre la présence de ces fluides dans l'atmosphère et l'état particulier de l'organisme qui leur est attribué, sans avoir pu saisir la relation de cause à effet. Elle existe cependant et il est probable qu'on la découvrira quand les observations seront devenues plus nombreuses et les instruments plus perfectionnés. Pour le moment nous ne pouvons que citer les faits, souvent contradictoires, qu'on a enregistrés jusqu'ici.

L'électricité existe dans l'air; mais dans des proportions variables. Si elle s'accumule en grande quantité dans les nuages par exemple, elle détermine du côté de la terre une réaction. Une combinaison a lieu et nous avons ce phénomène bien connu, et bien étudié qu'on désigne sous le nom d'*orages*. Ceux-ci sont plus fréquents le jour que la nuit et se montrent surtout dans les saisons chaudes. Ils suivent, dans leur distribution géographique, la marche de la température, de l'humidité et de la pluie. Ils sont très fréquents dans les calmes équatoriaux et sous les tropiques. Pendant l'hivernage et au changement des moussons, il est rare qu'il se passe un jour sans que le tonnerre se fasse entendre. A la côte occidentale d'Afrique, comme à Madagascar, il éclate un orage presque tous les soirs et, pendant la nuit, le ciel est sillonné d'éclairs. En Europe, ils sont d'autant plus rares, qu'on remonte vers le nord, et, dans les régions polaires on n'entend jamais tonner. On peut donc dire que les orages vont en diminuant de l'équateur au pôle.

Les orages ont sur certaines constitutions, une influence très marquée. Ils surexcitent les sujets nerveux, impressionnent les valétudinaires et les convalescents. Ils font naître des migraines, des névralgies, de la pesanteur de tête, enfin un malaise particulier qui diminue la résistance de l'organisme. Est-ce pour ce motif qu'on les a accusés de déterminer une recrudescence des épidémies? Est-ce à cause de leur action sur le développement des matières fermentescibles et susceptibles de se putréfier? Il est difficile de répondre à cette question, mais ce fait a été constaté plusieurs fois.

On est encore moins bien renseigné sur la *tension électrique* de l'atmosphère. On a fait des recherches pour savoir à quel moment de l'année elle était la plus forte et, d'après le professeur Turley de Worcester, elle atteindrait son maximum pendant les quatre mois les plus froids (décembre, janvier, février et novembre) et son minimum pendant les mois les plus chauds (juillet, juin, août et septembre). Ces résultats concordent avec ceux qu'on a enregistrés à l'observatoire municipal de Montsouris, pendant l'année 1887, à l'aide de l'électromètre Branly. On a aussi cherché les relations qui existent entre la tension électrique et l'état hygrométrique de l'air. Quételet à Bruxelles a trouvé que ces deux éléments suivaient la même marche. Il n'en est pas de même à

Paris où le maximum de tension électrique est en juillet et correspond presque au maximum d'humidité. Quételet a aussi recherché l'influence de l'altitude et du degré de clarté du ciel sur l'état électrique de l'atmosphère, mais sans arriver à une conclusion satisfaisante. On voit donc qu'à l'heure actuelle on n'a aucune connaissance positive à ce sujet.

Il en est de même de l'*ozone*. Ce corps, découvert par Schönbein, de Bâle, en 1843, a eu son heure de célébrité. Au moment de sa découverte, on a pu croire qu'il allait permettre d'expliquer bien des phénomènes physiologiques et pathologiques; mais il n'en a rien été. Beaucoup de travaux ont paru sur ce sujet et on en est encore à se demander dans quelles conditions se produit l'ozone. Il est cependant des faits qu'on ne peut pas passer sous silence, parce qu'ils sont mentionnés partout. On croit généralement que la production de l'ozone est liée aux phénomènes électriques qui se passent dans l'air. Cependant, quand on consulte les analyses faites au parc de Montsouris, on trouve, pour la période de dix ans qui va de 1877 à 1887, les moyennes suivantes :

Ozone contenu dans 100 mètres cubes d'air.

Janvier	$1^{mm},2$	Mai	$1^{mm},5$	Septembre	$1^{mm},1$
Février	1 ,5	Juin	1 ,5	Octobre	1 ,3
Mars	1 ,4	Juillet	1 ,5	Novembre	1 ,2
Avril	1 ,3	Août	1 ,4	Décembre	1 ,4

D'après ce tableau, les minima d'ozone concordent avec les mois de novembre, décembre et janvier, tandis que les maxima tombent dans les mois de mai, juin et juillet. En rapprochant ces résultats de ceux qui sont consignés dans le tableau qui va suivre et qui exprime, pour le même parc de Montsouris, la moyenne de tension électrique, de 1880 jusqu'à 1888, on voit que l'ozone semble être en rapport inverse de la quantité d'électricité contenue dans l'air.

Potentiel électrique, à Montsouris, en éléments Daniell, à 2 mètres du sol et 1 mètre de la muraille, par les journées calmes.

Janvier	80	Mai	39	Septembre	59
Février	68	Juin	39	Octobre	65
Mars	49	Juillet	36	Novembre	73
Avril	41	Août	50	Décembre	82

Nous ne faisons que rapprocher ces deux tableaux sans chercher la raison de ces faits et en nous bornant à faire remarquer que la quantité d'ozone semblerait plutôt en rapport avec le nombre des orages. C'est, en effet, pendant le saison chaude que le tonnerre gronde surtout au-dessus de Paris.

On a dit aussi que l'ozone se maintient en raison presque directe de la tension de la vapeur et de l'humidité relative. Les travaux des docteurs Pietra Santa (1) et Jacolot (2), médecin de 1re classe de la marine, ont démontré ces faits. La quantité d'ozone augmente en effet par les temps couverts et surtout pluvieux. Elle est fortement influencée par l'état d'agitation de l'atmosphère. Jamais l'ozone dans les recherches de M. Jacolot ne s'est montré plus abondant que les jours où la pluie était accompagnée d'un grand vent. Sur les bords de l'Océan, l'air en est très chargé. Il en existe aussi, dit-on, une plus forte proportion dans les campagnes que dans les villes, ce qui paraît tenir à la présence des végétaux et surtout des arbres résineux qu'on croit susceptibles d'en produire une assez grande quantité.

Fonssagrives est parti de ces observations pour attribuer à l'ozone cette qualité particulière qu'on retrouve dans l'air des plages et des campagnes et qu'on appelle l'air *vif*. Sous son influence, l'appétit augmente, ainsi que la nutrition, et toutes les fonctions sont stimulées. Nous avons tenu à citer l'opinion de cet éminent hygiéniste; mais nous lui en laissons la responsabilité.

Il faut encore rappeler les différentes propriétés attribuées à l'ozone. Ce corps passe pour brûler les matières organiques contenues dans l'air; il joue ainsi le rôle de désinfectant au dire de Schönbein. Ses courbes suivent assez régulièrement celles d'augmentation et de décroissement du choléra d'après Bœckel et Cook. Il faut ranger ces opinions sur la même ligne que celles qui donnent à l'excès d'ozone une influence sur la production des maladies de poitrine et notamment de la phthisie et, à l'abaissement du chiffre de cet élément atmosphérique, un rôle dans l'origine des fièvres intermittentes et des maladies gastriques. Ce sont de simples hypothèses.

La recherche de l'ozone est du reste assez difficile. Elle est imparfaite quand on se sert des papiers de Schönbein, de Houzeau, etc., parce que les gaz nitreux unis à l'azote dans l'air influencent le papier ioduré dans le même sens que l'ozone. Elle est délicate et longue, quand on se sert du procédé employé au parc de Montsouris, qui est le dosage en poids de ce corps par l'arsénite de potasse. C'est cependant cette méthode qui seule est susceptible de donner des résultats satisfaisants.

VI. **Lumière**. — Le soleil manifeste son action sur la terre non seulement par la chaleur qu'il lui envoie, mais encore par la lumière qu'il lui distribue pendant le jour. Ces deux facteurs, qui sont les deux effets d'une même cause, ont une action différente sur les organismes qui vivent à la surface du globe. Il est aujourd'hui reconnu que dans le cours de deux années semblables sous le rapport de la température et de l'humidité, mais différentes quant à la somme de lumière, la marche

---

(1) Pietra Santa, *Essai de climatologie*. Paris, 1865.

(2) Jacolot, *Recherches ozonométriques*, Frégate *Adonis*, Islande (*Archives de médecine navale*, 1865).

de la végétation est assez changée, pour que l'époque des moissons des vendanges ainsi que leurs rendements ne soient plus les mêmes (L. Descroix). Pour l'homme, les rayons lumineux sont absolument nécessaires. Les personnes qui, par profession, vivent continuellement dans l'ombre, comme les mineurs, les caliers et les chauffeurs à bord des navires, ne tardent pas à s'étioler. Leur nutrition souffre, leur teint devient blafard et ils ne tardent pas à présenter tous les caractères de l'anémie. Il se produit, sous l'influence de la lumière, un certain travail à la surface tégumentaire ; les nerfs périphériques et la circulation cutanée sont impressionnés. Il se fait là des combinaisons chimiques que nous ne connaissons pas, mais dont nous apprécions les effets et dont nous pouvons nous rendre compte par l'observation des éphélides et de la couleur bronzée que prend la peau sous l'effet des rayons du soleil.

Il est donc très important de mesurer l'intensité de la lumière et d'en analyser les qualités. Autrefois les instruments étaient tout à fait insuffisants. Les photomètres de Leslie, de Rumford ne donnaient que des notions absolument imparfaites. Aujourd'hui cette partie de la météorologie s'est complètement transformée sous le nom d'*actinométrie* et on peut à l'aide des *actinomètres thermo-électriques* de Duboscq, des *actinomètres* dits de Montsouris, des *actinomètres enregistreurs à boules* de Richard, des *photomètres* d'Arago, arriver à se rendre compte de l'intensité des rayons lumineux par les temps les plus couverts. Ces instruments font même apercevoir, dans les temps clairs, les poussières impalpables contenues dans l'atmosphère, et les vapeurs d'eau suspendues dans l'air qui atténuent la clarté du soleil. On a dressé des tables divisées en degrés depuis 1 jusqu'à 100 (100 étant la constante solaire) pour avoir une base d'observations. Celle-ci doivent se faire à midi et, pour Paris, la moyenne des observations faites pendant les dix dernières années se chiffre de la façon suivante :

Années	1875-76.	1876-77.	1877-78.	1878-79.	1879-80.	1880-81.
Moyenne actinométrique.	50,9	48,9	46,6	45,9	51,2	49,5

Années	1881-82.	1882-83.	1883-84.	1884-85.	1885-86.
Moyenne actinométrique.	47,4	48,2	44,7	43,2	45,0

Comme on peut le voir, les variations sont assez considérables puisqu'elles peuvent aller jusqu'à 7 degrés. Quand des observations aussi précises auront été faites sur différents points du globe et auront été rapprochées de statistiques sanitaires bien faites, on pourra peut-être arriver à des déductions intéressantes; mais ce qui nous paraîtrait surtout utile, ce serait d'appliquer des instruments aussi précis à l'hygiène des maisons et à la fixation d'un minimum de lumière qui ne devrait pas être dépassé.

L'intensité de la lumière varie avec la latitude et en raison de l'obliquité des rayons solaires, elle va en décroissant, comme la température de l'équateur aux pôles. « Le climat de Saint-Pétersbourg est deux fois plus lumineux que.celui de l'île Melville ; 1,5 fois moins que celui de Paris ; 2,3 fois moins que celui du Caire (1). »

Il y aurait encore des considérations intéressantes à exposer sur la répartition de la lumière pendant une année. Il est certain que nous sommes influencés tant au physique qu'au moral par la longue durée des journées de printemps et d'été. Que doit être la vie dans les régions polaires, où, pendant près de 6 mois, pas un rayon de soleil n'arrive aux yeux des habitants perdus dans les glaces.

VII. **Pureté de l'air.** — Le sol fournit à l'air non seulement la vapeur d'eau qui entre dans sa composition, mais encore des quantités innombrables de petits corps solides, qui, pour n'être pas perçus par l'œil humain, n'en jouent pas moins un rôle considérable en hygiène.

Ces corps microscopiques peuvent être divisés en deux classes : les corps inorganiques et les corps organisés.

Les corps inorganiques comprennent à leur tour les poussières emportées par le vent, enlevées au sol et celles qui sont produites par l'industrie humaine. Nous ne parlerons pas de ces dernières, qui sont du ressort de l'hygiène industrielle et de l'hygiène urbaine. Il est cependant certain que les climats de Londres, des grandes cités manufacturières et de leur banlieue, sont modifiés par les énormes nuages de fumée qui flottent au-dessus d'elles, ont de la peine à traverser les rayons du soleil et qui retombent sur la terre, en particules plus ou moins nuisibles aux habitants et à la végétation.

Les poussières qui proviennent de l'action du vent et du soleil sur les terrains et qui sont répandues en si grand nombre dans l'atmosphère du centre et du nord de l'Afrique, à cause de la présence du Sahara, les débris minuscules provenant des arbres morts des plantes desséchées et de leur pulvérisation par les effets successifs de la pluie et de la chaleur, sont du ressort de l'étude des climats et peuvent être retrouvés dans la couche d'air immédiatement en rapport avec la surface terrestre. Au fur et à mesure qu'on s'élève, qu'on gravit les sommets des montagnes, on voit tous ces corps étrangers disparaître et l'atmosphère recouvrer la pureté qu'elle a dans les régions supérieures. Il faut en effet l'action du vent pour détacher d'abord du sol tous ces corps pulvérulents et pour les entraîner ensuite dans les airs ; mais ils obéissent, malgré leur légèreté, à l'action de la pesanteur et tendent à retomber sur le sol dès que le calme se produit.

Les corps organisés suspendus dans l'atmosphère sont excessivement nombreux. Le sol verse incessamment, dans l'espace, les produits des décompositions organiques qui s'opèrent à sa surface, sous la

____

(1) J.-B. Foussagrives.

double influence de la chaleur et de l'humidité, ainsi que les micro-organismes qui s'y développent. Ceux-ci, soit à l'état parfait, soit à l'état de spores, se répandent dans l'atmosphère. Ils ne sont connus que depuis un petit nombre d'années. Désignés autrefois sous le nom de miasmes, ils ne se révélaient que par leurs pernicieux effets. Depuis lors, on a trouvé le moyen de les reconnaître, de les cultiver dans des milieux artificiels et cette science nouvelle a déjà produit des résultats considérables.

Un certain nombre de maladies ont été déjà rapportées à leur véritable cause. On a acquis la certitude qu'elles permettaient l'évolution, au sein de l'organisme, de parasites infiniment petits, auxquels on a donné le nom de *microbes*. Les progrès de la bactériologie en signalent chaque jour de nouveaux; mais cette importante question de pathogénie sera traitée à fond dans le chapitre suivant.

Nous n'avons à nous occuper dans celui-ci que de la viciation de l'air par les micro-organismes qui l'habitent, abstraction faite de leurs effets. Ils sont aussi variés que nombreux, et il y aurait le plus grand intérêt à savoir comment ils se comportent suivant les différentes régions ; malheureusement cette analyse de l'air est très difficile, ne peut se faire que dans un laboratoire installé à cet effet et est presque impraticable en rase campagne.

Quand on pense que dans certaines expériences faites à Montsouris, il a fallu faire passer, à travers une boule filtrante, jusqu'à 8,000 ou 10,000 litres d'air par jour pour ensemencer des plaques ou des ballons de culture, on se rend compte du volume du matériel que de pareilles recherches exigent et de la difficulté de son transport. Sans cet outillage encombrant, il faut un temps très long pour recueillir le produit de quelques dizaines de mètres cubes d'air. Cela n'a pas d'inconvénients lorsqu'on opère dans les montagnes ou sur le bord de la mer; mais il n'en est plus de même lorsqu'il s'agit d'analyser l'air des marais, près desquels on ne peut pas séjourner impunément.

C'est cependant ce qu'à fait un de nos confrères, le docteur Maurel, médecin principal de la marine, dans les marais de la Guadeloupe. Il a trouvé, dans ses recherches, des quantités considérables d'amibes et un corps qui aurait une certaine analogie avec celui que Laveran a découvert dans le sang des paludéens (1).

A Montsouris, les observations sont poursuivies depuis plusieurs années par le docteur P. Miquel, avec le plus grand soin. Sans pouvoir les citer toutes, nous allons en reproduire quelques-unes pour qu'on puisse juger de l'importance de ces recherches. Les expériences sont faites comparativement sur l'air recueilli au parc de Montsouris situé près des fortications de Paris et sur celui de l'Hôtel de Ville situé au centre de la capitale.

____

(1) Maurel, *Archives de médecine navale*.

Les analyses signalent toujours les mêmes éléments. Ce sont des microcoques, des bacilles, des bactéries et des moisissures; mais, si l'on compare les deux tableaux qui suivent, on se rendra facilement compte de la différence qui existe entre la richesse en organismes de l'air recueilli à Montsouris et de celui recueilli à l'Hôtel de Ville.

Moyennes des bactéries récoltées, par mètre cube d'air, au parc de Montsouris, en 1887.

	Bactéries.	Microcoques.	Bacilles.	Bactéries.	Moisissures.
Moyennes...	248	75	9	16	211

Moyennes des bactéries récoltées, par mètre cube d'air, à l'Hôtel de Ville, en 1887.

	Bactéries.	Microcoques.	Bacilles.	Bactéries.	Moisissures.
Moyennes...	3580	76	11	13	398

On voit qu'au centre de Paris le nombre des organismes est beaucoup plus considérable qu'à Montsouris, ce qui explique ce fait reconnu depuis bien longtemps que la pureté de l'air est en rapport inverse des agglomérations humaines. Le rapport des moisissures n'est pas non plus le même, contrairement à ce qu'on observe à Montsouris, le chiffre de ces moisissures récoltées au centre de Paris est neuf à dix fois plus faible que le chiffre des microbes et il est probable qu'en pleine campagne l'avantage serait pour celles-ci, qui paraissent inoffensives.

Les vents ont aussi une influence sur la quantité des organismes contenus dans l'air. Ce sont surtout les vents venant de l'est et du nord qui coïncident avec la présence d'un plus grand nombre de microbes dans l'air de Montsouris. Cela tient à la situation de cet établissement qui, placé au sud-ouest, reçoit par les vents de nord-est les effluves de la capitale.

La température exerce aussi son influence sur l'éclosion des bactéries. C'est pendant le printemps et l'été que leur nombre augmente, comme le prouve le tableau ci-dessous :

Moyenne des bactéries récoltées par saison, pendant l'année 1887.

Saisons.	A Montsouris.	A l'Hôtel de Ville.
Hiver....................	224	2.970
Printemps..............	420	4.580
Été....................	620	4.480
Automne	275	3.190

Enfin, en faisant le diagramme des bactéries et des maladies épidémiques, on trouve un certain rapport entre la courbe de la mortalité et le nombre des microbes relevés.

On peut se rendre compte par ces chiffres de l'intérêt qu'offrent ces études qui ne sont encore qu'à leur début.

VIII. **Saisons**. — Les saisons sont des périodes qui partagent l'année en quatre parties et qui correspondent à des changements astronomiques. Elles sont marquées, dans les pays tempérés, par des manifestations dans le règne végétal et par des variations climatériques qui portent sur la température, l'humidité, la pression, le régime des pluies et des vents, l'état électrique de l'air.

« Les saisons, dit J. Rochard (*loco citato*), sont d'autant moins tranchées qu'on se rapproche davantage de l'équateur ou des pôles. C'est à égale distance de ces deux extrêmes qu'elles présentent le plus de régularité dans leur durée et le plus de différences entre elles. Sous l'équateur, il n'y a que deux saisons : la saison pluvieuse ou hivernage et la saison sèche ou belle saison. Cette dernière est moins chaude que l'autre, mais la différence est peu marquée et n'excède pas 5 ou 6°. Elles se succèdent sans transition. En se rapprochant des tropiques, aux Antilles, à l'île de la Réunion par exemple, les deux saisons intermédiaires commencent à se dessiner. On donne à cette sorte de printemps le nom de *renouveau*, à ce vestige d'automne celui de petit *été de la Saint-Martin*. Entre le 30ᵉ et le 40ᵉ degré de latitude, ces deux saisons sont déjà plus marquées. L'Algérie par exemple jouit d'un printemps délicieux qui en fait pendant quelque temps un séjour enchanteur ; un véritable automne, un peu pluvieux, il est vrai, sépare l'époque des chaleurs de celle des grandes pluies. Dans les contrées méridionales de l'Europe, les quatre saisons se dessinent plus nettement encore ; mais l'été conserve une prédominance marquée sur l'hiver. Ce n'est que vers le 45ᵉ degré de latitude, à égale distance par conséquent de l'équateur et des pôles, que l'année développe ses périodes avec leurs caractères classiques. C'est la zone tempérée par excellence, c'est le parallèle de Bordeaux, de Grenoble, de Valence, de Turin, de Plaisance, de Mantoue, de Venise, c'est la partie la plus favorisée du globe. » En remontant de quelques degrés vers le nord, l'été devient moins brûlant, l'hiver un peu plus rigoureux, mais plus caractéristique, et les saisons intermédiaires acquièrent un charme particulier. La campagne du centre de la France et tout le pays qui s'étend jusqu'au 48ᵉ parallèle, montre successivement à ses habitants les jeunes pousses qui verdissent pendant le printemps, le soleil qui fait mûrir les blés pendant l'été, l'automne qui fait jaunir les feuilles et l'hiver caractérisé par la neige et la glace. « Dans les contrées les plus septentrionales de l'Europe, à un hiver d'une longueur démesurée succède, presque sans transition, un été court et brûlant, pendant lequel la végétation marche avec une rapidité prodigieuse et qui fait brusquement place aux pluies, aux brumes et à l'hiver. Dans les régions polaires enfin, c'est à peine si l'été lui-même se traduit par quelques belles journées, dans le cours desquelles le thermomètre s'élève au-dessus de zéro ; la couche superficielle des glaces se fond. un peu de vapeur d'eau se répand dans l'atmosphère, la vie semble animer un instant ces solitudes désolées; mais bientôt elles retombent dans leur immobilité et le perpétuel hiver de ces climats fait équilibre aux deux extrémités du monde, à l'été perpétuel de la zone torride. »

Nous ne pouvons pas faire ici l'étude des saisons dans leurs rapports avec les maladies. Elles ont cependant des caractères assez tranchés. L'hiver est caractérisé par les affections de l'appareil pulmonaire, tandis qu'en été ce sont les organes digestifs qui sont le plus facilement atteints. Le printemps se distingue par l'apparition des maladies zymotiques et des fièvres éruptives. C'est du reste, d'après les chiffres donnés par Lombard, cette saison qui fournit le plus de malades ; viennent ensuite l'hiver, l'été, puis enfin l'automne.

§ 2. — Influence pathogénique des climats.

Les climats, comme l'avait si bien compris Hippocrate, ont une action puissante sur l'organisme humain. Il semble même que leur influence continue agisse sur l'individu de façon à en modifier la constitution et que la différenciation des races soit en grande partie le résultat des transformations imprimées à l'homme par le milieu dans lequel il vit.

A propos de l'acclimatement, nous constaterons les changements qui se passent dans l'accomplissement des fonctions physiologiques, chez un homme transplanté d'un pays dans un autre; mais avant d'en finir avec la climatologie générale, nous devons nous demander si les différents facteurs que nous venons d'étudier séparément, ne sont pas susceptibles, quand ils sont réunis et que l'influence de l'un prédomine sur celle de l'autre, de produire des maladies réparties d'une façon régulière sur la surface du globe. « Pouvons-nous, en nous servant d'une comparaison souvent reproduite, établir une analogie, sous le rapport de la distribution climatérique, entre les maladies de l'homme et les espèces végétales ? Devons-nous dire avec Boudin (1), par exemple, que « semblables aux plantes dont les unes se trouvent dans presque toutes les contrées du globe, tandis que d'autres ne se montrent que d'une manière endémique, sur quelques points plus ou moins circonscrits, les maladies de l'homme sont, elles aussi disséminées, sur toute la surface de la terre, ou liées à certaines zones, à certaines localités, que les maladies ont comme les plantes leurs *habitats*, leurs *stations*, leurs limites géographiques. » Peut-on dire qu'il existe une flore pathologique comme il existe une flore botanique? Nous ne le pensons pas; car, pour que cette comparaison et ces expressions fussent exactes il faudrait admettre l'existence de l'*espèce* morbide; il faudrait pouvoir donner au mot *espèce* en pathologie, la valeur qu'il a en histoire natu-

____

(1) Boudin, *Traité de géographie et de statistique médicales et des maladies endémiques*, 1857, t. I. Introduction, p. XLIII.

relle, or, il ne peut y prendre place que d'une manière figurée et comme un artifice de langage » (1). Les maladies ne sont pas des êtres, elles exigent un support et, ne sont que des attributs, des modifications d'individus existant déjà. Le nombre des maladies spéciales à telle ou telle contrée est extrêmement restreint. Au fur et à mesure que les travaux de pathologie exotique font avancer l'étude de toutes ces questions, on reconnaît que le cadre nosologique, au lieu de s'enrichir, se restreint de plus en plus et que certaines affections considérées autrefois comme des entités morbides ne sont que des modifications d'une autre maladie influencée par le passage, non seulement d'un climat dans un autre, mais encore d'une race sur une autre. C'est à peine si aujourd'hui on admet encore quelques maladies localisées, comme le pied de Madura, les boutons dits de Biskra, d'Alep, la verruga, etc., et de nombreux travaux ont prouvé que certaines affections, crues spéciales à un pays comme le mal de los Pintos par exemple au Mexique, l'*ulcère dit de Cochinchine*, pouvaient se rencontrer sur d'autres continents avec des dénominations nouvelles.

Si nous prenons maintenant les trois plus grands fléaux exotiques par rapport à l'Europe, nous verrons qu'ils ont dépassé souvent les limites qui leur étaient autrefois assignées. Le choléra a fait déjà plus d'une fois le tour du monde dans le sens des parallèles ou en longitude (Mahé). La peste, dont l'aire était autrefois si restreinte, va aujourd'hui du fleuve Bleu de la Chine aux rivages les plus occidentaux d'Europe et de la Laponie jusqu'à Guzerate dans l'Inde. La fièvre jaune, autrefois limitée à une petite partie du continent américain, couvre maintenant, dans le nouveau monde, 70° de latitude, a franchi l'Atlantique, s'est implantée en Afrique d'où elle a gagné la France.

Certaines maladies, attribuées autrefois aux climats tempérés, ont été reconnues dans la zone torride. La fièvre typhoïde, les typhus, bien que plus rares, existent pourtant sous les tropiques et il est impossible d'admettre l'immunité dont certains auteurs ont qualifié à leur égard les régions intertropicales. La tuberculose décime le nègre comme l'habitant de la terre de Feu (2). La pneumonie n'épargne aucun climat ni aucune race. Il est inutile de multiplier ces exemples. Les grandes maladies, celles qui déciment l'espèce humaine et la mettent en coupe réglée, se retrouvent à peu près partout. Elles se modifient en passant d'un milieu dans un autre ; mais, sauf l'exception du nègre pour la fièvre jaune et encore! il n'existe pas d'immunité pour la race humaine devant la maladie. Avec l'énorme besoin de mouvement dont est pris le monde, avec les moyens de plus en plus perfectionnés qui seront un jour à sa disposition, on verra des maladies se montrer chaque jour dans des pays où elles n'existaient pas auparavant. Les incursions des

(1) Leroy de Méricourt, *Archives de médecine navale, introduction*, t. II, p. 8.
(2) Hyades.

affections contagieuses, portées par les voies rapides, seront de plus en plus nombreuses et il sera possible de voir la fièvre jaune, maladie tropicale, arriver pendant l'été en sept jours du Sénégal à Bordeaux (1), gagner peut-être Paris et y faire des ravages terribles.

Si les climats ne sont pas tributaires de certaines maladies qui leur sont spéciales, si l'homme, sous quelque latitude qu'il vive, peut contracter n'importe quelle affection, si en un mot on ne peut pas songer à établir une carte géographique des maladies, il faut pourtant reconnaître que, comme l'a dit Mühry, les maladies n'ont pas été jetées au hasard sur la terre et qu'on retrouve, dans certains climats, des prédilections pathologiques qui dépendent des conditions faites à l'habitant par la réaction de l'atmosphère sur le sol et réciproquement.

Dans les régions tropicales, la malaria règne en maîtresse et imprime son cachet à toutes les affections. Les maladies de l'appareil digestif, la diarrhée, la dysenterie, les hépatites y causent à elles seules la moitié de la mortalité des Européens ; enfin les redoutables épidémies qui viennent de temps en temps effrayer le monde reconnaissent, le même point de départ et nous viennent des pays brûlés par le soleil.

Dans les régions chaudes, les maladies *a calore* que nous venons d'énumérer s'unissent à celles causées par le froid. On y trouve donc le croisement des affections des pays tropicaux avec celles des pays tempérés et on voit la tuberculose, les typhus s'unir à la fièvre jaune, à l'anémie tropicale, etc., pour rendre cette zone une des plus meurtrières.

Les pays tempérés sont caractérisés particulièrement par les maladies sporadiques. Ce sont de beaucoup les plus habités et les types pathologiques y sont excessivement nombreux ; mais leur gravité est beaucoup moindre. Enfin dans les régions glaciales, l'homme n'a plus qu'un implacable ennemi, c'est le froid, plus dangereux par la famine qu'il amène que par les maladies dont il est la cause.

On peut donc dire, en thèse générale, que la salubrité d'un climat est d'autant plus grande qu'il est plus éloigné de l'équateur. Nous devons cependant citer l'opinion de M. Mahé qui n'est pas de cet avis ; mais qui pourtant ne se prononce pas d'une façon catégorique. « Tout bien considéré, dit-il, *il est possible* que les régions les plus malsaines du globe se trouvent de fait être situées sur la limite des pays tempérés et tropicaux, les régions chaudes, comme on les appelle, car elles offrent l'assemblage des causes morbifiques des uns comme des autres (2). »
A côté des maladies que nous venons d'énumérer qui semblent naître sous l'influence des climats, citons toutes celles qui sont absolument indépendantes de toute action climatérique. Les affections chirurgicales, les névroses et toutes les diathèses, herpès, cancer, goutte, syphilis, etc.,

(1) Duval, Fièvre jaune, *Thèse*. Bordeaux, 1883.
(2) Mahé, article Géographie médicale du *Dict. encyclopédique*.

sont dans ce cas. Elles semblent avoir leur cause dans une prédisposition constitutionnelle.

Malgré tous les dangers dont il est menacé, dans quelque pays qu'il se fixe, l'homme est pourtant susceptible d'habiter sous toutes les latitudes, au moins pour un certain temps. Grâce à l'admirable flexibilité de son organisme, grâce aux ressources que lui fournit son intelligence, il peut supporter des froids de 57°, comme à Fort-Reliance et des chaleurs de 48° à l'ombre, comme au Sénégal. 105 degrés centigrades séparent ces températures extrêmes et la tolérance de l'organisme pourrait encore aller au delà. Il ne réagit pas avec la même puissance contre les causes infectieuses; cependant, il n'est pas de point du globe, quelque insalubre qu'on le suppose, dont le séjour soit absolument impossible, où quelque variété de l'espèce humaine ne puisse se maintenir.

Classification des climats. — Tous les auteurs d'hygiène et tous les médecins qui s'occupent de climatologie ont adopté la classification donnée par J. Rochard dans son article CLIMATS du *Dictionnaire de médecine et de chirurgie pratiques.* Proust dans son *Traité d'hygiène,* Lombard de Genève dans son grand ouvrage de *Climatologie,* Fonssagrives dans son article du *Dictionnaire encyclopédique,* la reproduisent sans manquer toutefois de lui adresser quelques petits reproches, de la traiter de méthode empirique et de faire remarquer que cette classification a le tort de s'appuyer d'abord sur les lignes thermiques et dans ses subdivisions d'adopter l'ordre géographique. Certes, nous savons bien qu'une classification purement climatérique comme le propose M. Fonssagrives aurait au point de vue médical de grands avantages; mais outre qu'elle est presque impossible à faire, à cause du manque d'observations, elle aurait de plus le défaut capital de heurter les notions acquises, en séparant tous les pays en une foule de petites parties résumant les mêmes conditions climatériques, ce qui conduit à rapprocher Constantine par exemple d'une province de l'Angleterre.

La division en climats marins et climats continentaux adoptée par le docteur Herman Weber dans son traité de *Climatothérapie* (1) est susceptible du même reproche. Elle peut suffire lorsqu'il s'agit seulement de classer, autour d'indications thérapeutiques communes, les stations sur lesquelles il est utile de diriger les malades; mais en hygiène ce n'est pas de cela qu'il s'agit. Il faut tracer la carte climatologique du globe et pour cela la classification du docteur J. Rochard est préférable. Il ne s'en est pas dissimulé les défauts. « Toute division des climats, dit-il, est nécessairement arbitraire, puisqu'il n'existe pas entre eux de ligne de démarcation; mais elle doit être logique. La base la plus rationnelle qu'on puisse choisir est la température, puisque c'est l'élément dominant de la climatologie. Tant qu'on a pu penser qu'elle décroissait d'une

(1) Dʳ Hermann Weber, *Climatothérapie,* traduit de l'allemand par les Dʳˢ A. Doyon et P. Spillmann, Paris, 1886.

manière régulière, en marchant de l'équateur vers les pôles, il a été naturel de prendre la latitude pour point de départ, mais aujourd'hui que les observateurs ont démontré le contraire, cela n'est plus possible. La division en climats *chauds*, *tempérés* et *froids* était également insuffisante. Quelles sont, en effet, les considérations d'hygiène et de pathologie qui peuvent s'appliquer à la fois au Delta du Nil et aux bords de la Neva, à Stockholm et au Caire, à Tripoli et à Saint-Pétersbourg et pourtant tous ces pays étaient autrefois compris dans la zone tempérée de l'ancienne classification. Les médecins ont si bien senti les vices de cette division, qu'ils s'en sont affranchis pour tomber dans un excès contraire. Ils ont pris l'habitude d'étendre la dénomination de pays chauds à tout le midi de l'Europe. Ils y comprennent l'Italie, l'Espagne, le littoral méditerranéen de la France, la Grèce, etc. et les placent ainsi sur la même ligne que les contrées situées entre les tropiques. On conçoit facilement où doit conduire cette déplorable logomachie. On ne peut, sans tout confondre, réunir dans une même zone, les délicieuses contrées du midi de l'Europe et les régions presque inhabitables situées sous la zone torride.

« Pour échapper à cette confusion qui rend toute étude stérile, la climatologie doit, de toute nécessité, multiplier ses divisions et sans tomber dans le morcellement illimité des climats partiels, sans descendre sur le terrain de la topographie, il ne faut pas hésiter à pousser la segmentation plus loin, à admettre un plus grand nombre de zones et à les subdiviser elles-mêmes en régions naturelles, dont la géographie physique s'est chargée de tracer les limites. »

Avec J. Rochard il faut donc partager l'espace compris entre l'équateur et les pôles en cinq zones climatériques séparées par des lignes isothermes présentant entre elles une différence de 10 degrés de température et d'admettre cinq espèces de climats :

1° *Les climats torrides* s'étendant de l'équateur thermal à la ligne isotherme + 25°.

2° *Les climats chauds* étendus de la ligne de + 25° à celle de + 15°.

3° *Les climats tempérés* compris entre celles de + 15° et de + 5°.

4° *Les climats froids* entre celles de + 5° et celle de — 5°.

5° *Les climats polaires* entre — 5° et — 15°.

Classification des climats basée sur le tracé des lignes isothermes.

Climats torrides compris entre l'équateur thermal et les lignes isothermes de + 25°.

I. — Région AFRICAINE.	1° *Côte occidentale* (étendue du cap Blanc au cap Negro) comprenant la Sénégambie, la Guinée et le Congo. 2° *Partie centrale*, comprenant le Sahara, le Fezzan et le Soudan. 3° *Côte orientale* (étendue du tropique du Cancer à l'embouchure du Zambèse), comprenant la Nubie, l'Abyssinie, les royaumes d'Azan, de Zanguebar et de Mozambique, Madagascar et les îles voisines.
II. — Région ASIATIQUE.	1° *Groupe occidental* (étendu de la mer Rouge à l'Indus), comprenant l'Arabie, le sud de la Perse et le Beloutchistan). 2° *Groupe central* (étendu de l'Himalaya à la mer), comprenant l'Indoustan. 3° *Groupe oriental* (formé par l'Indochine), comprenant l'empire Birman, le royaume de Siam et l'empire d'Annam.
III. — Région OCÉANIENNE.	1° *Malaisie* (îles de la Sonde, Philippines, Célèbes, Moluques), Nouvelle-Guinée. 2° *Polynésie* (archipels des Carolines, des Navigateurs, des Iles de la Société, Marquises, etc.).
IV. — Région AMÉRICAINE.	1° *Amérique du Nord* (Mexique et Amérique centrale, Antilles). 2° *Amérique du Sud* (Colombie, Guyanes, nord du Brésil).

Climats chauds compris entre les ligues isothermes de + 25° et de + 15°.

A. Hémisphère nord.

I. — Région AFRICAINE (côte septentrionale).	1° *Groupe occidental*, comprenant l'empire du Maroc, l'Algérie et la Tunisie. 2° *Groupe oriental*, comprenant la régence de Tripoli et l'Égypte.
II. — Région EUROPÉENNE.	*Contrées méridionales*, Espagne, France (littoral méditerranéen), Italie maritime, Grèce.
III. — Région ASIATIQUE étendue de la Méditerranée et de la mer Rouge jusqu'à l'Océan pacifique.	1° *Groupe occidental*, comprenant le nord de l'Arabie, la Turquie d'Asie, l'Arménie et le nord de la Perse. 2° *Groupe central*, comprenant l'Afghanistan, le Turkestan et le Pendjab. 3° *Groupe occidental*, comprenant la Chine méridionale.
IV. — Région OCÉANIENNE.	Comprenant la Polynésie septentrionale (îles Mariannes, archipel de Magellan, îles Sandwich, etc.).
V. — Région AMÉRICAINE.	Comprenant le nord du Mexique et les États-Unis du Sud.

B. Hémisphère sud.

I. — Région AFRICAINE.	Comprenant le gouvernement du Cap et le pays des Hottentots.
II. — Région OCÉANIENNE.	Comprenant l'Australie et la Nouvelle-Calédonie.
III. — Région AMÉRICAINE.	Comprenant le Pérou et le Brésil.

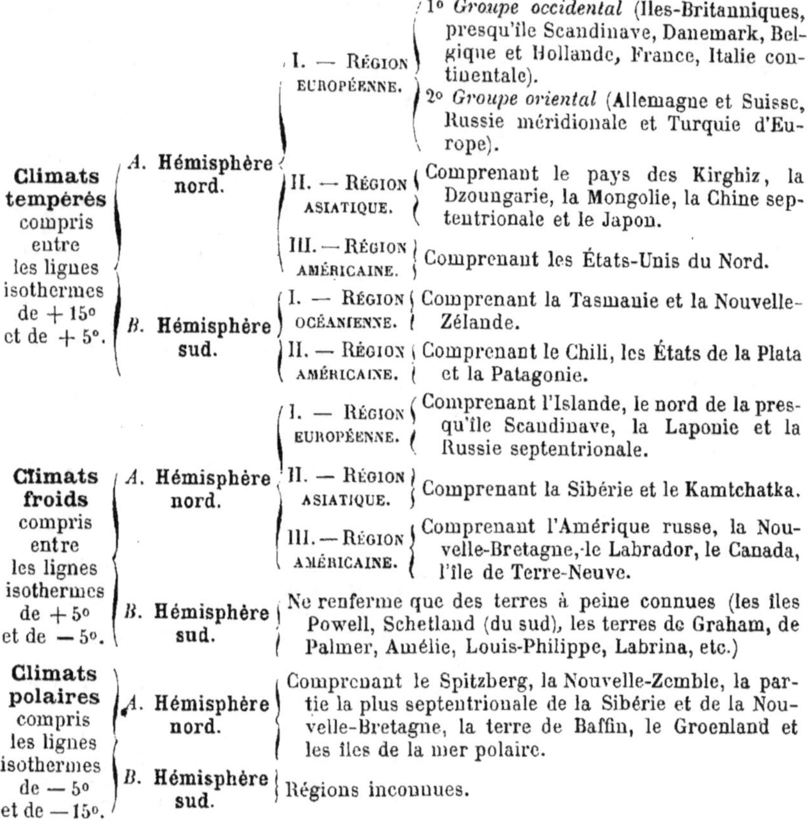

Climats tempérés compris entre les lignes isothermes de +15° et de +5°.

- **A. Hémisphère nord.**
  - **I. — Région européenne.**
    - 1° *Groupe occidental* (Iles-Britanniques, presqu'île Scandinave, Danemark, Belgique et Hollande, France, Italie continentale).
    - 2° *Groupe oriental* (Allemagne et Suisse, Russie méridionale et Turquie d'Europe).
  - **II. — Région asiatique.** Comprenant le pays des Kirghiz, la Dzoungarie, la Mongolie, la Chine septentrionale et le Japon.
  - **III. — Région américaine.** Comprenant les États-Unis du Nord.
- **B. Hémisphère sud.**
  - **I. — Région océanienne.** Comprenant la Tasmanie et la Nouvelle-Zélande.
  - **II. — Région américaine.** Comprenant le Chili, les États de la Plata et la Patagonie.

Climats froids compris entre les lignes isothermes de +5° et de —5°.

- **A. Hémisphère nord.**
  - **I. — Région européenne.** Comprenant l'Islande, le nord de la presqu'île Scandinave, la Laponie et la Russie septentrionale.
  - **II. — Région asiatique.** Comprenant la Sibérie et le Kamtchatka.
  - **III. — Région américaine.** Comprenant l'Amérique russe, la Nouvelle-Bretagne, le Labrador, le Canada, l'île de Terre-Neuve.
- **B. Hémisphère sud.** Ne renferme que des terres à peine connues (les îles Powell, Schetland (du sud), les terres de Graham, de Palmer, Amélie, Louis-Philippe, Labrina, etc.)

Climats polaires compris les lignes isothermes de —5° et de —15°.

- **A. Hémisphère nord.** Comprenant le Spitzberg, la Nouvelle-Zemble, la partie la plus septentrionale de la Sibérie et de la Nouvelle-Bretagne, la terre de Baffin, le Groenland et les îles de la mer polaire.
- **B. Hémisphère sud.** Régions inconnues.

ARTICLE II. — CLIMATS EN PARTICULIER.

§ 1. — Climats torrides.

La zone torride, limitée dans les deux hémisphères, par l'isotherme de + 25° est la plus étendue de toutes. Elle représente plus d'un tiers de la surface du globe. C'est la seule qui soit continue, ses deux parties se touchant à l'équateur. Elle a pour caractères dominants, en météorologie, la constance et l'uniformité des influences atmosphériques; en hygiène, son extrême insalubrité. La température présente les moyennes les plus élevées qu'il ait été donné de constater et des maxima qui peuvent faire monter le thermomètre à 48° et 49°, comme l'a observé M. Gestin, à l'escale du Coq, sur les bords du Sénégal, sous une double tente et dans un courant d'air. Au centre de l'Arabie et sur les bords de la mer Rouge, on est exposé à des chaleurs tout aussi fortes. A Massouah notamment, le thermomètre peut monter jusqu'à 50°, et les troupes italiennes qui occupent cette région supportent difficilement ces températures accablantes. D'un autre côté, on trouve sous cette zone, dans les îles de la Société et les Marquises, un climat d'une égalité et d'une douceur incomparables et même des contrées dans lesquelles le thermomètre s'abaisse presque à zéro.

La zone torride possède en effet des chaines de montagnes qui, par leur altitude, corrigent la chaleur à laquelle leur latitude les expose.

Sur les versants de l'Himalaya, comme au sommet des Ghattes, on éprouve parfois des froids rigoureux. Et sur l'immense plateau de l'Annahuac au Mexique, par 2,000 à 2,500 mètres d'altitude, le rayonnement nocturne est si actif que les gelées blanches n'y sont pas rares.

Sous la zone torride, la chaleur est tantôt sèche et brûlante comme dans le Sahara, tantôt humide comme dans le voisinage de l'équateur. Les pluies y sont périodiques et parfois torrentielles. C'est la partie du globe dans laquelle il pleut le plus. D'après Berghauss, la quantité approximative d'eau qui tombe annuellement sur cette immense surface est de $2^m,436$. Il y a des points, comme la Guyane, où il en tombe $3^m,200$ par an. Il en est d'autres, au contraire, où il ne pleut presque jamais. Je parlerai plus loin de cette région sans pluie.

La pression barométrique a une marche régulière sous la zone torride. Elle suit les variations de la température et le cours des saisons. Les oscillations barométriques sont peu étendues, sauf pendant les ouragans; elles présentent alors des écarts considérables, et d'abord un abaissement presque subit qui précède et annonce souvent le cyclone.

L'année s'y partage en deux saisons, l'une sèche, l'autre pluvieuse et accompagnée d'orages. Cette dernière est désignés sous le nom d'*hivernage*. Elles sont séparées par deux époques de transition, vestiges du printemps et de l'automne.

Les vents y ont presque partout une direction constante : c'est la zone dans laquelle règnent les alisés et les moussons. La caractéristique de son climat, c'est la régularité, et nulle part les effets ne sont aussi directement liés aux causes. Le caractère à la fois uniforme et excessif de la météorologie se retrouve aussi dans le règne nosologique de cette zone, la plus naturelle de toutes, la seule qui se prête sans efforts à l'étude des généralités. Elle se fait remarquer au contraire par la grande variété des races qui l'habitent. Toutes les branches de la famille humaine y sont représentées, depuis la race caucasienne qui tend à l'envahir de plus en plus, jusqu'aux types les plus dégradés de la race éthiopienne, dont elle a été le berceau. De toutes les races, c'est la nôtre qui a le plus de peine à s'y acclimater et c'est aussi celle que nous aurons plus spécialement en vue dans ce travail.

Les Européens supportent difficilement l'action de ce climat excessif. La chaleur élevée, constante, détermine même dans ses parties les plus salubres un état d'anémie, qui ne se dissipe que par le retour du malade dans les pays tempérés.

Encyclopédie d'hygiène. 22

Lorsque l'élément miasmatique vient se joindre à la chaleur, on voit alors éclater ces redoutables maladies endémiques qui ne sévissent nulle part avec autant d'intensité que sous la zone torride. Leur degré de gravité est en rapport avec la constitution géologique du sol.

Nulles dans les pays complètement arides, elles sont représentées par les formes les plus légères du paludisme dans les régions exemptes de marais et couvertes d'une riche végétation. C'est ce qu'on observe sur les hauts plateaux des Antilles, par exemple ; dans les plaines basses et noyées, sur des terrains d'alluvion sillonnés de cours d'eau, mais couverts de forêts ou de hautes herbes et arrosés par des pluies torrentielles, les émanations du sol, dans les parties momentanément desséchées, se mêlent à l'humidité de l'air et donnent naissance aux manifestations les plus redoutables de l'intoxication palustre, qui remplit à peu près seule le champ de la pathologie. C'est ce qui s'observe dans les pays franchement marécageux comme la Guyane, la Cochinchine et le littoral de Madagascar. Enfin, dans les pays de marais à inondations périodiques, de nouvelles conditions pathologiques surgissent ; de nouvelles endémies viennent se joindre aux fièvres intermittentes et les compliquer. A l'époque des pluies équatoriales, les eaux s'infiltrent dans le sol desséché, remplissent les marécages, et y font naître des myriades d'animaux et de végétaux. Quand les pluies cessent, les marais se tarissent, le sol se dessèche, tout ce monde éphémère meurt et se putréfie à la fois, en répandant, dans l'atmosphère, les produits complexes de sa décomposition et en faisant naître des maladies également compliquées. Les contrées où ces conditions se réalisent sont les plus malsaines du monde. C'est là qu'on voit régner à la fois la dysenterie, l'hépatite et la fièvre paludéenne ; cette redoutable trilogie décime les Européens, dans les pays insalubres de la zone torride ; mais c'est le paludisme qui l'emporte. C'est le fond de la pathologie intertropicale, la maladie la plus répandue du globe. Ces redoutables climats sont aussi le point de départ des grandes épidémies qui viennent de temps en temps effrayer les populations. Les régions intertropicales sont la patrie de la fièvre jaune et du choléra. C'est là qu'ils ont leurs foyers d'endémie ; c'est de là qu'ils partent pour accomplir leurs excursions meurtrières. Elles sont aussi le pays d'origine de la dengue, cette sorte de fièvre éruptive qui n'épargne personne, mais dont la bénignité contraste avec la gravité des maladies précédentes ; du béribéri qui prend depuis une vingtaine d'années une si redoutable extension.

Bien que la zone torride ait sa pathologie spéciale qui domine et fait oublier tout le reste, les maladies infectieuses propres à nos climats n'y sont pas complètement inconnues. La fièvre typhoïde, quoique bien plus rare que dans les pays tempérés, s'y observe cependant chez les Européens comme chez les indigènes ; il en est de même du typhus exanthématique, et la fièvre à rechutes ne se rencontre guère que dans les régions intertropicales. La variole y fait plus de ravages que partout ailleurs, dans les contrées où la vaccine n'a pas pénétré. Les maladies aiguës des voies respiratoires sont beaucoup moins communes chez les Européens que dans les pays tempérés; en revanche elles n'épargnent pas les indigènes. Quant à la phtisie, elle y marche avec une rapidité inconnue dans nos contrées, ainsi que Jules Rochard l'a prouvé, il y a plus de trente ans (1).

Les maladies endémiques locales, les affections parasitaires y sont plus communes que partout ailleurs. Certains ulcères phagédéniques sont spéciaux aux régions intertropicales. En revanche, les traumatismes y marchent vers la guérison d'une manière plus rapide. L'action d'une température élevée est très favorable à la guérison des plaies. Elles se cicatrisent plus facilement qu'en Europe et les opérations chirurgicales y réussissent mieux. Dans un travail communiqué en 1876 à l'Académie de médecine, le docteur Jules Rochard en a fourni la preuve, en citant des exemples empruntés à nos expéditions du Sénégal, à celles des Anglais à la côte d'Afrique et des Hollandais à Sumatra. Dans tous les engagements que leurs troupes ont eu à soutenir dans ces parages, elles ont perdu moins de blessés que dans les guerres européennes, toute proportion gardée, bien entendu. Les complications qui les enlèvent ne sont pas les mêmes. En Europe, ils succombent à la suite d'infection purulente, d'érysipèles, de phlegmons diffus, d'accidents inflammatoires, de gangrène; sous la zone torride, ce sont les hémorrhagies consécutives ou le tétanos qui les enlèvent. Les hémorrhagies tenaces incoercibles s'observent surtout chez les sujets anémiés, épuisés par le paludisme ou la dysenterie. Le tétanos est à craindre pour tous les blessés, quelle que soit leur race, quel que soit leur état de santé. Il est des pays où cette redoutable complication acquiert un degré de fréquence redoutable. Peut-être que les études qui se poursuivent aujourd'hui et qui tendent à éclairer d'un jour tout nouveau l'étiologie de cette terrible maladie, permettront un jour d'en diminuer les ravages.

Nous allons compléter cet aperçu sur la météorologie et le règne pathologique des régions intertropicales, par une revue rapide des climats partiels que comprend cette zone.

1. Afrique intertropicale. — Des cinq parties du monde, l'Afrique est celle qui occupe le plus de place sous la zone torride. Elle lui appartient par les trois quarts de son étendue, depuis le cap Blanc jusqu'au cap Negro, depuis le tropique du Cancer jusqu'à l'embouchure du Zambèze. Ces contrées sont les plus arides du globe; nulle part on n'y rencontre de si vastes surfaces dépourvues de végétation.

Cependant le centre de l'Afrique n'est pas aussi désert et aussi dé-

(1) Jules Rochard, *De l'influence de la naviglion et des pays chauds sur la marche de la phtisie puimonaire,* ouvrage couronné par l'Académie de médecine le 11 décembre 1855.

peuplé qu'on le croyait autrefois. Les limites de la mer de Sable reculent à mesure qu'on en approche de plus près. Les régions de l'intérieur présentent partout le même aspect. Les terrains nus y dominent. Ils sont tantôt disposés en immenses plaines de sable ressemblant à des bassins de mers desséchées comme le Sahara, le désert du Darfour, celui qui s'étend entre les montagnes de la Lune et l'Océan, tantôt soulevés en plateaux rocailleux où rien ne peut vivre et que sillonnent des montagnes pelées dont l'altitude atteint parfois jusqu'à 2000 mètres. Au milieu de ces mornes solitudes, se rencontrent des oasis dont la végétation luxuriante et la culture soignée contrastent avec l'aspect désolé des pays qui les entourent. Çà et là des vallées profondes et marécageuses, parcourues par des rivières desséchées pendant l'été et converties en torrents à l'époque des pluies. Ces cours d'eau vont se perdre dans les sables, ou se réunissent pour former les fleuves de l'Afrique tropicale, dont les uns se rendent à la mer et les autres vont se jeter dans les grands lacs de l'intérieur. Le lac Tchad, qu'on a longtemps décoré du nom de mer de Nigritie, les lacs Nyanza, Tanganyika et le N'gami découverts par Livingstone, s'offrent aux voyageurs sous l'aspect d'un labyrinthe de roseaux d'ilots et d'îles flottantes, bordé de marais impraticables.

Les côtes offrent à l'œil une succession de plages de sable, de marais. Partout où l'eau manque, le désert arrive jusqu'au rivage. A l'embouchure des fleuves, le sol, envahi par le limon et les détritus qu'ils charrient, se couvre d'une végétation palustre des plus puissantes. De hautes herbes à pointes acérées, des forêts de palétuviers émergent de ces plaines vaseuses. Çà et là s'étendent des flaques d'eau stagnantes qu'on désigne sous le nom de *marigots*. Entre ces marais et la mer, s'étend une bande de sable fin sur laquelle les lames viennent déferler, en formant à l'embouchure des fleuves, une *barre* qui en rend l'accès difficile pour les navires.

Lorsque les pluies tropicales, qui s'observent à partir du 16° degré nord, tombent dans l'intérieur, elle glissent sur la surface nue des larges plateaux du centre, se précipitent dans le lit desséché des torrents et des marigots. Bientôt les fleuves débordent, franchissent les cataractes, envahissent les vallées, inondent les terrains d'alluvion du rivage. Les pluies durent de juin en octobre, puis vient la saison sèche qui dure huit mois. Alors tout se dessèche, les fleuves eux-mêmes sont réduits à de minces filets d'eau coulant sur un lit de cailloux; l'atmosphère s'embrase au contact de ce sol poudreux, et les vents brûlants qui s'en élèvent arrivent sans obstacle jusqu'au littoral.

Météorologie. — L'Afrique tropicale est le pays le plus chaud du globe. La température moyenne annuelle n'est pourtant que de 27° 6; mais cela tient à la fraîcheur des nuits. Les variations diurnes sont en effet considérables. Au Sénégal, elles vont parfois jusqu'à 22 degrés; et sur les plateaux du centre elles sont plus considérables encore. Dans leur voyage au Fezzan, Richardson, Overweg et Barth ont vu, pendant la nuit, le thermomètre descendre successivement à 15°, 10°, 5° et jusqu'à 2° (1).

Avant eux Oudney l'avait vu descendre à 0°, dans le Bournou. L'Afrique est le pays des températures extrêmes. Vogel a vu le thermomètre s'élever à 44°, sur les bords du lac Tchad. Margain a noté 46° et 47°, sous la tente des soldats, pendant l'expédition de Podor. Pendant l'hivernage, on observe quelquefois des abaissements de température subits, au moment où éclatent les tornades. Ces orages, particuliers à la côte d'Afrique, s'annoncent par un calme profond, pendant lequel les nuages montent lentement, sous un ciel bas et sombre; l'atmosphère est lourde, chargée d'électricité; l'air semble manquer à la respiration; bientôt l'orage éclate, le vent souffle en faisant le tour du compas et la pluie tombe à torrents. Il se produit alors un froid tellement vif, que les noirs grelottent dans leur nudité, quand ils n'ont pas eu le soin d'allumer du feu à l'avance. On constate alors des abaissements brusques de température de 25° à 30°.

L'hivernage est d'autant plus long que la latitude est moins élevée. Au Sénégal, il ne dure guère que quatre mois; au Gabon, presque sous l'équateur, Touchard a compté cent soixante-six jours pluvieux par année. Dans l'intérieur, sur les bords du lac Tchad, les pluies tombent pendant six mois de l'année, de mai en octobre. C'est du reste, d'après Vogel, le point de l'Afrique centrale où il pleut le plus.

Les vents sont assez réguliers. Au Sénégal, ils soufflent du nord-est, pendant la saison sèche et du sud-ouest pendant l'hivernage.

La côte orientale est beaucoup moins connue, et nous ne possédons de renseignements météorologiques que sur quelques points de la côte fréquentés par les navires et habités par des Européens. Zanzibar est la localité la mieux étudiée, sous ce rapport. La température moyenne annuelle, calculée sur cinq années d'observation, est de 27°, l'écart entre les extrêmes de 9° 6. La chaleur est constante, humide, débilitante. La quantité moyenne de pluie qui tombe annuellement est de 1549 millimètres; le nombre des jours de pluie de 120. Il n'y a pas de mois où il ne pleuve (2).

A la côte orientale, l'année se partage en deux saisons. Les moussons de l'océan Indien s'y font sentir, celle du nord-est de janvier jusqu'en juin, celle du sud-ouest de juin à la fin de décembre. Indépendamment des vents généraux qui soufflent au large, les brumes de terre et de mer se font sentir sur toute la côte.

<hr>

(1) Richardson, Barth et Overweg, *Expédition dans l'Afrique centrale* (*Revue coloniale*, 1853).

(2) John Robb, mémoire lu à la Société anglaise de météorologie, le 19 novembre 1879 (*The colonia and India*, 13 décembre 1879).

Pathologie. — L'extrême insalubrité de l'Afrique tropicale est la conséquence naturelle de ses conditions météorologiques. Le Sénégal est la plus malsaine de nos colonies. De 1819 à 1855, la mortalité moyenne parmi les Européens a été de 10,61 pour 100. Dans certaines années, signalées par des épidémies de fièvre jaune, elle a atteint la moitié du chiffre de la population blanche.

Les étabissements anglais situés dans les mêmes parages sont encore plus insalubres que les nôtres. D'après la statistique d'E. Balfour, la mortalité annuelle des troupes européennes s'élève souvent à 48 p. 100 à Sierra-Leone (1) et à 66 p. 100 au cap Coast. En 1826, la garnison de Bathurst a perdu 79 p. 100 de son effectif. Nous n'avons pas de documents précis sur les comptoirs portugais de l'Afrique australe, ni sur les établissements fondés à la côte orientale ; quant aux contrées de l'intérieur, sauf quelques pays privilégiés comme le Darfour, le Zinder, le pays d'Aïr, tout le reste ne présente que des déserts inhabités, ou des plaines marécageuses de la plus insigne insalubrité. Presque tous les voyageurs qui y ont pénétré ont succombé sous les atteintes du climat, lorsqu'ils n'ont pas été victimes de la férocité des naturels ou de la trahison de leurs guides.

La colonne expéditionnaire que nous envoyons chaque année depuis 1880, du Sénégal jusqu'au Niger, pour renouveler les garnisons des postes que nous avons établis sur la route, revient épuisée par les maladies, diminuée de plus d'un tiers de son effectif en moyenne et après avoir enduré des souffrances sans nom. Les maladies auxquelles cette troupe est exposée sont les mêmes que celles qui règnent à la côte ; elles y sont tout aussi graves (2).

Toutes les endémies des climats torrides s'observent en effet et à leur plus haut degré de gravité, dans l'Afrique tropicale. L'intoxication paludéenne s'y observe sous toutes ses formes, depuis la fièvre intermittente simple jusqu'aux manifestations les plus redoutables de la fièvre pernicieuse et de la cachexie paludéenne. C'est la plus fréquente des maladies qui y sévissent et elle imprime son cachet à toutes les autres. Elle est particulièrement dangereuse sur la côte occidentale, à l'embouchure des grands fleuves tels que le Sénégal, la Gambie, le Niger et le Congo. Derrière les *barres* qui les obstruent, se forment des marais saumâtres remplis de détritus végétaux d'où s'exhalent des miasmes empestés. Les bords de l'Ogo-Waï, vers lesquels la France semble vouloir étendre sa domination, sont tout aussi malsains. Il en est de même des postes situés dans l'intérieur, sur les bords du Sénégal, de la Casamance et du Rio-Nunez.

(1) Depuis qu'on a construit les casernes sur les hauteurs qui dominent la ville, la mortalité des troupes est plus faible.

(2) G. Colin, *Contribution à la géographie médicale du Haut-Sénégal*, *Thèse* de Paris, 1883. Louis Delavaud, *Les routes du Niger par le Sénégal et le Fouta-Djallon* (*Bulletin de la Société de géographie* de Rochefort, 1883-84).

Le type de la fièvre varie suivant les saisons et les localités. La fièvre tierce se manifeste dans les parages les moins insalubres; la fièvre quotidienne règne seule dans les lieux les plus infestés et dans la mauvaise saison. Les types rémittent, pseudo-continu et continu deviennent plus fréquents, à mesure qu'on s'approche de l'équateur.

C'est dans les comptoirs d'Assinie et de Grand-Bassam que la *fièvre bilieuse hématurique* fait le plus de victimes, bien qu'on l'observe aussi dans les postes des fleuves et même à Saint-Louis. L'intoxication paludéenne règne également en maitresse dans l'Afrique centrale. C'est elle qui a fait périr le plus de voyageurs, et les indigènes eux-mêmes ne sont pas épargnés. Les habitants des bords du lac Tchad, du Kouara, de la Schary sont décimés, tous les ans, par des fièvres de tous les types. Les accès pernicieux sont d'autant plus fréquents que le pays est plus insalubre. Les formes les plus communes, à la côte occidentale sont, dans leur ordre de fréquence, la délirante, la comateuse, la dysentérique, la cholérique et la syncopale. Quel que soit le type, la fièvre aboutit rapidement à la cachexie paludéenne.

La *dysentérie* au Sénégal est moins commune, mais plus meurtrière que la fièvre intermittente, tandis que celle-ci n'entre que pour 31/00 dans la mortalité générale, la dysenterie y entre pour 37.16/00. Les deux maladies marchent de concert et se rencontrent aux mêmes lieux, et c'est à l'embouchure des rivières, dans les Bissagos, dans le Rio-Nunez, dans les établissements de la côte d'Or, qu'on les observe à leur summum d'intensité. La dysenterie arrive après la fièvre; elle récidive et passe à l'état chronique, avec la plus grande facilité.

L'Afrique est la terre classique de l'*hépatite*. Il n'est guère d'Européen qui ait séjourné à la côte occidentale, sans y être atteint d'engorgement du foie. Elle succède presque toujours à la dysenterie, précédée elle-même par la fièvre dans la majorité des cas, et sa marche est souvent insidieuse. Il n'est pas rare de voir des abcès se produire et acquérir un volume considérable, chez des gens qui continuent à vaquer à leurs occupations. Dans les hôpitaux de Saint-Louis, elle entre pour 20/00 dans la mortalité générale; il en est de même sur tout le littoral jusqu'au Congo. Elle est moins fréquente au Gabon, d'après Griffon du Bellay (1) et Bestion.

La fièvre jaune n'appartient pas en propre à l'Afrique. Elle y a toujours été importée. Cependant, elle a fini par devenir eudémique dans les possessions anglaises et c'est de ce foyer secondaire qu'elle nous vient le plus souvent au Sénégal. Depuis un demi-siècle, on y compte dix grandes épidémies. Celle de 1878 a été particulièrement meurtrière. Dans l'arrondissement de Saint-Louis seulement, elle a fait 250 victimes

---

(1) Griffon du Bellay, *Rapport médical sur le service de l'hôpital flottant de la caravane au Gabon (Archives de médecine navale*, 1864, t. I).

sur 580 Européens et enlevé en deux mois 21 médecins de la marine. Elle a reparu de nouveau dans nos possessions en 1881.

La *dengue* a souvent apparu à la côte d'Afrique; on s'y souvient des épidémies de 1845, de 1848, de 1856 et de 1865. La variole y fait des ravages effrayants surtout dans l'intérieur, où la vaccine n'a pas pénétré. On dit pourtant que les Touaregs la connaissent, qu'ils l'ont empruntée aux Kabyles et qu'ils la pratiquent comme eux entre le pouce et l'index. Livingstone a retrouvé une pratique analogue, dans l'Afrique australe, chez les Bakouams, qui s'inoculent au front le vaccin de la vache (1). Quoi qu'il en soit, les populations du centre ne la connaissent pas. Les médecins de la marine, employés dans les postes de l'intérieur, font les efforts les plus louables pour l'y répandre et courent souvent de grands dangers, pour aller vacciner les enfants dans les villages éloignés. La suette est commune en Afrique, et le choléra y a fait deux apparitions au moins depuis 1832.

Les maladies sporadiques ne peuvent pas occuper une grande place dans un cadre nosologique aussi chargé. Malgré les variations considérables de température, les maladies aiguës des voies respiratoires, autres que les bronchites, sont rares parmi les Européens. Elles font au contraire de grands ravages chez les noirs. D'après le relevé fait par Rey sur le bataillon des tirailleurs indigènes, les affections aiguës des voies respiratoires y entrent pour 57.6/00, dans la mortalité générale. La statistique des troupes indigènes de Sierra Leone donne 59.1/00. Elle signale aussi beaucoup de phtisiques. Dans l'Afrique australe, au dire de Livingstone, la pneumonie et la pleurésie sont au nombre des maladies les plus communes.

On trouve également, à la côte occidentale d'Afrique, une maladie singulière qui n'atteint que les noirs et qu'on désigne sous le nom de *maladie du sommeil*, en raison de son symptôme principal et presque unique. Elle a été signalée, pour la première fois, en 1819 sur le littoral du golfe de Bénin par Winterbottom, puis en 1840 par le docteur Klark à Sierra-Leone. Depuis elle a été décrite par d'autres observateurs, par le docteur Dangaix (2) qui lui a donné le nom d'*hypnosie*, par Nicolas (3), par Griffon du Bellay et par Santelli. La maladie du sommeil se rencontre depuis l'embouchure du Sénégal jusqu'aux possessions portugaises de Loanda et de Benguela, ainsi que dans les îles du golfe de Guinée. En Sénégambie, dans les centres de Joal et de Portudal, elle a fait de si nombreuses victimes parmi les tirailleurs indigènes qu'il a fallu en 1857, au poste de Portudal, les remplacer par

<hr>

(1) Livingstone, *Voyage dans l'Afrique australe* (*Bulletin de la Société de géographie*, 1852, t. IV).

(2) Dangaix, *Sur l'hypnosie* (*Moniteur des sciences médicales et pharmaceutiques*, 24 août 1861).

(3) Nicolas, *De la maladie du sommeil* (*Gazette hebdomadaire*, 1861).

des soldats d'infanterie de marine (1). Elle est également commune dans le bas Rio-Nunez, dans la Casamance, la Gambie, le Saloum. On en voit quelques cas à Rufisque et à Gorée. En dehors de la côte d'Afrique, on n'a observé la maladie du sommeil qu'aux Antilles et également sur des noirs (2).

L'Afrique a été très probablement le berceau de la lèpre. On pense du moins que c'est en Égypte qu'elle est née et qu'elle s'est répandue de là sur le monde. Aujourd'hui, elle règne encore dans le haut Nil, en Abyssinie et dans l'Afrique centrale. On la trouve à la côte occidentale du cap Vert jusqu'au Congo ; on la retrouve à la côte orientale, elle est assez commune à Zanzibar. *L'éléphantiasis des Arabes* est très commun dans les mêmes parages et y atteint parfois des proportions monstrueuses ; enfin le pian s'observe depuis la rive gauche du Sénégal jusqu'au Congo. Le dragonneau est d'une fréquence extrême à la côte. Il en est de même des rhumatismes, du tétanos, surtout chez les nouveau-nés, des maladies de peau, des ulcères, des caries scrofuleuses, des adénites et des ophthalmies (3).

La pathologie de la côte orientale est aussi peu connue que sa météorologie. On la croit généralement moins insalubre que la côte occidentale. Les maladies y sont les mêmes. La dysentérie est grave à Zanzibar. Le port de Mozambique passait pour insalubre au temps où les navires portugais y faisaient escale, en se rendant aux grandes Indes; mais il est aujourd'hui presque abandonné. Les naturels du pays sont sujets à une forme particulière d'ulcère contagieux bien décrite par les docteurs Vinson et Azéma. *L'ulcère de Mozambique* se rapproche de la *plaie de l'Yémen*, de l'*ulcère de Cochinchine*, de la *Guyane*, de *Kénieba* de la *Nouvelle-Calédonie*, etc. Ce sont probablement des variétés d'une seule et même maladie, dont la nature parasitaire sera probablement reconnue un jour (4).

L'île de Madagascar nous intéresse davantage. La France a les yeux fixés sur elle depuis deux siècles, elle y a fondé des établissements à diverses reprises et, récemment encore, elle y a affirmé ses droits. Cette île, qui a 1,700 kilomètres de long sur 600 de large, est constituée, à l'intérieur, par une chaine de montagnes couvertes de forêts et dont certains plateaux ont jusqu'à 3,000 mètres d'altitude. Ce noyau central est entouré par une large ceinture de plaines marécageuses, parsemées

(1) Corre, *Recherches sur la maladie du sommeil* (*Archives de médecine navale*, 1877, t. XXVII).

(2) Rey, article MALADIE DU SOMMEIL du *Dictionnaire de médecine et de chirurgie pratiques*.

(3) Rey, *Notice sur la géographie médicale de la côte occidentale d'Afrique*. Paris, 1878.

(4) Les micro-organismes ont été maintes fois recherchés dans le putrilage de ces ulcères. M. Daniel, médecin de deuxième classe de la marine, a décrit des bacilles et des microcoques qu'il a trouvés au Maroni (Guyane) chez des transportés arabes et qu'il a rendus visibles en les colorant avec le violet de méthylène (*Archives de médecine navale*, 1885, t. XLIII, p. 449).

de mares stagnantes, parcourues par des cours d'eau sans importance et bordées par un épais rideau de palétuviers.

Le climat diffère de celui de la côte occidentale par l'uniformité de ses conditions météorologiques. Sur les points que nous occupons, la moyenne annuelle de température oscille entre 26° et 27°, mais la différence entre le mois le plus froid et le mois le plus chaud ne dépasse pas 8° à 9° et les variations nycthémérales ne vont pas au delà de 7° ou 8° (1). La pression barométrique y oscille entre 757 et 759. L'hivernage s'étend d'octobre à la fin de mars; il est signalé par des orages fréquents et des pluies abondantes. Les moussons y règnent d'une manière régulière. Les cyclones de l'océan Indien s'y font également sentir.

Madagascar est le type des pays paludéens à température et à humidité constantes. Tandis qu'au Sénégal, les fièvres intermittentes, la dysenterie et l'hépatite sévissent avec une intensité à peu près égale, à l'île Malgache, elles disparaissent presque complètement pour laisser le champ libre à l'intoxication paludéenne qui s'y montre sous toutes ses formes et n'y épargne personne. Pendant la dernière expédition, les troupes débarquées à Tamatave ont eu une proportion de malades considérable. Le chiffre s'en est parfois élevé à 75 p. 100; encore ceux qui faisaient leur service n'étaient-ils guère plus valides que les autres et parfois il fallait faire sortir tous les hommes en état de tenir une arme, pour assurer la défense du fort en cas d'attaque (2).

Le choléra y a fait plusieurs apparitions. La variole fait souvent des ravages à la Grande-Terre, mais la vaccine l'a bannie des petites îles que nous occupons. Les maladies sporadiques sont les mêmes qu'à la côte occidentale; les maladies cutanées, la lèpre, le pian, les ulcères phagédéniques et la syphilis y offrent la même fréquence et les mêmes caractères.

Les îles *Mascareignes* et les *Seychelles* contrastent par la douceur de leur climat avec la grande île voisine. Leur température, atténuée par les grandes brises de l'océan Indien, se maintient sur le littoral entre 19° et 30°. Elle s'abaisse dans les montagnes, où les Européens trouvent un refuge contre les grandes chaleurs.

L'île de la Réunion jouit d'un climat enchanteur. La moyenne de la température observée à Saint-Denis pendant sept ans (1863-1869) donne pour moyenne annuelle 22°,63; celle d'août est de 19°,26, celle de février de 24°,64. La pression barométrique moyenne est de 762ᵐᵐ,31. La quantité d'eau qui tombe par année de 1,456ᵐᵐ,74, le nombre de jours de pluie de 80 (3).

(1) Dans les montagnes le froid est assez vif et le thermomètre descend parfois jusqu'à + 4°. On y voit souvent de la gelée blanche; mais il n'y neige jamais, même sur les plus hauts pics. Les orages y sont très fréquents.

(2) Ségard, *Extrait de son rapport médical* de la Creuse, 1883-1885 (*Archives de médecine navale*, 1886, t. XLVI, p. 28).

(3) Leroy de Méricourt, *Île de la Réunion et de Maurice* (*Dictionnaire encyclopédique*).

L'île Maurice a la même constitution géologique et le même climat que sa voisine; toutefois la moyenne annuelle thermométrique y est d'un degré plus élevé, les cyclones et les tremblements de terre y sont un peu plus fréquents.

Ces deux îles jouissaient autrefois d'une réputation de salubrité méritée et qui contrastait avec celle de Madagascar et des îles voisines. Ces conditions ont changé depuis l'émancipation. Dès 1812, Chapotin constatait un changement défavorable; mais c'est surtout à l'époque où les travailleurs indiens ont remplacé les noirs, où ceux-ci ont déboisé les hauteurs, où la canne à sucre a partout remplacé les cultures arborescentes, qu'il s'est formé de petits marais sur le littoral et que les maladies endémiques y ont apparu. En 1865, une épidémie de fièvre à rechutes importée probablement de Calcutta, par un navire d'émigrants, a fait, à l'île de la Réunion, de nombreuses victimes (1).

En 1860, la fièvre paludéenne s'y est brusquement montrée, sous une forme grave, et depuis elle y règne avec plus ou moins d'intensité. En 1878, elle a fait 442 victimes à Saint-Denis sur un total de 1,339 décès. Dans cette ville, on ne perdait autrefois que 3,15 p. 100 de la population, aujourd'hui la mortalité est de 4,02 p. 100 (2). A Maurice, le même phénomène s'est produit. Depuis 1887, ces fièvres règnent simultanément, se compliquent, s'associent à d'autres pyrexies mal déterminées, de telle sorte qu'il est presque impossible aujourd'hui de débrouiller ce chaos pathologique. Les maladies éruptives, la fièvre typhoïde existent aux îles Mascareignes, comme en Europe. Les bronchites y sont fréquentes, la phthisie y est très répandue et y marche avec une extrême rapidité; on y voit encore d'assez nombreux cas de lèpre, enfin l'*hématurie chyleuse* y est endémique. D'après Salesse, elle est très commune chez les enfants de l'île Maurice (3).

II. **Asie intertropicale**. — L'Asie n'appartient à la zone torride que par le cinquième de son étendue. Les contrées qu'elle embrasse, sont situées en totalité dans l'hémisphère nord; elles forment une bande de près de 200 lieues de longueur, étendue de la mer Rouge à la mer de Chine, et plongeant dans l'océan Indien par trois grandes presqu'îles. Au point de vue climatérique, elles se divisent de l'ouest à l'est en trois groupes naturels.

Groupe occidental. — Le groupe étendu de la mer Rouge à l'Indus comprend l'Arabie, la Perse et le Beloutchistan. Il établit une transition entre le climat de l'Afrique et celui de l'Asie.

(1) Mac-Auliffe, *Mémoire sur la fièvre à rechutes* (*Archives de médecine navale*, 1868, t. IX).

(2) A. Delteil, *Considération sur la salubrité et le climat de la Réunion* (*Archives de médecine navale*, 1881, t. XXXVI, p. 30).

(3) Pour la pathologie de ces deux îles, voyez l'article ILE DE LA RÉUNION et ILE MAURICE par Leroy Méricourt, dans le *Dictionnaire encyclopédique des sciences médicales*.

L'Arabie est d'une aridité comparable à celle du Sahara. Le large plateau qui la constitue n'offre aux regards que des collines de sable, des déserts brûlés par le soleil, du sein desquels émergent quelques oasis, trop rares pour marquer les haltes des caravanes. Son climat est le même que celui de l'Afrique; elle est également dépourvue d'eau. Les mêmes caractères géologiques, les mêmes conditions de sécheresse et de chaleur se retrouvent dans le sud de la Perse et dans le Beloutchistan. La bande de terre qui s'étend de l'embouchure de l'Indus au fond du golfe Persique est un désert sans végétation et sans eau, formé par des sables mouvants, borné au nord par les montagnes, terminé du côté de la mer par des plaines d'un aspect sauvage et désolé, brûlées par le soleil, ravagées par le simoun.

Dans l'intérieur des terres, la chaleur est intolérable et la sécheresse extrême. Il se passe quelquefois une année entière sans qu'il tombe une goutte d'eau. La température en Arabie est très élevée. Sur les bords de la mer Rouge, la moyenne annuelle est de 26° dans le nord et de 32° dans le sud. A Massaouah, elle est de 31°. Le ciel est sans nuages, de mars en novembre, mais les rosées sont abondantes; les pluies et les orages commencent en décembre, s'accentuent en janvier et cessent en février: elles vont en diminuant à mesure qu'on descend vers le sud, et à Aden il ne pleut presque jamais. La saison des pluies dure un peu plus longtemps, sur les côtes de la Perse et du Béloutchistan. Cette région est soumise au régime des vents réguliers.

Dans la mer Rouge, ceux du nord-ouest alternent avec ceux du sud-est. La partie nord ressent l'influence des vents étésiens, la partie sud est soumise, comme les côtes de Perse, à l'action des moussons de l'océan Indien. Entre Yambo et Djeddah, le Khamsin souffle souvent avec force; mais il est loin d'atteindre le degré de violence qu'il déploie entre Bassora, la Mecque et Alep.

De pareils pays sont peu habitables; cependant leur insalubrité n'égale pas celle de l'Afrique tropicale. Dans les parties arides de l'Arabie, on n'observe guère d'autres maladies que les affections cutanées, les ulcères et les ophthalmies, résultat inévitable de la chaleur, de la poussière et de la malpropreté. Sur les bords de la mer Rouge, on retrouve les plages basses, les terrains marécageux, les eaux saumâtres, les brouillards et les maladies endémiques qui en sont la conséquence. Aubert-Roche cite parmi les localités les plus malsaines du littoral; Confoudah et Lohéir sur la côte arabique, Massouah et Arkeke sur la rive abyssine. Djeddah, Moka et Yambo viennent ensuite. Les maladies qui y déciment les Européens sont les mêmes qu'en Afrique. Ce sont toujours les fièvres paludéennes, la dysentérie et l'hépatite. Les furoncles, l'anémie et la dyspepsie des pays chauds sont aussi communs, les bronchites et les rhumatismes y sont plus fréquents, surtout parmi les Arabes. C'est également chez eux qu'on observe cette forme d'ulcère phagédénique qu'on désigne sous le nom de *plaie de l'Yémen* et qui fait de grands ravages dans l'armée arabe.

Les maladies de peau, le dragonneau sont très fréquents chez les naturels. La mer Rouge est, comme on le sait, le lieu de prédilection des coups de chaleur. Il est rare qu'on n'en observe pas quelques cas, à bord des paquebots qui la traversent au moment le plus chaud de l'année. Ce sont les chauffeurs et les passagers qui en sont le plus souvent atteints. On cite un navire anglais, *le Liverpool*, qui, en 1874, a perdu, dans ces parages, 3 officiers et 21 matelots enlevés en deux jours par des coups de chaleur. Enfin, une des particularités de l'Arabie, c'est qu'elle est souvent le point de départ des épidémies de choléra qui ravagent le monde. Le pèlerinage de la Mecque est une menace perpétuelle suspendue sur l'Europe, depuis que les Anglais, devenus maîtres de l'Egypte, ont supprimé les mesures sanitaires qui nous en ont préservés pendant tant d'années.

Groupe central. — Il est formé par l'Hindoustan, qui représente un grand triangle dont le sommet est au cap Comorin et la base à l'Himalaya. Cette chaîne immense, dont certains sommets ont plus de 8000 mètres d'altitude (1), se dresse, comme un rempart de 500 lieues de long, entre les hauts plateaux de l'Asie centrale et les plaines de l'Hindoustan, vers laquelle elle s'abaisse par une série de contre-forts parallèle à sa crête. Des gorges profondes la coupent du nord au sud et donnent passage à l'Indus et au Brahma-Poutra. Le Gange coule entre eux deux et ses innombrables afffuents arrosent la partie supérieure de la presqu'île ; une chaîne perpendiculaire à la précédente, celle des Gatthes, parcourt l'Hindoustan du nord au sud et donne naissance à de nombreuses rivières.

Le climat de cette immense presqu'île est extrêmement varié. Tandis que les côtes reproduisent les conditions de la zone torride, les montagnes, par leur température et leur végétation, rappellent le climat et les productions du midi de la France. Les plaines de l'intérieur offrent les mêmes contrastes.

L'Hindoustan appartient presque tout entier à la zone torride, aussi les points extrêmes, quoique distants de près de 600 lieues, ont des températures a peu près égales. En combinant entre elles les observations recueillies au Bengale, sur les côtes de Coromandel et de Malabar, on trouve une moyenne annuelle de 26°,6, pour le pays tout entier. C'est à la côte de Coromandel que la température est le plus élevée. La moyenne annuelle est de 28°,55, à Pondichéry (2) et à Madras, de 23°,21 seulement à Bombay, et de 26°,3 à Calcutta.

(1) Le pic le plus élevé est le Gaurisankar ou mont Everest. Il a 8,816 mètres. C'est le point le plus haut du globe. Il y a quatre autres sommets qui dépassent 8,000 mètres.
(2) Follet, *Considérations sur l'état sanitaire de Pondichéry, pendant l'année 1877* (*Archives de médecine navale*, 1880, t. XXXIII, p. 718).

A mesure qu'on s'approche des montagnes et qu'on s'avance vers l'intérieur, les moyennes s'abaissent et les écarts deviennent plus sensibles. En s'élevant dans l'Himalaya, on trouve tous les climats échelonnés sur ses pentes, jusqu'à une hauteur de 3000 mètres, où le froid commence à être très vif. A partir de 4000, il devient extrêmement rigoureux ; au delà c'est la région des glaciers et des neiges éternelles. Les Anglais ont établi des *sanatoria* sur ces pentes, comme sur celles des Gatthes et du Nilgherris. Ils vont s'y rétablir, lorsqu'ils sont épuisés par le climat, et les stations les plus vantées du midi de l'Europe ne leur offriraient pas un air plus sain, une température plus douce et des sites plus agréables (1).

La pression barométrique n'offre rien de particulier dans l'Inde ; elle y affecte la marche régulière qui est particulière à la zone torride ; elle atteint son maximum en janvier, décroît jusqu'en juin et revient ensuite peu à peu à sa hauteur primitive. On ne connaît dans l'Inde que deux saisons, celle des pluies et la saison sèche. Elles correspondent aux moussons. Celle du sud-ouest souffle de mai à octobre, celle de nord-est de novembre en avril. La chaîne des Gatthes arrête ces courants généraux et détermine l'époque à laquelle tombent les pluies. Pendant la mousson de sud-ouest, il pleut à la côte de Malabar et il fait sec à la côte de Coromandel. C'est le contraire pendant la mousson de nord-est. Toutefois, il pleut davantage à la côte de Malabar. A Karikal, il tombe en moyenne 1028 millimètres d'eau par an, et il pleut 79 jours ; à Pondichéry on a compté, en 1877, 1235 millimètres ; à Bombay, on compte 102 jours de pluie, et 2109 millimètres d'eau. A Calcutta, l'udomètre n'accuse que 1928 millimètres.

Les *typhons* sont également plus fréquents à la côte de Malabar qu'à celle de Coromandel et c'est au changement des moussons qu'on les observe principalement.

Il est impossible de rien dire de général sur la salubrité d'un pays aussi vaste et aussi accidenté. On trouve, dans l'intérieur, des vallons fertiles et bien cultivés ; mais les jungles et les déserts l'emportent par leur étendue. Les côtes qu'habitent les Européens sont d'une valeur inégale. Des trois présidences, le Bengale est la plus malsaine. C'est un terrain d'alluvion couvert de marais au milieu desquels le Gange promène ses eaux fangeuses. Calcutta même est une ville insalubre, surtout dans les quartiers où grouillent les natifs. Ce sont de véritables cloaques, des foyers d'infection entretenus par la misère et la malpropreté et dont la population est décimée par le choléra et les fièvres.

---

(1) Les Européens de la présidence du Bengale vont se refaire sur les pentes de l'Himalaya, à Darjeling (2,668 mètres d'altitude) ou à Almora (1,800 mètres). Ceux de la présidence de Bombay vont dans les Gatthes occidentales, à Malcompett (1.500 mètres). Ceux de la côte de Coromandel vont dans les Gatthes orientales, sur le plateau des Nilgherrys.

Le Bengale est la présidence où les troupes anglaises perdent le plus de monde. Leur mortalité moyenne est de 7,38 p. 100, tandis que dans celle de Bombay elle n'est que de 5,07 p. 100 et de 3,87 p. 100 dans celle de Madras. A Pondichéry, elle n'est que de 3,24 p. 100.

La côte de Caromandel est la plus salubre. Son sol léger et sablonneux reçoit peu d'eau et ne renferme pas de marécages. La chaleur y est élevée et constante. L'anémie essentielle des pays chauds y est à son maximum, mais les maladies infectieuses y font peu de ravages.

Dans l'Inde tout entière, l'époque la plus meurtrière de l'année est celle qui suit la saison des pluies. Les marais se déssèchent alors et les fièvres des jungles atteignent leur maximum d'intensité.

Les maladies qui prédominent dans l'Inde sont le choléra, la dysenterie, l'hépatite et les fièvres paludéennes. C'est le choléra qui fait périr le plus d'Indiens; c'est la dysentérie unie à l'hépatite qui fait le plus de victimes dans la population européenne. L'Inde est le berceau du choléra. C'est de là qu'il part pour ravager le monde. Il règne en permanence au Bengale; mais il y conserve le cachet épidémique qui constitue son caractère prédominant. Il est également devenu endémique dans la présidence de Bombay; mais à la côte de Coromandel il ne règne que par intervalles.

A Pondichéry, il disparaît complètement à certaines époques de l'année. C'est plus spécialement pendant la mousson de nord nord-est qu'il règne; parfois cependant il sévit pendant les deux moussons, c'est ce qui est arrivé en 1876, où il a fait 105 victimes dans notre territoire et en 1877, où il en a fait 1,823 (1).

Dans l'Inde comme dans l'Annam, le choléra ne frappe guère que les natifs. Il n'atteint les Européens que dans les moments d'extrême violence et toujours en petit nombre comparativement.

La dysentérie est la maladie qui fait le plus de victimes parmi les Européens. Elle entre, pour près d'un tiers, dans le chiffre de la mortalité des troupes anglaises. Elle est plus rare, mais plus meurtrière, chez les natifs, à cause de leur mauvais régime, de la débilité de leur constitution et de l'absence de tout traitement rationnel.

Dans l'Inde, comme au Sénégal, l'hépatite est la compagne habituelle de la dysentérie et vient après elle. Les natifs y sont beaucoup moins sujets que les Européens. A Bombay, elle entre pour 7,38 p. 100 dans la mortalité générale de l'hôpital européen et pour 3 p. 100 seulement à l'hôpital Jejeebboy, exclusivement consacré aux natifs. Elle épargne habituellement les femmes et les enfants. Elle est très commune à Calcutta, s'observe assez souvent à Madras, mais elle est très rare à Pondichéry.

Les fièvres paludéennes de tous les types s'observent dans toutes les parties de l'Inde. Les fièvres des jungles, du Scinde, de Guzzerat, du

____

(1) Follet, *loc. cit.*, *Archives de médecine navale*, t. XXIII, p. 206.

Deccan ne sont pas autre chose. La fièvre des jungles est une rémittente bilieuse qu'on trouve partout dans l'Inde, mais qui n'a rien de commun avec la fièvre bilieuse hématurique de la côte d'Or et de Mayotte. L'intoxication paludéenne est à son maximum dans la présidence de Bombay. Sur 1000 hommes d'effectif, il en entre annuellement 426 à l'hôpital pour cette cause, tandis qu'au Bengale la proportion n'est que de 421,4 p. 1000, depuis les travaux de desséchement qui y ont été accomplis. La présidence de Madras conserve encore sa supériorité sous ce rapport, puisque les entrées pour fièvre paludéenne ne sont que de 147,5 pour 1000 hommes d'effectif (1). Cette maladie, comme ses deux compagnes, est rare et peu grave à Pondichéry.

On a cru pendant longtemps que la peste était inconnue dans l'Inde, comme la fièvre jaune; mais il est bien reconnu aujourd'hui que la *maladie de Pali*, de *Mahamurree* n'est pas autre chose. Les médecins anglais qui ont observé ces maladies n'ont plus de doutes à cet égard. De 1815 à 1852, on compte quatre grandes épidémies de peste dans l'Inde, et l'une d'elles, celle qui éclata à Pali en 1836, décima 32 villages et inspira une terreur telle que le gouvernement de Bombay s'entoura d'un cordon sanitaire. La peste de l'Inde n'attaque que les natifs; mais partout où elle a régné, elle a frappé en moyenne le quart de la population et enlevé les deux tiers des malades (Collas).

La variole faisait autrefois de grands ravages dans l'Inde, ainsi qu'elle en fait encore dans la Birmanie; mais elle recule peu à peu devant les progrès de la vaccine. Ainsi à Pondichéry, en 1863, elle fait 461 décès sur 121,186 habitants que comptait le territoire ; mais Collas a donné à la vaccination une impulsion puissante et depuis lors le nombre des victimes a diminué d'année en année (Huillet).

La rougeole se montre de temps en temps dans l'Inde sous forme épidémique. L'existence de la scarlatine n'y est pas démontrée.

La fièvre typhoïde est très rare dans ce pays. C'est à peine si l'on comptait 2 cas sur 1000 malades dans les hôpitaux militaires anglais, il y a une vingtaine d'années ; mais depuis 1868, le nombre des cas augmente régulièrement au Bengale. Pendant les six années antérieures il n'y en avait eu que 82 cas, il y en a eu 455 dans les six ans qui ont suivi cette date. La mortalité a dépassé la moitié du chiffre des malades (2).

Les maladies des voies respiratoires, rares chez les Européens, sont communes parmi les natifs. Ils sont très sujets à la bronchite pendant la saison fraîche, et meurent fréquemment de pneumonie. Quant à la phthisie, elle galope dans l'Inde comme dans le reste de la zone torride. Tous les observateurs insistent sur la rapidité de sa marche : « Tout Européen, dit le docteur Twinning, qui arrive au Bengale avec

(1) Lombard, *Traité de climatologie médicale*, t. IV, p. 102.
(2) *Ibid.*, t. IV, p. 107.

le germe de la phthisie, y meurt beaucoup plus vite qu'en Europe. »
Elle fait encore plus de victimes parmi les natifs. Voici comment Collas
s'exprime à leur égard : « J'ai classé, à dessein, la phthisie après le
choléra, comme maladie endémique. C'est, à Pondichéry, pour les
Indiens et surtout pour la race croisée, une maladie terrible (1). »

Les *insolations* et les *coups de chaleur*, qui sont confondus à tort dans
les statistiques, sont extrêmement communs dans l'Inde. On en observe
chaque année des cas nombreux dans la présidence de Bombay, comme
dans celle de Madras et au Bengale.

La moyenne annuelle des cas observés est de 2,5 sur 1000 hommes
d'effectif. Ils sont surtout communs pendant les expéditions de guerre.
On cite un régiment de la Reine qui dans sa première journée de marche en a eu 63 cas dont 18 mortels; un autre qui a eu 89 hommes
atteints en trois mois et demi. C'est ce qui a fait dire que, dans l'Hindoustan, le soleil fait plus de victimes que le feu de l'ennemi.

L'Inde est la patrie du *béribéri;* on l'a même considéré pendant longtemps comme exclusif à la race indienne. Il a eu en effet pour berceau
primitif l'océan Indien, les archipels et la côte ouest du golfe du Bengale ; mais il est depuis longtemps sorti de son cadre avec les convois
d'immigrants. On l'a vu d'abord régner épidémiquement sur les navires qui les transportaient, puis dans les colonies auxquelles ces convois
étaient destinés. Aujourd'hui non seulement on le trouve dans le
royaume de Siam et dans celui des Birmans, en Cochinchine, au Tonkin
dans les îles de la Sonde, aux Moluques et aux Célèbes; mais il a traversé la mer avec les coolies indiens et nous le retrouverons aux Antilles et surtout au Brésil.

Le *tétanos* est extrêmement fréquent dans l'Inde, surtout chez les
natifs et parmi les enfants. A Bombay, à certaine époque, il entre pour
un quart dans la mortalité générale. A Pondichéry sur 1,323 décès survenus en 1866, dans la ville noire et dans la ville blanche, le docteur
Huillet a compté 384 cas de tétanos, soit 28 p. 100 de la mortalité
totale (2). Les convulsions font également périr beaucoup d'enfants
hindous. Les rhumatismes, les ophthalmies, les calculs sont très
communs chez les natifs.

Il est difficile de se faire une idée du degré de fréquence et de gravité
que les *affections cutanées* atteignent parmi les natifs, chez lesquels
on les trouve souvent unies à la syphilis ou à la lèpre. Cette dernière
maladie s'y rencontre sous toutes ses formes. En 1874 le gouvernement
anglais a fait le recensement des lépreux dans toute l'étendue de ses
possessions. Il est arrivé au chiffre effrayant de 102,276 sur une popu-

---

(1) Collas, *Essai sur les maladies des Européens à Pondichéry* (*Revue coloniale*, 1852,
t. VIII, 2ᵉ série).

(2) Huillet, *Contributions à la géographie médicale*, Pondichéry (*Archives de médecine
navale*, t. IX, p. 91).

Encyclopédie d'hygiène.

lation de 180 millions d'habitants. La présidence de Madras est la plus maltraitée, celle du Bengale vient ensuite et celle de Bombay en dernier lieu. La lèpre ne frappe que les Hindous ; pas un soldat anglais n'en a jamais été atteint. Il en est de même de l'éléphantiasis des Arabes qui est très commun chez les natifs. C'est également chez eux qu'on observe deux maladies spéciales à ce climat et à cette race : *le pied de Madura* et l'*aïnhum*.

Le *pied de Madura*, désigné par Carter sous le nom de *fongus de l'Inde* et par Collas sous le nom de dégénération endémique des os du pied, est une maladie très probablement parasitaire, dont le domaine géographique s'étend de la pointe sud de l'Hindoustan, jusqu'au Penjab, sur une longueur de 600 lieues. C'est dans la présidence de Madras qu'elle est le plus commune. Cette maladie n'a guère été observée que sur les Hindous ; elle respecte ceux qui portent des chaussures comme les Européens, elle n'attaque jamais les deux pieds à la fois (1).

L'*aïnhum* est une maladie du petit orteil qui consiste dans un étranglement circulaire de sa base qui finit par la réduire à un pédicule mince qui se rompt de lui-même lorsqu'on ne le tranche pas d'un coup de ciseau. Décrite pour la première fois au Brésil par le docteur Silva-Lima, médecin de l'hôpital de Bahia, elle a été bien étudiée dans l'Inde, par Collas. Elle est assez commune à la côte de Coromandel, pour qu'en un an le docteur Quetand ait pu envoyer, à l'un de nous, trois orteils amputés dans son service pour cette cause (2).

Signalons enfin, comme un fait particulier à la pathologie de l'Inde, la quantité considérable d'individus qui sont tués par les bêtes fauves ou par les serpents venimeux. En 1876, on a compté dans les possessions anglaises 19,273 décès dus à cette cause et 54,430 animaux domestiques ont succombé de la même façon. Les serpents venimeux à eux seuls ont fait périr 15,946 personnes. C'est le *cobra di capello* qui en tue le plus grand nombre. En 1841, le gouverneur de Pondichéry, M. du Camper, institua une prime d'encouragement pour la destruction de ce dangereux reptile, on donnait un fanon ou un demi-fanon (30 ou 15 centimes) par tête de capello. On en détruisit 30 ou 40,000 en quelques mois; mais on dut renoncer à un procédé aussi dispendieux (3).

Groupe oriental. A l'est de l'Hindoustan, l'Asie tropicale est constituée par l'Empire Birman, le royaume de Siam et l'empire d'Annam. Ces contrées étaient autrefois désignées sous le nom collectif de presqu'île au delà du Gange ou d'Inde extérieure. Elles s'étendent sous la forme d'une double péninsule, entre le golfe du Bengale et la mer de Chine.

(1) Collas, *Leçon sur la dégénération des os du pied.* Pondichéry, 1861.
(2) Leroy de Méricourt, article AÏNHUM du *Dictionnaire encyclopédique des sciences médicales.*
(3) Huillet, *Contributions à la géographie médicale*, Pondichéry (*Archives de médecine navale*, t. IX, p. 14).

Quatre chaînes de montagnes les traversent du nord au sud et limitent trois vallées parcourues par trois grands fleuves, l'Yrawaddi, le Mcïnam et le Cambodge. Lorsque les neiges fondent dans le Thibet ces fleuves débordent et inondent les plaines basses et marécageuses du littoral. Les provinces de la Cochinchine que nous occupons et qui par conséquent nous intéressent davantage sont formées par des terrains d'alluvion que sillonnent un nombre infini de cours d'eau dont le plus considérable est la rivière de Saïgon.

Le climat correspond à la constitution géologique. Agréable et tempéré dans les montagnes de l'intérieur, il offre, dans les plaines du littoral, tous les caractères des contrées paludéennes de la zone torride. Le climat y est uniformément chaud, humide et essentiellement énervant.

La température est à peu près la même dans les trois contrées qui composent ce groupe. La moyenne annuelle est de 26°,28 à Rangoon (Empire Birman), de 27°,3 à Bankok (royaume de Siam) et de 27°,45 à Saïgon (Cochinchine). Elle est très peu variable. Il n'y a pas 3 degrés de différence entre le mois le plus chaud et le plus froid de l'année et les variations diurnes ne dépassent pas 9 degrés. La plus haute température observée à Saïgon a été de 36°,50, la plus faible de 18° (1).

Les deux saisons qui se partagent l'année sont réglées par les moussons. La saison sèche commence à la mi-octobre et coïncide avec la mousson de nord-est; les pluies commencent à la mi-avril, avec la mousson de sud-ouest. Les nuages poussés vers le nord sont arrêtés par les montagnes et se résolvent en pluies torrentielles qui inondent le pays pendant sept mois de l'année, tandis que le tonnerre gronde dans les montagnes et que les orages se succèdent à courts intervalles. Le royaume des Birmans est un des pays du monde où il tombe le plus d'eau. Lombard cite pour certains points le chiffre énorme de 6,140 millimètres et comme moyenne, pour le pays tout entier, 2,450 millimètres (2). Il pleut également beaucoup dans le royaume de Siam. En Cochinchine, on compte en moyenne 184 jours de pluie par an. De novembre en avril, le temps y est au beau fixe; mais l'évaporation est si abondante que l'atmosphère ressemble à celle d'un bain d'étuve.

L'insalubrité de ce pays est notoire et cependant elle est inférieure à celle du Bengale et de la côte de Malabar. C'est la malaria qui domine partout. Dans le royaume des Birmans, les fièvres intermittentes atteignent 107 hommes sur 1 000 dans les troupes anglaises. En Cochinchine peu d'Européens y échappent, il en est de même dans le royaume de Siam. Le type quotidien est le plus commun; les accès pernicieux ne sont pas très fréquents. Ce sont les formes comateuse, ataxique et

<hr>

(1) Richaud, *Essai de topographie médicale de la Cochinchine française (Archives de médecine navale*, 1861, t. I).

(2) Lombard, *Traité de climatologie médicale*, t. IV, p. 156.

algide qui prédominent. Dans le nord de ces contrées, dans la région des montagnes couvertes de forêts, existe une maladie que les indigènes Annamites, Cambodgiens, Siamois désignent sous le nom de fièvre des bois et dont ils ne parlent qu'avec terreur. D'après Thorel, ce n'est pas une fièvre paludéenne, c'est un typhus (1).

L'intoxication paludéenne n'entre que pour 16 p. 100 dans la mortalité totale. Aux Antilles, c'est la fièvre jaune qui lui imprime son cachet, en Cochinchine c'est le choléra. Cette dernière maladie domine la pathologie de toutes ces contrées, mais là comme dans l'Inde, elle fait beaucoup plus de ravages parmi les naturels que parmi les Européens.

L'hépatite n'est pas très commune dans l'Indo-Chine, mais la maladie qui sévit avec le plus d'intensité parmi les Européens, c'est une diarrhée particulière qu'on désigne sous le nom de *diarrhée de Cochinchine* qui s'établit d'emblée sous forme chronique et dont la nature parasitaire a été démontrée par les médecins de la marine. Elle cause le tiers des entrées dans les hôpitaux et la moitié des décès qui surviennent parmi les Européens. Autrefois les transports-hôpitaux en étaient encombrés, et en jetaient un grand nombre à la mer pendant la traversée; d'autres succombaient dans les hôpitaux de France. La Cochinchine méritait alors sa réputation d'insalubrité, car la mortalité parmi les Européens s'élevait à 9 p. 100. La situation s'est bien améliorée depuis cette époque, par suite des travaux d'assainissement qui s'y sont accomplis. De belles casernes ont remplacé les paillottes sous lesquelles vivaient nos soldats ; des puits profonds leur donnent une eau excellente au lieu de celle des arroyos qu'ils buvaient dans les années qui ont suivi l'occupation. Enfin les beaux transports-hôpitaux qu'on a construits permettent de ramener tous les malades en France en temps utile et de les y rapporter vivants. Aussi, malgré son climat monotone et énervant, la Cochinchine est aujourd'hui la plus recherchée de nos colonies.

Contrairement à ce qui s'observe en général dans les contrées palustres de la zone torride, la fièvre typhoïde est assez fréquente en Cochinchine parmi les Européens. Les affections des voies respiratoires, les rhumatismes n'y sont pas rares ; en un mot les maladies sporadiques y évoluent comme dans le reste de la zone torride.

Les indigènes sont exposés aux mêmes maladies que les Européens; mais elles revêtent chez eux un caractère d'asthénie plus marqué qui s'observe également dans les traumatismes. Tous les chirurgiens ont signalé l'absence de réaction à la suite des blessures et des opérations, ainsi que la résignation stoïque avec laquelle ils subissent celles-ci.

La variole faisait autrefois des ravages terribles parmi ces populations. Dans le royaume des Birmans, on désertait les villages contaminés et on abandonnait les malades. Après la conquête de l'Aracan, les es-

---

(1) C. Thorel, *Notes médicales du voyage d'exploration du Mekong et de Cochinchine.* Paris, 1870.

claves ramenés de cette province firent connaître l'inoculation aux Birmans et cette pratique se répandit rapidement dans tout l'Empire. Depuis cette époque, les Anglais y ont introduit la vaccine. Lorsque la France établit sa domination en Cochinchine, le pays était dévasté par la variole qui enlevait plus du tiers des enfants. Après quelques essais infructueux pour y répandre la vaccine, on prit le parti de la rendre obligatoire. Un arrêté du gouverneur en date du 21 mars 1878 établit le service de vaccination qui fonctionne encore aujourd'hui d'un bout de la colonie à l'autre, par les soins des médecins de la marine.

Le nombre des vaccinations qu'ils ont pratiquées dépasse 300,000 et comme la Cochinchine ne compte que 1,595,540 habitants et que presque tous les adultes ont eu la variole, cette maladie ne trouve plus de terrain propice et a cessé ses ravages.

La misère, l'insigne malpropreté de ces populations, les parasites dont ils sont couverts expliquent chez eux la fréquence de la scrofule et des maladies de peau, auxquelles viennent souvent se joindre la lèpre et l'éléphantiasis du scrotum. La lèpre est extrêmement commune dans le royaume des Birmans. Dans les villes de Tabaï et de Martaban, elle est si répandue qu'au dire du père San Germano, il n'est peut-être pas une famille qui n'en soit aff ctée dans la personne de quelqu'un de ses membres. Aussi la désigne-t-on dans le pays sous le nom de *mal de Martaban*. On ne séquestre pas les lépreux, on se borne à les reléguer en dehors des villes et on les laisse se marier entre eux. A Rangoon, ils habitent les faubourgs et on les voit se traîner au devant des passants, en demandant l'aumône et en montrant leurs moignons aux cicatrices blanches.

Enfin les Annamites sont sujets à cette forme d'ulcère phagédénique sur laquelle Jules Rochard a le premier appelé l'attention en 1862 et qu'il a décrite sous le nom d'*ulcère de Cochinchine* (1). Cette affection, qui a été depuis cette époque l'objet de nombreux travaux, n'atteint pas seulement les indigènes ; elle n'épargne aucune race. Après l'expédition de Tourane, elle se répandit comme une épidémic dans le corps expéditionnaire et parmi les équipages des navires. Sur 5,600 hommes d'effectif, le docteur de Commeïras en observa près de 700 cas. Dans ce nombre, 100 furent suivis de mort et 30 nécessitèrent l'amputation du membre.

III. **Océanie intertropicale.** — L'Océanie est constituée par une longue chaîne d'îles et d'archipels étendus d'un continent à l'autre à travers l'Océan pacifique. Nulle part la surface du globe n'est hérissée de plus d'aspérités. Toutes ces îles sont le produit d'un même soulèvement volcanique attesté par les cratères éteints qui surmontent leurs crêtes et les volcans encore en activité dont le nombre s'élève à

___

(1) Jules Rochard, *De l'ulcère de Cochinchine (Archives générales de médecine,* juin 1862.

plus de deux cents. Il faut en excepter les îlots dont tous les archipels sont émaillés et qui sont d'origine madréporique.

L'équateur traverse l'Océanie dans son plus grand diamètre et la partage en deux parties très inégales dont la plus considérable appartient à l'émisphère sud. La Nouvelle-Hollande dont la superficie dépasse celle de toutes les autres îles réunies et qui a reçu, pour ce motif, le nom de *Continent austral* est située en totalité dans l'hémisphère sud et n'appartient à la zone torride que par une petite partie de son étendue, tandis que toutes les autres grandes îles en font partie et forment un groupe serré qui relie l'Indo-Chine à l'Australie. En dehors de ce système, on ne rencontre plus que des îles de petite dimension disposées par groupes affectant tous la même direction et offrant entre eux la plus grande ressemblance.

Malaisie. — Les grandes îles jetées entre les deux continents sont de l'ouest à l'est les îles de la Sonde, les Philippines, les Célèbes et les Moluques que composent la Malaisie, et la Nouvelle-Guinée, qui fait partie de la Mélanésie. Leur communauté d'origine se révèle par leur structure géologique. Les montagnes qui en forment la charpente décrivent leurs courbes dans le même sens. Il en est de très élevées. A Java, à Bornéo, on trouve des pics de 3,000 à 3,500 mètres d'altitude. Il en est à Sumatra qui atteignent 4,500 et la Nouvelle-Guinée en renferme encore de plus hautes. Elles sont couvertes de forêts impénétrables et donnent naissance à des cours d'eau qui descendent en torrents sur leurs pentes et creusent leur lit dans les grandes plaines du littoral. Il en est de navigables. A Bornéo on peut remonter en bateau à vapeur jusqu'au centre de l'île par trois côtés opposés. Les côtes sont formées par des terrains d'alluvion entrecoupés d'étangs, de marais, de canaux au milieu desquels s'élèvent quelques habitations clairsemées. Cette zone éminemment insalubre offre sur quelques points une profondeur considérable. A Bornéo elle a de 20 à 80 kilomètres d'étendue, à Sumatra les montagnes arrivent presque jusqu'à la mer.

Le climat est chaud et humide comme en Cochinchine ; mais la température y est un peu moins élevée. La moyenne est de 26°,46 à Sumatra, de 27°,87 à Java, de 27°,7 à Bornéo et de 27°,05 à Timor (1).

Il y a très peu de différence d'un bout de l'année à l'autre. L'écart entre le mois le plus chaud et le plus froid est à son minimum à Sumatra où il ne dépasse pas 1°85 et à son maximum à Bornéo où il s'élève jusqu'à 8° sous l'influence des étangs, des fleuves et des forêts. La quantité d'eau qui tombe sur ces grandes îles est considérable. A Sumatra elle s'élève à 4,797 mm. A Java, elle s'abaisse à 1,608 et le nombre des jours de pluie varie de 100 à 110. En général, les pluies sont d'autant

____

(1) Pour la climatologie et la pathologie de ces îles, voyez : Van Leent, *Topographie médicale des possessions néerlandaises dans les Indes orientales* (*Archives de médecine navale*, t. VII à XXI).

plus abondantes et les orages d'autant plus fréquents, qu'on se rapproche davantage de l'équateur.

Les deux saisons qui se partagent l'année ne se différencient que par la direction des vents et par les pluies périodiques qu'ils ramènent. Elles ne se produisent pas à la même époque dans toute la Malaisie. Les îles situées au nord de l'équateur, comme les Philippines, ressentent les moussons de l'hémisphère boréal; celles qui sont au-dessous, comme Java et Timor, sont soumises à des influences opposées ; enfin Sumatra, Bornéo et les Célèbes, que l'équateur traverse presque à leur centre, appartiennent à cette zone de vent variable qui est propre à ces parages. Dans ce grand archipel, au milieu de ces terres élevées, la direction des vents est modifiée par celle des montagnes et des détroits, sur les côtes la brise de terre souffle toutes les nuits, le matin celle du large vient la remplacer et les vents jouent dans l'intervalle ; mais on ne retrouve plus, dans l'Océanie, les redoutables typhons de la mer des Indes.

Toute la Malaisie est insalubre et c'est ce qui la différencie des petits archipels de la Polynésie. Bornéo avec ses pluies torrentielles qui durent sept mois de l'année, ses immenses marais et ses forêts impénétrables est inhabitable pour les Européens. Les essais de colonisation ont échoué jusqu'ici. La côte de Sumatra est si malsaine que les Européens qui vont y chercher le poivre l'ont appelée la *côte de la peste.* Les postes qu'occupent les Hollandais sont rongés par les fièvres paludéennes. Java vaut à ce qu'il paraît mieux que sa réputation. La ville de Batavia, qu'on regardait au siècle dernier comme le tombeau des Européens et qui a perdu en 1730 près de la moitié de sa population européenne, est devenue moins malsaine depuis qu'on a desséché les canaux, élargi les rues et surtout depuis que les Européens ont abandonné la vieille ville pour se fixer sur les riantes collines de Buitenzorg, au milieu de la végétation luxuriante qui les couvre (1). La mortalité est tombée successivement à 12,5 p. 100 en 1825, et à 5 p. 100 en 1850 (2 .

Les Moluques au contraire, dont on vantait autrefois le climat, où les Hollandais allaient se rétablir des maladies contractées à Java, sont devenues malsaines depuis le tremblement de terre de 1835. Les fièvres pernicieuses déciment la population d'Amboine pendant neuf mois de l'année. Timor passe pour plus salubre; mais de toute la Malaisie, ce sont les Philippines qui ont la supériorité. La mortalité annuelle des troupes y est inférieure à 4 p. 100. Les statistiques révèlent de plus un fait extraordinaire, c'est que tandis que les troupes européennes ne perdent que 3,25 p. 100 de leur effectif chaque année, les troupes indigènes perdent 5,63 p. 100, près du double. Il est vrai que les blancs sont des Espagnols, et que cette race résiste beaucoup mieux au climat des colonies que celles du nord de l'Europe pour des raisons que nous

(1) Van Leent, *loc. cit.* (*Archives de médecine navale,* 1868, t. IX, p. 328).
(2) Lombard d'après Friedmeen, *loc. cit.,* t. IV, p. 263.

dirons plus loin. A Batavia, ce sont les noirs de la côte de Guinée qui succombent en plus grand nombre et les Malais qui résistent le mieux. Là, comme à Manille, l'excédent de mortalité des races colorées est dû à la phthisie.

Le cadre nosologique de ces contrées est le même que celui des régions que nous avons précédemment passées en revue. Les fièvres paludéennes, la dysentérie et l'hépatite en font à peu près tous les frais. Les fièvres sont celles qui atteignent le plus de monde, la dysentérie et les diarrhées, celles qui causent le plus de décès. Le choléra ne vient qu'ensuite. Le paludisme domine partout, sous des formes diverses, mais le plus souvent lié à un état catarrhal des voies digestives ; parfois il prend le caractère rémittent. C'est la *fièvre rémittente* décrite par Van-Leent qui est souvent d'une extrême gravité. L'hépatite, les abcès du foie, l'hypertrophie de cet organe sont chose commune. Les affections des voies respiratoires se comportent comme dans tout le reste de la zone torride. Les indigènes sont sujets aux mêmes maladies que les Annamites et les Chinois. La lèpre, l'éléphantiasis des Arabes sont chose commune parmi eux. Il en est de même des maladies de peau, parmi lesquelles on signale dans le nombre une espèce d'*icthyose* qui est très commune aux Moluques. La syphilis est extrêmement répandue parmi eux. Le *bouton d'Amboine* n'est autre chose que le *frambesia* et doit également être rattaché à la syphilis. Le *béribéri* se rencontre dans toutes les parties de l'archipel Indien et s'observe surtout dans les expéditions sous l'influence des privations et de la fatigue, à bord des navires qui stationnent à l'entrée des rivières ainsi que parmi les prisonniers et les ouvriers des mines. Il n'épargne aucune race ni aucune nationalité (1). Enfin, l'ivresse de l'opium amène souvent chez les naturels des maladies mentales d'une forme particulière et qu'on désigne dans le pays sous le nom d'*omok*, de *mota glap* et de *luta*.

Polynésie. — Les nombreux archipels de la Polynésie se ressemblent tous. Ils ont tous le même aspect et la même constitution géologique. Les îles qui les constituent sont formées de terrains volcaniques entourés d'une ceinture de coraux. Leurs montagnes atteignent parfois 2,000 mètres. Elles sont renommées à juste titre pour la douceur et la salubrité de leur climat.

Bien que rapprochées de l'équateur, elles ne connaissent pas les chaleurs accablantes de la zone torride. A Taïti, la moyenne annuelle est de 24°,79 ; celle du mois le plus froid (août) de 19°,41 ; celle du mois le plus chaud (avril) de 29°8. Il fait un peu plus chaud aux Marquises. L'humidité y est extrême, les oscillations du baromètre sont très régulières. La pression moyenne est de 758ᵐᵐ,64. Les vents d'est dominent toute l'année aux îles de la Société. Ils règnent seuls pendant la belle saison ; dans l'hivernage ils alternent avec les vents d'ouest et de nord-ouest. Les ouragans sont très rares et de très courte durée. La saison sèche s'etend du commencement de mai à la fin de septembre; la saison chaude et pluvieuse comprend les mois intermédiaires. L'hivernage n'est parfois signalé que par des grains tombant des montagnes, parfois au contraire ce sont des pluies torrentielles qui durent plusieurs semaines, transforment les ruisseaux en torrents, inondent les vallées, emportent les ponts et interrompent les communications.

Ces archipels sont extrêmement salubres. Celui que nous occupons ne laisse rien à désirer. Taïti, que les premiers navigateurs ont surnommée la reine de l'océan Pacifique, est un séjour enchanteur. Les Européens y jouissent d'une santé parfaite malgré les imprudences et les excès auxquels tout les invite, et les troupes en reviennent aussi bien portantes qu'au départ. Pendant les huit années qui ont suivi l'occupation, malgré les expéditions de guerre et les travaux de colonisation, la mortalité n'a jamais dépassé 1 p. 100 et s'est parfois abaissée à 0,39 p. 100.

Les maladies endémiques des régions intertropicales y sont inconnues. Bien que toutes les conditions qui font d'habitude éclore les fièvres paludéennes y soient réunies, elles y font complètement défaut. Les médecins de la marine se sont évertués à trouver l'explication de cette énigme pathologique; mais quelle que soit la cause, le fait est incontestable. Les fièvres continues y sont plus communes. On y observe comme dans tous les pays chauds cette forme dite inflammatoire que caractérise un mouvement fébrile intense avec des troubles gastro-intestinaux. La fièvre typhoïde y règne parmi les indigènes comme chez les Européens et y prend parfois le caractère épidémique. La scarlatine et la rougeole s'y montrent de temps en temps. La variole y faisait de grands ravages avant que la vaccine y ait été importée de Sydney. Depuis que le docteur de Comeiras l'a propagée dans l'île, on n'en voit plus que des cas isolés. Il n'en est pas de même dans tous les archipels. Aux Sandwich elle fait encore de grands ravages. En 1881, elle a fait 242 victimes à Honolulu, sur une population de 14,114 habitants. Elle y avait été apportée par un navire allemand chargé de Chinois. La dysenterie s'observe à Taïti; mais elle y est bénigne, il en est de même de l'hépatite. Le choléra épidémique ne s'y est jamais montré.

Les maladies respiratoires forment le fond de la pathologie de ces contrées. Elles sont dues aux refroidissements causés par les courants d'air froid qui tombent des montagnes. Les bronchites, les pneumonies, les pleurésies y sont plus communes et plus graves que dans la plupart des pays chauds. Les épanchements pleuraux s'y forment avec une extrême rapidité et souvent d'une manière lente. Les ravages de la phtisie sont bien autrement graves. Elle entre pour un quart dans la mortalité des Européens et fait périr les indigènes comme la peste ou le choléra. La tuberculose dépeuple les archipels polynésiens depuis que les Européens y sont venus. Elle y revêt les allures d'une maladie aiguë; trois ou quatre mois suffisent pour conduire le malade au tombeau. La phthisie pulmonaire, dit de Comeiras, enlève le tiers des Taïtiens, et c'est surtout sur les femmes que pèse cette effrayante mortalité. Leur genre de vie, l'insuffisance de leurs vêtements et de leurs habitations, leur libertinage et leur insouciance favorisent sans doute ses ravages; mais toutes ces causes existaient avant que les Européens y arrivassent, et ces populations étaient alors florissantes (1). Ce n'est ni la syphilis ni l'alcool qui la détruit, ainsi qu'on l'a prétendu, c'est la phthisie, et c'est là un des arguments les plus puissants en faveur de la contagion de cette maladie.

Les maladies vénériennes sont très communes dans tous ces archipels. Presque toutes les femmes de Taïti sont affectées d'écoulements blennorrhagiques, et on pourrait en dire autant des soldats de la garnison. Les vénériens entrent pour un tiers dans la population de l'hôpital. L'éléphantiasis des Arabes est très répandu parmi les indigènes, ainsi qu'une sorte d'icthyose.

IV. **Amérique intertropicale.** — La partie de l'Amérique limitée dans les deux hémisphères par l'isotherme de + 25 comprend le sud du Mexique, l'Amérique contrale, les Antilles, la Colombie, les Guyanes, la moitié du nord du Brésil, et une très petite portion du Péron.

A. *Mexique et Amérique centrale.* — La chaîne des Cordillères les parcourt dans toute leur longueur. Elle s'étale vers le 30ᵉ degré de latitude nord pour former les grands plateaux couverts de volcans qui constituent l'intérieur du Mexique et au centre desquels s'élève la capitale. De ces deux versants l'un descend vers le Pacifique par une pente uniforme et rapide, l'autre vers l'Atlantique par une succession de collines, de terrasses et de vallées qui forment autant d'étages ou de zones d'altitude et de climat différents que les habitants désignent sous le nom de *tierras calientes, templadas,* et *frias.*

Terres chaudes. — Les terres chaudes s'étendent du rivage au pied des montagnes. Elles sont palustres au plus haut degré. Les États de Vera-Cruz et de Babasco sont couverts de marais et d'eaux stagnantes, sillonnés par de petites rivières coulant lentement entre leurs berges vaseuses. Des dunes de sable s'élèvent çà et là au-dessus de la plaine où croît une végétation rabougrie.

Depuis la mer jusqu'à la Soledad, on ne trouve pas trace de culture. Toute cette zone est de la plus insigne insalubrité. Le séjour de la Vera-Cruz est fatal aux Européens. Les deux expéditions du Mexique nous l'ont prouvé.

La température moyenne de l'année est à la Vera-Cruz de 25°,20; celle du mois le plus froid (janvier) de 21°,56, celle du mois le plus

(1) Aux Sandwich la population en 1778 était de 300,000 habitants, en 1869 elle n'était plus que de 55,000. Aux Marquises, elle est tombée de 20.000 à 10,000; à Taïti de 80,000 (1771) à 7,212 (1869); aux Gambier de 1,650 à 600. Bordier, *Géographie médicale,* 1884, p. 513.

chaud (juin) de 28°,90. Les extrêmes sont de 16°,50 et 30°,70. La quantité annuelle de pluie est estimée par Berghaus à 1678 millimètres répartis entre 94 jours. Il est rare qu'il pleuve 24 heures de suite ; mais
il n'y a pas de saison sèche. Les orages sont fréquents et d'une violence extrême. Les vents, quoique variables, peuvent se rattacher à deux
directions principales. Les vents du nord sont plus fréquents et plus
violents que ceux du sud ; c'est de cette direction que soufflent les
ouragans terribles du golfe du Mexique qui causent parfois de si grands
sinistres et qu'on accueille avec joie à la Vera-Cruz, parce qu'ils font
cesser ou du moins atténuent sensiblement les épidémies de fièvre
jaune. Ils sont annoncés, comme à Bourbon, par une dépression brusque
du baromètre, qui remonte aussitôt que le vent commence à souffler.
Les écarts barométriques sont du reste considérables à la Vera-Cruz.
En 1863, on l'a vu descendre à 753.50 en mars et s'élever à 776 en
novembre et décembre.

Les maladies qu'on observe à Vera-Cruz et dans les Terres-Chaudes
sont celles de tous les climats brûlants et palustres, mais elles donnent
de plus naissance à la fièvre jaune, la plus terrible des affections épidémiques de notre temps. Elle a pour foyer d'origine le fond du golfe
du Mexique. C'est de là qu'elle part pour se répandre dans les Antilles
et sur les côtes d'Amérique, théâtre le plus habituel de ses excursions,
et parfois elle traverse l'Atlantique pour apparaître sur la côte occidentale d'Afrique et parfois même sur le littoral européen. Son caractère
est essentiellement épidémique. Même à la Vera-Cruz, elle a des moments de sommeil. Le docteur Bouffier a relevé sur les registres de
l'hôpital tous les cas de fièvre jaune qui y ont été traités de 1802 à 1864 ;
il y a constaté de nombreuses rémissions. La plus longue a été de
juillet 1806 à mars 1809) de 35 mois ; la plus longue période épidémique
de 5 ans (depuis 1841 a juillet 1846) (1). Les périodes de calme sont
d'autant plus longues qu'on s'éloigne davantage du foyer. Dans les
petites Antilles, il s'écoule habituellement de 7 à 10 ans entre deux épidémies ; les intervalles sont plus grands encore en Afrique et surtout
en Europe. La fièvre jaune ne dépasse pas la limite des Terres-Chaudes.
Elle sévit sur une zone de 24 lieues de la Vera-Cruz à Cordova. Elle
s'attaque de préférence aux Européens récemment débarqués ; mais
elle n'épargne pas les habitants des Terres-Froides quand ils s'aventurent
sur le littoral, pas plus que les Chinois. La race nègre seule jouit à
son égard d'une immunité qui ne se dément que très rarement et dans
le cours des plus violentes épidémies.

Après la fièvre jaune, c'est le paludisme qui fait le plus de victimes
dans les Terres-Chaudes. Il y règne aussi un typhus qui ressemble à celui
des bagnes et des prisons et qu'on retrouve également sur l'Anahuac,

<hr>

(1) Bouffier, *Considérations sur les épidémies de fièvre jaune et les maladies de la
Vera-Cruz (Archives de médecine navale,* 1865, t. III, p. 289 et 520).

La dysenterie et l'hépatite sont rares au Mexique. Le choléra y est apparu en 1833 et y a régné communément avec la fièvre jaune ou en alternant avec elle jusqu'au mois d'octobre 1834. Le tétanos et les ulcères gangréneux sont communs parmi les habitants du pays.

Terres-Tempérées. — Les Terres-Chaudes à proprement parler finissent à Chiquihuite; puis les Mexicains prolongent cette zone jusqu'à Cordova par 780 mètres d'altitude, parce que les endémies du littoral s'étendent jusque-là et que les Européens n'ont jamais pu s'y acclimater. A 6 lieues plus loin, on atteint une altitude de 1200 mètres, c'est la zone tempérée, dans laquelle se trouvent Xalapa, Tasco, Chilpanango et Orizaba, où notre armée a séjourné pendant quatre mois. Il y règne en tout temps une température de printemps, douce, uniforme, variant à peine de 4 ou 5 degrés dans l'année et atteignant une moyenne annuelle de 19°. Le baromètre y oscille entre 659 et 662 millimètres. Les vents de sud et de nord alternent comme à la côte. Les Terres-Tempérées sont d'une humidité extrême. C'est la hauteur à laquelle s'arrêtent les nuages. Ils s'y résolvent en brouillards épais ou en pluies torrentielles. Celles-ci durent plus longtemps qu'à la côte et que sur l'Anahuac. Elles commencent en juin et finissent en octobre. Il tombe en moyenne à Orizaba 2759 millimètres d'eau par an, et l'hygromètre s'y maintient entre 90 et 95.

Les Terres-Tempérées sont salubres; les maladies que nos troupes y ont subies étaient la conséquence des fatigues de la guerre et de l'humidité du climat. Le chiffre des décès n'a pas dépassé 300 pour l'année entière, et la plupart ont été causées par la fièvre paludéenne dont les soldats avaient pris le germe dans les Terres-Chaudes.

Terres-Froides. — A partir d'Orizaba et de Xalapa le sol s'élève rapidement; la végétation et le climat changent, et quand on a franchi les *Cumbres*, on arrive sur ce magnifique plateau de l'Anahuac dont l'altitude se maintient entre 2000 et 2500 mètres sur une longueur de 200 lieues. On ne trouve, sur aucun point du globe, une plaine de cette étendue à une pareille élévation. Elle se déprime légèrement à son centre pour former la vallée de Mexico qu'entoure une ceinture de volcans en activité.

La ville s'élève au milieu de lacs dont le niveau dépasse le sien et qui la menacent sans cesse d'inondation. Son altitude est de 2277 mètres; la hauteur moyenne du baromètre y est de 585 millimètres; la température moyenne de l'année est de 16°,6, celle du mois le plus chaud (juin) de 19°,3; celle du mois le plus froid (janvier) de 12°,3; mais les oscillations diurnes sont considérables à cause du rayonnement nocturne qui abaisse, l'hiver, le thermomètre à 1 ou 2 degrés, tandis qu'il en marque 16 ou 17 à 2 heures du soir. Dans cette saison les gelées blanches sont communes; mais il est extrêmement rare qu'il glace. L'air est alors doux, et sec, le ciel limpide et d'un éclat sans pareil.

Dans l'été, la chaleur est tempérée par les pluies ; mais elles sont beaucoup moins abondantes que dans les Terres-Tempérées. Pendant la saison des pluies le docteur Coïndet a compté 1173 millimètres à Mexico,
tandis que l'année précédente le docteur Buez en avait constaté 2541 à
Orizaba.

En somme, le climat de l'Anahuac est caractérisé par la raréfaction,
la pureté et la sécheresse de l'air. Il est d'une salubrité parfaite. Nos
soldats s'y sont admirablement bien portés et s'y sont rétablis de leurs
maladies. Il en est de même de la population de Mexico. Les naissances
y dépassent les décès, d'après les statistiques dressées par le docteur
Coïndet, et si la population ne s'accroît pas plus rapidement, si la mortalité s'élève à 5 p. 100 par an, cela tient aux détestables conditions
dans lesquelles vit ce malheureux pays (1).

Les maladies qui font le plus de victimes sont en premier lieu les
fièvres éruptives, la variole surtout, qui figure dans la mortalité générale
pour 15 p. 100 ; puis la pneumonie, qui occasionne 11 à 12 p. 100 des
décès. Les convulsions de l'enfance viennent ensuite avec une proportion de 9,59 p. 100. Puis c'est le typhus des hauts plateaux, que les
Mexicains nomment *tarbadillo* et qui n'est autre chose que le typhus
exanthématique. Cette maladie est souvent épidémique. En 1545, elle fit
périr au moins les cinq sixièmes des Indiens, d'après le père Juan de
Grijalva. Il y eut encore d'autres apparitions du même fléau en 1575,
et 1577. Dans cette dernière année, le typhus s'étendit à tout le royaume
et fit périr plus de deux millions d'habitants.

La phthisie, la dysenterie et la diarrhée, les hydropisies et les apoplexies viennent après les fièvres sur la table de mortalité. Les autres
maladies offrent le même degré de fréquence et de gravité qu'en Europe.
Les bronchites, les rhumatismes apyrétiques, et la syphilis sont des
maladies très répandues dans le pays. La lèpre y existe également.

Côte occidentale. — La partie du Mexique comprise entre l'Anahuac
et l'océan Pacifique est constituée par une série de montagnes, de vallées encaissées dont le fond est sillonné par des ravins convertis en
torrents au moment des pluies. Des forêts impénétrables en couvrent
toute la surface. Toute la côte du Pacifique, depuis la frontière du Pérou
jusqu'à Mazatlan, présente les mêmes caractères. C'est une bande étroite,
limitée par des montagnes en amphithéâtre, traversée par des cours
d'eau qui sortent des bois et dont les bords fangeux sont couverts de
palétuviers. Les plages sablonneuses alternant avec des bancs de vase
et des marécages remplissent l'étroit espace qui sépare les mornes de
la mer. La température moyenne s'y maintient entre 27° et 28° ; la
pression barométrique entre 756 millimètres et 759 millimètres. La
saison sèche dure sept mois, l'hivernage remplit les cinq autres. Les

____

(1) Coindet, *Le Mexique au point de vue médical et chirurgical.* Paris, 1867, t. II.

pluies sont alors continues, torrentielles; des orages violents et des secousses de tremblement de terre se font sentir presque tous les jours.
L'atmosphère est alors lourde, électrique, énervante, tandis que pendant
la saison sèche le temps est clair, la chaleur tempérée par les brises
régulières de terre et de mer et par d'abondantes rosées pendant la nuit.

Cette côte, comme toutes les régions palustres de la zone torride, est
d'une insigne insalubrité, surtout dans le sud. Presque tous les points de
relâche de l'Amérique centrale sont désolés par les maladies. Le séjour
de Saint-Jean de Nicaragua, de Punta-Arenas, d'Acajutta, d'Istapa, sont
particulièrement à redouter pour les navires, et la population elle-même
est décimée pendant la mauvaise saison. Les ports du Mexique sont
un peu moins malsains; mais Panama est avec Guayaquil le séjour le
plus meurtrier de l'océan Pacifique. De ces deux villes, la première nous
offre un intérêt particulier depuis qu'une compagnie française a entrepris le percement de l'isthme. L'insalubrité du pays est une des principales difficultés que rencontre cette entreprise grandiose. Le canal de
72 kilomètres de longueur, sur 100 mètres de largeur et sur 9 de profondeur, qui doit unir les deux Océans, traverse une des régions les plus
malsaines du globe. La température y est très élevée, l'humidité constante. Les pluies torrentielles et les brouillards y entretiennent un état
hygrométrique toujours voisin du point de saturation. « La chaleur de
Panama, dit le docteur Nicolas, présente des caractères que je n'ai rencontrés ni aux Antilles, ni au Mexique, ni au Congo, ni au Gabon, ni
dans les Guyanes. L'énervement s'y traduit par l'impuissance cérébrale,
l'absence de mémoire et l'insomnie. Les deux villes de l'extrémité de la
ligne présentent l'insalubrité à son maximum. Des deux, Colon est la plus
malpropre et Panama la plus malsaine (1). »

Avant les travaux de l'isthme, la mortalité était de 10 p. 100 par an
dans la ville de Panama; aujourd'hui, sur les chantiers, le docteur Nicolas l'évalue à 9,8 p. 100 (2); mais il ne tient pas compte des décès presque
aussi nombreux qui se produisent en mer parmi les malades qu'on renvoie en Europe et de ceux qui ont lieu après leur retour.

Les maladies qui causent cette mortalité sont les fièvres paludéennes
et la fièvre jaune. Les premières sont d'une insigne malignité et se présentent souvent sous les formes bilieuse et typhoïde. La fièvre jaune
reste cantonnée dans les deux villes du littoral et n'y sévit que sous
forme de cas isolés. La crainte de la voir ravager et dépeupler les chantiers ne s'est pas réalisée jusqu'ici.

Antilles. — Les Antilles forment une longue chaîne étendue de la

(1) Ad. Nicolas, *L'hygiène dans l'isthme de Panama.* Lecture faite à l'Académie de
médecine le 25 mai 1887 (*Bulletin de l'Académie*, t. XV, p. 732).

(2) En deux ans et trois mois, 5,200 décès ont eu lieu sur les chantiers, soit par an
9,8 p. 100 de l'effectif. 159 Européens ont donné 23 décès en vingt-deux mois (7,8 p.
100 par an). 2,100 ouvriers noirs ont donné 51 décès (1,7 p. 100). A. Nicolas, *Chantiers
et terrassements en pays paludéen.* 1 vol. in-8°. Paris, 1889.

Floride à la pointe Est du Guatémala et qui relie entre elles les deux
Amériques. Les grandes Antilles sont Cuba, Saint-Domingue et la Jamaïque, les petites renferment nos possessions : la Martinique, la Guadeloupe, la Désirade, les Saintes et Marie-Galante. Toutes ces îles sont
d'origine volcanique et appartiennent au même soulèvement. On retrouve encore sur certains points des volcans en activité et les tremblements de terre n'y sont pas rares. L'intérieur renferme des mornes élevés couverts de bois, d'où descendent des torrents. Le littoral, sur
lequel toutes les villes sont situées, est formé par des terrains d'alluvion.
Les savanes noyées, les marais dont il est parsemé en rendent le séjour insalubre; mais les petites conservent sur les grandes la même
supériorité que dans l'Océanie.

'Le climat des Antilles est moins énervant que celui de la plupart des
contrées que nous venons de parcourir, même pendant l'hivernage.
La température y est égale et régulière. Elle est tempérée par les grandes
brises de mer. La moyenne annuelle de onze stations dans les différentes
îles a donné à Lombard 25°,7. Dans les petites Antilles, elle est de 26°,6.
La différence entre le mois le plus chaud et le plus froid ne va pas à
deux degrés. Les maxima observés ont été 31° et 19°. Les variations
nycthémérales ne dépassent pas six degrés. Dans les grandes Antilles
situées plus au nord, la température est moins élevée. A la Havane, la
moyenne annuelle est de 25°, à la Jamaïque de 26°. La pression barométrique est aussi importante. La moyenne est de 759^{mm},17. On n'observe de dépression marquée qu'à l'approche des ouragans. L'hivernage
dure quatre mois : juillet, août, septembre et octobre. La belle saison
va de décembre en mai; les mois de juin et de novembre représentent
le printemps et l'automne. Les pluies sont très abondantes. La quantité
moyenne de pluie qui tombe dans les Antilles est évaluée à 2 mètres
par Lombard, mais elle varie beaucoup avec les années. Les extrêmes
observés ont été de 1450 millimètres à la Barbade et de 4880 millimètres à Matouba. Les vents alizés règnent aux Antilles, pendant toute
l'année, avec une tendance à remonter vers le nord dans la saison fraîche et à descendre vers le sud pendant l'hivernage.

Dans les montagnes, la chaleur est moins forte et les pluies plus
abondantes. Le séjour en est plus agréable, la salubrité plus grande.
Les maladies endémiques n'y remontent pas, et les Européens vont s'y
rétablir.

Les Antilles françaises sont moins insalubres que le fond du golfe
du Mexique. Ce sont les épidémies de fièvre jaune qui élèvent le chiffre
de la mortalité. D'après les statistiques de Dutroulau, la moyenne annuelle des décès dans les corps de troupes a été de 9,19 p. 100 à la Martinique et de 9,11 p. 100 à la Guadeloupe, pendant les 57 années comprises
entre 1819 et 1855; mais cette période comprend trois longues épidémies
qui ont fait varier la mortalité de 29,42 p. 100 (Guadeloupe, 1825) à

1,68 p. 100 (Martinique, 1854) (1). La fièvre jaune a une sphère d'action moins étendue aux Antilles qu'au Mexique. Tandis que nous l'avons vue régner à Cordora, par 780 mètres d'altitude et à 24 lieues du littoral, elle n'atteint pas le camp Jacob (Guadeloupe) qui n'a que 545 mètres d'élévation et n'est qu'à 6 kilomètres de la mer.

En dehors de la fièvre jaune, les maladies endémiques sont celles de la zone torride. C'est toujours la fièvre intermittente qui fournit le plus de malades et la dysenterie qui cause le plus de décès. La première règne de préférence dans les localités palustres, comme la Pointe-à-pitre (Guadeloupe) et Fort-de-France (Martinique). La seconde sévit, avec une intensité inexplicable, à Saint-Pierre (Martinique) et à la Basse-Terre (Guadeloupe), qui sont situées sur des plages étroites, resserrées entre les mornes et la mer. L'hépatite y marche comme toujours à côté de la dysenterie et dans la proportion d'un cas sur huit environ. Une épidémie de choléra a éclaté à la Guadeloupe en 1865 et y a fait des ravages terribles, surtout parmi les noirs. Les maladies des voies respiratoires y sont rares, sauf la phthisie qui y galope, comme dans toute la zone torride. La diphtérie très rare autrefois s'est multipliée depuis un quart de siècle, et le croup y règne parfois épidémiquement.

Les maladies cutanées, le pian, les ulcères, l'éléphantiasis des Arabes y règnent chez les noirs, comme à la côte d'Afrique. Enfin, c'est aux Antilles que la maladie parasitaire qu'on désigne sous le nom de *mal cœur* ou *cachexie africaine* a été observée pour la première fois par le Père Labat et décrite par Pouppé-Desportes.

Colombie, Guyanes, Brésil. — La partie de l'Amérique du Sud comprise dans la zone torride a la forme d'un long triangle dont le sommet est au cap Saint-Roch et dont la base est représentée par les Cordillères qui longent la côte du Pacifique. C'est là que cette chaîne atteint sa plus grande hauteur et renferme ses volcans les plus actifs. Son versant oriental s'abaisse brusquement vers la mer, l'autre descend vers l'ouest en pente douce, sur une longueur de plus de 1000 lieues, en formant ces grandes plaines, connues sous le nom de *llanos* dans la Colombie, de *pampas* dans le Sud et que parcourent les plus grands fleuves du monde.

Des trois bassins qui se partagent l'Amérique du Sud, il en est deux qui appartiennent à la zone torride, celui de l'Orénoque et celui de l'Amazone. Ce dernier fleuve, auprès duquel les autres ne sont que des ruisseaux, reçoit, dans son parcours horizontal de 5400 kilomètres, plus de 500 rivières dont 50 dépassent le volume de la Seine. Les navires peuvent le remonter jusqu'à 1 500 kilomètres. Lorsqu'il se jette dans l'Atlantique il refoule ses eaux et son courant se fait sentir jusqu'à 150 lieues. Quand la mer le refoule, le premier flot roule, comme une montagne, sur la surface unie des eaux du fleuve et remonte jusqu'au-dessus d'Obidos.

(1) A.-F. Dutroulau, *Traité des maladies des Européens dans les pays chauds* (régions tropicales), 2ᵉ édition. Paris, 1868, p. 39.

C'est à ce majestueux phénomène qu'on donne le nom de *prororoca*.

L'intérieur de ces vastes contrées est à peine habité. Les versants des montagnes sont couverts de forêts; à part quelques plateaux cultivés comme celui de Quito, ce sont des solitudes stériles. Les plaines, parcourues par les nombreux affluents de l'Orénoque et de l'Amazone, sont tantôt arides, tantôt couvertes de verdure, mais partout entrecoupées de ruisseaux, de marécages et inondées pendant la saison des pluies.

Le climat des paramos des Andes est froid, humide, mais salubre. Le plateau de Quito, par 3 200 mètres d'altitude, a pour moyenne annuelle de température 15°,6 avec un écart d'un degré et demi entre le mois le plus froid (juillet) et le plus chaud (mars). La pression barométrique s'y maintient à 540 millimètres; l'atmosphère y est calme et sereine, les tremblements de terre presque continuels. Dans les vallées profondes de l'intérieur, l'air est humide, étouffant et chargé d'émanations palus très.

Le littoral de l'océan Pacifique, de Panama jusqu'au Pérou, n'est qu'une longue plage marécageuse resserrée entre les montagnes et la mer. Tous les points de relâche sont d'une insalubrité extrême. Bahia-Honda, Pueblo-Nuevo, Guayaquil, sont les mouillages les plus malsains du Pacifique. Les fièvres, la dysenterie et l'hépatite, y sont endémiques et la fièvre jaune y est apparue deux fois.

La côte orientale développe, de Chagres à Bahia, sur une longueur de 1 500 lieues, ses immenses plaines d'alluvion couvertes de vases et de palétuviers. L'espace compris entre les embouchures de l'Orénoque et de l'Amazone n'est qu'un grand marais de 20 lieues de large, limité par la petite chaîne du Tucumaque et dont la France, l'Angleterre et la Hollande se partagent la possession. La Guyane française, dans sa partie habitée, s'étend de l'Oyapock au Maroni. Trente-deux cours d'eau navigables jusqu'à 60 kilomètres la coupent perpendiculairement. L'espace compris entre la mer et les montagnes est divisé en terres hautes, qui dépassent le niveau des hautes mers et en terres basses qui couvrent à chaque marée. Les vases, les palétuviers bordent le rivage; le reste est couvert de forêts impénétrables; la végétation est d'une puissance dont on ne se fait pas une idée en Europe. Les Guyanes hollandaise et française ont la même constitution géologique; mais les travaux qu'on y a pratiqués en ont diminué l'insalubrité. La Guyane hollandaise surtout est sillonnée de canaux navigables, de belles routes, couverte de plantations florissantes et protégée contre la mer par des digues.

Le climat des Guyanes est caractérisé par une chaleur constante et une humidité excessive. La température de l'année est de 27°,8 à Cayenne, avec un écart de 2°,4, entre le mois le plus froid (mars) et le plus chaud (septembre). Les pluies durent huit mois, de novembre en juin; elles sont torrentielles et répandent sur le sol une couche d'eau moyenne de 3 200 millimètres par an. L'humidité relative se maintient en moyenne au-dessus de 90, le baromètre à 761,8 avec des oscillations insignifiantes. Les vents soufflent presque toujours de l'est et sont rarement violents. Les orages sont inconnus dans ces parages (1). Le climat de la Guyane hollandaise est le même. La température moyenne annuelle est de 26°,5; mais les écarts sont plus grands. La variation atmosphérique va jusqu'à 14°,4, dans les 24 heures. Une série d'observations, comprenant huit années consécutives et pratiquées sur cinq stations différentes, a donné pour moyenne annuelle 2528 millimètres d'eau et 150 jours de pluie (2).

Les Guyanes sont insalubres comme tous les pays chauds, humides et paludéens. Dans toute la nôtre, il n'y a d'habitable que Cayenne et le Maroni. Cayenne, située sur un promontoire élevé de 6 mètres au-dessus de la mer, balayée par les vents du large, et assainie par une canalisation bien entendue, n'est pas malsaine. La mortalité n'y a pas dépassé 2,72 p. 100 pour les troupes de la marine de 1819 à 1849, époque à laquelle elles étaient toutes casernées dans la ville et n'en sortaient pas. Cette statistique rassurante a induit en erreur, lorsqu'il s'est agi de choisir un lieu de déportation pour les condamnés. On a conclu de la salubrité de Cayenne à celle de la Guyane tout entière, et lorsqu'on a débarqué les forçats aux îles du Salut, lorsqu'on les a répartis ensuite dans les pénitenciers de la terre ferme, ils y sont morts dans une proportion si effrayante, qu'il a fallu abandonner successivement tous les pénitenciers de la terre ferme, à l'exception du Maroni. En deux ans, le personnel libre a perdu 886 hommes sur 4254 et en a renvoyé 536 en France. Quant aux transportés, il en est mort 2528, sur 6915, du 11 mai 1852, jour de l'arrivée du premier convoi, au 31 décembre 1856. En 1855, la mortalité sur les pénitenciers a été de 23,74 p. 100. Aujourd'hui on n'envoie plus de condamnés européens à la Guyane.

Les fièvres paludéennes constituent la seule endémie de la Guyane. Elles y revêtent toutes les formes et tous les degrés de gravité; l'anasarque, les engorgements abdominaux et les diarrhées séreuses surviennent promptement après elles. Ces dernières remplacent la dysenterie qui est habituellement bénigne. L'hépatite y est rare. La fièvre jaune n'y est pas endémique. Lorsqu'elle y règne, elle y est toujours importée. Elle y a fait quatre apparitions depuis le commencement du siècle. Celle de 1855 a enlevé le cinquième de la population blanche, le tiers des médecins, des sœurs et des infirmiers. Elle a fait aussi de grands ravages, à diverses époques, à Démérary et à Surinam. Dans les Guyanes, la fièvre jaune, comme l'intoxication paludéenne, fait beaucoup moins de ravages chez les Indiens que chez les Européens et épargne presque

---

(1) Dutroulau, *Maladies des Européens dans les pays chauds, loc. cit.*, 2e édition, p. 22.

(2) Van Leent, *La Guyane neerlandaise* (*Archives de médecine navale*, 1880, t. XXXIII, p. 412).

complètement les noirs. La fièvre typhoïde a règné dans les pénitenciers, dans les premiers temps de la transportation. Les maladies sporadiques sont insignifiantes.

Les nègres sont sujets aux mêmes maladies qu'aux Antilles et au Sénégal. Ce sont eux qui peuplent la léproserie de l'Accarouany ; le pian est assez commun parmi eux ; il en est de même du tétanos et de la cachexie aqueuse dont nous avons parlé. Les ulcères phagédéniques n'y épargnent aucune race et leur fréquence est telle qu'en 1861, Chapuis, sur 8 373 transportés admis dans les hôpitaux, a compté 1 812 ulcères, sans parler de ceux qui étaient traités dans les infirmeries (1). C'est à Cayenne que Coquerel a étudié la mouche à laquelle il a donné le nom de *Lucilia hominivorax*. Les cas de mort causés par le développement de ses œufs dans les fosses nasales ont été souvent observés parmi les transportés vivant dans les bois au voisinage des chantiers ; enfin la Guyane est un des pays où les accidents causés par la chique, ou puce pénétrante, sont les plus communs.

§ 2. — Climats chauds.

Les climats chauds sont constitués par deux longues bandes de terre et de mer, situées, l'une dans l'hémisphère nord, l'autre dans l'hémisphère sud. Ces zones sont toutes deux comprises entre les lignes isothermes de + 25° et de + 15°, et ont une moyenne annuelle de température inférieure de 7 à 8 degrés à celle des climats torrides.

La zone septentrionale des climats chauds comprend le midi de l'Europe, le nord de l'Afrique, le centre de l'Asie et le quart environ de l'Amérique du nord. Les deux premiers forment le bassin de la Méditerranée, l'une des régions les plus favorisées du monde entier. C'est sur ses bords que s'étendent les pays les plus vantés pour la douceur de leur climat et les plus célèbres dans l'histoire artistique des peuples. C'est vers la Méditerranée que se portaient instinctivement autrefois les émigrations des barbares ; c'est de son côté que se tournent aujourd'hui les regards de ceux qui souffrent, et les valétudinaires vont y chercher un abri contre le rigoureux hiver de nos climats.

La zone australe offre une étendue beaucoup moindre que sa sœur de l'hémisphère nord et ne comprend que l'extrémité sud de l'Afrique, la presque totalité de l'Australie et la partie moyenne de l'Amérique méridionale. Toutes ces contrées, quoique soumises à l'influence des maladies régnant dans la zone torride et dans la zone tempérée, se prêtent cependant beaucoup mieux que les pays équatoriaux à l'acclimatement de l'Européen. Les saisons y sont plus tranchées. L'été conserve encore sa prépondérance ; mais l'hiver s'accompagne de froids assez

(1) J. Chapuis, *Ulcère observé à la Guyane française, son identité avec l'ulcère de Cochinchine (Archives de médecine navale,* t. II, 1864).

vifs, surtout dans les régions montagneuses comme l'Espagne, le nord de l'Italie et du Thibet. Le printemps et l'automne, qui n'existent qu'à l'état de vestige dans la zone torride, prennent de l'importance et représentent les deux époques les plus agréables de l'année. En somme, au point de vue de la température, les climats chauds comprennent des pays où la chaleur est excessive comme l'Arabie, la Tripolitaine, le sud du Maroc et certaines parties du Brésil, d'autres régions où il fait très froid en certaines saisons, comme la partie de la Chine qui confine à la Sibérie, et enfin des points où la température est presque toujours égale. Ainsi Madère et Alger, avec leur moyenne de température de 18 à 22 degrés, l'emportent par l'uniformité de leur climat, sur toutes les stations médicales connues.

Les pays chauds sont situés à la limite des vents généraux et des vents variables. L'alizé de nord-est remonte davantage dans l'Océan Atlantique en été qu'en hiver, et fait sentir son influence jusque sur la côte du Portugal. L'alizé de sud-est, dans l'hémisphère austral, ne règne pas à une aussi grande distance de l'équateur. Les moussons de l'Océan Indien se prolongent aussi jusque dans la zone dont nous nous occupons. Enfin, le bassin de la Méditerranée a aussi ses vents étésiens et nous ne reviendrons pas sur le sirocco, le mistral, le khamsin et l'harmattan dont nous avons déjà parlé. Au point de rencontre des vents alizés et des courants généraux des latitudes élevées, on trouve des vents variables, des calmes et des tempêtes ; mais ces perturbations atmosphériques sont loin d'égaler la violence des ouragans de la zone torride.

La périodicité des pluies disparaît à mesure qu'on s'éloigne de l'équateur. Entre les tropiques, c'est pendant que le soleil est au zénith qu'il tombe le plus d'eau ; dans la zone des pays chauds, c'est le contraire. Il existe cependant des régions qui font exception à cette règle. Nous citerons pour exemple l'Égypte. Il n'y tombe de pluies que pendant 25 ou 30 jours par an, et c'est pendant l'été qu'elles ont lieu. Les oscillations barométriques peuvent être très grandes et se produire très rapidement, surtout par certains vents comme le *sirocco*, qui font tomber brusquement la colonne de mercure ; mais il est impossible de donner des moyennes générales, à cause des altitudes très différentes que présentent les terres de la zone chaude. Il en est de même de l'état hygrométrique de l'air, qui présente de grandes variétés suivant les localités et les saisons.

Sous le rapport de la salubrité, les pays chauds, pris dans leur ensemble, tiennent le milieu entre la zone torride et les pays tempérés. Si quelques contrées favorisées par la nature ou assainies par la civilisation permettent aux Européens d'y vivre dans de bonnes conditions, la majeure partie se ressent du voisinage des régions intertropicales et présente les mêmes maladies à la gravité près. C'est encore l'intoxication paludéenne qui domine la pathologie, ce sont encore les pyrexies et les affections abdominales qui règnent. En dehors de cette donnée générale, aucune règle ne peut être formulée et il faut de toute nécessité, comme pour la zone torride, arriver à l'étude des climats partiels.

A. *Zone septentrionale des climats chauds.* — Elle comprend : le nord de l'Europe, le nord de l'Afrique, le centre de l'Asie et le quart environ de l'Amérique du Nord.

I. **Région européenne.** — Elle forme le versant nord du bassin de la Méditerranée et se compose de l'Espagne, de quelques départements de la France, des provinces de l'Italie situées au sud de l'Apennin septentrional et de la Grèce, l'Espagne et le Portugal. L'Espagne contraste, par son rude climat, avec les riantes contrées situées sous la même latitude. Des chaînes de montagne la sillonnent en tous sens et forment dans le nord une série de plateaux arides qu'on désigne sous le nom de *paramos*, tandis que dans le sud elles s'inclinent vers la mer, en terrasses successives qui offrent tous les caractères du climat méditerranéen. Dans la région septentrionale, appelée autrefois *Cantabres*, la température est variable et peu élevée. L'air des paramos est glacial. Les vents de nord et de nord-est y dominent. Descendus des cimes neigeuses des Pyrénées, ils arrivent jusqu'à Madrid, à travers les plaines nues et déboisées des deux Castilles. La zone maritime au contraire, protégée contre les vents du nord, est ouverte à ceux qui viennent d'Afrique attiédis par les eaux de la Méditerranée. Sur les paramos et dans la plaine rocailleuse où Madrid s'élève par une altitude de 676 mètres, l'air est vif, pur, limpide; mais froid, incisif et glacial pendant la nuit. Dans la zone maritime, il est calme, tiède, humide et rafraîchi par la brise de mer. Ainsi tandis qu'à Madrid la moyenne annuelle n'est que de 13°,95, elle s'élève à 18°,42, dans la Huerta de Valence. On trouve également, dans le Portugal, deux régions climatériques bien tranchées, l'une au nord refroidie par le voisinage des hautes montagnes de la Galice couvertes de neige pendant toute l'année, l'autre au sud comprenant l'Algarve, l'Alentejo et l'Estramadure, ressemblant au littoral méditerranéen de l'Espagne.

Le règne pathologique de ces deux régions est en rapport avec la météorologie. Le climat des *paramos* est excessif mais salubre. A Madrid, où les variations annuelles de température vont jusqu'à 40 degrés, où la glace et la neige se montrent tous les hivers, les maladies aiguës des voies respiratoires forment le fond de la pathologie. Les bronchites capillaires, les pneumonies y sont très communes, ainsi que les congestions pulmonaires et les apoplexies cérébrales. Les fièvres paludéennes sont inconnues, sur ce sol desséché, qui reçoit à peine 350 millimètres d'eau par an. Quelques fièvres bilieuses, quelques cas de dysenterie s'observent à l'époque des grandes chaleurs; les névroses et les convulsions de l'enfance y sont très communes. Dans la région maritime, le climat est mou, débilitant et insalubre, dans les points où il se trouve des marais. C'est généralement à l'embouchure et sur les bords des fleuves, comme le Guadiana et le Guadalquivir, qu'on rencontre les formes graves de l'intoxication paludéenne. Les rivières de la Huerta de Valence donnent aussi naissance à des fièvres tierces qui se compliquent rapidement d'anémie et d'engorgement des viscères abdominaux. Le climat de Malaga, plus chaud et plus sec, est recherché comme station d'hiver par les phtisiques, qui doivent au contraire fuir Cadix, malgré la beauté de son ciel. La tuberculisation pulmonaire est commune sur les plateaux élevés de l'Espagne centrale; elle n'est pas rare dans le sud, et à Gibraltar la mortalité par phtisie est considérable dans les troupes anglaises. Le typhus pétéchial, ou *tabardillo*, la diphtérie sous le nom de *garrotillo*, la peste, ont tour à tour ravagé l'Espagne et le Portugal, dans les siècles passés. La fièvre jaune y a fait au moins douze apparitions meurtrières, de 1730 à 1870. L'épidémie de 1857 a fait périr, à Lisbonne, 2 habitants sur 100 (1). Le choléra a ravagé la péninsule Ibérique, toutes les fois qu'il est venu en Europe, et la dernière épidémie a été plus meurtrière que partout ailleurs. Sur une population officielle de 16,972,480 habitants, on a compté, du 5 février au 31 décembre 1886, 338,685 cas de choléra et 119,620 décès, c'est-à-dire 7 p. 1000 de la population du pays tout entier et 18 p. 1000, si on ne tient compte que de celle du territoire envahi par le fléau, tandis qu'en France, la plus forte mortalité, celle de 1832, n'a guère dépassé 3 p. 1000. La dengue s'est montrée trois fois à Cadix et dans le voisinage, depuis un siècle.

La lèpre a été importée en Espagne par les armées de Pompée, l'an 60 avant Jésus-Christ; elle y a fait de grands ravages au xᵉ et au xiᵉ siècles, et s'y est maintenue jusqu'à nos jours, car il y a encore des lépreux à Grenade et même à Lisbonne. En 1850, il y en a eu une véritable épidémie à Alicante et dans les environs. En 1887, d'après une communication de M. Pollio, vice-consul de France dans cette ville, au ministre des affaires étrangères, la maladie s'était répandue dans une douzaine de villages des environs. Sur 180 lépreux atteints depuis 1870, il en vivait encore 153 à l'époque de la communication. Le goitre et le crétinisme se rencontrent dans quelques vallées du versant espagnol des Pyrénées, ainsi que dans les montagnes de l'Estramadure, de la Nouvelle-Castille et des Asturies. C'est dans cette dernière province, chez les pauvres habitants des environs d'Oviédo, que don Gaspar Casal a découvert, en 1730, *le mal de la rosa* qu'on a retrouvé depuis dans beaucoup d'autres localités et qui n'est autre que la pellagre.

France (littoral méditerranéen). — La portion du territoire français, comprise dans la zone des pays chauds, est si peu étendue que nous n'en dirions rien, si toutes nos stations maritimes hibernales ne s'y

____

(1) Guyon, *Un mot sur la fièvre jaune de Lisbonne en 1857*. Paris, 1858.

trouvaient pas concentrées. Cet étroit espace est un des points les plus favorisés du globe. De Fréjus à Vintimille surtout, c'est un climat enchanteur. On comprend l'attraction qu'il exerce sur les habitants du nord et la rapidité avec laquelle il se peuple. Ce littoral, abrité contre les vents du nord et de l'est par les Alpes et par l'Apennin, largement ouvert aux brises de la Méditerranée, ne redoute que le mistral, ce fléau des côtes de Provence. Encore s'y fait-il moins vivement sentir que dans la vallée du Rhône. Il souffle assez fréquemment à Hyères, plus rarement à Nice; enfin à Cannes et à Villefranche on ne le ressent que quand il se déchaîne en tempête dans le golfe de Lyon. La température est soumise à ce vent et à ses alternatives. Elle est variable à Nice, plus uniforme à Hyères, d'une douceur et d'une égalité remarquable à Menton et à Villefranche. La moyenne annuelle de température pour l'ensemble de ces localités est de 16°, avec un maximum estival de 23°8 et un minimum hibernal de 3°1. La pression barométrique se maintient entre 743 millimètres et 773 millimètres. La quantité d'eau qui tombe chaque année varie de 677 millimètres (Cannes) à 1380 millimètres (Nice), avec une moyenne de 887 millimètres. Les brouillards, assez fréquents à Nice et à Hyères, sont inconnus à Villefranche et à Cannes.

Avec des conditions climatériques comme celles-là, on conçoit que ce littoral attire les valétudinaires et même les malades. Les phtisiques surtout y affluent. Ils se rendent de préférence aujourd'hui, à Cannes, à Menton et dans les vallées qui s'élèvent sur tous les points de cette côte; ils évitent Nice et Hyères à cause du mistral.

Italie méridionale. — La ligne istotherme de + 15° partage l'Italie en deux régions climatériques distinctes : l'Italie continentale au nord et l'Italie maritime au sud. Cette partie, la seule qui doive nous occuper en ce moment, est parcourue du nord-ouest au sud-est par l'Apennin; le littoral de ces deux mers, découpé par une série ininterrompue de golfes, de baies et de promontoires, présente un développement estimé par Carrière à 3000 lieues. La mer se multiplie pour l'envelopper d'une atmosphère humide et tiède, et c'est à elle que l'Italie doit la douceur et le charme de son climat. De ses deux côtes, l'une, l'orientale, est élevée et ses berges dominent presque partout les flots de l'Adriatique, l'autre est basse et marécageuse. La mer semble se retirer devant l'élévation des terrains alluviaux. Ce retrait est très sensible sur certains points. A l'embouchure du Tibre, il s'est produit une marge de quatre milles entre l'ancien rivage et le nouveau et le port d'Ostie, construit par Trajan, est à 1500 mètres dans les terres.

Les deux versants de l'Apennin diffèrent également par leurs conditions météorologiques. La température est moins élevée, plus variable, près de la côte orientale. A Bologne, la moyenne est de 26°,2 en été, et de 2°,8 en hiver, tandis qu'à Lucques qui avoisine la rive occidentale, les deux moyennes sont de 23°,6 et 4°,6. Cela tient à ce que les vents chauds de la partie du sud-ouest et du sud arrivent sans obstacles sur le littoral tyrrhénien que l'Apennin préserve des vents froids du nord et de l'est, tandis que c'est tout le contraire sur la côte opposée. Au nord de l'Apennin, la quantité d'eau qui tombe est en moyenne de 1 021 millimètres, tandis qu'au sud de cette chaîne elle ne dépasse pas 804 millimètres. Les pluies sont plus abondantes et plus régulières, les orages plus fréquents, sur le versant occidental que du côté de l'Adriatique, où les brouillards sont plus communs. Du reste, l'humidité est extrême dans l'Italie tout entière et cela ne tient pas seulement aux deux mers qui la baignent, mais à la quantité et à l'importance de ses cours d'eau, à ses lacs, à ses canaux, à ses rivières et à ses marais. Ceux-ci se rencontrent surtout comme nous l'avons dit à la côte occidentale. Ils s'étendent depuis la lisière des Calabres jusqu'au point où l'Apennim se rapproche de la mer. On trouve, en marchant du sud au nord, les marais de Pœstum, ceux de Baïa et de Pouzzolle ; puis ce grand foyer de fièvres qu'on appelle les marais Pontins. Ce bassin palustre de 130 000 hectares de superficie, dans lequel les cours d'eau versent annuellement 235 000 mètres cubes d'eau, avait été assaini par les Romains. La voie Appienne le traversait dans toute sa longueur et 23 villes florissaient à sa surface. Depuis, il est retourné au marais et tous les efforts faits par les papes ont été impuissants pour l'en arracher. C'est aujourd'hui un désert dont les rares habitants sont rongés par la fièvre. Plus au nord, les marais recommencent sous le nom de Maremmes et couvrent tout le rivage de l'Étrurie.

La température varie sur les différents points de l'Italie maritime. Cependant les écarts sont assez peu sensibles, pour qu'on puisse arriver à une expression très voisine de la vérité en prenant les moyennes des observations faites dans les principales villes. Ce calcul donne : pour l'année entière 15°,6 ; pour l'hiver 8°,1 ; pour le printemps 14°,7 ; pour l'été 23°,5 ; pour l'automne 16°,5 ; pour le mois le plus froid (janvier) 7°,2 ; pour le mois le plus chaud (juillet) 24°,5.

Les saisons sont régulières. Le printemps est calme et favorisé par les vents d'ouest au début et par ceux de l'est à la fin. L'été est chaud et sec. C'est alors que soufflent les *vents étésiens*. Les vents du sud arrivent avec l'automne et rendent l'atmosphère accablante. C'est l'époque des grandes pluies, des orages et des débordements. L'hiver est signalé par les vents de nord-ouest au début et à la fin par le nord-est, l'aquilon des Romains.

En somme, l'Italie méridionale est une des contrées de l'Europe les plus favorisées par le climat, un des plus beaux pays du monde, et on comprend que les peuples du nord l'aient toujours regardée d'un œil d'envie. Cependant, il laisse à désirer sous le rapport de la salubrité. La mortalité, relevée dans le pays tout entier, est plus forte que dans la plupart des États européens. Elle est de 30 p. 1000 en évaluant les mort-nés, mais comme la natalité, qui était autrefois de 37 p. 1000 habitants, est encore aujourd'hui de 32 p. 1000, l'accroissement de la population est encore de 7 p. 1000 (1).

La maladie qui domine dans l'Italie tout entière, c'est le paludisme. Presque partout, on voit régner les fièvres intermittentes, rémittentes continues. Elles sont bien entendu beaucoup plus nombreuses et plus graves au voisinage et au centre des foyers marécageux dont nous avons parlé; mais aucune des parties de l'Italie n'en est exempte, sauf les régions montagneuses, où ce sont les affections aiguës des voies respiratoires qui dominent (2). A Rome, ce sont les fièvres paludéennes qui ont fait le plus de victimes en 1849, dans les rangs de nos soldats. A la fin d'août de cette année, sur 30 000 hommes, on comptait 4 000 malades presque tous atteints de fièvre, et sur 440 décès, 106 furent causés par la fièvre pernicieuse. Il est vrai que l'occupation coïncidait avec les mois les plus chauds et les plus palustres de l'année.

Après l'intoxication paludéenne, ce sont les flux intestinaux, la fièvre typhoïde, les affections aiguës des voies respiratoires et surtout la pneumonie qui dominent. Ces dernières sont presque inconnues dans la saison chaude et sous le règne de l'endémie paludéenne, mais elles apparaissent en automne et deviennent fréquentes en hiver. Ce sont les seules maladies qu'on ait à redouter à Naples où les variations atmosphériques sont brusques et étendues, et où il vente presque toujours. C'est une ville que les phthisiques doivent éviter avec soin pour se réfugier à Venise ou à Pise, justement renommées pour l'uniformité, la douceur et l'influence sédative de leur climat.

Le typhus exanthématique et la suette miliaire ont maintes fois régné, à l'état épidémique, en Italie. La fièvre jaune a été importée trois fois à Livourne, en 1804, en 1821 et en 1828. Le choléra a ravagé l'Italie toutes les fois qu'il est venu en Europe. Sa dernière épidémie, celle de 1886, a été longue et sérieuse. L'Italie renferme encore un assez grand nombre de lépreux, de crétins et de goîtreux. Enfin la pellagre y est connue depuis 1741, époque à laquelle elle attira pour la première fois l'attention des médecins du Milanais. Le nord de l'Italie est son terrain de prédilection. Elle est très répandue dans le Piémont et la Lombardie, beaucoup plus rare au sud de l'Apennin. Cependant, une commission médicale instituée à Rome en 1860 a reconnu qu'elle existait sur divers points de l'Italie méridionale et même dans la campagne de Rome (3).

---

(1) Voyez pour ces statistiques : Dr Giuseppe Sormani, *La fecondità et la mortalità umana, en rapporto alle stagioni ed ai climi d'Italia*, Firenze, 1870. — Lombard, *Traité de climatologie médicale*, 1879, t. III, p. 81.

(2) Lombard, *Traité de climatologie médicale*, t. III, p. 92.

(3) Voir pour la distribution géographique des pellagreux en Italie : Lombard, *Traité de climatologie médicale*, t. III, p. 127.

Grèce. — La Grèce est la partie de l'Europe qui s'avance le plus vers le sud. C'est une sorte de promontoire tourné vers l'Afrique que la Méditerranée entoure de toutes parts et dont elle découpe profondément les côtes. Son sol est accidenté; les montagnes s'y enchevêtrent sans direction déterminée. Aucunes d'elles n'atteint la limite des neiges éternelles. La plus haute, le Taygète, ne dépasse pas 2 425 mètres. Le plus important de ses fleuves, l'Achéloüs, n'a pas plus de 180 kilomètres de cours, et le Péloponnèse n'a que des ruisseaux. A part quelques riantes vallées, le pays est aride, le sol stérile et mal cultivé. Le littoral est bordé de récifs et de falaises, cependant, au sud du golfe de Lépante, la côte est basse, plate et des marais assez étendus se rencontrent entre Patras et Corinthe.

Le climat de la Grèce est splendide, le ciel d'une pureté, d'un éclat, d'une transparence dont on ne peut pas se faire une idée dans nos pays de brumes. L'air est vif, chaud et salubre, sauf dans les localités marécageuses du littoral et dans quelques vallées de l'intérieur où règnent les fièvres paludéennes. Les saisons sont moins tranchées que dans les autres contrées de l'Europe; on n'en distingue guère que deux, l'hiver et l'été; le printemps et l'automne ne sont que des époques de transition, comme sur les confins de la zone torride. La température moyenne annuelle est à Athènes de 17°,6, celle de janvier de 5°,1, celle d'août de 27°,3; les extrêmes de — 5° et + 36°. La neige tombe en abondance dans le mois de mars; mais elle ne persiste que sur les montagnes où elle fond au commencement de l'été. Le climat est assez rigoureux dans les montagnes, tandis que la chaleur est accablante dans certaines vallées tournées vers le sud. On ne compte en Grèce que 85 jours de pluies et 56 jours nuageux; la quantité annuelle de pluie ne dépasse pas 248 millimètres.

La Grèce est un pays salubre. D'après les publications de M. Mansalas, la mortalité n'est que de 1 habitant sur 45, soit 22,5 pour 1000; mais comme les mariages y sont rares et la natalité peu élevée, la population s'accroît très lentement. Le corps expéditionnaire français qui a séjourné au Pirée en 1855 et en 1856 n'a compté, en ces deux ans, que 1 966 malades et 82 décès sur un effectif moyen de 2 050 hommes, ce qui donne une mortalité annuelle de 20 p. 1000. Le cadre nosologique de la Grèce se rapproche de celui du nord de l'Afrique et n'a pas changé depuis le temps d'Hippocrate. C'est toujours le paludisme qui domine. La fièvre intermittente règne encore au Pirée, dans la campagne d'Athènes, près des Thermopyles, dans les golfes de Corinthe, de Salonique, de Volo, dans le canal d'Oréos et Poros, dans le sud de la Morée, où la baie de Navarin et la plaine d'Argos qu'avoisine le marais de Lerne sont d'une grande insalubrité. Ces fièvres sont moins graves que celles de l'Algérie. Elles règnent de mai à juillet, affectent le plus souvent le type quotidien au début, et ne passent au

type tierce qu'après plusieurs récidives. Elles sont extrêmement tenaces
et se compliquent fréquemment d'accidents bilieux, ainsi qu'Hippocrate l'avait déjà noté. Les accès pernicieux sont très rares. Les fièvres
typhoïdes sont communes et graves. La dysenterie n'est pas rare pendant
les chaleurs; les pneumonies et les pleurésies en février et en mars;
les bronchites et les laryngites en tout temps. La phthisie est rare chez
les habitants, Elle est considérée comme une tare dans les familles
qui s'en préoccupent vivement lorsqu'il s'agit d'une alliance. Quand elle
éclate, elle évolue avec une effrayante rapidité. Les maladies de la
peau, la syphilis s'observent en Grèce comme ailleurs; on y compte
encore quelques lépreux et la pellagre a été signalée dans l'île de
Corfou.

II. **Région africaine.** — La région septentrionale de l'Afrique se présente sous la forme d'une bande curviligne comprise entre la Méditerranée et le désert, limitée à l'ouest par l'Océan et à l'est par la mer
Rouge. Elle comprend les États barbaresques et l'Égypte et se divise
au point de vue climatérique en deux parties, l'une montagneuse et
accidentée, comprenant le Maroc, l'Algérie et la Tunisie, l'autre plate,
sablonneuse et aride partout où n'atteignent pas les débordements du
Nil et constituée par la Régence de Tripoli et l'Égypte.

Maroc, Algérie, Tunisie. — Cette région est parcourue par l'Atlas qui
s'étend du cap Gers sur l'Atlantique, au cap Bon sur la Méditerranée.
Sa plus grande hauteur est dans le Maroc où le Miltsin, couvert de
neiges perpétuelles, atteint une altitude de 3 465 mètres. En Algérie, il
forme trois massifs parallèles, le grand, le moyen et le petit Atlas; il
se prolonge dans la régence de Tunis, en détachant de sa partie méridionale une chaine de collines divisée en deux rameaux : les montagnes
noires et les montagnes *blanches*.

L'Atlas partage la région du Maghreb en deux parties complètement
dissemblables. Au sud, c'est l'Afrique telle que nous l'avons vue dans la
zone torride; au nord, c'est la région des oliviers, c'est le *Tell* qui, sur
une longueur de mille kilomètres, étale son vaste amphithéâtre de
collines et de vallées dont la Méditerranée baigne le pied. La fertilité
de ce versant de l'Atlas contraste avec l'aridité de l'autre. Les hautes
cimes de sa chaine arrêtent et condensent les vapeurs qui s'y résolvent
en pluie et fertilisent le sol. Une vingtaine de petites rivières en descendent et se jettent dans la mer, après un court trajet. Aucune d'elles
n'est navigable. Réduites dans l'été à de minces filets d'eau, elles débordent à l'époque des pluies et convertissent en marécages les plaines
qu'elles traversent. En Algérie seulement, la surface de ces terrains
submergés s'élève à 40 000 hectares.

Le climat du littoral se fait remarquer par sa douceur et son uniformité. La température s'élève en allant de l'ouest à l'est. Ainsi, la
moyenne annuelle est de 16°,10 à Oran, de 20°,63 à Alger, de 21°,74 à

Bône et de 25°,40 à Tunis. A Alger, la différence entre le mois le plus chaud (août) et le plus froid (février) est de 12°,81. Les extrêmes observés sont 0° et 45°, mais ces derniers chiffres sont tout à fait exceptionnels (1). Le thermomètre n'est tombé à 0° qu'une fois en 7 ans et dépasse très rarement 33°. Les variations nycthémérales vont de 3° à 5°. Elles deviennent de plus en plus marquées, à mesure qu'on s'avance dans l'intérieur et, dans le sud, la chaleur étouffante du jour contraste avec le froid des nuits. Fournel a vu le thermomètre descendre à — 5°, 66 sur le plateau de Bathna et Roder a constaté — 6° à Sidi-Bel-Abbès. C'est la plus basse température qu'on ait observée en Algérie. La moyenne barométrique peut être évaluée pour toute la région à 657^{mm}, 90. La colonne mercurielle s'élève dans l'hiver, s'abaisse dans l'été et tombe brusquement par le sirocco.

L'atmosphère de l'Algérie est limpide, lumimeuse. On compte à Alger plus de 200 jours par an sans un nuage, sans une goutte d'eau (2). La moyenne des jours de pluie est de 95 par an. Elles sont courtes mais torrentielles. Il tombe en moyenne 904 millimètres d'eau en 95 jours à Alger ; 494 millimètres en 56 jours à Mostaganem, et 489 millimètres à Oran, pour le même nombre de jours pluvieux. Les pluies commencent en octobre et finissent en avril ; parfois de mai à octobre il ne tombe pas une goutte d'eau. L'abondance de la rosée est proportionnelle à l'étendue des variations nycthémérales. Presque nulle sur le littoral, elle est assez forte dans le sud pour humecter les vêtements et traverser les tentes, comme une véritable pluie. Les brouillards qu'on observe dans les vallées et sur le bord des rivières ne descendent presque jamais, à la côte. En hiver, la neige couvre les hautes cimes de l'Atlas ; le Jurjura reste blanc une partie de l'année et Jacquot a trouvé deux pieds de neige, dans la plaine des Chotts, le 9 avril 1847, tandis qu'à Alger, Aimé n'en a vu qu'une fois en 7 ans. Les orages, rares sur le littoral, sont fréquents dans les montagnes. Les vents de l'ouest et du nord-ouest soufflent en moyenne 180 jours par an ; ceux de l'est et du sud-est, 83 ; ceux de nord et de nord-est, 60 ; les vents de sud et de sud-ouest, 42. Les brises de terre et de mer se font régulièrement sentir pendant la saison des chaleurs. Enfin l'Algérie a aussi son vent du désert : c'est le *sirocco*. Les quatre saisons s'y observent, mais l'automne et le printemps sont de très courte durée.

Le climat de l'Algérie est chaud et paludéen. La salubrité du pays a considérablement augmenté depuis la conquête, par suite des travaux d'assainissement qui y ont été accomplis. Dans les premières années qui ont suivi l'occupation, la mortalité a été énorme dans les corps de troupes. De 1840 à 1846, elle était encore de 63,6 p. 1000 ; aujourd'hui,

---

(1) Mitchell, *Alger, son climat et sa valeur curative* (*Gazette médicale de l'Algérie*, 1857).
(2) Casimir Broussais, *Notice sur le climat et les maladies de l'Algérie* (*Mémoires de médecine, de chirurgie et de pharmacie militaires*, 1846, t. XL).

elle n'est plus que de 12,52 p. 1000 (1). Elle est plus forte dans la population civile, à cause des décès infantiles. Les convulsions et les accidents causés par la dentition entrent pour un dixième dans la mortalité
totale.

L'intoxication paludéenne avec les engorgements viscéraux, les hydropisies et la cachexie qu'elle entraîne, les diarrhées, les dysenteries
et les hépatites forment le fond de la pathologie. Elles se compliquent
et se succèdent comme sous la zone torride ; mais elles suivent encore
plus fidèlement le cours des saisons. Chaque année le mouvement pathologique traverse les mêmes phases avec une régularité parfaite.
Haspel les a retracées avec un remarquable talent (2). Ce sont, comme
partout, les fièvres intermittentes qui ouvrent la scène. Le type quotidien domine et les accès pernicieux de forme comateuse, délirante et
algide sont aux accès simples dans la proportion de 3 p. 100. Les
diarrhées, la dysenterie et l'hépatite entrent pour les deux tiers dans
le chiffre des maladies, dans la province d'Oran et les abcès du foie n'y
sont pas rares. Dans celle de Bône, ce sont les fièvres paludéennes qui
l'emportent.

Les maladies sporadiques sont sans importance en Algérie et s'observent de préférence quand les endémies sommeillent, c'est-à-dire
pendant l'hiver et le printemps. Les maladies aiguës et chroniques des
voies respiratoires y sont plus rares qu'en France. Alger et ses environs sont un des points dont on peut recommander le séjour, avec
le plus de chances de succès, aux phthisiques dont la maladie n'est pas
trop avancée. Quant aux ophthalmies, aux maladies cutanées, au *clou
de Biskra* ou *du Liban*, à la lèpre et à l'éléphantiasis, on les trouve en
Algérie comme dans tout le nord de l'Afrique.

La Tunisie sert de transition entre l'Algérie et la Tripolitaine. La
région du littoral ou Sahel est, comme le Tell, fertile et bien cultivée.
Son sol léger et pierreux est couvert d'oliviers ; mais à partir de Sfax,
il devient de la plus désolante aridité et, depuis Ganah jusqu'au puits
de Boussah qui marque la limite du désert, on ne rencontre que des
plaines de sable, semées de quelques oasis couvertes de dattiers, des
montagnes nues et d'immenses marais salés ou *sebkas* qui longent la
côte, et font suite à ceux de l'Algérie. C'est par l'un d'eux que le com-
mandant Roudaire avait formé le projet de faire entrer les eaux de la
Méditerranée et de transformer la plaine des *Chotts* en une mer inté-
rieure.

La Tunisie n'a qu'une rivière de quelqu'importance, c'est la Medjer-
dah. Son climat est plus chaud que celui de l'Algérie, parce que les
vents du désert y arrivent plus facilement. La moyenne de l'hiver est
de 15° à 18°, celle du printemps de 18° à 25°, celle de l'été de 25° à 30°.

(1) *Statistique médicale de l'armée pour l'année* 1864.
(2) A. Haspel, *Maladies de l'Algérie.* Paris, 1850.

La moyenne annuelle est de 25°, 40. Parfois dans le jour le thermomètre monte à 40° et, par le sirocco, on l'a vu s'élever à 48°. La température s'élève en descendant vers le sud et s'abaisse dans les montagnes. Celles de la Kroumirie sont parfois couvertes de neiges persistantes. En 1881, une colonne expéditionnaire y fut assaillie par une tempête, pendant laquelle nombre d'hommes eurent les pieds gelés. Les pluies sont abondantes et tombent en moyenne 92 jours par an, sur le littoral. Elles sont de plus en plus rares, à mesure qu'on descend dans le sud.

Tunis réunit toutes les conditions d'insalubrité imaginables. Ce devrait être un foyer permanent de fièvres et de dysenteries graves et cependant il n'en est rien. Tous ceux qui l'ont habitée, depuis Louis Frank, en vantent la salubrité. La rareté des fièvres intermittentes dans une ville entourée de marais infects est un fait inexplicable. Ce sont pourtant les maladies qui dominent dans la régence. Elles affectent toutes les races. Les affections intestinales viennent ensuite. Elles sont surtout communes chez les indigènes qui perdent beaucoup d'enfants de diarrhée. Les ophthalmies, les maladies de peau et le *clou de Biskra* qu'on appelle dans le pays *bouton de Gafsa* sont aussi communs qu'en Algérie et le *tænia inermis* y est très répandu.

La fièvre typhoïde a fait de nombreuses victimes dans l'armée d'occupation. Elle y avait été importée par le 142e régiment de ligne venu de Perpignan où elle régnait, et par des détachements venus de Toulon, où elle est en permanence. Elle s'y est maintenue, car la dernière statistique de l'armée, celle de 1884, signale encore une mortalité de 6,40 p. 1000 par cette cause, tandis qu'en Algérie elle n'est que de 4,71 et de 1,97 pour l'armée de l'intérieur. La fièvre typhoïde entre pour près de moitié dans la mortalité totale, qui n'est en Tunisie que de 12,80 p. 1000, après quelques années d'occupation seulement, tandis que l'Algérie où nous sommes établis depuis 58 ans et où nous avons fait des prodiges d'assainissement a encore une mortalité presque égale, 12,50 p. 1000. La dysenterie a diminué des deux tiers depuis trois ans et ne figure plus que pour 1 p. 1000 dans la mortalité.

La Tunisie a été ravagée par les mêmes épidémies que l'Algérie. La dernière invasion de la peste remonte à 1837 ; la dernière épidémie de choléra à 1869.

Régence de Tripoli; Égypte. — Elles forment la partie orientale de la région africaine. Leur sol plat et sablonneux contraste avec la constitution géologique des contrées montagneuses que nous venons de passer en revue.

La régence est une grande plaine de sable traversée par quelques collines arides et semée de quelques oasis. Le littoral seul est cultivé. De Tripoli à la frontière égyptienne on rencontre, le long de la côte, quelques vallées fertiles et de grands marais, comme celui dont parle Strabon et qui n'a pas moins de cent milles de long. Au sud, sont les

monts Ghazian qui offrent encore dans leurs interstices quelques points
arrosés par de petits cours d'eau et couverts de grenadiers, de figuiers
et d'aloès. Au delà, c'est le désert dans toute son aridité. Des collines
calcaires aux flancs nus et déchirés, des sables parsemés d'énormes
blocs d'argile rouge conduisent au désert de l'Hamadah, qui semble défendre l'approche du Fezzan. Celui-ci n'est lui-même qu'une portion du
Sahara. On n'y rencontre pas un jardin d'une acre d'étendue, ni un gazon
de la largeur d'une table.

La régence est la partie la plus chaude des États barbaresques. Plus
au sud que l'Algérie, elle n'est pas protégée, comme elle, contre le vent
du désert. La chaleur est accablante pendant le jour, mais les nuits
sont fraîches dans le sud. La moyenne annuelle à Tripoli est de 21°, 4,
celle de janvier de 14°,3, celle d'août de 27°. Les extrêmes sont 11° et
30°. La moyenne barométrique annuelle est de 762 millimètres. La
régence de Tripoli est la contrée la moins arrosée de l'Afrique septentrionale. On n'y trouve que des ruisseaux desséchés, pendant la majeure
partie de l'année, quelques mares et des puits aux eaux jaunâtres. La
pluie y est aussi rare qu'en Égypte, et il ne pleut presque jamais ni sur
l'Hamadah ni dans le Fezzan.

La ville de Tripoli, malgré son état de délabrement et de malpropreté,
n'est pas insalubre. Les affections dominantes sont les ophtalmies.
Là, comme en Égypte, toutes les variétés de blépharite et de kératite
se rencontrent à chaque pas ; on n'y voit que des borgnes et des
aveugles. Les maladies de peau, les névralgies et les rhumatismes y
sont très répandus. Il règne des fièvres de mauvais caractère au voisinage des lacs salés. La dysenterie est endémique à Benghazi, et la peste
s'y est montrée deux fois depuis trente ans, en 1858 et en 1874. Le
Fezzan est de la plus insigne insalubrité. Tous les explorateurs qui
l'ont traversé y ont été malades ; quelques-uns y sont morts, et les
indigènes eux-mêmes ont l'aspect maladif.

L'*Égypte* est une vallée que le Nil a formée et qu'il féconde, une bande
de terre végétale qui traverse le désert et s'élargit en approchant de la
mer. Elle présente dans son ensemble un relief convexe sur le sommet
duquel le fleuve a creusé son lit. Lorsqu'il s'élève au-dessus de ses
berges, il déborde, inonde et fertilise le pays limitrophe. C'est la seule
partie de l'Égypte qui soit cultivée. Les pluies tropicales qui amènent
ces crues tombent dès le mois de mai en Nubie et en Abyssinie ; mais
elles ne se font sentir en Égypte qu'au mois de juin. Le Nil monte lentement pendant trois mois, il inonde toute la vallée, et au bout de trois
autres mois il est rentré dans son lit. Pendant l'inondation, l'Égypte
ressemble à une mer. Lorsque le Nil se retire, on sème l'orge et le blé
dans le limon qu'il a laissé. Pendant l'hiver, la fraîcheur de la végétation dépasse toute idée. L'Égypte n'est qu'un champ de fleurs, qu'un
océan d'épis sous un ciel uniformément pur ; mais ce riant aspect ne

dure qu'un instant. Bientôt le sol se dessèche et reprend son aridité.

Quatre saisons correspondent aux quatre phases de l'évolution du Nil. Elles se distinguent par la régularité des vents qui, pendant l'année, font le tour du compas. La saison malsaine est celle pendant laquelle le sol se dessèche. C'est l'époque des vents de sud-ouest. C'est aussi celle du *khamsin* qui est pour l'Égypte ce que le *simoun* est pour le Sahara. Lorsque souffle ce vent embrasé, le thermomètre monte de 10° à 15° en quelques heures ; les habitants s'enferment dans leurs maisons, pour laisser passer la tourmente et les caravanes courent les plus grands dangers.

Il pleut très rarement en Égypte. Les gros nuages qu'on voit remonter vers l'Abyssinie d'avril en juillet vont se résoudre en pluies torrentielles sous les tropiques et reviennent en Égypte par la voie des inondations.

Dans le delta, on compte 25 à 30 averses par an. A Alexandrie, les observations de quatre années ont donné au docteur Snepp une moyenne de 55 jours de pluie et de 255mm, 5 d'eau par an (1). Il ne tombe jamais d'eau dans le sud. A Dirdjé la pluie est un prodige, elle y est remplacée par d'abondantes rosées. La température moyenne de l'année est de 21°,54 à Alexandrie, celle de janvier de 11°,11, celle d'août de 27°,84. Les écarts sont considérables. On a noté au Caire 48 degrés et dans la Haute-Égypte on a vu le thermomètre descendre à — 2° et — 3°. La moyenne barométrique de l'année est de 758 millimètres, les extrêmes 762 millimètres et 753 millimètres.

L'Égypte n'est pas aussi insalubre que pourraient le faire croire ses inondations périodiques, son sol couvert de marais comme le lac Maréotis et l'insigne malpropreté de ses habitants. L'expédition française de 1798 comprenait 30 000 hommes ; pendant les 27 mois qu'elle dura, il en mourut 8 915 dont 4 758 de blessures et 4 159 de maladies seulement. La peste à elle seule fit dans ce nombre 1 689 victimes. Cette proportion de 68,8 p. 1000 dans une armée en campagne et sur laquelle a passé une épidémie est remarquable. La salubrité augmente à mesure qu'on s'éloigne de la côte. Le Caire est plus sain que Rosette et que Damiette et surtout qu'Alexandrie. Cette ville, si salubre au temps de Strabon, est devenue le point le plus malsain de la côte, depuis le jour où l'armée anglo-turque a coupé les digues qui séparaient le lac Maréotis de la mer. Cet acte de vandalisme qui a converti ce lac en un immense marais jaunâtre a été commis le 4 avril 1801, et ce n'est pas le seul dont cette malheureuse ville ait été la victime.

Les maladies qu'on observe en Égypte sont les mêmes qu'au temps de Prosper Alpin (2). On y trouve toujours l'ophtalmie endémique, les fièvres paludéennes, les engorgements du foie et de la rate et les maladies des voies urinaires. En revanche, la peste n'y existe plus.

(1) B. Snepp, *Du climat de l'Égypte.* Paris, 1862, p. 40 et suivantes.
(2) Prosper Alpin, *De medicina Ægyptiorum.* Venetiis, 1591.

Cette maladie dont le delta du Nil a longtemps été considéré comme le foyer principal, qui a ravagé l'Égypte pendant toute l'ère chrétienne et dont on ne compte pas moins de 32 grandes épidémies depuis celle de 531, a complètement cessé depuis 1844. En revanche, l'Égypte est devenue le point de relâche et de renforcement du choléra. Qu'il vienne de Bombay avec les navires de l'Inde, ou de la Mecque avec les pèlerins musulmans, c'est en Égypte qu'il prend le caractère de formidable épidémie et c'est de là qu'il fond sur nous. Il est suspendu sur l'Europe comme une menace perpétuelle depuis que les Anglais sont devenus maîtres de l'Égypte, qu'ils y ont aboli les mesures sanitaires qui nous avaient protégés de 1865 à 1883, pour y substituer la libre importation des maladies pestilentielles (1).

La maladie la plus commune dans ce pays est l'ophtalmie purulente. On pense généralement que c'est de là qu'elle s'est répandue en Europe. Lors de l'expédition d'Égypte, elle fit de nombreuses victimes dans les rangs des deux armées. Les troupes anglaises la rapportèrent à Malte, en Sicile, à Gibraltar, en Espagne, en Portugal. On les accuse même de l'avoir introduite en Belgique, en 1815. D'apres Schnepp, 6 p. 100 des malades de l'hôpital d'Alexandrie y entrent pour cause d'ophtalmie. Reclus, d'après Amici, estime que sur 100 habitants, 17 sont atteints de maux d'yeux. Ils sont plus répandus sur le littoral que dans la Haute-Égypte, plus communs chez les gens du peuple que dans la classe aisée et parmi les naturels que dans la colonie étrangère.

Les fièvres paludéennes, la dysentérie et l'hépatite, les engorgements et les abcès du foie s'observent en Égypte comme dans les pays insalubres de la zone torride, mais avec moins de fréquence et de gravité. C'est le pays de la *fièvre typhoïde bilieuse*, sur laquelle les travaux de Griesinger ont appelé l'attention (2). Les maladies des voies urinaires y sont très fréquentes. Griesinger et Bilharz ont montré que l'hématurie qu'on y observe est due à la présence d'un entozoaire de la classe des trématodes, le *distomum hæmatobium*, qui n'avait pas été décrit avant eux. Griesinger a de plus signalé l'extrême fréquence de l'*ancyclostomium duodenale* découvert par Dubini (de Milan), étudié par Pruner-Bey, en Égypte même. Il attribue la *chlorose égyptienne* qui atteint le quart de la population à la présence de cet entozoaire dans le duodénum (3). Les helminthes jouent du reste un grand rôle dans la pathologie égyptienne. Les ascarides y sont très communs, et le dragonneau s'y est répandu depuis la conquête du Sennaar par Méhémet-Ali.

La syphilis, la scrofule, les maladies de peau, le bouton d'Alep, les

---

(1) Voir pour cet historique : Rochefort, article ÉGYPTE du *Dictionnaire encyclopédique des sciences médicales.*

(2) Griesinger, *Observations cliniques et anatomiques sur les maladies de l'Égypte* (*Archiv für physiolog. Heilkunde*, 1853).

(3) Leroy de Méricourt, article CACHEXIE AQUEUSE du *Dictionnaire encyclopédique*, 1870.

Encyclopédie d'hygiène. 25

hernies, les hydrocèles, sont des maladies très répandues chez les indigènes; la lèpre et l'éléphantiasis se rencontrent encore chez les Arabes et les nègres. L'éléphantiasis du scrotum atteint parfois chez eux des proportions monstrueuses. D. Larrey en a vu dix ou douze, dont le poids approchait de cent livres (1).

III. **Région asiatique.** — La partie de l'Asie qui appartient à la zone des climats chauds s'étend des bords de la Méditerranée et de la mer Rouge jusqu'au rivage du Grand Océan. Elle embrasse une étendue de plus de 800 myriamètres de l'ouest à l'est et comprend : la Turquie d'Asie, le nord de la Perse, le Turkestan, l'Afganistan, le royaume de Lahore et tout le sud de l'empire chinois. Cette immense zone n'est bien connue qu'à ses extrémités; la climatologie des parties centrales n'est pas encore tracée.

Turquie d'Asie. — Le nord de l'Arabie ressemble à sa partie méridionale dont nous avons parlé à propos des climats torrides. La *Syrie* offre de son côté quelque rapport avec nos possessions d'Afrique; elle présente également trois régions distinctes : des plateaux arides, des montagnes représentées par la chaîne du Liban, un littoral fertile et bien cultivé. Le climat est dur dans le Liban; les nuits y sont froides, la neige y tombe souvent et s'y montre parfois longtemps. Il neige même souvent à Jérusalem, dont la température moyenne annuelle ne dépasse pas 17°. Les régions voisines du Liban ont un climat tempéré, les côtes souffrent beaucoup de la chaleur. A Beyrouth la température moyenne de l'année est de 27 degrés. Les pluies sont rares et nulles de juin en octobre. Le littoral présente de nombreux marais; les fièvres intermittentes sont très communes dans la plaine de Saint-Jean d'Acre et de Tripoli. En Syrie, la dysenterie, les diarrhées infantiles se montrent en été; en hiver ce sont les affections inflammatoires qui prédominent (angines, pneumonies, pleurésies, rhumatismes); la syphilis, la teigne, la lèpre y sont assez communes; enfin la Syrie a le *bouton d'Alep*, l'analogue des *clous de Biskra, de Gafsa*, etc.

L'*Asie Mineure*, dont trois mers baignent les côtes et qui est parcourue par les chaînes du Taurus et de l'Anti-Taurus, jouit d'un climat délicieux que les anciens et les modernes ont célébré à l'envi. Le riant tableau qu'en trace Hippocrate (2) n'est vrai que de la côte occidentale, la seule du reste qui fut connue des Grecs. Les bords de le mer Noire reçoivent sans obstacle les vents froids qui ont passé sur les steppes de la Russie et leur climat se rapproche de celui de la Turquie d'Europe, dont nous signalerons plus loin le caractère excessif. La côte sud au contraire se ressent du voisinage de l'Afrique. On y éprouve des chaleurs insup-

---

(1) Larrey, *Relation historique et chirurgicale de l'expédition de l'armée d'Orient.* Paris, 1803.

(2) Hippocrate, *Traité des airs, des eaux et des lieux.* Traduction de Littré, 1840, t. II, p. 53 et suivantes.

portables. Ainsi tandis que la moyenne de température annuelle est de
14°,93 à Trébizonde, elle monte à Smyrne à 16°,11, à Mossoul elle va
jusqu'à 20°,10 et à Tarse à 21°,10. Les pluies sont rares et font complètement défaut de juin en octobre. Bien que les côtes soient en général
élevées, elles présentent sur certains points des marais étendus où sévit
le paludisme. La plaine de la Troade n'est qu'un grand marécage sillonné par le lit fangeux du Scamandre et celui du Simoïs. La baie de
Bésika est extrêmement malsaine. Pendant le séjour qu'y fit l'escadre
française en 1854, les équipages furent en proie à des fièvres intermittentes rebelles. Au mouillage de Marmorique, la division turque fut
décimée par les fièvres et la dysenterie; les types rémittent et continu
s'observent assez souvent. Quant aux maladies sporadiques, elles s'y
comportent comme en Syrie.

L'*Arménie* dresse comme un rempart ses hautes montagnes couvertes
de neige entre la mer Noire et la mer Caspienne. Le Tigre et l'Euphrate
en descendent et parcourent cette grande vallée creusée entre les monts
de la Perse et les sables de l'Arabie, et à laquelle tant de souvenirs se
rattachent depuis les temps bibliques jusqu'à la conquête musulmane.

Le climat de la haute Arménie est froid et excessif, celui de la basse
est doux et se prête à la culture de la vigne et de l'olivier. A Erzeroum,
par une altitude de 1,591 mètres, la température moyenne de l'année
est de 6°,44. Elle est encore plus basse à Ourmiah; les vastes plaines de
la *Mésopotamie* couvertes de pâturages, sillonnées de cours d'eau, sont
chaudes et humides et, dans le voisinage du golfe Persique, les chaleurs sont excessives. A Bagdad, la moyenne de l'année est de 20°,37;
celle de décembre de 6°,1, celle d'août de 30°,03. Les fièvres paludéennes, les ophthalmies, la lèpre et la variole, sont les maladies les plus
communes. La Mésopotamie est un des points du globe où la peste
s'est réfugiée. Depuis un demi-siècle, il n'y a guère d'années où elle
ne se manifeste sur quelque point de la Perse ou de la Mésopotamie.
De 1842 à 1878, on en a compté au moins dix explosions dans ces pays.

La *Perse* représente un plateau de 1,100 à 1,200 mètres d'altitude,
parcouru par des montagnes arides et sans direction constante. Les
trois quarts de sa surface sont des déserts ou des plaines sablonneuses
parcourues par des cours d'eau sans nom qui vont se jeter dans des
lacs sans issue. Le climat de la Perse varie considérablement d'un
point à l'autre. Doux et humide sur le bord de la Caspienne, excessif
sur le plateau central où la sécheresse est extrême, les étés brûlants,
les hivers rigoureux, il devient sec et brûlant comme celui de l'Arabie
en se rapprochant du golfe Persique, et on y retrouve le simoun. La salubrité des différents points se règle sur ces conditions. Le plateau et le
littoral du golfe Persique sont sains, mais peu habitables. Les bords de

---

(1) Proust, *Traité d'hygiène publique et privée*. Paris, 1877, p. 797.

la mer Caspienne sont couverts de marais et de fièvres intermittentes. Téhéran, bâti au milieu d'une plaine marécageuse, subit des chaleurs insupportables; les fièvres paludéennes prennent alors une telle intensité que la cour est obligée de l'abandonner.

La fièvre typhoïde, le typhus exanthématique, les fièvres éruptives, la miliaire y règnent souvent à l'état épidémique : le choléra y a passé plusieurs fois et la peste y a fait, comme je l'ai dit, de récentes incursions. La dernière remonte à 1876. L'ophthalmie scrofuleuse, les érysipèles, les furoncles, les maladies de peau, la lèpre, sont les maladies les plus répandues. Le dragonneau et le bouton d'Alep s'y observent également.

L'*Afghanistan* et le *Turkestan* sont très peu connus sous le rapport du climat. Le premier forme la partie la plus élevée de l'Iran, qui domine la Perse. Les montagnes qui sont le point de départ de l'Himalaya atteignent jusqu'à 6,000 mètres d'altitude et sont couvertes de neiges éternelles. Le climat est excessif dans les montagnes; il est doux et tempéré dans les vallées, comme celles de Kaboul qui déploie à 2,000 mètres au-dessus du niveau de la mer ses riches cultures, ses jardins et ses vergers. Le Turkestan, dont la superficie est presque double de celle de la France, fait partie de cette immense dépression de l'Asie occidentale dont le niveau est inférieur à celui de l'Océan et qui n'est probablement que le lit desséché d'une vaste mer. Il est couvert de steppes, de lacs saumâtres et de sables mouvants. Son climat est rudecomme celui de toute l'Asie centrale. L'air y est sec, les saisons très accentuées les extrêmes de température considérables; les vents d'ouest qui viennent du Caucase à travers la mer Caspienne y soufflent sans obstacle et parfois avec une extrême violence. La pathologie de ces contrées est encore moins bien connue que leur climat. Les maladies les plus communes sont les fièvres intermittentes, la variole et les ophtalmies. Le *ver de Médine*, la scrofule, la lèpre et les rhumatismes sont les maladies les plus fréquentes chez les Turcomans, au dire de Coulebœuf (1).

Le *royaume de Lahore ou Pendjab* est englobé depuis quarante ans dans les possessions anglaises. Ce beau pays qu'arrosent les cinq affluents de l'Indus est montagneux dans le nord, fertile et bien cultivé dans le reste de son étendue. Son climat est plus sec, plus tempéré et plus salubre que celui de l'Inde. Les saisons y sont à peu près les mêmes qu'en Europe. L'hiver est froid et sec, les montagnes sont couvertes de neige et le thermomètre oscille entre 8°,8 et 15°,55. Le printemps est court, l'été chaud et sec avec une moyenne de 34°,44. Les pluies tombent en août et septembre, elles sont torrentielles. La chaleur est humide, accablante et les orages fréquents.

Le climat du Lahore est très salubre. Quelques fièvres intermittentes

____

(1) De Coulebœuf de Blocqueville, *Quatorze mois de captivité chez les Turcomans, 1860-1861 (Tour du monde, 1866).*

très bénignes à type quotidien se montrent pendant la saison des pluies, mais n'entraînent jamais ni cachexie ni accès pernicieux. Quelques dysentéries légères se montrent en été; les pneumonies, les pleurésies, les bronchites en hiver et les rhumatismes articulaires pendant la belle saison. La variole fait souvent de grands ravages dans le pays. Le cancer, les ulcères, la syphilis, les ophtalmies sont communs parmi les Sicks, qui sont également sujets au psoriasis.

Empire chinois. Ce pays, dont la superficie et la population dépassent d'un quart celle de l'Europe, appartient à la zone des pays chauds, par les deux tiers de son étendue. Les contrées qui le composent sont la petite Bouckarie et le Thibet à l'ouest et la Chine proprement dite à l'est. Les deux premières ont le climat excessif des pays de montagnes situés au centre des continents, et si nous les faisons rentrer dans la zone des climats chauds, c'est uniquement par respect pour le tracé des lignes isothermes que nous avons pris pour base. Le père Huc dépeint le Thibet comme une véritable Sibérie. Pour y arriver, il lui fallut franchir des fleuves glacés, des montagnes couvertes de neige où sa caravane semait à chaque pas des cadavres (1). L'hiver y est tellement rigoureux que les habitants des montagnes sont obligés de se réfugier dans les vallées. Il dure neuf mois, et le thermomètre descend aussi bas au Thibet sous le 28° degré de latitude que dans les Alpes sous le 46°. Le printemps est orageux, l'été très chaud, mais court, car il neige encore en juin et il gèle en septembre. C'est l'époque des brouillards et des pluies qui cessent en octobre, et jusqu'au printemps suivant le temps reste constamment calme et serein.

La Chine occupe la majeure partie du versant oriental de l'Asie. De grandes chaînes de montagnes la parcourent de l'ouest à l'est et la divisent en quatre grands bassins parcourus du nord au sud par le Peï-Ho, le Houang-Ho (fleuve jaune), l'Yang-Tse-Kiang (fleuve bleu) et le Si-Kiang. Elle renferme de grands lacs et est parcourue par d'innombrables canaux qui servent en même temps de voies de communication et de moyens d'irrigation. La ligne isotherme de $+15°$ partage la Chine en deux parties égales dont la plus rapprochée de l'équateur doit seule nous occuper. Le littoral seul en est bien connu, encore n'avons-nous de renseignements précis que sur les pointes fréquentés par nos navires. Canton avec l'île de Hong-Kong, à l'embouchure du Si-Kiang, par 23°,8 de latitude, peuvent donner une idée du sud de la Chine. Shang-Haï, sur le Wampoo, l'un des affluents du Yang-Tse-Kiang, par 31°,5 de latitude, en représente assez fidèlement le nord, de même que le climat de Pékin et les bords du Peï-Ho nous serviront à leur tour de type lorsque nous retrouverons la partie septentrionale de la Chine, dans la zone des climats tempérés.

(1) Huc (le père), *Souvenirs d'un voyage dans la Tartarie, le Thibet et la Chine, pendant les années* 1844-45-46. Paris, 1853.

Les bords du Si-Kiang, comme ceux du Wampoo, sont des terrains d'alluvion, sillonnés de canaux couverts de rizières. La température annuelle de Canton a pour moyenne 22°,7, le mois de février 14°, le mois d'août 28°,5 ; il y tombe 1006 millimètres d'eau par an ; Hong-Kong a pour moyenne annuelle 22°,2 ; celle de janvier est de 16°,2, celle de juillet de 28°. Les pluies sont torrentielles en été. Il y tombe 2528 millimètres d'eau, en 114 jours ; la pression barométrique oscille entre 772 millimètres et 769 millimètres. C'est le type des climats chauds, humides et énervants. Le climat de Shang-Haï située beaucoup plus au nord est plus froid et plus variable. La moyenne annuelle de température n'est plus que de 14°,5, celle de janvier de 11°, celle d'août de 37° (1). On y compte 106 jours de pluie pendant l'année et il tombe en moyenne 1512 millimètres d'eau. La pression barométrique oscille entre 755 et 762 millimètres (2). Le ciel est habituellement gris, obscurci par la brume, l'air est humide et froid dans l'hiver. La ville s'élève au milieu des marécages, et l'abandon dans laquelle on laisse la partie chinoise, les cloaques infects qu'on y rencontre à chaque pas en font une des villes les plus insalubres de l'extrême Orient. Les concessions européennes sont beaucoup mieux tenues ; mais elles se ressentent de ce triste voisinage, et les équipages des navires qui s'y trouvent en été et en automne sont souvent décimés. Canton passe pour moins insalubre. La première année qui suivit l'occupation de l'île de Hong-Kong par les Anglais (1841), leurs troupes y furent maltraitées par les maladies endémiques ; l'année suivante la mortalité par les fièvres remittentes fut encore de 19 p. 100 ; mais les travaux d'assainissement furent conduits avec tant de vigueur et d'intelligence que quatre ans après, en 1846, les décès dus à cette cause ne furent plus que de 2 p. 100 de l'effectif (3).

Le cadre nosologique de la Chine méridionale est celui des pays chauds insalubres. Les fièvres de tous les types, la dysentérie, les diarrhées en forment le fond. Diarrhée, dysentérie, fièvre paludéenne, dit le docteur Laure, telle est la trilogie endémique observée pendant l'expédition. Les maladies endémiques apparaissent avec les chaleurs. Les fièvres prennent souvent le caractère rémittent et bilieux. C'est sous cette forme qu'elles ont décimé les troupes anglaises à Hong-Kong. L'ascite, l'anasarque, la cachexie palustre, en sont souvent la conséquence. Les accès pernicieux ne sont pas rares. L'hépatite consécutive à la dysenterie est également commune, surtout à Shang-Haï, où les abcès du foie s'observent fréquemment. Ces maladies sont remplacées en hiver par les angines et les bronchites ; mais les pleurésies et surtout les pneu-

---

(1) G. Morache, article CHIMIE du *Dictionnaire encyclopédique des sciences médicales*.

(2) P. Laure, *Histoire médicale de la marine française, pendant les expéditions de Chine et de Cochinchine de 1859 à 1862*. Paris, 1864.

(3) Rey, article GÉOGRAPHIE MÉDICALE du *Dictionnaire de médecine et de chirurgie pratiques*, 1872, t. XVI p. 346.

monies y sont rares. Le choléra y a fait de nombreuses apparitions depuis 1820. Il n'a guère quitté depuis lors les grandes villes du littoral, et chaque année il y fait de nombreuses victimes parmi les indigènes. Ceux-ci sont de plus sujets à la variole, qui fait parmi eux des ravages effrayants bien qu'ils pratiquent l'inoculation depuis un temps immémorial. La syphilis atteint chez eux un degré de fréquence et de gravité spécial. Les ophtalmies, les maladies de peau, les ulcères, les maladies des os, la scrofule sous ses formes les plus hideuses, et la lèpre complètent le cadre nosologique de ces populations. Les lépreux sont cantonnés et nourris dans de grandes léproseries.

IV. **Région océanienne.** — La zone septentrionale des climats chauds ne renferme en Océanie que de petits archipels clairsemés dont les îles Sandwich forment le groupe le plus intéressant. Composé de huit îles et de quatre ilots inhabités, il est dominé par le volcan de Maona-Roa dont le sommet s'élève à 3,700 mètres. Des vallées riantes et boisées s'étendent au pied des montagnes et prolongent jusqu'à la mer leurs massifs de verdure, au milieu desquels s'élève la ville d'Honolulu.

La température annuelle a pour moyenne 24°,57 ; le mois de décembre 22°, celui de juillet 26°,8. La différence entre les deux extrêmes ne va pas à 15 degrés ; parfois en janvier et en février le thermomètre descend à 11°,6 pendant la nuit. Les oscillations barométriques sont presque nulles. La saison des pluies dure quatre mois environ, de décembre en mars ; la saison sèche comprend les huit autres. Les vents alizés règnent pendant toute sa durée ; des vents variables du sud-est au sud-ouest soufflent dans l'hivernage. Le climat est chaud, humide dans les vallées, sec sur le littoral. Il est salubre et pourtant la population indigène y décroît d'une manière effrayante, comme dans tous les archipels polynésiens. En 1778, elle était de 300,000 habitants, en 1869 il n'y en avait plus que 55,000. L'alcoolisme, le libertinage, l'insuffisance de l'alimentation, la syphilis et la phtisie, sont les causes du dépérissement de cette race. La variole y contribue également. En 1853 elle a quintuplé la mortalité de l'année. Enfin la lèpre est venue dans ces derniers temps joindre ses ravages à ceux des maladies précédentes. Qu'elle y ait existé de tout temps ou qu'elle y ait été importée par les Chinois, le fait est que depuis trente ans elle y a pris une extension considérable. Jusqu'en 1860, les cas étaient rares ; en 1864, le chiffre des lépreux était évalué à 104, pour tout l'archipel. En 1866, lorsqu'on se décida à les interner dans l'île de Molokai, on en comptait 200. De 1866 à 1886, le total des lépreux isolés a été de 3,099 dont 2443, sont morts ou ont quitté la leprosérie. En 1886, elle en renfermait encore 652. Sur ces 3,099 lépreux on comptait 3 000 Hawaïens, 70 métis, 20 Chinois, 4 blancs et 5 de nationalité inconnue (1).

(1) Leroy de Méricourt, *Discussion sur la lèpre* (*Bulletin de l'Académie de médecine.* Séance du 22 mai 1888, t. XIX, p. 686).

V. Région américaine. — Elle comprend le sud des États-Unis et le nord du Mexique, qui ne diffère pas assez sensiblement de la partie que nous avons précédemment étudiée pour que nous y revenions de nouveau. Le climat y est plus tempéré et plus salubre que dans les parties appartenant à la zone torride.

L'Amérique du Nord, prise dans son ensemble, offre une constitution géologique analogue à celle du Sud. Deux chaînes de montagne la traversent du nord au sud et la partagent en trois régions distinctes : la première centrale, entre les Montagnes Rocheuses et les Alléghanys, la seconde orientale entre ces derniers et l'Atlantique, la troisième occidentale entre les Montagnes Rocheuses et le Pacifique. Les États du sud qui appartiennent à la zone des climats chauds comprennent la partie méridionale de ces quatre zones. Leur climat diffère essentiellement de celui des États du nord dont le caractère est excessif. Il est dominé par le voisinage du golfe du Mexique et par la présence du Gulf-Stream qui, après avoir traversé la mer des Antilles et contourné le fond du golfe, sort du canal de Bahama et remonte le long de la côte de la Floride jusqu'à la hauteur de Charlestown. Il est soumis à l'influence des vents alizés, qui se font sentir jusqu'à la latitude des Bermudes. Plus au nord les vents du sud-est alternent avec les vents du nord-ouest. Les ouragans de la mer des Antilles se font sentir sur les côtes avec toute leur violence. Les saisons se rapprochent de celles de la zone torride. Il n'y pleut que pendant l'hivernage, et la quantité d'eau tombée ne dépasse pas 1700 millimètres. La température est moins élevée sur la côte du Mexique que sur celle de l'Atlantique. Ainsi, à Charlestown, la moyenne annuelle est de 18°,8, celle de juillet de 26°,7, celle de février de 9°,9; tandis qu'à la Nouvelle-Orléans, la moyenne annuelle est de 21°,1, celle de juillet de 28°,8 et celle de décembre de 12°,2.

Les États du sud présentent au point de vue de la salubrité un caractère qui leur est commun. La mortalité y est plus considérable que dans les États du nord. De 1829 à 1838, les troupes en garnison dans le sud ont perdu 49 pour 1000 de leur effectif, tandis que celles du nord n'ont perdu que 18 pour 1000. En 1842, la différence a encore été plus accentuée ; elle a été de 34 à 9 pour 1000. Depuis cette époque le rapport est le suivant : la mortalité annuelle varie entre 23 et 25 p. 1000, dans le nord entre 57 et 58 dans le sud. Les maladies endémiques suivent la même proportion. Elles entrent dans la totalité des décès pour 41 p. 100 dans la région du Mississipi et pour 27 pour 100 seulement dans la nouvelle Angleterre. La mortalité est plus élevée chez les blancs que chez les noirs, dans le sud ; c'est le contraire dans le nord.

. Les maladies qui entrent pour la plupart dans cet excédent de mortalité sont la phtisie, les fièvres intermittentes, les flux intestinaux. La phtisie entre dans la mortalité générale pour 137 sur 1000, tandis que les fièvres intermittentes n'y figurent que pour 43, et toutes les affections intestinales réunies (dysenterie, diarrhée, choléra infantile) n'y entrent que pour 12,6. Ces chiffres sont empruntés, il est vrai, à la statistique de l'Union tout entière, mais elle établit que la phtisie fait plus de ravages dans le sud que dans le nord; elle compte également plus de victimes parmi les blancs que parmi les noirs. Ceux-ci sont au contraire plus sujets à la tuberculisation mésentérique, à la scrofule et au rachitisme.

La fièvre jaune se montre souvent à l'état épidémique dans les États du sud. Il est rare qu'elle règne aux Antilles sans qu'on la voie se manifester à la Nouvelle-Orléans, où elle a de tout temps fait de grands ravages. Le fléau n'épargne du reste aucun point de la côte sud. Dans les grandes épidémies il remonte la vallée du Mississipi, jusqu'à Memphis et parfois jusqu'au Fort-Smith (1823). D'après le tableau dressé par Carpentier en 1859, remanié par Huch en 1856 et complété par Mahé en 1881, on comptait à cette époque 78 épidémies de fièvre jaune ayant régné dans ces contrées. Celle de 1878 a été particulièrement meurtrière. La maladie a reparu à la fin de l'année 1888, dans la Floride. Il y a eu 4 à 5000 cas à Jacksonville, mais la maladie offrait un caractère de bénignité exceptionnelle, il n'y a pas eu plus d'un décès sur 10 personnes atteintes. La fièvre typhoïde règne avec l'intoxication paludéenne, sur les bords du Mississipi. Les maladies éruptives règnent partout; mais sont plus fréquentes dans le nord; il en est de même des affections des voies respiratoires. La dengue a été observée plusieurs fois dans le sud. L'alcoolisme, le suicide et les accidents figurent pour une large part dans les statistiques mortuaires de tous les États de l'Union.

B. *Zone australe des climats chauds.* — Les pays chauds situés dans l'hémisphère sud offrent une étendue beaucoup moindre que ceux de l'hémisphère nord. Ils renferment l'extrémité sud de l'Afrique, la presque totalité de l'Australie et la partie moyenne de l'Amérique méridionale. Sa latitude égale les contrées situées dans l'hémisphère nord. Il est inutile d'ajouter que les saisons y sont renversées (1).

I. **Région africaine.** — Elle a la forme d'un triangle dont la base s'étend du cap Negro à l'embouchure du Zambèze et dont le cap de Bonne-Espérance forme le sommet. La côte ouest est inhabitable. En 1824, les Anglais y ont vainement cherché un point qui pût leur servir de lieu de déportation; ils n'y ont trouvé que des plages arides. La côte orientale est plus fertile, mais aussi marécageuse et aussi insalubre que celle du golfe de Guinée. L'intérieur est parcouru par deux chaînes de montagnes, longeant le littoral et dont la principale, les monts Niewereld, a des cimes de 4000 mètres couvertes de nuages pendant six mois de l'année. Deux grandes rivières en descendent et coulent de l'est à

(1) Mahé, article GÉOGRAPHIE MÉDICALE du *Dictionnaire encyclopédique des sciences médicales*, t. VIII, p. 573.

l'ouest ; la plus importante, l'Orange limite au nord les possessions anglaises, la colonie de Port-Natal et le gouvernement du Cap.

La ville du Cap s'étend au bord et la mer, au pied d'une muraille de granit dont le plateau le plus élevé, la Table, a 1,500 mètres d'altitude. Elle est entourée de bois, de jardins de bruyères, et jouit d'un climat doux et agréable, bien que sujette à des variations brusques. La température moyenne de l'année est de 19°,1 ; celle de janvier de 24°,1 ; celle de juillet de 14·5. Ce pays est soumis à des alternatives d'extrême sécheresse et de pluies abondantes : celles-ci se produisent pendant l'hiver, qui dure de mars en septembre. Les vents du nord dominent dans l'été. Ils sont parfois d'une grande violence et soulèvent des flots d'un sable fin qui pénètre partout. Les vents du sud-ouest qui viennent du large et amènent la pluie soufflent pendant l'hiver.

Le Cap est d'une salubrité parfaite. Les Anglais vont s'y rétablir des maladies contractées dans l'Inde. La mortalité dans les corps de troupes n'y est que de 9,76 pour 1000, tandis que dans l'Inde elle est de 25,40. Les maladies les plus communes parmi les Européens sont celles des voies respiratoires, les rhumatismes et les maladies du cœur. Les bronchites, les angines, les pneumonies, le croup, s'observent fréquemment aux changements de saison, la phtisie y est assez commune et marche rapidement, d'après le docteur Roux et Chiappini, chez ceux qui en ont apporté le germe. Les fièvres intermittentes sont rares et bénignes (1). Dans l'été on observe quelques dysentéries qui parfois se compliquent d'hépatite. De septembre 1867 à janvier 1868, il a régné une épidémie de typhus qui a décimé la population pauvre de la ville. La variole fait souvent de grands ravages parmi les Cafres qui redoutent la vaccine. La rougeole, le tétanos s'observent souvent chez les Hollentots, qui sont également sujets aux entozoaires, au dragonneau et à l'hématurie chyleuse. La lèpre, l'éléphantiasis et la syphilis complètent le cadre nosologique des rares colons de ce pays.

II. **Région océanienne.** — L'Australie tout entière appartient à la zone des climats chauds, sauf son extrémité nord, qui est à peine habitée. L'intérieur de cette île grande comme un continent n'est pas connu. Elle a été traversée pour la première fois en 1860-61, par Burke et Mac-Donald-Stewart qui, partis de la côte sud, sont arrivés au golfe de Carpentarie, après avoir traversé des plaines désertes arides ou marécageuses. Quatre chaines de montagnes longent les côtes. La plus intéressante, celle des Montagnes Bleues, limite les possessions anglaises. L'Australie n'a que de petites rivières dont la plupart sont à sec pendant la belle saison.

La côte orientale où les Anglais ont fondé leurs grands établissements est la seule dont le climat nous intéresse. Le pays est magnifique et d'une

____

(1) Armand, *Lettres de l'expédition de Chine et de Cochinchine.* Paris, 1864.

salubrité parfaite. A Sydney, la température moyenne de l'année est de
18°,1 ; celle du mois le plus froid de 11°,7 ; celle du mois le plus chaud
de 24°,7. A Melbourne la moyenne annuelle est de 14°. Les saisons sont
bien tranchées, l'hiver y est assez rigoureux ; les nuits sont froides, les
gelées blanches habituelles et les ouragans fréquents dans cette saison.
L'été est brûlant et signalé par de grands vents de nord-ouest qui, venant des déserts de l'intérieur, dessèchent la terre et soulèvent des tourbillons de poussière. Le printemps est la saison des brouillards, l'automne celle des pluies et des débordements. La quantité d'eau qui tombe
en moyenne chaque année est de 676 millimètres à Sydney, de 650 millimètres à Melbourne et de 730 millimètres à Paramatta. A Sydney le
nombre annuel des jours de pluie est de 104.

Malgré ces vicissitudes, le climat de l'Australie est salubre et très
favorable aux Européens. La population s'y accroît par l'immigration
dans des proportions fabuleuses et toutes les statistiques signalent un
excédent considérable des naissances sur les décès. En 1879, il y a eu
25,328 naissances et 10.763 décès seulement. C'est la proportion habituelle (1). C'est le point du globe où la colonisation a fourni les plus
beaux résultats. La mortalité annuelle dans la colonie tout entière est
de 15,25 p. 1000. Elle est plus forte dans les villes (22,74 à Sydney) que
dans les districts ruraux, et affecte surtout les enfants. Dans la période
de dix ans (1868 à 1878) sur laquelle ont porté ces calculs, les enfants de
0 à 5 ans ont supporté 43,24 p. 100 de la mortalité générale. Les convulsions et les accidents de la dentition, la diarrhée infantile figurent dans
la statistique des décès pour un chiffre plus fort que toutes les maladies zymotiques réunies, lesquelles n'entrent à Sydney que pour 15 p. 100
dans la mortalité générale. Les affections des voies respiratoires et notamment la phtisie, la grippe, qui est particulièrement grave en Australie, le croup et la coqueluche, marchent ensuite. La diarrhée, la
dysentérie, la fièvre intermittente, viennent en troisième lieu ; mais cette
dernière ne figure pas parmi les causes de décès. Le choléra n'a jamais
visité la colonie, et la rage y est inconnue (2).

Nouvelle-Calédonie. — A peu de distance de l'Australie et sur la
limite septentrionale de la zone des climats chauds, se trouve la plus
récente de nos acquisitions dans l'Océan Pacifique transformée depuis
vingt-cinq ans en colonie pénitentiaire. C'est maintenant l'unique lieu
de transportation pour les condamnés français. En 1885, on estimait
à 14,500 le nombre des criminels ainsi expatriés depuis 1864 (3).

La Nouvelle-Calédonie est parcourue dans toute sa longueur par une

(1) Dr Cauvin, *Esquisse démographique de la Nouvelle-Galles du sud.* Paris, 1881.
(2) D'après la statistique établie par le Dr Cauvin pour les années 1887 et 1888, la
diarrhée et la dysentérie entrent pour 80,7 p. 1000 dans la mortalité générale, la
tuberculose pour 76, les convulsions pour 59,1, la fièvre typhoïde pour 41, la coqueluche pour 34.
(3) *Notices coloniales* publiées en 1855 par le ministère de la marine, t. II, p. 117.

chaîne de montagnes dont les points culminants atteignent jusqu'à 1,700 mètres. Son sol accidenté est sillonné par de nombreux cours d'eau qui débordent dans la saison des pluies. Les côtes sont bordées de marécages et cependant la salubrité y est parfaite. Nous avons déjà signalé cette heureuse anomalie en parlant des îles de la Société. Les observations faites à l'hôpital de Nouméa pendant les années 1866, 1867, 1868 et 1869 ont donné pour moyenne annuelle 24°,16, pour juillet 21°,7, pour février 26°,33. Les variations nycthémérales ne dépassent pas 7° à 9°. Les extrêmes observés sont 13° et 36° (1). La moyenne barométrique est de 758 millimètres. Deux saisons s'y partagent l'année : celle des pluies et des chaleurs, qui commence en janvier et finit en avril, la saison sèche et fraîche, qui comprend le reste de l'année; il ne s'écoule jamais un mois sans pluie. D'après les observations météorologiques faites à l'hôpital de Nouméa, la quantité d'eau tombée de 1878 à 1882 a été en moyenne de 1173 millimètres par an. Les rosées sont abondantes, les orages rares. L'alizé d'Est-Sud-Est est le vent qui domine. Il tombe le soir et est remplacé par la brise de terre.

Le climat de la Nouvelle-Calédonie est doux, agréable et salubre. Avant la transportation, la mortalité des troupes était de 11,4 pour 1,000; celle des transportés a été un peu plus forte. En vingt ans, il en est mort 2,900, dont 2,419 de maladies et 481 d'accidents, ce qui donne une moyenne annuelle de 121 décès par maladies et de 24 par accidents.

En somme la moyenne des condamnés présents dans la colonie a été de 4,733; pendant ce laps de temps, la mortalité par maladies a été de 25,5 pour 1,000 et la mortalité totale de 30,6 (2).

La Nouvelle-Calédonie passait autrefois pour être exempte de fièvres paludéennes ; mais cette immunité n'est plus aussi complète qu'autrefois, et quoique la fièvre intermittente y soit encore extrêmement rare, on ne peut ni la nier ni la méconnaître aujourd'hui. Le Dr Kermorgant y a constaté deux accès pernicieux (3). La dysentérie est la maladie la la plus commune ; mais elle est bénigne et ne se complique jamais d'hépatite. L'embarras gastrique et la diarrhée bilieuse sont le tribut que presque tous les nouveaux venus payent au climat de la colonie. La fièvre typhoïde y est fréquente et grave, la forme adynamique est la plus fréquente. Les Européens sont souvent atteints de bronchite et de laryngite, mais la phtisie ne marche pas chez eux plus vite qu'en Europe, tandis qu'elle décime les naturels (4). Elle a la même gravité, la même fréquence qu'à Taïti et pour les mêmes causes. Elle y affecte également la forme galopante et emporte souvent le malade en un ou

(1) Leroy de Méricourt, article Nouvelle-Calédonie du *Dictionnaire encyclopédique des sciences médicales*, 1880.

(2) *Notices coloniales* publiées par le ministère de la marine en 1885, t. II, p. 224.

(3) A. Kermorgant, *Considérations sur l'hygiène de la Nouvelle-Calédonie. Thèses* de Montpellier, 1871.

(4) Leroy de Méricourt, *Nouvelle-Calédonie, Dictionnaire encyclopédique*, 1880.

deux mois. La dysenterie est endémique parmi les Canaques. La scrofule est tellement répandue parmi eux qu'on peut en constater les traces sur plus d'un tiers de la population. Le tétanos et les convulsions enlèvent beaucoup d'enfants ; les ulcères phagédéniques, l'éléphantiasis et les maladies de peau sont communes chez les indigènes ; ils sont même sujets à une affection cutanée qui a été longtemps considérée comme spéciale à la Nouvelle-Calédonie et qui existe en réalité dans tous les archipels polynésiens (1). C'est le Tonga que le docteur de Rochas, qui en a le premier donné une description complète, considère comme l'analogue du pian et que le docteur Caillot regarde comme une manifestation de la scrofule (2).

III. **Région américaine.** — Elle comprend le Pérou, la moitié sud du Brésil et le nord des contrées que traverse la Plata. Ce grand trapèze est traversé par les Cordillères qui longent sa côte occidentale et qui présentent leur noyau central dans cette partie de leur immense parcours. Il est le point de départ d'un long contrefort qui traverse le continent de l'ouest à l'est et sépare le bassin de l'Amazone de celui de la Plata. Les montagnes du Brésil complètent ce système orographique. Des cours d'eau qui en descendent, les uns remontent et vont se jeter dans l'Amazone, les autres descendent vers le sud-ouest et deviennent les affluents du Paraguay, du Parana et de l'Uruguay, dont la réunion forme le Rio de la Plata. Les montagnes partagent cette partie de l'Amérique méridionale en trois régions, l'une aride et sablonneuse entre les Cordillères et le Pacifique, l'autre au nord de la chaîne transversale et formée par les immenses plaines du bassin de l'Amazone, la troisième au sud représentée par d'immenses prairies et d'épaisses forêts que traversent de nombreuses rivières.

Pérou. — Le Pérou est situé au point de jonction des deux chaînes et fait partie des trois régions. La côte occidentale forme, des Cordillères à la mer, un plan incliné, qui dans le sud est de la plus désolante aridité. Le littoral ne présente que des collines grisâtres, sillonnées de crevasses creusées par les torrents et où croissent de grands cactus, la seule végétation qui puisse s'y développer. L'eau douce y fait défaut, et les habitants sont obligés sur certains points de distiller l'eau de mer pour s'en procurer. Dans le nord, la côte est moins stérile. Les montagnes sont formées de roches nues entrecoupées de vallées dans lesquelles croissent les quinquinas. Sur l'autre versant sont les plateaux de la Bolivie, où se trouvent réunis les centres de population, et les plaines fertiles qui se continuent jusqu'au Brésil et au Paraguay.

Le climat est froid et salubre sur les hauteurs, chaud et humide dans les plaines de l'Ouest, doux et agréable sur les parties habitées de la

(1) V. de Rochas, *Essai sur la topographie hygiénique et médicale de la Nouvelle-Calédonie. Thèse de Paris*, 1860.
(2) Caillot, *Note sur le Tonga* (*Archives de médecine navale*, 1888, t. XLIX, p. 228).

côte du Pacifique. Il y règne un printemps perpétuel. Au Callao, la température moyenne annuelle est de 23°,5 ; les extrêmes de 35° et 14°,5. Le baromètre se maintient entre 757 millimètres et 760 millimètres. L'absence de pluies est la caractéristique du climat de tout le littoral péruvien. Elles sont remplacées par d'épais brouillards que les rayons du soleil ont peine à traverser et que les brises du large ne dissipent que pendant le milieu du jour.

Le Pérou passe pour très salubre; mais cette réputation est un peu usurpée. La mortalité à Lima est de 51 p. 1,000, tandis que la natalité n'est que de 20 p. 1,000; ainsi la dépopulation serait rapide, sans l'immigration, qui comble incessamment le déficit. Les maladies, causes de décès, appartiennent à la fois au cadre des régions tropicales et à celui des pays tempérés, et le climat du Pérou leur imprime un caractère particulier d'asthénie. Les affections dominantes sont les fièvres intermittentes souvent compliquées d'accès pernicieux et de cachexie paludéenne. La rougeole, la scarlatine y règnent comme en Europe.

La variole y faisait de grands ravages parmi les nègres et les Indiens, avant l'épidémie de 1859, qui a imprimé à la vaccine une impulsion puissante. Le Pérou est demeuré jusqu'ici vierge du choléra, mais la fièvre jaune y a été importée pour la première fois en 1852, par des émigrants allemands venant de Rio-Janeiro. Elle resta limitée à la ville de Lima pendant les années suivantes; mais elle prit en 1856 une telle intensité que le pouvoir législatif fut obligé de changer de résidence. En 1868-69 le Pérou et le Chili furent de nouveau ravagés par elle. La dysentérie est la maladie la plus meurtrière. Elle entre pour un cinquième dans la mortalité générale, et l'hépatite la complique souvent. Les maladies de poitrine y sont communes et la phtisie marche après la dysenterie dans l'ordre de léthalité. Elle figure pour 17 p. 100 dans la mortalité générale, et affecte une marche et des caractères un peu différents de ceux qu'elle présente en Europe (1). La syphilis, la scrofule, l'alcoolisme, les maladies cutanées, sont très communs au Pérou, et parmi ces dernières il en est une qui est particulière à ce pays. On la désigne sous le nom de *verruga*.

Le docteur Dounon, qui l'a très bien étudiée sur place, la considère comme une variété de pian (2). Le docteur Bordier, qui lui a consacré un long article dans sa géographie médicale, l'assimile au bouton de Biskra et propose de l'appeler *bouton des Andes* (3). Elle est probablement de nature parasitaire.

(1) Alph. Guilbert, *De la phtisie pulmonaire, dans ses rapports avec l'altitude et avec les races au Pérou et en Bolivie, Thèse.* Paris, 1862.
(2) V. Dounon, *Étude sur la Verruga, maladie endémique dans les vallées des Andes péruviennes (Archives de médecine navale,* 1871, t. XVI, p. 255).
(3) Bordier, *La géographie médicale.* Paris, 1884, p. 299.

Brésil. — Le Brésil, dit de Humboldt, est une plaine boisée placée entre les steppes de l'Amérique méridionale. Il est parcouru par des chaines de montagnes, sillonné par de nombreuses rivières et couvert de la plus magnifique végétation tropicale. Son climat varie avec la latitude. Dans les provinces du Nord qui appartiennent à la zone torride et dont nous avons parlé à propos du bassin de l'Amazone, il se rapproche de celui des Guyanes ; il est humide et brûlant. Dans les montagnes de l'intérieur, il est frais et agréable et dans le Sud il ressemble à celui des *pampas* qui forment la majeure partie des États de la Plata. Sur le littoral la chaleur est très élevée ; mais les brises du large la tempèrent et le ciel y est d'une pureté remarquable. A Rio-Janeiro la température moyenne de l'année est de 23°,64, celle du mois le plus froid de 19°,6, celle du mois le plus chaud de 26°,7, les extrêmes observés de 14°,44 et de 37°,77. Les moyennes sont plus élevées à Bahia. Dans les montagnes, le thermomètre descend souvent à 0° ; la neige et la grêle n'y sont pas rares. L'humidité de l'atmosphère est très grande. Les pluies ont leur maximum en février, mars et avril ; mais il n'y a pas d'époque de sécheresse absolue. Les pluies et les orages ont diminué depuis que l'intérieur se déboise. Il y a un siècle, la quantité d'eau tombant sur le sol était, d'après Dorta (1), de 1,454 millimètres ; aujourd'hui il n'en tombe plus que 1,090 millimètres, pour 86 jours de pluie. Les brouillards règnent sur toute la côte. Le matin, la rade de Rio-Janciro en est enveloppée.

Le Brésil, dans ses provinces du Sud, était autrefois un pays agréable et assez salubre. Les Européens s'y acclimataient facilement ; mais, depuis une quarantaine d'années, les choses ont changé. La fièvre jaune et le béribéri s'y sont implantés. La première y était apparue en 1682 ; mais elle avait borné ses ravages à Fernambouc. Depuis lors c'est à peine si, de loin en loin, on en observait quelques cas isolés, lorsqu'en 1846 elle fut importée à Bahia, par un navire venant de la Havane. Elle se répandit sur toute la côte, pendant le cours de cette épidémie, qui dura neuf ans. Depuis lors, elle s'y montre tous les ans, et on peut la considérer aujourd'hui comme étant devenue endémique dans le pays (2) d'où elle menace les Guyanes, tout le littoral argentin, ainsi que la côte occidentale d'Afrique et l'Europe.

Le béribéri s'y est introduit plus récemment. Avant 1861, il était inconnu au Brésil. A cette époque il y fut importé par les coolies qu'on fit venir de l'Inde en grand nombre. Il y fut reconnu et signalé par les docteurs Silva-Lima (3) et Patterson. Depuis lors la maladie a augmenté chaque année de gravité ; elle a décimé l'armée et la flotte brésiliennes,

(1) Sigaud, *Du climat et des maladies du Brésil.* Paris, 1844.
(2) Bourel-Roncière, médecin en chef de la marine, *La station navale du Brésil et de la Plata* (*Archives de médecine navale*, 1872, t. XVIII).
(3) Da Silva Lima, *Essaios sobreo Beriberi no Brazil* (*Gazette médicale de Bahia*, 1872).

pendant la guerre contre le Paraguay. De Bahia, qui paraît.être son centre, elle s'est étendue à toutes les villes du voisinage et elle y fait des ravages considérables. Elle a pris une gravité qu'on ne lui connaît pas dans l'Inde et n'épargne aucune race. Les villes de Bahia et de Fernambouc sont les plus éprouvées; mais le fléau s'est répandu dans l'intérieur, en suivant les affluents de l'Amazone. A Mânaos, la population est terrifiée. Cette extension redoutable a depuis longtemps attiré l'attention du gouvernement, qui a fait une enquête, à l'aide d'un questionnaire adressé à tous les médecins du pays. Depuis quelques années, *le terrible béribéri du Brésil* fait le sujet de toutes les thèses passées devant les facultés de Rio-Janeiro et de Bahia (1).

Le choléra s'est montré pour la première fois au Brésil, en 1855, à la fin de mai. Du Para, il remonta l'Amazone, et pénétra dans l'intérieur, puis il descendit le long de la côte et éclata successivement à Fernambouc, à Bahia et à Rio-Janeiro. Il a reparu au Brésil en 1858 et en 1867.

En dehors de ces maladies d'importation nouvelle, le cadre nosologique du Brésil est celui de tous les pays chauds. Les fièvres paludéennes, les fièvres intermittentes bilieuses, la dysenterie, la diarrhée, l'hépatite s'y observent avec moins de gravité et de fréquence que dans les régions de la zone torride; mais en revanche la phthisie y fait des ravages plus grands. C'est le point du globe où elle est le plus meurtrière. Elle n'épargne aucune race et elle épouvante par la rapidité de sa marche. Tous les médecins du pays sont unanimes à cet égard. On l'y considère, dit le docteur Justiniano da Sylva Gomez, comme la première des maladies aiguës. Elle enlève, au dire de Sigaud, le cinquième de la population (2). Elle fait périr plus de monde que la fièvre jaune, même lorsque celle-ci règne à l'état épidémique. En 1879, d'après le rapport annuel sur l'état sanitaire de l'Empire, sur 10,901 décès survenus à Rio, la phtisie en a causé 1,929, tandis que la fièvre jaune n'a fait que 812 victimes. Les bronchites, la pneumonie, la pleurésie, la coqueluche et la grippe sont communes pendant l'hiver qui est très redouté des Brésiliens. Les maladies du cœur occupent le premier rang parmi les maladies chroniques (3).

Le goître se rencontre dans tout le parcours des Andes et y est considéré comme un agrément. Sigaud le range parmi les maladies endémiques, avec l'hydrocèle, le pian, la lèpre et l'érysipèle. Cette dernière

---

(1) Jules Rochard, *Rapport sur le Béribéri, adressé au comité consultatif d'hygiène publique*, séance du 13 décembre 1880.

(2) J.-F.-X. Sigaud, *Du climat et des maladies du Brésil ou Statistique médicale de cet empire.* Paris, 1844.

(3) Dans une étude intéressante sur la mortalité à Rio-Janeiro, le D\r Rey, médecin en chef de la marine, a dressé le tableau des principales causes de décès à Rio-Janeiro, pour les années 1870 et 1874. La moyenne de ces deux années donne pour 1000 décès 168,6 par phtisie, 95,2 par fièvre jaune, 71,1 par maladies du tube digestif, 50,8 par variole, 50,2 par fièvre pernicieuse, 49,7 par maladies du cœur.

affection offre au Brésil un caractère tout spécial. Elle sévit toute l'année, avec des recrudescences périodiques qui deviennent parfois de véritables épidémies et causent de nombreux décès. Le docteur Claudio da Silva a fait récemment de cette maladie l'objet d'un important travail. Il la désigne sous le nom de *lymphangite pernicieuse* de *Rio-Janeiro* (1). Quant à la lèpre, qu'on désigne sous le nom de *morphée* au Brésil, elle n'est pas aussi commune qu'on le dit. D'après le docteur José Laurenzo de Magalhaès, elle n'existe que dans certaines provinces, au Para, dans le Maranhâo, dans une zone déterminée de Minas-Geraes et surtout dans la province de Santo-Paulo. Des léproseries existent dans tout l'empire ; mais elles sont mal tenues.

Enfin on range également dans ce cadre, une maladie qu'on dit particulière au pays, c'est le *bicho*, sorte de gangrène du rectum décrite en 1648 par Pison et dont tous les médecins du pays ont eu l'occasion d'observer quelques cas. Leurs descriptions peuvent s'appliquer à des hémorrhoïdes sphacélées, aussi bien qu'à des cas de dysenterie gangréneuse. C'est toutefois à cette dernière affection que le *bicho* parait surtout se rapporter. Le ver de Médine est endémique dans la province de Bahia, d'après le docteur J. F. da Silva Lima.

§ 3. — Climats tempérés.

Les deux zones qui représentent les climats tempérés sont comprises, dans chaque hémisphère, entre les lignes isothermes $+ 15°$ et $+ 5°$ et séparées l'une de l'autre par une distance moyenne de 1 900 lieues. L'australe est la plus rapprochée de l'équateur, à cause de la différence de température des deux hémisphères. Elle est recouverte par la mer dans presque toute son étendue et ne contient que quelques îles de l'Océanie et l'extrémité sud de l'Amérique. Dans la zone septentrionale au contraire, la terre ferme égale presque la mer en surface. On y trouve les deux grands foyers de la civilisation, l'Europe dans l'ancien monde, les États-Unis dans le nouveau. Placés à égale distance des pôles et de l'équateur, ces beaux pays ne connaissent ni les chaleurs énervantes de la zone torride, ni l'action dépressive des froids polaires.

Tous les éléments de la météorologie s'y font remarquer par leur mobilité qui contraste avec le caractère uniforme des climats extrêmes. La moyenne annuelle de la température est de $9°,37$; mais les oscillations sont continuelles : Ainsi, tandis que dans certaines localités, les moyennes des mois extrêmes présentent à peine une différence de sept degrés, il en est d'autres où l'écart va jusqu'à quarante. Les saisons y

---

(1) *Les lymphangites pernicieuses de Rio-Janeiro*, d'après le Dr Carlos Claudio da Silva *et les documents brésiliens* (*Archives de médecine navale*, 1880, t. XXXIII).

(2) Dr José Laurenço de Magalhàes. *A morfea no Brazil* (*Analyse in Archives de médecine navale*, 1883, t. XXXIX, p. 229).

sont bien tranchées et d'une longueur à peu près égale. Elles donnent une idée des chaleurs des pays chauds et des froids rigoureux qu'on rencontre dans la zone située au-dessus; mais la durée de leur influence est si courte qu'elle ne suffit pas pour altérer la santé. Ces changements périodiques lui sont au contraire très salutaires. Nous ne nous étendrons pas sur l'analyse des différents éléments climatériques, car le tableau qu'on en trace d'habitude se rapporte principalement à l'Europe et devient faux quand on en fait l'application aux régions correspondantes de l'Amérique et de l'Asie.

Les pays tempérés sont situés dans la zone des vents variables ; mais parmi ces derniers, il en est qui l'emportent de beaucoup sur les autres. La prédominance des vents de l'ouest par exemple se fait sentir dans l'hémisphère nord. Ils dominent dans toute l'Europe, et sur la côte occidentale de l'Amérique; mais, à la côte orientale, les vents régnants affectent une direction différente. Dans l'hémisphère sud au contraire, les vents généraux ont la direction nord-ouest.

Les pluies sont moins abondantes et moins régulières que dans les régions plus rapprochées de l'équateur ; mais, si la quantité d'eau tombée dans le pluviomètre est moindre, le nombre de jours pluvieux est beaucoup plus considérable.

Les pays tempérés pris dans leur ensemble sont salubres. C'est là que la race causasienne s'est développée dans toute sa puissance et qu'elle subit pour le moment la mortalité la plus faible. Le cadre nosologique y est beaucoup plus varié que sous les latitudes extrêmes, et plus immédiatement soumis à l'empire des saisons et des vicissitudes atmosphériques. Tandis qu'entre les tropiques, le règne pathologique est dominé par une cause constante et se montre immuable comme elle, dans les pays tempérés, il obéit aux moindres influences et partage la mobilité de leur climat capricieux.

I. **Région européenne.** — A. *Hémisphère nord.* — Les trois quarts de l'Europe appartiennent à la zone tempérée ; mais ces contrées offrent de telles différences, qu'il est impossible de donner une formule générale de leur climat. Nous nous bornerons donc à quelques données générales, et nous serons d'autant plus concis, que l'importance climatologique d'un pays ne se mesure pas sur celle de son rôle politique ou social, et qu'il n'y a de véritablement intéressant, au point de vue qui nous occupe que les climats extrêmes, à cause des questions de colonisation.

L'Europe, a dit de Humboldt (1), représente un prolongement péninsulaire de l'Asie. Elle doit la douceur de son climat à sa configuration richement articulée, à l'Océan qui baigne ses côtes occidentales, au Gulf-Stream, à la mer libre de glaces qui la sépare des régions polaires

(1) De Humboldt, *Cosmos, Essai d'une description physique du monde*, traduit par H. Faye. Paris, 1844.

et surtout à la situation du continent africain, dont les régions intertropicales rayonnent abondamment et provoquent l'ascension d'un immense courant d'air chaud. Ces influences s'affaiblissent à mesure qu'on s'avance vers le centre du continent. En marchant de l'Océan vers les monts Ourals, sur un même parallèle, on voit la température moyenne s'abaisser. L'influence de la mer et des vents d'ouest diminue et, au-delà de l'Oural, ce sont des vents de terre, ayant passé sur des neiges et des glaces et qui refroidissent le sol au lieu de l'échauffer. Dans certains points la transition est brusque. Il est impossible de tenir compte de toutes ces nuances; mais, en n'envisageant que l'ensemble, on peut partager l'Europe tempérée en deux groupes climatériques dont l'un comprend les contrées occidentales et l'autre les pays du centre et de l'est. La ligne fictive qui leur sert de démarcation part du fond du golfe de Bothnie, pour aboutir à l'Adriatique, en passant par la Baltique et la mer du Nord, en suivant le cours du Rhin et des Alpes.

A. *Groupe occidental.* — Il comprend les Iles-Britanniques, le sud de la presqu'île Scandinave et le Danemark, la Belgique et la Hollande, la France, moins le littoral méditerranéen et l'Italie septentrionale.

Météorologie. — Ces contrées sont le type des climats maritimes, doux, uniforme, humide et agréable; le long des côtes de l'Océan, le thermomètre tombe rarement au-dessous de 0° et la différence entre les moyennes de l'hiver et de l'été ne va pas à plus de 10 degrés. Les vents dominants sont ceux du sud-ouest, les brumes sont fréquentes, le temps très variable, et les maladies de poitrine fréquentes.

Les *Iles-Britanniques* représentent le type le plus accentué de ce climat. Dans aucun point de leur étendue, pas même aux îles Feroë, la moyenne hivernale ne s'abaisse au-dessous de 0°. Les pluies sont fréquentes. On en compte en moyenne 152 jours par an. L'Écosse avec ses montagnes et ses lacs, jouit d'un climat plus froid et plus salubre; l'Irlande, basse, marécageuse, couverte d'étangs et de cours d'eau, est le type des pays humides à température relativement élevée. Les moyennes des trois capitales expriment très nettement ces nuances. A Edimbourg, la moyenne annuelle est de 8°,1, celle de janvier de 2°,8, celle de juillet de 14°,6; à Londres, on compte 9°,1 pour moyenne annuelle, 3°,2 et 16,4 pour les mois extrêmes; à Dublin 9°,5 pour l'année, 4°,3 pour moyenne de janvier et 16° pour juillet. Tandis qu'à la côte ouest, il tombe par an 950 millimètres d'eau, il n'en tombe que 650 dans l'est et au centre.

La différence est encore bien plus grande dans la *presqu'île Scandinave.* C'est le pays où le passage d'un climat à l'autre se fait le plus rapidement, où les lignes isothermes subissent l'inflexion la plus brusque vers le nord. Les Dofrines mettent obstacle aux vents d'ouest et aux nuages qu'ils charrient. La côte occidentale est remarquable par la douceur et l'humidité de l'atmosphère. Il y pleut pendant des semaines entières et les montagnes sont couvertes de brume, tandis que sur le versant opposé c'est à peine s'il tombe quelques grains. A Bergen, il tombe, par an, 2 250 millimètres d'eau comme sous les tropiques ; de l'autre côté des Dofrines, c'est à peine s'il en tombe 540 millimètres. La Suède qu'elles abritent contre les vents de la mer, mais qui est largement ouverte à ceux qui viennent de Sibérie, jouit d'un climat froid et excessif. A Stockholm, la température moyenne de l'année est de 5°,6 ; celle du mois le plus froid de — 4°,5 ; celle du mois le plus chaud de 17°,9.

Le *Danemark* ne présente pas de pareils contrastes. C'est un pays plat, sablonneux, sillonné de cours d'eau larges et profonds, de marais et de lacs qui forment le vingtième de sa superficie. La mer qui le pénètre de tous les côtés, y maintient une humidité constante et des brouillards continuels. A Copenhague, la moyenne annuelle est de 7°,60, celle de l'été de 16°,5, celle de l'hiver de — 0°,5 ; mais parfois, dans cette saison, le thermomètre tombe à — 15°. Les extrêmes observés ont été — 25°, et 32°,5. D'après les observations faites à Copenhague de 1838 à 1874, la moyenne de la pression barométrique a été de 758^{mm},43 ; les extrêmes 769^{mm},6 et 749 ; la quantité d'eau qui tombe en moyenne est de 557 millimètres. La pluie est fréquente, le vent continuel et on ne compte par an que 68 jours de temps clair (1).

La *Belgique* et la *Hollande* servent de transition entre les contrées septentrionales que nous venons de passer en revue et la France dont nous parlerons bientôt. Elles sont en grande partie formées par des terrains conquis sur la mer et protégés par les digues. Ce sont des pays plats, marécageux, entrecoupés de canaux sans nombre, essentiellement froids, brumeux et humides. A Bruxelles, la moyenne annuelle est de 10°,2, celle de juillet de 18°,8, celle de janvier de 1°,2. La température de la Hollande est un peu moins élevée, la moyenne annuelle, dans les principales villes, est de 9°,9 et les canaux glacent tous les hivers. Il y tombe 680 millimètres d'eau en 170 jours (2).

La *France* avec sa longue frontière orientale, les trois mers qui la baignent et les Pyrénées qui l'abritent au sud-ouest, offre des différences climatériques plus marquées que les pays qui l'entourent. Les départements de l'ouest et du nord ressemblent à l'Angleterre, ceux du midi se rapprochent de l'Italie et ceux de l'est participent à l'âpreté du climat de l'Allemagne. Elle reproduit ainsi les conditions que nous avons indiquées, en parlant de l'Europe prise dans son ensemble. « La France, dit Martins, a l'immense avantage de réunir toutes les variétés de climat dont les types existent dans les pays voisins. C'est la cause la plus réelle de sa richesse et le secret de sa puissance (3) ». Il la divise en

---

(1) Bourel-Roncière, article DANEMARK du *Dict. encycl. des sciences médicales.*

(2) Voir pour les détails de la climatologie : Lombard, *Traité de climatologie médicale*, t. II, p. 244.

(3) Ch. Martins, *Météorologie de la France* (*Patria, la France ancienne et moderne.* Paris, 1847).

cinq régions climatériques : 1° Le climat vosgien ou du nord-est; 2° Le climat séquanien ou du nord-ouest; 3° le climat girondin ou du sud-ouest; 4° le climat rhodanien ou du sud-est; 5° le climat méditerranéen ou provençal.

Nous regrettons d'autant plus vivement de ne pouvoir suivre l'auteur dans l'étude détaillée de ces climats partiels, qu'il est extrêmement difficile d'en extraire une moyenne. Pour la température, Martins, en résumant les résultats obtenus dans toutes les villes où les observations ont été faites avec précision, est arrivé au chiffre approximatif de 12°; Becquerel a trouvé que toutes les moyennes annuelles étaient comprises entre 10° et 15°, les intervalles entre 16° et 23°, les hibernales entre 2° et 8°. La plus basse température observée en France a été de — 28° à Mulhouse en février 1830 et la plus haute de 40°,2 à Orange, au mois de juillet de la même année (1). A Paris, la température moyenne annuelle est inférieure à celle de la France prise dans son ensemble. Calculée sur 106 années d'observation, elle a été de 10°,7; la moyenne du mois le plus froid (janvier) de 2°,1, celle du mois le plus chaud (juillet) de 18°,5. La température la plus haute constatée, pendant ce même laps de temps, à Paris, a été de 40°, le 26 août 1765; la plus basse de — 23°,9, le 10 décembre 1879. La moyenne de pluie tombée par an de 1689 à 1872, a été de 484^{mm},7. La moyenne barométrique de 755°. Autour de ce centre, le tracé des lignes isothermes suit assez régulièrement les parallèles géographiques, dans le nord et dans l'ouest, mais au centre les courbes sont fortement influencées par le massif des Vosges, du plateau central et des Alpes. Les lignes isothères s'élèvent toutes vers le nord, en pénétrant dans le continent; les isochimènes au contraire s'abaissent rapidement vers le sud. Ces résultats sont d'accord avec les règles générales précédemment établies.

L'*Italie septentrionale* termine au sud cette longue zone curviligne qui commence à la Norvège et dans laquelle le Tyrol et la Suisse pénètrent comme un coin. Elle renferme les grandes et fertiles plaines du Piémont, de la Lombardie et de la Vénétie. L'élévation de sa température la sépare des contrées précédentes, mais elle s'en rapproche par la constance et surtout par l'extrême humidité de son climat, si différent de celui des régions de l'est. Ce magnifique bassin, limité par les Alpes et les Apennins, est parcouru par le Pô et ses innombrables affluents. Nous avons déjà signalé ses cours d'eau, ses lacs, ses rivières, son climat mobile et pluvieux; il est donc inutile d'y revenir. La température moyenne annuelle est de 13°, les extrêmes de 1° et de 24°. Il y tombe en moyenne 1021^{mm},7 d'eau et ses rivières débordent souvent en automne.

Maladies. — Les pays que nous venons de passer en revue sont remarquables par leur salubrité et ceux qui sont situés le plus au nord, mal-

(1) Boudin, *Traité de géographie et de statistique*, 1857, t. I, p. 230.
(2) *Annuaire de l'observatoire de Montsouris pour l'année 1886.*

gré la rigueur de leur climat, ont le chiffre le plus faible de mortalité. Cela ne tient pas seulement aux influences météorologiques; le genre de vie y contribue pour beaucoup. Ainsi les populations scandinaves, industrieuses, répandues dans les campagnes, ont un chiffre de mortalité moindre que la France et l'Angleterre, dont la population urbaine est proportionnellement plus nombreuse. La Norvège a une mortalité annuelle de 18 à 19 p. 1000. La Suède de 21, le Danemark de 20,4, l'Angleterre perd chaque année de 22 à 23 p. 1000 de ses habitants et la France en a perdu 22,51 p. 1000 en 1887.

Quant aux maladies qui sont la cause de ces décès, la liste en est extrêmement nombreuse. Nous avons déjà dit combien le cadre nosologique des pays tempérés était varié, lorsqu'on le compare à celui des pays chauds. Il en diffère également par la nature des affections qui prédominent. Celles de l'abdomen l'emportent partout où la température est élevée, les maladies de poitrine, au contraire prennent le dessus dans les pays froids. Dans une zone, comme dans l'autre, c'est la phthisie qui fait le plus de victimes. Sous toutes les latitudes, dans toutes les saisons, chez toutes les races, elle cause plus de décès à elle seule que toutes les maladies infectieuses réunies. C'est la grande dépopulatrice du globe. L'Italie, malgré son beau climat, lui paye un tribut aussi élevé que la France, et l'Angleterre, malgré la vigueur de sa race et sa prospérité, est le pays où les ravages de cette implacable maladie sont le plus considérables. Dans certains districts du pays de Galles, on compte chaque année, un décès de phtisique sur 248 habitants.

Sur 1000 décès, la phtisie en cause 128 en Norvège, 147 en Suède, 132,8 en Danemark, 190 en Belgique, 440 en Angleterre 112 en France, 132 dans l'Italie septentrionale (1).

La fièvre typhoïde marche immédiatement après les maladies de poitrine, sur les tables de mortalité de l'Europe occidentale. Elle sévit avec la même rigueur dans les contrées du nord et dans celles du centre; toutefois la Suède, la Norvège, le Danemark et la France sont les pays où elle fait le plus de victimes. Sur 1000 décès, 100 lui sont dus en Norvège, et, 65 en France, tandis qu'on n'en compte que 45 sur 1000 en Hollande, et 25,9 seulement en Danemark. En Angleterre, toutes les formes de typhus réunies ne donnent que 47 pour 1000 décès.

En Italie et en Sicile, ce chiffre tombe même à 29 sur 1000.

Les maladies éruptives entrent pour une proportion assez notable dans le chiffre des décès de l'Europe occidentale. M. Bertillon en a fait le relevé en 1883, pour les douze plus grandes villes de l'Europe, et il a trouvé que sur 11,514,455 habitants représentant leurs populations réunies, la variole, la rougeole et la scarlatine en avaient fait périr, cette année là 13,801, soit 119 pour 100,000. Dans le nombre, c'est la rou-

---

(1) Mahé, article GÉOGRAPHIE MÉDICALE du *Dictionnaire encyclopédique*, t. VIII, p. 348.

geole qui marche en tête avec 7419 décès, la scarlatine vient ensuite avec 4145 et la variole en dernier lieu avec 2237 décès; mais ce chiffre n'est pas l'expression fidèle de la mortalité de l'Europe par la petite vérole, parcequ'il a été recueilli dans des grandes villes où la vaccine est plus en honneur que dans les campagnes. Nous ne nous étendrons pas davantage sur ces affections qui par leur mode d'évolution, se rattachent à l'étude des épidémies, lesquelles feront l'objet d'un chapitre spécial, dans ce même livre. Nous nous abstiendrons pour le même motif de parler de la suette et de la grippe, ainsi que des incursions que la peste et le choléra ont faites en Europe. Quant à la fièvre jaune, elle ne s'est jamais propagée hors de la zone des climats chauds.

Pendant que les maladies de poitrine et les fièvres continues acquièrent, dans l'Europe occidentale, la prépondérance que nous venons d'indiquer, on voit diminuer celle des maladies endémiques propres aux pays chauds. L'intoxication paludéenne, la dysenterie et l'hépatite y sont reportées aux derniers échelons des tables de mortalité.

La fièvre intermittente y sévit encore, mais sous une forme atténuée. En Suède, on ne la rencontre plus au delà du 60ᵉ degré de latitude; en Norvège les monts Dovre forment sa limite septentrionale. En Danemark, elle n'apparaît qu'à l'état épidémique. L'Angleterre l'a fait presque complètement disparaître de son sol, par des travaux d'assainissement bien compris. Au seizième siècle les fièvres de marais ravageaient la population de Londres; au dix-septième la dysenterie et les maladies paludéennes y faisaient encore chaque année 2000 à 3000 victimes; aujourd'hui on n'observe plus ces maladies que parmi les populations rurales des environs et, dans l'Angleterre tout entière, la fièvre intermittente ne cause pas 500 décès par an. Paris a passé par les mêmes phases que Londres et a triomphé du paludisme par les mêmes moyens; mais le reste de le France n'a pas fait autant de progrès que l'Angleterre. En 1860, il nous restait 500,000 hectares de marais à dessécher (1). Ceux de la Saintonge, de la Sologne, des Dombes, de la Bresse, du Forez sont encore en pleine activité. La Hollande et la Belgique ont leur fièvre des *polders*, et les Anglais ont gardé le souvenir de l'île de Walcheren où leurs troupes ont été presque détruites à deux reprises, en 1748 et en 1809, par l'intoxication paludéenne (2). Aujourd'hui encore, dans les principales villes de Hollande, la mortalité par les fièvres, varie de 0 à 15 pour 1000 décès (3). L'Italie est, comme nous l'avons dit, la terre classique de la malaria, et si les rizières de la Lom-

(1) Rapport adressé à l'empereur, le 1ᵉʳ janvier 1860, par les ministres (*Moniteur officiel* du 53 janvier 1860).

(2) Du 28 août au 23 décembre 1809, le corps expéditionnaire perdit 1,175 hommes de fièvre intermittente, sur un effectif de 39,919, et quand il s'en retourna il emporta 11,503 malades du mal de Walcheren (Bordier, *Géographie médicale*, p. 189).

(3) Voyez pour la mortalité par diphtérie dans les différentes villes de l'Europe, Mahé, *Géographie médicale, Dictionnaire encyclopédique*, t. VIII, p. 226.

bardie ne peuvent pas être mises sur le même pied que les marais pontins et que les marennes de Toscane, elles n'en sont pas moins la cause de nombreuses fièvres intermittentes.

En résumé le paludisme recule partout devant l'hygiène et la civilisation, tandis que la diphtérie, cette autre endémie de nos climats, va sans cesse augmentant ses ravages. Depuis le xviiie siècle, époque à laquelle elle a quitté l'Espagne pour s'étendre en Europe, elle a atteint la France en 1736, l'Angleterre en 1739, la Suède en 1755, et depuis elle n'a pas cessé de gagner du terrain. Il y a soixante ans elle était limitée au bassin de la Loire; en 1858, elle régnait dans 31 départements, et dans 40 en 1859. A Paris le nombre des décès par diphtérie a plus que doublé en vingt ans, tandis que la population n'a augmenté que d'un cinquième. De 1865 à 1885 il a passé de 971 à 2091. Il en est de même dans l'Europe entière. La diphtérie figure maintenant parmi les grandes maladies populaires, dans toutes les contrées de l'Europe occidentale.

Les autres maladies sont sans importance au point de vue de la mortalité. Les rhumatismes sont communs dans les contrées humides et froides et dans celles où les variations de température sont brusques. Le goitre et le crétinisme sont endémiques dans les vallées des Alpes, d'où ils rayonnent sur l'est de la France, sur le Piémont et la Suisse, où le Valais en est le siège principal. En France on trouve aussi des goitreux dans les Pyrénées et dans les montagnes de l'Auvergne. La présence de cette affection est officiellement signalée dans 40 départements. En Angleterre et en Ecosse, on trouve des goitreux, mais pas de crétins. L'Europe occidentale est le foyer de la pellagre. Bien qu'elle ait commencé par l'Espagne, c'est dans la Lombardie et la Vénétie qu'elle fait le plus de ravages, et son intensité va croissant d'année en année. En France, elle règne dans deux départements : les Landres et la Gironde. On en trouve quelques cas dans les trois départements Pyrénéens et dans la Haute-Garonne.

La *lèpre* a presque complètement disparu de l'Europe qu'elle couvrait au temps des croisades ; elle s'est réfugiée en Norvège, où elle porte le nom de *spedalskhed;* on la rencontre à l'état endémique sur toute la côte du 60e au 70e degré. Il règne également en Suède et en Norvège, une affection analogue et qui a été confondue avec elle jusqu'en 1847, époque à laquelle remontent les beaux travaux de Boëck et Danielssen. C'est la *radesyge.* Elle a fait son apparition dans le pays en 1710 et reste confinée sur quelques points de la côte. Les docteurs Hjort, Kjerulf et Magnus Huss, qui l'ont bien étudiée, la rangent, comme le pian dans le groupe des *syphiloïdes.*

B. *Groupe oriental.* — Il se compose de la Suisse, de l'Allemagne, de l'Autriche, de la Russie méridionale et de la Turquie d'Asie. Cette vaste surface continentale est traversée par le faîte de partage des eaux européennes. L'une des pentes, inclinée vers l'océan Glacial, la Baltique et la mer du Nord, est formée de plaines immenses, l'autre dirigée vers la Méditerranée et les mers intérieures qui en dépendent, est couverte de hautes montagnes et parcourue par les plus grands fleuves de l'Europe : le Danube, le Dnieper, le Don et le Volga.

Météorologie. — La *Suisse* est la région la plus accidentée de l'Europe. Les Alpes centrales, qui en couvrent la plus grande partie, renferment les plus hautes montagnes après le Mont-Blanc. La limite des neiges perpétuelles y est en moyenne de 2900 mètres. Les glaciers, dont le nombre s'élève à plus de 600, couvrent une surface de 2750 kilomètres carrés. Ce sont les réservoirs qui alimentent les grands fleuves de l'Europe occidentale et les beaux lacs qui font l'admiration des touristes. Le quart de la Suisse est occupé par les eaux, les glaciers et les rocs; le reste est fertile, bien cultivé et déploie, sur les pentes de ses montagnes, les produits de la flore la plus variée. Le climat change avec l'altitude. Dans certains points le thermomètre s'élève parfois jusqu'à 31°; dans d'autres, il descend à — 36°. A Genève, par 375 mètres d'altitude, la moyenne annuelle est de 9°, celle de janvier de — 0°,6 celle de juillet de 17°,9. Les mêmes différences s'observent dans le régime des pluies. La quantité annuelle moyenne est de 800 millimètres à 900 millimètres; les extrêmes de 1700 millimètres à Schwytz et de 495 millimètres à Griechen. On compte, à Genève, 117 jours de pluie ou neige et 26 de brouillard. Quant à la pression barométrique, il est impossible de la préciser d'une manière générale dans un pays dont l'altitude change à chaque instant.

L'*Allemagne*, au point de vue qui nous intéresse, peut se diviser en deux régions :

La première est celle des plaines septentrionales qui s'étendent, depuis les montagnes centrales, jusqu'à la mer du Nord et la Baltique. Son climat, subordonné aux influences maritimes, se rapproche par son humidité et ses variations incessantes de celui de la Belgique et de la Hollande qui l'avoisinent. Il est plus brumeux et plus tourmenté dans le voisinage de la mer du Nord, plus froid dans celui de la Baltique.

La seconde région embrasse tout le centre de l'Allemagne. Ces régions montagneuses sont à l'abri des influences maritimes, des brouillards, des variations de température; mais leur élévation, leur situation continentales en rendent le climat rigoureux; c'est cependant la partie la plus agréable de l'Allemagne. La température moyenne de ce pays calculée par Lombard, d'après les observations faites dans 62 villes ou stations météorologiques, oscille entre 6° et 10°. L'hiver est froid dans toute l'étendue de l'empire. Sur les 62 stations, 42 ont une température hivernale au-dessous de 0° et 20 seulement au-dessus. Le printemps est variable; la moyenne varie de 4° à 11°, dans les différentes stations. L'été est chaud dans la plupart des parties et oscille entre 14° et 20°;

l'automne entre 5° et 10° (1). L'Allemagne appartient à la région des pluies d'été. On compte en moyenne de 170 à 190 jours pendant lesquels il pleut ou il tombe de la neige. Les jours nébuleux sont très fréquents. La pression barométrique ne présente rien de spécial.

L'*Autriche*, située dans le sud-est de l'empire allemand, a un territoire tout aussi accidenté, un climat aussi varié, mais plus franchement continental. Les différentes parties qui composent cet empire, ne se ressemblent pas plus sous le rapport météorologique que sous les autres. La Gallicie, située au nord des Carpathes, a un climat froid et excessif. Il en est de même de la partie de la Hongrie située sur le versant méridional de cette chaîne de montagnes, mais les vastes plaines du sud ont un climat plus chaud. Il en est de même dans l'Autriche proprement dite. Ces différences s'expriment assez bien par les moyennes de température des divers points.

La moyenne annuelle de température est de 7°,9 à Cracovie, de 9°,7 à Buda-Pest et de 10°,2 à Vienne. Les autres éléments de la météorologie sont sujet aux mêmes variations. En résumé, le climat de l'Austro-Hongrie est sec et excessif.

La *Russie*, avec la *Pologne*, représentent, dans leur ensemble, une immense plaine triste et monotone, entrecoupée de lacs et de marais, couverts de forêts et ouverte aux vents glacés qui viennent de l'Asie. Tout le pays compris entre le Dnieper et le Volga, la mer d'Azof et la mer Caspienne, n'est qu'une vaste steppe. La Roumanie et le nord de la Turquie au contraire sont parcourus par les affluents du Danube et constituent un pays fertile.

Dans toute cette région, le climat est plus rigoureux que ne le comporte la latitude et il devient d'autant plus excessif qu'on s'avance davantage dans l'est. Moscou, situé sur la limite de la zone des climats tempérés, a 4°,5 de température moyenne annuelle, — 11° comme moyenne hivernale et 19° comme moyenne estivale; Astrakan a 10°,1 de moyenne annuelle, 21°,9 d'estivale et — 2°,8 d'hivernale. A Kisliar, sous la latitude d'Avignon, le thermomètre s'abaisse souvent à — 25° et — 30°. Pour peu que l'hiver soit rigoureux, le Dnieper et le Bug conservent leurs glaces jusqu'en avril, et pourtant on voit prospérer dans ces pays les végétaux de l'Europe méridionale.

Les mêmes contrastes s'observent dans la *Roumanie*. Ce pays, dit Caillat (2), a les froids de Moscou et les chaleurs de la Grèce. Il n'a que deux saisons, l'hiver avec des froids de — 24°, l'été avec des chaleurs de 37°. La moyenne annuelle est de 10° à 11°.

Le climat de la *Turquie* est également excessif, bien qu'elle soit située sous la même latitude que l'Italie. A Constantinople, les étés sont aussi chauds qu'à Naples et les hivers plus froids qu'à Paris. A Constan-

---

(1) Lombard, *Traité de climatologie médicale*, 1877, t. II, p. 572.
(2) J.-M. Caillat, *Voyage médical dans les provinces danubiennes*. Paris, 1854.

tinople, la moyenne annuelle est de 14°,11; mais il n'est pas rare de voir le thermomètre tomber à — 15° l'hiver, pendant la nuit et s'élever à 25° pendant les chaudes journées de l'été.

Dans toute cette région, l'humidité de l'air décroît, comme la température, en marchant vers l'est. Dans toute la Russie méridionale, il ne pleut pas plus de 85 jours par an. Les pluies sont rares en Roumanie. Caillat n'en a compté que 30 jours par an. En Turquie, elles sont plus abondantes, mais il pleut rarement plusieurs jours de suite et en général, le temps est pur et serein. Il neige en hiver dans les montagnes, et les orages ne sont pas rares sur le littoral de la mer Noire.

Les contrées qui composent le groupe oriental de l'Europe, sont moins salubres que celles que baigne l'océan Atlantique, si l'on en juge par les tables de mortalité. Il faut en excepter la Suisse, où l'on ne compte annuellement que 22 décès sur 1000 habitants (1). En Prusse, on en compte 27; il y en a 32 en Autriche et 36 en Russie. La Turquie n'a pas de statistique.

Il est bien difficile de retracer en quelques pages le cadre nosologique de pays aussi différents. Dans son ensemble, il se rapproche beaucoup de celui du groupe occidental. Ce sont les mêmes maladies, avec plus ou moins de fréquence et de gravité suivant les lieux. Ce n'est qu'une question de nuances et, pour les faire convenablement ressortir, il faudrait faire l'étude de chaque pays, de chaque localité en particulier; ce sont là des développements que l'hygiène ne comporte pas. Nous nous bornerons donc à une revue très sommaire.

C'est encore la phtisie qui fait le plus de victimes dans le groupe oriental de l'Europe tempérée: sur 1000 décès, elle en cause 108 en Suisse, 122 en Allemagne, 141 à Vienne, 151 à Saint-Pétersbourg. La fièvre typhoïde présente des écarts plus considérables. En Suisse elle ne cause que 26 décès sur 1000, en Allemagne, 45. En Russie elle se joint au *typhus pétéchial*, qui est endémique dans les provinces de la Baltique ainsi qu'en Pologne, et parfois à la *fièvre à rechutes*, qu'on y voit paraître de temps en temps sous forme épidémique. Ces maladies, confondues dans les statistiques, figurent pour 248 sur 1000 sur les échelles de mortalité. Dans l'Esthonie, la Livonie, la Courlande, pour 48 sur 1000. En Turquie, la fièvre typhoïde est très répandue, surtout dans les provinces du Nord.

Les fièvres paludéennes sont très inégalement réparties sur cette vaste surface. A peu près inconnues en Suisse, même dans les endroits où se trouvent des marécages, on les observe en Allemagne dans la grande plaine du Nord, à l'embouchure du Weser, dans l'Oldenbourg, en Poméranie, dans les deux Mecklenbourg et dans la Prusse orientale. Elles sévissent également sur quelques points de l'empire austro-hongrois,

____

(1) Lombard, *Climatologie médicale*, 1879, t. III, p. 12.

sur le cours de la Moldau, de l'Oder, de l'Oppa et de la Marche. La
Styrie et la Carinthie sont les provinces où on en observe le plus. La
Hongrie est également un pays de malaria. La plaine située au sud des
monts Carpathes et qui se continue avec celle de la Basse-Autriche, est
célèbre par la gravité de ses fièvres paludéennes, qu'on désignait autrefois sous le nom de *fièvres de Dacie*. On les retrouve dans la Russie
centrale, où les gouvernements de Kovno, de Vilna, de Vitepsk, de
Mohiler en sont infectés. Les rives du Danube sont partout désolées
par le paludisme. Les grands marais de laRoumanie en sont des foyers
très actifs. Les fièvres pernicieuses font de grands ravages dans les
villes situées sur les bords du fleuve et surtout à Braïla et à Galatz, où
on les désigne sous le nom de *peste du Danube*, de *fièvres de Galatz*. En
Turquie, les fièvres sont fréquentes sur les rivages de l'Adriatique, dans
les plaines de la Thessalie, de la Thrace et de la Bulgarie, et même sur
les rives du Bosphore. Elles sont endémiques dans certains quartiers
de Constantinople. En Turquie, comme en Roumanie, elles affectent
plus volontiers le type tierce et prennent parfois le caractère pernicieux.
Elles s'y joignent souvent à la dysentérie, qui règne de temps en temps
à l'état endémique, et atteint alors un haut degré de gravité. L'hépatite vient souvent la compliquer.

Les autres maladies n'offrent rien de particulier dans ces contrées.
Les affections cutanées et vermineuses, s'y rencontrent, comme dans
l'Europe occidentale, avec un peu plus de fréquence sur certains points.
La syphilis y règne comme partout; le goitre et le crétinisme sont endémiques dans quelques cantons de la Suisse, ainsi que sur un petit
nombre des points de la Russie, les bords du lac Ladoga et le sud de
la Finlande par exemple. La lèpre se voit encore en Finlande, en Esthonie, en Courlande, en Crimée et dans la Turquie d'Europe. Quant
aux affections spéciales à ce groupe géographique, on ne peut citer
que la *trichinose*, dont l'Allemagne est jusqu'ici l'unique foyer, la *plique*,
maladie parasitaire du cuir chevelu qu'on rencontre sur le territoire
de l'ancienne Pologne, depuis la Vistule jusque dans les monts Carpathes, et enfin, pour ne rien omettre, le *scherlievo* ou *mal de Fiume*,
affection de nature syphilitique modifiée par le climat et la race, ag-
gravée par une mauvaise hygiène, comme le *pian*, la *falcadine*, la radesyge etc., et implantés dans les provinces Illyriennes depuis le mois
de juin 1880 (1).

II. **Région asiatique**. — Les pays qui font partie de l'Asie tempérée,
sont, en allant le l'ouest à l'est, le pays des Kirghiz, la Dzoungarie, la
Mongolie, la Chine septentrionale et le Japon.

Les trois premières de ces contrées sont peu connues, à peine
peuplées, presque inhabitables. Le *pays des Kirghiz* n'offre à l'œil que

____

(1) Jules Rochard, article scherlievo du *Dictionnaire de médecine et de chirurgie
pratiques*, 1882, t. XXXIII, p. 541.

des steppes sans bornes que parcourent des hordes nomades, vivant à cheval, couchant sous la tente et faisant paître leurs troupeaux. Les vents du nord y soufflent avec violence, le climat est âpre, excessif. Le thermomètre s'élève jusqu'à 33° dans l'été et retombe à — 29° dans l'hiver. Les pluies sont rares et ne tombent qu'en automne. La *Dzoungarie* offre le même aspect. C'est une suite de forêts et de steppes couvertes de roseaux, parcourues par des rivières qui se jettent dans de grands lacs. Les loups et les sangliers y abondent. La population y diminue de jour en jour. A l'est de la Dzoungarie, s'étend le grand désert de *Gobi* qui ressemble au Sahara, à la température près. Il sépare la *Mongolie* en deux régions climatériques bien distinctes : au nord, le pays de *Khalkhas*, immense plateau couvert de forêts, où paissent les petits chevaux mongols. Le climat y est excessif. Pendant l'hiver, qui dure neuf mois, la neige couvre la terre et le mercure se congèle. L'été est court mais torride. Les pluies sont rares. Quand elles font défaut, tout périt, les animaux et les hommes. C'est ce qui arriva en 1832. Des villages entiers disparurent. Les os de leurs habitants blanchissent encore le sol. Les extrêmes de température s'y observent parfois dans la même journée. C'est le climat de la Sibérie, dont cette contrée n'est séparée que par les monts Sayansk. En revanche, la *Charra-Mongolie*, située au sud du désert de Gobi, jouit d'un climat tempéré qui rappelle celui de l'Allemagne.

La *Chine septentrionale* est un pays beaucoup plus froid que la partie de l'Europe située entre les mêmes parallèles. Les saisons y sont plus prononcées. C'est un climat excessif, mais sec et tonique. La rade de Tchefoo est située sous la latitude d'Athènes, de Syracuse, de Grenade et de Séville, et pendant l'année 1861 que l'escadre française y a passée, le froid fut assez vif et assez prolongé pour faire geler la rade dans toute son étendue. Il y a des hivers où les habitants du continent traversent, à dos de mulet, le bras de 3 milles qui les sépare de l'île des Serpents. A bord de la frégate *la Vengeance*, le docteur Lagarde a vu le thermomètre à — 11°,50, le 24 janvier et à 38°, le 17 juillet. Pékin, par 39°,54 de latitude, a, pour moyenne annuelle, 14°,05 ; décembre et janvier ont une température de — 3° ou — 4° et août de 28°,25. C'est avec raison qu'on dit de son climat : froid de Stockholm et chaleur du Caire. On y compte environ 51 jours de pluie et la quantité d'eau qui tombe annuellement est de 872 millimètres.

Le nord de la Chine est moins insalubre que le sud. Il y a cependant des points où les maladies endémiques sont presque aussi graves : Tienstsin est de ce nombre. Les troupes alliées y ont été fort maltraitées, pendant le séjour qu'elles y ont fait en 1861. La population indigène, sale, déguenillée misérable, y est affligée de maladies et d'infirmités de toutes sorte. Pékin n'est pas une ville plus hygiénique ; les rues sont effondrées, les égouts obstrués, la voie publique encombrée par des immondices et des débris sans nom. La population est sordide; elle vit dans des maisons infectes et dans la plus insigne malpropreté.

Dans le nord de la Chine, le caractère des maladies change avec les saisons. Dans l'été, ce sont les fièvres intermittentes, les diarrhées et les dysentéries qui dominent. La diarrhée figure à elle seule pour plus de moitié dans le chiffre des décès survenus à Tie-Tsin, parmi nos soldats, tandis que les Anglais eurent surtout à souffrir des fièvres intermittentes. La dysentérie s'accompagne souvent d'hémorrhagies graves et de sphacèles étendus de l'intestin ; l'hépatite la complique parfois. C'est, on le voit, le cadre nosologique des pays chauds. En hiver, ce sont les maladies des pays froids qui règnent seules. On voit prédominer alors les rhumatismes, les bronchites, les angines, les pneumonies et c'est alors aussi que la phtisie exerce ses ravages.

Dans cette saison, elle cause au moins la moitié des décès à Pékin (1), et il en est de même dans toutes les villes du Céleste Empire. En hiver, les casde mort par le froid et les congélations des membres ne sont pas rares, chez les mendiants qui passent les nuits dehors. C'est aussi l'époque de la diphtérie, qui sévit parfois à l'état d'épidémie. Celle qui régna à Pékin en 1865-1866, y fit 25,000 victimes. Les fièvres éruptives, la fièvre typhoïde, le typhus exanthématique et la fièvre à rechutes n'y sont pas rares. Le choléra y est endémique, à l'embouchure des fleuves. La syphilis y est très répandue et très grave, surtout parmi les étrangers qui la contractent dans le pays. A Tien-Tsin, les vénériens entrent pour plus d'un tiers dans le chiffre total des malades (2). La classe pauvre est dévorée par la syphilis, la scrofule, les maladies parasitaires, les ophthalmies. Je ne parle pas du suicide et de sa fréquence, pas plus que des maladies mentales causées par l'usage de fumer l'opium.

Le *Japon* est un grand archipel dont le sol extrêmement accidenté, est couvert de montagnes dont quelques-unes renferment encore des volcans en activité. Les côtes sont élevées et abruptes, mais l'intérieur est constitué par des collines boisées encadrant des vallées riantes et fertiles, au fond desquelles serpentent de petits cours d'eau. Pas de rivières importantes, pas de grands marécages ; quelques lacs seulement dans l'île de Nippon.

Le pays est charmant; le climat doux et agréable rappelle celui des belles provinces de la France, mais les moyennes de température y sont plus élevées, à latitude égale, qu'en Europe et qu'en Amérique. Il doit cet avantage à la mer qui le pénètre de toutes parts et surtout à l'influence du grand courant équatorial du Pacifique, dont l'une des branches baigne ses côtes orientales et dont la température dépasse de près de

(1) Morache, *Pékin et ses habitants* (*Annales d'hygiène publique et de médecine légale.* 2e série, juillet 1869, t. XXXII).
(2) A. Armand, *Lettres de l'expédition de Chine et de Cochinchine.* Paris, 1864.

6 degrés celle de la masse d'eau qui l'entoure. Les moyennes de température varient d'une île à l'autre (1). A Nagasaki, la moyenne annuelle est de 17°, celle de janvier de 6°,2, celle d'août de 28°,4. Cette ville est comprise, il est vrai, dans la très petite partie du Japon qui appartient à la zone des climats chauds. A Yeddo, située plus au nord, la moyenne d'août n'est plus que de 23°,5, celle de janvier tombe à 4°,5 et on y subit parfois des froids de 7°. La neige y couvre encore les montagnes au mois de mai. Il est difficile d'assigner une moyenne de température à tout l'archipel, cependant on ne s'écarterait pas sensiblement de la vérité en la fixant à 13·6. Yokohama, ville européenne où les observations ont été le mieux recueillies, jouit d'un climat délicieux et de saisons variées.

Le Japon est d'une salubrité remarquable. C'est du moins l'opinion dont il jouit dans la marine. Les fièvres intermittentes n'y sont ni communes ni graves. On en observe quelques-unes à Nagasaki; il y en avait également à Yokohama, avant qu'on n'ait desséché le marais sur lequel la ville est bâtie; mais le paladisme est loin d'avoir, dans cet archipel, la même importance qu'en Chine. La fièvre typhoïde, les fièvres éruptives, les maladies des voies respiratoires y règnent en hiver comme sur le continent, et la phtisie y marche avec la même rapidité. Le choléra n'y est pas endémique. Il y est venu pour la première fois en 1822, apporté par des jonques chinoises; il y est revenu en 1854, et y a fait plus de 20,000 victimes. Depuis lors il n'y a eu que de petites épidémies comme celles de 1857, 1863, 1873; en 1877 cependant il a causé 6297 décès. La syphilis, les maladies cutanées et vermineuses se comportent en Japon comme en Chine. Le béribéri, que les gens du pays désignent sous le nom de *kakké*, est endémique au Japon, dans les ports de l'est et du sud et parmi les ouvriers employés à l'exploitation des mines (2). Quant au senki du Japon qui n'est connu que par la description que Kiempfer en a donnée en 1713, il est impossible de savoir ce qu'il a vu. Or, comme les maladies de ce pays ont été depuis quelques années l'objet d'études sérieuses et qu'il n'y est pas fait mention du senki, nous pensons que c'est une maladie à rayer du cadre nosologique.

III. **Région américaine.** — La partie de l'Amérique du Nord comprise dans la zone tempérée, se fait remarquer par le caractère excessif de son climat et surtout par la différence qu'on observe à latitude égale entre la côte de l'Atlantique et celle du Pacifique. La ligne isotherme de + 5° qui la borne au nord, présente de l'est à l'ouest, une inflexion

---

(1) Voyez : *Aperçu météorologique sur les îles japonaises*, par le Dr Q. Maget, (*Archives de médecine navale*, t. XXVI, p. 401, 1876).

(2) Dr Duane B. Simmons, *Le béribéri ou kakké du Japon* (*Archives de médecine navale*, 1881, t. XXXV, p. 257). — Dr D. Gueit, *Le kakké japonais* (*Archives de médecine navale*, 1888, t. L, p. 401).

tellement prononcée vers le pôle, qu'après avoir coupé la côte orientale au-dessous du 48e, degré de latitude, elle atteint la côte occidentale au-dessus du 62e, enclavant ainsi, dans la zone tempérée, les îles *Aléoutiennes* et une partie de l'*Amérique russe*. Cette différence tient à la présence des Montagnes Rocheuses qui abritent la côte occidentale contre les vents glacés du nord-est, tandis qu'elle est balayée par les brises du sud-ouest qui ont traversé l'immense étendue tropicale du Pacifique. La côte orientale au contraire est privée de ces vents tièdes, par la chaîne de montagnes, tandis que les brises polaires viennent s'y réfléchir comme sur un écran et se précipitent dans la vallée du Mississipi avec toute leur violence. La présence des grands lacs du nord, le courant de la baie d'Hudson qui descend le long de la côte est, avec les glaces du Grœnland et de la mer de Baffin, contribuent puissamment à en abaisser la température.

Les différences qui s'observent entre les deux côtes portent moins sur les moyenues annuelles que sur l'amplitude des variations. Ainsi, la nouvelle Archangel (Amérique russe) située par 57° de latitude (côte ouest), a pour moyenne annuelle 4°,4 ; celle de juillet est de 11°, celle de janvier de 1°. L'écart entre les mois extrêmes ne dépasse pas 10 degrés, tandis qu'à la côte opposée, Hannover par 43°,40 de latitude, a la même moyenne annuelle 4°,5 ; mais celle de février descend à — 8°,8, et celle de juillet monte jusqu'à 26°,7. On retrouve les mêmes différences entre le fort Vancouver (côte ouest) et Québec (côte est) situées sous le même parallèle. L'amplitude des variations est de 26° à Washington de 22° à Saint-Louis, tandis qu'elle n'est plus que de 5°,5, à San-Francisco. New-York, sous le parallèle de Naples et de Madrid, a des hivers aussi froids que ceux de Vienne et des étés plus chauds que ceux de Rome et de Montpellier. Enfin les localités situées sous la même latitude en Europe et en Amérique (côtes occidentales), présentent entre elles des différences qui dans le nord vont jusqu'à 11°,5.

La direction des vents contribue, comme nous l'avons dit, à produire ces différences. Les pluies sont rares à la côte orientale renommée pour la sécheresse de son atmosphère ; elles diminuent en s'avançant dans l'intérieur ; à la côte ouest elles sont extrêmement abondantes. Dans l'île, Sika, on compte à peine, 40 à 60 jours sans pluie et en 1828, elle tomba sans interruption pendant 120 jours. L'humidité est extrême dans toute cette région, la gelée ne dure jamais plus de quelques jours, et la neige ne tient pas sur le sol. La quantité d'eau tombée est proportionnelle. A Sika, elle va jusqu'à 2916mm, tandis qu'à Philadelphie, on en compte 1143mm, à Boston, 965, à Saint-Louis 812 et 540 près d'Utah. La quantité de pluie diminue sur la côte occidentale, à mesure qu'on se rapproche de l'équateur. En Californie la température est agréable et uniforme et il y pleut rarement. Nous avons insisté sur ces faits, parce qu'ils constituent l'exemple le plus remarquable de l'influence que la disposition géologique d'une contrée peut exercer sur son climat.

En résumé, le climat des États-Unis du Nord est rude, sec, franc et plus salubre que celui des États du Sud. La mortalité, dans les grandes villes, est inférieure à celle des capitales de l'Europe. Le recensement de 1870 donne, pour les États envisagés dans leur ensemble, une mortalité moyenne de 12,7 p. 1000. A Boston, elle est de 19, de 21 à Baltimore, de 23 à New-York. Elle pèse surtout sur l'enfance. Le quart des décès survient pendant la première année de la vie, et il est causé par la diarrhée, le choléra infantile et les convulsions. Contrairement à ce qui se passe dans le sud, les maladies endémiques cèdent ici le pas aux affections sporadiques. La fièvre intermittente se fait rare dans le nord ; on la retrouve pourtant sur les bords du lac Érié et du Saint-Laurent. A New-York en 14 ans, elle n'a pas causé 1 décès sur 1000. A Boston, il n'y en a pas eu un cas en 1871. Ce sont les maladies de poitrine qui font périr le plus de monde. Les pneumonies entrent pour 81 sur 1000 dans la totalité des décès ; les pleurésies pour 2 sur 1000 ; le croup et la diphtérie pour 21 ; la phtisie pour 143. La fièvre typhoïde et le typhus exanthématique réunis ne causent que 49 morts sur 1000 ; les fièvres éruptives viennent ensuite, mais la variole a presque cessé ses ravages, grâce au progrès de la vaccination (1). Les suicides. l'alcoolisme et les accidents entrent pour une forte proportion dans la statistique des décès.

Les vastes contrées qui séparent le Mississipi des Montagnes-Rocheuses sont peu connues. Il n'en est pas de même du littoral du Pacifique, vers lequel les placers de la Californie ont provoqué, il y a 40 ans, un mouvement d'émigration qui a décuplé la population. La Californie jouit d'un climat tempéré et délicieux, dans la plaine ; il ne devient froid que dans les montagnes. A San Francisco, la moyenne annuelle de température est de 13°,28, celle de janvier de 9°,78 ; celle de septembre de 14°,61. Deux saisons se partagent l'année ; l'hiver humide et pluvieux s'étend de novembre en mars ; les pluies sont torrentielles et durent deux mois. L'été, qui dure sept mois, est sec et tempéré par les grandes brises de mer. Les nuits sont splendides, les rosées abondantes et le ciel d'une limpidité parfaite. Les orages, les grandes perturbations atmosphériques extrêmement rares.

Le climat de la Californie est aussi sain qu'il est beau. Les endémies y sont inconnues et on n'a pas signalé une épidémie parmi les émigrants qui y affluent de toutes parts. Les étrangers s'y portent bien dès en arrivant et les valétudinaires s'y rétablissent. Les fièvres paludéennes et les diarrhées sont les maladies qui dominent sur les bords du Sacramento. Les premières affectent le type quotidien ou tierce. Elles sont parfois rémittentes ; mais elles offrent rarement un caractère de gravité.

____

(1) Lombard, *Traité de climatologie médicale*, t. III, p. 313 et suivantes.

Encyclopédie d'hygiène. **27**

Dans l'hiver, ce sont les maladies aiguës des voies respiratoires et les rhumatismes qui dominent. Les affections vermineuses sont très communes. La folie furieuse et le delirium tremens font en moyenne une victime sur 1,000 habitants (1).

B. *Hémisphère sud.* — La zone des climats tempérés ne renferme dans l'hémisphère sud que l'extrémité inférieure de l'Amérique méridionale, la Tasmanie et la Nouvelle-Hollande.

I. **Région américaine.** — Elle a la forme d'un grand triangle dont le sommet est tourné vers le pôle austral et comprend le Chili, les États du Rio de la Plata et la Patagonie. Les Cordillères en longent la côte occidentale et vont en se rapprochant de la mer et en diminuant de hauteur, jusqu'au détroit de Magellan. Au Chili, elles atteignent encore des hauteurs de 7,000 mètres; en Patagonie elles n'en ont plus que 400; plus au sud, elles s'enfoncent peu à peu dans les profondeurs de l'Océan. Leur versant occidental descend brusquement vers le Pacifique, l'autre s'abaisse en plan incliné vers les grandes plaines qui couvrent le reste de la région.

Le Chili est formé par la grande lisière maritime comprise entre les Cordillères et la mer. Les montagnes du Chili sont jalonnées par vingt volcans en activité, dont les secousses ont renversé Santiago quatre fois en 40 ans et détruit deux fois Copiapo de fond en comble. Les rivières ne sont que des torrents à cours très borné, qui présentent quelquefois des marais à leur embouchure. L'intérieur du pays est très boisé et couvert d'une riche végétation. Les provinces du Sud sont propres à toutes les cultures de l'Europe. L'olivier y prospère; les arbres fruitiers de nos climats y croissent à côté de ceux des régions tropicales et, quant à la vigne, on consacrait déjà à sa culture 10,000 hectares de terrain à la fin de 1884, et aujourd'hui le Chili est en mesure de fournir à toute la côte du Pacifique un vin excellent et à bon marché (2).

Le climat est doux et agréable. L'année s'y partage en deux saisons : l'été, chaud et sec, s'étend de novembre à mai; l'hiver, de juin à juillet. Les vents du sud dominent dans l'été. Ils sont violents, soulèvent des flots de poussière et glacent l'atmosphère à l'ombre, tandis qu'au soleil et à l'abri, le thermomètre monte à 30° ou 35°. Ces dangereux contrastes s'observent surtout à Valparaiso. L'hiver est la saison des vents de nord et des pluies qui diminuent en remontant vers le Pérou; les parties du Chili qui l'avoisinent sont d'une extrême sécheresse. A Valparaiso, la moyenne annuelle de température est de 13°,2; celle de janvier de 18°,2. Cette différence de cinq degrés seulement pourrait faire croire à une égalité de température qui n'est qu'apparente. Les variations

(1) De Rochas, article Californie du *Dictionnaire encyclopédique des sciences médicales*, t. XI, 1870.

(2) Jules Rochard, *Hygiène sociale*, 1888 p. 231.

diurnes sont considérables et se produisent brusquement, lorsque les
vents glacés du sud viennent à souffler. La pression barométrique varie
de 755 à 761 millimètres. Le Chili est un pays salubre. Les fièvres
intermittentes y sont rares et bénignes. La fièvre typhoïde y règne
parfois dans l'été. La variole fait de nombreuses victimes dans la
population chilienne. La rougeole y règne de temps en temps sous la
forme épidémique, depuis 1827. La scarlatine s'y montre sous la même
forme. La fièvre jaune y est apparue pour la première fois en 1856,
lors de la violente épidémie de Lima, d'où vint la maladie. Elle y a
reparu, avec une extrême violence, en 1868-69, venant de la même
source (1). Le Chili, comme le Pérou et la Bolivie, est demeuré jusqu'ici
vierge du choléra, mais dans l'été on y voit des cholérines, au moment
où les fruits sont abondants (2).

Les affections des voies respiratoires sont très communes dans ce
pays, surtout à l'époque des grands vents du sud. Les angines sont
fréquentes et le croup y règne depuis 1816. La phtisie fait de grands ravages au Chili, chez les indigènes, comme chez les Européens. Dans les
hôpitaux de Valparaiso, elle cause près de la moitié des décès (434 p. 1,000
de la mortalité générale). La maladie y marche aussi vite que sous les
tropiques. Il n'est pas de climat plus dangereux pour les poitrinaires
que le littoral, où des calmes et des brumes épaisses alternent avec un
soleil ardent, des vents secs et froids. A Valparaiso, on a l'habitude de
les envoyer pendant l'été dans la jolie vallée de Quillota, située à 12 lieues
dans l'intérieur, parcourue par une petite rivière et abritée par un amphithéâtre de montagnes. Dans l'hiver, celles-ci se couvrent de neiges et
les malades reviennent à Valparaiso (3). Les maladies du cœur, l'asthme
et l'angine de poitrine, les névralgies et les rhumatismes s'observent
souvent chez les indigènes. La syphilis, la scrofule et les maladies de
peau sont très répandues. Les maladies charbonneuses ne sont pas rares ; elles ont été importées, en 1834, dans la province de Santiago, par
des bestiaux venus de la République Argentine. Le goitre se rencontre
à Santiago, comme dans toute la chaîne des Andes.

Les républiques situées dans le grand bassin de la Plata, le plus vaste
de l'Amérique du sud après celui de l'Amazone, sont arrosées par les
affluents sans nombre du Parana, du Paraguay et de l'Uruguay. Ils se
réunissent pour former le Rio de la Plata, qui se jette à la mer par une
embouchure de 60 lieues de large. Ces fleuves coulent lentement à travers les pampas qui s'étendent jusqu'aux frontières de la Patagonie. Ce
sont d'immenses pâturages dans lesquels paissent d'innombrables trou-

(1) Mahé, *Géographie médicale, Dictionnaire encyclopédique des sciences médicales.*
(2) A la fin de l'année 1888, les journaux de médecine ont annoncé que le choléra
venait d'éclater à Valparaiso, mais le mal fondé de cette information a été constaté
par des renseignements officiels.
(3) Jules Rochard, article Climats du *Dictionnaire de médecine et de chirurgie pratiques.*

peaux, entourés par des prairies marécageuses où les plantes salines abondent, par des déserts sablonneux comme celui du grand Chaco qui a 300,000 kilomètres carrés de surface, et où le docteur Crevaux a été assassiné par les naturels, dans le cours d'un voyage d'exploration. Le pays est plat, sans pente appréciable; les côtes sont des plages basses, stériles.

Le climat varie d'une manière sensible sur les différents points de ce vaste bassin. Le Tucuman, qui touche à la Bolivie, s'en rapproche par sa sécheresse et ses chaleurs; les provinces du centre au contraire sont sujettes à des pluies abondantes; le climat de l'Uruguay et des environs de Buenos-Ayres est tempéré mais variable. Les seuls points sur lesquels nous possédions des renseignements précis sont Montevideo et Buenos-Ayres. Ce sont aussi les plus importants. Ces deux villes sont en effet les chefs-lieux des deux États les plus florissants du bassin de la Plata : la république de l'Uruguay et la république Argentine. Cette dernière surtout a pris depuis quelques années un essor qui dépasse même celui des États-Unis. La ville de Buenos-Ayres, qui comptait, en 1875, 91,548 habitants, en avait 177,787 en 1869, 230,000 en 1875, et le 31 juillet 1888 elle en comptait 469,070 (1). Cet accroissement prodigieux est dû à la fertilité du pays et à ses ressources qui y ont provoqué un courant d'immigration sans exemple; mais il provient aussi de l'excédent considérable de la natalité sur la mortalité. En 1886, la province de Buenos-Ayres a compté 26,559 naissances et 12,063 décès seulement (1). Le mouvement qui dirige les émigrants de ce côté n'est pas près de se ralentir. Les immenses plaines de la République Argentine sont aussi faciles à exploiter qu'elles sont fertiles; les voies de communication seules manquaient; mais on a construit des chemins de fer dans toutes les directions importantes, et à la fin de 1887 il y en avait déjà 6,613 kilomètres d'exploités (2). Le climat est agréable et salubre et les Européens peuvent cultiver le sol, comme en Europe.

A Montevideo, la température moyenne annuelle est de 17°,37; celle du mois le plus chaud (janvier) de 24°; celle du mois le plus froid (août) de 11°; les extrêmes observés de 30° et de 32°. Il est extrêmement rare qu'il y gèle. Les changements de température sont brusques et fréquents. Au moment des orages, le thermomètre tombe parfois de 15 à 17 degrés en quelques heures (3). A Buenos-Ayres, en 1886, la moyenne annuelle a été de 15°,77; celle de janvier de 27°,91; celle d'août de 4°,43; les extrêmes observés ont été 34°,8 et 0°,4 (4). Les oscillations du baromètre

---

(1) *Boletin mensual de estadistica municipal de la ciudad de Buenos-Aires*, Agosto de 1888, numéro 8, p. 347.

(2) Fiorillo Fournier, *Les chemins de fer à la Plata* (*Le messager de Paris* du 6 avril 1888).

(3) L.-J. Saurel, *Essai d'une climatologie médicale de Montevideo et de la république orientale de l'Uruguay*. Montpellier, 1861.

(4) *Annuaire statistique de la province de Buenos-Ayres*, 6e année, 1886, p. 122.

sont très étendues dans la Plata, surtout pendant l'hiver. A cette époque,
il se maintient habituellement au-dessus de 760 millimètres, tandis que
pendant l'été il est presque toujours au-dessous. Les extrêmes observés
par le docteur Saurel, à bord de l'*Alcibiade* en 1849 et 1850, ont été
772 millimètres et 744 millimètres. Les indications du baromètre offrent
un grand intérêt à Montevideo, parce qu'elles annoncent à peu près à
coup sûr les orages et les coups de vent. Les écarts sont aussi étendus
à Buenos-Ayres, si l'on s'en rapporte aux observations publiées par le
bureau météorologique argentin. En 1886, la pression moyenne a été de
756^{mm},70, les extrêmes 773^{mm},16 et 743^{mm},95.

Sur les bords de la Plata, le ciel est habituellement clair et l'air d'une
transparence parfaite. Cependant, en hiver, on observe parfois des brumes épaisses. Il pleut plus souvent à Montevideo que sur les autres
points des deux républiques. La moyenne des trois années 1855-56-57
a été de 1178 millimètres (1). A Buenos-Ayres, en 1886, il n'est tombé
que 1058^{mm},7. Pendant un séjour de dix-huit mois sur la rade de Montevideo, Saurel n'a vu tomber de grêle que dix ou douze fois et une
seule fois de la neige qui s'est fondue à l'instant. La gelée blanche n'est
pas rare et les rosées sont abondantes. Les vents suivent le cours des
saisons. En rade de Montevideo, ils sont variables, souvent violents, mais
ils faiblissent toujours au coucher du soleil. Les vents du nord humides
et tièdes sont les plus fréquents. Ils sont accompagnés d'une forte
tension électrique et amènent, lorsqu'ils se prolongent, une dépression
barométrique indice probable d'un *pampero*. C'est ainsi qu'on désigne
les coups de vents du sud-ouest, parce qu'ils soufflent en liberté à travers
les immenses *pampas* depuis les Cordillères jusqu'à l'océan Atlantique. Le
pampero est, pour ces contrées, ce que le mistral est pour les côtes de
Provence. Il est, comme lui, sec et froid ; il obscurcit le ciel, et parfois
sa violence est telle qu'il arrache les arbres, renverse les cavaliers avec
leurs montures et que les navires au mouillage sont en perdition.

Les bords de la Plata sont extrêmement salubres. Bien que couverts de
marais et de plaines noyées ; malgré l'infection et la puanteur des *sala-
deros*, on n'y observe pas de maladies endémiques. Dans la bande orientale, comme dans la république Argentine, le nombre des naissances est
double de celui des décès (2). Le chiffre de la mortalité paraît s'être notablement abaissé depuis un quart de siècle. Les recherches patientes
de M. Martin de Moussy le portaient, en 1861, à 25 pour 1,000, dans la
Confédération argentine ; d'après l'Annuaire statistique de la province
de Buenos-Ayres, il n'était plus, en 1881, que de 18,5 p. 1000. Le docteur
Palasne-Champeaux, dans la thèse que nous avons citée plus haut, donne

____

(1) Palame-Champeaux, *Les côtes du Brésil et de la Plata, étude de pathologie et de
topographie médicales, Thèse* de Montpellier, 1884.
(2) V. Martin de Moussy, *Description géographique et statistique de la Confédération
Argentine.* Paris, 1861.

pour la mortalité de Montevideo le chiffre de 15,5 p. 1000. Ce sont les maladies de l'enfance (affections vermineuses, convulsions, tétanos) qui font le plus de victimes (1). Les adultes ne meurent que dans une faible proportion. Lors de notre dernière campagne dans la Plata, le corps expéditionnaire se composait de 1515 hommes et il n'en est mort que 13, pendant un séjour de 23 mois, ce qui donne la proportion de 4,4 p. 1000. Le cadre nosologique est à peu près le même dans les deux républiques rivales. Les maladies qui font le plus de victimes sont, en premier lieu, celles des voies respiratoires. Sur 12063 décès survenus, en 1886, dans la province de Buenos-Ayres, elles en ont causé 2161, dont 1094 pour les phlegmasies aiguës et 947 pour la phtisie. Après elles vient le tétanos avec 1110 décès, dont 828 au compte des enfants. Les différentes maladies du cœur ont fait 683 victimes ; la méningite 483 ; la diphtérie et le croup 451, la variole 416, la fièvre typhoïde 279, la rougeole, la coqueluche et la scarlatine réunies 269, le choléra asiatique 212. Les autres maladies ne participent à la mortalité que dans des proportions insignifiantes. Ainsi les fièvres paludéennes et pernicieuses réunies ont causé 3 décès. On en observe cependant un assez grand nombre sur les bords si éminemment palustres de l'Uruguay et du Parana ; mais elles sont extrêmement bénignes, et à Montevido, comme à Buenos-Ayres, elles sont à peu près inconnues.

Les épidémies qui ne figurent pas dans les statistiques des années régulières, comme 1886, affectent pourtant la mortalité d'une façon sensible. Il est rare qu'il se passe une année sans qu'on voie apparaître, sous cette forme, tantôt la variole, tantôt la rougeole, la scarlatine ou la grippe ; la fièvre jaune et le choléra sont venus s'y joindre dans ces dernières années. Le bassin de la Plata avait vu le choléra s'arrêter à sa limite, jusqu'en 1866-1867 ; mais, depuis cette époque, il a cruellement maltraité les républiques des bords de la Plata. La fièvre jaune, qui les avait respectées jusqu'en 1857, a pris sa revanche cette année-là. Au mois de mars elle éclata à Montevideo, avec une telle violence qu'elle fit en quatre mois 1200 victimes dans cette ville qui n'avait pas alors en moyenne 1000 décès par an et dont les deux tiers de la population avaient fui devant le fléau. L'année suivante, elle passa le fleuve et se montra à Buenos-Ayres ; mais le nombre des morts ne s'éleva qu'à 70 (Martin de Moussy). En 1870-1871, elle apparut de nouveau à Buenos-Ayres, en venant du nord, où elle avait été apportée par les troupes brésiliennes. En moins de quatre mois, elle y fit plus de trente mille victimes. Enfin elle a reparu à Montevideo en 1878.

La Patagonie s'étend entre le Rio-Negro et le détroit de Magellan. C'est un pays presque inconnu, sauvage, stérile et plat, sauf à la côte Est, que longe la chaîne des Andes. Dans tout le reste, ce sont de grandes plaines

______

(1) Dr Emile-R. Coni, *Causes de la morbidité et de la mortalité de la première enfance.* Buenos-Ayres, 1886.

nues, d'immenses forêts parcourues par des rivières dont on ne connaît guère que l'embouchure. Aucune route ne les traverse; peu de voyageurs y ont pénétré.

Le climat est froid et pluvieux dans la partie montagneuse, il est sec et plus tempéré dans les plaines de l'Est. La partie méridionale de la Patagonie contraste avec le reste par la douceur de son climat exceptionnel. Les terres magellaniques ont une flore et une faune qui appartiennent à des latitudes beaucoup plus élevées. Les fuchsias, les véroniques arborescentes croissent au bord des glaciers qui descendent jusqu'à la mer. On ne possédait, il y a quelques années, d'autres observations météorologiques que celles qui avaient été recueillies en passant, à bord du *Beagle*, par le capitaine King et à bord de l'*Astrolabe*, lors de l'expédition de Dumont d'Urville; mais, en 1882, une mission scientifique a été envoyée au cap Horn, à bord de la *Romanche* et a séjourné à la baie d'Orange (presqu'île Hardy, au sud de l'île Horte) du mois de septembre 1882 au mois de septembre 1883 et en a rapporté des observations très suivies et très précises. Bien que le point où elle a séjourné soit situé par 55°,31',24" de latitude Sud, la température moyenne des dix mois qu'y a passés la mission a été de 6°,10; la moyenne du mois le plus froid (juin) de 2°,33; celle du mois le plus chaud (février) de 8°,92: les extrêmes observés de 24°,5 et de — 7°,3. Il y a eu 278 jours pluvieux et 70 de neige. La quantité d'eau tombée a été de 1333 millimètres. L'état hygrométrique de l'air correspond à 82 pour toute l'année. La pression barométrique moyenne a été de 740^{mm},11 (1). Ces pays ne sont pas insalubres. Les navires qui y stationnent ne sont pas éprouvés par les maladies. Les seules qu'on observe à bord sont celles des climats froids et humides, les bronchites, les pleurésies, les rhumatismes, les engelures; tous les médecins, dans leurs rapports, attirent l'attention sur la fréquence des furoncles et des panaris. Les naturels sont sujets aux ophtalmies causées par la fumée qui remplit leurs huttes. Beaucoup d'enfants en bas âge meurent faute de soins. Les fièvres éruptives déciment parfois les tribus (Martin de Moussy); la variole fait de grands ravages parmi les Patagons. Lorsqu'une épidémie éclate dans un village, toute la tribu décampe en abandonnant les malades, et ceux qui échappent à la variole meurent de faim.

Les maladies des Fuégiens ont été étudiées avec soin par le docteur Hyades, membre de la mission du cap Horn. Ils n'en ont pas de spéciale à leur race et jouissent en général d'une bonne santé. Les ophtalmies, les maladies de poitrine ne sont pas connues chez eux. Le docteur Hyades n'a constaté ni pneumonie, ni pleurésie, ni lésions de l'appareil circulatoire, les maladies de peau se bornent au purrigo et à l'eczéma; les affecladies les plus répandues parmi ces populations sont les douleurs rhu-

---

(1) *Union scientifique du cap Horn*, 1882-1883, *Météorologie*, J. Lephay, lieutenant de vaisseau. Paris, 1885.

matismales et les arthrites mono-articulaires qui guérissent rapidement. La phtisie pulmonaire est rare chez les Fuégiens qui vivent en plein air; mais elle est très fréquente chez ceux qui habitent la mission anglaise d'Ouchouaya, qui ont pris des habitudes sédentaires et qui vivent renfermés (1).

II. **Région océanienne**. — La *Tasmanie* est une grande île de forme triangulaire, séparée de la Nouvelle-Hollande par un détroit de 120 kilomètres de largeur. Elle est traversée par plusieurs chaînes de montagnes, dont le sommet se couvre de neige, pendant près de huit mois. De nombreuses rivières en descendent, et dans l'intérieur, on trouve des lacs, des bois, de beaux paturages; le sol est fertile sauf au nord où la côte est aride et inhospitalière. Le climat est sensiblement plus froid que celui du continent voisin. A Hobart-Town la moyenne annuelle de température est de 11°,9; celle du mois le plus froid (juillet) de 6°,5, celle du mois le plus chaud (janvier) de 16°,7. A Fort-Arthur, la moyenne annuelle est de 14°,2, au port Macquarie de 13°. Il tombe à Hobart-Town 568 millimètres d'eau par an; la gelée et la neige y sont fréquentes. Les vents de Nord-Ouest y apportent la chaleur sèche de l'Australie.

La Tasmanie est remarquablement salubre. Les maladies endémiques y sont inconnues et les marais inoffensifs. Les nouveaux venus peuvent défricher le sol sans contracter la fièvre intermittente. La diphtérie et l'hydrophobie n'y existent pas. La grippe est quelquefois meurtrière; mais la phtisie y est rare, quoi qu'en ait dit Boudin. Elle n'entre pas pour plus de 3 sur 1000 dans la mortalité de l'hôpital de Hobart-Town. Les bronchites y figurent pour 36, la pneumonie pour 12. Les fièvres éruptives prises en bloc pour 48. Les affections du tube digestif sont plus répandues : réunies, elles causent 112 décès sur 1000. La syphilis est encore plus rare en Tasmanie.

La Nouvelle-Zélande. — La Nouvelle-Zélande est formée de deux îles volcaniques. Les montagnes qui en couvrent le sol sont couronnées par des neiges éternelles. Leurs flancs sont escarpés et stériles, ils contrastent avec la riche végétation qui croit à leur base. Le littoral est fertile et arrosé par de nombreux cours d'eau. A Aukland, la moyenne annuelle de température est de 15°, 1; celle du mois le plus froid de 9°,7, du mois le plus chaud 20°,7. Jamais le thermomètre ne descend au-dessous de — 3°; il gèle rarement et la neige ne tient pas. Dans l'été, la température monte parfois à 29°. Les vents d'Ouest règnent pendant 9 mois; ceux de Sud soufflent pendant l'hiver et déterminent des abaissements de température considérables.

La Nouvelle-Zélande est un pays très salubre. La mortalité civile est inférieure à celle de l'Angleterre et celle des troupes ne dé-

(1) Dr Hyades, *Notes sur l'hygiène et la médecine chez les Fuégiens de l'archipel du cap Horn* (*Extrait de la Revue d'hygiène*, juillet 1884).

passe pas 10 p. 1000. Les maladies qui causent le plus de décès sont les maladies des voies respiratoires et principalement la phtisie. Sur dix décès survenus sur l'*Allier* et sur l'*Aube*, pendant une station de quatre ans, le docteur Raoul a compté quatre phtisiques. Cette maladie fait les mêmes ravages dans la population indigène qu'aux îles de la Société. Les habitants sont sujets aussi à des épidémies de grippe assez sérieuses. La diphtérie, la rougeole, la coqueluche, s'y sont implantées. La fièvre intermittente, la rage, la variole y sont inconnues. La syphilis et la scrofule y sont fréquentes.

§ 4. — **Climats froids.**

Les climats froids, compris entre les lignes isothermes de $+ 5°$ et de $— 5°$, embrassent, dans l'hémisphère boréal, de vastes et importantes contrées; mais, dans l'hémisphère austral, ils ne couvrent que la mer, des champs de glace et quelques îlots déserts, sur lesquels les explorateurs des régions antarctiques ont seuls mis le pied. Sous ces latitudes, le climat est compatible avec certaines cultures, et la terre peut encore nourrir ses habitants, mais la vie, si facile sous le ciel du Midi, ne se soutient, dans le Nord, que par une lutte incessante. Dans toute cette zone, le thermomètre se maintient en moyenne au-dessous de 0° pendant l'hiver et descend parfois à $— 27°$; tandis que la moyenne estivale oscille suivant les lieux entre 6° et 20°. Plus on s'élève vers le Nord et plus l'été devient court. Dans la Laponie, il ne dure guère que deux mois. La neige fond à la fin de juin et recommence en août. Dans ce court intervalle, la végétation parcourt toutes ses phases, puis le sol reprend pour dix mois son manteau de neige et de glace. Pendant cette saison si courte et si brillante, la longueur des jours compense leur petit nombre. Au solstice d'été ils ont: 18 heures à Stockholm et à Saint-Pétersbourg, 20 en Irlande et, à partir de 60°,32' de latitude, il arrive un moment où le soleil ne se couche plus. Vers minuit il s'approche de l'horizon; mais, au lieu de s'y plonger, il se relève et recommence un nouveau cercle; quelques jours après, il s'y enfonce pour quelques instants, puis son immersion devient chaque jour plus longue jusqu'au moment où il finit par ne plus se lever. Le pays est alors plongé pour quelques jours dans une obscurité que tempère l'éclat des auréoles boréales. C'est le seul phénomène électrique de ces latitudes. En remontant vers le nord, les pluies deviennent de plus en plus rares; elles sont remplacées par la neige et par les brumes; les oscillations barométriques vont en augmentant d'amplitude à mesure qu'on s'éloigne de l'équateur.

Les climats froids sont salubres. Sous la zone torride, rien ne peut mettre à l'abri des maladies endémiques; dans les régions septentrionales, il suffit, pour se bien porter, d'une habitation convenable, de vêtements chauds et d'une nourriture suffisante. Les maladies infectieuses y sont

à peu près inconnues. La fièvre intermittente ne remonte pas au delà de
de l'isotherme de + 5°. Sa limite boréale peut être représentée par une
ligne partant de Québec, pour atteindre la côte de Norvège à la hauteur
du 59ᵉ degré de latitude. La dysenterie ne s'y montre que sous l'influence d'une mauvaise alimentation, et l'hépatite y est inconnue. La
fièvre typhoïde y est assez répandue, et les fièvres éruptives y font parfois de grands ravages. Les affections de poitrine sont les maladies les
plus fréquentes, et pourtant elles diminuent en remontant vers le nord.
La phtisie, si redoutable sur tout le globe, s'atténue en approchant des
régions polaires. Elle est inconnue en Islande d'après Schleisner, aux
îles Feroe d'après Panum, au Finmark, d'après Martins, et moins fréquente en Russie qu'en Angleterre. Ce n'est pas une raison pour y envoyer les phtisiques. A bord des navires qui croisent dans ces parages,
l'état des tuberculeux s'aggrave rapidement (1). La grippe revêt quelquefois une gravité exceptionnelle dans ces contrées, et on y observe
des maladies spéciales que nous indiquerons en parlant de chacune
d'elles.

1. **Région européenne**. — Elle comprend l'Islande, le nord de la
Suède, de la Norvège et de la Russie.

L'*Islande* offre un intérêt particulier au point de vue de la climatologie. On peut la considérer comme une montagne immense couverte
de glaces éternelles, dont les pics les plus élevés ne dépassent pas
2,000 mètres et qui compte une dizaine de volcans en activité. Les côtes
sont creusées d'innombrables *fiords;* elles sont sillonnées par des torrents
qu'alimente la fonte des glaces, parsemées de lacs, de sources jaillissantes
ou *geysers*, dont les principales lancent, à une hauteur de 50 mètres, une
colonne d'eau dont la température s'élève à 45 degrés. Le sol ne produit que de l'orge et des pommes de terre grosses comme des châtaignes;
il y a de beaux pâturages dans le Sud, mais pas de forêts, sauf le bois
de *Vathna*, qui fait l'orgueil des habitants de Reykiawck et dont les arbres n'ont pas plus d'un mètre de hauteur.

Le climat de l'Islande est moins rigoureux que ne le ferait supposer
sa latitude. Les découpures profondes de ses côtes et les deux branches
du Gulf Stream qui longent ses parties méridionales, élèvent leur température, et les rapprochent de la Norvège et de l'Angleterre; mais
dans le Nord et dans l'Est surtout, elle subit l'influence des courants
polaires qui descendent du Spitzberg et du Groënland. Les glaces qu'ils
charrient s'arrêtent dans les baies de la côte septentrionale et y produisent des froids considérables. A Reykiawck, la moyenne annuelle est
de 4°; celle du mois le plus froid (février) de — 2°,1 ; celle du mois le
plus chaud (juillet) de 13°,5; les extrêmes observés de — 15° et de 23°.
A la côte nord, quand les glaces polaires s'y amoncèlent, on observe

____

(1) E. Gallerand, *Considérations générales sur la navigation dans l'Océan glacial
arctique* (*Nouvelles Annales maritimes*, 1858).

parfois des froids de — 30°, et le thermomètre descend encore plus bas dans l'intérieur (1). Le climat est inconstant, variable; l'atmosphère est nébuleuse en toute saison, et les pluies fréquentes surtout en décembre. La terre reçoit en moyenne 756 millimètres d'eau par an. Les vents régnants sont ceux du Nord et de l'Est.

L'Islande n'est pas insalubre. La mortalité moyenne pendant la période décennale (1854-1863) a été de 32 p. 1,000, et la natalité de 39 (2). Le cadre nosologique présente des particularités remarquables. Les maladies qui font le plus de victimes, dans les pays chauds et tempérés, y sont inconnues, et en revanche on y trouve à l'état endémique des affections très rares dans nos climats.

Les maladies qui font le plus de victimes sont les maladies de l'enfance. Elles atteignent souvent 40 p. 100 de la mortalité totale. Le tétanos des nouveau-nés, qu'on désigne dans le pays sous le nom de *ginklofi*, entre pour près d'un tiers dans la mortalité totale de l'Islande. Dans les îles Westmanney, il enlève 62 enfants sur 100, entre le cinquième et le douzième jour (3). A Reykiawck, c'est la diphtérie qui a fait le plus de victimes dans leurs rangs, pendant la période de dix ans qu'embrasse la statistique de Hjaltelin. De 1856 à 1858, elle a élevé la mortalité totale de 40 p. 1,000. Le typhus et la fièvre typhoïde ravagent souvent l'Islande; les fièvres éruptives et la grippe y font parfois de nombreuses victimes, et la coqueluche y règne souvent à l'état épidémique.

Les maladies endémiques de l'Islande sont la *spedalskhed* et la *maladie hydatique*. La première y existe comme en Norvège, mais à un degré moindre. Le nombre des malades en 1857, d'après Hjaltelin et Schleisner, était de 150 sur 52,000 habitants. La maladie hydatique est plus fréquente. D'après Thorstensen et Schleisner, elle atteint un individu sur sept. Contrairement à la Spedalskhed, elle est plus répandue dans l'intérieur que sur la côte; elle est commune aux deux sexes, et a son maximum de fréquence entre 30 et 50 ans. Elle est due à la présence d'échinocoques qui se rencontrent deux fois sur trois dans le foie et beaucoup plus souvent dans le lobe droit que dans le gauche; on en trouve beaucoup plus rarement dans les autres viscères; parfois il en existe même dans le tissu cellulaire sous-cutané.

La Suède et la Norvège appartiennent aux climats froids, par les deux tiers de leur étendue et présentent la même constitution géologique que dans le sud. Les deux versants des Dofrines y offrent les mêmes contrastes. La côte occidentale baignée par le *Gulf Stream* offre le type parfait des climats maritimes; les ports de la Norvège sont presque

<hr>

(1) John Hjaltelin. *Mouvement de la population d'Islande* (*Archives de médecine navale*, 1866, t. VI, p. 326).

(2) J. Thorstensen, *Tractatus de morbis in Islandia frequentissimis* (*Mémoires de l'Académie de médecine*, t. VIII).

(3) Schleisner, *L'Islande examinée sous le rapport médical.* Copenhague, 1849 (traduit dans le *Voyage de la* Recherche *en Islande et au Grœnland*).

toujours libres jusqu'au cap Nord, tandis que ceux de la Baltique sont bloqués par les glaces. Les pluies sont abondantes, l'humidité extrême ; tandis que sur l'autre versant le climat est rigoureux, sec et continental. Au cap Nord, la moyenne annuelle est de 0°,1, celle du mois le plus froid (janvier) est de 5°, celle de juillet de 8°. Drontheim, qui est à la limite des climats froids et des climats tempérés, a pour moyenne annuelle 5°,4 ; celle de janvier est de — 4°,9, celle d'août de 14°,8. En Suède, sous la même latitude à peu près, Uméa présente une moyenne annuelle de 2°,1 avec des mois extrêmes de — 11°,3 et de 16°,2. Les autres éléments de la météorologie offrent les mêmes différences, et le cadre nosologique est le même que dans la partie méridionale de la Suède dont nous avons parlé plus haut.

La *Russie septentrionale* déploie ses plaines immenses, ses steppes et ses vastes forêts, depuis la limite des climats tempérés jusqu'à l'océan Glacial. La région du pin s'arrête vers le 65e degré de latitude. On ne trouve plus au delà que quelques conifères, des mousses, des lichens croissant sur le bord de grands marais tourbeux, gelés pendant la majeure partie de l'année. Plus au nord, ce ne sont plus que des déserts glacés. La Finlande est couverte de lacs et de marais. Le climat de la Russie septentrionale est très rigoureux. Sur les côtes de la mer Blanche, il ressemble à la Sibérie. A Arkangel la température moyenne annuelle est de 0°,8, celle de janvier de — 13°,9 ; celle de juillet de 13°,6. Dans l'Est les différences sont encore plus marquées. Saint-Pétersbourg, situé tout à fait au sud de cette zone, a pour moyenne annuelle 3°,5 ; janvier — 10°,3 ; juillet 16°,9. Les extrêmes observés ont été 22°,7 et — 19°,7. L'hiver est long, froid et sec. La Newa gèle tous les ans de novembre en avril. Le printemps arrive avec la débâcle et dure quinze jours, puis vient un été de trois mois avec des journées de chaleur lourde, accablante et des nuits d'une douceur, d'un calme incomparables. L'automne est pluvieux et signalé par des bourrasques. La quantité d'eau qui tombe sur le sol est de 480 millimètres par an.

Le chiffre de la mortalité est, comme nous l'avons dit plus haut, en Russie de 36 p. 1,000. Pas une statistique ne permet d'établir le degré proportionnel de fréquence et de gravité des maladies qu'on y observe, encore moins de comparer le cadre nosologique des contrées du Nord de ce vaste empire avec celui des régions du Midi. Dans la Russie septentrionale, les affections des voies respiratoires marchent aussi en première ligne. Pendant notre dernière guerre, l'escadre russe réfugiée derrière les canons de Cronstadt a eu beaucoup à souffrir du scorbut, du typhus et des maladies de poitrine. La pleurésie surtout y a fait de nombreuses victimes. Dans l'expédition de Bomarsund, lorsque nos navires remontèrent vers le nord, ils y trouvèrent des froids rigoureux et subirent une véritable épidémie de pneumonie ; les frégates qui croisaient à la même époque dans la mer Blanche y éprouvèrent les mêmes maladies. Les bronchites, les angines, les rhumatismes s'y joignirent, les pleurésies surtout s'y montrèrent fréquentes et d'une gravité désespérante. Ce sont aussi les maladies qui dominent chez les Lapons et les Samoyèdes. La variole et la rougeole font de grands ravages sur les bords de la mer Blanche; le scorbut, la syphilis et les maladies de peau y sont très répandues. L'ophthalmie, causée par l'action topique du froid et par la fumée des huttes, est très répandue parmi les Lapons et les Samoyèdes. Ils sont aussi, d'après Mühry, sujets à une névrose particulière qu'il désigne sous le nom d'*hystérie arctique*.

Les épidémies n'ont pas épargné la Russie. Depuis le commencement du xvıᵉ siècle, la peste y a fait de nombreuses apparitions, et on se souvient encore de celle qui ravagea Moscou en 1771. On en compte cinq au moins depuis le commencement de ce siècle; la dernière est celle de Vetlianka qui remonte au mois de janvier 1879 (1). C'est par la Russie que le chloléra est entré en Europe dans les premières épidémies, et il y a toujours été très meurtrier. La fièvre typhoïde le typhus exanthématique et le typhus récurrent s'y montrent souvent sous la même forme. Les autres maladies se comportent de la même façon que dans la Russie méridionale.

II. **Région asiatique.** — La *Sibérie* occupe toute la partie de l'Asie qui appartient à la zone des climats froids et à celle des régions polaires. C'est une des contrées les moins peuplées et les plus tristes du globe. La partie située au-dessous de la ligne isotherme de — 5°, la seule qui nous occupe en ce moment et la seule qui soit cultivée, offre le même aspect lugubre et monotone que la Russie d'Europe, dans sa partie septentrionale. D'immenses forêts de pins et de mélèzes alternent avec des steppes, dont les unes ressemblent par la hauteur de leurs herbes aux savanes américaines, dont les autres sont nues, revêtues d'une mince couche de sel et entrecoupées de lacs et de marais où quelques plantes rabougries languissent dans une boue glacée. A travers ces solitudes, de grands fleuves gelés pendant six mois de l'année remontent lentement vers le nord.

Le climat de la Sibérie est d'une rigueur proverbiale. Rien n'abrite ces vastes plaines contre les vents polaires, tandis que les montagnes situées au sud et à l'est arrêtent les brises tièdes de l'océan Pacifique. Aussi la température y est-elle sensiblement inférieure à celle des contrées de l'Europe situées sous la même latitude. Ainsi, Oudskoï, par par 54°,30, c'est-à-dire sous le même parallèle à peu près que Dublin, Londres et Berlin, a une moyenne annuelle de — 4°,6. Celle de décembre est de — 29°,7, celle de juillet de 16°,1, ce qui fait un écart de 45°,8, entre les mois extrêmes. La moyenne des observations météorologiques faites à Tobolsk, Tomsk, Irkout, Nertschinsk et Ocholsk donnent pour

____

(1) Jules Rochard, *Rapport à l'Académie de médecine sur la peste* (*Bulletin de l'Académie*, 1880, p. 271, 328, 362).

l'année entière — 2°,53, pour le mois le plus froid — 21°,35, pour le plus chaud 14°,24. Dans ce triste pays, l'hiver dure de neuf à dix mois, la neige tombe de septembre juqu'en mai. A Jakoutsk, par 60°, latitude de Saint-Pétersbourg et de Christiania, la terre gèle à plus d'un mètre de profondeur, et à Krasnoïarvsk, sous le parallèle d'Edimbourg, Pallas a vu le mercure se congeler, à l'air libre. Les chaleurs de l'été sont courtes et subites ; les orages sont fréquents dans le sud, et partout les nuits sont illuminées par des aurores boréales. Au Kamtchatka, l'été commence en juillet et dure deux mois, pendant lesquels la température est douce, le ciel calme et pur, la terre se couvre de verdure et de fleurs et les blés croissent à vue d'œil.

La Sibérie, dans son immense étendue, ne présente pas de différences climatériques bien notables. Les six régions admises et décrites par Mühry ne sont séparées que par des nuances qui sont sans intérêt. La même analogie se retrouve dans le cadre nosologique qu'il leur assigne et qui ne diffère pas sensiblement de celui qu'il a tracé en partant de la Russie septentrionale. Partout, le scorbut, l'ophtalmie des neiges et les maladies aiguës des voies respiratoires dominent en hiver; les diarrhées et la dysentérie l'emportent en été; la fièvre typhoïde, la grippe et les fièvres éruptives règnent pendant les saisons intermédiaires. La scrofule, la syphilis, les maladies de peau, y sont très répandues. Quant au *Tara* de Sibérie, Gmelin est le seul auteur qui en ait parlé, et d'après sa description, il est impossible de savoir quelle espèce de maladie il a observée.

III. **Région américaine**. — La zone des climats froids comprend, dans l'Amérique du Nord, tout l'espace qui s'étend du détroit de Behring à l'océan Atlantique, c'est-à-dire l'*Amérique russe*, dont la majeure partie, la presqu'île d'*Alastska*, a été cédée en 1867 aux États-Unis, et la *confédération du Canada* avec le Labrador et les îles qui l'avoisinent.

Les côtes de l'*Amérique russe* présentent l'aspect le plus sauvage. Ce sont des terres basses et marécageuses dont le sol ne produit que des mousses et quelques graminées. A l'est elles aboutissent à des collines couvertes de sapins et de bouleaux derrière lesquelles s'élèvent des montagnes nues couronnées par d'énormes masses de glaces qui souvent s'en détachent et roulent dans les vallées. C'est l'origine de la chaîne des Montagnes Rocheuses qui descend vers le sud en traversant le territoire qui s'appelait autrefois la *Nouvelle-Bretagne*. De l'autre côté de cette chaîne, commencent les plaines immenses qui vont jusqu'à la baie d'Hudson. Leur surface ne présente au nord que des landes stériles; au sud ce sont des forêts de sapins parsemées de lacs, de marécages et sillonnées par de nombreux cours d'eau. Le *Canada* et le *Labrador* sont plus accidentés. C'est là que commence la chaîne des *Alleghanys*. Au nord est la vallée où coule le Saint-Laurent. Ce fleuve forme, avec les lacs dont il est le déversoir et qui sont de véritables mers intérieures, la plus magnifique voie fluviale qui soit au monde.

L'île de *Terre-Neuve*, qui nous inspire un intérêt particulier par l'importance de la pêche à laquelle nos marins se livrent sur ses côtes, présente le même aspect, la même succession de collines, de forêts, de prairies, de lacs, de rivières et les côtes les plus admirablement découpées qu'il y ait sur le globe.

Le climat de ces contrées est extrêmement rigoureux. Nous avons indiqué déjà l'inflexion considérable vers le sud que subissent les lignes isothermes, en allant de l'ouest à l'est. Les côtes de l'Amérique russe, les îles Aléoutiennes, ont un climat doux, pluvieux qui rappelle celui des côtes d'Angleterre. L'île Sitka, par 57° de latitude, a une température moyenne annuelle de 6°,25 ; celle de l'hiver ne tombe pas au-dessous de 0°,13, celle de l'été s'élève à 12°,5. En revanche, il y pleut sans cesse. C'est à peine si l'on peut compter, pendant l'année, quarante à soixante jours sans pluie. La gelée ne dure jamais que quelques jours et la neige ne tient pas sur la terre. Le climat devient de plus en plus rigoureux à mesure qu'on marche vers l'est ; il est excessif sur les bords de la baie d'Hudson. Là, le sol ne dégèle jamais complètement et, depuis la fin de septembre jusqu'au mois de mai, les eaux disparaissent sous une épaisse couche de glace qui prend le poli du marbre et acquiert, sur les lacs et les rivières jusqu'à 3 mètres d'épaisseur. L'établissement de Nam, fondé par les frères Moraves, au Labrador, sous le 57e parallèle, a pour moyenne annuelle — 3°,8 ; celle du mois de janvier est de — 20°,6, celle de juillet de 9°,9. Dans le bas Canada, la neige ne fond qu'au mois d'avril. A Québec, par 46°,49, la moyenne annuelle est de 5°,5, celle de janvier de — 11°,6, celle de juillet de 21°,8. Il n'est pas rare de voir le mercure geler à Montréal, et dans l'été la chaleur y est insupportable. Le climat est plus doux, plus tempéré dans le haut Canada.

A Terre-Neuve, l'hiver dure de cinq à six mois, avec des bourrasques et des tempêtes de neige. Celles-ci ne fondent qu'en avril ; mai et juin sont signalés par des brumes tellement épaisses qu'elles rendent la navigation périlleuse. Les mois de juillet et d'août sont splendides et dignes du midi de la France. En octobre, la pluie commence et l'hiver arrive brusquement. Les coups de vent de nord-est et de sud-est n'y sont pas rares. A Saint-Pierre, chef-lieu de notre petite colonie, la moyenne annuelle est de 5°,2, celle de février de — 4°,7, celle d'août de 16°. Les extrêmes observés ont été — 25° et 18° (1). La pression barométrique moyenne est de 756 millimètres. La moyenne des jours de pluie est de 105. Les aurores boréales y sont splendides.

Envisagées dans leur ensemble, ces contrées sont extrêmement salubres. Il est impossible de le constater dans l'Amérique russe et la

____

(1) Gautier, *Quelques mots sur l'histoire naturelle des îles de Saint-Pierre et Miquelon* (Terre-neuve), *Thèse* de Montpellier, 1867.

Nouvelle-Bretagne, mais les statistiques le démontrent pour le Canada, pour la Nouvelle-Écosse et Terre-Neuve. Sur tous ces points, la mortalité des troupes anglaises est moindre que dans la mère patrie. Elle est de 17,4 p. 1000 au Canada, de 16 à la Nouvelle-Écosse et de 11,5 à Terre-Neuve. La population du Canada augmente autant que celle des États-Unis. Il comptait 60,000 habitants en 1763, lorsque Louis XV le céda aux Anglais; il y en a 1,500,000 aujourd'hui, sans compter les 500,000 qui ont passé le Saint-Laurent.

Les maladies de ces contrées sont les mêmes que celles que nous avons signalées, sous la même zone, dans l'ancien continent. Ce sont, en premier lieu, les maladies des voies respiratoires. Dans l'ouest, ce sont les bronchites, la grippe, les affections catarrhales et le croup qui prédominent; dans l'est, ce sont les pneumonies. Dans les régions les plus froides, on signale la rareté de la phtisie, qui fait mourir moins de monde dans ces pays glacés qu'en Angleterre. La fièvre typhoïde et le *typhus fever*, importés par les immigrants anglais, font assez de victimes au Canada. Les cas de congélation y sont assez communs ainsi que le delirium tremens et les morts par asphyxie alcoolique. Les indigènes sont enlevés par les fièvres éruptives, le typhus, la coqueluche; leurs enfants par le tétanos des nouveau-nés; la scrofule, la tuberculose et la syphilis sont très répandues parmi eux. La lèpre n'est pas rare dans certaines régions et notamment à l'île Sika (1).

A Terre-Neuve, ce sont encore les affections des voies respiratoires qui dominent. Elles ne sont pas plus fréquentes qu'en France. Le docteur Leroy de Méricourt signale la bénignité de la pneumonie et la gravité de la pleurésie (2). La phtisie pulmonaire y fait de nombreuses victimes, mais sa marche est plus lente que dans les pays chauds. La fièvre typhoïde et le croup sévissent parfois sous forme épidémique; les maladies éruptives y sont toujours importées; les rhumatismes musculaires sont extrêmement fréquents. Les congélations ne sont pas rares. L'alcoolisme y est extrêmement répandu. Les vers intestinaux se rencontrent chez presque tous les enfants. La population des pêcheries anglaises subit une mortalité infantile considérable. Les deux tiers des enfants succombent avant l'âge de sept ans et les autres arrivent à la puberté, anémiques, étiolés et vieillissent vite au métier de pêcheurs (3). Les marins français qui n'arrivent à la côte qu'au printemps et partent en automne se portent admirablement bien à Terre-Neuve. Les médecins des havres n'ont à traiter que des blessures, des panaris et quelques cas très rares de fièvre typhoïde.

(1) Lombard, *Traité de climatologie médicale*, t. II, p. 19.
(2) Leroy de Méricourt, article Terre-Neuve du *Dictionnaire encyclopédique des sciences médicales*.
(3) Dupont Pierre, *Notes et observations sur les côtes orientales d'Amérique*, *Thèses* de Montpellier, 1868.

§ 5. — **Climats polaires.**

Les régions dont il nous reste à nous occuper sont des déserts glacés que fréquentent seuls les pêcheurs de phoques et qui ne sont habités que par quelques tribus d'Esquimaux groupées autour des pôles ; elles représentent deux calottes sphériques dont la septentrionale seule est bien connue. Celle-là comprend le *Spitzberg*, la *Nouvelle-Zemble*, le nord de la *Sibérie* et de la *Nouvelle-Bretagne*, la *terre de Baffin*, le *Groenland* et les îles de la mer polaire comprises sous la dénomination de *terres Arctiques*. Tous ces pays se ressemblent et il est impossible d'établir entre eux des divisions climatériques comme celles que nous avons adoptées jusqu'ici.

Rien ne peut peindre l'aspect sinistre de ces solitudes glacées. L'œil n'y rencontre que des mers immobiles, que des glaciers et des champs de neige au-dessus desquels se dressent des rochers nus, et se dessine, de loin en loin, la silhouette d'un renne ou d'un ours blanc. Les rayons du soleil traversant avec peine un épais rideau de brume éclairent d'un jour douteux ces grandes surfaces blanches, pendant le cours d'un long été sans nuits, puis l'astre disparaît et sa lueur pâle fait place à l'éclat des aurores boréales. Au cap Nord, le soleil reste pendant deux mois au-dessous de l'horizon, pendant trois mois au Spitzberg, et au pôle, une nuit de six mois succède à un jour de même durée.

Météorologie. — Le froid sous ces latitudes atteint une intensité telle qu'on a peine à comprendre que des hommes puissent y résister.

Les observations recueillies par John Ross pendant un séjour de quatre ans entre le 70ᵉ et le 74ᵉ degré de latitude, donnent pour la moyenne de l'année — 13°,9, pour celle des six mois les plus chauds — 4°,5, pour celle des six mois les plus froids — 23°,3. Les extrêmes observés ont été 10° et — 49° (1). Ce ne sont pas là les froids les plus rigoureux qui aient été constatés. Les tables de Kiemtz indiquent six localités où la moyenne annuelle est inférieure à celle-là. La plus basse est celle de l'île Melville, elle est de — 18°,7 ; celle du mois de juillet de — 5°,8, celle du mois de janvier de — 35°,8. Ces observations ont été faites par Parry en 1819 (2). Toutefois il n'a jamais vu le thermomètre descendre au-dessous de — 47°, tandis qu'en 1834, au fort Reliance, le capitaine Back l'a vu tomber à — 56°,7. C'est la plus basse température qui ait été régulièrement constatée sur le globe. Il est vrai qu'on n'a pas pu remonter encore au delà de 82°,45' de latitude, limite atteinte par Parry en 1827. Il paraît du reste que la température ne

---

(1) John Ross, *Relation d'un voyage fait à la recherche d'un passage au nord-ouest, et de sa résidence dans les régions arctiques pendant les années* 1829 à 1830, traduit par de Fauconpret. Paris, 1835.
(2) Parry (W.-Ed.). *Quatre voyages au pôle nord.* Londres, 1833.

Encyclopédie d'hygiène.   28

continue pas à s'abaisser, en se rapprochant des pôles. Les courbes décrites par les lignes isothermes dans ces régions conduisent à penser qu'il existe deux pôles de froid pour l'hémisphère nord : l'un en Amérique, l'autre en Asie. Berghauss, d'après des calculs dont il ne sera peut-être jamais possible de vérifier l'exactitude, place le premier par 78° de latitude et 92° de longitude ouest, et le second par 79°,30′ de latitude et 118° de longitude est. Il assigne au premier une température moyenne de —19°, au second de —17°,2. Quant à l'hémisphère austral, malgré les explorations de Dumont d'Urville, on en est encore réduit aux conjectures. Dans ces contrées, la température n'est pas en rapport direct avec la latitude ; elle est puissamment influencée par le Gulf-Stream. Ce grand courant d'eau chaude, profond et permanent, pénètre dans les mers polaires et y réchauffe les côtes du Groenland et du Spitzberg. L'hiver y est moins rigoureux qu'à Saint-Pétersbourg, d'après les observateurs russes et norvégiens qui y ont hiverné.

Les variations de température sont brusques et fréquentes. Parfois le thermomètre s'abaisse en quelques heures de 10 à 12 degrés. Le temps est d'une inconstance remarquable. On voit parfois succéder à un calme plat un coup de vent violent, une de ces bourrasques dont parlent tous les explorateurs, qui disloquent les montagnes de glace et menacent d'engloutir les navires sous leurs débris. Pour peu que la température s'élève, l'atmosphère est obscurcie par des brouillards épais, subits et pénétrants qui mouillent comme de la pluie. Les brouillards alternent avec la neige qui tombe presque toute l'année. Des calmes profonds succèdent à de terribles coups de vent; mais les orages sont inconnus sous ces latitudes, et jamais le bruit du tonnerre ne trouble le silence de ces mornes solitudes. La vie des explorateurs se passe dans une lutte continuelle contre les éléments, ou dans la lugubre monotonie du long hiver de ces contrées inhabitables. Sur toute leur étendue, les vicissitudes atmosphériques sont les mêmes et les plaines de glace offrent le même aspect. Rien n'a changé depuis l'époque où les premiers voyageurs y ont abordé. Les descriptions des explorateurs modernes semblent copiées sur celles de Ross et de Parry (1). Leur genre de vie, leurs privations, leurs souffrances, sont les mêmes, et cependant les progrès de la navigation vont rendre le rôle des derniers venus moins pénible. Les navires à vapeur sont autrement faciles à conduire à travers les glaces que les bâtiments à voiles,

(1) Les principaux voyages d'exploration vers le pôle nord entrepris dans ces dernières années, et que nous avons constatés, sont : 1° les deux expéditions allemandes de 1868 et 1869, commandées par le capitaine *Koldeweg ;* 2° l'expédition austro-hongroise du *Tegethoff,* commandée par le lieutenant *J. Jager* (1872-1874) ; 3° l'expédition américaine du *Polaire,* capitaine *Charles-Francis Hales* (1876) ; 4° le voyage de la *Jeannette,* capitaine *Georges W. de Long* (expédition anglaise, 1879-1881) ; 5° le voyage de la *Véga* autour de l'Asie et de l'Europe, par *A.-E. Nordenskiöld* (expédition suédoise, 1878-1880).

et les ressources alimentaires, les perfectionnements apportés aux installations intérieures des bâtiments, permettent de supporter avec moins de souffrances les rigueurs de ces redoutables climats, et cependant, les équipages sont plus éprouvés par les maladies qu'ils ne l'étaient autrefois.

Pathologie. — Malgré l'effrayante rigueur de leur climat, les régions polaires ne sont pas insalubres ; toutes les relations en font foi. Kotzebue a passé quatre ans dans les mers arctiques, sur le navire *le Rurick* et n'a pas perdu un seul de ses vingt-sept compagnons. Sur les vingt-trois hommes qui formaient l'équipage de ses deux navires, Ross n'en a perdu que trois. La plus importante des expéditions envoyées à la recherche de Franklin, celle de la *Resolute*, se composait de 10 navires et de 300 hommes. Malgré des fatigues et des souffrances sans nom, il n'en est mort que 8. Les expéditions de la *Germania*, de la *Hansa*, du *Tegethoff*, du *Polaris*, de la *Jeannette*, de la *Vega* n'ont pas été plus désastreuses. Sauf les accidents, on enregistre quelques cas de mort par le scorbut ou la phtisie, et c'est tout.

La pathologie de ces contrées présente une particularité bien remarquable, c'est l'absence presque complète de maladies de poitrine. Dans les relations minutieuses des capitaines, il est question, à chaque page, de scorbut, d'ophtalmies, de congélations, jamais d'affections des voies respiratoires. Tant que la température reste très basse, personne ne tousse; mais lorsque le thermomètre s'élève au-dessus de 0° et que l'humidité augmente, on voit apparaître des bronchites accompagnées de fièvre et de courbature et qui ont avec la grippe la plus grande analogie. Ce fait est signalé dans le journal de Belot (1); on le retrouve également consigné dans celui de Phipps. Il y est question de rhumes avec douleurs dans les os, dont ses hommes furent pris le 10 juillet, par 83°,36′, le thermomètre étant monté à 3°,83. Les Esquimaux sont également sujets à des pleurésies aiguës qui les enlèvent rapidement. Quant aux rares phtisiques qui succombent, tous les capitaines signalent la lenteur avec laquelle elle a évolué et déclarent qu'ils auraient succombé plus vite dans leur pays.

En somme, les causes de maladies sont négatives sous ces latitudes. On y meurt de faim ou de froid lorsqu'on vient à manquer de provisions ou de combustible; on y jouirait d'une bonne santé s'il était possible de s'y entourer du confortable nécessaire. Les maladies elles-mêmes ne sont guère que des lésions physiques. Le scorbut, les congélations et l'ophtalmie des neiges sont les seules que les explorateurs aient à y redouter.

Le scorbut a été de tout temps le fléau des longues campagnes, et dans les mers polaires toutes les causes qui peuvent le faire naître se trouvent réunies. Les compagnons de Phipps, de Parry, du docteur Kave,

____

(1) J. Bellot, *Journal d'un voyage au pôle*, 1854.

eurent beaucoup à en souffrir et, dans son expédition vers le pôle sud, lorsque Dumont d'Urville se décida à affronter les glaces pour la seconde fois, les équipages de l'*Astrolabe* et de la *Zélée* furent atteints d'une grave épidémie de scorbut et de dysenterie qui faillit compromettre le succès de la campagne (1). Le scorbut est encore la maladie la plus à redouter aujourd'hui dans les expéditions de ce genre. Malgré les conserves perfectionnées, le *lime-juice*, malgré la chair des phoques et des ours qu'on peut, en général, se procurer en assez grande abondance, un grand nombre d'hommes sont encore atteints de ce fléau des anciennes navigations. Les équipages du *Tegethoff* et de la *Véga* en ont souffert comme ceux de la *Zélée* et de l'*Astrolabe*.

Les congélations superficielles des parties exposées à l'air (Frost bites des Anglais) n'épargnent personne dans la région polaire. Presque toutes les relations parlent d'orteils et de pieds congelés. Les accidents sont aggravés par la lenteur avec laquelle les plaies se cicatrisent dans les pays très froids. Les blessures les plus légères, les simples érosions même s'irritent et s'ulcèrent. Elles se compliquent parfois d'angéioleucite, d'érysipèle et même de tétanos, quoiqu'on ait singulièrement exagéré la fréquence de cette redoutable affection dans les pays froids, ainsi qu'on peut le constater en lisant les relations des explorateurs dans les régions polaires. Enfin le froid, à un degré plus intense ou par une action plus prolongée, peut déterminer la mort, par l'abaissement progressif de la température du corps.

L'ophtalmie des neiges (Snow-blindness des Anglais) tient autant de place que les congélations dans les récits des anciens navigateurs. Ross rapporte que, dans quelques-unes de ses excursions, tous ses hommes en furent atteints à la fois. Ils ne pouvaient plus distinguer leur route; mais, au bout de quelques jours, ils étaient tous guéris. Belot en parle dans les mêmes termes. Le docteur Berlin a étudié cette maladie avec soin pendant l'expédition de Nordenskiöld au Groenland et il a pu en tracer le domaine géographique. Elle remonte au nord aussi haut qu'on a pu s'y élever; mais elle ne dépasse par la latitude de 53° nord sur le continent américain et elle est inconnue en Scandinavie. D'après l'étude qu'il en a faite et qui est conforme aux descriptions antérieures, ce n'est qu'une blepharo-conjonctivite de cause externe, déterminée, par le vent glacé qui frappe les yeux, par les particules de neige dure, par les fines aiguilles de glace qu'il emporte et surtout, d'après le docteur Berlin, par la sécheresse de l'air qui laisse arriver les rayons calorifiques du soleil sans les absorber (2). C'est également sous cette forme que l'ophtalmie des régions polaires se montre chez les Esqui-

---

(1) J. Dumont d'Urville, *Voyage au pôle sud et dans l'Océanie, sur les corvettes* l'Astrolabe *et la* Zélée, *pendant les années* 1837-38-39-40. Paris, 1844.

(2) A. Berlin, *De l'affection des yeux dite cécité des neiges* (Revue sanitaire de Bordeaux, n° du 25 septembre 1888, *Extrait du Nordiskt medincinskt*. Arkiv, 1888).

maux aux yeux rouges, aux paupières bouffies, ulcérées, privées de cils, et chez eux, la fumée de leurs huttes vient se joindre aux causes que nous avons énumérées plus haut.

Quant à l'amaurose produite par l'éclat de la neige, à la cécité subite qui en résulte et qu'on a longtemps admise, nous n'avons pu en trouver d'observation nulle part.

Indépendamment des maladies des yeux, les indigènes des régions polaires sont sujets à des flux intestinaux provenant de leur longue abstinence et de leur gloutonnerie lorsqu'ils peuvent la satisfaire. La diarrhée et la dysenterie sont très communes chez les Esquimaux, le pyrosis et les affections vermineuses parmi les Lapons. Les Indiens des bords de la baie d'Hudson sont décimés par la phtisie et les flux de ventre; ils arrivent rarement à la vieillesse (1).

Il en est de même des Groenlandais. Ils sont de plus en proie à la variole qui a été importée par les Danois en 1731 et qui à cette date enleva dans certains districts plus de la moitié de la population. Les indigènes des régions polaires sont tous atteints de maladies cutanées. Le favus, la gale, le psoriasis, le prurigo et surtout l'icthyose et l'eczéma sont extrêmement répandus parmi ces populations auxquelles la propreté est absolument inconnue.

ARTICLE III. — ACCLIMATEMENT.

On désigne sous le nom d'*acclimatement* le changement que subit l'organisme par un séjour prolongé dans un lieu notablement différent de celui que le sujet avait jusqu'alors habité; on réserve celui d'*acclimatation* à l'ensemble des moyens à l'aide desquels on peut favoriser ce changement. L'acclimatement est une accommodation spontanée, naturelle, l'acclimatement admet l'intervention de la volonté humaine. Il y a entre les deux, dit le professeur Treille, la différence qui sépare l'anthropologie de l'hygiène (2). Toutefois, cette dernière a besoin pour exercer son action de connaître les lois qui président à cette transformation et les deux études sont inséparables.

La question de l'acclimatement prend chaque jour une importance nouvelle et soulève des problèmes économiques de la plus haute gravité. Depuis un demi-siècle les conditions d'existence des nations ont changé. A l'isolement systématique des peuples a succédé un besoin d'expansion si puissant qu'il renverse tous les obstacles. L'immobilité traditionnelle de nos pères a fait place à une véritable fièvre de locomotion, dont la race anglo-saxonne a fourni le premier exemple et dont les autres ont été atteintes à leur tour. Ce besoin d'expansion a

(1) Samuel Hearne, *Voyage du fort du Prince-de-Galles, dans la baie d'Hudson, à l'Océan nord, de 1769 à 1772*, traduit de l'anglais. Paris, an VII.

(2) G. Treille, *De l'acclimatation des Européens dans les pays chauds*. Paris, 1888.

été favorisé par les découvertes scientifiques modernes qui ont rapproché les distances et ouvert les routes du globe à toutes les nationalités. Les races tendent à se mélanger dans des proportions inconnues jusqu'ici. Les grandes migrations des temps passés n'étaient que des accidents dans la vie des peuples, des perturbations momentanées, séparées par de longues périodes d'immobilité ; elles ne sauraient donner une idée du mouvement incessant qui agite notre époque et qui ne peut que s'accroître encore (1).

Ce mélange de races vers lequel tout converge dans l'ordre social, ne doit-il pas rencontrer un obstacle dans les conditions physiologiques de l'humanité? tel est le problème qui se pose aujourd'hui devant l'hygiène. Il est resté longtemps dans le domaine de la théorie ; on le résolvait à l'aide d'hypothèses et de raisonnements. L'espèce humaine, avait-on dit, peut vivre sur tous les points du globe; l'univers est son domaine; elle peut, au gré de ses besoins, changer de latitude et de climat. On la trouve sous l'équateur et près des pôles, au sommet des montagnes comme dans la profondeur des mines. Sa puissance d'expansion n'a pas de limites.

Le temps, l'expérience, les tristes résultats produits de nos jours par des tentatives de colonisation mal dirigées, sont venus prouver que si l'homme, en tant qu'espèce, peut vivre à peu près partout, il ne lui est pas permis de changer de latitude et de climat d'une manière illimitée et qu'il fallait étudier sous toutes ses faces ce grand problème de l'émigration en substituant le langage des faits aux illusions de la théorie. Les travaux modernes ont jeté un grand jour sur la question. Elle se présente sous deux aspects différents, suivant qu'on l'envisage au point de vue de l'individu et sous celui de la race. Pour l'individu, il lui suffit de pouvoir vivre dans sa nouvelle patrie : pour la race, il faut qu'elle s'y maintienne et s'y perpétue, sans que de nouveaux contingents soient nécessaires pour remplir ses vides, sans qu'elle ait besoin d'emprunter des bras étrangers pour cultiver le sol qui doit la nourrir. Une race n'est acclimatée qu'à cette condition, et celle-ci n'est remplie que lorsque le chiffre des naissances égale ou dépasse celui des décès. Dès lors de nouveaux éléments interviennent dans le problème. La fécondité des femmes et la mortalité des enfants pèsent dans la balance d'un poids considérable. Nous allons nous occuper successivement de ces deux modes d'acclimatement.

§ 1. — Acclimatement individuel.

Aucune espèce animale ou végétale ne jouit de la propriété de pouvoir vivre indifféremment sous toutes les latitudes et dans tous les cli-

____

(1) Jules Rochard, article ACCLIMATEMENT du *Dictionnaire de médecine et de chirurgie pratiques*, t. I, p. 183.

mats. L'homme ne fait pas exception à cette règle, malgré les ressources que lui offre son intelligence et les moyens dont il dispose pour modifier son milieu, ou pour se soustraire à son influence, il n'est pas cosmopolite dans le sens absolu du mot. La transplantation d'un pays dans un autre est soumise à des conditions qu'il doit connaître pour s'y résigner ou pour s'en affranchir. Les unes résident en lui-même, les autres dans le milieu vers lequel il se dirige. Les dernières sont les plus importantes. Changer de climat, dit Michel Lévy, c'est naître à une vie nouvelle. Toutes les conditions hygiéniques changent à la fois. Il faut donc envisager séparément l'influence de chacune d'elles.

I. **Influence du milieu.** — Le sens dans lequel l'émigration se produit est la première condition qu'il importe d'étudier. Le déplacement en longitude est sans importance. L'acclimatement dans des zones comprises entre les mêmes parallèles s'opère de lui-même et n'est soumis qu'à l'influence des localités. Il n'en est plus de même lorsque le déplacement se fait dans le sens de la latitude.

Pays froids. — L'acclimatement est beaucoup plus facile quand le mouvement a lieu vers les pôles que lorsqu'il se dirige vers l'équateur (1). Cette remarque, faite il y a deux mille ans par Vitruve, s'applique également aux animaux et aux plantes. Tous les végétaux exotiques de nos contrées sont venus du sud. Boudin, dans son intéressant mémoire sur *le non-cosmopolitisme* des races humaines (2), cite cinquante-huit espèces de plantes qui reconnaissent cette provenance et parmi lesquelles figurent la plupart de nos céréales, des fruits de nos vergers, des fleurs de nos jardins et presque tous les végétaux usités en médecine. Les fauves des pays chauds résistent mieux dans nos ménageries que ceux des régions polaires. Les lions, comme chacun sait, y résistent mieux que les ours blancs. Les petits chevaux arabes de nos chasseurs d'Afrique ont beaucoup mieux supporté les froids rigoureux de la Crimée que les chevaux anglais. Quant aux singes, qui meurent phtisiques dans nos ménageries, il est possible que la claustration à laquelle ils sont soumis et le genre de vie qu'ils mènent contribuent autant que le climat à les rendre tuberculeux. En parlant des climats polaires, nous avons montré la facilité avec laquelle les équipages des navires supportent les froids terribles de ces latitudes, dans les voyages d'exploration.

La tolérance pour le froid est le privilège de la race caucasienne, et les populations du midi la possèdent à un plus haut degré que celui du nord. La désastreuse campagne de Russie en a fourni un terrible exemple. Toutes les nations de l'Europe étaient représentées dans cette splendide armée qui franchit le Niemen, le 24 juin 1812. Elle se vit bientôt

(1) Jules Rochard, *L'acclimatement dans les colonies françaises* (*Revue des Deux-Mondes*, n° du 1er octobre 1886).

(2) Ch.-M. Boudin, *Du non-cosmopolitisme des races humaines* (*Mémoire de la Société d'anthropologie* de Paris, t. I, 1er fascicule, 1860).

aux prises avec un hiver tellement rigoureux que les vieillards du pays ne se souvenaient pas d'en avoir vu de semblable. Cette expérience faite sur 400 000 hommes fut à l'avantage des méridionaux. Ce furent, dit J.-D. Larrey, les Italiens, les Espagnols, les Portugais, les Français du midi et même des créoles qui résistèrent le mieux au froid pendant la retraite. Les Allemands, les Hollandais et les Russes succombèrent dans une énorme proportion, et l'hiver fit plus de victimes dans les rangs de l'ennemi que dans ceux de la grande armée vaincue et dépourvue de tout. Il n'en a pas été de même pendant la campagne de 1870-1871. Nos soldats ont plus souffert du froid que les Allemands; il est vrai que les opérations se passaient dans un pays riche où le vaincu manquait de tout, où le vainqueur avait tout à discrétion.

Les gens du midi jouissent d'une santé excellente lorsqu'ils viennent se fixer dans le nord. Les créoles s'habituent très bien au climat de la France. C'est une observation qu'on peut faire chaque jour dans les ports de mer où beaucoup de familles sont venues se fixer depuis l'émancipation. Pour eux le changement de résidence s'opère sans modification apparente dans la santé. On a décrit un acclimatement un peu théorique pour les personnes passant des climats chauds dans les pays froids. On a parlé de) pléthore, de susceptibilité bronchique, de phtisie. Nous n'avons rien vu de semblable. Il est au contraire reconnu que les créoles sont moins impressionnables au froid le premier hiver que le suivant, et nous pouvons affirmer qu'ilsne deviennent pas plus souvent phtisiques que les autres. Michel Lévy a fait du reste la même remarque. « Nous avons connu à Paris, dit-il, un grand nombre de jeunes gens du Brésil, du Mexique, qui n'ont souffert ni du froid de nos hivers ni de la température humide et variable de nos saisons intermédiaires (1). Le fait est qu'en général ils se portent mieux en France que dans les colonies. Leur appétit augmente, leur nutrition s'active, leur teint se colore, et les femmes qui approchent de l'âge de retour y acquièrent un certain embonpoint, tandis que dans leur pays elles deviennent d'une maigreur désolante à cet âge de la vie. Ce n'est pas un acclimatement véritable, puisqu'il s'opère insensiblement, sans crise et sans secousse.

Pays chauds. — Les choses se passent de toute autre façon lorsque le déplacement se fait en allant vers l'équateur, et ce genre d'émigration offre plus d'intérêt que le précédent. Les Européens n'ont guère de tendance à se diriger vers les pôles; le zèle scientifique peut seul les y attirer; tandis que tout au contraire les pousse vers le midi. La beauté du ciel, la richesse de la végétation, la fécondité du sol leur promettent une vie agréable et facile. Ainsi tous les grands mouvements de population se sont-ils toujours faits du nord au sud. Les barbares mar-

(1) Michel Lévy, *Traité d'hygiène publique et privée*, 1689, t. I, p. 527.

chaient vers le soleil, en se dirigeant sur l'Italie et l'Espagne ; les con-
rants d'émigration se portent aujourd'hui vers les régions intertropicales, et pourtant elles ont dévoré bien des millions d'Européens. Les
colonies les plus florissantes ont un lugubre passé de désastres et d'épidémies ; mais la seule conclusion qu'on soit en droit d'en tirer, c'est qu'on
trouve sous la zone torride un grand nombre de localités tellement
insalubres que les Européens ne pourront les habiter qu'après les avoir
assainies. La plupart des essais de colonisation ont eu lieu sur le littoral, à l'embouchure des fleuves, ou sur les bords de marais pestilentiels ; dans de semblables conditions, ils ne pouvaient aboutir qu'à des
revers. On a tiré de ces faits particuliers des conclusions générales ; on
s'est habitué à ne pas séparer l'idée d'insalubrité de celle de pays chauds
et à regarder l'acclimatement des Européens sous ces latitudes comme
un rêve irréalisable. Cela tient à ce qu'on n'a pas fait, dans la production des maladies de ces contrées, la part de l'air et celle des lieux.
C'est pourtant cette distinction qui domine la question d'acclimatement.
Pour simplifier le problème, le docteur Treille en élimine les maladies
endémiques. Ce sont pour lui des faits contingents et accidentés qu'il
ne faut pas faire intervenir dans l'étude de l'acclimatement (1). Qu'on
puisse en faire abstraction en théorie, nous le comprenons ; mais, dans
la pratique, force est bien d'en tenir compte. Il est des possessions coloniales tout entières dans lesquelles l'émigrant n'est forcé de lutter que
contre ce que M. Treille appelle les forces imminentes de l'atmosphère ;
il en est d'autres où il est exposé aux émanations du sol, où il devient
la proie des maladies infectieuses que ces émanations produisent. Dans
le premier cas, l'acclimatement est possible, sans que l'Européen ait
de tribut à payer aux maladies, car on ne peut pas donner ce nom
aux éruptions lichénoïdes ou furonculeuses dont il est souvent atteint,
pas plus qu'à l'état d'anémie presque physiologique dans lequel il ne
tarde pas à tomber. Pendant quelque temps il jouit de la plénitude
de sa santé, il peut conserver, sans grande gêne, les vêtements qu'il portait dans son pays, et supporte sans peine le travail et la marche en
plein soleil. Le premier effet du climat des Antilles sur l'arrivant, dit
Rufz de Lavison, est une sorte d'excitation générale qui produit un
sentiment de force inaccoutumée et d'activité. Toutes les distances paraissent petites, toutes les fatigues sont hardiment abordées (2). Au
bout de quelques jours, cette sorte de fièvre tombe, les fonctions s'alanguissent, le corps s'alourdit et le travail devient impossible. On n'agit
plus que par secousse, avec effort, et la moindre agitation détermine les
sueurs profuses qu'augmente encore l'abus des boissons et qui énerve.
L'horreur du mouvement, le besoin de repos sont alors plus prononcés

(1) Dr G. Treille. *De l'acclimatation des Européens dans les pays chauds*, 1888. Préface, p. III.
(2) Rufz de Lavison, *Études historiques sur la Martinique*, 1850, t. II, p. 150.

que chez l'habitant du pays. En même temps l'appétit décroît, le coloris des joues pâlit et l'hématose perd de son activité. Nous ne reproduirons pas toutes les assertions qui ont été produites au sujet du rythme et de l'étendue du mouvement respiratoire. Le docteur Jousset, dans son important travail sur l'acclimatement, après avoir discuté les différentes opinions émises, conclut à l'augmentation de la respiration au début, au point de vue de la capacité spirométrique; mais cette excitation fonctionnelle est bientôt suivie de diminution. Les Européens qui avaient des spirométries montant jusqu'à 4 500, tombent, dit-il, à 3 900, 3 800. Au bout de quelque temps de séjour ils sont proches des indigènes (1). Féris, dans son mémoire sur les climats équatoriaux, arrive à la même conclusion (2). Quant à la fréquence des mouvements respiratoires, le docteur Jousset a fait un grand nombre d'observations sur différents points de la zone torride et sur des sujets différents. Il a trouvé pour moyenne 23 respirations par minute, 30 pour maximum et 16 pour minimum. Il en conclut, contrairement à l'opinion du médecin anglais Rattray, que la respiration est plus fréquente dans les climats torrides. Il était facile de le prévoir. Dans les régions torrides, l'air est dilaté et par conséquent raréfié par la chaleur, il faut donc en respirer un plus grand volume pour absorber la même quantité d'oxygène; encore n'y parvient-on pas, car la quantité d'acide carbonique exhalé est toujours moindre que dans les climats tempérés.

La circulation subit des modifications analogues. Au début le pouls augmente de fréquence et de tension. Les tracés sphygmographiques obtenus par le docteur Jousset en donnent la preuve. La ligne de tracé est brusque, plus ou moins élevée, le sommet peut être acuminé, la ligne de descente faiblement dicrote. Cet ensemble montre que les sujets sont en proie à l'éréthisme du premier jour signalé par Davy et Rufz de Lavison (3). Au bout d'un certain temps, ces caractères sont remplacés par des indices de faiblesse; mais le pouls conserve son excès de fréquence.

Le passage des pays tempérés dans les régions tropicales a pour effet d'élever la température du corps chez les Européens. La chaleur animale monte avec celle de l'air ambiant, elle s'exagère après le repos, et sous l'influence de l'exercice musculaire elle est en rapport direct avec l'humidité de l'air. L'hyperthermie normale de l'Européen transporté sous les tropiques est de 1° à 2°, d'après les recherches de Jousset. Le docteur Treille ne l'évalue qu'à 0°,70.

Les fonctions de la peau sont surexcitées par l'arrivée dans les pays chauds; la transpiration est continuelle, profuse. Fonssagrives estime que la quantité d'eau évaporée est double de celle qui s'exhale dans les

<hr>

(1) Dr A. Jousset, *Traité de l'acclimatement et de l'acclimatation.* Paris, 1884, p. 156.
(2) Dr Féris.
(3) A. Jousset, *Traité de l'acclimatement, loc. cit.*, p. 190.

pays tempérés, et cette évaluation est au-dessous de la vérité. Elle dépasse souvent 2000 grammes dans les 24 heures. Elle représente, d'après Kattray, 30 pour 100 des sécrétions totales. En revanche, la sécrétion rénale diminue d'une manière notable. Elle tombe parfois à 210 grammes et même à 760 (Treille). La densité de l'urine augmente en même temps que la quantité diminue, et sa température s'élève naturellement avec celle du corps et au même degré.

L'activité de la sécrétion hépatique s'accroît pour compenser la diminution de l'hématose. En même temps les digestions deviennent plus difficiles, il survient un état saburral des premières voies qui s'accompagne souvent de pyrexie et de flatulence ; l'appétit disparaît ou se pervertit et la nutrition s'en ressent bien vite. Sous ces influences le sang ne tarde pas à s'appauvrir et l'on voit se manifester l'*anémie tropicale*, bien distincte de celle qu'amènent les cachexies ou qui accompagne la convalescence. C'est une anémie essentielle due à l'insuffisance de la réparation, à l'épuisement par les pertes sudorales, et à la diminution de l'oxygène absorbé. Elle se traduit par la pâleur du visage, un peu d'anhélation dans la marche, la débilité croissante du système musculaire et l'exaltation du système nerveux. On la constate au microscope par la diminution des globules sanguins, qui peuvent tomber à 2,400,000 d'après les observations faites à Rio de Janerio par le docteur Pedro de Magalhaes et même au-dessous d'après celles du professeur Hayem. Cette anémie presque physiologique est sans danger. Lorsque l'Européen peut, de temps en temps, aller respirer dans les montagnes un air plus vif et plus frais, il peut se maintenir dans cet état et continuer à résider dans le pays ; mais lorsque la localité qu'il habite est soumise à une température constamment élevée et qu'il ne peut pas en sortir, le dépérissement s'accentue chaque jour, et alors il faut que l'émigré revienne en Europe ou qu'il aille se refaire sous un ciel moins brûlant. C'est ce que font les habitants des Antilles et de l'île de la Réunion : ils vont chercher la fraîcheur dans les montagnes de leurs îles ; les Anglais du Bengale vont au Cap, ceux des côtes de Coromandel et de Malabar dans les Nyggheries.

L'état que je viens de dépeindre est le type classique de ce que les auteurs désignent sous le nom d'acclimatement. Il est certain qu'il est compatible avec un état de santé relatif et qu'il ne compromet pas la vie ; mais ce n'est pas une heureuse modification de l'économie acquise par un long séjour dans le pays, puisque l'Européen se portait mieux quand il y est arrivé et que sa santé est d'autant plus précaire qu'il y réside depuis plus longtemps.

L'anémie tropicale est sans danger dans les pays chauds salubres, c'est-à-dire dans ceux où l'Européen ne lutte que contre la chaleur et l'humidité de l'air ; il n'en est pas de même dans les régions où les émanations du sol viennent se joindre à ces influences dépressives. Elle facilite l'invasion des maladies infectieuses, à l'égard desquelles il n'y a pas d'acclimatement. Les auteurs qui ont dit le contraire ont confondu l'immunité qu'on acquiert pour les maladies qu'on ne contracte qu'une fois avec l'assuétude à l'empoisonnement miasmatique qui ne s'acquiert pas. C'est ainsi que Rochoux fixe à deux années le temps que réclame l'acclimatement aux Antilles; il dit qu'on le perd par un long séjour en Europe, que les créoles après une absence prolongée sont, à leur retour, dans le cas des nouveaux débarqués; il ajoute que l'habitation des montagnes n'a d'influence préservatrice que pendant le temps qu'on y passe (1). Tout cela, sauf le terme de deux ans qu'il a fixé d'une manière tout à fait arbitraire, est vrai de la fièvre jaune pour les Antilles, de la peste pour le Levant et ne s'applique guère qu'à elles. Or ces maladies ont un domaine restreint, un règne éphémère. Elles sont essentiellement épidémiques et laissent de longs repos aux populations; ce ne sont que des accidents dans la pathologie du pays où elles règnent. Ce sont les anémies qui en constituent le fond.

La fièvre paludéenne, la dysenterie, l'hépatite sont, comme nous l'avons dit plus haut, des maladies endémiques par excellence et les véritables fléaux des régions intertropicales, et pour celles-là, il n'y a pas d'acclimatement. Quelques auteurs pensent qu'on peut s'habituer au miasme paludéen. C'est ce que Fonssagrives appelait le *mithridatisme palustre*. Dutrouleau l'admet également dans une certaine mesure. A mon avis, c'est une erreur, du moins pour ce qui touche les régions torrides. Dans les pays de marais situés sur cette zone l'assuétude est impossible. La fièvre se transforme, mais elle ne cède pas. Les accès s'éloignent, deviennent irréguliers, mais la cachexie paludéenne les remplace. La chloro-anémie, les engorgements viscéraux, les hydropisies conduisent lentement le malade au tombeau, à moins qu'un accès pernicieux ne vienne brusquer le dénouement.

Pour la dysenterie, comme pour l'hépatite, il n'y a pas d'acclimatement. Une première atteinte de dysenterie est rarement mortelle, mais elle conduit le plus souvent à une seconde si le malade ne quitte pas le pays. De récidive en récidive, il arrive à la forme chronique, et c'est presque toujours elle qui cause la mort. L'engorgement du foie, qui précède son inflammation, ne peut que progresser sous l'influence d'un climat brûlant; l'hépatite a d'autant plus de chance de succéder à la dysenterie, que les atteintes de celles-ci sont plus fréquentes et les abcès du foie deviennent de plus en plus imminents.

L'acclimatement, on le voit, n'est guère possible dans les pays chauds insalubres. Le raisonnement le prouve et l'expérience le démontre.

Le chiffre de la mortalité dans les troupes françaises et anglaises résidant aux colonies s'accroît avec la durée du séjour. Les statistiques

(1) Rochoux, article ACCLIMATEMENT du *Dictionnaire de médecine en 30 volumes*, t. 1, p. 316.

l'ont de tout temps démontré. En France on renouvelle les garnisons tous les trois ans, dans les colonies les moins insalubres, et tous les deux ans dans celles qui le sont plus. Il y en a même, comme Mayotte, où on les change tous les ans, et pendant l'expédition de Madagascar, il fallait relever plus souvent les soldats et les marins casernés dans les postes établis à la côte orientale de l'île.

Altitudes. — Pour mettre les troupes à l'abri des endémies, on a pris le parti, partout où la disposition des lieux le permettait, de les loger dans des camps établis sur des lieux élevés. Les miasmes infectieux ne s'élèvent pas à une grande hauteur. Celle-ci varie avec le pays et la latitude, comme nous l'avons vu en étudiant les climats partiels. La limite des émanations palustres ne dépasse pas 800 mètres, et il suffit le plus souvent de s'élever à 400 ou 500 pour s'en préserver. La fièvre jaune, suivant de Humboldt, ne dépasse pas au Mexique l'altitude de 924 mètres; aux Antilles elle s'arrête beaucoup plus bas. A la Guadeloupe, elle respecte les soldats casernés au camp Jacob, dont l'élévation n'est que de 545 mètres. A la Martinique, elle n'atteint pas ceux qui habitent au camp de Balata, qui n'a pas 440 mètres d'altitude. Les Européens se portent à merveille dans les pays de montagne. Ceux qui vont se refaire dans les sanatoria vantent à l'envi la pureté vivifiante de l'air et le charme des stations élevées. Il en est pourtant qui dépassent 2,000 mètres. Celui de Darjeling, dans l'Himalaya, n'a pas moins de 2,668 mètres, et le plateau de Nilgherrys dans les Ghates orientales, atteint 2,200. C'est une altitude exagérée, et mieux vaut ne pas monter aussi haut. Il y a souvent un écart de 25 degrés entre les températures extrêmes de la nuit et du jour; de semblables variations ne sont pas sans danger pour des gens qui viennent du Bengale ou de la côte de Malabar. Aussi les Européens y sont-ils sujets à des affections rhumatismales et à une diarrhée particulière que les médecins des Indes ont décrite sous le nom de *Hills diarrhea.* Quant aux indigènes qui les accompagnent, ils ont la plus grande peine à supporter ce changement de résidence.

On a prétendu cependant qu'au-dessus de 2,200 mètres, les étrangers ne peuvent plus s'acclimater, qu'ils deviennent d'autant plus faibles qu'ils y restent plus longtemps, et que leur existence en est abrégée. Cette thèse a été soutenue par le docteur Jourdanet, qui a très longtemps habité le Mexique. Il prétend en avoir vérifié l'exactitude sur le plateau de l'Anahuac, au centre duquel s'élève la capitale. C'est, dit-il, une des croyances populaires du pays. La débilité musculaire, l'apathie des habitants de Mexico contraste avec l'activité et l'énergie de leurs compatriotes du littoral; mais ceux-ci ne tardent pas à la perdre, lorsqu'ils viennent se fixer sur le plateau. Il explique cet affaiblissement progressif par la raréfaction de l'air. Un certain degré de pression, dit-il, est indispensable à l'hématose; lorsqu'elle diminue, la tension de l'oxygène du sang augmente d'une manière graduelle et finit par triompher de l'affinité globulaire. Alors la désoxygénation du fluide nourricier commence, et ses suites peuvent devenir redoutables. C'est elle qui détermine les troubles passagers qu'éprouvent les voyageurs dans les ascensions de montagnes, et qui font place à des altérations plus graves chez les individus dont le séjour se prolonge à de pareilles hauteurs. Il survient bientôt un véritable état maladif, caractérisé par un affaiblissement progressif de toutes les fonctions, une sorte d'anémie particulière que M. Jourdanet désigne sous le nom d'*anoxhémie des altitudes* et qui ressemble à celle que produit une perte de sang, lorsque l'organisme est dans l'impossibilité de la réparer (1).

Il est certain que la raréfaction de l'air a pour effet de diminuer la quantité d'oxygène qu'on introduit dans ses poumons à chaque inspiration. Mais la diminution de densité est compensée par l'abaissement de température, qui rend plus faciles l'absorption et la fixation de l'oxygène dans le sang, et par la fréquence et l'ampleur un peu plus grande des mouvements respiratoires qui s'accélèrent sans que le sujet en ait conscience et sans lui causer de fatigue. Dans les ascensions de montagnes, ce n'est qu'à partir de 3,000 mètres qu'on commence à éprouver des malaises et de l'anhélation. On peut s'élever beaucoup plus haut dans un ballon, avant d'éprouver le moindre trouble, ainsi qu'on le verra dans le chapitre suivant, lorsqu'il sera question des accidents que peut déterminer la raréfaction de l'air poussée à son extrême limite; mais il n'est pas question ici de ces altitudes menaçantes. Mexico n'est qu'à 2,277 mètres, et c'est là que M. Jourdanet a recueilli ses observations. Il y a dans l'Amérique du Sud des villes notablement plus élevées dont la population est active et ne dépérit pas. Nous citerons dans le nombre celles de Quito (Équateur) et de la Paz (Bolivie), qui sont situées, la première à 2,908 mètres d'altitude, et la seconde à 3,717.

Les observations de M. Jourdanet ont été contrôlées, à l'époque de l'expédition du Mexique, sur le terrain même où il les avait recueillies et sur un corps d'armée de dix mille hommes rapidement transporté sur le plateau de l'*Anahuac*. M. Léon Coindet, médecin en chef du corps expéditionnaire, n'a rien noté de particulier parmi les troupes en marche sur Mexico, jusqu'à Orizaba. Malgré la hauteur atteinte, les effets de l'altitude étaient à peine appréciables. Après le passage des *cumbres*, lorsque les régiments dépassèrent 2,000 mètres, les soldats commencèrent à éprouver les troubles qu'on ressent toujours dans les ascensions de montagnes; mais ils se remirent rapidement. Leur constitution se mit peu à peu en harmonie avec le milieu, et après dix mois de séjour sur l'*Anahuac*, elle était devenue semblable à celle des Indiens (2).

---

(1) L. Jourdanet, *Le Mexique et l'Amérique tropicale*. Paris, 1864.

(2) Léon Coindet, *De l'acclimatement sur les altitudes au Mexique, Lettres à Michel Lévy* (*Gazette hebdomadaire*, 1863), *Du typhus des hauts plateaux* (*Mémoires de médecine, de chirurgie et de pharmacie militaires*, 1864, t. XI).

II. Influence de l'âge, du sexe, du tempérament. — Il ne suffit pas de tenir compte du milieu, il faut encore, en hygiène, apprécier le degré de résistance des individus. Il y a sous ce rapport des différences considérables. Celles qui tiennent à la race nous occuperont plus loin, nous nous bornerons en ce moment à dire un mot de l'acclimatement des enfants et des femmes, et à faire la part du tempérament dans l'aptitude à vivre aux colonies.

Age. — Les enfants s'acclimatent plus difficilement que les adultes dans les pays chauds, ou plutôt il en succombe un bien plus grand nombre avant d'arriver à l'assuétude. Leur mortalité est également plus forte qu'en Europe. Dans l'Inde, il meurt deux fois plus d'enfants anglais, de la naissance à 15 ans, que dans la Grande-Bretagne. Dans l'Inde, dit le major général Raynold, on n'a jamais pu élever assez d'enfants mâles pour recruter le corps des tambours et des fifres (1). Il en est de même dans les autres colonies. Il y a toutefois une distinction importante à faire au sujet de l'âge. Un enfant européen qu'on emmène aux colonies, avant la sevrage et l'époque de la première dentition, peut être considéré comme ayant à peu près quatre chances sur cinq de ne pas y résister. S'il ne meurt pas d'athrepsie pendant la traversée, parce que le lait de sa mère, de sa nourrice ou de sa chèvre se sera tari en route, il succombera probablement aux convulsions dentaires ou à la diarrhée du sevrage. C'est pour cela que, dans les pays chauds, on prolonge l'allaitement jusqu'à deux ans. Cette époque franchie, les chances de vie augmentent comme en Europe, et lorsque la première enfance est passée, elles sont égales à celles des adultes. On remarque même que, dans les pays chauds salubres, les enfants européens, quand ils sont bien soignés, se développent plus rapidement que dans le pays natal. Je ne parle ici que de ceux qui sont venus aux colonies tout jeunes, qui ont résisté aux premiers assauts et sont par conséquent le résultat d'une sélection. Ceux qui arrivent aux colonies à 7 ou 8 ans ne sont pas dans le même cas, et les adolescents eux-mêmes résistent moins bien que les adultes. C'est dans la plénitude de la vie qu'on est dans les meilleures conditions pour émigrer et pour se rendre utile dans le pays qu'on va habiter. Les enquêtes anglaises ont prouvé qu'au-dessous de 16 ans et au-dessus de 40, les immigrants étaient plutôt une charge qu'une ressource pour une colonie. La limite extrême, dit Mahé, ne devrait pas passer 50 ans. Cela ne veut pas dire que les vieillards ne se portent pas bien aux colonies. Avec des ménagements, du repos et du bien-être, ils s'y trouvent très bien. La chaleur leur est favorable; les maladies endémiques, les épidémies les respectent d'habitude, et ils atteignent souvent un âge très avancé; mais ce sont des non-valeurs.

Sexe. — Si les hygiénistes sont unanimes sur ce qui concerne les dif-

(1) A. Jousset, *De l'acclimatement et de l'acclimatation, loc. cit.*, p. 314.

ficultés de l'acclimatement pour les enfants, ils ne sont pas aussi bien d'accord à l'égard des femmes. Les uns soutiennent qu'elles s'habituent encore plus difficilement que les hommes aux pays chauds; d'autres affirment qu'en raison de leur sobriété, de leurs fatigues moindres, de leurs occupations qui leur permettent de rester à la maison, elles payent un moindre tribut à la maladie et à la mort. Les deux opinions ne sont pas aussi inconciliables qu'elles le paraissent. En réalité, les femmes souffrent plus que les hommes dans les colonies; mais elles y meurent moins. Elles y mènent une existence affreusement pénible. La traversée pour s'y rendre les éprouve davantage. Si elles sont enceintes, l'avortement est probable; si elles sont nourrices, leur lait se tarit le plus souvent. Elles arrivent aux colonies fatiguées par le mal de mer et déjà affaiblies. La chaleur et l'humidité leur paraissent plus insupportables qu'à nous. Les moustiques les tourmentent davantage et les empêchent de dormir; les sueurs profuses, la dyspepsie, l'ennui, la nostalgie, les achèvent. Elles maigrissent, tombent dans l'anémie, et alors tous les accidents névropathiques arrivent à la file, avec les troubles de la menstruation et les affections utérines qui les accompagnent.

Toutes ces misères ne les font pas périr, mais elles leur constituent une existence intolérable et forcent le plus souvent à les renvoyer en France. Il y a sans doute de très nombreuses exceptions, et nous avons connu nombre de femmes européennes qui se portaient fort bien dans les pays chauds; mais l'influence de ceux-ci est de nature à exaspérer tous les troubles qui forment le fond de la pathologie féminine. En revanche, comme je l'ai dit en commençant, elles résistent mieux que les hommes aux maladies endémiques et meurent dans une proportion sensiblement moindre.

Tempérament. — De même que les Méridionaux s'acclimatent plus facilement que les gens du Nord, de même les tempéraments qui se rapprochent le plus de celui des hommes du Midi sont ceux qui promettent la plus grande somme de résistance dans les climats torrides. Les hommes robustes, sanguins, pléthoriques, les blonds au teint rosé, sont ceux que la fièvre jaune choisit de prédilection. La dysenterie, les fièvres paludéennes, ne les épargnent pas davantage. Les hommes de haute taille, lymphatiques, un peu mous, ne donnent pas de meilleurs résultats. Nous avons toujours été frappé de ce fait que, dans les troupes de marine, les artilleurs, qui sont des hommes de choix et appartiennent pour la plupart aux deux catégories précédentes, ont une mortalité plus élevée que celle des fantassins, qui n'ont pas été l'objet d'une sélection.

Les hommes bruns, secs, bien musclés, de taille moyenne, sont ceux qui résistent le mieux. Il est inutile de dire qu'il faut qu'ils soient exempts de tares organiques et bien portants lorsqu'on les embarque.

S'ils sont déjà malades, ils n'y résisteront pas longtemps. C'est une question sur laquelle nous reviendrons du reste à propos de la colonisation.

III. Hygiène de l'acclimatement. — Il n'y a besoin de prendre aucune précaution, lorsqu'on va se fixer dans les lieux élevés, si ce n'est celle de se bien couvrir et d'éviter les refroidissements nocturnes dont nous avons parlé plus haut. Il en est à peu près de même pour les gens qui vont vivre sous un climat plus froid que le leur. Les conseils que Michel Lévy leur donne se réduisent à peu de chose. « Que les émigrés des pays chauds, dit-il, se défendent des excès de table, qu'ils usent avec mesure des boissons alcooliques, qu'ils leur préfèrent le thé et le café, qui ont l'avantage de produire une réaction centrifuge et d'entretenir le travail dépurateur du tégument externe ; qu'ils aient recours aux frictions sèches ou humectées par un liquide stimulant, aux bains de vapeur, dont l'usage est populaire dans le Nord ; qu'ils entretiennent dans leur demeure une température douce et constante ; qu'ils portent des vêtements non conducteurs du calorique et dont la surface tomenteuse produit sur la peau une excitation fluxionnaire (1).

Ce sont là des conseils faciles à suivre, et les nouveaux venus s'empressent de s'y conformer d'eux-mêmes. Toutefois, les gens affaiblis par le séjour des régions intertropicales, ceux qui en rapportent des maladies chroniques, les personnes qui ont les bronches sensibles, celles qui sont prédisposées à la phtisie, ont besoin de précautions plus grandes. Ce n'est pas ici le lieu de les exposer, attendu qu'elles sont du ressort de la thérapeutique, l'hygiène ne s'occupant que des personnes en santé. L'ensemble des mesures qu'il faut prendre à l'avance, lorsqu'il s'agit de préparer une campagne d'exploration dans les mers polaires, rentre au contraire dans notre domaine ; mais c'est dans le livre consacré à l'hygiène navale que cette question sera traitée.

L'émigration vers les pays chauds et surtout vers les climats torrides réclame, au contraire, un ensemble de précautions et de soins qu'on ne peut négliger, sans augmenter notablement les chances de maladie et de mort. Les auteurs des traités d'hygiène ne sont pas complètement d'accord sur les mesures à prendre. Les uns exagèrent les précautions au point de les rendre dangereuses, d'autres confondent l'acclimatement de l'individu isolé qui se rend aux colonies pour son intérêt personnel et celui des collectivités humaines que les gouvernements y envoient dans un intérêt général, comme les troupes, les condamnés à la transportation, ou comme les convois d'émigrants. C'est une distinction qui nous paraît capitale, et nous renverrons tout ce qui concerne le dernier sujet au paragraphe consacré à la colonisation.

(1) Michel Lévy, *Traité d'hygiène publique et privée*, 5ᵉ édition, t. I, p. 526.

L'individu qui se rend dans les contrées équatoriales ne quitte pas l'Europe pour changer d'air, il y va parce que ses affaires ou les obligations de son emploi l'y contraignent. Il ne peut par conséquent pas choisir sa résidence, et souvent il lui est impossible de fixer l'époque de son départ et le lieu de son habitation. Il est donc un peu puéril de lui conseiller de graduer la transition d'un climat dans un autre, par une halte prolongée dans les régions intermédiaires, d'éviter le séjour des localités insalubres, d'aller passer l'hivernage dans les montagnes, de ne pas sortir pendant les heures chaudes de la journée, etc. Il part quand on le lui ordonne, se loge où il peut, et sort quand ses affaires l'y contraignent. Toutefois, quand il lui est loisible de fixer l'époque de son départ, il faut qu'il s'arrange de façon à n'arriver à sa destination qu'à l'époque de la saison fraîche, qu'il laisse passer l'hivernage et surtout qu'il n'y débarque pas au moment d'une épidémie.

Habitation. — S'il est libre de choisir sa résidence, si ses occupations ne l'enchaînent pas dans une ville située au bord de la mer, près d'un fleuve ou d'un marécage, il faut qu'il se fixe sur une hauteur, comme le font les négociants dans la plupart des colonies. Ils ont leurs bureaux dans la ville basse et leurs habitations sur les collines qui entourent celle-ci. C'est ce que les Hollandais font à Batavia, et depuis qu'ils ont pris cette habitude, leur mortalité a diminué dans une proportion considérable. Si le nouveau venu ne peut pas s'éloigner du centre de la localité, il faut qu'il évite de se loger dans les parties basses, près d'endroits marécageux, d'eaux croupissantes.

Les habitations les plus saines sont celles qui n'ont qu'un étage élevé sur un rez-de-chaussée servant de cave ou de réserve, avec un grenier bien ventilé, recouvert d'un toit en briques fortement incliné pour favoriser l'écoulement des pluies torrentielles. Les toits en bardeau, très usités dans les colonies, sont trop hygrométriques ; ils se fendillent sous l'action du soleil et laissent passer la pluie. Quant aux toitures métalliques, il n'y faut pas songer. Elles communiqueraient à l'appartement situé au-dessous une chaleur intolérable.

Autant que faire se peut, il faut éloigner les servitudes, de la maison proprement dite. Celle-ci s'élève d'habitude au centre d'un petit jardin séparé de la rue par une grille et les communs sont relégués derrière. Le point capital pour l'hygiène des appartements, c'est qu'ils soient vastes et bien aérés. Dans les pays véritablement torrides, comme les Indes anglaises, on les ventile avec des *pankas*, sorte d'éventails ou de cloisons mobiles qu'un Indien fait osciller nuit et jour. Dans les riches maisons anglaises de Calcutta, les appartements sont séparés de l'extérieur par de larges galeries supportées par des colonnes. Entre celles-ci sont placées des nattes en vétyver qu'on arrose constamment. L'évaporation de cette eau parfumée, la demi-obscurité qui règne partout et le mouvement perpétuel des *pankas* produisent, dans ces demeures sompteuses, un abaissement de température tel que les Européens qui y entrent en sortant de leurs navires où la chaleur est intolérable, éprouvent un sentiment de froid désagréable et y contractent des douleurs rhumatismales.

Le mobilier doit être simple, les tapis et les tentures y seraient un non-sens. Les lits doivent être durs, enveloppés dans une moustiquaire, et formés d'un seul matelas mince et résistant. Dans certains pays ultra torrides, on couche sur des nattes, avec une chemise et une mauresque pour tout vêtement, en se plaçant dans un courant d'air.

Alimentation. — Le régime à suivre, en arrivant aux colonies, a une importance capitale. Les conseils donnés par les hygiénistes se ressentent un peu des idées théoriques qu'ils se font au sujet de l'acclimatement. D'après Michel Lévy, tant que les nouveaux venus ne participent pas encore à la débilité naturelle des indigènes, tant qu'ils pèchent encore contre le climat par l'exubérance des forces et par un état trop fibrineux du sang, leur régime doit être moins substantiel et composé particulièrement d'aliments végétaux (1). Autrefois on allait plus loin; on les saignait à l'arrivée pour les acclimater plus vite. Cette pratique a causé bien des décès. En diminuant brusquement la masse du sang, on active l'absorption, et dans les pays malsains on favorise celle des miasmes; dans les contrées salubres, on diminue la somme de résistance apportée d'Europe par les nouveaux venus, et on hâte l'apparition de l'anémie tropicale. Il ne faut pas affaiblir les gens.

Les conseils que nous avons toujours donnés aux personnes qui vont se fixer aux colonies, sont les suivants. Il faut vivre avec sobriété, ne pas contraindre son appétit ni changer brusquement ses habitudes. Il faut se rapprocher peu à peu du genre de vie que l'expérience a fait adopter aux Européens habitant depuis longtemps dans le pays. Quant aux indigènes, dont certains hygiénistes conseillent d'adopter l'alimentation, elle serait absolument insuffisante pour faire vivre un Européen. Un Indien se soutient avec une pinte de riz, les noirs d'Afrique se contentent d'un peu de racine de manioc, vivent de millet ou de bananes; un blanc qui voudrait les imiter ne résisterait pas un mois à un pareil régime.

Il est certain que, dans les pays chauds, on a besoin de moins de nourriture, puisqu'on n'a pas à fournir la même quantité de chaleur; mais si les aliments respiratoires sont moins utiles, ceux qui fournissent à la réparation sont toujours indispensables, et c'est pour cela qu'une diète exclusivement végétale est un non-sens. D'un autre côté, on ne peut pas insister fortement sur l'usage des viandes, parce que la digestion est moins active; le suc gastrique est moins acide, son pouvoir peptonisant est amoindri. Du reste, il suffit de se régler sur ses

____

(1) Michel Lévy, *Traité d'hygiène, loc cit.*, t. I, p. 519.

impressions. L'appétit est beaucoup moins exigeant aux colonies; les viandes de boucherie ne l'excitent pas. Ce sont les volailles, les œufs, les poissons, les coquillages, les végétaux qui le stimulent, et cette nourriture légère est celle qui convient le mieux. Les fruits mûrs pris en petite quantité sont également une bonne chose; mais l'excès en est dangereux. Les nouveaux venus ont une tendance à en faire abus, et cela se conçoit; mais il en résulte souvent des diarrhées et même des dysenteries qui constituent un mauvais début. Le goût des condiments s'éveille sous les mêmes influences. Dans les premiers temps, on recule devant le piment, le kari, les achards; on s'étonne de la façon dont les créoles usent de ces substances qui emportent la bouche : au bout de quelque temps on fait comme eux. Les épices ne sont pas à rejeter d'une manière absolue, mais il faut en éviter l'excès, et plus particulièrement celui des condiments acides; beaucoup de gastralgies, de pyrosis, de dyspepsies chroniques ne reconnaissent pas d'autre cause.

L'excès des boissons alcooliques est encore bien plus dangereux. Il contribue pour une forte part à la mortalité des hommes du Nord, dans nos colonies. Les Méridionaux, plus sobres, résistent beaucoup mieux. Il y a bien aussi la question de race que nous traiterons plus tard, mais le régime incendiaire est également à prendre en considération. Dans les Indes, l'alcool tue autant d'Anglais que les maladies. Il faut du courage, dans les pays chauds, pour lutter contre l'attrait des boissons fortes. Ce sont les seules qui désaltèrent et qui réveillent l'activité. Les personnes les plus sobres éprouvent cette tentation, en arrivant aux colonies, et les gens les plus convaincus des dangers de l'alcool sont souvent contraints d'en faire usage, pour se donner une énergie momentanée lorsqu'ils se trouvent, comme cela arrive souvent, en présence de devoirs qui excèdent la mesure de leurs forces. Les limonades, les boissons aqueuses ne font que tromper la soif et exciter la transpiration, et leur abus a aussi ses inconvénients. Les boissons amères, la bière principalement, sont celles qui conviennent le mieux; mais les bières qu'on prépare pour l'exportation sont trop fortes pour qu'on puisse en boire à satiété; mieux vaut les couper avec de l'eau. Aux repas, la meilleure boisson est le vin de bonne qualité pris avec modération. Les vins de France sont de beaucoup préférables aux vins blancs alcoolisés dont on fait une si grande consommation dans les colonies. Les infusions légères de café, de thé, sont également d'excellentes boissons. Il faut éviter de les boire tièdes, c'est-à-dire à la température de l'air ambiant; lorsqu'on ne peut pas les refroidir à l'aide de la glace, mieux vaut les boire brûlantes. A cette température, elles désaltèrent mieux. C'est un fait étrange, mais il a été constaté par tous les observateurs et il est bien connu des indigènes. Les Chinois prennent le thé brûlant dans de très petites tasses.

Les boissons glacées, lorsqu'on n'en fait pas abus, qu'on ne les ingurgite pas en trop grande quantité à la fois, sont très hygiéniques dans les pays chauds, et elles procurent un soulagement considérable ; aussi leur usage s'est-il généralisé, depuis que la facilité des communications et le perfectionnement des appareils ont permis de s'en procurer à peu près partout. Les boissons très froides désaltèrent sous un petit volume et favorisent la digestion, par l'action tonique qu'elles exercent sur la tunique musculeuse de l'estomac et par l'effet sédatif qu'elles produisent sur son système nerveux.

L'absorption des boissons froides produit un abaissement de la température générale qui peut aller à plus d'un degré et qui se communique au corps tout entier ; elle ralentit la respiration sans en changer le rythme, elle augmente la tension du pouls et, si son action se prolonge, elle finit par en ralentir les battements. Il est inutile de dire que l'ingurgitation brusque d'une grande quantité d'eau glacée pendant que le corps est en sueur, est aussi dangereuse sous les tropiques qu'en Europe, qu'il peut en résulter des congestions intérieures, des pleurésies, des péricardites, des vomissements incoercibles ou des flux cholériformes. On attribue ces accidents à l'augmentation de la pression sanguine.

Vêtements. — Les vêtements des Européens dans les pays chauds doivent remplir deux indications principales : préserver ceux qui les portent contre l'ardeur du soleil, absorber la sueur et en favoriser la vaporisation. Ils doivent être amples, légers et mauvais conducteurs du calorique. La laine et le coton sont pour cela préférables à la toile. Il est indispensable de porter, sur la peau, un gilet de flanelle légère ou un tricot de coton et de s'envelopper le ventre d'une large ceinture de flanelle. La chemise doit être en coton aussi fin que possible. Le linge de corps doit être changé très fréquemment. C'est une mesure détestable que celle qui consiste à le faire sécher, lorsqu'il est imprégné de sueur, pour le remettre ensuite, sans passer par le blanchissage. Quant aux habits de drap, il faut les réserver pour les matinées et les soirées fraîches. Dans le jour, ils sont avantageusement remplacés par un pantalon blanc, une jaquette ou une veste blanche. Il est indispensable de changer de vêtement, lorsque la nuit approche. Sans cette précaution, on contracte des refroidissements qui ne sont pas sans danger. Il est rare que les habitants aient besoin de se couvrir de vêtements imperméables, quand ils restent en ville ; mais en voyage et dans les longues courses surtout à cheval, il est bon de s'en munir. Le chapeau de paille est la meilleure coiffure qu'on puisse adopter. Il faut laisser le casque aux militaires.

Les femmes, pour leur toilette, se conforment aux mêmes principes généraux. Lorsqu'elles sont à la maison, et elles y passent la majeure partie de leur vie, elles portent pour tout vêtement, dans la plupart des colonies, une ample robe de chambre sans taille en foulard ou en mousseline.

Il faut pour les petits enfants renoncer de bonne heure au maillot qui cause des transpirations excessives, favorise les rougeurs, les excoriations, les mauvaises digestions et les coliques. Des chemisettes et de longues robes suffisent pour les couvrir.

Bains, ablutions. — La propreté dans tous les pays est la première des prescriptions de l'hygiène individuelle, mais elle est plus indispensable dans les climats chauds que partout ailleurs; ses règles sont aussi plus faciles et plus agréables à suivre que partout ailleurs. On voudrait y vivre dans l'eau. Les bains, les ablutions, les douches froides, en même temps qu'ils nettoyent la peau et la maintiennent dans un état de température et de souplesse qui la préserve des éruptions, rafraîchissent le corps tout entier, et calment même la soif. Le bain tiède prolongé est très avantageux pour remplir ce double but, mais il est un peu débilitant. L'eau froide est plus tonique. Les créoles faisaient usage des affusions froides avant que Priessnitz n'inventât l'hydrothérapie. Dans l'Inde, on a l'habitude, aussitôt éveillé, de se rendre dans la·cour de la maison et de s'y faire jeter sur le corps deux ou trois grands seaux d'eau qu'on a laissé refroidir toute la nuit. Les bains froids pris à la mer ou dans l'eau courante sont encore une excellente pratique, lorsqu'on peut y recourir. La natation y joint les bons effets de l'exercice pris dans un milieu qui exclut la transpiration. En sortant de l'eau froide, on éprouve un sentiment de bien-être, de vigueur, un accroissement d'activité, d'appétit, qui ne se maintient pas longtemps il est vrai, mais qui n'en contribue pas moins à entretenir les forces. Le moment le plus propice pour se plonger dans l'eau est le matin. On s'y dépouille de la sueur de la nuit et on y puise une activité nouvelle. Le soir convient encore, et le calme, le bien-être que produit l'immersion disposent au sommeil.

Travail, exercices. — Toute occupation est pénible dans les colonies, tout travail y demande un effort. L'indolence des créoles est proverbiale et elle a sa raison d'être. On éprouve, dans les régions torrides, un besoin de repos inconnu sous nos latitudes, une tendance à se laisser vivre dans un oubli profond, contre laquelle il faut réagir sans pourtant dépasser la mesure, car l'excès de fatigue est encore plus périlleux que l'inaction. Il est rare du reste qu'on ne soit pas contraint de déployer une activité suffisante. La vie des colonies n'est plus ce qu'elle était autrefois, alors que le travail des noirs permettait aux blancs de vivre dans l'inaction et l'opulence. Les habitants aujourd'hui sont obligés de surveiller leur exploitation, de parcourir leurs propriétés; les nouveaux venus sont des commerçants, des industriels qui ont leur temps occupé par leurs affaires, ou des fonctionnaires qui sont dans le même cas, et les heures de travail sont les mêmes qu'en Europe. Il faut courir sous le soleil, ou séjourner dans un bureau, pendant le moment le plus chaud de la journée, et ce n'est pas sans inconvénient.

Dans les pays extrêmement chauds, comme le Bengale, on ne sort, dans le jour, que dans les cas d'absolue nécessité. On s'enferme alors dans une voiture hermétiquement close, et un Indien vous tient un parasol au-dessus de la tête, pendant qu'on passe de la voiture dans la maison.

Les Européens qui en ont le loisir font bien de rester au logis pendant la grande chaleur et de faire la sieste quand ils le peuvent. C'est, quoi qu'on en ait dit, une excellente habitude. Une heure de sommeil au milieu du jour repose, rafraîchit, redonne de l'énergie et compense l'insomnie trop fréquente des nuits. Pendant la sieste, la température du corps s'abaisse et la fréquence du pouls diminue ; la respiration seule s'accélère légèrement. Le besoin de sommeil à l'heure de midi est partagé par tous les vivants. Tout dort dans la nature à cette heure torride. C'est le moment du profond silence dans les grands bois ; les fauves se cachent et s'endorment ; les oiseaux font silence et les insectes eux-mêmes partagent l'immobilité générale. L'Européen, quand il ne dort pas, reste étendu, dans un demi-sommeil qui lui laisse à peine la liberté de penser et de sentir.

Il faut respecter ce besoin et se ménager un temps de repos au milieu de la journée, toutes les fois qu'on le peut. C'est ce qu'on fait généralement. Le matin est l'heure de la grande activité aux colonies. On y traite toutes les affaires urgentes, celles qui se font au dehors et on réserve, pour le travail de cabinet, les heures qui suivent la sieste et précèdent le dîner. La soirée est en général consacrée au repos et aux distractions.

L'exercice est nécessaire dans les pays chauds comme partout ; mais il exige plus de ménagements. Tout déploiement exagéré de force musculaire amène des transpirations abondantes et inutiles sinon nuisibles. L'exercice même modéré élève la température, accélère la transpiration et le pouls. D'après des observations prises au Sénégal, la chaleur augmente de près d'un degré par la marche au soleil. La promenade à pied ou en voiture, l'équitation à la condition de ne pas adopter une allure trop fatigante, les occupations qui ne demandent pas de mouvements trop énergiques, suffisent en général à ce besoin d'action physique qui demande à être satisfait.

Les pays chauds ne sont pas plus favorables au travail intellectuel. Il faut le même effort, la même force de volonté pour s'y livrer et il élève également la température. On ne peut pas le continuer pendant un temps aussi long qu'en Europe, sans courir plus de danger. La lecture est cependant une distraction des plus salutaires ; c'est plutôt une récréation qu'un travail, et c'est un puissant remède contre l'ennui, le spleen et la nostalgie, dont il est bien difficile de se garer, dans certains postes coloniaux où tout contribue à rendre la vie insupportable.

§ 2. — **Acclimatement de la race**.

Cette grande question a été traitée par M. de Quatrefages dans le premier chapitre de ce livre avec une compétence parfaite et avec l'autorité qui s'attache à son nom; mais il ne l'a envisagée qu'au point de vue de l'anthropologie, et elle se rattache également à l'étude des climats et de la colonisation.

Nous ne reviendrons pas sur la question de savoir si les différentes races humaines sont aptes à vivre sous un autre ciel que celui qui les a vu naître, cette aptitude, notre éminent collaborateur l'a démontrée, en s'appuyant sur l'histoire du genre humain; nous nous bornerons à étudier, au point de vue de l'hygiène, la question de l'acclimatement des Européens dans les régions intertropicales et l'aptitude des différentes races à vivre sous un climat nouveau.

I. **Acclimatement des Européens dans les pays chauds**. — La distinction que nous avons établie au commencement de cet article s'applique à la race aussi bien qu'à l'individu. Les Européens peuvent s'acclimater dans les pays torrides, lorsqu'ils sont naturellement salubres ou bien après qu'ils ont été assainis.

La première question ne fait pas un doute. Les Anglais et les Hollandais se sont établis au Cap et y prospèrent. La population européenne se maintient sans effort à Maurice et à l'île de la Réunion. Les Espagnols ont formé des colonies florissantes dans une grande partie de l'Amérique du Sud et ils s'y maintiennent. Le courant considérable d'émigration qui s'est établi, depuis quelques années, vers les bords de la Plata va faire de la confédération argentine un État de premier ordre. Il n'est pas juqu'aux Allemands, qui ne soient parvenus à former une colonie agricole au Brésil, dans la province de Rio-Grande-do-Sul. 120 familles y ont, en 45 ans, créé une population de 120,000 âmes. Cette partie du Brésil est, il est vrai, située par 30 degrés de latitude australe, dans une zone tempérée, et c'est un pays de montagnes. Enfin rien ne s'oppose à la libre expansion des Européens dans les parties salubres de l'Océanie.

Il en est tout autrement dans les contrées où règnent les redoutables endémies des pays chauds. Tant qu'on n'est pas parvenu à en tarir les sources, la population européenne ne s'y maintient qu'à l'aide de l'immigration. La mortalité dépasse la natalité dans des proportions considérables. Les enfants succombent en grand nombre, et les femmes anémiées, malades, deviennent rapidement infécondes.

Lorsqu'on est parvenu à assainir le pays, il n'en est plus de même. L'Algérie nous en offre un exemple. C'est le terrain sur lequel la question a été surtout débattue. Au début de la colonisation, la mortalité était énorme et les médecins de l'armée désespéraient de voir la race française y prospérer et s'y livrer à la culture du sol. Cependant l'exemple de ces Kabyles blonds de l'Auress, de ces représentants de la race caucasienne qui sont établis dans le nord de l'Afrique et s'y maintiennent depuis plus de deux mille ans, celui des Romains qui s'y sont implantés peu de temps après, auraient dû les rassurer sur l'avenir de notre colonie; mais ces exemples étaient oubliés. En présence de tous les faits connus jusqu'à ce jour, écrivait Boudin en 1857, l'acclimatement du Français en Algérie *à l'état d'agriculteur* n'a que la valeur d'une simple hypothèse, en d'autres termes il reste à prouver (1). Les généraux de l'armée partageaient cette défiance, contre laquelle protestait M. de Quatrafages, et l'événement a donné raison au savant. L'assainissement et l'amélioration progressive du sol, la ténacité des colons, l'accroissement progressif du bien-être, ont changé la face des choses. La mortalité a diminué pendant que la natalité augmentait; aujourd'hui le nombre des naissances l'emporte notablement sur celui des décès, et le développement de la population européenne est assuré même en dehors de l'immigration.

En sera-t-il de même des colonies situées sous la zone torride? Il est permis de l'espérer : c'est une question de temps, de prudence et de moyens d'action. Jusqu'ici on n'a fait en matière de colonisation que des essais qui devaient conduire à des désastres. Il est inutile de rappeler ce lugubre passé ; mais il faut qu'il reste à l'état d'expérience, pour qu'on n'ait plus la tentation de recommencer.

L'assainissement des contrées insalubres de la zone torride est une œuvre qui dépasse la puissance des moyens d'action dont nous disposons aujourd'hui ; mais c'est en pareille matière qu'il ne faut jamais désespérer de l'avenir. A la façon dont marchent les sciences et l'industrie, ce qui nous paraît impossible aujourd'hui peut devenir praticable demain. Il faudrait avoir une foi bien robuste dans les progrès scientifiques pour espérer qu'ils permettront d'assainir un jour le globe tout entier, mais la terre est encore si peu habitée que l'Europe pourra, pendant bien des siècles, déverser son excédent de population sur des contrées habitables pour elles. En attendant, il faut se tenir sur la réserve et se persuader que l'acclimatement définitif des races européennes entre les tropiques ne peut pas être l'affaire d'un jour. Les mouvements migratoires, pour aboutir à l'acclimatement, doivent s'opérer de proche en proche et sont l'affaire des siècles. Si les premiers âges du monde nous avaient légué l'histoire de leurs souffrances, elle nous apprendrait ce qu'il a fallu de temps, d'efforts et de sacrifices pour transformer l'Europe et ce qu'a coûté à nos ancêtres l'héritage qu'ils nous ont laissé.

Avec le temps, les changements physiologiques qui préparent l'adap

(1) J.-Ch.-M. Boudin, *Traité de géographie et de statistique médicale*. Paris, 1857, t. II p. 193.

tation de la race au climat s'opèrent peu à peu. C'est sur les générations et non sur les individus qu'ils portent. Coste a prouvé que l'influence du milieu s'exerce surtout sur l'embryon. M. de Quatrefages a montré comment la transformation se fait pour les plantes et pour les animaux dont les générations se succèdent à de bien plus courts intervalles; il est permis de penser qu'il se produit quelque chose d'analogue pour l'espèce humaine et qu'elle est soumise aux mêmes lois.

La stérilité des femmes et la mortalité des enfants diminuent, l'équilibre s'établit peu à peu entre les décès et les naissances, jusqu'au jour où l'avantage reste définitivement à celles-ci. En même temps les aptitudes des émigrés augmentent. Au début, c'était déjà beaucoup que de ne pas mourir; avec les années ils parviennent à se livrer à des occupations sédentaires, plus tard à surveiller les travaux des champs et à la fin à cultiver le sol. Ce point est le plus difficile et c'est cependant la condition *sine qua non* de l'acclimatement. Tant que la race blanche ne pourra se maintenir dans les colonies qu'à la faveur du travail des noirs, ou des Indiens, on ne pourra pas la considérer comme acclimatée.

Il faudra bien des années, des siècles peut-être avant qu'elle atteigne ce but dans les contrées insalubres de la zone torride. Elle gagnera du terrain peu à peu. Déjà les petits blancs cultivent le sol, dans les hauteurs, aux Antilles, comme à Maurice et à la Réunion. Les colons d'Algérie franchissent l'Atlas et vont se fixer à l'entrée du Sahara, à Laghouat, à Géryville et dans d'autres oasis. Les Espagnols se livrent aux travaux des champs à la Havane et dans leurs colonies des mers du Sud. Les Boërs ou Hollandais, repoussés du Cap par les Anglais, sont chasseurs, pasteurs, agriculteurs et résistent sous le ciel de l'Afrique du Sud. Ils étaient 20 000 en 1798, ils sont aujourd'hui 181 000. A côté d'eux vivent les rejetons de l'émigration française qui porta la vigne au Cap et qui la cultive encore (1). Il ne faut donc pas douter de l'avenir de notre race. C'est elle qui a le plus de vitalité, comme nous allons le voir en la comparant aux autres.

II. **Acclimatement des différentes races.** — Des trois grands types admis par Cuvier, le caucasique est celui qui possède la plus grande force d'expansion et dont le domaine géographique est le moins limité. C'est la race conquérante du globe, celle qui tend à l'occuper tout entier. La nature lui a donné des aptitudes en rapport avec cette mission; mais toutes les branches de cette grande famille ne la possèdent pas au même degré.

Il est une race dont le cosmopolitisme est légendaire, c'est la race juive. C'est la seule, dit Boudin, qui ait résolu le problème de l'ubiquité. On la trouve, depuis sa dispersion, répandue sur tous les points de la

____

(1) A. Jousset, *De l'acclimatement et de l'acclimatation, loc. cit.*, p. 399.

terre, vivant au milieu des peuples sans se mélanger avec eux, immuable dans le temps et dans l'espace, conservant partout ses traditions, ses rites, ses traits, ses maladies propres et ses immunités pathologiques, vivant et s'acclimatant sans effort sous toutes les latitudes. Parmi les races européennes, ce sont, avons-nous dit, les populations du midi qui s'adaptent le plus facilement aux nouveaux climats. Les Espagnols ont un privilège pour l'acclimatement dans les pays chauds. C'est la seule race qui ait pu fonder des colonies durables, sous la zone torride, et s'y multiplier en dépit des endémies. A Cuba, d'après Ramon de la Sagra, la population blanche s'est élevée en moins d'un siècle de 96 440 habitants à 793 484. A Porto-Rico, elle a presque doublé en dix ans. Au Pérou, au Chili, au Mexique, on la trouve florissante par son mélange avec l'élément indien. Cette facilité d'adaptation, cette aptitude à se croiser partout avec les indigènes, tient à ce que la race espagnole est une des plus mélangées de l'Europe. C'est, d'après Bertillon, un mélange complexe de plusieurs rameaux indo-européens avec la race primitive ibérienne, avec le rameau syro-arabe, et enfin avec les Maures d'Afrique qui ont possédé l'Espagne pendant plusieurs siècles avec un éclat et une puissance favorables aux croisements.

Les races du nord ont beaucoup plus de peine à s'acclimater dans les régions tropicales. Les Anglais ne peuvent pas s'y habituer. Aux Antilles leurs troupes perdent quatre fois plus de monde qu'en Europe. Dans l'Inde et dans leurs possessions africaines, c'est encore pis. D'un autre côté, la race anglo-saxonne ne se prête pas au croisement avec les races des colonies. Tandis que le mulâtre espagnol est vigoureux et vivace, le métis anglais est débile et sans postérité durable.

Les Allemands ne supportent pas mieux le climat des pays chauds. En Algérie, tandis que les colons d'origine espagnole ont 46 naissances pour 30 décès, les colons allemands ont 56 décès pour 31 naissances. Toutes leurs tentatives de colonisation sous la zone torride ont abouti à des désastres. Il y a une quinzaine d'années, une compagnie transporta mille émigrés allemands au Brésil, et les cantonna à Santa-Leopoldina, à Monitza et à Théodora. En 1874, il ne restait plus qu'une centaine de ces malheureux épuisés par les maladies, manquant de tout et qui attendaient à Bahia leur rapatriement. Les Allemands qui faisaient partie du convoi de 15 000 agriculteurs que Bento-José da Corte transporta à Algoas, en 1874, ont eu le même sort. Ils n'ont pu prospérer que dans la province de Rio-Grande-do-Sul; mais, comme je l'ai expliqué plus haut, ce pays montagneux et salubre n'est pas situé sous la zone torride.

Il est à craindre que cette nation n'éprouve des mécomptes semblables dans les tentatives de colonisation sur les côtes d'Afrique, auxquelles elle se livre en ce moment avec tant d'ardeur.

Les peuples qui habitent le centre de l'Europe tiennent le milieu pour l'aptitude à l'acclimatement dans les pays chauds. L'expérience a confirmé ce que le raisonnement permettait de prévoir.

Les races implantées sur un sol nouveau s'y modifient quelque peu, à la longue, mais elles conservent toujours leur type. Les juifs en fournissent un exemple saisissant. « L'Israélite hollandais, dit Michel Lévy, est gras, spongieux et allongé ; il porte sur toute sa personne le caractère de la prédominance lymphatique ; le juif de l'Algérie a le corps maigre et bien proportionné : la taille plutôt petite que grande, le teint brunâtre, les cheveux noirs, les mouvements agiles et souples ; en un mot il ressemble à son compatriote l'Arabe. Voilà ce qu'a fait le climat. Mais, si vous comparez la physionomie du juif hollandais et du juif africain, la parenté vous frappe. Les mêmes traits dénotent une origine commune. » On peut en dire autant des Américains des États-Unis. Ils ont conservé le type anglais, mais ils sont plus sveltes, plus élancés, plus secs, plus actifs. Les Espagnols du nouveau monde donnent lieu aux mêmes observations. Partout, en un mot, le type se conserve, malgré les modifications légères imprimées par le climat.

Les autres races ne se transplantent pas aussi facilement que la nôtre. Il y a pourtant une exception à faire en faveur des Chinois. Ils sont essentiellement cosmopolites. Ils se sont déjà répandus dans tout l'extrême Orient et ils y jouent le même rôle que les juifs en Occident. A la façon dont se comportent les rares individus de cette race qui sont venus se fixer parmi nous, il est permis de penser que notre climat ne leur est pas défavorable. Celui du nord de la Chine lui ressemble du reste à tous égards. Le Japon s'en rapproche encore davantage, et ses habitants ont une bien plus grande tendance à s'accoutumer à nos mœurs. Ils se trouvent en France comme chez eux et s'y portent admirablement bien. Les enfants de ce pays qui viennent faire leurs études en France s'y développent à merveille.

La race nègre est la moins cosmopolite de toutes. Les noirs transplantés, même dans des pays qui se rapprochent du leur pour la température, y succombent en grand nombre. Ceux du Sennaar ne peuvent pas résister en Égypte. En Algérie, ils meurent dans une proportion considérable, d'après les chiffres produits par Boudin.

Aux Antilles, le chiffre des décès dépasse celui des naissances (1). Il en est de même au Brésil et dans les colonies espagnoles. La population noire, dans les colonies européennes, ne s'est jamais maintenue que par la traite. Celle-ci, dit Moreau de Jonnès, a duré plus de 320 ans et n'a pas tiré d'Afrique moins de 12 millions de noirs (2). Il a fallu cette immigration incessante pour entretenir la population esclave, qui se serait éteinte, sans cette infusion continuelle de sang nouveau.

(1) Voir les statistiques établies par Boudin dans son *Traité de géographie et de statistique médicales*, t. II, p. 203.

(2) Moreau de Jonnès, *Recherches statistiques sur l'esclavage colonial*. Paris, 1842, p. 102.

Les troupes nègres ont, dans toutes les colonies anglaises, une mortalité plus forte que les troupes blanches. Partout, c'est aux maladies de poitrine que cet excès de mortalité est dû. Boudin cite un régiment anglais composé de 1 800 noirs qui fut envoyé en garnison à Gibraltar en 1817. Il fut presque entièrement détruit par la phtisie pulmonaire en moins de quinze mois. Jules Rochard, lorsqu'il était médecin en chef au bagne de Brest, a constaté les ravages que faisait la tuberculisation pulmonaire parmi les nègres qui y étaient détenus. Elle en enlevait environ un cinquième tous les ans.

Cette race ne peut vivre et prospérer que dans l'Afrique intertropicale ; encore y est-elle minée par la guerre de destruction que les peuplades se font entre elles. Elle est menacée par les races européennes qui font effort sur tous les points pour envahir son domaine, en la refoulant vers le centre et vers les parties les moins habitables. Ce sera là son dernier refuge, et les blancs ne chercheront vraisemblablement jamais à l'en chasser.

III. **Colonisation.** — Nous avons vu que la plupart des efforts de colonisation faits par les Européens, dans les régions intertropicales, avaient été dirigés sans tenir compte des lois de l'hygiène, et que c'était à cette cause qu'il fallait attribuer les désastres dont l'histoire de la colonisation fourmille. Aujourd'hui que ces questions ont été bien étudiées, que les précautions à prendre sont connues, il est facile de tracer les règles auxquelles il faut se conformer pour réussir dans les entreprises de ce genre.

Nous n'avons pas à apprécier ici les mobiles qui portent les nations européennes à s'établir dans les contrées équatoriales, ou les intérêts qui les guident ; mais, au point de vue de l'hygiène, il y a une différence capitale à établir. Lorsqu'il s'agit simplement de fonder un comptoir commercial, les traitants qui s'y rendent s'y installent comme ils le peuvent et n'ont qu'à se conformer aux règles d'hygiène individuelle que nous avons tracées plus haut ; mais lorsqu'il est question d'occuper un grand pays, ou d'y établir le régime du protectorat, qu'il faut par conséquent y envoyer des troupes, de nombreux fonctionnaires et les y loger ; quand on veut fonder une colonie pénitentiaire, alors c'est différent.

La première question à traiter est celle de choisir le lieu sur lequel on va l'établir ; jusqu'ici c'est toujours, comme nous l'avons dit, sur le littoral ou à l'embouchure des rivières qu'on s'est établi, au milieu des marécages et sur des terrains d'alluvion. C'est le plus détestable emplacement qu'on puisse choisir. C'est là que les endémies sévisent avec le plus d'intensité, et il faut en éloigner les habitations. Il est difficile de s'écarter du littoral, à cause des relations avec la mère patrie. Les Espagnols l'ont fait cependant dans l'Amérique du Sud. Ils sont allés s'établir, comme le fait observer M. Leroy-Beaulieu, parmi des nations d'Indiens agricoles, sur les plateaux et dans les hautes vallées des Cordillères. Ils ont fondé des villes importantes sur l'Anahuac, sur les plateaux de la Nouvelle-Grenade, de Quito, du Haut-Pérou. Aujourd'hui, avec la facilité des communications, l'intensité des échanges et les habitudes commerciales, il serait bien difficile de s'isoler ainsi; mais, pour peu que le rivage soit insalubre, il ne faut y faire que les établissements indispensables au trafic et à la navigation, et placer les habitations collectives et celles des particuliers sur les hauteurs les plus voisines. Quelque faible que soit l'altitude, les conditions y sont meilleures que près de la plage. L'air y est plus pur, mieux renouvelé, le sol moins humide, les nuits plus fraîches. Dans les villes bâties en amphithéâtre, la différence dans la température entre les habitations situées dans le bas et celles qui sont en haut s'élève parfois pendant la nuit jusqu'à 3 ou 4 degrés.

Les Romains connaissaient les avantages des lieux élevés, ainsi que cela résulte de certains passages de Vitruve et de Tite-Live cités par le docteur Jousset; mais ce sont les Anglais qui en ont fait les premiers bénéficier leurs troupes, d'après les conseils de Lind. Dans presque toutes leurs colonies, les casernes sont situées sur les hauteurs. Les Hollandais les ont imités, comme nous l'avons dit en parlant de Batavia. Nous possédons nous-mêmes quelques camps dans les mêmes conditions.

Il est pourtant des pays où il est impossible de trouver des collines à distance suffisante des centres de population. C'est le cas pour la Cochinchine. Il faudrait aller jusqu'au cap Saint-Jacques, qui est beaucoup trop distant de Saïgon pour qu'on puisse y loger les troupes. Dans ce cas, il faut éloigner les casernes des lieux déclives, des marais, des cours d'eau, drainer avec grand soin le terrain qu'on a choisi, et construire les bâtiments de manière à ce que les chambres occupées par les hommes soient élevées au-dessus d'un petit rez-de-chaussée; les pièces doivent être vastes, percées de larges fenêtres et précédées d'une galerie extérieure pour préserver les hommes qui les habitent des rayons du soleil. De petits pavillons espacés, entourés d'arbres, de bosquets, construits en matériaux légers et couverts en briques, constituent le meilleur mode de casernement. Il est indispensable qu'ils soient munis d'une eau potable abondante et de bonne qualité. Les cuisines, les cabinets d'aisances, les annexes de tout genre doivent être séparés des pavillons d'habitation. Des règles analogues s'appliquent à la construction des hôpitaux militaires.

Il est indispensable de n'envoyer les troupes aux colonies que pendant la belle saison et de ne jamais les relever au moment d'une épidémie, les nouveaux venus ayant beaucoup plus de chances d'en être atteints que les hommes qui viennent d'y accomplir un tour de service.

Les soldats dans les colonies ne doivent pas être vêtus comme en

France. Il est absurde de les envoyer en expédition, sous les tropiques, avec la capote, le pantalon de drap et le képi, comme on l'a fait au Tonkin, lorsque les troupes de l'armée de terre y ont été envoyées pour la première fois. Il est tout aussi nécessaire de leur donner une autre nourriture qu'en France. Du reste, toutes les questions relatives au recrutement et à l'entretien des troupes coloniales seront traitées dans une autre partie de cet ouvrage, ainsi que ce qui concerne les exercices, les expéditions de guerre et le renvoi en Europe des malades et des convalescents.

Les considérations dans lesquelles nous venons d'entrer au sujet du logement et du genre de vie des troupes, sont applicables aux condamnés à la transportation, ainsi qu'aux convois d'émigrants, lorsque l'État ou les compagnies se chargent de pourvoir à leurs besoins.

CHAPITRE IV

PATHOGÉNIE

Par M. Jules Rochard.

ARTICLE I. — ÉTIOLOGIE GÉNÉRALE.

En pathologie, la recherche des causes est la base sur laquelle toutes les études doivent s'appuyer. Les médecins l'ont compris de tout temps et il n'est guère de doctrine médicale qui n'ait été fondée sur un système étiologique. Tous ces édifices se sont écroulés, les uns après les autres, parce qu'ils ne reposaient que sur des vues de l'esprit, que sur des hypothèses sans fondement, dont le temps a fait justice. Il ne pouvait pas en être autrement. La connaissance des causes est la notion la plus difficile à acquérir, dans l'étude des maladies. Elle ne peut être que le produit d'une science très avancée, possédant une méthode sûre et des moyens d'investigation très précis. Les auteurs qui ont tenté de baser leurs classifications sur l'étiologie ne disposaient pas de ces moyens d'action. Ils y ont suppléé à l'aide de leur imagination, et les systèmes qu'ils ont inventés n'ont eu qu'un moment de vogue.

Les esprits sévères, découragés par ces tentatives avortées, se sont alors efforcés de chercher ailleurs un guide moins infidèle. Ils se sont adressés tour à tour à l'anatomie pathologique, à la symptomatologie, pour édifier leurs classifications nosologiques. Ces systèmes artificiels ne peuvent avoir qu'une existence temporaire. Il n'en sera plus question, lorsque la science sera fixée sur les grandes questions d'étiologie dont elle poursuit en ce moment la solution. On reviendra tout naturelle- ment alors à ce dernier point de départ. C'est la voie du progrès, et il vaut mieux y marcher d'un pas lent et réservé que de s'égarer dans des chemins sans issue. Lorsque les sciences sont dans la bonne voie, chaque pas fait en avant se traduit par une application pratique. Les recherches récentes l'ont déjà prouvé. L'étude des maladies parasitaires, celle des intoxications, a conduit à des résultats d'une précision et d'une évidence telle que leur prophylaxie et leur traitement ont été établis du même coup. Je montrerai bientôt tout ce que la recherche des causes a déjà fait pour l'histoire des fléaux qui déciment l'espèce humaine et le jour tout nouveau que ces investigations ont projeté sur des questions jusqu'alors insolubles ; il n'est question en ce moment que de justifier l'ordre que je vais suivre dans l'exposé des faits qui se rapportent à la prophylaxie des maladies. Or, si la pathologie générale peut hésiter encore à adopter l'étiologie comme base unique de ses classifications, l'hygiène n'a pas le choix et ne peut pas en prendre d'autre. Ses progrès récents, l'importance qu'elle a conquise, tiennent précisément aux moyens d'action qui lui ont été fournis par les sciences physiques et surtout par la physiologie expérimentale.

Ceci posé, l'ordre à suivre s'impose de lui-même. En effet, toutes les maladies qui affligent l'espèce humaine ont leur point de départ dans l'homme lui-même, ou dans le monde extérieur ; elles sont la conséquence des influences qu'il subit ou de celles qu'il s'impose ; elles sont son œuvre ou celle de son milieu. De là deux ordres de causes bien distinctes, les unes intrinsèques, les autres extrinsèques (1).

§ 1. — Causes intrinsèques.

Parmi les causes de maladies qui ont leur point de départ dans l'homme lui-même, il en est qu'il apporte en naissant, et d'autres qui se développent avec les années. Il en est qui sont la conséquence de sa constitution, d'autres qui proviennent de son genre de vie, de sa profession, de ses habitudes, de ses excès. Il en est enfin qui prennent leur source dans ses dispositions morales et intellectuelles. Le rôle de l'hygiène et la puissance de son intervention dépendent de la connaissance et de l'appréciation de ces éléments étiologiques ; il est donc indispensable de les passer en revue.

1. **Hérédité.** — L'influence de l'hérédité est aussi puissante dans l'ordre pathologique que dans l'ordre physiologique. De même que les parents lèguent à leurs enfants, avec la ressemblance du visage, certains attributs de vigueur et d'élégance, certaines dispositions morales ou intellectuelles, ils leur transmettent en même temps leurs aptitudes pathologiques, leur disposition à contracter telle ou telle affection. Il ne faut pas confondre avec les maladies héréditaires celles qui surviennent chez le fœtus, alors qu'il fait partie intégrante de l'organisme de la mère, pas plus que celles qu'il contracte en venant au monde et qui ne sont que des faits de contagion directe. « L'hérédité n'est qu'une pré-

---

(1) J'ai emprunté ces deux expressions à M. Hallopeau, qui les a adoptées dans son *Traité élémentaire de pathologie générale*, Paris, 1887, p. 9.

disposition, que la tendance de l'organisme à réaliser, suivant l'opportunité de l'âge et avec le concours de causes occasionnelles, l'affection morbide dont le principe ou la virtualité lui a été communiquée dans l'acte même de la fécondation (1). »

Cette prédisposition n'a rien de fatal ; la réalisation dépend des circonstances, et c'est pour cela que l'hygiène est toute-puissante pour la combattre et pour l'étouffer dans ses germes.

Les prédispositions héréditaires peuvent, comme la ressemblance physique et intellectuelle, provenir de la mère ou du père. Parfois ces influences, lorsqu'elles sont opposées, se font équilibre et se contrebalancent. Un père pléthorique et vigoureux corrige, dans ses enfants, la prédisposition lymphatique qui leur vient de leur mère. Ainsi les mariages qui donnent les meilleurs produits sont ceux dans lesquels les parents présentent des caractères physiologiques opposés. En général, celui des deux facteurs qui imprime le plus fortement son cachet à la descendance est celui qui offre le type le plus accentué. Les influences de même nature au contraire s'ajoutent et s'aggravent par la transmission, c'est pour cela que les mariages consanguins donnent en général de mauvais résultats ; les deux conjoints apportent dans cette union des prédispositions morbides semblables et les enfants en héritent des deux côtés ; mais, dans les familles complètement exemptes de tout vice constitutionnel, les mariages entre parents, entre cousins-germains même, sont sans danger. Les enfants qui naissent de parents complètement sains n'ont rien à craindre de l'hérédité. On en a pour preuve l'intégrité du type dans certaines localités telles que le Portel, près de Boulogne, l'île de Batz en Bretagne et certaines îles d'Ecosse, où depuis des siècles les habitants se marient entre eux et sont presque tous parents.

L'enfant ne subit pas seulement l'influence de son père et de sa mère, il est encore soumis à celle de ses ancêtres. Les maladies diathésiques sautent souvent une génération ; les malformations en franchissent souvent plusieurs. Les unes et les autres peuvent se jeter dans la parenté collatérale, s'attacher à l'un ou l'autre sexe et s'y cantonner d'une façon définitive. Enfin, dans les familles qui ont eu du sang mêlé à leur origine, on voit parfois reparaître tout à coup et après un temps extrêmement long, dans un des enfants, le type de la race inférieure avec laquelle les ancêtres se sont compromis. Il en est de même de la prédisposition à contracter les maladies propres à cette race.

Affections héréditaires. — Elles peuvent intéresser l'économie tout entière ou se limiter à un appareil, à un organe, à un tissu. En tête des premières, il faut placer les diathèses : la tuberculose et la scrofule, l'arthritis et l'herpétisme, le cancer. La phtisie et la goutte sont, comme

____

(1) Michel Lévy, *Traité d'hygiène publique et privée.* Cinquième édition, Paris, 1869, t. I, p. 117.

chacun le sait, héréditaires au premier chef. C'est à leur égard qu'on a constaté la plupart des faits bizarres qui concernent ce mode de transmission, et ce sont elles aussi qui intéressent le plus fortement l'hygiène. La lèpre, la syphilis, le sont également; mais il n'est pas aussi complètement prouvé, en ce qui les concerne, que les enfants n'en ont pas déjà le germe en naissant.

Parmi les prédispositions limitées à un appareil, il faut citer l'hémophilie, cette singulière altération du système circulatoire qui se traduit par des hémorrhagies incoercibles, à l'occasion de la blessure la plus insignifiante et qui est sans contredit la plus héréditaire de toutes les maladies. En dehors de l'hémophilie, certaines hémorrhagies affectent le caractère héréditaire. L'épistaxis, les flux hémorrhoïdaires, sont dans ce cas. L'hémorrhagie cérébrale également. Il est des familles dans lesquelles on meurt d'apoplexie de père en fils. Les affections du système nerveux sont également du nombre de celles où l'hérédité joue un rôle prépondérant : les diverses formes de folie, l'épilepsie, l'hystérie, la chorée, l'éclampsie, la paralysie agitante se transmettent de génération en génération, dans certaines familles, ou dans quelques-unes de leurs branches, d'une manière à peu près fatale. D'après A. Foville, l'influence héréditaire se constate dans un quart des cas de maladie nerveuse. Le rachitisme, le goitre, le crétinisme sont également héréditaires. L'asthme, l'emphysème pulmonaire, les affections du cœur et les maladies calculeuses le sont également, quoiqu'à un moindre degré. Il en est de même de certaines malformations, comme la polydactylie, le bec-de-lièvre, la microcéphalie, l'albinisme, l'hypospadias; c'est dans ce groupe que les faits d'atavisme sont les plus fréquents et les plus incontestables. Enfin il est également des infirmités qui passent des parents aux enfants, comme la surdi-mutité, la myopie, l'astigmatisme, les vices de prononciation.

Les infirmités provenant de lésions accidentelles sont-elles transmissibles? Le fait paraît incontestable, mais il est très exceptionnel. D'après Brown-Sequard, l'épilepsie provoquée par la section de la moelle peut reparaître dans la descendance. Il en serait de même, d'après Westphal, des traumatismes crâniens. On cite encore, comme héréditaires, l'exophtalmie produite par la lésion des corps restiformes; enfin on parle de cicatrices succédant à des blessures qui se sont reproduites chez les enfants. Ces faits, je le répète, sont extrêmement rares. Les blessés, les estropiés nous passent sous les yeux par milliers, et les cas de transmission sont tellement exceptionnels, qu'il faut aller les chercher dans des recueils où ils sont relatés à titre de curiosité. Est-ce à dire qu'une mutilation systématiquement pratiquée chez un peuple depuis son origine, comme la déformation du crâne chez les Caraïbes et la circoncision chez les Israélites, ne peut pas finir par laisser des traces dans la conformation des enfants de cette race? ce serait peut-être trop s'avancer. Hippocrate avait déjà remarqué que les déformations artificielles du crâne se reproduisent dans la descendance. Au dire de Leidesdorf, il n'est pas rare de voir le prépuce manquer ou se montrer rudimentaire chez les enfants de race juive, et Hæckel affirme également que ce repli cutané subit souvent un arrêt de développement chez les peuples sémites et plus particulièrement chez les Maures et les Arabes (1). Il n'y a dans ces faits rien qui soit en désaccord avec les lois de la physiologie.

L'aptitude héréditaire a son opportunité. Chaque âge imprime à l'économie un caractère général qui est en rapport avec telle ou telle altération dont le germe existe en elle ; chaque période de la vie fait prévaloir certains organes et renforce leurs prédispositions morbides. C'est pour cela que les maladies héréditaires évoluent à des âges différents. Les malformations apparaissent tout naturellement dès la naissance, ainsi que les infirmités qui en sont la conséquence. La syphilis héréditaire se montre vers l'âge de cinq ou six mois ; la méningite tuberculeuse dans les premières années de la vie, la scrofule, qui n'est qu'une tuberculose locale, se manifeste dans le cours de la seconde enfance ; la phtisie a son maximum de fréquence de 15 à 25 ans ; la goutte de 30 à 50 ; le cancer de 40 à 60 ; les affections arthritiques se produisent, sous des formes variables, aux différentes époques de la vie. Chez les femmes, les maladies héréditaires évoluent de préférence aux deux époques critiques, la puberté et la ménopause. Chaque âge, dit Michel Lévy, épuise par sa révolution l'opportunité qu'il apporte aux affections héréditaires. S'il passe sans les avoir fait naître, le péril de l'hérédité morbide diminue beaucoup.

Les prédispositions héréditaires ne se manifestent pas toujours dans les enfants sous la forme qu'elles affectaient chez l'ascendant qui les a transmises. Il n'est pas rare de voir le descendant d'un goutteux devenir asthmatique, eczémateux, ou hémorhoïdaire ; d'autres souffrent de migraine, de dyspepsie. Un phtisique donne le jour à des enfants scrofuleux, etc. On a souvent exagéré cette puissance de transformation des diathèses. La syphilis a surtout passé à une certaine époque pour un véritable protée. Ch. Bœrsch s'est efforcé de rattacher au virus vénérien le cancer, la tuberculose et l'herpétisme. Yvarren considère certaines formes d'épilepsie et de névrose comme des faits de syphilis dégénérée ; d'autres ont mis, sur le compte de cette dernière affection, des maladies gastro-intestinales, des hépatites, etc. Il est hors de doute que les manifestations de la syphilis sont beaucoup plus variées qu'on ne le pensait autrefois ; mais il est douteux qu'elles puissent toutes se transmettre à l'état héréditaire, et, quant aux diathèses elles-mêmes, on est d'autant plus éloigné aujourd'hui de croire à leurs transformations, qu'on a plus

____

(1) H. Hallopeau, *Traité élémentaire de pathologie générale.* loc. cit., p. 15.

de raisons de croire qu'elles sont les résultats de l'évolution, au sein de l'économie, de micro-organismes différents pour chacune d'elles et absolument incapables de se métamorphoser les uns dans les autres. Cette question sera traitée dans l'article suivant.

Prophylaxie. — Les prédispositions morbides nées de l'hérédité n'ont rien de fatal, ai-je dit. S'il en était autrement, comme les maladies héréditaires se développent également chez des individus qui n'en ont pas reçu le germe en naissant, l'humanité tout entière finirait par en devenir la proie ; mais un grand nombre d'enfants y échappent, soit parce que la constitution saine de l'un des parents l'emporte sur les dispositions morbides de l'autre, soit parce que l'hygiène parvient à triompher de. cette imminence morbide et à modifier la constitution des enfants menacés.

La nature du reste combat avec l'hygiène pour rétablir l'état normal. La force réparatrice qu'elle déploie dans l'individu, elle la manifeste en faveur de l'espèce. Les générations nouvelles subissent une sorte d'attraction qui les ramène au type normal, en faisant disparaître les déviations de ce type créées par l'hérédité, aussi bien que celles que fait naître le mélange des races. Les espèces animales, quelque variées que soient les différences que la civilisation y a introduites, retournent au type primitif et fondamental, lorsqu'on les abandonne à elles-mêmes. Il en est de même pour l'homme. Lorsque le mélange d'un sang étranger s'est fait à faible dose, toute trace en disparaît complètement au bout de quelques générations. Il en est de même pour les prédispositions héréditaires ; mais il est plus difficile de l'observer chez l'homme, à cause de la variété des croisements et surtout parce qu'on les abandonne rarement à elles-mêmes et que l'hygiène intervient le plus souvent pour les prévenir ou pour les faire disparaître. Ce résultat sera bien plus promptement atteint, et d'une manière bien plus sûre, lorsque sa voix sera plus écoutée, lorsqu'on la consultera plus souvent pour les mariages, pour l'éducation des enfants et pour la conduite générale de la vie.

C'est ce qui ne peut manquer d'arriver lorsque les populations seront éclairées sur l'importance des services que l'hygiène peut leur rendre. Elles y seront amenées par la vulgarisation des connaissances que nous nous efforçons de répandre. Pour le moment, nos conseils sont rarement réclamés et plus rarement suivis. C'est surtout lorsqu'il s'agit de mariage que les parents, même dans les classes élevées, montrent peu de dispositions à y recourir. On s'occupe d'abord de la question de fortune, puis de la position et des relations de la famille à laquelle on veut s'allier. On tient un certain compte des qualités physiques et morales des futurs époux ; mais quant à la santé, aux antécédents pathologiques, à l'âge où les ascendants sont morts, aux maladies qui les ont enlevés et aux prédispositions morbides qui existent dans la famille, c'est à peine si l'on y songe. Lorsqu'on prend quelques informations à ce sujet, c'est pour l'acquit de sa conscience et avec l'intention de passer outre, si les autres conditions sont remplies. On s'expose ainsi de gaieté de cœur et de part et d'autre aux plus cruels chagrins. Ce ne sont pas seulement les mariages consanguins qui sont féconds en désastres, ce sont encore les unions dans lesquelles l'un des facteurs est prédisposé, par sa naissance, à quelques-unes des redoutables diathèses dont j'ai parlé plus haut. La phtisie et l'aliénation mentale à elles seules devraient suffire pour épouvanter les parents.

Il n'est pas de pire destin que celui d'un jeune ménage dans lequel une de ces terribles maladies vient à éclater. Pour celui des deux époux qui en a apporté le germe, c'est la mort ou la séquestration dans un asile à brève échéance, car le mariage hâte le plus souvent l'évolution de ces diathèses ; pour l'autre c'est la vie de garde-malade, pendant des années, c'est la douleur de voir s'éteindre entre ses bras une existence qui devait, dans ses prévisions, durer autant que la sienne; c'est l'appréhension constante, toujours en éveil, de voir éclater, d'un instant à l'autre, chez l'un des enfants nés du mariage, la formidable maladie dont ils ont tous apporté la prédisposition en naissant. Je ne crois pas qu'il y ait au monde de situation plus cruelle que celle-là.

C'est aux médecins qu'incombe le devoir d'éclairer les familles. Ils doivent apporter, dans cette mission délicate, le tact et la réserve qu'elle comporte ; mais s'abstenir en pareil cas, c'est encourir une grave responsabilité et s'exposer dans l'avenir à des reproches mérités de la part des parents. Il ne faut pas craindre, en pareille circontance, de prendre les devants et d'exprimer son avis, même alors qu'on ne le demande pas. Les familles, en choisissant un médecin, lui donnent, par ce seul fait, le mandat de les prévenir et de les diriger dans tout ce qui concerne la santé de leurs membres. Quant aux précautions à prendre pour ne pas jeter l'alarme, quant au choix du moment où l'intervention peut être utile, c'est une affaire de tact, et rien de plus.

L'âge des conjoints doit également entrer en ligne de compte. Lorsqu'ils sont trop jeunes, ils lèguent à leur descendance un caractère de débilité générale que favorise l'explosion ultérieure des maux héréditaires. En général, dans les familles, les premiers-nés sont plus délicats que les autres, et les instituteurs ont constaté, depuis longtemps, la supériorité intellectuelle des cadets sur les aînés. Il est évident que cette règle comporte de nombreuses exceptions et qu'elle se vérifie surtout dans les trop jeunes ménages.

Lorsque les parents sont trop âgés, les enfants ont l'air vieillot. Ils n'ont pas la vivacité, la gaieté de leur âge; ils sont prédisposés au rachitisme, à la phtisie, sans que leurs parents en soient atteints. Une grande disproportion d'âge entre les époux est également préjudiciable. « De semblables mariages, dit Michel Lévy, sont une véritable infraction aux bonnes conditions de la procréation humaine. Quand la cupidité conduit une jeune fille dans le lit d'un vieillard, la nature s'indigne, l'intérêt de l'espèce est sacrifié aux passions de l'individu; c'est un scandale physiologique; mais la loi civile le protège, et la société n'a pour le punir que le mépris et le ridicule (1). »

Lorsque le médecin n'a pas pu prévenir ces unions formées à l'encontre des lois de l'hygiène, il lui reste à les combattre, dans les enfants issus de pareils mariages. S'il s'agit d'une prédisposition à la phtisie chez la jeune mère, on lui interdira l'allaitement, et on fera choix d'une nourrice robuste, complètement indemne de tout vice constitutionnel. De quelque côté que vienne la menace, l'enfant que guette la tuberculose sera élevé dans des conditions de climat et d'éducation propres à renforcer sa constitution. Lorsqu'il s'agit d'une de ces grandes névroses dont j'ai parlé plus haut, on s'efforcera de développer l'appareil musculaire aux dépens du système nerveux, et d'épargner au jeune sujet les impressions morales trop vives ainsi que l'excès du travail intellectuel. Les exercices physiques, les bains de mer, l'hydrothérapie, l'habitation à la campagne, sont particulièrement indiqués en pareil cas. Si l'hérédité dépend d'un virus, le médecin guettera avec sollicitude l'apparition du premier symptôme pour le combattre par des moyens appropriés; mais on a renoncé aujourd'hui à déployer, dans ces cas, tout l'appareil d'une thérapeutique préventive. L'usage banal des amers, des antiscorbutiques, des martiaux, a fait place à l'emploi des moyens hygiéniques dont l'action est bien autrement puissante.

Lorsque le moment est venu pour le jeune homme d'adopter une carrière, l'hygiène doit encore le guider dans son choix. Il en est de tellement rudes qu'on ne peut songer à les adopter que lorsqu'on est exempt de tout vice héréditaire; les carrières militaires sont dans ce cas. J'ai eu l'occasion de montrer, il y a de longues années, à quel point les professions maritimes sont fatales aux tuberculeux (2). Depuis cette époque, j'en ai recueilli de nouvelles preuves, et je suis plus que jamais convaincu que cette carrière doit être interdite aux jeunes gens menacés de phtisie. C'est souvent à la profession des ascendants qu'il faut attribuer le principe héréditaire que l'enfant a reçu en naissant; il est dans ce cas nécessaire d'imprimer à son existence une autre direction.

Je pourrais multiplier ces exemples, mais ceux que j'ai cités suffiront pour montrer ce que peut l'hygiène pour combattre les prédispositions héréditaires. On opère parfois, de cette façon, de véritables transformations. Des enfants nés de parents débiles, de constitution suspecte, chétifs eux-mêmes à la naissance et languissants pendant les premières

---

(1) Michel Lévy, *Traité d'hygiène publique et privée*, 1869, t, 1, p. 124.
(2) Jules Rochard, *De l'influence de la navigation et des pays chauds sur la marche de la phthisie pulmonaire.* Ouvrage couronné par l'Académie de médecine (*Mémoires de l'Académie de médecine*, t. XX).

années, deviennent souvent, sous l'influence d'une éducation bien dirigée, des hommes robustes, solides, chez lesquels tout germe héréditaire a disparu et qui donnent le jour à des enfants indemnes, comme eux, de tout vice constitutionnel. Bien que l'espèce humaine ne soit pas aussi malléable que les espèces animales qu'on peut pétrir à volonté par les croisements et l'alimentation, elle est cependant beaucoup plus docile qu'on ne croit à l'action des modificateurs hygiéniques longtemps continués ; malheureusement ces puissants moyens d'action ne sont applicables que dans des conditions d'aisance qu'il n'est pas donné à tous les parents de réaliser. C'est encore à l'hygiène qu'il appartient de les mettre à leur portée, en accroissant, comme elle peut le faire, la somme de bien-être dévolue aux classes inférieures de la société.

II. **Tempérament. Idiosyncrasie. Constitution.** — L'hygiène n'attache pas, de nos jours, à la question des tempéraments la même importance qu'autrefois. Cela tient à ce que les considérations de ce genre concernent presque exclusivement l'individu et que c'est la santé des masses qui nous préoccupe surtout aujourd'hui. Toutefois, sans donner à ce sujet la place prépondérante qu'on lui attribuait dans les traités d'hygiène demeurés classiques, il est indispensable d'en parler dans un ouvrage comme celui-ci et de commencer par.quelques définitions.

Dans le langage des écoles, le *tempérament*, l'*idiosyncrasie* et la *constitution* sont trois choses différentes. Le *tempérament* est l'expression particulière de la prédominance d'un des systèmes généraux de l'économie. L'*idiosyncrasie* est déterminée par la prépondérance d'un appareil ou d'un organe en particulier ; la *constitution* est la résultante de toutes les influences qui peuvent agir sur l'individu. C'est la formule de son organisation. « L'idiosyncrasie, dit Michel Lévy, compare entre eux les organes, le tempérament, les systèmes généraux, la constitution, les individus (1). » Ces distinctions nous paraissent un peu subtiles aujourd'hui ; nous ne comprenons pas très bien surtout l'utilité qu'on peut en tirer dans la pratique ; mais il faut les connaître, ne fût-ce que pour comprendre les anciens hygiénistes qui nous ont légué sur ce sujet d'admirables dissertations.

Tempéraments. — L'idée des tempéraments remonte aux origines mêmes de la médecine. Elle occupait une grande place dans la doctrine galénique, et rentrait dans le plan ingénieusement conçu par le médecin de Pergame. Il avait, comme on le sait, soumis à la loi des nombres toutes les données de la science d'alors, et les quatre tempéraments correspondaient aux quatre humeurs, aux quatre qualités, aux quatre saisons, aux quatre âges de la vie et enfin aux quatre éléments, qui dominaient tout cet édifice artificiel, mais gracieux. Cette doctrine nous est parvenue à travers les âges et les discussions des écoles,

(1) Michel Lévy, *Traité d'hygiène publique et privée*, 1869, t. I, p. 186.

ayant laissé quelques-uns de ses lambeaux aux ronces du chemin, mais conservant encore un fond incontestable de vérité, en ce qui concerne les tempéraments.

Il est évident, en effet, qu'il existe entre les individus des différences fondamentales dans les attributs extérieurs,. dans les fonctions ainsi que dans les aptitudes morbides. Les plus prononcées sont celles qui tiennent à la race, à l'âge et au sexe ; mais, dans un même pays, les hommes et les femmes du même âge ne se ressemblent pas sous le triple rapport indiqué plus haut, et les différences les plus importantes sont celles que crée la prédominance des grands systèmes de l'économie, ainsi que l'établit la doctrine classique.

Aujourd'hui, on n'admet plus que les trois tempéraments établis par Bégin, à savoir : le sanguin, le nerveux et le lymphatique. Il leur a assigné les caractères suivants :

Le tempérament *sanguin* se fait remarquer par l'activité de l'hématose, le développement et l'énergie des poumons et du cœur, l'abondance et la richesse des réseaux capillaires rouges dans toutes les parties du corps, une disposition remarquable aux inflammations et aux hémorrhagies, la mobilité et l'impressionnabilité du système sanguin. Les personnes chez lesquelles cet élément prédomine jouissent de la plénitude de la vie (1). Toutes leurs fonctions s'exécutent avec aisance. Leur respiration est large et profonde, la sanguification active, la digestion facile, l'assimilation prompte, l'innervation bien ordonnée, les mouvements libres et réguliers. Il n'est point de variété organique où l'on observe plus d'harmonie dans les fonctions, une proportion plus juste dans le développement des parties, dans l'ensemble de l'économie, un cachet plus heureux de force et de santé. Le moral se ressent nécessairement de ces conditions physiques : la gaieté de l'esprit, la vivacité de la pensée, la mobilité de l'imagination, le courage et l'inconstance, plus de pétulance que de profondeur, tel est l'apanage de ces organisations brillantes (2).

Les maladies qui dominent chez ces sujets heureusement doués sont aiguës et franches. Les fièvres à marche rapide, les phlegmasies et les hémorrhagies dominent dans le cadre nosologique qui leur est propre. Chez ces malades privilégiés, la nature fait souvent les frais de la guérison, en provoquant des phénomènes critiques suivis d'une détente soudaine et d'une convalescence prompte. Lorsque l'art est obligé d'intervenir, il trouve chez eux de puissantes ressources. C'est la forme de tempérament la plus heureuse et celle qui réclame le moins impérieusement les secours de l'hygiène prophylactique. Il n'y a qu'à protéger les individus qui en sont doués, contre l'abus qu'ils peuvent faire de leurs heureuses qualités, contre la pléthore ou l'obésité, qui sont les

(1) Bégin, *Physiologie pathologique*, t. I, p. 44.
(2) Michel Lévy, *loc. cit.*, t. I, p. 54.

deux écucils de ces natures privilégiées. La sobriété et les exercices physiques sont les meilleurs moyens de lutter avec efficacité contre ces tendances qui s'accusent surtout dans l'âge mûr.

Le tempérament *nerveux* est caractérisé par la prédominance du système dont il a pris le nom, par la vivacité des impressions, la mobilité du caractère, une susceptibilité presque maladive, jointe en général à une intelligence développée. Chez les personnes ainsi faites, il y a une disproportion constante entre les sensations et la cause qui les produit. Les moindres impressions déterminent un long ébranlement. Tout leur est souffrance ou plaisir, et c'est la souffrance qui domine. Ce tempérament se traduit au dehors par la maigreur, la gracilité des formes, l'expression mobile et tourmentée du visage. Il n'en est pas qui confine de plus près à l'état maladif. Les personnes qui en sont affligées sont sur la pente de toutes les névroses et le nervosisme prédomine dans toutes les maladies dont elles sont atteintes; mais elles déploient, dans l'état pathologique, une force de résistance que leur apparence chétive ne permettrait pas de supposer. Les gens nerveux supportent souvent mieux les fatigues, les privations, les chagrins, les souffrances, que les représentants les plus robustes du tempérament sanguin; on les voit parfois déployer dans les épidémies, dans les situations terribles que la guerre fait naître, une énergie morale et physique qu'on ne s'attendait pas à trouver chez eux. Les médecins militaires connaissent le prix de ces organisations qui se raidissent contre les obstacles et que rien n'abat, parce que la force d'âme et la volonté remplacent chez elles la vigueur musculaire que la nature leur a refusée.

Cette forme de tempérament, parfois héréditaire, plus souvent acquise, tend à prédominer de plus en plus au sein des civilisations avancées. Elle est fille de la richesse, du luxe et de l'exagération du bien-être. Elle est la conséquence d'une existence trop raffinée, trop sédentaire, de l'inaction, du défaut d'exercice et de l'abus des sensations vives. Pour toutes ces causes, elle est tributaire de l'hygiène au premier chef. La vie au grand air, la campagne, les exercices physiques, l'hydrothérapie, les bains de mer, une vie absolument contraire à celle que je viens d'esquisser en un mot, transforment ces organisations avec une facilité dont on est souvent surpris, à la condition d'agir chez des sujets jeunes et de pouvoir sans entraves les soumettre au régime qui leur convient. Ces considérations seront longuement développées dans le livre consacré à l'hygiène infantile et scolaire.

Le tempérament *lymphatique* est le plus mal défini et celui qui a soulevé le plus de controverses. Il consiste, d'après Bégin, dans la prédominance de développement, de vitalité et d'action de tous les tissus pénétrés par des liquides non sanguins et de tous les organes qui forment ces liquides. Cette définition, à laquelle on pourrait reprocher de ne pas être rigoureusement physiologique, exprime assez bien la pensée générale. C'est ainsi que la plupart des médecins comprennent la formule organique qui a pour attributs extérieurs la finesse et la pâleur de la peau, un teint blafard, quelquefois d'un blanc mat, des chairs molles, froides et comme abreuvées de sérosité, des cheveux roux, blonds ou châtains clairs, des yeux bleus, une taille souvent élevée, des articulations et des extrémités volumineuses. Les lymphatiques ont les muqueuses peu colorées, les dents bleuâtres et souvent cariées, les amygdales volumineuses, les sécrétions abondantes, une allure lente, une tendance à l'inaction, peu d'énergie morale, peu d'activité intellectuelle. En résumé, des organes mous et peu impressionnables, des actions lentes, peu de mouvement et peu de chaleur, tels sont les signes de cette ingrate variété d'organisation. Ce tempérament, très commun dans certaines localités, est, dit Michel Lévy, un type inférieur qui dénonce une décadence, et la cause de cette décadence est dans les eaux, les airs et les lieux, plus souvent encore dans l'homme ou dans la société.

Les maladies auxquelles prédispose le tempérament lymphatique sont surtout des affections chroniques. Le lymphatisme confine à la scrofule et à ses nombreuses manifestations. Il constitue un terrain de culture de premier ordre pour les parasites cutanés comme pour les microbes, et notamment pour le bacille de la tuberculose. Il passe pour conduire au rachitisme, mais le fait ne me paraît pas aussi bien démontré.

C'est contre les prédispositions créées par ce tempérament que les ressources de l'hygiène sont le plus souvent invoquées. L'habitation d'un climat sec, franc et modérément chaud, et surtout celui des plages maritimes bien situées, les bains de mer et les bains d'air, l'exercice au grand air, une nourriture tonique et réparatrice, sont les moyens les plus efficaces auxquels on puisse recourir ; malheureusement ils sont souvent inapplicables. Le lymphatisme règne surtout dans les lieux bas et humides, dans les habitations malsaines et encombrées, il se développe au sein des familles pauvres, dans les quartiers insalubres des grandes villes, partout où l'air, la lumière ne pénètrent pas. C'est là son domaine privilégié, et il ne dépend pas toujours de l'hygiène de l'en faire sortir.

Les trois formes de tempérament que je viens d'esquisser ne sont pas des types de fantaisie ; il est rare pourtant de les rencontrer dans leur pureté classique. Le tempérament sanguin surtout ne se montre pas souvent dans son idéale beauté ; il est plus commun de trouver sur sa route des exemples des deux autres, du tempérament nerveux surtout, qui domine chez les femmes des classes riches.

Quoi qu'il en soit, l'association des tempéraments est le fait le plus ordinaire, soit qu'elle provienne d'une disposition héréditaire, soit qu'elle résulte du genre de vie ou des influences extérieures. Les formes complexes de la santé qui s'observent le plus fréquemment sont celles qui résultent de l'union du tempérament lymphatique avec le sanguin ou le nerveux. La première de ces associations constitue pour ainsi dire le fond organique de certaines populations du nord de l'Europe. La Normandie et l'Alsace en offrent de nombreux exemples; chez elles pourtant c'est l'élément sanguin qui domine, tandis que chez les Flamands, les Belges, les Anglais, c'est l'élément lymphatique qui l'emporte. C'est lui qui constitue l'élément primitif fondamental; c'est l'hygiène, l'alimentation forte et réparatrice, les exercices physiques, qui ont développé l'autre. La prédominance simultanée des systèmes lymphatique et nerveux ne s'observe guère que chez les femmes. On rencontre souvent dans le monde des femmes remarquables par leur embonpoint et leur fraîcheur, qui, sous l'apparence de la mollesse et de l'apathie, cachent une extrême impressionnabilité, une nature capricieuse, sentimentale jusqu'au spasme, irritable jusqu'à la convulsion.

L'association du tempérament nerveux avec le sanguin se rencontre plus souvent chez les populations méridionales. Les Dauphinois, les Basques, les Béarnais, dont la souplesse, l'agilité, la vigueur sont à bon droit renommées, offrent souvent ce type privilégié.

Idiosyncrasies. — Il serait facile de multiplier à l'infini les combinaisons de ce genre et de disserter sur les résultats qui en découlent; mais ce serait sans profit pour l'hygiène. Ces considérations, d'un ordre exclusivement médical, intéressent surtout la thérapeutique, car c'est dans l'état de maladie qu'elles trouvent leur application. On peut en dire autant des idiosyncrasies, aussi ne m'y arrêterai-je pas longtemps. La prédominance d'un appareil ou d'un organe, tant qu'elle ne dépasse pas la mesure physiologique, ne présente pas d'indications bien précises, et quand elle a franchi cette limite, c'est la thérapeutique que cela regarde.

Les idiosyncrasies *génitale, digestive, thoracique, musculaire, hépatique,* auxquelles les ouvrages d'hygiène consacrent de longs développements, seraient mieux à leur place dans les traités de pathologie.

Constitution. — La constitution, ai-je dit, est la résultante de toutes les influences qui peuvent agir sur l'organisme. Elle est essentiellement individuelle et ne saurait par conséquent prêter à des considérations hygiéniques de quelque intérêt. Sa formule se traduit par un résultat sommaire, c'est la somme de force que possède l'individu. « La force, dit Michel Lévy, n'est pas une abstraction, une entité ontologique, elle est la résultante de toutes les actions qui s'exécutent dans l'économie. Comme la force du pouvoir social réside dans le concours de chacun de ses agents et dans l'observation des lois du pays, la force organique est dans la régularité des actes dont se compose chaque fonction, dans l'harmonie des fonctions entre elles, elle est dans la spontanéité, le concert et la stabilité de tous les mouvements par lesquels la vie se manifeste, quand l'organisation obéit aux lois physiologiques (1). L'éminent hygiéniste, partant de cette donnée, passe en revue les rapports de la force avec les tempéraments, les idiosyncrasies, l'hérédité, l'âge, le sexe, la taille, le poids du corps, etc., etc. Malgré tout le plaisir que j'ai ressenti, en relisant ces belles pages, je ne suivrai pas le brillant écrivain sur un terrain qui n'est pas le mien. Les considérations qui intéressent l'hygiène, dans ce long chapitre, trouveront leur place dans les livres qui suivront celui-ci.

III. **Ages.** — Tout ce qui existe subit la loi du mouvement et passe à travers une série ininterrompue de mutations d'une période initiale à une période de terminaison. Tout naît, se développe, meurt, depuis les mondes dont l'existence se mesure par des myriades de siècles, jusqu'aux infiniment petits dont la vie ne dure parfois que quelques heures. Pour l'organisme animal il n'y a ni halte ni repos. Depuis l'instant de la conception jusqu'au moment de la mort, il ne cesse de se modifier, de subir les influences extérieures et, dans l'homme, ces mutations incessantes sont plus prononcées que chez les êtres qui viennent après lui dans la série animale. Son organisme ne se maintient que par des échanges continuels avec le monde extérieur; il subit une perpétuelle métamorphose.

Dans cette évolution les changements s'enchaînent, se succèdent dans un ordre régulier, à l'aide de transitions insensibles, et cependant, lorsqu'on observe le même individu à de longs intervalles, on constate chez lui des différences considérables. Les phases successives que traverse l'organisme ont permis de diviser l'existence en un certain nombre de périodes qu'on désigne sous le nom d'âges.

Comme ces divisions sont essentiellement arbitraires, on a dû nécessairement en proposer un grand nombre. Celle qui me paraît la plus simple et la plus pratique est celle de Daubenton (2), qui a été adoptée par M. Lévy. Elle comprend : 1° l'enfance, qui s'étend de la naissance à la puberté; 2° l'adolescence, qui se prolonge jusqu'à 20 ans ; 3° la jeunesse, qui va de 20 à 30 ans ; 4° l'âge viril, qui dure jusqu'à 45 ans; 5° l'âge de retour qui finit à 60 ou 65 ans; 6° enfin la vieillesse, qui s'étend jusqu'au terme de la vie. Il serait bon d'y joindre la vie intra-utérine, à l'exemple de M. Hallopeau, sous le nom de période embryonnaire et fœtale. Sauf cette dernière, dont la naissance marque très nettement la fin, les périodes qui constituent les âges ne sont séparées par aucune ligne de démarcation tranchée. Il n'y a que dans l'existence de la femme qu'on trouve deux époques à peu près fixes, la puberté et la ménopause, qui sont signalées, la première par l'apparition des règles et la seconde par leur disparition.

En réalité, l'existence humaine ne comporte que deux phases, l'une

(1) Michel Lévy, *loc. cit.*, t. I, p. 1886.
(2) Daubenton, *Leçons professées aux écoles normales*, t. VIII, p. 284.

d'accroissement, l'autre de déclin. Aussitôt qu'elle cesse de gagner, elle commence à perdre ; mais le moment de l'apogée n'est pas le même pour toutes les fonctions.

Dans l'ordre moral, comme dans l'ordre physique, les facultés ne commencent pas à décliner au même moment. L'agilité, la souplesse, l'élasticité des mouvements commencent à diminuer avant la force musculaire et la résistance à la fatigue ; la vue s'affaiblit d'une manière normale, avant les autres sens. Les fonctions organiques présentent les mêmes différences. Dans l'ordre moral, la mémoire, l'imagination, la puissance d'assimiler des connaissances nouvelles ne sont jamais plus brillantes que dans la jeunesse, tandis que le raisonnement, la sûreté du jugement, la juste appréciation des hommes et des choses, l'habileté à gouverner sa vie, sont les attributs de l'âge mûr.

Tous les hommes n'arrivent pas à leur apogée au même moment. Il en est qui déclinent déjà alors que d'autres sont encore dans la période ascensionnelle. Il y a des vieillards de trente ans, comme il y a de jeunes sexagénaires. L'heureuse faculté de conserver ses aptitudes jusqu'à un âge avancé est avant tout héréditaire, comme la longévité. Il y a des hommes qui apportent en naissant une force de résistance qui leur permet de passer impunément à travers toutes les épreuves, de se relever de toutes les secousses. L'étoffe dont ils sont faits est solide et leur trempe morale est de bonne qualité, comme son enveloppe. D'autres au contraire fléchissent au moindre choc et se relèvent difficilement. La maladie, la fatigue, les chagrins laissent une empreinte définitive sur leur organisme sans résistance. Ils arrivent prématurément à la vieillesse alors même que la vie leur a été facile, et que les épreuves leur ont été épargnées. Ces deux types extrêmes sont rares : pour la majorité des hommes, il y a un fond de vie à peu près le même, et il dépend de chacun de le gaspiller ou de s'en montrer économe.

Chaque âge a ses aptitudes fonctionnelles, ses prédispositions morbides et ses maladies. Chaque période de la vie change les conditions du conflit de l'organisme avec le monde extérieur, fait prédominer tel ou tel système, tel ou tel appareil et prédispose aux maladies qui leur sont propres. L'activité fonctionnelle et les aptitudes morbides changent avec l'âge. Dans l'enfance, elles se portent vers la tête ; dans la jeunesse vers la poitrine, dans l'âge mûr et la vieillesse vers l'abdomen.

Vie intra-utérine. — La période embryonnaire et fœtale est celle pendant laquelle l'activité organique est à son summum, où les transformations sont incessantes, où la moindre perturbation peut être fatale. C'est l'époque où se produisent les arrêts de développement et les malformations, où les prédispositions héréditaires se préparent.

Les maladies infectieuses dont la mère est atteinte se communiquent souvent au fœtus. Bien qu'il n'y ait pas entre eux de communications vasculaires directes, les germes des affections contagieuses passent de l'une à l'autre à travers les parois des vaisseaux utéro-placentaires. On en a la preuve clinique pour la syphilis et la variole ; les expériences de MM. Strauss et Chamberland en ont fourni la démonstration pour le charbon, le choléra des poules et la bactéridie expérimentale (1).

La protection de l'enfant dans le sein de sa mère s'exerce par l'intermédiaire de celle-ci, à la faveur d'un ensemble de précautions et de soins qui seront indiqués dans le livre consacré à l'hygiène infantile.

Enfance. — Cet âge est à l'abri des transformations incessantes qui signalent les premiers mois de la vie intra-utérine ; mais c'est la période de la vie où l'activité plastique est au summum, où l'organisme se développe avec le plus de puissance. De la naissance jusqu'à l'adolescence, la nutrition s'exerce avec une énergie et une exubérance qui diminuent déjà dans la jeunesse et baissent encore davantage pendant l'âge mûr. Cette période est caractérisée par la prépondérance de l'appareil vasculaire à sang rouge, l'activité de l'hématose, l'accroissement de tous les organes, le jeu facile de toutes les fonctions ; mais en raison même de cet excès de vie, l'impressionnabilité des appareils est excessive et donne aux maladies une prise facile.

Le premier conflit du nouveau-né avec le monde extérieur commence la série des épreuves que lui réserve la vie. Impressionnable au froid et à toutes les influences de ce milieu nouveau, il a si peu de forces pour les supporter qu'il subit, pendant les premiers jours qui suivent la naissance, une mortalité excessive ; il a tellement besoin de soins que cette mortalité peut diminuer de soixante ou quatre-vingt pour cent, lorsqu'il est l'objet d'une sollicitude éclairée. Cette phase dangereuse a pour limite le moment où les changements qui marquent le passage de la vie fœtale à la vie extra-utérine sont accomplis. Elle ne dure qu'un mois environ ; elle tient par conséquent bien peu de place dans l'évolution de l'individu ; mais elle a une pathologie spéciale, et les affections peu nombreuses qui en signalent le cours sont meurtrières au plus haut degré. Cette première épreuve subie, les chances de mort de l'enfant vont en diminuant jusqu'à l'adolescence, bien qu'il traverse pendant cette période des phases dangereuses et qui réclament une attention spéciale et des soins particuliers.

Les transformations subies par l'organisme, pendant cette première période de la vie indépendante, ont conduit les hygiénistes à y établir des subdivisions. Hallé a adopté les suivantes : la première enfance (*infantia*), qui s'étend de la naissance à la seconde dentition, c'est-à-dire de 1 à 7 ans en moyenne ; la seconde enfance (*pueritia*), qui s'étend jusqu'à la puberté, c'est-à-dire de 7 ans à 13 ou 15.

(1) Strauss et Chamberland, *Passage de la bactéridie charbonneuse de la mère au fœtus.* — *Recherches sur la transmission des maladies charbonneuses de la mère au fœtus* (*Bulletin de la Société de biologie*, 1882).

La première rencontre à son début deux écueils, l'allaitement et le sevrage ; deux maladies spéciales, l'athrepsie et la diarrhée infantile. Viennent ensuite les épreuves de la première dentition, qui se succèdent et se renouvellent à intervalles irréguliers, avec les accidents qui les accompagnent, la douleur, l'agacement, le prurit gingival, les troubles digestifs, l'insomnie, et parfois les convulsions. Cette période est également celle où les affections aiguës des voies respiratoires et la diphtérie sont le plus à redouter, où le rachitisme apparaît, où les affections vermineuses se montrent. Les premières manifestations de la tuberculose se manifestent alors, sous forme de méningite tuberculeuse et de carreau. Enfin cette période est exposée, comme la suivante, aux fièvres éruptives et à la coqueluche.

La seconde enfance est beaucoup moins difficile à traverser. Les plus grands dangers sont passés et les transformations les plus importantes sont effectuées. La seconde dentition s'accomplit presque toujours sans orages : la diphtérie est plus rare, ainsi que les maladies dites de l'enfance ; mais la tuberculose commence à évoluer. C'est l'âge des épistaxis et de la chorée. Quoi qu'il en soit, la mortalité pendant cette période de la vie n'est pas plus considérable que durant le cours de la suivante.

Adolescence. — La puberté est signalée par l'entrée en fonction de l'appareil génital, jusqu'alors rudimentaire et silencieux. C'est la dernière des transformations importantes que subit l'organisme dans sa marche ascendante. C'est une sorte d'explosion. Quelques mois ont suffi à la nature pour imprimer au corps l'énergie et la vitalité que réclame la reproduction. Dans les deux sexes, cette aptitude nouvelle se traduit par une croissance plus rapide, par l'élargissement du thorax, un changement notable dans la physionomie et l'apparition des poils du pubis. Chez l'adolescent, le duvet fait place à la barbe, les cheveux brunissent, le larynx se développe, la glotte s'élargit, s'allonge, la voix mue et prend ce caractère incertain, ces intonations fausses qui servent de transition entre le timbre de l'enfance et celui de l'âge mûr et à la suite de laquelle elle a baissé d'une octave. En même temps les organes génitaux augmentent de volume, le phénomène de l'érection se produit et les zoospermes apparaissent dans la liqueur séminale. Des changements analogues s'opèrent dans les phénomènes moraux et intellectuels. Des impressions nouvelles se manifestent et se traduisent par une inquiétude vague, par des désirs qui chez certains adolescents ont une violence exagérée et presque maladive. Toutefois, chez la plupart d'entre eux, chez ceux qui ont été bien élevés, qui n'ont pas été gâtés par les mauvaises fréquentations et les mauvaises lectures, cette époque se passe sans orages, et dans tous les cas il est rare qu'elle détermine un véritable état maladif.

Il n'en est pas de même chez les jeunes filles. La puberté est toujours pour elles une phase critique. La transformation anatomique et physiologique est bien plus complète que chez les garçons. Elle est en rapport avec l'importance prépondérante du rôle que la femme est appelée à jouer dans la reproduction de l'espèce. Il faut que la nature la prépare à accomplir deux fonctions qui lui sont exclusives, la gestation et l'allaitement; aussi, voit-on à ce moment, les glandes mammaires apparaître et les seins se prononcer. Le bassin prend de l'ampleur, les hanches se dessinent, et les organes génitaux se développent, en même temps que les poils se montrent sur le pubis. Une semblable transformation ne peut pas s'accomplir sans que le moral s'en ressente, sans que la santé soit menacée. Les perturbations que subit l'organisme sont d'autant plus sérieuses que la jeune fille est plus délicate, qu'elle a été élevée avec plus de ménagements et de soins. C'est l'âge des caprices, des aversions et des enthousiasmes, des tristesses sans cause et des accès de gaieté sans motif. C'est aussi le moment où la chlorose fait son apparition, où les spasmes et les vapeurs se montrent; c'est l'heure où éclatent les grandes névroses chez celles qui y sont prédisposées.

Je n'insisterai pas davantage sur les états pathologiques qui sont particuliers à l'enfance et à la puberté, ainsi que sur l'intervention de l'hygiène pendant les premières phases de l'existence, parce qu'il en sera longuement traité dans le livre consacré à l'hygiène infantile.

Jeunesse. — La jeunesse, ai-je dit, s'étend de 20 à 30 ans. Aucune limite tranchée ne la sépare de l'âge qui la précède et de l'âge qui la suit. Elle est la continuation de la période précédente; c'est pendant son cours que le développement s'achève. La taille a généralement cessé de grandir pendant la phase précédente; l'accroissement dans le sens transversal se termine dans celle-ci. La poitrine s'élargit, le système musculaire acquiert son summum de volume et de puissance et les dernières épiphyses se soudent. A la fin de cette période, l'homme est arrivé à l'apogée de sa vigueur et de sa force de résistance, à l'âge où, suivant l'expression américaine, il rapporte le *plein nécessaire* à sa vie propre et à la vie sociale. C'est l'âge du travail, de la vie militaire, c'est aussi celui des fatigues et des excès.

La jeunesse a moins de susceptibilité que l'adolescence pour les maladies infectieuses; cependant c'est l'époque d'élection pour la fièvre typhoïde et le moment où la phtisie parcourt ses phases et se termine par la mort. Ses premiers symptômes ont souvent apparu pendant la période précédente; cependant, chez les adolescents, ce sont plutôt les manifestations locales de la tuberculose qu'il faut redouter, les adénites, les abcès froids, les ostéites, les tumeurs blanches. La pneumonie et la pleurésie, le rhumatisme articulaire sont communs à cet âge de la vie; mais cela tient surtout aux influences extérieures et au peu de soin qu'on prend pour s'en garantir. La jeunesse est la période de la vie pendant laquelle la plupart des femmes deviennent mères pour la première fois, celle pendant laquelle les fonctions utérines ont le plus d'activité et les maladies qui en découlent le plus de fréquence.

Age mûr. — La période de virilité n'a pas de maladies spéciales; c'est l'époque de la moindre mortalité, de la plénitude de la vie. Les organes ont acquis tout leur développement, toute leur vigueur, les fonctions toute leur perfection. La souplesse des mouvements et l'agilité ont un peu diminué, mais elles sont compensées par une résistance plus grande. C'est pendant cette période que l'homme donne véritablement sa mesure. Ses facultés intellectuelles ont, comme ses organes, gagné en solidité ce qu'elles ont perdu en éclat; il est mûr pour la conduite des affaires et pour celle des hommes; il peut supporter la fatigue morale et physique que nécessite un rôle aussi important. A cette époque sa situation est faite, sa vie tracée et il a acquis l'expérience nécessaire pour diriger ses enfants qui commencent à grandir près de lui.

Les maladies auxquelles il est en butte sont celles de la période précédente, cependant la susceptibilité pour les agents infectieux a disparu, et ils ont souvent épuisé leur effet par une atteinte antérieure. En revanche, les affections chroniques commencent à se dessiner. Celles qui sont le résultat des professions insalubres, comme celles qui proviennent d'habitudes vicieuses, ont eu le temps de miner la constitution et de produire toutes leurs conséquences. Il en est de même des maladies du système nerveux que l'abus du travail intellectuel, les préoccupations, les déceptions, les inquiétudes, rendent plus fréquentes à cet âge, qui est celui de toutes les responsabilités.

Age de retour. — C'est une phase de transition, qui prépare la décadence sénile, comme la seconde dentition prépare la puberté. Les appareils digestif, respiratoire et circulatoire perdent de leur activité, parce que les besoins de la nutrition sont moindres. La pléthore veineuse se prononce ; les phénomènes congestionnels qu'elle suscite se montrent du côté de l'abdomen, qui a notablement augmenté de volume, même chez les personnes maigres. Les rides se dessinent, les cheveux qui commençaient à grisonner dans la période précédente blanchissent dans celle-ci. Les dents se déchaussent et quelques-unes d'entre elles commencent à branler; la démarche s'alourdit et les longues courses deviennent pénibles. Les indices de la déchéance organique se montrent aussi dans le système nerveux. Les sens perdent de leur délicatesse, la presbytie s'accuse, la mémoire est moins fidèle, l'imagination moins brillante, la fatigue intellectuelle se fait sentir plus promptement. Le besoin de repos commence à se manifester; l'esprit d'entreprises et d'aventures décroît d'une manière très sensible. C'est l'âge de la goutte, des rhumatismes, des affections calculeuses ; c'est la période pendant laquelle l'apoplexie fait ses premières victimes, où l'emphysème pulmonaire, les maladies du cœur, la stéatose du foie, l'athérome artériel se prononcent.

Chez la femme, cette période voit s'accomplir un changement bien
autrement important. L'aptitude à la reproduction, qui ne fait que diminuer chez l'homme, s'éteint chez la femme, avec la fonction qui en est
l'indice extérieur. C'est l'âge de la *ménopause*, appelé à bon droit l'âge
critique, parce qu'il se passe rarement sans orages. Les femmes chez
lesquelles les règles cessent peu à peu ou s'arrêtent brusquement, sans
qu'il en résulte de perturbation dans la santé, sont l'exception. La ménopause est l'époque des hémorrhagies, des congestions, des néo-
plasmes ; par contre, elle est généralement suivie de la disparition des
névroses, des métrorrhagies causées par les corps fibreux de l'utérus,
ainsi que des affections dont cet organe est le siége pendant sa période
active. Cette époque franchie, beaucoup de femmes jouissent d'une
santé qui leur était inconnue auparavant. Avec l'aptitude à la reproduction, la femme perd les attributs de son sexe. Les seins se flétris-
sent, la peau se ride, ou si l'embonpoint se conserve, il est flasque et
mou. En même temps, la grâce, le charme extérieur disparaissent, et il
semble que le foyer de la vie morale se refroidit en même temps que
la puissance génératrice.

Vieillesse. — La vieillesse est l'âge de toutes les déchéances ; c'est la
dernière des évolutions que l'organisme subit, et après elle, il ne reste
plus que des ruines. La décadence est rapide, même chez les vieillards
qui se survivent à eux-mêmes et atteignent les dernières limites de la
longévité. Chaque jour creuse une ride, mine un organe, affaiblit une
fonction. La taille s'affaisse, le corps se voûte, la peau se plisse et devient squammeuse ; les cheveux, les poils tombent, les dents sont une
à une expulsées de leurs alvéoles ; l'ouïe et la vue s'affaiblissent, la démarche devient chancelante, incertaine, le dos se voûte, les muscles
deviennent grêles et perdent de leur force contractile, et toutes les fonctions s'alanguissent. Les facultés morales et intellectuelles subissent la
même déchéance ; la vieillesse est l'âge morose. Le cercle dans lequel
elle se meut, dans le monde matériel comme dans celui des idées, se
rétrécit chaque jour, la mémoire devient de plus en plus infidèle, le
caractère plus triste, plus exigeant. Les distractions extérieures se font
de plus en plus difficiles à trouver, et l'ennui vient s'asseoir au foyer
du vieillard, dont la pensée se reporte incessamment vers le passé et
vers les soins que sa santé exige. Heureux sont ceux qui, dans cet
écroulement d'eux-mêmes, peuvent conserver assez de raison pour se
dire qu'ils subissent la loi commune à tous les êtres vivants, assez de
fermeté d'âme pour la subir avec résignation et pour comprendre que
la plainte est injuste et la critique du temps présent ridicule : heureux
sont ceux qui savent vieillir ; plus heureux encore ceux qui se voient
revivre dans leurs petits-enfants.

La condition que fait aux vieillards la diminution physiologique de
leurs aptitudes leur crée, comme on le voit, une situation bien peu

enviable; elle est bien plus pénible encore lorsque les infirmités viennent s'y joindre et c'est le cas le plus commun. Ceux qui arrivent au terme de la vie sans en avoir connu les étreintes sont bien rares. Il est pourtant de ces hommes privilégiés qui voient leurs derniers jours s'écouler sans souffrances et qui n'ont pas même la conscience de leur fin prochaine; ceux-là s'éteignent dans une syncope, ou à la suite d'un accès de fièvre à peine senti ou d'une indisposition légère.

Pour énumérer toutes les infirmités auxquelles les vieillards sont exposés, il faudrait en épuiser la liste. Il en est de même des maladies. Les plus communes, les plus pénibles à supporter sont celles des voies urinaires, les plus meurtrières sont la pneumonie qui pardonne rarement à cet âge, le catarrhe chronique des voies respiratoires, l'emphysème, le ramollissement cérébral avec les congestions qu'il occasionne, les affections chroniques des voies digestives.

L'hygiène de la vieillesse se compose de petits soins et de précautions. La vie monotone et régulière, le respect des habitudes en fait le fond. Tout changement dans le genre de vie est une imprudence et toute imprudence peut avoir des conséquences fatales. Les travaux de l'esprit, les fatigues du corps, les veilles, les émotions ne sont plus de saison. Les voyages, les réunions nombreuses, les dîners d'apparat, les soirées, les spectacles ne leur conviennent pas. Les écarts de régime, les refroidissements qu'ils sont exposés à y contracter peuvent être la cause d'une maladie. Il ne faut pas, à moins de nécessité absolue, leur faire changer de climat. C'est la vie au minimum qui leur convient, calme, monotone, sans émotions vives, sans changements brusques. Il ne faut cependant pas les priver de toute stimulation et assombrir encore leur solitude par l'absence complète d'impressions; mais il faut, en cela comme pour tout le reste, garder une juste mesure. Réveillé-Parise, dans son *Traité de la vieillesse*, a résumé dans les termes suivants l'hygiène qui convient à cet âge de la vie : « Savoir être vieux, se bien connaître soi-même, disposer convenablement la vie habituelle, combattre toute maladie dès son origine. Avec ces quatre règles et les conseils pratiques qui en découlent, on ne vivra pas plus que sa vie, mais on vivra toute sa vie, c'est-à-dire tout ce que permet d'espérer la constitution particulière de chaque individu, combinée avec les lois générales de la constitution de l'espèce (1). »

IV. **Sexes.** — Chaque sexe a ses aptitudes morbides, comme il a sa constitution. Indépendamment des maladies qui lui sont spéciales, la femme est plus exposée que l'homme à certaines affections qui sont en rapport avec sa constitution, plus délicate, plus nerveuse. Chez elle, les organes ont moins de volume, les fonctions moins d'énergie, les besoins sont moins impérieux. Les femmes supportent plus facilement

(1) Réveillé-Parise, *Traité de la vieillesse, hygiénique, médicale et physiologique.* Paris, 1853, p. 278. — Michel Lévy, *Traité d'hygiène, loc. cit.*, t. I, p. 96.

l'abstinence que les hommes; on voit des hystériques, des maniaques se soumettre à des jeûnes insensés que ne soutiendrait pas un athlète. Elles mangent moins que nous proportionnellement à leur volume et n'ont pas la même appétence pour les excitants, pour les spiritueux, pour les épices. L'alcoolisme, ce vice rebutant qui dégrade et ruine les peuples, se recrute presque exclusivement dans le sexe masculin. Une femme ivre est un objet de dégoût pour tout le monde et semble une anomalie.

La respiration et la circulation sont moins actives chez la femme. Elle consomme moins d'oxygène comme elle prend moins de nourriture. La circulation est plus faible et plus mobile, le pouls plus fréquent, moins résistant, plus émotif ; le cœur est moins volumineux, les artères moins épaisses et moins dures. Chez elle, les lymphatiques et les veines prédominent sur le système artériel. Le sang contient plus d'eau, est moins riche en fibrine et en globules (1). Ces particularités organiques rendent compte de l'impressionnabilité de la femme en même temps que de son aptitude à supporter les émotions sans y succomber. En somme, la nutrition et la conservation de son individu n'exigent chez elle ni autant de substance, ni autant de stimulation. Les phases de l'organisme sont plus rapides ; la puberté arrive plutôt que chez le garçon et sa fécondité s'éteint plus vite que chez l'homme.

Avec un squelette plus petit, un système musculaire plus débile, la femme ne peut ni déployer la même force physique, ni produire les mêmes efforts. Les travaux de force ne sont pas faits pour elle et la pire des tyrannies consiste à les y contraindre, ainsi que cela s'observe encore chez les peuples sauvages, où l'homme fait la guerre et la femme tout le reste. En revanche, comme leurs mouvements sont plus aisés, plus gracieux, que leurs petites mains aux doigts effilés sont plus adroites, elles nous sont supérieures pour tous les travaux délicats, pour toutes les besognes qui exigent de l'adresse et de la précision. Leurs goûts et leurs aptitudes intellectuelles les y portent. Elles ont en général l'esprit plus ouvert, la conception plus facile, plus prompte que l'homme ; mais elles sont moins susceptibles que nous d'application soutenue et de persévérance. La méditation, l'étude des questions abstraites, ardues, leur est on ne peut plus pénible. Elles ont en un mot plus de brillant que de profondeur ; mais, comme les qualités superficielles de l'esprit sont celles qui trouvent le plus souvent leur application dans la vie usuelle, les femmes sont aptes à une foule de professions utiles et qui devraient leur permettre à toutes de pourvoir facilement à leur subsistance. Tous les arts gracieux, toutes les industries qui demandent de l'habileté et de la patience sont de leur ressort. Il en est de même des professions qui réclament de l'exactitude, de la vivacité,

____

(1) Michel Lévy, *Traité d'hygiène, loc. cit.*, p. 106.

ne intelligence prompte et facile. Elles ont des dispositions innées pour le commerce; tout ce qui se rattache à l'industrie des modes et des vêtements de femmes devrait leur être exclusivement dévolu. Elles ont de l'aptitude pour la comptabilité, pour la tenue des livres et s'acquittent à merveille des petits emplois qu'on leur confie dans l'administration des postes et des télégraphes, dans celle des téléphones ou des compagnies de chemin de fer. Elles sont sobres, intelligentes, on peut compter sur leur exactitude et sur leur honnêteté; il leur suffit, pour vivre, de la moitié du salaire nécessaire à un homme. Avec de pareilles qualités, il est impossible qu'on ne leur trouve pas, lorsqu'on voudra bien s'y appliquer, un nombre suffisant d'emplois lucratifs, dans un pays comme le nôtre, où l'offre de travail est partout inférieure à la demande. C'est à l'hygiène et à l'économie politique de s'occuper pour elles de ce problème et lorsqu'elles auront réussi à le résoudre, elles auront plus fait pour l'amélioration de la société que tous les philosophes et les moralistes réunis.

La femme a un appareil et une fonction qui dominent toute son existence, à l'état de santé comme à l'état de maladie. Les affections de cet appareil occupent donc la première place dans son cadre pathologique. J'ai dit un mot déjà de celles qui la menacent au moment où cette grande fonction s'établit et à l'époque où elle cesse d'exister. La période intermédiaire dont la durée est de 30 à 35 ans est absorbée en grande partie par les soins de la maternité. La grossesse, la parturition, l'allaitement sont des écueils à travers lesquels il faut qu'elle passe, à chaque conception nouvelle. Elle y laisse souvent sa santé et parfois sa vie. Enfin les affections de l'utérus et de ses annexes, en dehors de l'état de gestation et des suites de couches, complètent le tableau nosologique spécial du sexe féminin. Ces maladies deviennent de plus en plus fréquentes à mesure que la civilisation progresse et substitue à l'existence qui convient à l'espèce, une vie artificielle d'où le bien-être et le confortable ont chassé l'hygiène. C'est la conséquence la plus fatale de la détestable éducation qu'on donne aux jeunes filles, parce que ces affections qui sont sans gravité pour celles qui les subissent, qui du moins compromettent rarement leur vie, portent une atteinte directe à l'entretien de l'espèce. Elles entravent l'accroissement de la population et stérilisent plus particulièrement les classes élevées, celles qui ont le plus d'influence sur la grandeur et la prospérité des nations.

En dehors des affections qui leur sont exclusives, les femmes ont, comme je l'ai dit, une prédisposition particulière pour les maladies nerveuses de toute sorte, depuis la névralgie, jusqu'aux manifestations les plus terribles de l'hystéro-épilepsie, jusqu'à l'aliénation mentale. L'anémie, la chlorose, la leucocythémie sont plus fréquentes dans le sexe féminin. Il en est de même de la péritonite, même en dehors de l'état puerpéral, du cancer, de l'ulcère simple de l'estomac, du rhumatisme

chronique et de la chorée. On cite encore parmi les affections qui ont
une prédilection pour ce sexe, le goitre, la sclérose en plaques et l'ec-
topie rénale. Le sexe masculin a également ses maladies spéciales,
celles de l'appareil génital ; mais elles ont beaucoup moins d'importance. Dans le cadre des maladies communes, indépendamment des
traumatismes auxquelles l'exposent les professions qu'il exerce,
il est beaucoup plus souvent la proie de la goutte et des arthropathies
scrofuleuses. Les hernies, l'ataxie locomotrice, l'atrophie musculaire
progressive, les calculs, la cirrhose du foie, les cancroïdes s'observent
plus souvent chez l'homme que chez la femme (1). Il est vrai qu'un certain nombre de ces affections tiennent à son genre de vie et quelques
autres à l'alcoolisme.

Quoi qu'il en soit, la mortalité est plus faible et la longévité plus grande
dans le sexe féminin que dans l'autre ; mais ce n'est pas une affaire de
constitution, cela tient aux conditions différentes dans lesquelles leur existence se passe. L'homme, dans la vie sociale, prend pour lui tous les
dangers, tout ce qui use et abrège l'existence. Les périls de la guerre,
les accidents professionnels, les maladies provenant des métiers insalubres, sont son apanage. La société épargne à la femme les fatigues
physiques et intellectuelles, les chances de la vie extérieure, elle l'abrite
dans le cercle de la vie domestique et des occupations sédentaires, elle
ne lui laisse que la somme de douleurs et de dangers qu'il est impossible de lui épargner, celles qui sont liées à la maternité et à ses suites.
Quelque considérables qu'ils soient, ils n'équivalent pas à ceux qui
menacent l'autre sexe ; aussi, bien qu'il naisse plus de garçons que de
filles, il y a moins de vieillards que de vieilles femmes. C'est justice et
nous ne nous en plaignons pas.

V. Habitudes. — Parmi les causes de maladies qui ont leur point de
départ dans l'homme lui-même, qui sont son œuvre et non celle de son
milieu, il faut noter encore les habitudes qu'il se crée, les professions
qu'il exerce, les fatigues qu'il s'impose, les vices auxquels il se laisse entraîner. En ce qui concerne les premiers, je me bornerai à rappeler que
toutes les fonctions ont besoin d'être exercées, mais dans une certaine
mesure et que la fatigue, les excès, sont encore plus dangereux que
l'abstinence. Pour aller au delà de cette formule insignifiante par sa
banalité, il faudrait passer en revue chacun des appareils de l'économie,
en indiquer le jeu, décrire les accidents que son exercice abusif peut
causer, et indiquer la mesure dans laquelle l'habitude peut permettre
de le supporter. Ces considérations sont intéressantes sans doute, mais
elles ne sont pas du ressort de l'hygiène telle que nous la comprenons
aujourd'hui, et les chapitres qui lui sont consacrés dans les ouvrages
classiques semblent avoir été empruntés à un traité de pathologie. Les

____

(1) Pour la fréquence relative de ces maladies dans les deux sexes, voyez : Hallopeau, _Traité élémentaire de pathologie générale_, 2e édition, 1887, p. 47.

maladies spéciales à l'exercice de certains métiers seront étudiées dans le livre consacré à l'hygiène professionnelle. Celles qui résultent de l'abus des spiritueux rentrent dans les intoxications volontaires, qui appartiennent elles-mêmes à la classe des affections de cause extrinsèque dont je vais m'occuper maintenant.

§ 2. — Causes extrinsèques.

Les causes de maladies qui proviennent du dehors sont aussi variées que celles que l'homme trouve en lui-même. Tout ce qui l'entoure peut compromettre sa santé et sa vie. Il est en butte au choc des corps extérieurs, à l'action des fluides impondérables ; les aliments, les boissons dont il fait usage peuvent altérer son organisation ; enfin il est la proie d'êtres vivants, de parasites qui se greffent à sa surface, pénètrent dans l'intérieur de ses viscères, détruisent ses tissus et décomposent ses liquides organiques.

On peut, à l'exemple de M. Hallopeau, partager ce groupe étiologique en trois divisions sous la dénomination de causes *physiques, chimiques, animées*. Toutes les classifications laissent à désirer, celle-là n'est pas plus irréprochable que les autres ; mais elle est simple, facile à saisir et c'est l'essentiel.

I. **Causes physiques**. — Il faut placer au premier rang les agents mécaniques, les corps extérieurs qui, dans leurs déplacements, viennent frapper, diviser ou écraser nos tissus, ou contre lesquels ceux-ci viennent se heurter lorsqu'ils se meuvent à leur tour. Les lésions qui se produisent ainsi sont aussi variées sous le rapport de la gravité que sous celui de la forme, et pour les énumérer, il faudrait passer en revue toute la classe des blessures et des traumatismes, mais cela regarde la chirurgie. L'hygiène ne doit les envisager qu'au point de vue des conditions dans lesquelles elles surviennent, afin de les empêcher de se produire ou tout au moins de les atténuer.

Traumatismes. — Les blessures les plus graves et les plus nombreuses sont celles qui sont produites par les armes de guerre. Elles deviennent chaque jour plus formidables ; chaque jour voit naître de nouveaux engins de destruction plus meurtriers que les précédents. La science, dont les progrès ne devraient servir qu'au bonheur des hommes, prête son concours à l'odieuse tendance qui les porte à s'entre-égorger. Depuis vingt ans, toutes les nations de l'Europe s'épuisent et se ruinent pour maintenir des armements insensés qui absorbent le quart de leurs ressources budgétaires et la partie la plus vigoureuse et la plus productive de leur population. Cela s'appelle la paix armée, en attendant que cela s'appelle la guerre européenne. Il suffit pour l'allumer du caprice d'un souverain, des convoitises d'une nation, d'une imprudence ou d'un malentendu. Les peuples sont comme les hommes ; quand ils se sentent armés, qu'ils se croient plus forts que les autres, ils deviennent agressifs. Ceux qui ont intérêt à les déchaîner contre leurs voisins surexcitent leur susceptibilité, flattent leurs passions, soufflent sur leurs haines et alors il suffit d'une étincelle pour embraser le monde entier.

De toutes les mesures d'hygiène, la plus efficace, la plus urgente, la plus conforme aux lois de la raison et de l'humanité, ce serait le désarmement ; mais il ne dépend pas de nous de la prendre. La paix et la guerre ne sont pas entre nos mains.

Il est de notre devoir cependant de montrer ce que seront les prochaines hécatombes. Elles dépasseront assurément tout ce qu'on a vu dans le passé. L'Europe a sous les armes en ce moment près de trois millions de soldats. Lorsqu'elle aura appelé ses réserves, elle en aura quatre fois davantage. L'armement de ces troupes est tellement puissant, tellement perfectionné que, lorsqu'on assiste à des exercices de tir, on frissonne en pensant à ce que seront les futurs champs de bataille. On n'ose pas évaluer le nombre des morts et des blessés qui couvriront le sol, lorsque la lutte sera terminée et l'hygiène dans son impuissance détourne les yeux d'un pareil spectacle.

Pourtant la guerre est une de ces calamités qui doivent disparaître avec la marche de la civilisation. Nous traversons, depuis un quart de siècle, une crise aiguë causée par l'ambition d'un seul homme et qui nous a fait rétrograder vers les époques de barbarie ; mais cette crise ne saurait se prolonger. Qu'elle se termine ou non par une catastrophe, elle touche à sa fin. Si une collision doit en être le terme, elle sera si terrible, elle sèmera une telle épouvante parmi les populations, qu'elle sera vraisemblablement la dernière et qu'elle clora l'ère des grandes guerres.

Déjà le principe en est universellement condamné. On ne trouve plus pour le glorifier que quelques vieux soudards dont il a fait la fortune et qui ont voué à cette farouche idole un culte sénile ; or, lorsque les choses sont condamnées en principe, elles sont bien près de l'être dans l'application. Les collisions armées sont tellement en désaccord avec les intérêts des peuples modernes, elles constituent une telle anomalie, au milieu de l'adoucissement des mœurs, qu'il est évident à mes yeux qu'elles cesseront d'elles-mêmes, lorsque tous les peuples seront maîtres de leurs destinées et qu'on ne pourra plus les lancer les uns contre les autres sans leur consentement.

Les blessures par armes de guerre se rencontrent ailleurs que sur les champs de bataille. Les duels, les rixes, les assassinats donnent encore assez fréquemment l'occasion de les observer et l'hygiène n'est pas aussi désarmée à leur égard que dans le cas précédent.

Le duel si meurtrier au xvi⁰ siècle, et qui faisait alors plus de ravages que la guerre dans les rangs de la noblesse, a notablement atténué ses pratiques depuis cette époque. L'hygiène peut aujourd'hui s'en désin-

téresser et laisser ce préjugé s'éteindre de lui-même. Les rixes au
contraire se multiplient et deviennent plus sérieuses, depuis que l'usage
du revolver s'est répandu dans les classes ouvrières et que celui du
couteau s'y est introduit, avec les travailleurs italiens. La même aggravation se fait sentir dans les crimes contre les personnes et dans les
assassinats. Autrefois les voleurs évitaient de tuer, pour ne pas aller au
bagne, aujourd'hui ils tuent pour fuir les maisons centrales et aller
goûter les douceurs de la villégiature, dans cet Eden des scélérats qu'on
appelle la Nouvelle-Calédonie. Pour mettre bon ordre à tout cela, il
suffirait de le vouloir. On a désarmé la répression, renversé d'une façon
presque grotesque la hiérarchie des pénalités; il suffirait de rétablir
tout cela, d'en revenir à l'exécution des lois, de modifier celles qui sont
par trop impuissantes et de soutenir la police au lieu de la contre-car-
rer dans son action. C'est aux pouvoirs publics à mettre fin à cette ère
de tolérance universelle, à défendre les gens honnêtes contre les assas-
sins, les voleurs, les aliénés qui s'en donnent maintenant à cœur joie;
mais c'est à l'hygiène qu'incombe le devoir de les avertir, de leur montrer
l'étendue du mal et de les mettre en demeure d'y remédier.

Les blessures indépendantes de la volonté des gens, les accidents qui
résultent de leur imprudence ou d'événements fortuits qu'il ne leur est
pas donné de prévoir, vont en augmentant avec les progrès de l'industrie
et de la civilisation. Les chemins de fer ont accru dans une proportion considérable le nombre des victimes de la locomotion, en multipliant les voyages. Les sinistres maritimes, les naufrages, les collisions
entre navires ont augmenté, pour les mêmes motifs, avec la navigation
à vapeur. Les abordages surtout sont devenus beaucoup plus fréquents
que du temps de la marine à voiles. Les navires étaient moins nombreux, leur vitesse beaucoup moindre, ils ne pouvaient pas courir à
contre-bord et la grande surface de leur voilure permettait de les apercevoir de loin. Aujourd'hui, ils sont maîtres de leur direction comme
de leur vitesse, ras sur l'eau, allant toujours droit au but, ils se croisent, avec la rapidité de l'éclair, sur ces grandes routes de la mer que
l'expérience a tracées et qui n'ont que quelques lieues de large. Il suffit
d'un moment d'inattention, d'un faux coup de barre, il suffit de se tromper sur la couleur d'un feu pour causer une de ces collisions à la suite
desquelles l'un des navires coule le plus souvent à pic avec tout son
monde. Ces accidents diminueraient certainement de fréquence, avec un
bon système de signaux et une surveillance plus attentive, qu'on obtiendrait facilement, en rendant les capitaines et les armateurs pécuniaire-
ment responsables des sinistres causés par leurs navires. Il faudrait
pour cela, comme pour beaucoup d'autres mesures de prophylaxie, une
entente internationale que l'hygiène appelle de tous ses vœux.

Les accidents de chemins de fer deviennent de plus en plus rares,
quoique les réseaux augmentent sans cesse de longueur, ainsi que le

nombre des voyageurs qui circulent sur les lignes. Cela tient sans doute à la sollicitude des compagnies et à l'excellent fonctionnement de leurs différents services; mais la responsabilité qu'elles encourent, la sévérité des enquêtes à la suite de chaque castastrophe et la libéralité des tribunaux en matière de dommages et intérêts, contribuent puissamment à entretenir le zèle et la prudence des employés. Ce sont là des mesures d'hygiène d'un ordre particulier.

Les professions industrielles ont également étendu leur sphère d'action; elles ont augmenté de nombre, multiplié leurs ateliers et leurs usines et par conséquent le nombre des travailleurs qu'elles emploient. Le nombre des ouvriers et des industriels s'est accru d'un tiers en 30 ans, tandis que celui des agriculteurs n'a augmenté que d'un sixième dans le même laps de temps (1). Ce mouvement est en rapport avec celui qui transporte les paysans dans les villes et qui accroît sans cesse la population urbaine aux dépens de la population rurale.

La plus importante et la plus dangereuse de ces industries, celle de la houille, ne remonte qu'à un siècle et, depuis 50 ans, la production du combustible minéral double, tous les 15 ans, en Angleterre, en France et en Belgique. En 1864, l'Angleterre en a extrait 93 millions de tonnes; il est vrai qu'elle en fournit au monde entier. La profession de mineur s'exerce dans des conditions d'hygiène tout à fait spéciales et complètement insalubres; toutefois les accidents causés par la chute des bennes, les éboulements, les inondations et surtout par le *feu grisou*, ont diminué dans une proportion très notable et les maladies causées par l'insalubrité du milieu ont fait de même. L'hygiène du mineur a fait de grands progrès et en fait chaque jour davantage. Celle des autres professions a suivi son exemple. Les dangers auxquels elles exposent tiennent aux machines qui y sont en usage, ou aux substances qu'elles emploient. Dans le premier cas ce sont des accidents, dans le second ce sont des intoxications. Les accidents sont causés par les courroies, les engrenages, les coupoirs, les laminoirs, les broyeurs, les scies circulaires et dus le plus souvent à l'imprudence des ouvriers. La loi du 19 mai 1874, par son article 14, supplée dans la mesure du possible à ce manque de prévoyance, en exigeant que les roues, les courroies, les engrenages soient séparés des ouvriers de telle manière que l'approche n'en soit possible que pour les besoins du service (2).

Les intoxications causées par les poisons industriels, tels que le plomb, l'arsenic, le phosphore, le sulfure de carbone, etc., ont diminué dans des proportions beaucoup plus grandes encore, à la suite des précautions prises pour assurer la ventilation des ateliers, l'évacuation des

(1) La France comptait en 1851, 35,723,170 habitants et dans le nombre 14,518,476 agriculteurs, pour 6,043,286 ouvriers et industriels. En 1880, pour 37,672,048, nous comptions 18,249,209 agriculteurs et 9,324,107 ouvriers et industriels.

(2) Cet article est complété par les décrets des 13 mai 1875 et 2 mars 1877.

gaz et des vapeurs nuisibles et pour préserver les ouvriers de ces émanations. Ces mesures ont été prescrites conformément aux conseils de l'hygiène et édictées dans un grand nombre de règlements et d'arrêts, dont le détail ne serait pas à sa place dans cet article. Tout ce qui concerne les maladies et les accidents professionnels sera exposé, avec les développements que ce sujet comporte, dans un autre livre de l'Encyclopédie (voy. *Hygiène industrielle*).

Brûlures et congélations. — Les bûlures collectives, celles qui intéressent un grand nombre de personnes à la fois, ont augmenté dans la même proportion que les accidents causés par les machines et pour les mêmes raisons. Elles résultent de l'incendie des maisons ou des édifices publics, de la combustion des vêtements, de l'explosion des poudrières ou des chaudières à vapeur, elles sont communes dans les professions où l'on manie les métaux en fusion.

Les incendies sont devenus beaucoup plus fréquents depuis l'invention des allumettes chimiques, dites allemandes bien qu'elles aient été inventées par un Français. La facilité avec laquelle on peut partout et en tout temps se procurer du feu facilite bien des imprudences. Le bon marché des allumettes fait qu'on ne les économise pas, qu'elles traînent partout, qu'elles sont entre les mains inconscientes des enfants, et la présence constante de ces petits foyers d'ignition, au milieu des substances les plus inflammables, explique la fréquence des sinistres.

C'est aussi de cette manière que les enfants qu'on ne surveille pas mettent le feu à leurs vêtements et sont dévorés par les flammes. Les lampes au pétrole sont souvent aussi la cause de cet accident. Lorsqu'elles se renversent et répandent sur le plancher le liquide qu'elles renferment, le feu se communique aux jupons des femmes, si elles n'ont pas le soin de fuir à l'instant. Ces vêtements flottants peuvent également s'enflammer, lorsqu'ils passent au-dessus d'un bec de gaz allumé, près des flammes ardentes d'un foyer, ou bien encore lorsque la personne qui les porte vient à marcher sur une allumette chimique au phosphore ordinaire. Un grand nombre de femmes ont été brûlées de cette façon, à l'époque où elles portaient des crinolines. Cette cage métallique tenait leurs jupons à distance du corps, maintenus à l'état de tension entre deux couches d'air et ils étaient embrasés, en un instant comme un rideau de fenêtre, lorsque le feu venait à s'allumer sur un point. Cette mort atroce est devenue beaucoup plus rare, depuis que cette mode ridicule a cessé.

L'hygiène n'est pas demeurée inactive en présence de ces causes de mort ou de brûlures atroces. Elle a conseillé la substitution du fer au bois dans la construction des édifices. Pour prévenir l'incendie des théâtres qui jusqu'ici ont été fatalement condamnés à périr dans les flammes et qui donnent lieu, lorsque l'incendie les dévore, aux plus formidables catastrophes, elle a fait adopter un ensemble de précautions dont elle attend les meilleurs résultats. L'adoption de la lumière électrique, du rideau de fer, des réservoirs d'eau, des galeries extérieures, des échelles en fer, des portes automatiques, donnent pour l'avenir des garanties sur lesquelles on est en droit de compter. L'administration a imposé ces réformes aux directeurs des théâtres et, à Paris du moins, ils se sont empressés de les réaliser (1).

Le danger des allumettes chimiques a été diminué par l'adoption du phosphore *rouge* ou phosphore *amorphe* dans leur fabrication. En le substituant au phosphore ordinaire, on n'a pas été dirigé, il est vrai, par le souci des incendies, c'est pour préserver les ouvriers qui l'emploient de la nécrose phosphorée et pour prévenir les empoisonnements qui commençaient à se multiplier; mais les allumettes au phosphore *amorphe* ont l'avantage de ne pas s'enflammer comme les autres, par le simple frottement contre un corps dur. On ne peut donc pas y mettre le feu en marchant dessus. Il faut, pour produire l'ignition, le concours de l'allumette et de la boîte ; or les enfants n'ont le plus souvent à leur disposition que des allumettes isolées. Quant aux lampes au pétrole, il faut que les fabricants trouvent le moyen de les confectionner de telle façon qu'elles puissent se renverser sans répandre leur contenu au dehors. Ce n'est probablement pas là une difficulté insurmontable et ce petit perfectionnement ferait disparaître un danger qui nuit à la vulgarisation de ce mode d'éclairage si propre, si commode et si peu dispendieux.

Les brûlures causées par la déflagration de la poudre s'observent souvent chez les enfants qui jouent avec cette substance dangereuse, ainsi que chez les gens qui la manient par profession. Les artificiers, les artilleurs y sont exposés; mais ce sont surtout les ouvriers employés dans les poudreries, et les femmes qui travaillent à la confection des cartouches. Cette fabrication est l'objet d'une surveillance incessante dans les ateliers où on s'y livre. Cette sollicitude explique la rareté des explosions; mais lorsqu'elle est mise en défaut par le fait des circonstances, les accidents se multiplient. C'est ce qui est arrivé, pendant la guerre néfaste dont le souvenir est présent à tous les esprits.

Les explosions de chaudière, les fuites de vapeur, sont aussi l'occasion de brûlures terribles. Elles sont même plus souvent et plus promptement mortelles que celles qui résultent de la déflagration de la poudre, parce que celles-ci n'intéressent que le tégument externe, tandis que la vapeur surchauffée pénètre avec la respiration jusqu'au fond des bronches, détermine la congestion et l'inflammation de la muqueuse qui les tapisse et amène la mort, par asphyxie, en quelques minutes. Ces catastrophes arrivent de temps en temps dans les usines, mais elles

(1) Pour l'hygiène des théâtres et les précautions contre l'incendie, voyez : *Hygiène urbaine*, article ÉDIFICES PUBLICS.

sont plus fréquentes encore à bord des navires à vapeur, à cause de la puissance incomparablement plus grande des machines qui les font mouvoir et de la quantité énorme de vapeur que renferment leurs chaudières (1). Il est inutile de dire que toutes les précautions sont prises pour prévenir de semblables malheurs à bord des bâtiments. Les chaudières sont inspectées, essayées avant le départ et remplacées aussitôt qu'elles ont atteint un degré d'usure qui les rend suspectes. En mer, elles sont l'objet d'une surveillance incessante de la part des mécaniciens qui sont directement intéressés à prévenir les accidents dont ils sont, avec les chauffeurs, les premières victimes. Dans les ateliers, les apparcils à vapeur sont l'objet d'une réglementation spéciale. Le décret du 1ᵉʳ mai 1880 y a pourvu.

Les congélations sont beaucoup plus rares; on ne les observe guère que chez les soldats en campagne et chez les marins qui fréquentent les mers polaires. On en voit cependant parfois chez les pêcheurs d'Islande, et chez ceux de la côte du Labador, lorsque des circonstances imprévues les forcent à séjourner loin de leur navire, et les exposent à un froid très intense sans aucun moyen de s'en garantir. Les congélations s'observent parfois dans les expéditions de guerre. La retraite des dix mille, la campagne de Russie, la retraite de Constantine, l'expédition de Bou-Thaleb et la guerre de Crimée en ont offert de nombreux exemples. Dans cette dernière seulement on a observé parmi nos soldats plus de 6000 cas de congélation partielle, survenus dans l'immobilité des tranchées, pendant l'hiver de 1854-55. Il s'en est également produit quelques-uns en 1871, à l'armée de la Loire. J'ai reçu, à l'hôpital de Brest, une vingtaine de cavaliers qui avaient eu les pieds gelés dans la forêt de Marchenoir, en se tenant debout dans la neige, près de leurs chevaux, pendant une nuit entière. J'insisterai d'autant moins sur ces accidents qu'ils seront étudiés dans d'autres parties de cet ouvrage et que l'hygiène est impuissante pour les conjurer, en raison des circonstances dans lesquelles ils se produisent. Je ne ferai qu'indiquer également et pour les mêmes raisons les troubles visuels qui peuvent résulter de l'action de la lumière solaire ou de la lumière électrique, lorsqu'elles sont très intenses; mais je dois dire un mot du danger auquel exposent les machines qui produisent le courant électrique et les conducteurs qui les transmettent, lorsqu'ils ne sont pas convenablement isolés. On se souvient encore de l'accident survenu, il y a quelques années, à Paris. Un soir de fête au jardin des Tuileries, deux imprudents voulurent s'y introduire frauduleusement, en escaladant le fossé. Ils saisirent, pour s'aider dans leur ascension, les câbles qui servaient à l'éclairage du jardin et dont le métal se trouvait à nu dans ce point. Ils tombèrent foudroyés. De pareils faits se sont produits en Amérique. Ils justifient

---

(1) Il sera question de ces accidents dans le livre consacré à l'hygiène navale.

les précautions minutieuses prescrites par l'ordonnance rendue le 5 octobre 1886, par le préfet de la Seine, sur la proposition du conseil d'hygiène et de salubrité du département, laquelle a complété celle du 16 mai 1881.

II. **Causes chimiques**. — Les agents qui peuvent compromettre la santé, en altérant la composition des liquides organiques ou l'intégrité des tissus vivants sont de deux ordres : les uns produisent leurs effets par l'intermédiaire des éléments qui sont indispensables à l'entretien de la vie, comme l'atmosphère, les aliments et les boissons, les autres exercent leur action à l'aide de substances étrangères, comme les poisons et les venins.

A. *Air atmosphérique*. — L'air est indispensable à la vie, puisque c'est lui qui fournit au sang l'oxygène, source de l'hématose et de toutes les combustions. Son action est essentiellement chimique ; mais, dans la production des maladies, il intervient à d'autres titres. Sa densité, son degré de sécheresse ou d'humidité, sa température, l'électricité, l'ozone dont il est imprégné sont au nombre des modificateurs les plus puissants de l'économie. Il joue un rôle plus important encore comme véhicule des agents toxiques et des êtres microscopiques qui s'introduisent dans l'organisme par les voies respiratoires. A tous ces titres, c'est l'élément le plus important de la pathogénie. Les questions qui se rapportent à la pression atmosphérique intéressent l'hygiène, pour les ascensions en ballon, les voyages dans les pays de montagnes et, dans un sens inverse, pour les travaux de construction qui s'opèrent sous l'eau.

Air raréfié. — Les effets de la raréfaction de l'air ne sont pas les mêmes lorsqu'on s'élève sans efforts dans l'atmosphère comme le font les aéronautes, ou lorsqu'on déploie un grand travail musculaire, comme on le fait en gravissant les montagnes. Dans le premier cas, on peut s'élever beaucoup plus haut, sans éprouver de troubles sérieux.

Depuis l'ascension célèbre de Gay-Lussac qui eut lieu en 1804, et dans laquelle il s'éleva jusqu'à 7 016 mètres, on est arrivé à des hauteurs beaucoup plus considérables. La limite extrême a été atteinte le 15 avril 1875, par Crocé-Spinelli, Sivel et G. Tissandier. Ils se sont élevés jusqu'à l'altitude de 8 600 mètres, ainsi que l'ont prouvé les baromètres *témoins* imaginés par M. Janssen et dont l'exactitude avait été déjà vérifiée dans des ascensions précédentes. M. Gaston Tissandier cite M. Glaisher comme s'étant élevé, en 1862, à l'altitude de 6 800 mètres. Cet aéronaute croit même avoir atteint 11 000 mètres ; mais ces hauteurs n'ont pas été régulièrement constatées, M. Glaisher ne les ayant déterminées que par la proportion algébrique déduite de la vitesse de l'aérostat à la montée et à la descente (1). Dans son ascension de 1862, il s'était évanoui subitement et avait failli perdre la vie. Les aéronautes du *Zénith*

(1) Gaston Tissandier. *Histoire de mes ascensions*, 8ᵉ édition, p. 187.

ont été plus malheureux, car un seul de ces trois courageux jeunes hommes est descendu vivant, comme nous le verrons bientôt.

Les montagnes les plus élevées n'atteignent pas de pareilles hauteurs et leurs cimes sont inaccessibles. On ne s'est jamais élevé, sur leurs flancs, beaucoup au-dessus de 6 000 mètres.

Les phénomènes déterminés par la raréfaction de l'air ont été bien étudiés dans les deux genres d'ascension. Lorsqu'on gravit les montagnes, on éprouve d'abord de la fatigue musculaire, de l'anhélation et de la dyspnée. L'air manque à la respiration, on se sent menacé d'asphyxie. En même temps, les battements du cœur s'accélèrent; il survient des palpitations, des vertiges, de la céphalalgie, des nausées, une soif vive ; puis une sorte de somnolence accompagnée d'un malaise indéfinissable, d'un besoin irrésistible de se coucher ou de s'asseoir. Parfois, on observe même des épistaxis, des hémorrhagies par les gencives; enfin on cite quelques cas très rares d'hémoptysie chez des sujets évidemment prédisposés. Ces troubles sont en général passagers; on s'accoutume assez vite à cette atmosphère raréfiée. Il suffit de s'arrêter de temps en temps, de se reposer, de tourner le dos au vent, pour pouvoir reprendre sa marche et jamais le *mal des montagnes* n'a causé d'accidents graves.

Boudin cite cependant le docteur Clarke comme ayant été atteint d'aliénation mentale, après son ascension du mont Blanc faite en 1825, en compagnie du capitaine Sherwill et il fait remarquer que, sur six Anglais qui avaient atteint la cime du mont Blanc avant lui, trois étaient devenus fous, et l'un d'eux avait succombé.

Dans les ascensions aérostatiques, comme on n'a à lutter ni contre la fatigue, ni contre les vents, ce sont les troubles respiratoires et ceux de la circulation qui dominent. Gay-Lussac, à 7 016 mètres, n'éprouvait qu'un peu de dyspnée et de l'accélération dans le pouls, avec de la sécheresse du gosier et du mal de tête. Il ne se sentait pas suffisamment indisposé pour éprouver le désir de redescendre. Il en fut de même de Crocé-Spinelli, de Sivel et de M. Gaston Tissandier au début de l'ascension fatale dont j'ai parlé plus haut. Jusqu'à 6 000 mètres, ils n'ont éprouvé qu'un sentiment de froid très vif, un peu d'anhélation et une accélération considérable du pouls (1). A 6 500, il s'y joignit une tendance à l'assoupissement, un besoin invincible de fermer les yeux. Ils respirèrent l'oxygène contenu dans les ballons qu'ils avaient emportés, d'après les conseils de Paul Bert, et continuèrent à monter. A 7 000 mètres, ils étaient tous trois debout, en proie à une excitation singulière, une sorte de vertige des hauteurs. A 7 500, Sivel, sur un signe

---

(1) Le pouls de M. Tissandier donnait 110 pulsations à la minute, celui de Crocé-Spinelli 120 et celui de Sivel 150. La respiration de M. Tissandier était à 26. La température, qui était de + 14° à terre, était tombée à — 8°. Le thermomètre est tombé à — 11°, à l'altitude de 7 400 m.

approbatif de Crocé-Spinelli, vida trois sacs de lest pour monter plus vite et dépasser les altitudes qu'ils avaient précédemment atteintes ; mais alors leur faiblesse devint telle qu'ils n'eurent même plus la force de respirer l'oxygène ; ils perdirent connaissance et le ballon sans guide s'éleva deux fois dans les hautes régions que j'ai indiquées. Lorsqu'il redescendit pour la seconde fois, Crocé-Spinelli et Sivel étaient morts. Ils avaient les mains glacées, les yeux ternes, à demi fermés, la face noire, la bouche crispée et sanglante. Tissandier seul vivait encore ; il avait repris connaissance à 7 000 mètres. Le ballon descendait alors avec une vitesse vertigineuse. A peine remis de son évanouissement prolongé, l'esprit affolé par cette épouvantable surprise d'un réveil à côté du cadavre de ses deux amis, par cette descente si rapide que la nacelle se balançait dans l'espace comme un pendule, il eut à peine la force nécessaire pour ralentir la chute, en jetant les deux derniers sacs de lest et pour couper la cordelette qui retenait l'ancre, lorsque la nacelle heurta le sol avec violence et rebondit pour remonter encore (1).

Crocé-Spinelli et Sivel sont évidemment morts d'asphyxie. Leurs cadavres en présentaient tous les signes et l'extrême raréfaction de l'air l'explique. Paul Bert a montré qu'un homme qui respire de l'air à une demi-atmosphère, c'est-à-dire à une altitude de 5 500 mètres, est dans la même situation que s'il respirait, au niveau de la mer, un air contenant 10 p. 100 d'oxygène au lieu de 20 en chiffres ronds. Or, les aéronautes du *Zénith* sont montés beaucoup plus haut et se sont maintenus près de deux heures dans ces régions élevées. On a dit qu'ils avaient commis l'imprudence de déjeuner avant de faire leur ascension ; M. Tissandier proteste contre cette allégation ; l'un d'eux seulement avait pris un peu de café au lait ; les deux autres étaient à jeun. Quant à lui, il a très probablement dû son salut, comme son maître et ami M. Glaisher, à l'état de syncope dans lequel il est tombé ; peut-être aussi, comme il le pense, à une lenteur remarquable du pouls et de la respiration à l'état normal.

Air comprimé. — L'air comprimé a été utilisé pour la première fois en 1839, par Triger, pour épuiser les eaux d'un puits de mine établi au milieu des alluvions de la Loire. Les ouvriers ont travaillé sous une pression de trois atmosphères. En 1846, dans les mines de charbon situées près de Chalonnes (Maine-et-Loire), la pression a été portée à quatre atmosphères et demie. Depuis, on a employé cet ingénieux procédé pour établir les fondations des piles des ponts de Kehl, d'Argenteuil, de Kerantrech, etc., pour creuser des bassins de radoub à Rochefort, à Toulon, etc. Les effets de la compression et de la décompression de l'air dans ces appareils ont été étudiés avec soin par le docteur Fran-

---

(1) Gaston Tissandier, *Histoire de mes ascensions, loc. cit.*, p. 181.

Encyclopédie d'hygiène.   32

çois (1), par Foley (2), par le docteur Michel (3) et tous ont signalé les mêmes phénomènes.

La compression rend l'air plus chaud, plus hygrométrique et plus comburant. Dans un courant d'air comprimé, les bougies brûlent avec plus d'éclat, la flamme est plus vive et moins fumeuse. L'impression générale que l'on éprouve, en entrant pour la première fois dans ces appareils, est soudaine et violente. Elle précipite les battements du cœur, amène des vertiges, du tremblement, auxquels la surprise et l'émotion ne sont peut-être pas étrangères. A peine a-t-on ouvert le robinet qui met en communication les tubes et l'écluse, qu'on ressent une vive douleur d'oreilles, et en même temps une forte chaleur à la peau, même alors que le thermomètre ne marque que 10° à 12°. Lorsque l'équilibre s'est établi et que la tension est fixe, les douleurs disparaissent, mais les moindres bruits retentissent avec une intensité singulière et une sonorité métallique (4). Sous une pression de 3 à 4 atmosphères, la voix devient nasonnée, le goût et l'odorat se perdent et le toucher n'a plus la même précision. La circulation et la respiration se ralentissent et se régularisent ; la grande tension de l'air, en favorisant la combinaison de l'oxygène avec le sang, l'artérialise à tel point qu'il sort rutilant de la veine, lorsqu'on pratique une saignée, comme on n'a eu que trop souvent l'occasion de le faire, surtout au pont de Kehl. La plupart des ouvriers transpirent abondamment pendant le travail, bien qu'il ne semble pas les fatiguer.

Lorsque le moment de sortir de l'appareil est arrivé et qu'on ouvre le robinet extérieur, l'air sort avec violence, la température s'abaisse de 10 à 15 degrés et la vapeur d'eau se produit sous la forme d'un brouillard intense. C'est le moment critique de l'opération.

Lorsque la décompression se fait lentement et avec prudence, on n'éprouve qu'un sentiment de froid très vif, un bruit de glouglou dans les oreilles provenant de la sortie de l'air par la trompe d'Eustache, parfois une otalgie passagère et un sentiment de courbature dû à la fatigue ; mais si la décompression est trop brusque, il en résulte parfois des accidents mortels. Ce sont des congestions pulmonaires, des apoplexies cérébrales ou médullaires, amenant la mort subite à la sortie de l'appareil ou très peu de temps après. D'après Paul Bert, ces effets terribles ne sont pas dus à la compression. On les observe à une faible pression dans une atmosphère d'oxygène et ils ne se manifestent pas dans un air comprimé à 20 atmosphères, s'il est pauvre en oxy-

(1) François, *Annales d'hygiène publique et de médecine légale*, octobre 1860, p. 290.
(2) Foley, *Du travail dans l'air comprimé*. Paris, 1863.
(3) Michel, *Étude sur la nature et la cause présumée des accidents survenus parmi les ouvriers qui travaillent aux fondations, à l'air comprimé, du bassin de Missiessy, à Toulon* (*Archives de médecine navale*, t. XXXIII, p. 161).
(4) Ambroise Tardieu, article AIR (*Hygiène et thérapeutique*) du *Dictionnaire de médecine et de chirurgie pratiques*, 1864, t. 1, p. 470.

gène. C'est ce gaz qui tue à dose trop élevée. S'il en était ainsi, c'est dans l'appareil même et non à la sortie que les accidents devraient se produire. Quoi qu'il en soit, il y a eu plusieurs cas de mort pendant les travaux du pont de Kehl et une douzaine environ pendant ceux du pont de Kerantrech. Depuis, on a pris des précautions, le fonctionnement des appareils s'est perfectionné et il est rare qu'on ait des morts à déplorer.

Les ouvriers qui travaillent dans l'air comprimé sont sujets toutefois à des accidents spéciaux. Sur 115 hommes qui ont été employés aux travaux du bassin de Missiessy, du 22 août au 13 septembre 1879, il y a eu 43 entrées à l'hôpital dont 6 pour paraplégie, 1 pour convulsions et 36 pour douleurs musculaires ou gonflement douloureux des articulations. La paraplégie est survenue brusquement, en sortant de l'écluse dans la plupart des cas, plus rarement pendant les deux heures qui ont suivi. Les douleurs siégeaient tantôt à la tête, tantôt dans les muscles des membres, parfois aux articulations et, dans ce cas, c'est le genou qui en était le siège habituel. Enfin M. Michel a observé deux fois le phénomène curieux que les ouvriers désignent sous le nom de *puces* et qui consiste dans un prurit si douloureux que l'un de ses malades s'arrachait les cheveux. Le même médecin a remarqué que les hommes atteints de coryza doivent renoncer à travailler dans l'air comprimé sous peine d'accidents graves lorsque les sinus et les trompes sont oblitérés par du mucus.

En somme, les accidents déterminés par le travail dans l'air comprimé tiennent à l'insuffisance de la ventilation, à l'excès de la fatigue, à un déséclusement trop rapide au début, ou à un refroidissement en sortant de l'appareil. Pour les prévenir, dit M. Michel, il faut que les hommes soient examinés par le médecin avant l'admission, que la ventilation et l'éclairage soient réglés avec soin, que la durée du travail soit réduite à quatre heures sur douze, qu'on adopte pour le déséclusement un système de robinet à ouverture progressive, pour ralentir la chute de la pression, enfin qu'on élève, auprès des puits, des baraques bien chauffées où les hommes puissent coucher quand il pleut et qu'il fait froid (1).

Air vicié. — La pureté de l'air peut être altérée par une foule de causes. Le sol, les eaux, l'homme, ses industries, les animaux versent incessamment dans l'atmosphère des produits qui troublent sa composition, portent atteinte à la santé et quelquefois à la vie de ceux qui le respirent. Les voies aériennes et le tube digestif sont les deux grandes voies par lesquelles les éléments qui entretiennent la vie et ceux qui y portent atteinte pénètrent incessamment dans l'organisme, et la première est la plus incessamment ouverte. La pureté de l'air

(1) Michel, *loc. cit. Archives de médecine navale*, t. XXXIII, p. 206.

est donc la première des conditions dont l'hygiène doit se préoccuper.

Les produits qui peuvent l'altérer sont de deux sortes ; les uns sont des corps privés de vie, les autres sont des germes organisés et vivants. Les premiers peuvent déterminer des accidents graves et même la mort ; mais alors les phénomènes morbides sont soudains et en rapport d'intensité avec la cause qui les a fait naître ; les autres paraissent d'abord inoffensifs, puis, après une période d'incubation de durée variable, ils déterminent, par leur évolution au sein de l'organisme, une de ces maladies à marche et à physionomie spéciales qu'on désigne sous le nom de maladies infectieuses.

Les corps inertes sont des poussières, des vapeurs, des gaz, produits par l'industrie, par l'éclairage, le chauffage des appartements, exhalés par les hommes et les animaux, par leurs déjections ou par leurs restes. Les questions de premier ordre qui se rattachent à ces différents genres de méphitisme seront traitées avec les développements qu'elles comportent dans les livres qui suivront celui-ci (1). Celles qui se rapportent au rôle des micro-organismes dans la genèse des maladies feront l'objet d'un article à part dans ce même chapitre (2) ; il ne nous reste donc plus, pour en finir avec les causes chimiques, qu'à dire un mot des aliments et des poisons envisagés au point de vue de la pathogénie.

B. Aliments. — Les aliments sont des modificateurs chimiques, puisque leur introduction dans l'organisme équivaut, en dernier terme, à celle d'une certaine quantité de substances azotées ou hydrocarbonées. Pour que la santé se maintienne, il faut qu'ils soient ingérés en quantité suffisante et qu'ils soient de bonne qualité. Lorsqu'une de ces deux conditions fait défaut, l'intégrité des organes et des fonctions se trouve bientôt compromise.

La privation absolue d'aliments est incompatible avec la vie. Celle-ci ne peut pas se maintenir au delà d'un temps dont la durée varie suivant l'âge, la vigueur de la constitution et les circonstances extérieures. Une nourriture insuffisante, sans causer la mort dans un temps déterminé, affaiblit, épuise la constitution et prépare l'invasion de toutes les maladies. Lorsque l'alimentation est trop copieuse, trop stimulante, il en résulte des troubles assurément moins graves, mais cependant préjudiciables à la santé. L'obésité, la pléthore, la goutte, la gravelle, la tendance aux congestions, à l'apoplexie, ne sont pas les moindres conséquences de ces excès gastronomiques, lorsqu'ils sont habituels.

L'alimentation défectueuse, soit par le défaut de proportion dans les

---

(1) Pour les poussières et les gaz toxiques, le méphitisme des mines, des puits, etc., voyez *Hygiène industrielle*. Pour les effets de l'air confiné, les produits de la combustion, le méphitisme des égouts, des fosses d'aisances, des cimetières, voyez *Hygiène urbaine* (habitations en général, hôpitaux, prisons, égouts, vidanges, cimetières, etc.).

(2) Voyez article II, *Microbes et maladies infectieuses*.

éléments qui la composent, soit par la mauvaise qualité de ces éléments, est également une source de maladies. Enfin les substances qui servent à la nourriture de l'homme peuvent être toxiques, soit par leur nature même, comme certains végétaux, comme les crustacés et les poissons toxicophores, soit par suite de l'altération qu'ils ont subie. Le froment, le riz sont sujets à des maladies qui en font de véritables poisons. Le pain, la morue, les boîtes de conserves se gâtent souvent en vieillissant, et les principes qui s'y développent deviennent parfois la cause d'empoisonnements collectifs que l'hygiène a le devoir de prévenir.

Les boissons sont plus dangereuses encore que les aliments lorsqu'elles sont impures. Les eaux stagnantes, celles des marais, des routoirs, des étangs, des rivières dans lesquelles les grandes villes laissent écouler toutes leurs déjections, les eaux d'égout, celle des puits qui ont, dans le sol, des communications clandestines avec les fosses d'aisances, sont au nombre des causes de maladies épidémiques les plus graves.

Les boissons spiritueuses sont également un danger : non seulement par leurs altérations spontanées, mais encore et soutout par les falsifications dont elles sont l'objet.

Enfin, c'est encore aux aliments ou aux boissons que se trouvent le plus souvent mélangés les poisons auxquels ont recours le crime et le suicide.

Je n'ai parlé de toutes les causes de maladie qui prennent leur source dans l'alimentation que pour mémoire et pour ne pas laisser de lacune dans le cadre étiologique que je me suis tracé, mais ces grandes questions de bromatologie seront traitées avec tous leurs développements, dans le livre qui suivra celui-ci (Voyez Hygiène alimentaire).

III. Causes animées. — Les insectes qui vivent et s'implantent sur le corps de l'homme, ainsi que les entozoaires qu'il nourrit dans son tube digestif, ont été connus de tout temps; mais le rôle que joue le parasitisme en étiologie générale n'a été pressenti que de nos jours.

La révolution que les découvertes modernes ont causée en pathologie est d'une telle importance que nous lui consacrerons un article spécial. Dans celui-ci, il ne s'agit que de classer les êtres vivants qui se nourrissent de notre substance et se développent à nos dépens. Ils sont de deux ordres. Les uns, quoique de très petite dimension et n'étant souvent visibles qu'au microscope, ont cependant une forme, une organisation, souvent des sexes distincts et peuvent trouver leur place dans les classifications de l'histoire naturelle. Ce sont les parasites proprement dits. Les autres ne sont visibles qu'à l'aide des plus forts grossissements que l'optique moderne ait inventés, et grâce à des procédés de coloration spéciaux, qui permettent seuls de déceler leur présence au sein des liquides ou des tissus. Ceux-là n'ont ni organisation appréciable, ni forme constante et bien déterminée. La plupart n'ont même

pas de [mouvements et la vie ne se révèle en eux que par le plus important de ses attributs, la faculté de reproduction. Ils pullulent et se multiplient à l'infini, dans le sang, dans les tissus, ou dans les milieux de
culture artificiels que la science moderne leur a créés. Ces êtres vivants,
dont l'histoire date d'hier et n'est encore qu'a l'état d'ébauche, sont
placés sur les confins des deux règnes, au delà du monde connu jusqu'ici ; ce ne sont ni des *microphytes*, ni des *microzoaires*, ce sont des
micro-organismes. On les a d'abord désignés sous le nom de *bactéries ;*
on se sert plus volontiers aujourd'hui de celui de *microbes* créé par
Sédillot, accepté par M. Pasteur et adopté par tout le monde savant. Ce
sont les agents des maladies infectieuses, ceux dont il sera question
dans l'article suivant.

Parasites. — Les parasites appartenant au règne animal sont des insectes, des acariens, des vers, des helminthes ; ceux qui font partie du
règne végétal sont des champignons ; mais la place qu'ils occupent dans
les classifications de l'histoire naturelle offre peu d'intérêt à l'hygiène.
Leurs mœurs et le lieu de leur habitat lui importent davantage. A ce
point de vue, on peut les ranger en deux classes, suivant qu'ils vivent
à la surface du corps de l'homme, ou dans son intérieur.

Les *épizoaires* sont des insectes, comme les poux, les puces, les chi-
ques, ou des larves comme celles de la *lucilia hominivorax*, de l'*ochronya
anthropophaga* ou *ver de Cayor*, comme celles des œstres. Ce sont des
acariens, comme le *sarcopte de la gale*, l'*acarus du rouget*, le *tyroglyphus
Mericourti*. Les *tiques* ou *ricins*, les *carapatos* du Brésil, les *argas* de
Perse et de Colombie appartiennent à la même catégorie.

A côté des *épizoaires*, on peut placer les *épiphytes*, qui appartiennent
comme je l'ai dit à la classe des champignons. On peut citer dans le
nombre l'*achorion Schœnleini*, parasite de la *teigne faveuse*, le *microsporon furfur* qui est le champignon du *pityriasis versicolor*, le *tricophyton*
de la *teigne tondante*. On peut encore y ranger l'*oïdium albicans* du mu-
guet, le parasite végétal que Carter dit avoir trouvé dans le *bouton* d'*Alep*,
de *Biskra*, celui que Carter et Barkeley ont rencontré dans le *pied de
Madura* et décrit sous le nom de *chionyphes Carteri*, le *trichoma* de la
plique polonaise, l'*actinomyces* découvert par Lebert en 1857 et qui engendre, par son développement, un processus inflammatoire à caractères spéciaux qu'on désigne sous le nom d'*actinomycose*. On en a décrit
et on en décrira encore bien d'autres ; mais leur étude intéresse plutôt
l'histoire naturelle et la pathologie que l'hygiène.

Les maladies engendrées par ces parasites sont tenaces, désagréables,
mais rarement mortelles et l'hygiène ne peut leur opposer que les
soins de propreté et la destruction de la cause qui les entretient. Ces
moyens ont déjà produit leurs effets. Les insectes domestiques sont devenus beaucoup plus rares, depuis qu'on nettoie la tête des enfants,
qu'on a soin de leur chevelure et qu'on change fréquemment leur linge.

La gale a diminué dans de très fortes proportions depuis qu'on a découvert l'acarus, reconnu qu'il était toute la maladie et employé les grands bains savonneux et les frictions générales pour détruire tous les sarcoptes en une fois. Il en est de même des champignons parasites. On triomphe des teignes à force de persévérance et elles deviennent plus rares de jour en jour. Les autres maladies cutanées parasitaires sont des curiosités pathologiques dont l'hygiène peut se désintéresser.

Les *entozoaires* habitent pour la plupart le tube digestif. Ce sont des vers nématoïdes, comme les *ascarides lombricoïdes*, les *oxyures vermiculaires*, les *tricocéphales*, l'*anchylostome duodénal*, l'*anguillule stercorale;* des vers *cestoïdes*, comme les *tænias*. D'autres se logent sous la peau, dans les interstices musculaires, comme le *dragonneau* ou *filaire de Médine;* dans le corps même des muscles, comme la *trichine;* dans le foie, comme le *distoma hepaticum ;* dans les voies urinaires, comme le *strongle géant*. Enfin il en est qui circulent avec le sang, comme le ver auquel Lewis a donné le nom de *filaria sanguinis hominis* et qu'on y trouve dans la *chilurie* et l'*éléphantiasis* des Arabes, comme le *distoma hæmatobium*, qu'on y observe dans l'*hématurie* d'Égypte. Il est encore d'autres états pathologiques dans lesquels on a trouvé des parasites ; mais ce sont des cas rares et qui n'intéressent pas l'hygiène. Ceux dont elle a souci sont les helminthes qui habitent le tube digestif, comme les *tænias* ou qui ne font que le traverser comme la *trichine*. Les premiers ont, comme on le sait, une phase embryonnaire pendant le cours de laquelle ils vivent, à l'état de *scolex*, dans le corps des animaux qui servent à la nourriture de l'homme. Le scolex du *tænia solium* habite les muscles du porc ; celui du *tænia inermis* ou *mediocanellata* ceux du bœuf, et la trichine vit à l'état de larve enkystée dans les muscles du cochon. Lorsque la chair de ces animaux est mangée à l'état cru, ou après une cuisson insuffisante, les embryons qu'elle recèle sont ingérés vivants : les *scolex* donnent naissance aux tænias de leur espèce ; les larves des *trichines* se développent; les vers qui en résultent se fécondent et les petites *trichines* percent les parois de l'intestin et cheminent dans les interstices des tissus pour aller se loger dans les muscles striés.

Pour prévenir le développement des uns et des autres, il faut proscrire de l'alimentation les animaux de boucherie qui portent dans leurs muscles ces retoutables embryons. La surveillance que cette interdiction exige, les mesures qui ont été prises pour empêcher la *trichinose* de s'introduire en France, sont du ressort de la police bromatologique, et seront exposées dans le livre suivant (Voyez Hygiène alimentaire).

Microbes. — La seconde catégorie de parasites, ceux qui sont considérés aujourd'hui comme les agents des maladies infectieuses, feront l'objet de l'article suivant.

ARTICLE II. — MICROBES ET MALADIES INFECTIEUSES (1).

§ 1. — Historique.

L'idée d'attribuer les maladies épidémiques à la présence d'êtres infiniment petits est extrêmement ancienne. Elle était déjà vieille du temps de Lucrèce qui écrivait il y a deux mille ans. Varro et Columella, dans leur traité *De re rustica*, attribuaient les fièvres palustres à la pénétration dans le corps humain de petits êtres vivants. Au moyen âge, on mettait les épidémies de peste sur le compte d'animalcules répandus dans l'air. Cette croyance toutefois ne tarda pas à être étouffée par le mysticisme. Il était plus conforme aux idées religieuses de cette époque d'attribuer les fléaux qui décimaient les populations à l'intervention divine, et de les considérer comme des punitions qui leur étaient infligées par la vengeance céleste.

Cependant, c'est un jésuite allemand, Athanase Kircher, qui a le premier exprimé la pensée que les fermentations étaient dues aux animalcules, aux vers, aux insectes que l'on trouve dans les matières en voie d'altération, et que l'apparition des maladies épidémiques était également l'œuvre de ces petits êtres. La découverte des infusoires faite peu de temps après par Lœwenhœck, particulièrement celle des spermatozoaires (2), donna à l'opinion de Kircher une vraisemblance qui la fit accepter par un grand nombre de savants. Lancisi, Vallisnieri, Réaumur, Linné s'en déclarèrent partisans. Mais cette doctrine fut bientôt compromise par ses exagérations. On décrivit, on classa, on figura ces animalcules. J'ai eu entre les mains un livre publié à Paris, en 1726 et intitulé *Système d'un médecin anglais sur la cause de toutes les maladies*. En tête d'une courte description de chacune d'elles, figure un dessin représentant l'insecte auquel elle est attribuée. Ce sont en général des moucherons. Ces élucubrations fantaisistes avaient jeté du ridicule sur la doctrine parasitaire qui n'avait plus d'adhérents au commencement du siècle. Raspail, en essayant de la faire revivre, il y a 45 ans, n'a réussi qu'à attirer sur elle les sarcasmes des médecins.

(1) Cet article, en raison de son caractère spécial, a été soumis a l'examen de MM. les professeurs Grancher et Strauss, dont on connaît la compétence en pareille matière et qui m'ont aidé de leurs conseils. Je l'ai ensuite mis sous les yeux de M. Pasteur qui, après l'avoir lu très attentivement, a bien voulu me faire connaître son appréciation.

« C'est, m'a-t-il écrit, un tableau lucide, impartial et puisé aux meilleures sources, « des études nouvelles sur les maladies infectieuses et sur le rôle des microbes dans « l'étiologie et le développement de ces maladies. » Je crois donc pouvoir présenter ce travail comme un exposé fidèle de l'état actuel de la science, en microbiologie.

JULES ROCHARD.

(2) A. Kircher, né à Geysen en 1602, est mort en 1680. Lewenhœck, né à Delft en 1632, est mort en 1723. La découverte des spermatozoaires est de 1677.

Il l'avait cependant formulée en termes clairs et précis (1), mais sans produire aucune observation, aucune expérience, sans apporter aucune preuve en faveur de cette intuition. Cette doctrine arrivait trop tôt, elle heurtait trop violemment les idées du temps, pour qu'on pût la prendre au sérieux.

Parmi les sommités scientifiques de cette époque, Henle seul eut le mérite de soutenir la doctrine du *contagium vivum*. Après l'avoir exposée en 1840, il l'a défendue de nouveau, avec une grande vigueur de conviction, en 1853. On comprend que ses idées n'aient pas trouvé de prosélytes parmi les physiologistes et les médecins de son temps. Elles étaient absolument en désaccord avec tout ce qu'on professait alors. Les animalcules n'avaient jamais été vus par personne, ni dans l'air, ni dans les liquides de l'organisme. En admettant que leurs germes existassent dans l'atmosphère, comment ces corps solides auraient-ils pu s'introduire dans le torrent circulatoire et dans les tissus, puisque la physiologie du temps n'admettait la possibilité de ce passage que pour les liquides et les gaz? Ces objections sont tombées l'une après l'autre.

Si les germes vivants avaient jusqu'alors échappé aux recherches, c'est que leur ténuité les dérobait à l'impuissance des instruments qu'on possédait alors. On ne se rend pas un compte suffisant de l'influence que les arts mécaniques ont exercée sur le progrès des sciences. Elle n'apparaît nulle part aussi évidente que dans l'histoire des instruments d'optique. Nous avons de la peine à comprendre aujourd'hui comment Lœwenhoek et Malpighi ont pu découvrir tant de choses, en se servant d'un microscope simple à l'aide duquel ils arrivaient à peine à un grossissement de 150 diamètres, et cependant, les globules du sang, les animalcules spermatiques, les phénomènes de la circulation dans les capillaires sont visibles à la faveur des lentilles biconvexes dont ils se servaient (2). Il n'y a guère plus de soixante ans que l'invention des microscopes achromatiques a permis d'aller plus loin, et c'est en France que ce progrès s'est accompli. Euler avait, il est vrai, tracé les règles de leur construction dès 1769; Frauenhofer (de Munich), en 1816, avait essayé d'en construire; mais ses instruments imparfaits ne permettaient d'obtenir que des images irisées sur les contours et ne valaient pas une bonne loupe. C'est en 1824 seulement que Seligues fit construire, par l'opticien Chevalier, le premier microscope achromatique à quatre lentilles superposées, permettant d'augmenter considéra-

(1) Raspail, *Histoire naturelle de la santé et de la maladie, chez les végétaux et les animaux en général et en particulier chez l'homme*, suivie d'une méthode nouvelle de traitement hygiénique et curatif. Paris, 1843.

(2) Lœwenhoek a fait toutes ses recherches avec le microscope simple, ainsi que le raconte Backer (*The microscope made essay*. London, 1743) qui avait chez lui les vingt-six microscopes légués par Lœwenhoek à la Société royale. (Mandl, *Traité pratique du microscope*. Paris, 1839, p. 4.)

blement le pouvoir amplifiant, sans altérer la netteté des images. C'est de cette époque que datent les études sérieuses en histologie.

L'instrument de Seligues perfectionné par Amici, par Goring, par Georges Oberhauser, permettait d'obtenir des grossissements de quatre à cinq cents diamètres avec une netteté suffisante ; mais on ne pouvait guère aller au delà. J'ai commencé mes études d'histologie avec le grand micoscope d'Oberhauser, et je me souviens qu'il fallait diriger un rayon de soleil sur le miroir réflecteur, pour pouvoir se servir des objectifs les plus puissants. A cette époque du reste on déclarait qu'il était inutile de dépasser la limite de 500 diamètres, parce qu'il n'existait pas de corps figurés, ni d'éléments anatomiques plus petits que ceux qu'on distingue à ce grossissement. Or les études bactériologiques exigent qu'on puisse arriver à reconnaître des corps ayant beaucoup moins d'un millimètre de diamètre. On les apprécie très nettement à l'aide des instruments d'aujourd'hui ; on ne les apercevait même pas avec ceux dont on se servait il y a quarante ans.

Avec un bon microscope, pourvu d'un condensateur Abbé à grand angle d'ouverture et de lentilles à immersion homogène, on arrive aisément aux grossissements de 1200 et 1500 diamètres qui sont nécessaires pour l'étude des bactéries. On voit même figurés, dans le grand ouvrage de Cornil et Babes, des globules de pus qui ont été observés et dessinés à un grossissement de 2800 diamètres.

Il est probable qu'il existe encore des microbes qui échappent à ces instruments et que les observateurs de l'avenir découvriront, lorsque les opticiens leur auront fourni des microscopes plus puissants que les nôtres. Il est également possible que la photographie nous en révèle de plus petits encore. Les plaques dont elle se sert sont plus sensibles que notre rétine. Elles peuvent recueillir et fixer des impressions lumineuses qui échappent à notre œil, et nous montrer des objets qu'il ne peut percevoir directement (1). L'astronomie a tiré, comme on le sait, le plus grand parti de cette propriété. On n'a donc pas le droit, en pareille matière, de nier ce qu'on ne voit pas. Il est possible que les liquides virulents dans lesquels nous n'apercevons rien encore renferment des microbes qu'on découvrira plus tard, qu'on ne découvrira peut-être jamais, sans qu'on soit pour cela en droit d'en contester l'existence, si ces liquides sont par ailleurs de tout point comparables par leurs effets à ceux qui renferment des êtres organisés accessibles à nos instruments.

Tandis que le microscope décelait ainsi l'extrême ténuité des organismes élémentaires, la physiologie expliquait à son tour la possibilité de leur passage à travers les vaisseaux et les membranes de l'économie. L'absorption des particules solides, déclarée possible par Herbst, a été démontrée par l'expérience si simple et si connue d'Æsterlen qui a

____

(1) E. Duclaux, *Le microbe et la maladie*, 1886, p. 28.

retrouvé, dans le chyle et dans le sang, de la poudre de charbon introduite dans l'intestin.

La découverte du phénomène de la diapédèse est venue depuis montrer la facilité avec laquelle les parois des vaisseaux se laissent traverser par les globules blancs et par les globules rouges du sang. Nous en sommes surtout redevables à Cohnheim, bien que Waller eût indiqué le phénomène avant lui, et qu'on ait reconnu tout récemment qu'il avait été décrit de la façon la plus claire et la plus complète par Dutrochet, dans un ouvrage publié en 1824 (1).

Le fait de la pénétration des corps solides finement pulvérisés, dans l'appareil respiratoire, est aujourd'hui hors de doute. Il est certain aussi que, malgré l'action contraire des cils vibratiles, ces poussières peuvent pénétrer jusque dans les alvéoles pulmonaires. Or, lorsqu'on voit des particules de grès, de charbon, traverser les parois des cellules pulmonaires, ainsi que l'épithélium de la muqueuse intestinale, il n'est plus permis de rejeter comme impossible la pénétration, par les mêmes voies, des germes animés dont la dimension est incomparablement plus petite. C'est ainsi que les obstacles s'aplanissaient peu à peu sur la route de la vérité qu'une sorte de prescience avait fait entrevoir à quelques intelligences hardies des siècles passés.

Les parasites. — Grâce aux nouveaux moyens d'investigation dont la science venait de s'emparer, le parasitisme avait pris définitivement sa place dans l'étiologie générale et il préludait à la révolution qui devait bientôt s'y opérer. La pathologie cutanée était déjà bouleversée de fond en comble. Chaque jour, une découverte nouvelle venait révéler la cause d'une maladie dont la nature était restée jusqu'alors inconnue, en montrant le parasite animal ou végétal qui l'avait déterminée.

C'est par l'acarus de la gale qu'on avait commencé. Bien qu'il eut été entrevu depuis la fin du xviie siècle, et décrit par des observateurs sérieux, on n'y croyait pas encore, lorsqu'en 1834 un étudiant corse, Renucci, montra, à l'hôpital Saint-Louis, comment on s'y prenait, dans son pays, pour extraire l'insecte de la gale. A partir de ce moment, tout le monde le trouva sans peine. Jusqu'alors la gale avait été considérée comme une affection diathésique, qu'on ne pouvait pas supprimer brusquement, qui exigeait un traitement général et les malades faisaient de longs séjours dans les hôpitaux. Deux ans après, Biett se demandait encore, comme on le fait aujourd'hui pour les microbes, si c'était l'acarus qui occasionnait la gale ou s'il n'était qu'un accident, qu'une complication (2). En 1854, Devergie ne s'était pas rendu à l'évidence :

(1) Dutrochet, *Recherches anatomiques et physiologiques sur la structure interne des animaux et des végétaux et sur la mobilité.* Paris, 1824, p. 214. (Voyez pour ce point historique la communication faite par le professeur Cornil, à l'Académie de médecine, le 30 décembre 1884.)

(2) P. Biett, article GALE du *Dictionnaire de médecine en 30 volumes*, 1836, t. XIII, p. 547.

« Pour moi, disait-il, au lieu de ne reconnaître dans la gale qu'un effet de la présence d'un insecte, je suis porté à croire qu'elle consiste, avant tout, dans une éruption. »

Il a fallu bien du temps, on le voit, pour reconnaître qu'à la dimension près, le sarcopte de la gale est semblable aux insectes qui rampent sur la peau et à la surface du cuir chevelu, qu'il suffit de le détruire pour faire disparaître la maladie, sans qu'il puisse en résulter le moindre inconvénient ; on y parvient en quelques jours à l'aide des grands bains, des frictions générales, et il est inutile pour cela de faire entrer les gens à l'hôpital.

Une découverte conduit presque toujours à une autre. En voyant une maladie aussi importante que la gale ramenée à une cause aussi simple, on se demanda s'il n'en serait pas de même des affections du cuir chevelu si rebelles et si tenaces. On examina les croûtes de la teigne et, en 1839, Schœnlein y découvrit l'*achorion* qui porte son nom. Plus tard Malmsten aperçut le *tricophyton* de la mentagre et de l'herpès tonsurant ; on trouva dans la pelade le *microsporon Audouini*, etc. En même temps, l'étude des entozoaires, de leurs migrations, de leurs métamorphoses, prouvait que les parasites ne bornent pas leur action à la surface du corps humain, qu'ils pénètrent dans les profondeurs de l'organisme et viennent troubler les fonctions les plus indispensables à la vie.

§ 2. — Découvertes de M. Pasteur.

Il semblerait, d'après ce qui précède, qu'il n'y avait plus qu'un pas à faire pour compléter le cercle et découvrir la terre promise de la pathologie animée. Cependant, pour franchir cet intervalle, il a fallu plus d'un quart de siècle de travaux, d'expériences et de luttes. Il a fallu toute l'existence d'un homme de génie, pour réaliser cette découverte qui a fait naître une physiologie nouvelle, bouleversé la médecine et transformé l'hygiène. Elle n'a pas été, comme beaucoup d'autres, le résultat d'un heureux hasard, d'une bonne fortune expérimentale ; c'est pas à pas, de déductions en déductions, que M. Pasteur est arrivé à la réaliser, en mettant au service de cette grande pensée toutes les ressources de son habileté expérimentale et toute la persévérance de son indomptable énergie. Il y a été conduit par deux routes différentes, mais qui convergeaient vers le même but : par ses travaux sur les fermentations et par les expériences qu'il a été obligé de multiplier pour en finir avec une vieille superstition scientifique et démontrer que la génération spontanée n'existe pas plus dans le monde des infiniment petits que dans l'autre.

I. **Fermentations.** — Comme je n'ai pas à faire la biographie de notre illustre compatriote, je laisse à ses historiographes le soin de raconter comment une note de Mitscherlich le conduisit à étudier les lois de la *dissymétrie moléculaire*, à y trouver la ligne de démarcation qui existe entre la chimie de la nature morte et la chimie de la nature vivante, et comment cette constatation le jeta sur le terrain des fermentations.

Force catalytique. — A l'époque où M. Pasteur aborda l'étude de cette question, la théorie de Liebig régnait presque sans partage. L'illustre professeur de Giessen l'avait ainsi formulée : « Pendant la formation des tissus végétaux et animaux, la force vitale remplit un rôle de résistance à l'égard des autres forces, c'est-à-dire de la force de cohésion, de la chaleur et de l'électricité ; elle annihile l'influence perturbatrice que ces causes exercent sur la force chimique ; mais aussitôt que la force vitale cesse de leur faire antagonisme et abandonne la matière organique à leur action, le simple contact de l'air, la plus faible action chimique suffisent pour provoquer une métamorphose, un nouveau groupement des atomes, une décomposition. C'est alors que nous voyons se produire les remarquables phénomènes qu'on désigne sous le nom de fermentation, de putréfaction et de décomposition » (1). Dans cette théorie, l'oxygène de l'air suffisait pour imprimer, aux substances azotées, l'ébranlement moléculaire qui se communiquait de proche en proche dans l'intérieur des substances fermentescibles et en ramenait les éléments à l'état dans lequel ils se trouvaient, avant d'être soumis à l'influence de la force vitale.

Cette explication que Broussais aurait à juste titre qualifiée d'*ontologique*, ne tenait aucun compte du rôle des ferments ni de la nécessité de leur intervention ; mais, à cette époque, on n'était pas embarrassé pour si peu. On mit un mot à la place d'un fait, on créa une force nouvelle, la *force catalytique*. C'est Berzélius qui introduisit ce mot dans la science en 1835, pour désigner le phénomène qui a lieu quand un corps met en jeu, par sa seule présence et sans y participer chimiquement, certaines affinités qui, sans lui, resteraient inactives. La fermentation était considérée alors comme une réaction spontanée qui s'opérait, dans un composé d'origine organique, par la seule présence d'une autre substance, sans que celle-ci empruntât ni ne cédât rien au corps qu'elle décomposait (2). Il s'agissait donc là d'une simple action de contact et rien de plus. Ce sont les idées dans lesquelles nous avons tous été élevés et que j'ai professées, pour ma part, il y a 35 ans. A cette époque, on se payait volontiers de mots et il a fallu que M. Pasteur fît passer le flot de sa doctrine à travers la confusion de ces théories, pour qu'on reconnût tout ce qu'elles avaient d'artificiel et d'invraisemblable.

Pour faire la lumière, il y avait d'abord un certain nombre d'erreurs

<hr>

(1) Justus Liebig, *Lettres sur la chimie considérée dans ses rapports avec l'industrie, l'agriculture et la physiologie*, 1845, p. 149.
(2) *Dictionnaire de Nysten.*, 11ᵉ édition, revue et corrigée par E. Littré et Ch. Robin, 1858. Article Fermentation, p. 567.

à dissiper. La première s'appuyait sur la grande autorité de Lavoisier. En 1788, il avait donné la théorie de la fermentation du sucre. Il avait démontré qu'elle consiste dans un véritable dédoublement qui donne naissance à deux produits nouveaux, l'un plus oxygéné, plus brûlé que le sucre, c'est l'acide carbonique, identique à celui qui se forme dans nos fourneaux ; l'autre encore combustible, capable de fournir de la chaleur et de devenir un aliment, c'est l'alcool.

Cette théorie lumineuse fut accueillie avec enthousiasme, comme elle le méritait ; elle renfermait cependant une erreur de détail dont on ne pouvait pas alors prévoir les conséquences. Lavoisier avait déclaré que l'acide carbonique et l'alcool étaient les seuls produits de la fermentation des matières sucrées et qu'ils représentaient identiquement les éléments du sucre qui les avait fournis. La doctrine de la catalyse était née de cette affirmation qui n'avait jamais été contrôlée.

M. Pasteur, lorsqu'il reconnut, dans ses premières recherches, que la levure, pendant la fermentation, augmente de poids et de volume dans des proportions considérables, se prit à douter de l'exactitude des analyses de Lavoisier. Il les recommença à l'aide des procédés plus parfaits dont la science s'était enrichie depuis un siècle et il reconnut que l'alcool et l'acide carbonique ne sont pas les seuls produits de la fermentation alcoolique, qu'un peu plus de trois pour cent du sucre se transforme en glycérine et qu'un peu moins de un pour cent donne naissance à de l'acide succinique (1). En somme, cinq pour cent de la substance saccharine échappe à l'équation de Lavoisier et ce fait suffit pour mettre à néant la doctrine de la catalyse.

Il était plus difficile de démontrer que ce ferment, qui augmentait ainsi de volume aux dépens des matières transformées, était un assemblage d'êtres organisés et vivants. Cette vérité avait pourtant été entrevue. Lewenhoeck avait reconnu, dès 1680, que la levure de bière est constituée par une infinité de globules ovoïdaux plus ou moins allongés, mais très petits puisque les plus longs n'ont pas plus de 1/100 de millimètre. L'homogénéité de ces globules, leur égalité de volume, leur multiplication pendant la fermentation, auraient pu faire soupçonner qu'ils étaient doués de vie ; mais on était si loin de cette pensée qu'il fallut un siècle et demi pour qu'elle se fît jour.

C'est en 1835 que Cagniard-Latour, et trois mois après Schwann, en suivant au microscope les transformations de la levure de bière, l'un en France, l'autre en Allemagne, virent se produire, sur chacun des globules décrits par Lewenhoeck, de petits bourgeons à croissance rapide, dont la grosseur égalait bientôt celle de la cellule-mère, et qui ne tardaient pas à bourgeonner à leur tour, de telle façon que le liquide finissait par se peupler d'une infinité de cellules appartenant à des générations différentes.

(1) E. Duclaux, *Le microbe et la maladie*. Paris, 1886, p. 10.

Cagniard avait compris la signification du fait qu'il avait sous les yeux. Il avait dit en termes formels que, si la levure fait fermenter le sucre, c'est sans doute par quelque effet de sa végétation et de sa vie. Cependant, comme on n'avait rien vu de semblable dans les autres fermentations, bien qu'elles eussent toutes pour caractère commun d'exiger la présence d'une matière organique en voie de décomposition, l'observation de Cagniard-Latour demeura stérile. Liebig continua à soutenir du reste que si la levure de bière est active, ce n'est pas parce qu'elle est organisée, mais parce qu'elle a été au contact de l'air. C'est la portion morte de la levure, disait-il, qui agit sur le sucre. Tous les travaux publiés à ce sujet s'accordaient pour rejeter l'hypothèse d'une intervention de la vie dans les phénomènes de la fermentation, et la théorie de Liebig dominait seule dans l'enseignement, comme dans les publications de l'époque.

Ferments animés. — M. Pasteur fut conduit à l'attaquer dès son premier travail sur la fermentation lactique. Il y reconnut la présence d'un être organisé et vivant, formé de cellules ou de petits articles étranglés à leur centre, n'ayant guère qu'un millième de millimètre de diamètre et se reproduisant par scission. On les avait méconnus jusqu'alors, parce que les chimistes n'avaient jamais observé la fermentation lactique qu'au milieu de matières complexes, comme la caséine, le gluten, des membranes animales, toutes substances offrant une multitude de granulations minérales ou organiques, au milieu desquelles les éléments du ferment lactique se trouvaient confondus.

Pour éviter ces chances d'erreur, le premier soin de M. Pasteur fut de remplacer ces matières complexes, par une substance azotée soluble permettant de rechercher et de reconnaître au microscope tous les produits cellulaires vivants. Après avoir préparé une solution d'environ cinquante grammes de sucre et y avoir ajouté de la craie, il prit avec un tube effilé une gouttelette de la substance grise qui se forme dans la fermentation lactique et la déposa, comme semence, dans la liqueur sucrée, limpide. Dès le lendemain, une fermentation vive et régulière s'y produisait, le liquide devenait trouble, la craie disparaissait et il se formait un dépôt augmentant progressivement et renfermant des myriades d'éléments semblables à ceux dont nous avons parlé.

Une expérience analogue et tout aussi probante lui servit à démontrer que la fermentation alcoolique est exactement du même ordre. Dans un milieu ne renfermant que du sucre, un sel ammoniacal et des éléments minéraux convenablement choisis, on introduit, comme semence, quelques milligrammes de levure et la fermentation régulière s'établit avec tous ses caractères. Du gaz acide carbonique se dégage, et le sucre disparaît, laissant à sa place de l'alcool parfaitement pur. Pendant ce temps la levure bourgeonne, se multiplie et on en retire mille fois plus qu'on n'en a semé, car théoriquement et pratiquement il suffit de quelques globules ne pesant pas un dixième de milligramme pour mettre la fermentation en train. Cet acte est donc plus complexe qu'on ne le supposait et, à la place du problème chimique que Lavoisier semblait avoir résolu, nous voyons se dresser un problème physiologique plus compliqué, plus délicat, mais aussi plus grand et plus fertile en conséquences.

En variant ses expériences, M. Pasteur parvint à prouver que toutes les fermentations procèdent des mêmes principes et s'opèrent de la même façon. Ses recherches le conduisirent de plus à la découverte d'un fait tout aussi en désaccord que les précédents avec les doctrines physiologiques de l'époque.

Êtres anaérobies. — Tout le monde professait alors que l'oxygène libre est l'élément indispensable à tous les êtres vivants, que tous succombent lorsqu'ils en sont privés. Il appartenait à M. Pasteur de prouver que c'était encore une de ces généralisations trop absolues, comme l'histoire des sciences nous en offre tant d'exemples, et que, dans le monde des infiniment petits dont il avait fait son domaine, on en trouve un grand nombre qui se passent parfaitement d'oxygène libre et pour lesquels ce gaz est même un poison. C'est la fermentation butyrique qui lui en offrit le premier exemple. Elle a pour agents des vibrions au corps droit, flexueux, ou ondulé, doués de mouvements très actifs et se reproduisant par scission. Ces vibrions se comportent comme les autres ferments, se multiplient comme eux, mais ils ont ce caractère particulier, qu'ils vivent et se multiplient sans qu'on leur fournisse d'oxygène, tandis que l'air les fait périr, en arrêtant en outre l'opération à laquelle ils président.

La fermentation alcoolique qui s'opère au fond d'immenses cuves et dans lesquelles le liquide est séparé de l'atmosphère par une épaisse couche d'acide carbonique que son poids retient à la surface, cette fermentation qui se prolonge pendant plusieurs jours et donne naissance à des quantités considérables de ferment, s'effectue en dehors de toute relation avec l'air. La fermentation putride est dans le même cas. Il en est d'autres encore, et partout le phénomène de la fermentation est sous la dépendance de la vie d'un être microscopique. Les travaux de M. Pasteur l'ont prouvé d'une façon irréfutable, mais nulle part avec autant d'évidence que dans ses études sur le tartrate de chaux. La rigueur de la démonstration de la vie et de la fermentation, sans que l'oxygène libre y prenne la moindre part, est poussée, dans ce mémoire, jusqu'aux dernières limites de la précision expérimentale.

Il existe donc, dans le monde des microbes, des êtres qui ne peuvent se passer d'oxygène libre et ressemblent sous ce rapport aux animaux supérieurs, et d'autres que ce gaz fait périr. M. Pasteur a donné aux premiers le nom d'*aérobies* et aux seconds celui d'*anaérobies*. Cette dernière classe dont on ne soupçonnait pas l'existence constitue, comme le disait Dumas, un troisième règne découvert par M. Pasteur.

Dans le cours des expériences qu'il avait dû poursuivre pour arriver à ces constatations, M. Pasteur avait été frappé par un fait qui paraissait en contradiction avec les principes qu'il venait d'établir. Il avait assisté à des fermentations sans ferment, ou du moins sans addition expérimentale de ferment. C'était aux cours de ses premières recherches sur la fermentation lactique. Il avait mêlé, à de l'eau sucrée pure, une petite quantité d'un sel ammoniacal, des phosphates alcalins et terreux et du carbonate de chaux pur obtenu par précipitation. Il n'y avait pas introduit un atome de ferment et pourtant, au bout de vingt-quatre heures de repos à l'air libre, la liqueur commença à se troubler et il se produisit un dégagement de gaz. La fermentation continua les jours suivants. L'ammoniaque disparut, les phosphates et le sel calcaire entrèrent en dissolution, du lactate de chaux prit naissance et bientôt on vit se déposer le petit ferment lactique. D'où ce germe avait-il pu venir, puisqu'aucune des substances mises en contact n'avait le pouvoir de l'engendrer? Il ne pouvait provenir que de l'atmosphère ; il était tombé dans le liquide, avec les poussières qui flottaient dans l'air du laboratoire ou qui se trouvaient à la surface des ustensiles employés.

Cette explication se présenta d'elle-même à l'esprit de M. Pasteur. Le phénomène auquel il venait d'assister n'était qu'une confirmation de la doctrine qu'il avait fait récemment prévaloir et dont la démonstration éclatante constitue un de ses plus beaux titres de gloire.

II. Génération spontanée. — Il faut remonter de quelques années en arrière pour rentrer avec M. Pasteur dans cette seconde route qui l'a conduit, comme la première et en convergeant vers elle, sur le terrain de la pathologie et de l'hygiène. Je ne prendrai pas la question à son origine, parce que l'historique s'en trouve partout. Il nous montre combien les erreurs de l'esprit humain sont difficiles à déraciner, comment les superstitions luttent pied à pied avant de se déclarer vaincues et trouvent des défenseurs à toutes les époques. Celle de l'hétérogénie (1) bat en retraite depuis Aristote et ne s'est définitivement rendue que de nos jours. Chassée de bonne heure de l'embranchement des vertébrés, expulsée au xviie siècle de la classe des insectes par Redi et l'académie del Cimento, elle s'était réfugiée dans le monde mystérieux des entozoaires et des infusoires et s'y est défendue jusque dans ces derniers temps (2).

(1) C'est Burdach qui lui a donné ce nom. Dugès la désignait sous celui de *sponté-parité*.

(2) Dans le cours de cette longue retraite, la génération spontanée a fait bien des retours offensifs et, à toutes les époques, elle a trouvé des défenseurs parmi les représentants les plus autorisés de l'histoire naturelle et de la physiologie. Malgré les travaux de l'Académie del Cimento, malgré les découvertes de Redi, de Swammerdam, de Valisnieri, de Réaumur, Buffon croyait encore à la génération spontanée des vers de terre, des champignons et des entozoaires. Dans des temps beaucoup plus rapprochés de nous, Burdach, dans son grand *Traité de physiologie*, paru en 1837, consacre son premier chapitre à l'*hétérogénie* et y entasse les arguments, pour démontrer la

Les helmintologistes les plus distingués du commencement du siècle, tels que Rudolphi et Bremser, croyaient encore à la génération spontanée des helminthes. Jean Muller lui-même conservait encore des doutes au sujet des vers intestinaux trouvés dans l'embryon des mammifères. « Ils peuvent sans doute, dit-il, avoir été portés là par les humeurs de la mère. Mais, en réalité, on trouve ici autant d'invraisemblances, quand on se propose de réfuter la génération spontanée que quand on veut l'admettre (1).

Il a fallu, pour établir la vérité d'une manière définitive, que les travaux de Siebold, de Van Beneden, de Küchermeister, de Virchow, de Leuckart, etc., fissent connaître l'anatomie, le mode de reproduction et les métamorphoses des entozoaires.

Infusoires. — Pour les infusoires, la lutte a été plus longue et c'est M. Pasteur qui a expulsé la génération spontanée de ce dernier asile.

L'argument mis en avant de tout temps, par les partisans de l'hétérogénie, consistait à faire apparaître des infusoires dans des milieux artificiellement composés et dans lesquels il était impossible, dans leur opinion, que des germes aient pu se glisser.

Spallanzani avait pourtant institué, il y a un siècle, des expériences qui lui avaient démontré que la présence de l'air atmosphérique était nécessaire au développement des infusoires et qu'il ne s'en trouvait jamais dans les infusions qu'on avait fait bouillir en vases clos (2). Wrisberg avait également prouvé qu'il ne se produit aucun animal dans les infusions recouvertes d'une couche d'huile (3). Dans des temps beaucoup plus rapprochés de nous, Schultze démontra que l'air atmosphérique lui-même pouvait arriver au contact des infusions, sans y faire apparaître d'organismes vivants, s'il avait passé préalablement à travers de l'acide sulfurique, pour y abandonner tous les germes qu'il pourrait contenir, et ensuite à travers de l'eau distillée, pour y laisser les traces d'acide qu'il aurait pu entraîner (4). Cette expérience prouvait incontestablement que ce n'était pas l'air lui-même qui provoquait l'apparition de la vie, que ce ne pouvait être que des éléments qu'il tenait en suspension.

Schwann refit, à la même époque, la même expérience en se bornant à faire passer l'air à travers un tube chauffé au rouge et il obtint le même résultat (5). En 1843, Helmholtz prouva que si on séparait, par une membrane, un liquide à l'état de putréfaction, d'un liquide putrescible

. génération spontanée des entozoaires et des infusoires. Il va même jusqu'à admettre que les poissons peuvent se développer dans l'eau, sous l'influence de l'air, de la chaleur et de la lumière. (Burdach, t. 1, p. 45.)

(1) J. Muller, *Manuel de physiologie*, traduit de l'allemand sur la quatrième édition (1844) par Jourdan. Paris, 1845, t. 1, p. 15.

(2) Spallazani, *Opuscules de physique animale et végétale*. Paris, 1789, t. 1, p. 230.

(3) Wrisberg, *Satura observationum de animalculis infusoriis*, etc. Gœttingue, 1765, p. 83, 86.

(4) Schultze, *Annales de Poggendorf*, 1837, p. 41.

(5) Schwann, *Sur les générations équivoques* (*Annales de Poggendorf*, 1837, p. 184).

stérilisé, celui-ci demeurait stérile. Il résultait de là que la cause de la putréfaction ne résidait pas dans le liquide lui-même, puisqu'il passait par diffusion à travers la membrane, mais bien de quelque corps solide qui se trouvait arrêté par ce diaphragme. En 1854 Schrœder et Van Dush montrèrent que, pour empêcher l'air de provoquer la naissance d'infusoires, il n'était pas nécessaire de le chauffer ni de le faire barboter dans l'acide sulfurique, et qu'il suffisait de le filtrer en le forçant à passer à travers un tampon d'ouate.

Ces preuves multipliées n'avaient pas suffi pour vaincre la résistance des hétérogénistes. Ils y répondaient par des fins de non recevoir, par des expériences contradictoires et surtout par des raisonnements. Ils insistaient sur l'invraisemblance de ces germes invisibles qui devraient se trouver en tous lieux, pénétrer partout, emportés par les vents, transportés par les animaux, et qui devraient surtout jouir de l'étrange propriété de renaitre et de se révivifier. Il est facile aujourd'hui de répondre à de pareils arguments, mais ils avaient alors une grande valeur et la question restait depuis longtemps indécise, lorsqu'en 1858, la doctrine de l'hétérogénie reçut un secours inattendu, de la part d'un savant déjà connu par d'importants travaux en physiologie. M. F.-A. Pouchet, directeur du muséum d'histoire naturelle de Rouen, et correspondant de l'académie des sciences, vint déclarer à cette Société qu'il était parvenu à démontrer, d'une façon certaine, absolue, l'existence d'êtres microscopiques venus au monde sans germes, par conséquent sans parents semblables à eux.

Pouchet était un savant laborieux, ardent, plein d'idées scientifiques et métaphysiques ; mais il n'avait pas le calme et le sang-froid nécessaires pour aborder un problème aussi ardu et pour poursuivre, avec impartialité, des expériences aussi délicates, au milieu de l'enchevêtrement des phénomènes à travers lesquels il s'agissait de discerner la vérité. Pour un homme d'imagination, ce sujet était d'autant plus dangereux, qu'il l'abordait avec des idées arrêtées à l'avance. Il le déclarait lui-même dans la préface du livre qu'il fit paraître l'année qui suivit sa communication (1). « Lorsque par la méditation, dit-il, il fut évident pour moi que la génération spontanée était encore un des moyens qu'emploie la nature pour la reproduction des êtres, je m'appliquai à découvrir par quel procédé on pouvait parvenir à en mettre les phénomènes en évidence. »

C'est dans cette disposition d'esprit qu'il répéta les expériences de Schulze et de Schwann, et il arriva tout naturellement à des résultats diamétralement opposés aux leurs. Alors il entassa expériences sur expériences, arguments sur arguments, pour détruire la ridicule hypothèse des germes atmosphériques.

____

(1) Pouchet, _Hétérogénie_ ou _Traité de la génération spontanée_. Paris, 1859.

« Si les protoorganismes que nous voyons pulluler partout et dans tout avaient leurs germes disséminés dans l'atmosphère, dans la proportion mathématiquement indispensable à cet effet, l'air en serait totalement obscurci, car ils devraient s'y trouver beaucoup plus serrés que les globules d'eau qui forment nos nuages épais. L'air dans lequel nous vivons aurait presque la densité du fer. »

La netteté de ses affirmations, la précision apparente de ses expériences élevèrent des doutes dans l'esprit des savants sur l'exactitude des recherches antérieures, et l'hétérogénie commençait à regagner du terrain, lorsque M. Pasteur intervint dans la question, en dépit des efforts que Biot et Dumas firent pour l'en dissuader. « Vous n'en sortirez pas, lui disait le premier, vous perdrez votre temps. » « Je ne conseillerais à personne, disait Dumas à son élève, de rester longtemps dans ce sujet. »

M. Pasteur était meilleur juge de la conduite scientifique qu'il avait à tenir et, en réalité, il se devait à lui-même de descendre dans l'arène. Ainsi que je l'ai dit plus haut, il avait vu la fermentation lactique se former dans un milieu composé d'eau sucrée, de phosphates de chaux et de magnésie, d'un peu de sulfate d'ammoniaque et de carbonate de chaux. En abandonnant ce mélange au contact de l'air, il y avait vu apparaître, à la place des petits articles du ferment lactique, les vibrions mobiles de la fermentation butyrique, tandis que le butyrate de chaux se substituait au lactate. D'où pouvaient venir les éléments de ces deux générations successives, si ce n'est de l'atmosphère dans laquelle avait séjourné l'infusion ?

La présence des germes organisés dans l'atmosphère était ainsi devenue pour lui la question maîtresse. Sa démonstration s'imposait comme une nécessité inéluctable, et il n'était pas homme à reculer devant le défi que Pouchet portait à sa doctrine. Il se mit à l'œuvre avec la patience qui fait le fond de son caractère, avec la logique, la suite dans les idées et la puissance de déduction qui n'appartiennent qu'à lui. Il mit au service de ces qualités maîtresses, l'habileté expérimentale qu'il avait acquise dans ses travaux antérieurs.

Les germes de l'air. — Il s'agissait de prouver deux choses que contestaient les hétérogénistes. La première, c'est que l'atmosphère est remplie de germes organisés et vivants qu'elle entraîne dans son mouvement, que les flots de poussière qu'on voit tourbillonner dans un rayon de soleil, renferment, au milieu des particules inorganiques qui en forment la base, les spores et les ovules d'organismes élémentaires. La seconde, c'est que la présence de ces germes est indispensable à la production des infusoires et que les liquides fermentescibles demeurent stériles tant qu'on empêche ceux-ci de s'y déposer.

La première de ces démonstrations était relativement facile. M. Pasteur se borna à faire passer plusieurs mètres cubes d'air à travers un

tube dans lequel il avait placé une bourre de coton. En malaxant ensuite cette bourre dans une petite quantité d'eau distillée et en examinant le liquide obtenu par expression, il distingua, au milieu de débris
de laine, de soie, de coton, de grains de suie, des êtres appartenant au
règne végétal ou au règne animal, des œufs d'infusoires, des spores de
cryptogames, si divers de forme et de volume, qu'ils ne pouvaient pas
manquer d'appartenir à des espèces fort nombreuses. Tous ces germes vivants sont donc répandus dans l'atmosphère et prêts à se développer dans
le milieu qui leur convient, aussitôt que le hasard les y fait tomber. Il fallait véritablement une certaine bonne volonté pour ne pas les apercevoir.

La seconde preuve était moins facile à faire. Pour la rendre éclatante,
M. Pasteur a multiplié les expériences et il en a consigné les résultats
dans le mémoire qu'il a fait paraître en 1862 (1). Ce travail magistral
est la base de sa doctrine et le point de départ de toutes les connaissances acquises depuis dans cet ordre de faits. « Clarté, force, prudence
dans les déductions, habileté expérimentale, toutes ces qualités, dit
John Tyndall, avaient rarement mieux été utilisées, par le savant français, que dans cet impérissable essai. C'est ce qui fait que, même dans
les discussions les plus vives qui ont eu lieu sur la matière, tous ceux
qui, en Angleterre, sont bons juges dans les recherches expérimentales,
n'ont jamais désespéré de voir triompher Pasteur (2). »

Expériences décisives. — Il s'agissait, avons-nous dit, de prouver que
la vie n'apparaît dans les infusions que lorsque l'air y laisse tomber des
germes. Les hétérogénistes contestaient l'exactitude des expériences
de Spallanzani, de Schulze, de Schwann, etc. ; il fallait donc s'y prendre
d'une autre façon, c'est ce que fit M. Pasteur. Il prit une série de ballons de 250 à 300 centimètres cubes, à col étiré en tube droit et les
remplit, jusqu'au tiers environ, avec une infusion très altérable. Après
avoir fait bouillir le liquide pendant quelques minutes, il ferma le col à
la lampe d'émailleur, et ces ballons purent être indéfiniment conservés,
sans qu'il s'y manifestât le moindre trouble, sans qu'on y vît se développer d'infusoires d'aucune sorte. Venait-on alors à détacher, par un
trait de lime, le col d'un de ces ballons, l'air se précipitait avec force
dans le vide produit par la condensation de la vapeur d'eau et, au bout
de vingt-quatre ou quarante-huit heures, on voyait l'infusion se troubler
et les organismes y apparaître.

Pour prouver que ce n'était ni la présence de l'air ni l'action de
l'oxygène qui provoquaient ce changement, M. Pasteur institua l'expérience suivante : au lieu de fermer le long col de ses ballons, il se borna
à l'étirer à la lampe d'émailleur, de façon à en diminuer notablement le
diamètre, et il lui donna la forme sinueuse d'un col de cygne. L'extrémité

<hr>

(1) Pasteur, *Mémoire sur les corpuscules organisés qui existent dans l'atmosphère*
(*Annales de chimie et de physique*, 1862, 3e série, t. LXIV).
(2) John Tyndall, *Les microbes*, traduit de l'anglais par Louis Dollo. Paris, 1882.

restant ouverte, l'air pouvait arriver au contact du liquide; mais les corpuscules ne pouvaient pas remonter contre leur poids à travers les sinuosités du col. Ils s'arrêtaient en chemin et le liquide se conservait indéfiniment sans altération, comme dans l'expérience précédente; mais alors, si l'on recueillait sur un petit fragment de verre ou de platine un peu de la poussière déposée sur le ballon, pendant son long séjour dans le laboratoire, et qu'on fît parvenir ce petit fragment dans l'intérieur du matras, à travers les sinuosités du col, l'infusion ne tardait pas à se troubler, comme si elle avait été exposée à l'air libre. On obtenait le même résultat, en renversant le ballon de façon à faire arriver quelques gouttes du liquide jusqu'à l'extrémité libre du col recourbé, jusqu'au point où les poussières s'étaient arrêtées, et en faisant ensuite rentrer les gouttelettes dans le fond du vase par le redressement de celui-ci. Enfin, si l'on prenait un de ces ballons demeuré immobile et inaltéré pendant de longs mois et qu'on vînt à le remuer violemment de façon à ce que l'air extérieur y entrât en masse et avec force, la vie s'y montrait très peu de temps après son retour à l'étuve.

Ces expériences prouvaient d'une manière irréfutable que les fermentations ne sont pas le résultat de l'action de l'air lui-même, mais bien l'œuvre des corps organisés et vivants que cet air contient.

Il était logique de penser que les germes organisés n'étaient pas uniformément répandus dans l'atmosphère, que l'air des villes en renfermait plus que celui des campagnes, et que le nombre devait diminuer sensiblement lorsqu'on s'élevait en altitude. M. Pasteur entreprit de s'en assurer. Il prit une soixantaine de ballons préparés comme je viens de le dire; il fit bouillir leur contenu, pendant quelques minutes, et, pendant que la vapeur sortait avec force par la partie effilée du col, il ferma celle-ci, en l'étirant à la lampe d'émailleur. Ainsi préparés, les ballons sont transportables. Comme ils sont vides d'air, puisqu'il a été chassé par la vapeur, il se précipite brusquement dans l'intérieur du ballon, lorsqu'on brise la pointe effilée. Il suffit alors de refermer celle-ci par un trait de flamme et d'observer ce qui se passe dans le vase, pour s'assurer si des germes s'y sont introduits avec l'air.

M. Pasteur partit pour Arbois avec ses soixante ballons. Il en ouvrit un certain nombre dans la campagne, quelques autres sur le premier plateau du Jura, une série de vingt sur le mont Poupet à 850 mètres d'altitude, et les vingt derniers au Montanvert, près de la mer de glace, à 2,000 mètres d'élévation. Il les referma tous comme je l'ai indiqué, rapporta sa collection à Paris, et au mois de novembre 1860, il la déposa sur le bureau de l'Académie des sciences.

Sur les vingt ballons ouverts dans la campagne, huit renfermaient des productions organisées; sur les vingt ouverts dans le Jura, cinq seulement étaient altérés, et un seul présentait des organismes, parmi les vingt derniers qui avaient été ouverts au Montanvert.

L'Académie n'hésita pas à décerner à M. Pasteur, pour ces belles expériences, le prix qu'elle avait institué pour la question des générations spontanées.

Il y avait cependant encore un point à élucider. Il fallait aller au-devant d'une objection que personne n'avait faite encore, mais qui se présentait à l'esprit scrupuleux de l'auteur de ces recherches. On pouvait se demander si, en soumettant, comme il le faisait, les liquides fermentescibles à l'action prolongée de la chaleur, pour y détruire tout germe préexistant, il ne modifiait pas leur constitution intime d'une manière telle que ces liquides devenaient impuissants à créer la vie de toutes pièces et n'étaient plus que des terrains de culture pour les germes venus du dehors.

Pour répondre à cette objection, M. Pasteur institua l'une de ses plus belles expériences. Dépouillant, à l'aide de dispositions expérimentales très ingénieuses, l'air de tout germe vivant, il mit au contact de cet air du sang, de l'urine, du lait, pris avec les plus grandes précautions sur un animal sain. Dans ces conditions, ces liquides organiques, si éminemment altérables, purent être conservés indéfiniment, sans subir ni putréfaction ni fermentation ; les seules modifications qui s'y produisirent à la longue étaient dues à l'oxydation (1). « Cette expérience, dans sa simplicité apparente, dit le professeur Strauss, est une des plus suggestives, des plus hardies qui aient été faites en physiologie (2). » Elle prouve, en effet, non seulement que l'air par lui-même est impropre à faire naître la vie dans les liquides animaux, mais encore que ces liquides à l'état normal ne renferment pas d'êtres organisés.

Expérience de Pouchet. — Après cette série de démonstrations, il était permis de conclure que, dans les conditions présentes de la vie, à la surface de notre planète, il ne s'y crée pas d'êtres vivants de toutes pièces et que la génération spontanée n'existe pas. Cependant les partisans de cette doctrine ne s'avouèrent pas encore vaincus.

Pour réfuter les expériences de M. Pasteur, Pouchet en institua une qu'il croyait décisive et qui n'était que spécieuse. Il remplit un flacon d'eau bouillante, le boucha hermétiquement et le plongea renversé dans une cuve à mercure. Lorsque l'eau fut refroidie, il déboucha le flacon sous le métal et introduisit à l'intérieur un demi-litre de gaz oxygène pur. Alors il y fit passer une petite botte de foin sortant d'une étuve longtemps chauffée à plus de 100 degrés. Au bout de huit jours, il vit s'y développer une moisissure. D'où venait-elle ? Ce n'était assurément ni de l'oxygène obtenu par une combinaison chimique, à la température de l'incandescence, ni de l'eau, puisqu'elle avait été introduite

<hr>

(1) Pasteur, *Comptes rendus de l'Académie des sciences*, 1863, t. LVI, p. 738.
(2) L. Strauss, *La médecine expérimentale et la bactériologie. Leçon d'ouverture du cours de pathologie expérimentale et comparée.* Paris, 1888, p. 13.

bouillante, ni du foin qui avait été soumis à une température plus que suffisante pour y détruire toute trace de vie.

Cette expérience ingénieuse eût mis tout autre que M. Pasteur dans un sérieux embarras ; mais ses laborieuses recherches l'avaient mis en garde contre toutes les causes d'erreur qui peuvent se glisser dans des opérations aussi délicates, et il ne tarda pas à découvrir le point faible de l'argumentation de Pouchet. Dans une leçon qu'il fit, en 1864, à la Sorbonne, devant un auditoire composés d'illustrations de tout genre, attirées par sa réputation chaque jour croissante et par l'intérêt qui s'attachait à la question, il prouva de la façon la plus saisissante que les germes développés dans le flacon de Pouchet y avaient été apportés par le mercure de la cuve dans laquelle il était plongé et dont il faut absolument proscrire l'emploi dans de pareilles expériences.

C'est à cette même époque que M. Pasteur, renonçant à convaincre ses adversaires, demanda des juges à l'Académie et la pria de nommer une commission pour terminer le débat. Au point où les choses en étaient arrivées, il n'y avait plus à trancher qu'une question de fait. Lorsque M. Pasteur avait mis sous les yeux de l'Académie la série de ballons dont j'ai parlé plus haut, Pouchet et Joly déclarèrent qu'il s'était trompé, que, s'il avait ouvert ses ballons dans le Jura et sur la mer de glace, ils avaient, eux, reproduit la même expérience à 1,500 mètres plus haut, sur le pic de la Maladetta et que leurs résultats avaient été différents. M. Pasteur affirmait qu'il était possible en tout lieu de prélever, dans l'atmosphère, un volume d'air déterminé ne contenant ni œufs ni spores et ne produisant aucune génération dans les solutions putrescibles. Pouchet déclarait de son côté que, sur quelque point qu'on prenne un décimètre cube d'air, si on le met en contact avec un liquide fermentescible, renfermé dans un matras hermétiquement clos, constamment celui-ci se remplira d'organismes vivants.

Réduit à ces proportions, le débat pouvait être tranché par une seule expérience, c'est ce que pensa la commission nommée par l'Académie ; mais tel ne fut pas l'avis des partisans de la génération spontanée. Après avoir demandé un délai pour attendre l'époque des chaleurs (1), Pouchet et Joly manifestèrent, devant la commission, la prétention de renouveler, sous ses yeux, toutes leurs expériences, et sur son refus ils se retirèrent. En se dérobant ainsi, ils donnaient gain de cause à leur adversaire ; mais l'adhésion du monde savant lui était depuis longtemps acquise, et le secrétaire perpétuel de l'Académie des sciences, Flourens, avait fait, en pleine séance de l'Institut, la déclaration suivante : « La génération spontanée n'existe pas. Ce n'est pas comprendre la question que de douter encore. »

Expériences de Tyndall. — Quelques années après, l'exactitude des

____

(1) La commission avait été nommée au mois de janvier 1864, mais, sur la demande de Pouchet, elle s'ajourna et ne se réunit que le 15 juin.

faits démontrés par M. Pasteur fut confirmée par John Tyndall, dont j'ai déjà invoqué le témoignage. Tout le monde connaît les recherches faites par le savant physicien anglais sur les poussières et les atomes qui flottent dans l'air. Il les observe à la faveur d'un rayon lumineux, et ce moyen d'investigation est d'une précision extrême. Lorsque l'air est dépourvu de toute matière en suspension, qu'il est *optiquement vide*, pour me servir de l'expression de Tyndall, il est tout à fait noir, du noir des espaces stellaires, et ces ténèbres résultent de ce que le rayon ne rencontre aucune matière susceptible de disperser sa lumière. Si, dans ces conditions, on fait arriver, dans le tube à expériences, de l'air contenant des particules solides, en si petit nombre que ce soit, elles sont immédiatement décelées. Ainsi Tyndall s'est assuré qu'il ne suffit pas, pour purifier l'air, de le faire passer à travers un tube contenant, soit des fragements de marbre humectés à l'aide d'une forte solution de potasse caustique, soit des morceaux de verre imbibés d'acide sulfurique concentré, qu'on n'y parvient pas même en le faisant barboter à travers l'acide liquide ou la potasse en solution, tandis qu'il suffit, pour le rendre *optiquement pur*, de le diriger soigneusement au-dessus de la flamme d'une lampe à esprit-de-vin, avant de l'envoyer dans l'appareil exsiccateur.

« C'est le 5 octobre 1868, dit-il, que je fis pour la première fois cette expérience, et je n'étais en aucune façon préparé à un pareil résultat. J'avais toujours pensé que les poussières de notre air étaient en grande partie inorganiques. Je dus conclure que, puisqu'elles disparaissaient par la combustion, c'est que c'étaient des *matières organiques* (1).

Tyndall, se trouvant en possession d'un moyen d'investigation aussi précis, entreprit de s'en servir pour contrôler les découvertes de M. Pasteur, qui l'avaient fortement impressionné. Pour cela, il commença par perfectionner son mode expérimental. Au lieu de se borner à diriger la colonne d'air au-dessus de la flamme d'une lampe, il la fit passer par un tube de platine, contenant un rouleau en toile de même métal et placé dans un petit fourneau à gaz. Lorsque le tube de platine était chauffé au rouge vif, les particules contenues dans l'air étaient détruites en traversant les mailles de la toile incandescente et l'air en sortait *optiquement pur*, tandis qu'il était rempli de corps flottants lorsque le tube était froid (2).

Il procéda alors à une série d'expériences qui lui démontrèrent que la suppression des particules de l'air abolissait simultanément le pouvoir de disperser la lumière et celui d'engendrer la vie, et que la puissance créatrice de l'atmosphère appartenait non pas à l'air lui-même, mais à des corps qu'il tenait en suspension, ainsi que l'avait prouvé M. Pasteur. Il arriva à contrôler de la même façon ce que le savant français avait

(1) John Tyndall, *Les microbes*, traduit de l'anglais par Louis Dollo. Paris, 1882, p. 2
(2) Ce tube a été imaginé par M. Pasteur.

avancé au sujet de la densité de ces particules et de la propriété qu'elles ont de se déposer dans les couches inférieures de l'air, lorsque celui-ci se trouve en repos.

M. Pasteur avait montré que, lorsqu'il ouvrait les ballons dont j'ai parlé plus haut, dans l'atmosphère tranquille des caves profondes et humides de l'Observatoire, il y en avait à peine un sur dix qui présentât ultérieurement des traces de vie, tandis que tous ceux dont il brisait le col dans la cour de l'établissement, se trouvaient fécondés. Tyndall fit construire une chambre de cinq pieds dix pouces de hauteur, dont le sommet formait un tronc de cône ; la moitié inférieure était en bois et la partie supérieure était limitée par quatre fenêtres vitrées. Après avoir bouché toutes les fissures par lesquelles il aurait pu se produire un mouvement dans l'air intérieur, il se mit à observer chaque jour la transparence de celui-ci, à l'aide du rayon électrique. Le faisceau lumineux révéla d'abord au sommet du cône une poussière aussi abondante que dans le reste du laboratoire, mais la quantité de particules en suspension diminua de jour en jour, et au bout d'une semaine, l'air des parties les plus élevées de la chambre d'expériences était *optiquement vide* (1).

Il en tira cette conséquence qu'il suffit, pour purifier l'air, de le laisser reposer, qu'il se comporte à cet égard comme les liquides, et que les corps qu'il tient en suspension se déposent au fond, lorsqu'il est immobile. Le repos est même plus efficace que la filtration, que le passage à travers l'acide sulfurique et la solution de potasse caustique, puisque ces opérations, à moins des précautions les plus minutieuses, laissent encore passer quelques particules que décèle le rayon lumineux.

En variant ses expériences, Tyndall constata que l'air, lorsqu'il s'est dépouillé par le repos et qu'il est devenu *optiquement vide*, ne détermine aucun mouvement de fermentation dans le sein des liquides organiques comme l'urine, ni dans les infusions de viande, de poisson, de légumes, de foin, etc.

Il reconnut que les résultats étaient toujours les mêmes, quel que fût le degré de concentration des liquides, et quelle que fût la température.

Cette dernière condition toutefois a une influence marquée sur la marche des phénomènes. L'éclosion des germes organisés est d'autant plus rapide que la chaleur est plus forte, dans les limites qui sont compatibles avec le maintien de la vie, bien entendu. Tyndall a reconnu de même que la promptitude avec laquelle les êtres vivants se manifestent dans les infusions est variable suivant la nature des substances employées pour les composer.

III. Maladies microbiennes. — Les expériences que je viens d'exposer avaient familiarisé les esprits avec la pensée que l'atmosphère

____

(1) John Tyndall, *Les microbes, loc. cit.*, p. 41.

qui nous enveloppe est remplie de germes organisés, ne demandant qu'un milieu favorable pour se développer et se reproduire. Il était évident que ces particules vivantes devaient s'introduire dans l'organisme humain avec les aliments et les boissons ainsi qu'avec l'air de la respiration. De là à leur attribuer un rôle dans la production des maladies, il n'y avait plus qu'un pas à faire. D'un autre côté, on a de tout temps reconnu qu'il existait une grande ressemblance entre certaines pyrexies à évolution régulière et les fermentations.

« Il existe en effet, dit le professeur Strauss, entre l'homme malade, en pleine effervescence fébrile et une masse liquide qui bouillonne sous l'action d'un ferment, des analogies certaines. Dans les deux cas, on assiste aux mêmes échanges moléculaires intimes, aux mêmes mutations de la matière, au même mouvement intestin, au même dégagement de chaleur, et dirais-je volontiers, à la même contagiosité. Le langage populaire, d'accord avec l'intuition de la vieille médecine, avait consacré cette assimilation par les termes si souvent employés de levains, de germes, de ferments morbides (1). » La dénomination toute moderne de maladies *zymotiques* (de ξύμη, ferment) lui avait donné la consécration scientifique (2) ; mais, pour la légitimer d'une manière complète, il y avait tout à faire. Il fallait découvrir la cause matérielle de ces redoutables maladies ; il fallait mettre en évidence, dans les liquides de l'homme ou des animaux, l'agent animé cause de l'infection. La première découverte décisive faite dans cette direction appartient à Davaine.

A. *Charbon.* — Parmi les maladies qui déciment les troupeaux, la plus meurtrière est celle qu'on désigne sous le nom de *sang de rate* chez le mouton, de fièvre *charbonneuse* chez le *bœuf* et le cheval, de *pustule maligne* chez l'homme. Indépendamment des pertes qu'elle occasionne par les ravages qu'elle exerce sur le bétail et qui se chiffrent en France par quinze ou vingt millions, dans certaines années, elle frappe l'esprit par la soudaineté de son apparition et la rapidité de sa marche. Quelques jours, souvent quelques heures, séparent à peine l'invasion de la maladie du moment où l'animal succombe. Parfois la mort paraît foudroyante. Sa cause a été longtemps inconnue ; l'identité même de la maladie dans les différentes espèces n'était pas démontrée. Ce ne fut qu'en 1850, qu'on commença à posséder quelques notions positives sur sa nature. De 1849 à 1852, l'*Association médicale d'Eure-et-Loir*, par une série d'inoculations et d'expériences diverses, prouva que le charbon était transmissible du mouton au bœuf, au cheval, au lapin, et réciproquement, que ce n'était en un mot qu'une seule et même maladie.

Quant à l'identité de la pustule maligne de l'homme, elle n'était pas

_____

(1) I. Strauss, *La médecine expérimentale et la bactériologie* (*Revue scientifique* du 28 avril 1888).

(2) Cette expression a été introduite dans le langage médical par M. Farr et nous est venue d'Angleterre.

douteuse, puisqu'on ne l'observe que chez les gens qui ont été en rapport avec des animaux atteints de charbon.

Découverte de la bactéridie. — L'attention des médecins et des physiologistes était appelée sur cette question intéressante, lorsqu'en 1850, Davaine et Rayer, en examinant, au microscope, le sang d'animaux morts du charbon, y découvrirent de petits corps filiformes, raides, immobiles, ayant une longueur à peu près double du diamètre des globules sanguins. Rayer communiqua cette observation à la Société de biologie dans une note intitulée : « Inoculation du sang de rate » (1); mais ni lui ni Davaine n'en comprirent l'importance. Le même fait fut constaté et étudié en Allemagne, par Pollender en 1855 et par Brauell en 1857 (2), sans qu'ils comprissent davantage le lien qui pouvait exister entre le développement de ces petits bâtonnets et la formidable maladie dans laquelle on les observait.

Brauell avait fait ses expériences avec le sang d'un homme mort de pustule maligne. Il l'avait inoculé à des moutons, à un cheval et à une jument, et leur avait donné le charbon, prouvant ainsi d'une manière irréfutable la transmissibilité de cette maladie de l'espèce humaine aux espèces animales. Il avait retrouvé les *bâtonnets* de Davaine, les *corps filiformes* de Pollender chez l'homme comme chez les animaux, et il avait constaté, sur ces derniers, qu'ils existaient déjà dans le sang, quelques heures avant la mort. D'un autre côté, en examinant ce même sang trois jours après que l'animal avait succombé, il remarqua que les bâtonnets primitivement immobiles acquéraient des mouvements très vifs et ne s'aperçut pas qu'il avait affaire à des organismes différents. Il fit donc reculer la question au lieu de l'éclaircir et cette confusion persista jusqu'au moment où Davaine et M. Pasteur l'ont définitivement dissipée (3).

Brauell du reste ne comprit pas plus que ne l'avait fait Davaine la signification de ce qu'il avait sous les yeux. Il trouva des vibrions mobiles sur des animaux morts à la suite de lésions traumatiques ou de maladies non infectieuses et déclara qu'ils n'étaient pas particuliers au charbon, seulement qu'ils se développaient beaucoup plus vite dans cette maladie que dans les autres et qu'ils pouvaient ainsi fournir un élément de diagnostic.

A la même époque, Delafond se livra à des recherches très suivies sur la bactéridie charbonneuse. Il la trouva sur 125 animaux d'espèces diffé-

---

(1) *Comptes rendus et mémoires de la Société de biologie*, 1850, p. 141. Cette note est reproduite intégralement dans la *Gazette médicale* de Paris, 1850, p. 788.

(2) Les Allemands, suivant leur habitude, ont revendiqué, pour leurs compatriotes, l'honneur d'avoir découvert la bactéridie charbonneuse. Il suffit pour juger de la valeur de leur prétention de vérifier les textes et de rapprocher les dates. C'est ce qu'a fait **M.** le professeur Strauss. (Voyez : *Le charbon de l'homme et des animaux*, par I. Strauss. Paris, 1887, p. 26 et suivantes.)

(3) I. Strauss, *Le charbon de l'homme et des animaux*. Paris, 1887, p. 31.

rentes et vérifia maintes fois ce qui avait été trouvé avant lui. Il alla plus loin et il se livra à des essais de culture encore informes, mais qui lui permirent toutefois de voir les bâtonnets charbonneux vivre et s'accroître en dehors de l'organisme, sous forme de longs filaments (1).

L'observation primitive de Davaine et de Rayer n'en demeura pas moins stérile, jusqu'en 1863. Dans l'intervalle, M. Pasteur avait fait paraître ses travaux sur les fermentations. Il avait montré notamment que l'agent de la transformation de l'acide lactique en acide butyrique était un bâtonnet très ténu, se rapprochant, par sa forme et par ses dimensions, de celui qu'on avait aperçu dans le sang des animaux charbonneux. Ce travail fut publié en 1861. Il frappa vivement l'attention de Davaine, qui se demanda si les corps qu'il avait observés avec Rayer en 1850 ne joueraient pas dans l'organisme le rôle d'un ferment.

Deux années s'écoulèrent sans qu'il pût se procurer un animal atteint de charbon pour vérifier ses suppositions. Ce ne fut qu'en 1863 qu'il put commencer ses expériences. Après avoir reconnu, dans le sang du mouton affecté de sang de rate qui lui avait été envoyé, la présence d'une immense quantité de bactéries, il l'inocula à des animaux bien portants qui succombèrent rapidement et dans le sang desquels il retrouva des myriades de bactéries identiques à celles du mouton (2). Il constata de plus que l'animal qui venait d'être inoculé et dont le sang n'offrait pas encore de parasites visibles au microscope, avait toutes les apparences de la santé et que, dans ces conditions, son sang ne communiquait pas le charbon.

« Dans l'état actuel de la science, concluait Davaine, personne n'aura l'idée de chercher, en dehors de ces corpuscules, l'agent de la contagion. Cet agent est visible, palpable, c'est un être organisé, doué de vie, qui se développe et se propage à la manière des êtres vivants. Par sa présence, par sa multiplication rapide dans le sang, il apporte, dans la constitution de ce liquide, sans doute à la manière des ferments, des modifications qui font promptement périr l'animal infecté (3). »

C'est de cette découverte de Davaine, préparée par les travaux de M. Pasteur, que date le mouvement scientifique qui a transformé la pathologie. Elle n'a cependant pas été acceptée dès le début. Peu de mois après la communication qui précède, deux professeurs du Val-de-Grâce, MM. Jaillard et Leplat, entreprirent d'en réfuter les conclusions. Ils avaient inoculé, à des lapins et à des chiens, des liquides en voie

(1) Delafond, *Communication sur la maladie régnante* (*Bulletin de la Société centrale vétérinaire* in *Recueil de médecine vétérinaire*, 1860, t. XXXVII, p. 668).

(2) Davaine, *Nouvelles recherches sur les infusoires du sang dans la maladie connue sous le nom de sang de rate* (*Comptes rendus de l'Académie des sciences*, 1863, t. LVII, p. 320).

(3) Davaine, *Nouvelles recherches sur les infusoires du sang dans la maladie connue sous le nom de sang de rate* (*Comptes rendus de l'Académie des sciences*, t. LVII, p. 351 et 386).

d'altération spontanée et remplis de vibrions, sans les faire mourir. Il avait fallu, pour arriver à ce résultat, leur en injecter des quantités considérables; encore les expérimentateurs n'étaient-ils pas parvenus à rendre leur sang virulent.

Davaine répondit que ce n'étaient pas des bactéries ou des vibrions quelconques qu'il injectait, mais bien les bactéries spéciales qu'on trouve dans le sang des moutons morts du sang de rate. MM. Jaillard et Leplat s'y prirent alors d'une autre façon. Ils inoculèrent à des lapins le sang d'une vache morte de charbon. Les lapins moururent rapidement, mais sans offrir, avant ou après leur mort, de traces de bactéries. Leur sang inoculé à d'autres lapins les fit périr de même, mais sans qu'on pût découvrir chez eux de parasites.

Davaine reprit les expériences de ses contradicteurs avec du sang qu'ils lui avaient envoyé et échoua comme eux. Il en conclut que la vache qui avait fourni le liquide était morte d'une maladie inconnue, mais non du charbon. Les expérimentateurs du Val-de-Grâce recommencèrent avec le sang d'un mouton incontestablement charbonneux, et leurs résultats furent de nouveau négatifs. La question resta indécise, mais l'impression produite fut fâcheuse pour la doctrine et retarda ses progrès.

C'était la même confusion qui se perpétuait, comme nous le montrerons bientôt.

Le vibrion septique. — En 1865, MM. Coze et Feltz, en étudiant l'action des matières putrides sur l'économie animale, avaient reconnu que le sang des animaux, ainsi infectés, contenait des éléments animés d'un mouvement vermiculaire, et leurs expériences leur prouvèrent que ce n'est pas à leur partie liquide, mais à leurs éléments figurés, que les matières putrides doivent leurs propriétés toxiques. Ils constatèrent aussi que, lorsqu'on se livre à des inoculations successives, chez des animaux différents, mais de même espèce, la mort survient de plus en plus rapidement, comme si l'élément infectieux gagnait en activité, en passant d'un organisme dans un autre (1).

Davaine, de son côté, poursuivait ses études et cherchait le mot de l'énigme que MM. Jaillard et Leplat avaient posée. En 1869, il publia un mémoire dans lequel il démontrait que le sang putréfié du bœuf contenait un poison extrêmement subtil, qu'il suffisait d'en injecter une goutte à un cobaye pour le faire mourir, que le sang de celui-ci devenait toxique à son tour et que le poison pouvait se transmettre indéfiniment à des animaux de même espèce. Enfin il déclarait que les bactéries sont douées de mouvement dans le sang des animaux morts de septicémie, tandis qu'elles sont immobiles chez ceux qui ont succombé au charbon.

(1) Ce travail fut communiqué en avril 1865, par M. Coze, à la réunion des Sociétés savantes.

Dans un mémoire qu'il lut trois ans après à l'Académie de médecine (1), il différenciait plus nettement encore le charbon de la septicémie, et donnait la preuve de l'activité croissante du poison septique
qui avait été reconnue par Coze et Feltz. Chez les lapins, à la vingt-
quatrième génération, il suffit de la trillionième partie d'une goutte de
sang septique pour déterminer la mort et, contrairement à ce qu'on
aurait pu penser, le sang le moins ancien est le plus virulent.

Davaine avait perfectionné son mode d'expérimentation en se servant, pour ses inoculations, de la seringue de Pravaz dont l'usage commençait à se répandre en thérapeutique et qui donnait des résultats
bien plus précis que la lancette, le bistouri ou le séton filiforme de
Brauell. Ce procédé lui avait permis, comme nous venons de le voir,
de déterminer, avec une rare exactitude, la quantité de sang nécessaire pour tuer un animal ; il put, grâce à lui, mesurer avec la même
précision la durée de l'incubation et reconnaître qu'elle est, dans
une certaine mesure, en raison inverse de la quantité de virus injectée (2).

Dans un travail publié ultérieurement, il mit en lumière la longue
persistance de la virulence dans le sang charbonneux désséché et, rapprochant ce fait de l'incurie qui règne dans les étables, il expliqua la
durée des épidémies de charbon et la transmission de celui-ci par les
poussières provenant du sang charbonneux desséché.

Cette persistance ne se conciliait pas facilement avec la disparition
rapide des bactéries dans le sang des animaux morts du charbon, et
d'un autre côté, si Davaine avait différencié cette maladie de la scep-
ticémie, il n'avait pas expliqué pour cela comment les inoculations
de sang charbonneux produisent tantôt des bactéries et tantôt n'en produisent pas, bien qu'elles déterminent toujours la mort de l'animal
mis en expérience. Il y avait là deux points obscurs à élucider, deux
faits dont il fallait trouver l'interprétation. Le premier fut expliqué par
la découverte de la spore de la bactéridie charbonneuse.

M. Pasteur, dans ses recherches sur la flacherie des vers à soie, avait
reconnu, dès 1869, la propriété dont est doué le vibrion spécial de cette
maladie, de se reproduire de deux façons différentes : par scission
d'abord, puis à l'aide de corpuscules brillants qui se développent dans
l'intérieur de l'animal. Ces derniers peuvent, sans périr, subir une dessiccation prolongée et conserver leur vitalité pendant des années. Le professeur Cohn (de Breslau) avait également prouvé qu'il se forme, dans
le *bacillus subtilis*, des spores susceptibles de reproduire de nouveaux

(1) Davaine, *Recherches sur quelques questions relatives à la septicémie* (*Bulletin de
l'Académie de médecine*, 1872, 11ᵉ série, t. I).

(2) Davaine, *Expériences relatives à la durée de l'incubation des maladies charbonneuses et à la quantité de virus nécessaire à la transmission de la maladie* (*Bulletin de
l'Académie de médecine*, 1868, t. XXXIII, p. 816).

bacilles après un temps fort long. Comme le *bacillus subtilis* a la plus grande analogie morphologique avec le *bacillus anthracis*, Cohn avait émis la supposition que les choses se passaient peut-être de même pour ce dernier; mais ce n'était là qu'une hypothèse et c'est à M. Koch qu'appartient le mérite de l'avoir transformée en certitude et d'avoir constaté le double mode de reproduction de cet organisme (1).

A l'aide de procédés extrêmement ingénieux, il montra que, tant que la bactéridie évolue dans le sang et dans les humeurs de l'animal vivant, elle se multiplie par un mode unique qui consiste dans son allongement et sa segmentation transversale en deux ou plusieurs articles. Lorsque l'animal est mort au contraire, quand les bactéridies restent dans son sang ou sont placées dans d'autres liquides nutritifs, tels que le sérum ou l'humeur aqueuse, on les voit pousser des filaments extrêmement longs, non ramifiés, dans l'intérieur desquels il se forme de nombreuses spores. Pour la réussite de cette expérience, il suffit que l'arrivée de l'air soit facile et que la température du milieu soit maintenue dans des limites convenables.

On arrive ainsi du bacille à la spore; en continuant l'expérience, on peut voir la spore donner naissance à un bacille semblable à celui dont elle est sortie. Dans l'opinion de M. Koch, la spore est constituée par une gouttelette de graisse entourée d'une mince enveloppe de protoplasma. C'est celui-ci qui est la substance vivante, la gouttelette graisseuse ne servant probablement que de réserve alimentaire pendant la germination. Si l'expérience se prolonge, au bout de 16 à 18 heures, les bacilles de nouvelle formation prennent la forme filamenteuse et une nouvelle génération de spores se montre dans leur intérieur. Le cycle est ainsi complet et peut se reproduire indéfiniment par des ensemencements nouveaux (fig. 1).

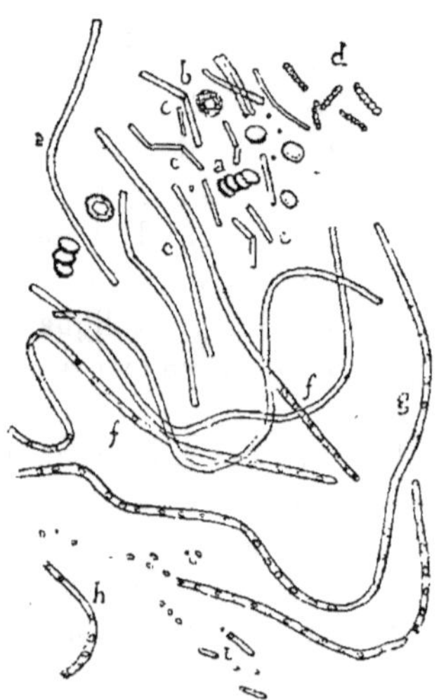

Fig. 1. — Bactéridies du charbon (grossissement 300).

a, globules rouges ; — *b*, globules blancs ; — *c*, bacilles entre ces globules ; — *d*, bacilles morts ; — *e, f, g*, fibres représentant des bacilles développés et renfermant des spores ; — *h, i*, spores en voie de développement.

M. Koch, en poursuivant ses recherches, reconnut que le sang desséché en couches minces perd sa virulence au bout de 12 à 30 heures, que les fragments de tissu d'un certain volume la conservent pendant deux à trois semaines et que les plus gros fragments peuvent la gar-

---

(1) Koch (R.), *Die Ætiologie der Milzbrand-krankeit begründet auf die Entwickelungsgeschichte des Bacillus Anthracis (Cohn's Beitrage z. Biol. der Pflansen*, t. II, p. 270-310, 1876).

der jusqu'à cinq semaines. Cette différence tient sans nul doute à la lenteur de plus en plus grande de la dessiccation. Lorsque celle-ci est rapide, toutes les bactéridies meurent avant d'avoir eu le temps de produire les spores dont l'existence est au contraire très tenace. On est en droit d'en conclure que ce sont surtout les spores qui transmettent la maladie, et leur résistance à la chaleur, au froid, à la dessiccation, à l'humidité, à l'absence d'air, à la putréfaction explique la ténacité que le contage charbonneux revêt en certaines circonstances et qui semblait inexplicable, alors qu'on ne connaissait que la bactéridie elle-même qui ne résiste à aucune de ces influences (1).

Les travaux du professeur Koch avaient fait franchir un grand pas à la question; il restait pourtant encore, comme le dit M. Strauss, à dissiper les derniers doutes, à faire la preuve absolue, rigoureusement scientifique, telle qu'il la fallait en un mot pour la solution d'un débat décisif, non pas seulement pour le charbon, mais pour la doctrine même de la nature parasitaire des maladies infectieuses (2). C'est ce dernier progrès que les admirables travaux de M. Pasteur et de ses élèves sont parvenus à réaliser.

Il y avait une première question fondamentale à élucider. Il s'agissait de savoir si la transmissibilité du charbon était due à une substance solide ou liquide, associée ou non aux bactéries, ou si elle dépendait exclusivement de la présence et de la vie de celle-ci. Déjà, comme nous l'avons vu, Coze et Feltz l'avaient reconnu pour la septicémie. D'un autre côté, M. Chauveau avait établi, d'une manière générale, que, dans les produits infectieux, la virulence ne résiste pas dans les liquides, mais dans les particules solides, dans les *granulations élémentaires;* il s'agissait pour M. Pasteur de vérifier le fait en ce qui concerne le charbon et surtout de le mettre absolument hors de doute pour tout le monde. Pour parvenir à son but, il eut recours à la méthode qui lui servait de guide, depuis vingt ans, dans l'étude des ferments, à la *méthode des cultures,* sur laquelle je vais m'arrêter un instant.

Les cultures. — C'est une méthode délicate, qui exige, de la part de l'expérimentateur, une grande habileté, mais qui donne des résultats admirables, en ce qu'elle permet d'isoler complètement de tout le reste les microbes que renferment les produits morbides.

M. Pasteur prépare des *bouillons de culture* de différentes espèces. C'est tantôt de l'eau de levure de bière, tantôt du bouillon de poule,

---

(1) Les spores du *bacillus anthracis* desséchées supportent des températures de 120° à 130°. Dans un liquide de culture, elles résistent pendant un quart d'heure à une température de 105° et pendant dix minutes à une température de 107°, tandis que la bactéridie elle-même succombe à une chaleur de 50° au bout de dix minutes. Les spores supportent pendant vingt et un jours dix atmosphères d'oxygène pur, sans perdre leur faculté de germination ni leur virulence.

(2) I. Strauss, *Le charbon de l'homme et des animaux,* loc. cit., p. 68.

parfois de l'urine ; mais, dans tous les cas, le liquide a été filtré, stérilisé par la chaleur et rendu légèrement alcalin, pour le rapprocher des liquides organiques.

Dans ce milieu favorable, il dépose une goutte du liquide complexe qu'il s'agit d'analyser par cette méthode. En quelques heures, s'il contient des microbes, il s'en développe des myriades. Une gouttelette de cette première culture déposée dans un second ballon semblable au premier, l'ensemence et le féconde de la même façon ; enfin, après dix ou vingt cultures successives, on est bien certain que le parasite est débarrassé de toutes les substances étrangères que pouvait contenir la gouttelette de sang initiale, et pourtant le liquide artificiel qui le renferme, après toutes ces générations successives, n'a rien perdu de sa virulence primitive.

C'est à cette méthode que M. Pasteur eut recours pour trancher la question en litige et, le 30 avril 1877, il lut à l'Académie des sciences une note où il démontrait que le parasite microscopique, découvert en 1850 par Davaine et Rayer, était bien réellement l'agent unique de la maladie charbonneuse.

On pouvait objecter encore que la mort des animaux était due à une substance dissoute que le parasite avait sécrétée pendant sa vie, mais l'expérimentateur alla au-devant de l'objection. Il transporta quelques-uns de ses tubes de culture dans les caves profondes de l'Observatoire, où la température est absolument constante et permet le dépôt au fond des tubes de tous les éléments solides. Lorsque le repos eut opéré la séparation, il inocula comparativement le dépôt du fond et le liquide limpide qui le surmontait. Il vit alors que le premier déterminait constamment la mort, tandis que le second était inoffensif. La preuve était donnée, la discussion close.

Il restait à rechercher la cause des résultats si différents et pourtant exacts qui avaient été obtenus par Davaine et par ses contradicteurs. M. Pasteur se remit à l'étude et finit par la trouver, à l'aide des déductions les plus ingénieuses.

J'ai dit plus haut comment il avait découvert que, dans le monde des microbes, les uns ont besoin d'oxygène pour vivre, tandis que d'autres sont tués par ce gaz et qu'il y en a qui peuvent indifféremment supporter son contact ou son absence. Cette différence de nature devait lui fournir la solution du problème qu'il cherchait. En effet, la bactéridie charbonneuse est éminemment *aérobie ;* elle ne peut vivre dans le sang que tant qu'il contient de l'oxygène et succombe par conséquent très peu de temps après la mort. Le *vibrion septique* au contraire est *anaérobie.* Or, aussitôt que l'animal a succombé au charbon, la putréfaction s'en empare. C'est une des maladies dans lesquelles elle se montre le plus promptement. Le ballonnement est presque immédiat, et ce sont les microbes anaérobies qui en sont les premiers agents.

A peine la mort est-elle arrivée, qu'ils pénètrent à travers les tu-

niques de l'intestin, qui leur servaient de barrière pendant la vie, dans
les organes et dans le sang privé d'oxygène par les combustions dernières qui s'y sont opérées. De tous les vibrions qui passent ainsi dans
le réseau des veines mésentériques, le plus prompt, le plus actif, c'est
celui de la septicémie. Il s'empare presque immédiatement du cadavre,
se mêle aux bactéridies du charbon ; mais celles-ci ne tardent pas à
succomber dans un sang dépourvu d'oxygène. Elles sont bientôt remplacées par des granulations amorphes, tandis que le vibrion septique se
trouve là dans les meilleures conditions de son développement. Non
seulement il pénètre dans le sang par les veines du mésentère, mais
on le trouve bientôt dans les liquides qui suintent dans l'abdomen et
dans l'intérieur des muscles.

De cet antagonisme entre les conditions de vie de ces deux microbes
dont l'un succède rapidement à l'autre, il résulte que, si l'on se sert, pour
les inoculations, du sang d'un animal qui vient de mourir du charbon
et qu'on opère pendant les premières heures qui suivent la mort, on ne
communique que le charbon à l'animal mis en expérience. Si l'on attend
au contraire un certain nombre d'heures, qui varie de 12 à 24 suivant
la saison, l'inoculation du sang communiquera tout à la fois le charbon
et la septicémie ; enfin, si l'on attend plus longtemps, c'est cette dernière
seule qui se produira. Les deux maladies peuvent donc se développer
simultanément chez le même animal ; toutefois le cas est rare. D'ordinaire l'affection septique cause la mort avant que le charbon ait eu le
temps de produire des effets appréciables.

On comprend d'après cela que Davaine, qui opérait avec du sang frais,
a dû donner le charbon aux animaux qu'il inoculait, tandis que
MM. Jaillard et Leplat, qui avaient fait venir leur sang de Chartres, au
mois de juillet et par la poste, n'ont pas pu l'avoir à l'état frais. Il
s'était vraisemblablement écoulé quelques heures avant qu'on le recueil-
lît sur le cadavre des animaux ; ils n'avaient donc injecté à leurs lapins
que du sang à la fois charbonneux et septique. La septicémie, si rapide
dans son action, avait fait périr ces animaux avant que le charbon ait
eu le temps de se développer, et les expérimentateurs n'ont pas pu trouver chez eux de bactéridies charbonneuses. Quant aux vibrions de la
septicémie, ils leur ont vraisemblablement échappé.

Davaine avait donc raison de répondre à ses contradicteurs que ce
n'était pas le charbon qu'ils avaient inoculé. Il était dans le vrai, mais
il lui était impossible d'en donner la preuve et d'appuyer son assertion
sur des raisons plausibles. Il était réservé à M. Pasteur de fournir cette
démonstration et de prouver que le charbon est toujours dû à la pénétration, dans le corps des animaux, du *bacillus anthracis* ou de ses
spores. « Le charbon, dit-il, est la maladie de la bactéridie, comme la
trichinose est la maladie de la trichine, comme la gale est la maladie de
l'acarus. »

Cette démonstration n'a pas été le seul résultat des travaux de M. Pasteur et de ses élèves. Ils sont parvenus à trouver l'explication de la plupart des faits étranges que présente l'histoire de cette redoutable maladie, et notamment de son mode de transmission.

Pénétration de la bactéridie dans l'organisme. — Davaine avait essayé, dès le début de ses recherches, de déterminer la façon dont le contage se transmet dans les troupeaux et se perpétue dans les étables. Il s'était rattaché à la croyance, très répandue dans les pays du Nord, d'après laquelle le charbon serait transmis à l'homme et aux animaux par la piqûre des mouches.

Il chercha à l'étayer sur des faits expérimentaux et il reproduisit, dans ce but, une expérience que Raimbert avait faite, quelques mois auparavant, et dont il avait communiqué le résultat à l'Académie des sciences (1). Il mit en contact, avec une petite plaie du cou qu'il fit à un cobaye, les pattes de trois mouches maintenues depuis la veille sous une cloche de verre, avec du sang charbonneux. Le lendemain, la plaie était atteinte de gonflement œdémateux et l'animal mourait du charbon au bout de trente heures, comme ceux qui avaient été inoculés de la même façon par Raimbert. Il en conclut que ce sont les mouches qui communiquent la maladie, en venant se poser sur les plaies accidentelles que présentent les bœufs ou les moutons.

L'existence d'une blessure est indispensable, car on ne trouve guère, dans les étables, que la mouche domestique ou la mouche à viande qui sont inermes; mais il admettait qu'en rase campagne, les taons dont la bouche est armée de pièces cornées, capables de traverser le derme, pouvaient également inoculer le charbon sans lésion préalable.

Cette explication lui semblait la seule plausible. On n'avait pas en effet réussi jusqu'alors à donner le charbon aux animaux, en leur faisant manger des substances imprégnées d'éléments charbonneux. M. Colin (d'Alfort) n'y était pas parvenu, en faisant ingérer du sang charbonneux en grande quantité, et cela parce que la bactéridie charbonneuse ne donne de spores, ni dans le sang, ni dans les tissus, qu'il lui faut le contact de l'oxygène libre et que, sans spores, elle est détruite par le suc gastrique. Le professeur Koch (de Berlin) avait également obtenu des résultats négatifs sur de petits animaux, en leur faisant manger des fragments de rate ou des aliments mêlés à des éléments charbonneux. Il en avait conclu que la maladie ne peut pas se contracter par la voie intestinale. Il inclinait à penser qu'elle se transmet surtout par la voie cutanée, soit par le contact direct des tissus charbonneux avec une plaie accidentelle, comme cela arrive d'habitude chez les bouchers, lorsqu'ils contractent la pustule maligne, soit par

(1) A. Raimbert, *Recherches expérimentales sur la transmission du charbon par les mouches* (*Comptes rendus de l'Académie des sciences*, 1869, t. LXIX, p. 805).

l'intermédiaire des mouches qui viennent se poser sur des plaies, soit par le dépôt, à la surface de celles-ci, de poussières contenant des germes charbonneux. Pour l'homme, cette étiologie n'est pas douteuse; mais, s'il en était de même chez les grands animaux, il faudrait que la maladie débutât toujours par un charbon externe; et le cas est extrêmement rare chez eux. Davaine répondait, il est vrai, que si l'accident local échappe souvent à l'observation, c'est parce que les poils le masquent. En admettant qu'il en soit ainsi, on ne comprendrait pas les épidémies localisées dans un enclos, dans une étable, dans un de ces *champs maudits* redoutés des éleveurs, et encore moins celles qui se produisent en hiver, puisque les mouches ont disparu dans cette saison. Il fallait chercher ailleurs une explication plus plausible; M. Pasteur est parvenu à la trouver.

Pour résoudre ce point délicat d'étiologie, il institua, avec l'aide de MM. Chamberland et Roux, des expériences qui eurent pour théâtre les champs d'une ferme située dans le village de Saint-Germain, près de Chartres. Il expérimenta d'abord sur des moutons, en leur faisant manger de la luzerne arrosée avec des cultures de bactéridies contenant leurs spores et, malgré la quantité considérable qu'il leur en fit ingérer, il les vit presque tous échapper à la mort, après avoir été plus ou moins malades. Ceux qui succombèrent avaient résisté pendant neuf ou dix jours. La communication de la maladie fut encore plus difficile chez les cobayes que chez les moutons. Il eut alors la pensée d'ajouter aux aliments contaminés des objets piquants. Il mêla à la luzerne des feuilles de chardon desséché, des barbes d'épis d'orge coupées par petits fragments, et il vit les moutons succomber en plus grand nombre. Les lésions trouvées à l'autopsie étaient identiques à celles qu'on constate chez les animaux qui meurent dans les étables, et elles permettaient de conclure que le mal avait débuté par la bouche ou l'arrière-gorge.

Ces expériences donnaient en partie raison à Davaine et à M. Koch. Elles prouvaient que les bactéridies ou leurs spores ne pénètrent dans l'organisme que par effraction; mais elles démontraient en même temps que la plaie d'entrée peut siéger sur une muqueuse comme sur la peau, qu'il suffit d'une érosion de l'épithélium buccal ou pharyngien pour livrer passage au parasite, et qu'il peut pénétrer par la partie supérieure du tube digestif.

Les recherches ultérieures de M. Koch et de ses collaborateurs ont montré que, dans un grand nombre de cas, le charbon spontané des moutons et des bœufs résulte d'une infection qui a son point de départ dans les divers estomacs et dans l'intestin grêle. Les spores ingérées avec les fourrages s'y développent et donnent naissance à un charbon intestinal.

Il restait à expliquer comment les spores des bactéridies peuvent se trouver mêlées à la nourriture des bestiaux; comment certaines étables, certains pâturages donnent fatalement le charbon aux animaux qui les fréquentent; il restait à expliquer les *champs maudits*.

Les champs maudits. — Dans le cours des expériences qui précèdent, M. Pasteur et ses élèves avaient enfoui, en plein été, dans un champ isolé de la ferme de Saint-Germain, un mouton mort du charbon naturel et dont ils avaient fait l'autopsie. Un an après, ils recueillirent un peu de terre sur la fosse, ils y constatèrent la présence des corpuscules germes du microbe, et provoquèrent, par son inoculation sur des cochons d'Inde, la maladie charbonneuse et la mort. Ces germes furent également ment retrouvés dans la terre de la surface de la fosse, quoique cette terre n'eût pas été remuée dans l'intervalle.

La même observation fut faite dans une prairie du Jura où l'on avait enfoui deux ans auparavant des vaches mortes du charbon, à une profondeur de deux mètres. Enfin M. Pasteur et ses élèves constatèrent que la terre recouvrant des animaux charbonneux renferme des germes à sa surface au bout de plusieurs années, même après toutes les opérations de la culture et des moissons, alors qu'à quelques mètres des fosses on n'en trouve pas de traces.

En lessivant ces terres infectieuses, et en laissant reposer les eaux de lévigation, ils recueillirent un dépôt qui donna le charbon aux animaux auxquels il fut inoculé. Enfin, comme contre-épreuve et pour mettre encore plus incontestablement en évidence la longue durée de la vie des spores et leur persistance dans les terres cultivées, les expérimentateurs parquèrent un lot de moutons sur des fosses où l'on avait enterré des animaux charbonneux, plusieurs années auparavant, et en placèrent un autre dans un enclos situé tout auprès. Au bout d'un certain nombre de jours, plusieurs moutons, ayant brouté sur les fosses, moururent du charbon, alors que tous les moutons témoins demeurèrent bien portants (1).

Des faits analogues avaient été observés, quinze ans auparavant et sur une beaucoup plus grande échelle, par le baron de Seebach, ministre de Saxe à Paris, ainsi qu'il résulte d'une note qu'il communiqua à M. Pasteur, lorsque ce dernier fit connaitre à l'Académie des sciences le résultat des expériences qui précèdent (2). Le fait en lui-même était donc démontré avec un luxe de preuves qui ne permettait plus l'ombre d'un doute; mais l'interprétation n'en était pas pour cela plus facile à trouver. Comment les corpuscules germes peuvent-ils s'échapper du corps d'un animal enfoui dans les profon-

---

(1) Pasteur, Chamberland et Roux, *Sur l'étiologie du charbon* (*Comptes rendus de l'Académie des sciences*, 1880, t. XLI, p. 42).

(2) Cette note porte la date du mois de janvier 1865. Elle a été communiquée à l'Académie de médecine par M. Pasteur, à la séance du 4 novembre 1880 (*Bulletin de l'Académie de médecine*, 1880, 2ᵉ série, t. IX, p. 1139).

deurs du sol, comment peuvent-ils remonter à la surface contre l'action de la pesanteur et en sens inverse de l'écoulement des eaux de pluie ?

En ce qui a trait au premier point, M. Pasteur en a donné l'explication suivante : En général les moutons sont enfouis dans le champ même où ils ont succombé, à une petite profondeur et recouverts de terre. Si les corps étaient absolument intacts, les bactéridies ne tarderaient pas à succomber faute d'air, et le cadavre aurait bientôt perdu toute sa viru lence ; mais il n'en est presque jamais ainsi. Même alors que les animaux ne sont pas dépecés, il s'en écoule toujours du sang en plus ou moins grande abondance par la bouche et par les narines ; les urines sont souvent sanguinolentes et la terre est souillée de sang tout autour de l'animal. Il faut plusieurs jours d'ailleurs pour que la bactéridie charbonneuse soit détruite dans le cadavre par les gaz de la putréfaction et, pendant ce temps-là, le ballonnement excessif chasse les liquides des cavités par toutes les issues naturelles, quand il ne fait pas, par surcroît, éclater la peau.

Le sang et les matières, mêlées à la terre environnante, s'y trouvent dans les conditions les plus favorables à la formation des germes ; il n'est donc pas extraordinaire qu'on les y trouve. Leur ascension des profondeurs du sol jusqu'à la surface est plus difficile à expliquer. M. Pasteur en a pourtant trouvé les agents. Ce sont les lombrics terrestres qui les transportent et les déposent dans les petits cylindres de terre à très fines particules qu'ils rendent sous forme d'amas spiroïdes et qu'on trouve en si grand nombre dans les prairies, après la rosée du matin ou après la pluie.

Il suffit, pour s'en convaincre, de mettre des vers dans de la terre à laquelle on a mêlé des spores de microbes. Au bout de quelques jours, si on ouvre le corps de ces vers avec précaution, pour en extraire les cylindres terreux qui remplissent leur canal intestinal, on y retrouve des spores charbonneuses en grand nombre. Il est donc extrêmement probable que les germes, contenus dans la terre meuble qui recouvre les fosses, proviennent de la désagrégation des petits amas spiroïdes con stitués par l'enroulement des cylindres, lesquels ont été désagrégés par les eaux des pluies et répandus au milieu des touffes d'herbes. Lorsque la terre se sèche, la poussière provenant des cylindres désagrégés, se répand sur les plantes à ras du sol et c'est ainsi que les animaux trouvent au pacage et dans certains fourrages les germes du charbon à l'aide desquels ils se contagionnent.

Ces vues ingénieuses et même vraisemblables n'ont pas été acceptées par tout le monde. M. Koch notamment les a énergiquement combattues. Je ne puis, sans m'écarter de mon sujet, reproduire ici cette controverse qui d'ailleurs ne touche pas au fond des choses. Que les spores charbonneuses soient transportées à la surface du sol par les lombrics, qu'elles y soient déposées par les gros animaux charbonneux, comme

tendraient à le faire croire les expériences faites récemment par M. Kitt
à l'École vétérinaire de Munich (1), que les labourages profonds aient
pour effet de les répandre et de les propager dans le sol, toujours est-il
qu'elles y existent et que c'est là que le bétail va puiser les éléments de
sa contamination. Ce fait ne peut plus être révoqué en doute, et cela
suffit pour diriger la prophylaxie et dicter aux éleveurs la conduite
qu'ils doivent tenir pour préserver leurs troupeaux.

Si je me suis étendu si longuement sur l'histoire de la bactéridie charbonneuse, c'est parce que sa découverte a été décisive pour l'étude des
maladies infectieuses. Le charbon en est devenu le type. Il a été le
point de départ de toutes les recherches faites dans le champ de la
pathologie animée, et je n'ai pas voulu, pour respecter l'ordre chronologique, interrompre l'exposé des phases par lesquelles cette conquête
a passé. Après l'avoir réalisée, M. Pasteur a poursuivi l'étude de la septicémie qui se trouvait si étroitement liée à celle du charbon.

B. *Septicémie*. — J'ai dit comment il avait découvert que le vibrion
septique était *anaérobie*. Il suffit pour s'en assurer d'exposer à l'air pur,
pendant une demi-journée, un liquide rempli de vibrions. Au bout de
ce temps, ils sont tous morts, la virulence du liquide a complètement
disparu et on n'y trouve plus que des granulations amorphes impro-
pres à toute culture comme à toute contagion. On dirait, dit M. Pasteur, que l'air brûle les vibrions (2).

Si le sang peut devenir septique par les poussières qu'il renferme,
c'est que l'air n'a d'action que sur les vibrions eux-
mêmes, et qu'il respecte leurs corpuscules germes.
Le vibrion septique a comme la bactéridie charbonneuse les deux modes de génération (fig. 2).

Lorsqu'on expose à l'air une couche très mince
d'un liquide qui en est imprégné, il se comporte
comme je l'ai dit plus haut, c'est-à-dire que tous les
vibrions sont tués et qu'il n'y reste plus que des granulations amorphes; mais si la culture a seulement
un centimètre d'épaisseur, les choses ne se passent
plus ainsi. Dans les couches superficielles, l'oxygène
est absorbé par les vibrions qui meurent et disparaissent; mais ceux qui sont au fond, protéges contre
l'action de l'oxygène par leurs frères qui périssent au-
dessus d'eux, continuent à se multiplier par scission;
puis, peu à peu, ils passent à l'état de corpuscules germes avec ré-
sorption du restant du corps du vibrion filiforme. Alors, à la place des

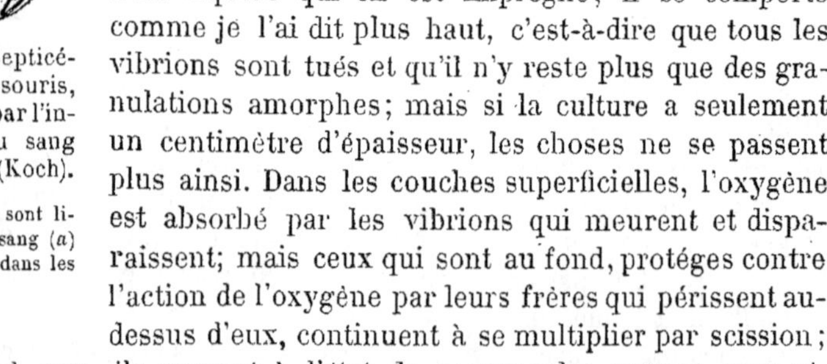

Fig. 2. — Septicé-
mie de la souris,
produite par l'in-
jection du sang
putréfié (Koch).

Les bacilles sont li-
bres dans le sang (*a*)
ou renfermés dans les
leucocytes (*b*).

(1) *Deutsche med. Wochenschr.*, 1885, p. 507.
(2) Pasteur, *La théorie des germes et ses applications à la médecine et à la chirurgie.*
Communication faite par M. Pasteur, en son nom et au nom de MM. Joubert et Chamberland, à la séance du 30 avril 1878 de l'Acad. de méd. (*Bull. de l'Acad.*, t. VII, p. 432)..

fils mouvants dont la longueur dépasse souvent le champ du microscope, on ne voit plus qu'une poussière de points brillants, isolés ou enveloppés d'une gangue amorphe à peine visible. Et voilà formée, dit M. Pasteur, vivant de la vie latente des germes, ne craignant plus l'action destructive de l'oxygène, voilà, dis-je, formée la poussière septique, et nous pouvons comprendre l'ensemencement des liquides putrides par les poussières de l'atmosphère; nous pouvons comprendre la permanence des maladies putrides à la surface de la terre (1).

Il faut maintenant nous reporter de 13 ans en arrière pour retrouver de nouvelles découvertes dans le champ de la pathologie animée. Tout se tient dans cet ordre d'idées. Les observations faites sur les animaux ont le même intérêt et la même importance, quel que soit le rang occupé dans la série animale par l'espèce sur laquelle elles portent. C'est pour cela qu'il n'est pas permis de passer sous silence les travaux de M. Pasteur sur la maladie des vers à soie et sur le choléra des poules, parce que ce sont deux anneaux de la longue chaîne des découvertes qui ont métamorphosé la science.

Maladies des vers à soie. — L'éducation des vers à soie est, comme on le sait, une des grandes industries du midi de la France. Dans les bonnes années, la récolte s'élève à une valeur de 120 à 130 millions. En 1849, une maladie épidémique se déclara dans nos magnaneries; elle s'étendit peu à peu à l'Italie et à l'Espagne, puis à la Syrie, aux provinces du Caucase et, en 1864, toutes les graines de vers à soie, de quelque contrée de l'Europe qu'elles vinssent, étaient malades ou suspectes. Le Japon seul avait été préservé par son éloignement. En 1865, la récolte des cocons tomba à quatre millions de kilogrammes. C'était une perte de cent millions de francs.

Le Sénat fut saisi d'une pétition émanant des maires, des conseillers municipaux, des propriétaires fonciers des départements séricicoles. Elle était couverte de 3,600 signatures. J.-B. Dumas fut nommé rapporteur. L'étendue de ses connaissances et sa sympathie pour les souffrances d'un des départements les plus frappés, celui du Gard, son pays natal. l'avait signalé au choix du Sénat. L'idée lui vint alors de s'adresser à M. Pasteur. Il le pria de se livrer aux recherches nécessaires pour conjurer l'épidémie à laquelle on n'avait jusqu'alors opposé que des brochures et des moyens empiriques. C'était au moment où M. Pasteur venait de terminer ses travaux sur les fermentations et de faire la lumière sur la question des générations spontanées; il entrevoyait des horizons immenses, toute une moisson de découvertes, dans le champ sans limite des infiniment petits, et il lui en coûtait d'abandonner ses

(1) Le vibrion de la *septicémie expérimentale* est le même que celui qu'on retrouve dans l'*œdème malin de Pirogoff*, qu'on désigne en France sous le nom de *gangrène gazeuse* ou de *septicémie gangréneuse*. L'agent de cette grave complication des plaies a été déterminé, en Allemagne par Koch et Gaffky, en France par MM. Chauveau et Arloing.

études si grosses de promesses, pour rentrer dans une voie nouvelle qui pouvait être sans issue. Il céda pourtant aux instances de son maître et, le 6 juin 1865, il partit pour Alais.

La pébrine. — En consultant les documents qui avaient été publiés sur la maladie des vers à soie, il avait été frappé par un fait que les observateurs italiens avaient signalé les premiers. C'était la présence, chez les vers malades, de petits corpuscules visibles seulement au microscope, mais tous identiques de forme et de dimensions. Aussitôt arrivé à Alais, son premier soin fut de constater la présence de ces corpuscules. Il les reconnut immédiatement et les montra au président et à quelques-uns des membres du comice agricole. Il institua alors les expériences les plus ingénieuses pour prouver que la maladie était causée par ces corpuscules, qu'elle était contagieuse et se transmettait par l'alimentation, avec les feuilles de mûrier souillées par les déjections des vers déjà atteints. Il vit également que c'était à ces corpuscules que les vers devaient cet aspect *poivré* qui avait fait donner à la maladie le nom de *pébrine*.

Après avoir démontré la nature parasitaire et contagieuse de la maladie, M. Pasteur s'assura qu'elle était également héréditaire, que, parmi les vers contenant des corpuscules, il y en avait de moins fortement atteints que les autres qui pouvaient encore faire leur cocon et passer à l'état de chrysalide, que les papillons qui sortaient pouvaient même s'accoupler et donner des œufs; mais que ceux-ci contenaient eux-mêmes l'élément pathogène, et que les vers qui en sortaient étaient fatalement voués à la mort. C'est ainsi que les magnaneries se dépeuplaient. Il était donc inutile de rechercher les corpuscules dans les vers, il suffisait d'examiner les papillons après la ponte, de détruire les œufs de tous ceux qui offraient les corpuscules, et de conserver les autres.

L'expérience lui donna raison. L'année suivante, les graines conservées d'après ses indications donnèrent naissance à des vers exempts de *pébrine*, tandis que tous ceux qui provenaient des papillons corpusculeux en furent atteints et succombèrent. Cette démonstration maintes fois reproduite dissipa tous les doutes et, depuis lors, la méthode indiquée par M. Pasteur, pour reconnaître les bonnes graines, est mise en usage dans toutes les magnaneries et y donne les meilleurs résultats.

La flacherie. — Dans le cours de ces recherches qui avaient duré près de trois ans, M. Pasteur avait été à même d'étudier, sur les vers à soie, une maladie différente de la *pébrine*, la *flacherie*, et de reconnaître que c'était également une affection parasitaire, due celle-là, non plus à des corpuscules, mais à des vibrions d'une espèce particulière et d'une mobilité extrême. Ces organismes proviennent des feuilles. Leurs germes, introduits dans le tube digestif des vers, y sont soumis à l'action des liquides sécrétés par les glandes de l'intestin et digérés lorsque l'animal se porte bien ; mais, lorsqu'il est languissant, que sa digestion est ralentie ou suspendue, les germes se développent, se multiplient et donnent naissance à la *flacherie*.

Cette maladie est contagieuse comme la *pébrine* et peut se transmettre, comme elle, par hérédité du moins à l'état de prédisposition.

Pour préserver les vers de la flacherie accidentelle, il suffit de précautions et de soins hygiéniques dans le détail desquels je ne saurais entrer ; pour celle qui peut se transmettre par hérédité, il suffit d'observer les vers à la fin de leur évolution, lorsqu'ils montent à la bruyère et de ne conserver que les graines provenant de ceux qui y sont montés avec vigueur sans qu'il y.ait eu de *morts-flats* dans le nombre.

Cette double découverte n'est pas seulement intéressante parce qu'elle a sauvé de la ruine une de nos plus importantes industries, mais parce qu'elle a ajouté deux unités de plus à la liste très peu nombreuse alors des maladies causées par des parasites microscopiques.

C. *Choléra des poules.* — Le choléra des poules est venu depuis en grossir le nombre. Un vétérinaire de la Haute-Alsace, M. Moritz, fut le premier à soupçonner la présence d'un microbe dans cette étrange maladie qui dépeuple parfois tous les poulaillers d'une région. Un vétérinaire de Turin, M. Peroncito, le figura en 1878 ; M. Toussaint, professeur à l'École vétérinaire de Toulouse, le constata à son tour, en 1879 et envoya à M. Pasteur la tête d'un coq mort du choléra. Les observateurs qui précèdent avaient vu l'organisme microscopique, mais ils n'étaient pas parvenus à le cultiver. Or il n'y a pas d'autre méthode qui permette de démontrer que la virulence est exclusivement due au parasite.

Il s'agissait de trouver un milieu de culture qui convînt à cet organisme. M. Pasteur essaya d'abord celui qu'il avait jusqu'alors utilisé avec le plus de succès, l'eau de levure de bière, mais il échoua complètement. Il eut alors recours au bouillon de muscles de poules, neutralisé par la potasse et rendu stérile par une température de 110 à 115 degrés. Celui-là se montra merveilleusement approprié à la vie du microbe du choléra des poules. En quelques heures, le bouillon commença à se troubler et fut bientôt rempli d'une multitude infinie de petits articles d'une extrême ténuité, légèrement étranglés à leur milieu et qu'à première vue on prendrait pour des points isolés. Ces articles n'ont pas de mouvements propres.

Le microbe dont il s'agit appartient au groupe des micrococques. Il est d'une virulence telle qu'il suffit d'un centième, d'un millième de goutte du bouillon qui le renferme pour donner la mort à la poule à laquelle on l'inocule. On peut l'ensemencer dans des bouillons de culture successifs sans diminuer sa virulence. Il suffit pour cela d'une quantité infiniment petite, telle que celle qu'on peut recueillir en plongeant la pointe d'une aiguille dans le liquide fertilisé.

Le microbe du choléra des poules est *aérobie*, comme celui du charbon. Il se cultive, comme lui, au contact de l'air ou dans des liquides aérés ; mais tandis que la bactéridie charbonneuse meurt en quelques jours et se réduit en granulations amorphes lorsqu'elle est à l'abri de l'air, ainsi que cela arrive lorsqu'on enferme du sang charbonneux dans un tube qu'on ferme à ses deux extrémités, le microbe du choléra des poules se conserve indéfiniment dans ces conditions, qu'il soit contenu dans du sang ou dans un bouillon de poule. On peut ainsi le transporter à de grandes distances, et cette propriété a été la source de l'une des applications les plus curieuses et les plus imprévues que M. Pasteur ait faites de ses doctrines.

Le choléra des poules se transmet aux lapins avec une extrême facilité et les fait périr comme les gallinacés. Les cochons d'Inde au contraire y sont réfractaires. L'inoculation ne produit chez eux que des accidents locaux. Le plus souvent c'est un abcès qui se manifeste sur le lieu de la piqûre. Il suit son cours, s'ouvre spontanément, se referme, et la guérison arrive sans que l'animal ait cessé de manger et de conserver les apparences de la santé.

Le pus, comme la membrane pyogénique, fournit des microbes, et ce sont eux qui font venir l'abcès. Ce pus est aussi virulent que le sang de la poule ou que le bouillon de culture ensemencé. Des volailles et des lapins, vivant en compagnie de ces cobayes, pourraient contracter la maladie et en mourir, si le pus des abcès venait à se répandre sur leurs aliments ; car il suffit de verser quelques gouttes d'une culture de ce microbe sur du pain et de le donner à des poules pour les faire mourir. Le mal pénètre alors par le canal intestinal et le petit organisme s'y cultive en si grande abondance que les excréments en sont remplis et transmettent le choléra lorsqu'on les inocule. Ce fait explique la rapidité avec laquelle l'épidémie se répand dans un poulailler. Il suffit, pour arrêter la contagion, d'isoler les volailles, d'enlever le fumier, de laver et de désinfecter la basse-cour. La marche de la maladie est si rapide qu'il suffit de quelques jours de séquestration pour que tous les animaux atteints aient succombé.

§ 3. — État actuel de la pathologie animée.

L'importance et l'originalité de ces découvertes, le caractère d'évidence que leur donnait la méthode de démonstration rigoureuse employée par l'auteur, produisirent dans le monde savant une impression facile à comprendre. Les expérimentateurs entrèrent à l'envi dans la voie si pleine de promesses que M. Pasteur venait de leur ouvrir et ne tardèrent pas à y faire eux-mêmes de nouvelles conquêtes. Chaque jour vit se produire quelque fait nouveau, vint déceler, dans quelque maladie nouvelle, la présence d'un microbe. Le nombre des maladies dont la nature parasitaire est incontestablement démontrée est encore très restreint ; mais le chiffre de celles dans lesquelles on a découvert des organismes plus ou moins intéressants au point de vue de la pathogénie, est si considérable déjà qu'il est impossible de suivre l'ordre chronologique dans cette exposition. Cet ordre n'a du reste d'importance que lorsqu'il s'agit des découvertes qui font époque dans l'histoire d'une science. Je vais donc dresser rapidement l'inventaire des maladies dont la bactériologie a éclairé l'étude, en suivant l'ordre de leur importance et en commençant par les plus meurtrières.

Le premier groupe qui se présente est celui des grands fléaux d'origine exotique. Il comprend la peste, la fièvre jaune et le choléra. Ce sont les maladies épidémiques par excellence, celles dont les ravages épouvantent les populations. La rapidité de leur marche, leur symptomatologie les rapprochent de la septicémie et du charbon ; il était par conséquent naturel de penser qu'on y découvrirait sans peine des organismes analogues à ceux qui causent ces dernières. A cet égard, les espérances des expérimentateurs ne se sont pas complètement réalisées.

1. **Maladies pestilentielles**. — A. *Peste*. — Il n'a pas encore été fait de recherches en ce qui concerne la peste. Lors de la dernière des épidémies qui ont éclaté en Europe, celle qui a régné sur les bords du Volga, près d'Astrakan, dans les premiers mois de 1879, l'Académie de médecine chargea une commission de lui faire un rapport sur cette maladie et sur les recherches que comporte encore son étude. Ce travail me fut confié, et M. Pasteur, qui faisait comme moi partie de la commission, voulut bien me remettre une note très détaillée, dans laquelle il traçait, d'une manière magistrale, le programme des expériences à poursuivre pour rechercher le microbe qui est très probablement la cause de cette maladie. J'ai joint cette note à mon rapport, et depuis cette époque, l'occasion d'en faire usage ne s'est pas présentée (1).

B. *Fièvre jaune*. — On a cru plus d'une fois avoir découvert le microbe de la fièvre jaune. Les sociétés savantes de France en ont souvent entendu parler. C'est d'abord à l'académie des sciences qu'il a fait son entrée en 1883, présenté par M. de Quatrefages au nom du docteur J.-B. de Lacerda. Le médecin de Rio-Janeiro avait trouvé, chez les malades atteints du *typhus amaril*, un champignon pullulant dans tous les liquides et dans tous les organes, et il avait acquis, disait-il, la certitude que cet organisme végétal était la cause première de la fièvre jaune. Ce champignon avait des propriétés remarquables. Il changeait de couleur

____

(1) Jules Rochard, *Rapport sur les recherches qu'il reste encore à faire pour élucider les points obscurs que présente l'étude de la peste* (séances des 13, 20 et 27 avril 1880). Pour la note de M. Pasteur, voyez : *Bulletin de l'Académie de médecine*, 1880, t. IX, p. 386).

dans le cours de son évolution. Il était jaune d'or au début et noir à la fin. Jaune, il circulait avec le sang et donnait à la peau la teinte caractéristique de la maladie; devenu noir, il passait dans les vomissements auxquels il communiquait sa couleur (1). M. de Lacerda, dont la bonne foi ne peut pas être mise en doute, avait envoyé à **MM.** Cornil et Babès des fragments de foie et de reins conservés dans l'alcool, en priant ces savants de les examiner. Ils n'ont pas pu retrouver le caméléon microscopique découvert à Rio-Janeiro, et, d'après les dessins joints à la note de M. de Lacerda, ils sont convaincus que ce dernier s'est trompé et qu'il a pris pour des parasites des corps étrangers et du pigment (2).

L'année suivante, un autre médecin brésilien, le docteur Domingos Freire, professeur de chimie organique et biologique à la faculté de médecine de Rio-Janeiro, m'adressa, pour l'offrir à l'académie, un ouvrage intitulé : *Étude expérimentale sur la contagion de la fièvre jaune.* Je le présentai à la séance du 22 avril 1884, et l'académie me chargea de lui en faire un rapport. Le docteur Freire avait découvert, lui aussi, dans le sang et dans les liquides sécrétés, un parasite végétal qu'il avait désigné sous le nom de *crypto-coccus xantho-genicus.* Il en avait décrit et figuré les transformations successives et le mode de reproduction avec un luxe de détails qui ne laissait rien à désirer. Il avait également trouvé dans le vomissement noir, l'urine et le sang des malades, une *ptomaïne* sécrétée par les microbes et dont une seule goutte, cultivée dans de la gélatine, donnait en quelques jours une splendide floraison de microbes. Ces organismes, disait-il, sont si bien les agents de la fièvre jaune, qu'il suffit de chauffer les liquides qui les renferment pour rendre ceux-ci inoffensifs.

La fièvre jaune, d'après M. Freire, peut s'inoculer au lapin, au cochon d'Inde et au porc; mais les poules y sont réfractaires. Il en est de même des chiens. Pour en tuer un, M. Freire fut obligé de lui injecter un gramme de *xantho-ptomaïne* pure, extraite des vomissements noirs. Les microbes de la fièvre jaune ont la vie extrêmement dure et se conservent en dehors de l'organisme qui les a produits. Le sol des cimetières et même celui des villes où la maladie est endémique en sont infectés. Je n'insisterai pas davantage sur ce sujet et je renverrai ceux qu'il pourrait intéresser à mon rapport du 6 mai 1884 (3).

En France, on n'est pas encore bien fixé sur la valeur des découvertes de M. Domingos Freire. MM. Cornil et Babès ont examiné les

---

(1) La *Gazette des hôpitaux* du 8 septembre 1883 contient un extrait de la *Gazetta de notitias* de Rio-Janeiro, traduit par le Dr J.-A. Fort, et dans lequel le Dr de Lacerda a exposé sa découverte.

(2) A.-V. Cornil et V. Babès, *Les bactéries et leur rôle dans l'anatomie et l'histologie pathologiques des maladies infectieuses.* Paris, 1886, p. 522.

(3) Jules Rochard, rapport sur un travail de M. le Dr Domingos Freire, intitulé : *Études expérimentales sur la contagion de la fièvre jaune (Bulletin de l'Académie*, 1884, t. XIII, p. 575).

planches qui accompagnent l'ouvrage du professeur de Rio-Janeirio, et les figures qu'il donne de son *crypto-coccus xanto-genicus* leur ont paru n'être que des corpuscules accidentels et non des bactéries (1).

Le docteur Paul Gibier, qui a fait à la Havane des recherches sur ce sujet et qui a observé une quinzaine de cas de fièvre jaune, a déclaré, dans une note adressée à l'académie des sciences, le 3 février 1888, qu'il ne lui avait pas été possible de retrouver le micro-organisme décrit par M. Domingos Freire, soit dans l'urine soit dans le sang, malgré tous les soins qu'il avait apportés dans cette recherche. M. Domingos Freire oppose à ces témoignages ceux de MM. Finlay et Delgado, qui, à la Havane même, l'ont découvert dans le sang et dans les sécrétions des malades (2), celui du docteur Matienzo, qui a obtenu à la Vera-Cruz des cultures semblables aux siennes. Il cite également MM. Rangé et Maurel, médecins de la marine française, comme ayant découvert des micro-organismes chez des sujets atteints de fièvre jaune (3); mais les résultats négatifs de M. Paul Gibier ont été confirmés par les recherches de M. le Dr Steinberg. Ce dernier, bien que convaincu que le fièvre jaune est une maladie parasitaire, déclare que, jusqu'à présent, toutes les recherches faites pour démontrer la présence constante d'un microbe dans le sang et les tissus ont échoué. Ses recherches lui permettent, dit-il, d'affirmer que le microbe de M. D. Freire n'existe ni dans le sang ni dans les tissus des malades atteints de fièvre jaune caractérisée (4).

M. Domingos Freire a répondu à ce rapport officiel par une brochure d'un style très violent, dans laquelle il prodigue à M. Steinberg les épithètes les plus injurieuses, mais sans produire d'arguments nouveaux (5). Le docteur Paul Gibier est parti au mois de septembre 1888, pour la Louisiane, afin d'y continuer ses recherches. La question reste donc en suspens.

Nous y reviendrons lorsqu'il sera question de l'inoculation préventive des virus et en particulier de celui de la fièvre jaune que M. Freire pratique depuis quatre ans au Brésil.

C. *Choléra.* — Les recherches faites pour découvrir le microbe du choléra ont produit des résultats qui semblent plus décisifs.

Depuis 1848, époque à laquelle Virchow a trouvé des vibrions dans les selles des cholériques, on a maintes fois décrit des organismes parti-

---

(1) Cornil et Babès, *Les bactéries. loc. cit.*, p. 521.

(2) Dr Domingos Freire. *Réfutation des recherches sur la fièvre jaune,* faites par M. Paul Gibier à la Havane. Rio-Janeiro, 1888.

(3) Voyez la lettre écrite à ce sujet à la direction des *Archives de médecine navale,* par le D^r Ch. Finlay (*Archives de médecine navale,* novembre 1888, t. XL, p. 395).

(4) Rapport présenté au président de la république des États-Unis et publié par le *Medical news* du 28 avril 1888. (Extrait inséré dans le *Journal d'hygiène* du 22 novembre 1888).

(5) Dr Domingos Freire, *La mission du Dr Steinberg au Brésil.* Rio-Janeiro, 1888.

culiers à cette maladie et, pendant l'épidémie de 1873, MM. Hayem et Raynaud ont compté, dans les déjections, une dizaine d'espèces de vibrioniens (1). Toutefois les premières recherches exactes sur les parasites du choléra ont été faites en 1883, dans les deux missions allemande et française envoyées en Égypte pour y étudier le fléau. La première était représentée par le professeur Koch (de Berlin), la seconde par MM. Strauss, Roux, Nocard et Thuillier. C'est M. Koch qui a découvert le *bacille-virgule*, auquel il a donné son nom (2). Il avait déjà acquis à cette époque une juste célébrité en bactériologie. Il était au nombre des jeunes savants qui étaient entrés les premiers dans la voie tracée par M. Pasteur; il s'était déjà fait connaître par les perfectionnements qu'il avait apportés à la méthode des cultures sur milieux solides (3), par les recherches sur le charbon que j'ai déjà mentionnées et par la découverte du bacille de la tuberculose dont je parlerai plus tard.

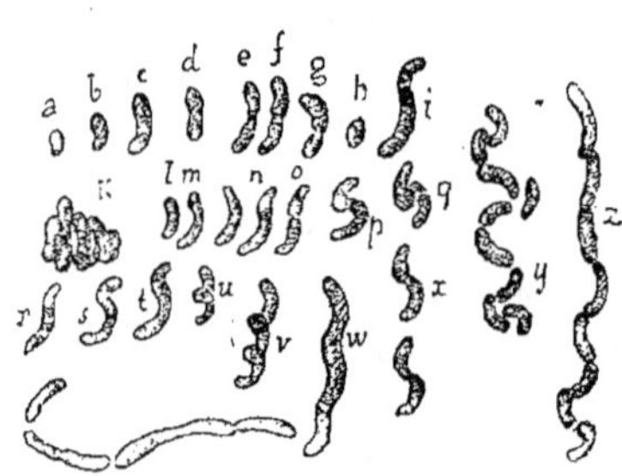

Fig. 3. — Bacilles du choléra (Cornil et Babès).

a, b, c, d, formes que prennent les bacilles dans leur développement ; — *e, f, g,* leur segmentation ; — *k,* amas de bacilles; — *l, m, n,* formes allongées et en virgules ; — *o, p, q,* bacilles restés unis après leur segmentation ; — *r, s, t, u, v,* filaments ondulés ; — *y, z,* filaments segmentés ou bacilles qui restent unis.

Le bacille-virgule se rencontre dans les grains riziformes des selles cholériques, mais il n'est pas toujours facile de le reconnaître au milieu des bactéries vulgaires parmi lesquelles il est plongé. Pour le distinguer nettement, il faut avoir affaire à un cas de choléra foudroyant, très rapproché de son début; il apparaît alors en aussi grande abondance que dans une culture où il serait à l'état de pureté. MM. Strauss et Roux l'ont vu à Toulon, dans ces conditions, à l'époque où je m'y trouvais avec eux, et MM. Cornil et Babès l'ont également reconnu à Paris, au mois de novembre 1884. Ils ont trouvé neuf fois sur dix des bacilles-virgules dans les selles des cholériques, et ils ont pu en faire des cultures dans le laboratoire d'anatomie pathologique de la Faculté (4).

Les bacilles-virgules sont animés de mouvements très vifs, qu'ils conservent même après qu'ils ont été colorés par le violet de mé-

<hr>

(1) Voir pour cet historique, Cornil et Babès, *Les bactéries*, loc. cit., p. 544.

(2) La description et l'histoire du bacille-virgule se trouvent dans les rapports de M. Koch. Ils ont été traduits dans la *Gazette médicale* de Paris, nos des 16, 23 et 30 août 1884.

(3) On lui doit un perfectionnement important pour la détermination et la séparation des micro-organismes. C'est l'emploi des milieux de culture solides et transparents. Celui dont il se sert est le bouillon gélatiné qui permet d'observer l'évolution des microbes dans la profondeur du substratum nutritif.

(4) Cornil et Babès, *Les bactéries*, loc. cit., p. 545.

thyl (1). Ils ont, en longueur 1μ,5 à 2μ,5, et 0μ,5 à 0μ,6 d'épaisseur. Ils sont un peu courbés en arc ; leurs bords sont lisses et leurs extrémités mousses. Ils sont moins longs et plus larges que ceux de la tuberculose (fig. 3). On peut les cultiver avec la plus grande facilité sur la gélatine et sur l'agar-agar à 1 ou 2 p. 100, ainsi que l'ont fait MM. Cornil et Babès. Koch les a vus se multiplier facilement dans le lait et sur le linge humide; ils prospèrent également sur la pomme de terre cuite, le pain mouillé, la carotte, les choux crus ; mais la dessiccation les tue rapidement. Le froid ne les détruit pas. A 10 degrés au-dessous de 0, ils restent vivants bien qu'inactifs, ils supportent, pendant plusieurs jours, la température de 44°. Ils meurent à 75°, et même à 65°. La température qui leur convient le mieux est comprise entre 30° et 40° (2).

Les recherches que je viens d'indiquer mettent hors de doute l'existence du bacille-virgule et sa présence à peu près constante dans le choléra. Il est très probable qu'il en est la cause ; cependant on a fait à la découverte de Koch de graves objections. Jamais ni lui ni les savants français de la mission d'Égypte n'ont pu le trouver ni dans le sang ni dans aucun viscère; on ne le rencontre que dans les selles. Un bacille, qui lui ressemble beaucoup, a été vu, par Malassez, dans la dysenterie et dans le mucus vaginal des femmes atteintes de leucorrhée et de cancer utérin. Finkler (de Bonn) en a rencontré un très analogue dans le *choléra-nostras*, et Lewis a montré qu'il en existe de semblables dans la salive de l'homme sain. M. Koch a répondu victorieusement à la plupart de ces arguments, en montrant que les micro-organismes trouvés dans d'autres maladies ne sont pas les mêmes que son bacille-virgule ; il a signalé des différences de forme, de dimension et d'aspect dans les cultures ; le rôle pathogène de son microbe paraît donc bien probable ; mais il faut reconnaître cependant qu'il reste encore des points obscurs dans l'étude bactériologique du choléra.

II. Fièvres indigènes. — A. *Fièvres éruptives.* — Ces maladies, qui sont si manifestement contagieuses et dont la nature parasitaire est si vraisemblable, n'ont pas encore livré tous leurs secrets aux observateurs.

La *variole*, qui est le type des maladies inoculables et qui a été étudiée avec le plus de soin, n'a pas répondu aux espérances de la bactériologie. Dès 1868, M. Chauveau (3) fit cette constatation importante que, dans

(1) Pour les bien voir, MM. Cornil et Babès conseillent d'étaler, sur une lame de verre, un petit fragment d'un flocon muqueux, de le laisser sécher à demi et d'y mettre une goutte de solution faible de violet de méthyl B, dans de l'eau distillée. On recouvre avec la lamelle, on presse cette dernière, avec du papier à filtrer, pour enlever le liquide colorant en excès et on examine, avec un objectif n° 10 ou n° 12 à immersion homogène de Verick (Cornil et Babès, *Les bactéries, loc. cit.*, p. 546).

(2) Cornil et Babès, *Les bactéries, loc. cit.*, p. 254.

(3) Chauveau, *Détermination expérimentale des éléments qui constituent le principe actif de la sérosité vaccinale virulente (Comptes rendus de l'Académie des sciences,* t. LXLI, p. 289 et 317, 1868).

Encyclopédie d'hygiène.

35

les produits de la vaccine et de la variole, la virulence ne réside pas dans le liquide, mais dans les particules solides qui y sont en suspension, dans ce qu'il appelait les *granulations élémentaires*. Plus tard, M. Weigert, par l'emploi de la méthode des colorations qu'il venait de découvrir, constata la présence, dans la pustule variolique, de *micrococci* arrondis ou ovalaires. Ces microcoques se retrouvent également dans les cellules enflammées du corps muqueux de Malpighi et dans les travées des vésicopustules; il crut même les retrouver dans les foyers métastatiques des différents viscères.

Des microbes ont été constatés depuis, par tous les observateurs, dans la pustule variolique, comme dans celle de la vaccine (1); il est possible qu'ils soient en effet la cause de la maladie; mais on n'a pas encore réussi à les cultiver à l'état de pureté et il n'est pas impossible, ainsi que le font observer Cornil et Babès, que l'on n'ait vu jusqu'ici, dans les pustules varioliques et vaccinales, rien autre chose que des bactéries de la suppuration. Vogt a isolé, par la culture du vaccin sur des plaques de gélatine, trois espèces de bactéries, dont l'une peut être inoculée et donnerait l'immunité pour le cow-pox; mais tous ces résultats ne sont pas encore d'une netteté parfaite.

Nous sommes encore moins avancés au sujet des microbes de la *scarlatine*. Dans le grand ouvrage auquel j'ai déjà fait tant d'emprunts, MM. Cornil et Babès s'expriment ainsi : « Le peu que nous savons, au sujet des micro-organismes de la scarlatine, se réduit à des communications contradictoires et sans grande valeur (2). » Depuis cette publication cependant, il a paru en Angleterre des travaux qui ont jeté quelque jour sur la question. Ils ont été faits, en 1885, lors de la dernière épidémie, par Power, Klein, Allan, Janieson et Edington. Ces deux derniers ont trouvé, dans les pellicules résultant de la desquamation, huit organismes différents (3), dont un leur a paru spécial à la maladie.

Le *bacillus scarlatinæ* est un bâtonnet de $0\mu,4$ d'épaisseur et de $1\mu,2$ à $1\mu,4$ de long. Il est mobile et forme des chaînes longues et recourbées. On peut en faire des cultures. Inoculé aux animaux, il leur donne la fièvre et détermine une éruption suivie de desquamation. C'est du moins ce que les auteurs disent avoir observé sur le lapin, sur le cobaye et sur le veau. Le sang de ce dernier, inoculé à un cobaye, détermina les mêmes effets que les cultures du *bacillus scarlatinæ*. Les auteurs en ont conclu, un peu légèrement peut-être, que ce microbe est la cause spécifique de la scarlatine et que les autres organismes trouvés en même temps que lui sont simplement des micro-organismes concomitants qui

(1) Ces micro-organismes sont décrits et représentés dans l'ouvrage déjà cité de Cornil et Babès, fig. 275, p. 617.

(2) Cornil et Babès, *Les bactéries*, loc. cit., p. 620.

(3) La *sarcina lutea*, le *streptococcus rubiginosus*, le *micrococcus capsa formans*, le *diplococcus scarlatinæ sanguinis*, un *ascobacillus*, le *bacillus fulvus*, le *bacillus arborescens* et le *bacillus scarlatinæ*.

passent dans le sang, lorsque la vitalité des tissus a été abaissée par l'entrée du bacille spécifique. Toutefois le *diplococcus scarlatinæ* est susceptible, lorsqu'on l'inocule, de donner aussi quelques-uns des symptômes de la scarlatine (1). Tout cela n'est pas suffisamment clair.

A. Edington a publié, depuis, un nouveau mémoire sur le même sujet, et il y a donné une description plus complète du *bacillus scarlatinæ* et de nouveaux détails sur sa culture (2). Le docteur G. Thin, dermatologiste très connu de Londres, a fait, au dernier congrès médical anglais, une critique des expériences d'Edington qui me paraît fondée.

Avant d'admettre le microbe dont il s'agit, comme l'organisme générateur de la scarlatine, il faudrait s'assurer d'abord qu'on ne le rencontre pas en dehors de cette maladie; il faudrait prouver de plus que les troubles qu'il produit, chez les animaux inoculés, sont les analogues de la scarlatine de l'espèce humaine, et sont susceptibles de se transmettre à l'homme. On voit que les travaux les plus récents ne permettent pas encore de trancher la question.

M. Babès a communiqué, en 1880, à la Société royale de médecine de Budapesth, le résultat de ses recherches sur la *rougeole* et sur la pneumonie qui la complique si souvent. Il en résulte qu'on trouve, au début de l'éruption, dans la sécrétion catarrhale du nez, de la conjonctive et des bronches, ainsi que dans le sang pris dans la peau affectée d'érythème, des microbes ronds, d'un diamètre de 0μ,6, très souvent liés deux par deux, en 8, ou en petits chapelets. On les rencontre également en nombre considérable dans la pneumonie rubéolique (3). Il pense, ainsi que M. Cornil, que ces microbes sont en relation de cause à effet avec la rougeole et la pneumonie rubéolique ; mais tous deux déclarent que l'étude de ces micro-organismes est loin d'être satisfaisante.

B. *Fièvre récurrente.* — Le *typhus à rechutes*, ou *fièvre récurrente*, a été la première maladie de ce genre qu'on ait pu rattacher à la classe des maladies parasitaires.

En 1873, Otto Obermeier, assistant de Virchow, trouva et décrivit les *spirilles* qui existent en abondance dans le sang des malades, pendant la durée des accès fébriles. Tous les observateurs les ont constatés depuis. Cohn en a fait l'objet d'un excellent travail.

Les *spirilles* du typhus à rechutes sont des filaments ondulés, présentant 8 à 10 courbures d'égal rayon et des extrémités effilées. Ils sont

---

(1) All. Fanneson et Alex. Edington, *Observations on a method of prophylaxia, and an investigation into the nature of the contagion of Scarlet Fever* (*British medical journal*, n° 1380 june 2, 1887. Traduit dans le *Journal des connaissances médicales*, n°s des 16 et 23 juin 1887).

(2) A. Edington, *A further description of the bacillus scarlatinæ* (*British medical journal*, n° 1388, 6 août 1887. Traduit dans le *Journal des connaissances médicales* du 25 août 1887).

(3) Babès, *Adatok a kangaro es a kangaros tüdolob korsktanahoz* (*Orvosi hetilap*), 1881. Voyez aussi Cornil et Babès, *Archives de physiologie*, 15 août 1883.

très longs. Engel en a trouvé qui avaient 26 fois la longueur d'un globule rouge du sang (fig. 4). Ils sont animés de mouvements assez vifs. Dans le sang, ils marchent par oscillations, tantôt en ligne droite, tantôt transversalement, parfois à la façon d'une vrille. Ils conservent leur mobilité pendant plusieurs jours, dans le sérum du sang et dans une solution de sel de cuisine. Ils résistent à 0° et meurent à 60°. Tous les observateurs les regardent comme caractéristiques de la fièvre à rechute. Leur sensibilité à la chaleur a conduit à expliquer leur disparition dans l'intervalle des accès fébriles. On suppose qu'ils sont tués par l'élévation de température qui accompagne l'accès ; mais qu'ils laissent après eux des spores qui mettent à se développer les six ou huit jours que dure l'apyrexie. La fièvre revient alors avec la nouvelle génération de *spirilles* adultes ; elle les tue de nouveau et ces alternatives peuvent se reproduire trois ou quatre fois.

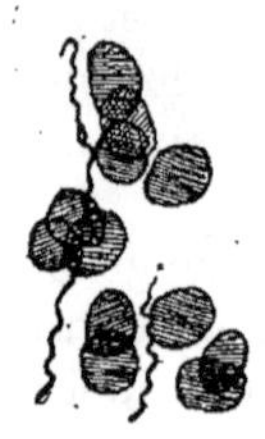

Fig. 4. — Spirochète d'Obermeier.

Il est inutile de dire que ce sont là de simples hypothèses. D'une part les *spirilles* ne meurent qu'à 60°, et de l'autre on n'a jamais constaté d'une manière positive l'existence des spores.

Toutes les tentatives de culture ont échoué jusqu'ici. MM. Koch et Karter, en inoculant à des singes du sang prélevé sur un sujet en plein paroxysme du *relapsing fever*, ont provoqué, chez ces animaux, après quelques jours d'incubation, un accès de fièvre semblable à celui de l'homme et accompagné du développement de la *spirille* dans le sang de l'animal. Ces faits suffisent pour mettre hors de doute la propriété pathogène de celle-ci.

C. *Fièvre typhoïde.* — Le microbe de cette maladie a été découvert plus tard. Il avait été entrevu maintes fois (1), mais c'est à Eberth (de Zurich) que revient l'honneur de l'avoir déterminé, par la coloration, dans des coupes d'organes provenant de typhiques. Son travail a paru, en 1880, dans les *Archives* de Virchow (2). M. Koch a consacré cette découverte l'année suivante. Meyer, Friedlander ont depuis complété l'histoire anatomique du bacille typhogène ; mais le travail le plus important qui ait paru, dans ces dernières années, est celui de Gaffky, médecin de l'armée allemande et élève du professeur Koch.

Gaffky a démontré la présence des bacilles typhogènes dans les glandes mésentériques, le foie et le rein, en les colorant au bleu de méthylène, au violet de méthyle, au brun de Bismarck, avec la fuschine et même avec l'hématoxyline. Toutefois, son principal mérite consiste à

(1) Voyez, pour l'historique du bacille de la fièvre typhoïde, l'article Fièvre typhoïde du *Dictionnaire encyclopédique des sciences médicales*, par Jules Arnould.

(2) Eberth (C.-J.), *Die organismen in den Organen bei Thyphus abdominalis.* In *Archiv f. pathol. Anatomie und Physiol. und f. Klin. med. von Rud. Virchow*, t. LXXX, p. 58, 1880.

avoir obtenu le premier des cultures pures de ce microbe. Son travail est daté de février 1883 et a paru en 1884, dans les *Communications de l'office sanitaire allemand*.

En 1885, un médecin de Paris, G. Artaud, élève des professeurs Straus et Grancher, a confirmé la plupart des faits constatés par les observateurs précédents (1). Cornil et Babès ont décrit et figuré les bacilles spécifiques de la fièvre typhoïde, dans leur grand ouvrage; enfin, tout récemment MM. A. Chantemesse et J. Widal ont fait paraître un travail très intéressant sur ce sujet dans les *Archives de physiologie normale et pathologique* (2). Ils ont retrouvé le bacille typhogène dans tous les organes ; ils l'ont étudié sur le vivant, en allant directement puiser du sang dans la rate, à l'aide d'une ponction capillaire.

A l'étranger, le bacille d'Eberth a été reconnu dans tous les pays où on l'a recherché; on peut donc considérer son existence comme démontrée.

Il se présente sous la forme d'un petit bâtonnet arrondi aux extrémités et ayant environ 2 µ à 8 µ de longueur. Il est environ trois fois moins large ; mais ses dimensions varient suivant le bouillon de culture. Ce microbe est mobile ; on le voit traverser le champ du microscope, par secousses ou par un mouvement de reptation (fig. 5).

Le bacille typhique est un aérobie facultatif. Il se cultive aussi vite et aussi abondamment, dans le vide, qu'au contact de l'air. Il se multiplie activement à la température ordinaire. Il se

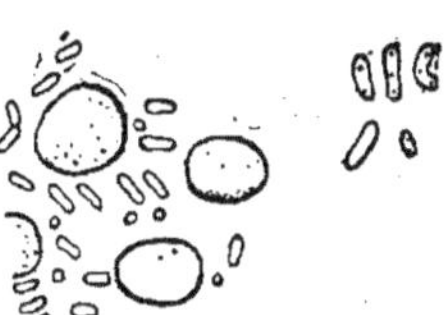

Fig. 5. — Bacille de la fièvre typhoïde.

conserve fort longtemps dans les cultures. Il est encore vivant après quatre à cinq mois de séjour dans la gélatine. La température la plus favorable à son développement est entre 25 et 36 degrés. Les spores qui se forment à l'extrémité des bâtonnets résistent à une température de 90 degrés; mais elles meurent à 100°. La dessiccation, même assez prolongée, combinée avec la lumière, ne les tue pas. Cette résistance aux causes les plus ordinaires de destruction explique la facilité avec laquelle le bacille typhogène transmet l'infection, en toute saison, par l'intermédiaire de l'eau, du sol et de l'air.

Il est très rare de trouver le bacille d'Eberth dans le sang de la circulation générale. Pour le rencontrer en abondance, il faut aller le chercher dans le sang de la rate, en ponctionnant cet organe.

Gaffky n'a pas pu le trouver dans les matières fécales. Pfühl et Lisenberg n'ont pas été plus heureux que lui ; mais Pfeiffer (de Wiesba-

<hr>

(1) Artaud (G.), *Étude sur l'étiologie de la fièvre typhoïde (Bacille de la fièvre typhoïde)*, Paris, 1885.
(2) A. Chantemesse et J. Widal, *Recherches sur le bacille typhique et l'étiologie de la fièvre typhoïde (Archives de physiologie normale et pathologique*, t. IX, p. 217, 1887).

den), en 1885, est parvenu à l'isoler du contenu intestinal et d'autres expérimentateurs, MM. Widal et Chantemesse entre autres, y ont également réussi. Cette recherche est difficile, et échoue souvent, à cause du grand nombre de microbes différents qu'on trouve dans les selles. Quelques-uns ressemblent à s'y méprendre au bacille typhogène, et celui-ci ne s'y rencontre pas à toutes les phases de la maladie. Il se conserve dans les matières fécales qu'on abandonne à elles-mêmes dans des vases stérilisés. MM. Chantemesse et Widal l'ont trouvé vivant, dans ces conditions, au bout de quinze jours. Ils n'ont pu le rencontrer ni dans l'urine, ni dans le lait des nourrices atteintes de fièvre typhoïde, ni dans les crachats de la bronchite dothiénentérique.

Sur le cadavre, le bacille typhogène se rencontre, par ordre décroissant de fréquence, dans la sous-muqueuse intestinale, les ganglions mésentériques, la rate, les reins, les poumons, les méninges cérébrales, le muscle cardiaque et les testicules (1).

Pour compléter l'histoire de la fièvre typhoïde, étudiée au point de vue de sa nature bactérienne, il ne manque plus qu'une preuve, celle qui serait tirée de l'inoculation aux animaux. Cette preuve, comme le font observer MM. Cornil et Babès, est d'autant plus nécessaire que les caractères des bactéries cultivées par Gaffky ne sont pas suffisamment prononcés, pour les différencier de toute autre bactérie accidentelle. Aussi cet expérimentateur a-t-il essayé de les transmettre aux animaux, mais il reconnaît avoir complètement échoué.

En 1886, E. Fränkel et M. Simmonds (de Hambourg) annoncèrent qu'ils avaient réussi à donner, à des souris blanches, une maladie semblable à la fièvre typhoïde, en leur injectant, dans le péritoine, des cultures de bacilles dans l'eau distillée. Les animaux moururent dans les 24 heures ; à l'autopsie, on trouva les lésions habituelles de la dothiénenterie, et on put constater la présence des bacilles dans la rate (2). Alfonso di Vestea a obtenu des résultats semblables chez des cobayes et il a pu cultiver les bacilles qui avaient été pathogènes pour ces animaux (3). Ces résultats, ou plutôt leur signification, ont été contestés par W. Sirotinin (de Saint-Pétersbourg) (4). Il a prouvé qu'on provoquait les mêmes accidents, en injectant des cultures mortes aux mêmes doses. A Berlin, Beumer et Peiper sont arrivés à la même conviction, en variant le mode d'introduction des bacilles.

Il est impossible de tirer une conclusion définitive d'expériences semblables, parce que les animaux sur lesquels on les pratique ne sont pas susceptibles de contracter spontanément une maladie analogue à la

---

(1) J. Arnould, article FIÈVRE TYPHOÏDE du *Dictionnaire encyclopédique des sciences médicales*, p. 520.

(2) Communication au *Centralblatt fur Klin. medicin*, 31 octobre 1885.

(3) *Ricerche e Sperimente sul bacillo del tifo abdominale* (il Morgagni, 1885).

(4) Sirotinin, *Die Uebertragung von Typhus bacillen auf Versuchsthiere* (*Zeitschrift für Hygiene*, I. Band, 3 Heft, 1886).

fièvre typhoïde. Les lésions trouvées à l'autopsie n'ont rien d'absolument caractéristique, car on les produit en injectant d'autres espèces de bactéries.

En somme, on peut considérer comme démontré qu'il existe dans la fièvre typhoïde un bacille qui lui est spécial, qui se conserve dans l'eau principalement, mais qui peut aussi vivre dans le sol, dont les spores peuvent s'y conserver, se propager dans l'air à l'état de poussière. Les recherches récentes prouvent que c'est habituellement avec les eaux impures prises en boisson qu'il pénètre dans le corps humain. Quant au rôle qu'il y joue, il reste encore bien des points obscurs à élucider.

·Je suis entré dans de longs détails au sujet de la fièvre typhoïde et de sa nature, parce que c'est la maladie qui intéresse le plus l'hygiène et que la question de son origine bactérienne est capitale pour sa prophylaxie.

Le *typhus exanthématique*, qui est dix fois plus contagieux que la fièvre typhoïde, a-t-il un microbe analogue au sien ? La chose est probable, mais elle n'est pas démontrée. En 1881, dans un mémoire sur le typhus et la fièvre typhoïde (1), Brautlecht dit avoir souvent observé et isolé, dans l'urine des typhiques, un microbe qu'il considère comme caractéristique et pathogénique du typhus pétéchial; mais ce microbe n'a été ni retrouvé, ni cultivé depuis cette époque, car MM. Cornil et Babès (2) s'expriment ainsi dans l'ouvrage que j'ai si souvent cité : « Nous ne connaissons rien de spécial aux bactéries du *typhus fever*. L'épidémie qui a sévi à Dantzig en 1887 n'a pas éclairé la question (3).

D. *Fièvres paludéennes*. — Le paludisme est probablement dû, comme les maladies contagieuses, à la présence de micro-organismes. J'ai dit, en commençant, que cette croyance existait déjà du temps de Lucrèce. Lancisi et Rasori attribuaient la production de la fièvre intermittente à des animalcules parasites pouvant pénétrer dans le sang; Virey les attribuait à des infusoires, Boudin à la flore des marais. Dès 1843, il soutenait que la fièvre n'était pas le produit de la décomposition des matières organiques, mais qu'elle résultait du développement d'une végétation paludéenne spéciale, se développant dans les terrains non cultivés, couverts d'eaux stagnantes.

Il soupçonnait la *chara vulgaris*, le *rizophore* et le *calamus* de faire partie de cette flore maremmatique et la diversité des plantes fébrigènes expliquait, à ses yeux, la variété des types morbides et leurs degrés différents de gravité. Le retour des épidémies coïncidait avec le déve-

<hr>

(1) Brautlecht (J.), *Microbe du typhus abdominal et du typhus pétéchial.* In *Archives d'anatomie et de physiologie*, t. XXXIV, p. 80. — Du même, *Rapport sur ? typhus.* In *Recueil de médecine militaire*, juin 1881.

(2) Cornil et Babès, *Les bactéries*, loc. cit., p. 508.

(3) Maurice Nielly, article Typhus du *Dictionnaire encyclopédique des sciences médicales*.

loppement et la maturité de cette végétation spéciale. Cette conception ingénieuse n'était qu'une vue de l'esprit et ne s'appuyait sur aucune observation : aussi ne provoqua-t-elle que de la surprise. En 1861, MM. Gavarret et Lemaire démontrèrent que l'air des régions malsaines de la Sologne contenait des myriades de microphytes et de micro-zoaires en voie de développement.

Tout cela n'avait guère produit de sensation, lorsque parut le travail de Salisbury, professeur à l'école de médecine de Cleveland, dans l'état de l'Ohio (1). On put croire un instant que la question était résolue, tant le professeur de Cleveland avait accumulé de preuves. Il attribuait la fièvre intermittente aux spores d'une algue ressemblant fortement aux *palmellées* et à laquelle il donne le nom de *palmella gimesma*. Il avait trouvé ces spores dans les terrains fébrigènes, dans la couche d'air en contact avec eux, dans l'expectoration et dans l'urine des fébricitants. Il les avait recueillies sur des lames de verre, il avait fait éclore la fiè-vre paludéenne dans des localités qui en étaient exemptes, en y trans-portant de la terre recueillie à la surface d'un sol fébrigène et couvert de la couche blanchâtre qui indique la présence des plantes palmelloïdes (2).

On n'était pas encore habitué, à cette époque, aux illusions d'optique et aux écarts d'imagination des chercheurs de microbes, tout le monde prit au sérieux l'ingénieux roman de Salisbury ; malheureusement, les expériences de Wood et Leidy, de Quinquaud, de Magnin vinrent prou-ver qu'il s'était trompé. Les recherches n'en continuèrent pas moins dans le même sens. Hallier, Van den Korput et Hannon, Schurtz ont attribué le pouvoir fébrigène à une oscillariée, tandis que Balestra et Selmi concluaient en faveur d'une algue.

En 1879, Krebs et Tomasi Crudeli ont analysé l'eau, l'air et le sol des marais pontins ; ils y ont trouvé diverses espèces de bactéries, d'algues, de micrococci, de corpuscules ovalaires, etc. (3). Ils ont ensemencé des liquides de culture avec la terre des marais, et ils ont vu s'y dévelop-per des bacilles, des spores, des filaments. Au bout de 48 heures, ils ont vu naître, dans les cultures, de petits nuages formés de bacilles de 4 à 6 μ de longueur qui sont mobiles, aérobies et qui présentent souvent des spores à leurs extrémités.

Les produits de culture injectés à des lapins leur ont donné, disent les auteurs, une fièvre à marche typique, semblable à la fièvre intermittente. En 1880, Tomasi Crudeli a publié un nouveau travail dans lequel il dit avoir retrouvé les spores du *bacillus malariæ* dans le sang des lapins inoculés, dans celui des fébricitants et dans le sang pris dans la rate de ceux-ci. Ce dernier, recueilli pendant les accès, et cultivé, reproduit,

---

(1) *The american journal of the med. sc.*, janvier 1886.
(2) Salisbury, *Causes des fièvres intermittentes et rémittentes attribuées à une algue du genre palmella* (*Annales d'hygiène*, t. XIX, p. 215).
(3) *Reale academia dei Lincei*, juin 1879, et *Archiv f. exp. Pathologie*, 1er juillet 1879.

dit-il, le bacille en question. Cuboni et Marchiafava ont fait les mêmes
·expériences et obtenu les mêmes résultats (1).

Tout cela paraît assurément concluant ; mais il faut se méfier des
illusions du microscope et, quant aux expériences sur les lapins, comme
ils ne contractent pas la fièvre dans les pays palustres, il est bien douteux qu'on ait pu la leur donner par inoculation. Les tracés thermomé-
triques n'ont rien de caractéristique, comme l'a montré Laveran, et le
liquide injecté par les expérimentateurs était en quantité assez considérable pour donner de la fièvre aux animaux en expérience, même
quand il n'aurait contenu que des bactéries ordinaires.

Il me reste à parler des recherches de M. Laveran. Ce sont les plus
récentes et les plus sérieuses. Elles ont été faites en Algérie sur le sang
de malades atteints de fièvre intermittente, recueilli pendant les premières heures de l'accès et examiné à l'état frais, sans coloration. Elles
ont été communiquées à l'Académie de médecine et à l'Académie des
sciences de 1880 à 1882 (2). D'après M. Laveran, le parasite du paludisme se présente sous les aspects suivants :

1° Éléments cylindriques effilés à leurs extrémités, presque toujours
incurvés en croissant. Les contours sont indiqués par une ligne très
·fine ; le corps est transparent, incolore, sauf vers
la partie moyenne, où il existe une tache noi·
râtre, constituée par des granulations pigmentaires arrondies. Ces éléments ne sont pas doués
de mouvements.

2° Éléments sphériques, transparents, du
diamètre des hématies en moyenne, renfermant
des grains pigmentés. A l'état de mouvement,
ces grains pigmentés s'agitent très vivement.
De plus, on aperçoit souvent, sur les bords de
ces corps sphériques et transparents, des filaments très fins, très longs et très mobiles. L'extrémité libre de ces *flagella* présente un léger
renflement. Les flagella se détachent souvent
des corps sphériques, deviennent libres et circulent au milieu des hématies.

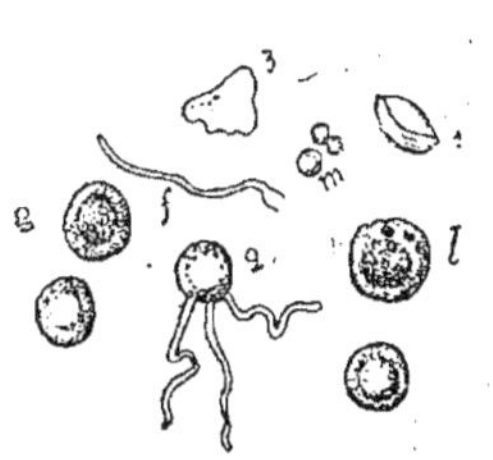

Fig. 6.—Microbes de la malaria d'après Laveran.

1, corps n° 1 ; — *g*, globules
sanguins ; — 2, corps n° 2 avec
ses filaments mobiles ; — *m*, petits corps n° 2 pigmentés ; — *f*, fila-
ment libre ; — *l*, globule blanc
avec des grains de pigment (corps
n° 3) ; — 3, corps n° 3.

3° Éléments sphériques ou de forme irrégulière, chargés de grains
pigmentés, immobiles. Il est facile de s'assurer que ces corps ne représentent qu'une forme cadavérique des précédents (3).

(1) Cuboni und Marchiafava, *Archiv f. exper. Path.*, t. XIII, 1881.

(2) *Bulletin de l'Académie de médecine*, séances des 23 novembre et 28 décembre 1880,
25 octobre 1881. — *Comptes rendus de l'Académie des sciences*, 24 octobre 1881 et
23 octobre 1882. Voyez aussi : A. Laveran, *Sur un nouveau parasite trouvé dans le sang
des malades atteints de fièvre intermittente ; origine parasitaire des accidents de l'impaludisme* (*Bulletin de la société des hôpitaux*, 1881).

· (3) Laveran, *Traité des fièvres palustres*. Paris, 1884.

M. Laveran a rencontré ces éléments 432 fois, sur 480 cas de fièvre paludéenne et jamais observateur ne les a trouvés en dehors de la *malaria*. Les trois variétés qu'il a décrites représentent, d'après lui, les phases successives de l'évolution des parasites. Il est disposé à croire qu'ils appartiennent plutôt au règne animal qu'au règne végétal et cela, à cause des mouvements très vifs et très variés que présentent les appendices des corps de la seconde variété. Ces filaments ont une grande ressemblance avec ceux des oscillariées ; de là le nom d'*oscillaria malariæ* que M. Laveran a d'abord proposé de donner à ce microbe. Aujourd'hui toutefois, pour ne rien préjuger, il le désigne sous le nom d'*hématozoaires de l'impaludisme*.

M. Richard, en Algérie, puis à Rome, MM. Marchiafava et Celli ont contrôlé ces recherches et ont trouvé les mêmes organismes. Ces derniers ont réussi, en injectant du sang de fébricitant dans les veines d'hommes sains, à leur donner la fièvre intermittente avec les altérations caractéristiques de la maladie (1).

C. Golgi a constaté les mêmes faits (2). La découverte de M. Laveran a été confirmée plus récemment en Amérique par MM. Steinberg, Councilman et Oster. Enfin, dit le docteur Richard, tous les médecins qui ont passé, depuis cinq ou six ans, dans les hôpitaux militaires de Constantine et de Philippeville, ont vu et accepté les parasites de la malaria. Ils servent, d'une manière courante, dans la clinique de ces hôpitaux, au diagnostic de l'impaludisme et ils n'ont jamais fourni une indication fausse (3).

Il est impossible de ne pas admettre comme exactes des recherches dues à un savant aussi distingué que M. Laveran et confirmées par tant de bons observateurs, au nombre desquels il faut ajouter M. le professeur Bouchard qui récemment, à l'Académie des sciences, leur a apporté la sanction de son autorité.

Cela n'a du reste, au point de vue de l'hygiène, qu'un intérêt purement théorique et ne ferait que confirmer ce qu'on sait, depuis un temps immémorial, touchant les causes de la fièvre paludéenne. Que le miasme qui la produit soit de nature gazeuse, comme quelques médecins continuent à l'admettre, qu'il soit de nature microbienne, comme on est en droit de le présumer aujourd'hui, on sait qu'il se dégage des marais, qu'il a l'atmosphère pour véhicule habituel et qu'il pénètre le plus souvent par les voies respiratoires, bien qu'il existe dans la science un grand nombre de faits qui prouvent que les eaux stagnantes peuvent également le contenir et qu'on peut, en les buvant, contracter la fièvre intermittente.

---

(1) E. Marchiafava et Celli, *Sur les altérations des globules rouges dans l'infection paludéenne et sur la genèse de la mélancmie. Mémoires de la Reale Academia dei Lincei.* Rome, 1884.

(2) Camille Golgi, *Sulla infezione malarica (Arch. p. l. Scienze med.,* 1886).

(3) E. Richard, Analyse du Traité de Laveran (*Revue d'hygiène,* 1884, t. VI, p. 521).

Les limites de sa sphère d'action ne sont pas déterminées d'une manière bien précise; elles dépendent de la latitude, de la saison, de la force du vent, mais on sait qu'il suffit habituellement de s'éloigner d'un mille ou deux, ou de s'élever à 400 ou 500 mètres, pour être à l'abri des émanations paludéennes. On sait qu'il suffit d'un bois, d'un rideau d'arbres, d'un mur élevé, d'un groupe de maisons, pour leur faire obstacle. Cela suffit pour établir les règles de la prophylaxie. Elles se réduisent du reste à une seule, en ce qui concerne l'hygiène publique. Il faut dessécher les marais et les nations civilisées l'ont fait de tout temps. Depuis l'assainissement des marais Pontins, jusqu'à celui des landes de Gascogne; depuis l'assèchement de la mer de Harlem, jusqu'à celui du lac Fuccino, les travaux de ce genre ont toujours rendu la salubrité et la richesse aux nations qui les ont accomplis. Cette question sera du reste traitée *in extenso* dans le livre consacré à l'hygiène rurale.

III. Diphtérie. Dysenterie. Pneumonie. — A. *Diphtérie.* — La nature parasitaire de la diphtérie ne peut guère être mise en doute aujourd'hui. Sa nature éminemment contagieuse la rendait vraisemblable; les recherches des bactériologistes ont confirmé ces présomptions et pourtant son microbe n'est pas encore parfaitement connu : c'est Klebs qui en a donné la première description satisfaisante. Avant lui, on n'avait que des données vagues et incohérentes (1). Son *microsporon diphtericum* présente des micrococques et des bâtonnets. Ces derniers sont placés perpendiculairement et comme implantés dans la pseudo-membrane. Ils ont à peu près la longueur des cils vibratiles, et celle des bacilles tuberculeux; mais leur diamètre est double de celui de ces derniers. Comme eux, ils sont immobiles. Ils se groupent en chaînettes dont chaque élément est renflé à son extrémité et présente ainsi la forme d'une massue.

Les micrococques sont petits, tantôt isolés tantôt en groupes serrés les uns contre les autres (2). Hueter et Tomasi Crudeli ont signalé la présence des micrococques dans le sang. Les recherches de Lœfler ont confirmé celles de Klebs et ont révélé des faits nouveaux. Il a pu séparer, par la culture, les bâtonnets de la diphtérie des bactéries banales que contient toujours la cavité buccale. Il est parvenu à isoler et à cultiver à l'état de pureté des bâtonnets provenant des fausses membranes trachéales. Ils se multiplient rapidement dans le bouillon, la peptone, le sérum et les liqueurs sucrées, à la température de 37°. Cornil et Babès affirment qu'on peut obtenir, par la culture de ces bacilles, des spores qui, cultivés à leur tour dans le sérum, reproduisent les éléments décrits par Lœfler.

(1) Pour les recherches antérieures à celles de Klebs, voyez : Cornil et Babès, *Les bactéries*, p. 450.
(2) Klebs, *Beitr. zur kenntniss der micrococcus* (*Real Encyclop. der Heilkunde*, 1873).

L'inoculation de ces bacilles cultivés reste sans effet chez les souris et les rats; mais elle tue rapidement les cobayes et les petits oiseaux. Pratiquée dans la muqueuse trachéale, elle amène le développement de fausses membranes dans lesquelles on retrouve les bacilles.

Lœfler n'a cependant présenté son bacille, comme agent générateur de la diphtérie, que sous toutes réserves. On ne peut qu'applaudir à cette circonspection ; car jusqu'ici les observateurs ont vu les choses à des points de vue différents. D'après Marcusse, l'inoculation dans la trachée des lapins de sang putréfié, mais non diphtéritique, provoque l'apparition de fausses membranes semblables à celles qu'on produit avec les cultures de bacilles. MM. Wood et Formard concluent de leurs recherches que ce microbe se rencontre dans la plupart des inflammations du pharynx (1).

MM. Roux et Yersin ont repris cette étude dans le laboratoire de M. Pasteur. Ils ont reconnu que l'injection intra-veineuse du bacille de Klebs et de Lœfler, chez des lapins, produisait la paralysie aussi bien que l'inoculation dans la trachée. Ils ont constaté, comme leurs prédécesseurs, que le bacille de la diphtérie ne pullule pas dans les organes des personnes ou des animaux atteints de cette affection. Ils en ont conclu qu'un poison très actif était élaboré au point même de l'inoculation, et se répandait de là dans tout l'organisme et ils sont parvenus à mettre ce poison en évidence. Ils ont filtré, sur la porcelaine, une culture de sept jours et l'ont injectée à des cobayes qui ont péri d'autant plus promptement que la culture était plus concentrée. Les lapins, les souris, les petits oiseaux succombent de même. Les auteurs se sont demandé si le poison diphtérique était un alcaloïde ou une diastase. Ils inclinent vers cette dernière opinion, en raison de la facilité avec laquelle on diminue l'activité de la matière toxique en la chauffant (2). On voit que ce sujet appelle encore de nouvelles recherches.

B. *Dysenterie, Diarrhée.* — Dans les maladies de l'intestin qui s'accompagnent de selles liquides, on trouve, ainsi que nous l'avons dit à propos du choléra, des microbes sans nombre dans les déjections. Il est bien difficile de reconnaître s'il y en a de spécifiques. Ziegler et Trior ont donné comme tels des *micrococci* qu'ils ont rencontrés en grand nombre dans les parties sphacélées de l'intestin des dysentériques. Babès a coloré des diplocoques et des spirilles, Koch (de Berlin) a trouvé, en Egypte, une grande quantité de *monades* dans les selles. Dans le cours d'une épidémie de dysenterie qui a régné à Toulon en 1887, le prof. L.-E. Bertrand a étudié avec soin les selles des malades et il y a trouvé onze espèces d'organismes différents : cinq *bacilles*,

---

(1) Wood et Formard, *De la nature du contage diphtéritique* (*Gazette hebdomadaire de médecine et de chirurgie*, 1882).

(2) Roux et Yersin, *Contributions à l'étude de la tuberculose* (*Annales de l'Institut Pasteur*, n° 12, 1888).

deux *streptocoques*, des *microcoques*, des *filaments de leptothrix*, du *bacterium termo* et du *staphylococcus pyogenes* (1).

L'année suivante. MM. Chantemesse et Widal ont eu l'occasion d'étudier, dans le laboratoire de M. Cornil, cinq cas de dysenterie des pays chauds et ils ont pratiqué, à l'hôpital du Dey à Alger, l'autopsie d'un soldat mort pendant la recrudescence d'une dysenterie contractée au Tonkin. Ils ont trouvé, dans les parois du gros intestin, dans les ganglions mésentériques et dans la rate de ce sujet, un microbe qu'ils ont également rencontré dans les selles des quatre autres dysentériques et, comme ils ne l'ont jamais vu chez l'homme sain, ils en concluent qu'il est spécifique. C'est un bâtonnet à extrémités arrondies, renflé au centre, peu mobile, croissant avec rapidité dans la gélatine, le bouillon et même l'eau de Seine stérilisée (2). Cette description ressemble beaucoup à celle du bacille grêle (n° 3) figuré par *M. Bertrand* dans le travail que j'ai cité plus haut (page 39).

Avant de considérer ces microbes comme spécifiques, il sera bon d'attendre que d'autres observations viennent confirmer celles de MM. Bertrand, Chantemesse et Widal. Ce sera chose facile, car la dysenterie est aussi commune dans les pays chauds, que les affections de poitrine sous nos latitudes.

Il est vraisemblable qu'il doit exister des organismes élémentaires dans ces affections, ainsi que dans les diarrhées interminables comme celles qui règnent en Cochinchine. En 1877, le docteur A. Normand, médecin de 1re classe de la Marine, a trouvé, dans les selles des malades atteints de cette affection, un ver microscopique auquel il a donné le nom d'*anguillule stercorale*. Cet animal fourmille dans les garde-robes. J'ai pu le voir à l'hôpital de Saint-Mandrier, dans le cours d'une de mes inspections ; mais ce n'est pas un microbe ; c'est un animal qui a un millimètre de long, une organisation très apparente, qui s'accouple, pond des œufs et dont les mœurs et l'évolution ont été très bien étudiées par M. Bavay, professeur d'histoire naturelle à l'école de médecine navale de Toulon (3).

M. Normand évalue à un million la quantité qu'un malade peut en rendre dans un jour. On ne sait pas très bien encore quel est son rôle dans la production de la diarrhée ; mais il est à penser que ce rôle doit être important.

En 1884, le Dr Treille a signalé la présence, dans la diarrhée de

<hr>

(1) Dr L.-E. Bertrand, médecin principal, professeur d'hygiène à l'École de Toulon : *Relation d'une épidémie de dysenterie qui a régné à Toulon du mois de mars au mois de novembre* 1887. Paris, 1888. M. Bertrand a retrouvé, depuis, ces mêmes organismes dans le pus des abcès du foie (*Académie de médecine*, séance du 19 mars 1889).

(2) Communication sur les microbes de la dysenterie épidémique, faite à l'Académie de médecine le 17 avril 1888, par M. Cornil au nom de MM. Chantemesse et Fernand Widal (*Bulletin de l'Académie de médecine*, t. XIX, p. 522).

(3) A. Normand, *Mémoire sur la diarrhée dite de Cochinchine* (*Archives de médecine navale*, 1877, t. XXVII, p. 35).

Cochinchine, d'un *bacille courbe en komma* semblable à celui du choléra (1).

On découvrira probablement d'autres parasites dans les flux intestinaux. Le 28 décembre 1824, MM. Damaschino et Llado ont annoncé, à la Société de biologie, qu'ils avaient rencontré un microbe spécial dans la diarrhée verte des enfants. Cet organisme a été étudié par M. Lesage, interne des hôpitaux, dans le service de M. le professeur Hayem qui a communiqué une note sur ce sujet à l'Académie de médecine, le 17 mai 1887 (2). C'est un bacille qu'il est parvenu à isoler et à cultiver, dont il a étudié l'évolution, qu'il a pu inoculer à de jeunes animaux chez lesquels il a provoqué la diarrhée verte (3).

C. *Pneumonie.* — On considérait autrefois cette maladie comme le type des inflammations franches, des phlegmasies aiguës; aujourd'hui, beaucoup de bons esprits la regardent comme une maladie infectieuse. Ils invoquent la forme épidémique qu'elle revêt souvent, son évolution régulière, l'impossibilité de la provoquer par des moyens mécaniques (injections de poussières, ou de liquides irritants). La disproportion entre l'intensité de la réaction fébrile et l'étendue des lésions et enfin et surtout la présence de micro-organismes capables de la reproduire, quand on les inocule dans les poumons de certains animaux (4).

Klebs est le premier qui ait signalé, dans les crachats des pneumoniques et dans les parties hépatisées de leurs poumons, un microbe qu'il a appelé *monas pulmonale*. Friedlander, dont le travail a eu plus de retentissement, a également trouvé, dans l'expectoration, ainsi que dans le tissu enflammé du poumon et de la plèvre, des micrococcus ellipsoïdes mesurant 1 μ de longueur et 2/3 de μ de largeur, groupés deux à deux et formant des chaînettes. Il a cultivé ces parasites, suivant la méthode de Koch, et a injecté ces cultures à des animaux avec des résultats variés. Les lapins n'ont pas paru s'en ressentir, la moitié des cobayes a succombé et toutes les souris sont mortes dans les 24 heures. On trouvait à l'autopsie des points d'induration rouge dans les poumons (5).

A la même époque, M. Talamon a signalé, de son côté, dans les produits pneumoniques, la présence constante d'un microcoque lancéolé, qu'il considère comme caractéristique de la pneumonie (6).

<hr>

(1) D\u1d63 Treille, professeur à Rochefort (*Archives de médecine navale*, 1884, ·t. XLII, p. 229).

(2) G. Hayem, *Traitement de la dyspepsie du premier âge et particulièrement de la diarrhée verte; nature microbienne de cette diarrhée* (*Bulletin de l'Académie*, t. XVII, p. 562).

(3) Communication de M. Hayem à l'Académie de médecine, séance du 31 mai 1887 (*Bulletin de l'Académie*, t. XVII, p. 582).

(4) H. Hallopeau, *Traité élémentaire de pathologie générale*. Paris, 1887, p. 227.

(5) Friedländer, *Ueber die Schizomiceten bei anstep fibrin. Pneumonie* (*Virchow's Archiv*, t. LXXXVII, 1883).

(6) Communication a la Société anatomique de Paris (30 novembre 1883).

Ces recherches ont donné lieu à de nombreuses controverses et, dans un travail ultérieur, Friedlander a abandonné une partie des caractères qu'il avait d'abord assignés à ses microbes (1). Toutefois des microcoques ont été trouvés dans le suc du poumon pris chez un homme vivant, à l'aide de la seringue de Pravaz, par Günther et Leyden (2), dans le sang des pneumoniques par Marchiafava, Cambria et Griffiai; par Savioli et Zäslein, dans la sérosité des vésicatoires, par une foule d'autres dans les crachats des malades. Récemment M. A. Frænkel (de Berlin) a assigné à la pneumonie un microcoque différent de celui de Friedlander, et qui ne serait autre que celui découvert par M. Pasteur dans la salive normale. M. Stemberg a confirmé les observations de Frænkel. Le nombre considérable d'examens faits par ces différents expérimentateurs démontre donc qu'on trouve constamment des microcoques dans la pneumonie aiguë. On n'est pas également d'accord sur leur signification. Tandis que MM. Cornil et Babès, Jurgensen, Germain Sée (3) se déclarent partisans résolus de la théorie microbienne, il est d'autres médecins qui se montrent complètement sceptiques.

Les uns pensent qu'il existe plusieurs espèces de pneumonies et que chacune d'elles relève d'un microbe particulier. D'autres, et ce sont les moins nombreux, se prononcent pour l'unité de la pneumonie. Enfin, il il est des médecins qui se refusent absolument à attribuer aux microbes un rôle pathogène. Leur principal argument, c'est que, dans un très grand nombre de cas, la pneumonie est le résultat immédiat et incontestable d'un refroidissement (4). Cette opinion n'a peut-être pas toute la portée qu'on lui attribue; cependant, dans l'état actuel de la question, il me paraît bien difficile de prendre un parti entre ces opinions opposées.

IV. **Tuberculose. Lèpre. Syphilis.** — A. *Tuberculose.* — Les découvertes bactériologiques qui ont été faites dans le champ de la tuberculose nous offrent plus d'intérêt, parce qu'elles ont définitivement démontré le caractère contagieux de la pthisie et fait concevoir l'espérance d'atténuer un peu ses ravages. La transmissibilité de cette maladie était généralement admise, depuis que M. Villemin était parvenu à l'inoculer aux animaux. C'est le 15 janvier 1865 qu'il communiqua, comme on le sait, cette importante découverte à l'Académie de médecine et elle fut d'abord accueillie avec une réserve voisine de l'incrédulité; mais les travaux de Bouchard, de Klebs, de Reistader, de Max-Muller, d'Ecklund, de Baugmarten, de Toussaint, etc., apportèrent de

(1) Friedländer, *Die Mikrokokken der Pneumonie* (*Fortschritte der Medicin*, 1883, n° 22 et n° 10, 1884).
(2) *Sitzungsberichte des Vereins fur innere Medicin.* Berlin, 20 novembre 1882.
(3) G. Sée, *Des pneumonies infectieuses* (*Union médicale*, 1882, *Acad. des sc.*, 1884).
(4) Hardy, Leçon publiée dans l'*Union médicale*, n° du 25 décembre 1848.

nouveaux arguments en faveur de la doctrine de M. Villemin et finirent par lever tous les doutes.

Cependant, la démonstration matérielle du corps du délit manquait encore et c'est au professeur Koch que revient le mérite d'avoir trouvé le bacille et de l'avoir rendu visible, à l'aide d'un procédé de coloration qui a été perfectionné par Ehrlich (1). Il a prouvé, de plus, qu'il existait chez tous les tuberculeux. Le mémoire dans lequel il a fait connaître sa découverte porte la date du 24 mars 1882 (2).

Les bacilles de la tuberculose sont minces. Leur longueur ne dépasse pas le quart du diamètre d'un globule du sang. Ils ressemblent beaucoup à ceux de la lèpre, sauf qu'ils sont plus ténus et que les deux bouts sont effilés (fig. 7). Ce microbe se retrouve chez tous les animaux atteints de tuberculose et peut être transmis d'une espèce à l'autre. Koch a pu inoculer de la matière tuberculeuse prise sur des singes à des cobayes, à des lapins et à des chats.

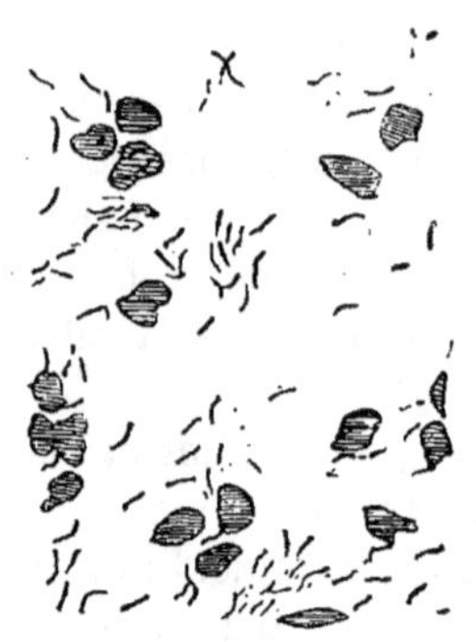

Fig. 7. — Bacilles tuberculeux dans un crachat coloré par la fuschine et le violet de méthyle (Ziegler).

Les résultats obtenus par le savant prussien ont été confirmés par un grand nombre d'histologistes et de médecins, dont les travaux ont complété sa découverte. Il faut placer au premier rang les études de MM. Cornil et Babès sur la topographie et le rôle du bacille dans l'anatomie pathologique de la tuberculose, études présentées à l'Académie de médecine le 1er mai 1883 (3).

Les histologistes français, en se servant du procédé d'Erlich et d'autres analogues, sont parvenus à distinguer les bacilles de la tuberculose, de tous les microbes connus, sauf de celui de la lèpre, avec lequel la confusion est encore possible. Ils ont pu en étudier la disposition et la topographie, dans les tubercules des séreuses telles que les méninges et la plèvre, dans ceux des muqueuses, dans la rate, le foie, le péritoine, les ganglions, les intestins, le mésentère, les organes génitaux et le poumon. Ils les ont cherchés dans une série de lésions, qu'on rattache d'habitude à la scrofule, telles que les ganglions strumeux, les abcès froids, les tumeurs blanches ; ils les y ont trouvés,

(1) Koch, *Die Etiologie der Tuberculose (Nacheinen in der physiologischen Gezellschatf zu Berlin am 24 März gehaltenen vortrage)*. Berlin, *Klin. Woch.*, 1882, n° 15.

(2) Koch s'est servi d'un liquide tinctorial, composé d'une solution concentrée de violet de méthyle, additionnée d'un centième d'une solution de potasse caustique au dixième. Erlich se sert d'huile d'aniline dans laquelle il plonge la préparation et, pour colorer isolément les bacilles, il emploie un mélange d'une partie d'acide nitrique pour deux parties d'eau.

(3) Lecture faite par le professeur Cornil en son nom et au nom du Dr Babès, sur la topographie et le rôle des bacilles dans l'anatomie pathologique de la tuberculose (*Bulletin de l'Académie de médecine*, 1883, t. XII, p. 601).

en petit nombre dans quelques cas, et en ont constaté l'absence dans d'autres; mais, en somme, après les découvertes de Villemin et de Koch, il n'est plus permis de nier que le parasitisme soit la cause essentielle de la tuberculose, et cette constatation a une importance immense au point de vue de la prophylaxie de cette terrible maladie.

Les mesures à prendre pour l'empêcher de se répandre ont été déjà l'objet de discussions nombreuses au sein des sociétés savantes et dans la presse médicale. Elles ont été traitées plus à fond dans le Congrès qui s'est réuni, dans ce but spécial, le 25 juillet 1888, à la faculté de médecine de Paris, sous la présidence de M. Chauveau et au cours duquel des propositions importantes ont été votées.

Le *lupus* a été l'objet de recherches plus récentes; on y a constaté la présence du bacille de Koch, en même temps que son extrême rareté. Tout le monde reconnaît aujourd'hui que le micro-organisme est le même dans les deux cas.

Je rapprocherai du lupus une maladie exotique qu'on a longtemps confondue avec lui et qui paraît avoir pour cause un microbe particulier; c'est le *rhinosclérome*. Presque inconnue en France, cette affection a été observée en Autriche et en Italie et paraît assez commune dans l'Amérique Centrale. Elle a été étudiée, au point de vue bactériologique, par Frisch à Vienne en 1882, par Bellizari à Florence en 1883, et plus récemment par Chiari et Kiehl, par Cornil et Alvarez (1). D'après leur description, les microbes du rhinosclérome sont des bâtonnets mesurant de $1\mu,5$ à 3μ de longueur, sur $0\mu,5$ à $0\mu,8$ de largeur. Quand ils sont bien colorés par le violet de méthyle, on y voit des grains arrondis qui sont très probablement des spores; Frish a pu cultiver ces bactéries à l'état de pureté; mais ses tentatives d'inoculation sont restées infructueuses. Malgré ce désidératum, la présence constante de ce parasite dans les parties envahies par la maladie et ses caractères tout particuliers ne permettent guère de douter de son caractère pathogène.

La nature parasitaire du *mycosis fongoïde* (lymphadénome cutané de Ranvier) paraît également démontrée par les travaux de Rindfleisch et d'Auspitz. Ils ont trouvé un *micrococcus* qui se colore par la méthode de Granini et que Hoschinger et Schiff ont cultivé sur la gélatine (2).

La *veruga* du Pérou est probablement aussi une maladie microbienne. Izquierdo y a trouvé des bacilles plus gros que ceux de la tuberculose et qu'on colore en bleu par le même procédé; mais comme son observation n'a porté que sur un seul cas et qu'il n'a fait ni cultures ni inoculation, il est prudent de rester dans le doute.

B. *Lèpre.* — Le microbe de la lèpre a été signalé, pour la première fois, en 1868, par Armauer-Hansen. Il a été vu et décrit depuis par

(1) Cornil et Alvarez, *Mémoire pour servir à l'histoire du rhinosclérome (Archives de physiologie normale et pathologique*, 1885).

(2) Cornil et Babès, *Les bactéries*, loc. cit., p. 648.

Encyclopédie d'hygiène.

Eklund, Neisser, Dianelssen, Gaucher et par M. Cornil qui a présenté, à la Société des hôpitaux, des préparations tout à fait démonstratives, enfin par Unna et par M. Leloir. Il existe en quantités colossales dans toutes les productions lépreuses; on le trouve même dans les organes qui paraissent sains à l'œil nu, comme la rate, le rein, la moelle des os.

C'est un bacille qui ressemble beaucoup à celui de la tuberculose par ses caractères morphologiques et par son affinité pour certaines matières colorantes; mais il est encore plus résistant. Il semblerait, dit M. Cornil, qu'il ne peut se détruire, ni dans les tissus vivants, ni dans les pièces conservées (fig. 8) (1).

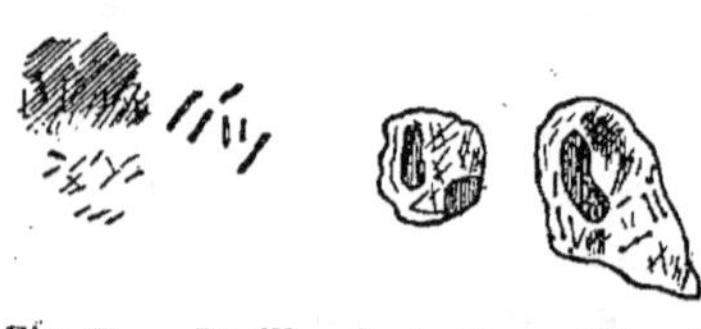

Fig. 8. — Bacilles de la lèpre (d'après Viesser).

L'inoculation du bacille d'Hansen a échoué sur les animaux comme sur l'homme. Il y a quelques années, Melcher et Orthmann annoncèrent qu'ils avaient réussi à le communiquer à des lapins (2); mais ils ont probablement été dupes d'une illusion, car depuis cette époque M. Beaven Rake, médecin en chef de l'hospice des lépreux de la Trinité, a complètement échoué dans toutes les tentatives qu'il a faites, de quelque façon qu'il pratiquât les inoculations (3). Aucun animal n'est sensible à l'inoculation, dit M. Cornil, et celles qui ont été tentées chez l'homme en Scandinavie, en Sicile par M. Profeta et plus récemment par M. Arning, ont donné des résultats négatifs (4).

La découverte du bacille de la lèpre a ramené les esprits vers les idées de contagion qui étaient depuis longtemps abandonnées; cependant, comme le fait observer M. Cornil, le parasitisme n'implique pas une idée de contagion nécessaire et c'est une erreur de croire que toute maladie bactérienne est par cela même transmissible. Les kystes du foie renferment des échinocoques et ne se transmettent pas. Il en est de même de la chylurie, bien qu'elle soit causée, par la présence, dans le sang et les reins, de la *filaria sanguinis;* les furoncles sont dus à des microbes et personne ne songe à redouter le contact de ceux qui en sont atteints.

Quoi qu'il en soit, un grand nombre de dermatologistes considèrent aujourd'hui la lèpre comme contagieuse. Cette manière de voir gagne du terrain, ainsi que l'ont prouvé les discussions dont cette question a été l'objet à l'Académie de médecine en 1885 et en 1888 (5). Elles ont

---

(1) *Bulletin de l'Académie de médecine*, séance du 19 juin 1888, t. XIX, p. 905.

(2) Melcher und Orthmann, *Uebertragung von Lepra auf Kaninchen* (Berl. *Klin. Wochensch.*, 1885).

(3) Beaven Rake,*Experimental investigations on leprosy.*

(4) *Discussion sur la contagion de la lèpre* (*Bulletin de l'Acad. de méd.*, t. XIX, p. 906).

(5) Voir le *Bulletin de l'Académie de médecine*, 1885, t. XIV, p. 1380, 1396, 1419; t. XV, p. 415; t. XVIII, p. 457; t. XIX, p. 647, 684, 888.

éclairé la question, mais elles ne l'ont pas résolue. Parmi les faits de contagion qui ont été apportés à la tribune, il en est qui me semblent présenter toutes les garanties d'authenticité désirables. D'une autre part, il est bien évident qu'elle était transmissible à l'époque où elle s'est répandue sur l'Europe. Les 19 000 léproseries, qu'on y comptait au dixième siècle, renfermaient sans doute bien des scrofuleux, bien des malheureux atteints de cancer, de dermatoses inoffensives et même d'ulcères simples; mais elles devaient bien contenir aussi quelques lépreux qui ne l'étaient pas devenus tout seuls.

En somme, la lèpre est vraisemblablement contagieuse, mais elle l'est à un degré si faible que cette propriété a pu être méconnue par un grand nombre de médecins qui avaient passé leur vie à l'étudier, et que la plupart de ceux qui ont vécu dans les pays où elle règne n'ont pas observé de cas de transmission. Ces derniers sont tellement rares qu'ils ne sauraient justifier les mesures d'isolement dont on a parlé.

Le *bouton d'Alep*, de *Biskra*, de *Tunis*, de *Bagdad*, me paraît avoir aussi son microbe particulier. Les médecins anglais des Indes, Smith et Carter, Flemning, l'avaient décrit, mais ils n'avaient pu ni le cultiver, ni l'inoculer. M. Duclaux a été plus heureux; il a trouvé, dans le sang d'un malade du service de M. Fournier, un *coccus* qu'il a pu cultiver dans du bouillon de veau et qui, inoculé chez le lapin, donne lieu à des poussées successives de boutons gangréneux. M. Duclaux n'affirme pas que ces microbes soient générateurs de cette affection (1). Les germes ont, en effet, pu parvenir du dehors, comme le font observer MM. Cornil et Babès.

Pour en finir avec les maladies locales exotiques, je dois mentionner encore le pied de Madura ou de Cochin auquel Collas a donné le nom de *dégénération endémique des os du pied* (2), et Carter celui de *fongus de l'Inde* (3). Cette affection, qui règne depuis la pointe sud de l'Indoustan jusqu'au Pendjab, n'a encore été observée que sur les Hindous et n'attaque habituellement qu'un pied à la fois. Carter et Biddie ont étudié au microscope les corpuscules qui en constituent l'élément histologique spécial et tous deux ont reconnu sa nature *épiphytique*. Biddie range ce parasite végétal dans le genre *oidium ;* Carter pense qu'il appartient à celui des *myxo-sporées*. Berkeley propose de nommer ce champignon *chionique Carteri*. Ch. Robin, qui a eu l'occasion d'observer ces granulations sur un pied envoyé par Collas, n'y a reconnu que des cellules d'épithélium prismatique, déposées en couches concentriques et accompagnées d'une matière amorphe finement granulée et de couches graisseuses. Il faut donc rester encore dans le doute sur la nature microbienne du pied de Madura.

(1) Duclaux, *Archives de physiologie normale et pathologique*, 1882.
(2) Collas, *Leçon sur la dégénération endémique des os du pied*. Pondichéry, 1861.
(3) Vandyke Carter, *The Fungus disease of India*. Bombay, 1861.

C. *Syphilis.* — C'est le type des maladies contagieuses, puisqu'elle ne se transmet que par le contact et que celui-ci manque rarement son effet. Il est donc extrêmement probable qu'elle reconnaît pour cause la pénétration, dans les tissus, d'un agent organisé. Son évolution, les lésions qu'elle provoque sont, au point de vue histologique, tout à fait comparables à celles de la tuberculose; mais les recherches bactériologiques n'ont encore donné de résultats positifs, ni en ce qui concerne l'existence des micro-organismes dans les tissus syphilitiques, ni en ce qui regarde leurs cultures et leurs inoculations (1).

On a pourtant vu et décrit bien des microbes qu'on a donnés comme caractéristiques de cette maladie. On y a trouvé des vibrions, des micrococoques, des bâtonnets; Klebs et Martineau sont arrivés, à ce qu'il paraît, à les inoculer à des singes; mais rien de tout cela n'a le degré de précision et de certitude qui caractérise les véritables découvertes bactériologiques. Les parasites de la syphilis ont été recherchés, avec persévérance, dans le laboratoire de l'office sanitaire de Berlin. Schutz a rencontré parfois des bacilles qui ressemblent à ceux de la tuberculose et qui se colorent encore plus difficilement: mais les résultats qu'il a obtenus ne lui ont pas paru suffisamment probants pour les publier.

En 1884, M. Lustgarten (de Vienne) a fait connaître le résultat de ses recherches qui ont eu un grand retentissement (2). Il a réussi, par un mode de coloration spécial, à mettre en évidence, dans la sécrétion des chancres syphilitiques, dans les coupes de ces chancres et dans les gommes, un bacille spécial; mais ce bacille est très difficile à colorer. Il ne se rencontre, dans les produits syphilitiques, qu'en très petite quantité, et il y fait souvent défaut complétement. En outre MM. Alvarez et Travel ont montré qu'un bacille identique se retrouve dans le smegma des parties génitales chez les individus sains (3). Il en résulte que le bacille de Lustgarten ne doit être accueilli qu'avec les plus grandes réserves, et la démonstration de la nature parasitaire de la syphilis demeure un des désidérata les plus étonnants et les plus regrettables de la bactériologie.

Il n'a pas, que je sache, été fait de recherches sur les maladies exotiques qu'on s'accorde généralement à considérer comme des syphilis modifiées par la race et par le climat, telles que sont le *pian*, le *scherlièvo*, *la facaldine*, *le sibbens d'Écosse*, *le bouton d'Amboine*, etc., etc. Il est probable que la bactériologie de ces affections suivra la fortune de celle de la syphilis.

La *blennorrhagie* virulente paraît être sous la dépendance des *gonococci* découverts par Neisser (4), et retrouvés depuis par tous ceux qui les

(1) Cornil et Babès, *Les bactéries, loc. cit.*, p. 775.
(2) Lustgarten, *Die Sphilisbacillen* (*Wien. med. Jahrb.*, 1885).
(3) Alvarez et Tavel, *Recherches sur le bacille de Lustgarten* (*Archives de physiologie normale et pathologique*, 1885).
(4) Neisser, *Ueber eine der Gonorrhoe eigenthümliche Micrococcen Fonn* (*Centralblatt f. d. Medic. Wissenschaft*, n° 28, 12 juillet 1879).

ont cherchés (1). Il paraît démontré que ces micro-organismes existent dans toutes les suppurations et les liquides inflammatoires formés sous l'influence de la blennorrhagie, on les retrouve également dans l'ophthalmie purulente des nouveau-nés qui est le plus souvent le résultat d'une contamination directe, survenue au moment de l'accouchement et n'est autre chose qu'une conjonctivite blennorrhagique.

Ce n'est pas du reste la seule forme de conjonctivite qui présente des micro-organismes. Le professeur Michel en a trouvé également dans une épidémie d'ophthalmie dite égyptienne qu'il a observée en 1885, à l'asile des orphelins d'Aschaffenbourg (Bavière). Il est parvenu à isoler un organisme ressemblant beaucoup au *gonococcus* de la blennorrhagie, mais plus petit que lui (2).

V. Plaies. Suppuration. Pyohémie. — La doctrine du parasitisme a été bien plus féconde dans ses applications au traitement des plaies et des affections suppuratives. Elle a fait, en chirurgie, une révolution sur laquelle je reviendrai plus tard et produit des résultats qui ont déjà dépassé toutes les espérances qu'on avait pu concevoir. Ce qu'il y a de plus remarquable dans cette évolution, c'est la rapidité avec laquelle elle s'est accomplie. L'application pratique a dépassé les découvertes scientifiques. Les pansements à l'alcool, au coaltar saponiné à l'acide phénique, le bandage ouaté de M. Guérin ont précédé, de plusieurs années, la découverte des micro-organismes de la suppuration. Il y avait près de dix ans que Lister avait imaginé son pansement, lorsque M. Pasteur a décrit le vibrion de la pyohémie (3). Il a suffi que la théorie des germes fût formulée par ce dernier, pour que les chirurgiens adoptassent les pansements antiseptiques et en obtinssent ces merveilleux résultats.

C'est M. Pasteur, ai-je dit, qui a trouvé, dans l'eau de Seine, le premier microbe pyogénique qui a été découvert. Il est à la fois aérobie et anaérobie ; il se présente sous la forme de bâtonnets très courts, tournoyant sur eux-mêmes, pirouettant pour devenir plus tard immobiles. Il ressemble au bactérium termo et se groupe fréquemment par couples. Depuis cette époque, il en a été découvert beaucoup d'autres. Ce sont les travaux d'Ogston (4), de Rosenbach (5) et de Passet qui ont

---

(1) Voir pour l'historique de cette question, le *Progrès médical*, nᵒˢ 32 et 34, 1884.

(2) J. Michel, *Der Micro organismus der sagenaunten ægyptischen Augenentzundung Trachomcoccus.* — Knapp, *Schweiggers Archiv,* t. XVI, 1886. *Journal des connaissances médicales,* 1887, nᵒ 4, p. 25.

(3) Le pansement antiseptique de Lister est décrit dans : J. Holme, *System of surgery,* vol. V, p. 617. London, 1871, et c'est en 1880 seulement que M. Pasteur a fait connaître, à l'Académie des sciences, le vibrion qui, inoculé à des animaux, leur donne des suppurations locales, et qui produit l'infection purulente, avec les abcès métastatiques, lorsqu'on l'injecte dans la jugulaire.

(4) Ogston, *Micrococcus poisoning (Journal of anat. u. phys. norm. and path.,* 1885).

(5) Rosenbach, *Mikro-organismen bei der Wundinfections krankh. des Menschen.* Wiesbaden, 1884.

jeté le plus de jour sur [leur histoire et qui ont permis de les différencier. Ils en décrivent huit espèces différentes (1). Ces microbes se rencontrent souvent ensemble ; on trouve parfois la même espèce dans des affections toutes différentes, et il n'est pas possible encore de rattacher un microbe spécial à chacune des affections suppuratives que la clinique distingue si nettement ; mais cette étude est toute jeune encore, elle ne remonte qu'à quelques années et elle a déjà produit des résultats considérables.

La présence des microbes dans les suppurations d'origine traumatique a été constatée par tous ceux qui les ont recherchés. MM. Cornil et Babès les ont trouvés dans le pus de tous les abcès chauds qu'ils ont examinés et, depuis les beaux travaux de M. le professeur Straus, il n'est plus permis de douter que la présence de microbes soit la condition *sine qua non* de la suppuration. On en a trouvé dans l'ostéomyélite, le furoncle et l'anthrax, dans l'érysipèle, la lymphangite, la thrombose, la phlébite, l'infection purulente et les abcès métastatiques ; dans la fièvre puerpérale, dans l'endocardite ulcéreuse, dans la néphrite infectieuse et les suppurations du rein. Ce sont là des faits incontestables et, quant aux progrès qu'il reste encore à faire au point de vue de la bactériologie, dans le champ des affections suppuratives, elles intéressent beaucoup plus la thérapeutique que l'hygiène.

Les maladies que je viens de passer en revue ne sont pas les seules dans lesquelles on ait constaté la présence de microbes. On en a trouvé dans la grippe, la coqueluche, le goître, le tétanos, le rhumatisme, le diabète, etc. ; mais leur existence n'est pas assez constante, leur détermination pas assez précise et leur valeur étiologique est trop incertaine, pour que l'hygiène ait à en tenir compte pour le moment. Je ne puis d'ailleurs, sans sortir de mon sujet, prolonger indéfiniment cette revue. Il était indispensable d'exposer les faits principaux sur lesquels repose la doctrine parasitaire, parce qu'elle est la base de l'hygiène moderne ; mais il est inutile de les énumérer et de les discuter tous.

Conclusion. — Il résulte de l'examen auquel je viens de me livrer que les maladies dont la nature microbienne est démontrée d'une manière incontestable appartiennent surtout à la pathologie animale. C'est en première ligne le charbon qui est, ainsi que je l'ai dit, le type des maladies parasitaires ; c'est le choléra des poules, la maladie des vers à soie ; c'est le rouget du porc, c'est la morve et peut-être la peste bovine et la clavelée. Il sera question de ces maladies dans le chapitre consacré aux épizooties, et c'est pour cela que je n'en ai rien dit.

---

(1) 1° Le microbe pyogénique de Pasteur ; 2° le *staphylococcus aureus ;* 3° le *staphylococcus flavescens* (Babès) ; 4° le *staphylococcus pyogenes albus ;* 5° le *staphylococcus pyogenes cytreus ;* (Passet) ; 6° le *micrococcus pyogenes tenuis ;* 7° le *streptococcus pyogenes ;* 8°] le *bacillus pyogenes fœtidus* (Voyez pour leur description : Cornil et Babès, *loc. cit.*, p. 283).

Quoique, dans l'état actuel de la science, le nombre des maladies incontestablement parasitaires soit encore assez restreint, il suffit amplement pour prouver l'existence de cette pathologie animée qu'on n'avait fait que soupçonner jusqu'ici, et pour permettre d'en formuler les lois générales sous lesquelles les faits viendront peu à peu se ranger, à mesure qu'ils se produiront. Cette systématisation présente encore des difficultés; mais il y a intérêt à la tenter et je vais essayer de le faire.

§ 4. — Doctrine microbienne.

Les organismes élémentaires auxquels on donne aujourd'hui le nom de *microbes* (1) occupent le dernier échelon de la série des êtres vivants. Ils sont, comme je l'ai dit plus haut, situés à la limite des deux règnes. Ils n'ont ni organisation apparente ni forme bien caractérisée. Le plus grand nombre est dénué de mouvements. Ils ne possèdent qu'un seul des attributs de la vie, la faculté de se reproduire; mais ils en jouissent à un degré tel qu'il suffit d'en laisser tomber quelques-uns dans un liquide susceptible de les nourrir, pour qu'il en contienne des milliards, au bout de vingt-quatre heures. Quant à leur ténuité, elle déroute l'imagination. Il pourrait s'en abriter des centaines sous le disque d'un globule sanguin, et un millimètre cube de sang renferme de trois à quatre millions de globules, de telle façon qu'il faudrait aligner une quinzaine de chiffres à la suite les uns des autres pour exprimer le nombre approximatif de microbes qu'un malade peut porter en lui.

Pour apercevoir ces microbes, les grossissements les plus considérables ne suffisent pas toujours, il faut souvent les dégager de la gangue qui les enveloppe, par des procédés de culture dont je parlerai plus loin; parfois même leur découverte dépend d'un hasard qui met sur la trace d'un moyen de coloration propre à les déceler. C'est ainsi, comme nous l'avons vu, que le professeur Koch a découvert le bacille de la tuberculose, et l'a rendu visible sous la forme d'un trait linéaire ressemblant à l'impression que laisserait sur une feuille de papier blanc, le passage du bec d'une plume de corbeau finement taillée et trempée dans l'encre bleue. Ce petit artifice lui a permis de réaliser une découverte des plus importantes au point de vue de la santé publique.

Les microbes sont répandus dans la nature avec une profusion en rapport avec leur petitesse. L'atmosphère en est remplie dans ses couches inférieures et surtout près des lieux habités. Les eaux, le sol en renferment des myriades. Ce monde invisible est plus peuplé que l'autre, car si les individus qui le composent sont petits, en revanche ils sont innombrables. L'importance de leur rôle a été révélée par la science contemporaine. Elle a démontré qu'ils sont les agents des principales trans-

(1) Cette dénomination a été proposée par Sédillot, adoptée par M. Pasteur et acceptée par tout le monde.

formations que subissent les substances organiques, ainsi que de la destruction qui s'opère, dans le monde entier, pour compenser la création incessante qui s'y opère.

Partout où la matière se décompose, l'œuvre est accomplie, presque exclusivement, par les infiniment petits. Ce sont les principaux agents voyers du globe. Ils font disparaître, plus rapidement que les grands vertébrés nécrophages, les cadavres de tout ce qui a vécu. Ils protègent les vivants contre les morts, et rendent les naissances possibles, en restituant au monde inorganique les éléments que les êtres vivants lui ont momentanément empruntés.

Les végétaux, comme les animaux, ne vivent et ne se développent qu'en puisant dans l'air, dans les eaux, dans le sol, des éléments qu'ils transforment et s'approprient; mais la matière organique ainsi formée est devenue solide, insoluble dans l'eau. Elle est immobilisée, incapable d'alimenter une vie nouvelle et, si elle s'éternisait dans cet état, si ses principes constituants ne rentraient pas dans le courant général, dans la circulation aérienne ou aqueuse du globe, l'atmosphère serait bientôt dépouillée de ses éléments organisables, l'eau de ses matériaux nutritifs, et la vie deviendrait impossible sur la terre.

« Si donc l'air et l'eau regagnent incessamment ce que le monde vivant leur enlève sans cesse, s'ils gardent leur composition et leurs vertus fécondantes, si, par suite, des générations nouvelles peuvent se succéder sans fin, héritant non seulement de la forme, mais de la matière des générations précédentes, c'est parce qu'au monde des êtres que nous connaissons le mieux, est juxtaposé ce monde d'êtres infimes que nous commençons à peine à connaître (1). »

I. **Microbes pathogènes**. — Les micro-organismes ne se bornent pas à réduire la matière organique qui a cessé de vivre, en la ramenant à ses éléments primitifs; ils agissent également sur les êtres vivants par les maladies qu'ils leur causent, et c'est surtout à ce point de vue qu'ils nous intéressent.

Pénétration dans l'organisme. — Répandus en essaims innombrables dans l'atmosphère, dans les eaux et dans le sol, ils pénètrent dans le corps de l'homme et des animaux par la voie respiratoire, avec l'air et les poussières qu'il charrie, par le tube digestif avec les aliments et les boissons, et enfin par la peau à la faveur des solutions de continuité qu'elle présente.

Certains microbes pathogènes pénètrent peut-être même par les glandes sébacées. Les pustules anatomiques, les inflammations périfolliculaires, l'acné, les chancres folliculaires sont probablement produits de cette manière (2). Des bacilles pourraient même, dit-on, pénétrer dans la peau, l'épiderme étant intact. On cite comme exemple ceux de

(1) L. Duclaux, *Le microbe et la maladie*. Paris, 1886, p. 14.
(2) Cornil et Babès, *Les bactéries, loc. cit.*, p. 302.

l'acné contagieuse du cheval. Ils communiquent au cobaye une maladie infectieuse à la suite de l'onction simple de la peau de ces animaux (1).

Les orifices des muqueuses sont naturellement les plus exposés à l'action des bactéries de l'air. Ils présentent souvent des excoriations ou des déchirures presque imperceptibles, à la faveur desquelles se fait l'inoculation. Les bactéries de la rougeole et de la scarlatine, qui débutent par une inflammation de la muqueuse nasale, de la conjonctive ou du pharynx, pénètrent parfois peut-être par les orifices muqueux de la face.

Il en est de même de l'éysipèle qui survient généralement chez les personnes présentant des excoriations muqueuses ou cutanées. Le lupus se contracte probablement de la même manière. D'autres microbes s'insinuent par quelque érosion de la muqueuse de la bouche. La diphtérie s'implante sur celle du pharynx, des amygdales ou du voile du palais.

Il est probable que l'air transporte directement dans le poumon les germes de la fièvre intermittente et surtout les bacilles de la tuberculose, les microbes de la pneumonie et les agents encore inconnus de la plupart des fièvres éruptives. La surface immense de l'arbre respiratoire leur offre une porte d'entrée bien facile à franchir. Les bacilles du choléra, de la fièvre typhoïde, du charbon, etc., pénètrent le plus souvent par le tube digestif. La muqueuse uréthrale donne entrée au gonococcus de la blennorrhagie, le microbe de l'ophthalmie purulente et de l'ophthalmie d'Égypte s'adressent à la conjonctive.

Enfin les plaies, les blessures donnent accès aux terribles complications chirurgicales dont j'ai parlé plus haut. Il en est de même de la rage. Les chancres cutanés se produisent le plus souvent au niveau d'une excoriation; car la syphilis, comme le dit Ricord, n'entre chez nous que par effraction.

Les innombrables microbes qui s'engloutissent dans le corps de l'homme, à chaque respiration comme à chaque repas (2), ne sont pas tous des agents de destruction. Il en est d'absolument inertes qui traversent l'économie sans y laisser de traces, ou qui y sont détruits, parce qu'ils n'y trouvent pas les conditions nécessaires à leur vie et à leur multiplication. D'autres y jouent un rôle utile et président à quelques-unes des transformations physiologiques qui s'y accomplissent, de même qu'ils sont les agents des fermentations qui se passent en dehors de l'économie. C'est surtout dans le tube digestif qu'on rencontre ceux-là. Ils y trouvent d'excellentes conditions de développement ; ils le pénè-

---

(1) Dieckerhoff et Gravitz, *Virchow's Archiv*, t. CII, octobre 1885.

(2) D'après les expériences faites à l'observatoire de Montsouris, de 1881 à 1885 inclus, le nombre des bactéries contenues dans l'air du centre de Paris (4e arrondissement) est en moyenne de 3910 par mètre cube (*Annuaire de l'observatoire de Montsouris pour 1886*, p. 490).

trent dans toutes ses parties et ajoutent leurs actions digestives à celles qu'exercent légitimement les sucs normaux de l'organisme. Il y a donc, dit M. Duclaux, superposée à la digestion naturelle, une digestion microbienne équivalente à l'autre en puissance, et pouvant même prendre entièrement à son compte la digestion de certaines substances auxquelles on ne connaît pas de sucs digestifs normaux dans l'économie (1).

C'est à la présence de ces microbes inertes ou utiles à la digestion, qu'est due cette quantité énorme d'organismes qu'on trouve dans l'intestin et dans les selles, au cours de toutes les affections du canal intestinal qui se traduisent par de la diarrhée. Les micobes pathogènes sont de beaucoup les moins nombreux. Dans le monde des infiniment petits, comme dans l'autre, les espèces nuisibles sont l'exception. A l'état normal, le corps humain n'en contient pas. Il en est qui ne se rencontrent que dans certaines contrées du globe; ceux-là sont la cause des maladies endémiques; d'autres n'exercent leur action nuisible que dans certaines saisons, que dans des conditions météorologiques déterminées.

Cette action diffère suivant le micro-organisme qui la cause. Les uns ne produisent que des manifestations locales, les autres agissent sur l'économie tout entière. Les premiers épuisent leur virulence sur place, comme le furoncle, le clou de Biskra, les microbes du chancre mou; dans quelques cas, ils s'étendent du point primitivement envahi à d'autres régions et finissent par se répandre partout. Cette généralisation tardive s'observe dans la morve, la syphilis, la tuberculose, la lèpre, la pustule maligne, etc.

Dans les maladies zymotiques les plus graves, celles qui donnent naissance aux grandes épidémies, la généralisation s'opère d'emblée; il n'y a pas d'accidents locaux primitifs. La marche des symptômes est rapide, leur évolution régulière. Ces affections ont toutes une période d'incubation. C'est là ce qui les caractérise. La doctrine microbienne peut seule en donner l'explication. En effet, si les agents infectieux étaient des corps privés de vie, agissant en vertu de leurs propriétés physiques ou chimiques, leur action serait immédiate et irait en s'affaiblissant à partir du moment du contact. Les corps vivants ont seuls cette période de latence, parce qu'ils ont seuls la propriété de se reproduire.

Lorsqu'ils s'introduisent dans l'économie, ils sont en petit nombre et le plus souvent à l'état de spores; il leur faut par conséquent le temps de se transformer et de se multiplier, dans le torrent circulatoire, ou dans les tissus. Jusqu'au moment où cette évolution commence, ils ne déterminent aucun trouble; quand elle s'accentue, les phénomènes morbides vont croissant; ils arrivent à leur apogée lorsqu'elles s'achève. Ils deviennent alors stationnaires et, si l'organisme a le dessus dans la

____

(1) E. Duclaux, *Le microbe et la maladie.* Paris, 1886, *loc. cit.*, p. 108.

lutte qu'il engage contre les légions de parasites dont il est pénétré, les désordres vont en diminuant à mesure que les microbes pathogènes sont éliminés ou détruits. De là les phases d'augment, d'état et de déclin qui se succèdent avec une régularité si parfaite, dans le cours des pyrexies dont l'issue est heureuse. Elles correspondent aux phases de l'évolution des microbes qui en donne l'explication.

Lorsque le sujet n'a pas la force nécessaire pour résister à l'agression, et qu'il succombe dans la lutte, les micro-organismes meurent avec lui, ou se conservent dans le sol, comme nous l'avons vu à propos du charbon.

Immunités. — L'issue du conflit dépend d'une foule de conditions dont les unes tiennent au sujet et les autres au milieu dans lequel il se trouve. En tête des premières, il faut d'abord placer l'espèce. La plupart des agents infectieux ne peuvent vivre que chez certaines d'entre elles. La morve qui atteint le cheval, l'âne, l'homme et le lapin, ne tue ni le chien ni le bœuf; la bactéridie charbonneuse qui s'attaque aux moutons, aux bêtes à cornes, à l'homme et au lapin, est presque sans action sur le chien. Les animaux ne contractent pas la syphilis. Klebs et Martineau prétendent cependant être parvenus à l'inoculer au singe.

Certaines espèces doivent leur immunité à leur température. C'est ainsi que le charbon ne se développe pas chez les poules, parce qu'elles ont le sang trop chaud, ni chez les grenouilles, parce qu'elles l'ont trop froid. M. Pasteur a prouvé qu'en abaissant la température des premières, par une immersion prolongée dans l'eau froide, on les rend aptes à contracter le charbon; d'autres expérimentateurs sont parvenus, par un procédé inverse, à le communiquer à des batraciens. Il est permis d'en conclure que la bactéridie ne peut se développer que dans un milieu dont la température est égale à celle du sang des mammifères.

Chez certaines espèces, la race a une influence marquée sur la disposition à contracter les maladies infectieuses. Ainsi les moutons d'Algérie sont presque réfractaires à l'action du charbon.

Des immunités analogues s'observent dans l'espèce humaine. Il est des maladies infectieuses qui ne s'adressent qu'à certaines races. Les noirs de nos colonies ne sont pas sujets à la fièvre jaune qui décime les Européens. La lèpre est beaucoup plus répandue dans la race noire et dans la race jaune que dans la nôtre. Le choléra fait beaucoup plus de ravages, dans l'Inde et la Chine, parmi les indigènes que parmi les Européens. C'est le contraire pour la fièvre jaune, dans les pays où elle est endémique. Il est enfin des immunités individuelles qui ne s'expliquent pas. Il y a des personnes qui traversent les épidémies, sans en subir les atteintes ; d'autres qui sont même rebelles aux inoculations.

La question de terrain est prépondérante, dans les maladies à contage très limité, comme la tuberculose par exemple, dont les bacilles sont évidemment répandus un peu partout et qui cependant respecte beaucoup plus d'individus qu'elle n'en atteint. C'est le contraire dans les maladies à virulence excessive, comme la peste, la fièvre jaune, la variole. Le nombre des gens qu'elles respectent en temps d'épidémie est souvent inférieur à celui de leurs victimes. Tout cela s'explique à merveille dans la doctrine que nous exposons.

L'économie s'habitue à certains agents infectieux. Les créoles ne contractent pas la fièvre jaune et les Européens acquièrent une immunité analogue, par un séjour prolongé dans les pays où elle règne. Les uns et les autres la perdent, lorsqu'ils ont passé un certain nombre d'années loin de son foyer. En temps d'épidémie, les nouveaux venus payent à cette terrible maladie un tribut beaucoup plus lourd que leurs compatriotes arrivés dans le pays longtemps avant l'explosion du fléau.

Quelque chose d'analogue s'observe chez nous pour la fièvre typhoïde, qui s'attaque de préférence aux jeunes sujets récemment arrivés dans les grandes villes où elle règne à l'état endémique. Enfin l'immunité complète est acquise pour la plupart des maladies zymotiques à ceux qui en ont été atteints une première fois. Elle peut se perdre avec les années, comme l'immunité relative acquise par l'habitat et qui constitue au fond un fait du même ordre; mais elle est d'autant plus durable que l'attaque a été plus sérieuse. Hâtons-nous de dire qu'il est des maladies incontestablement microbiennes qui récidivent comme celles qui ne le sont pas. Je me borne pour le moment à exposer les faits, me réservant d'apprécier plus tard la valeur des explications qu'on en a données.

Élimination. — J'ai dit précédemment que les micro-organismes étaient éliminés par les émonctoires, pendant le cours de leur évolution. Les uns sortent avec les vomissements ou les selles; d'autres s'échappent avec les liquides sécrétés, et plus spécialement avec les urines; il en est enfin qui sont expulsés par la peau. Chaque espèce a pour ainsi dire sa voie de prédilection, et c'est habituellement celle par laquelle elle a pénétré dans l'organisme. Cependant, il faut faire une exception pour l'enveloppe cutanée. Les microbes pathogènes traversent rarement l'épiderme tant qu'il est intact, tandis que dans beaucoup de maladies zymotiques l'élimination se fait à la faveur d'une éruption, comme dans la variole, ou par une desquamation, comme dans la rougeole et la scarlatine.

Après leur expulsion, les microbes retournent aux milieux dont ils sont sortis ou vont infecter de nouveaux sujets. Il en est cependant qui sont détruits dans l'organisme ou du moins dont on ne trouve pas de traces dans les excrétions : tel est le cas des microbes qui causent la fièvre intermittente et c'est sans doute pour cela qu'elle n'est pas contagieuse.

Relativement à ce rôle extérieur des agents infectieux, il y a d'importantes distinctions à faire. M. Bernheim les a partagés en trois groupes : Les premiers naissent et vivent dans le monde extérieur, le plus souvent dans le sol ; ils pénètrent dans notre organisme, mais n'en sortent plus vivants ; ce sont les *miasmes* dont le paludisme offre le type. Les seconds ne peuvent pas exister en dehors du corps de l'homme ou des animaux et se transmettent directement du sujet infecté au sujet sain ; ce sont les *contages*. La morve, la rage, la syphilis représentent ce groupe. Les derniers peuvent vivre et se multiplier indifféremment dans le corps des animaux supérieurs, ou dans le monde extérieur. M. Bernheim donne à ceux-là le nom de *miasmes-contages*.

Pour certains d'entre eux, il semble se produire un phénomène analogue à celui des générations alternantes. Le micro-organisme qui les constitue ne paraît pas pouvoir passer directement du malade au sujet sain ; il a besoin de subir une nouvelle élaboration dans le monde extérieur. C'est du moins ce qui est probable pour la fièvre typhoïde et le choléra.

Les maladies dont l'agent infectieux peut se transmettre indifféremment par voie directe ou par l'intermédiaire des corps extérieurs sont de beaucoup les plus nombreuses. C'est le cas de la peste, de la fièvre jaune, de la diphthérie, des fièvres éruptives, etc., et les maladies de ce groupe sont celles qui offrent le plus d'intérêt à l'hygiène, en raison des mesures prophylactiques dont elles impliquent la nécessité.

Résistance des microbes. — Nous avons vu quelle est la force de résistance de certaines bactéries ou plutôt de leurs spores, les températures extrêmes qu'elles peuvent supporter, la longue durée de leur persistance à l'état latent, après dessiccation, la facilité avec laquelle elles sortent de leur sommeil et retrouvent toute leur énergie destructive, lorsqu'elles sont transportées dans un milieu de culture favorable, comme l'est le corps de l'homme et des grands animaux. Cette résistance des spores est une des découvertes les plus remarquables de M. Pasteur. Elle a projeté une vive lumière sur les points les plus obscurs de la doctrine de la contagion. Elle permet de comprendre la facilité avec laquelle ces éléments si ténus et si vivaces se mêlent aux poussières atmosphériques, se cantonnent dans les étoffes, les tapis, les vêtements, les objets de literie, le linge sec ; se mêlent aux eaux potables, s'accumulent dans le sol, comment ils peuvent être transportés d'un bout du monde à l'autre, avec les corps qui les recèlent, dans les wagons de chemins de fer comme dans les cales des navires, sans qu'il y ait de malades à bord. On comprend comment, à l'arrivée du bâtiment ou du convoi, le fléau dont ces micro-organismes sont les agents peut éclater, lorsque les objets qui les recèlent sont débarqués, déballés, exposés à l'air ou mis en usage, et quand les spores pathogènes sont ainsi mises en contact avec les milieux vivants qui leur conviennent.

Les données positives de la science expérimentale sont venues apporter ainsi leur sanction aux vieilles croyances sur lesquelles étaient basés les anciens systèmes quarantenaires, et légitimer certaines des mesures qu'elles avaient fait adopter.

Doctrine du contagium vivum. — Cette doctrine rajeunie et établie sur des bases solides peut se formuler de la manière suivante :

La contagion est le produit de l'activité d'organismes vivants. C'est leur fonction, et les maladies contagieuses sont le résultat de la pénétration de ces petits êtres et de leur évolution dans le corps humain.

Cette doctrine ne reposât-elle que sur une hypothèse devrait encore être acceptée comme seule plausible. Il serait logique d'imiter à son égard la conduite des physiciens. Lorsqu'il s'agit d'expliquer la nature des forces qui régissent la matière, ils créent une hypothèse et ne lui demandent qu'une chose, c'est de se concilier avec tous les faits observés. Or, la doctrine de la *contagion animée* est, comme je l'ai montré, la seule qui permette de comprendre l'incubation et l'évolution régulière des maladies infectieuses, l'immunité que confère une première attaque, le transport des miasmes à distance, l'explosion des épidémies et leur retour après de longues interruptions.

Tous ces phénomènes autrefois mystérieux nous paraissent aujourd'hui les conséquences naturelles d'un principe dont nous ne doutons plus, et ce principe est depuis longtemps sorti du domaine de l'hypothèse pour entrer sur le terrain des faits démontrés. Le long exposé qui précède cette conclusion en est la preuve.

La doctrine du *contagium vivum* n'est cependant pas encore acceptée par tout le monde. Ceux même qui l'admettent reconnaissent qu'il reste encore bien des lacunes à combler pour en tirer toutes les conséquences qu'elle comporte, et quelques points obscurs à élucider, pour lui donner ce caractère d'évidence qui ne laisse plus de prise au doute ni à la négation.

Personne aujourd'hui ne conteste l'existence des micro-organismes, ni leur présence chez les sujets atteints de maladies contagieuses ; ce qu'un certain nombre de médecins mettent encore en doute, c'est le rôle qu'on leur fait jouer. Ils pensent que l'imagination a fait en grande partie les frais de la doctrine que je viens d'exposer et que le temps fera justice de ce roman pathologique. A leurs yeux, les microbes se rencontrent partout et n'ont rien de spécifique. D'autres pensent qu'on a pris l'effet pour la cause et que les micro-organismes sont le produit de la maladie, au lieu d'en être les facteurs.

Ceux qui font si bon marché de la présence de ces petits êtres s'appuient sur ce fait qu'ils se ressemblent tous, que les maladies les plus différentes sont souvent caractérisées par des organismes absolument semblables, que le nombre de ceux-ci n'est jamais en rapport avec la gravité des symptômes et pas toujours avec les phases de la maladie.

Ces arguments-là ne sont que spécieux. En ce qui a trait à l'apparence, à la similitude des micro-organismes, elle n'a rien qui puisse nous étonner, lorsqu'il s'agit de corps si extraordinairement petits, dont on ne révèle la présence qu'à l'aide d'artifices de coloration et dans l'étude desquels on commence à peine à entrer. Comment, à la simple vue, pourrait-on saisir entre eux des différences? Quel est le naturaliste qui se flatterait de reconnaître, à 30 mètres de distance seulement, un serpent venimeux d'une couleuvre inoffensive? Et pourtant il est autrement facile de les apercevoir dans ces conditions, que de distinguer des bacilles dans le champ du microscope. Quel est le botaniste qui se flatterait, à une distance quatre fois moindre, de reconnaître un brin de persil d'un plant de petite ciguë? La forme en bactériologie pathologique est sans importance; ce sont les effets seuls qui peuvent différencier et caractériser les espèces. Il en est d'absolument semblables en apparence qui se comportent d'une manière toute différente dans les milieux de culture; d'autres qui se caractérisent seulement par l'inoculation.

Le nombre n'offre pas plus d'intérêt. La facilité avec laquelle les micro-organismes pullulent dépend du milieu. Si celui-ci leur est favorable, ils s'y développeront par myriades, bien qu'on n'en ait introduit que quelques-uns; si le sujet est réfractaire ou mal disposé, il ne s'en produira qu'un petit nombre; enfin, il faut bien admettre que les moyens d'investigation dont nous disposons sont encore trop imparfaits pour que nous puissions toujours les reconnaître avec certitude et les compter avec précision.

Un argument plus spécieux consiste à faire remarquer que les maladies les plus graves, les plus évidemment contagieuses, sont précisément celles sur la nature bactérienne desquelles on est le moins fixé. J'ai cité plus haut la peste, la fièvre jaune, les fièvres éruptives, comme figurant au premier rang de ces affections réfractaires aux recherches et dont les microbes sont inconnus ou mal déterminés.

Là encore, il me semble qu'on est en droit d'accuser l'imperfection des instruments et l'insuffisance des recherches. Peut-être les organismes sont-ils trop petits pour qu'on puisse les apercevoir à l'aide des grossissements dont on dispose aujourd'hui, peut-être n'a-t-on pas trouvé encore un procédé de coloration qui permette de les distinguer des éléments anatomiques au milieu desquels ils sont confondus ou un milieu de culture qui leur convienne. Jusqu'à ce qu'ils aient été déterminés, il sera logique de rester dans le doute, et de se borner à considérer comme probable la nature microbienne des maladies dans lesquelles on les a vainement cherchés.

Quant à la question de savoir s'ils sont effet ou cause, il me semble qu'elle est tranchée par les nombreuses expériences que j'ai citées en commençant. Lorsque M. Pasteur injecte, à un mouton parfaitement sain, quelques bactéridies charbonneuses et qu'il le voit succomber en quelques heures, il n'est pas permis de douter que ce soient les micro-organismes qui l'ont tué. Cette objection, qu'on avait déjà mise en avant lors de la découverte de la cause de la gale, n'est donc pas admissible.

II. **Microzymas. Ptomaïnes et leucomaïnes.** — A. *Microzymas*. — Une opinion plus spécieuse et qui a été défendue à la tribune de l'Académie de médecine avec une persévérance sans égale, par M. Béchamp, consiste à refuser aux bactéries une existence indépendante et à les regarder comme le dernier terme de l'évolution d'un élément normal de l'économie, qu'il désigne sous le nom de *microzyma*.

« L'organisme vivant, dit-il, est composé d'éléments anatomiques vivants *per se*, comme tels, physiologiquement impérissables et essentiellement actifs, qui sont les *microzymas*.

« Les microzymas *ab ovo* expliquent les phénomènes chimiques et histologiques de l'organisation, pendant le développement de l'organisme, développement qui se fait ainsi, non par évolution, mais par épigénèse.

« Les microzymas, en formant successivement les cellules, les tissus et les organes, changent de fonctions en même temps que les cellules de ces organes. Autres sont les microzymas du sang, du foie, du pancréas, de la parotide, des glandes gastriques, du système nerveux, des os, etc. (1). »

Les microzymas sont les agents de toutes les fonctions nutritives. Ce sont eux qui président aux fermentations et qui produisent les *ferments figurés*, de leur nature organisés et insolubles, et les *ferments solubles* ou *zymases*, de leur nature non organisés.

Les microzymas, dans certaines conditions, se transforment en bactéries et subissent l'évolution vibrionienne, soit dans l'organisme vivant, soit dans une partie soustraite à cet organisme, soit dans un milieu artificiel de culture. Ils peuvent subir cette transformation sans menacer l'existence du sujet, mais ils peuvent également devenir pathogènes et amener la destruction plus ou moins complète et rapide des cellules et l'évolution bactérienne qui en est la conséquence.

Les microzymas morbides des maladies contagieuses, infectieuses ou virulentes, peuvent transmettre leur état aux microzymas du même ordre dans un organisme sain et communiquer ainsi à cet organisme la même maladie que celle du sujet dont ils sont issus. Ils peuvent être cultivés tout comme les microzymas sains. Ils peuvent, par régression ou autrement, revenir à leur forme initiale de microzymas; mais alors, soit dans les cultures, soit dans l'organisme, la fonction morbifique acquise peut disparaître.

Après la mort, les microzymas morbides, évolués ou non, perdent leurs propriétés pathogènes, à quelque maladie qu'ils appartiennent.

(1) A. Béchamp, *Sur la théorie générale de la nutrition et sur l'origine des ferments en général, à propos de la discussion sur les ptomaïnes et leur rôle en pathologie (Bulletin de l'Académie de médecine*, 1886, t. XV, p. 475).

Ils deviennent de l'ordre des microzymas de l'atmosphère, des eaux, de la terre, c'est-à-dire inoffensifs. A l'état normal, il ne peut pas exister de microzymas morbides, dans l'air. Les microzymas morbides, évolués ou non, peuvent redevenir sains et retourner à leur mode normal de nutrition. C'est en cela que consiste la guérison et le retour à la santé.

Je me suis efforcé de résumer aussi clairement que cela m'a été possible la doctrine de M. Béchamp ; je ne me flatte pas d'y être parvenu ; mais je suis certain du moins de ne pas l'avoir altérée. L'exposé qui précède ne renferme pas une assertion, pas un membre de phrase, que je n'aie emprunté aux communications du savant dont je me suis efforcé de reproduire les idées (1). J'y ai mis d'autant plus de scrupule que je ne les partage pas et je crois qu'en dehors de ses collaborateurs et de ses élèves, il n'a pas fait de prosélytes (2). Sa doctrine a été combattue à l'Académie de médecine par tous les orateurs qui ont pris la parole, en dehors de M. Peter que sa position dans le débat devait rendre favorable à ses idées. Elle a été réfutée par MM. Pasteur et Cornil, dont les arguments ont porté la conviction dans l'esprit de tous les auditeurs désintéressés qui ont assisté à la discussion.

Il paraît vraisemblable en effet que les microzymas de M. Béchamp ne sont autre chose que les granulations moléculaires répandues partout et que tout le monde connait. Les microzymas, je les ai vus, dit M. Béchamp, je les ai isolés. Sans nul doute, mais ce qu'il n'a pas pu voir, ou du moins ce qu'il n'a montré à personne, c'est la transformation de ces éléments en microcoques, en bactéries, en vibrions. « Je ne connais pas, dit M. Pasteur, une seule expérience qui démontre cette transformation et, si M. Béchamp en possède une, qu'il veuille donc bien prendre la peine de la produire devant une commission désignée par cette académie (3). » « Jamais, dit M. Cornil, on n'a vu naître de microbes dans les tissus normaux, ni dans le sang des animaux, lorsqu'on a mis ceux-ci, avec les précautions nécessaires, dans des milieux de culture stérilisés. Tous les observateurs qui ont fait ces expériences ont obtenu le même résultat négatif. Cela prouve qu'à l'état normal, ni le sang ni les cellules des organes internes ne contiennent de granulations susceptibles de se transformer en microbes. »

(1) Voyez ses conclusions telles qu'il les a résumées lui-même en 27 articles, à la fin de la communication que j'ai précédemment citée (*Bulletin de l'Académie de médecine*, 1886, t. XV, p. 577).

(2) M. Béchamp avait, au cours du débat, cité M. Nencki, professeur à l'Université de Berne, comme étant partisan de ses idées ; mais ce dernier s'est empressé de décliner cette solidarité, dans une lettre qu'il a adressée à M. Cornil le 19 mai 1886 et dont ce dernier a donné lecture à la tribune. Loin de partager les idées de M. Béchamp, il s'en déclare l'adversaire. Pour lui les microzymas de M. Béchamp sont des micrococci ou des spores de bactéries (*Bulletin de l'Académie de médecine*, 1886, t. XV, p. 723).

(3) *Académie de médecine*, séance du 4 mai 1886 (*Bulletin de l'Académie*, t. XV, p. 679).

Encyclopédie d'hygiène.   37

M. Béchamp n'a donné aucun caractère des microzymas étudiés de la façon dont on étudie les êtres microscopiques, c'est-à-dire par les procédés de coloration, de culture et d'isolement. Quant aux séries de transformations que ces microzymas sont censés subir, il n'en existe aucune preuve, aucun commencement de preuves. Comment peut-on concevoir que toutes les espèces de bactéries qu'on a isolées aujourd'hui et qui sont caractérisées par un ensemble de propriétés bien définies proviennent d'une même origine, du microzyma de M. Béchamp ? « En un mot et pour conclure, dit M. Cornil, M. Béchamp n'apporte aucune preuve directe à sa doctrine. Elle est en contradiction formelle avec toute l'œuvre de ces dernières années, par laquelle on a spécifié les espèces des bactéries, et avec les idées générales qui dominent l'histoire naturelle des êtres organisés. »

J'ai reproduit cette conclusion parce qu'elle est conforme à l'impression qui m'est restée de ce débat sans cesse renaissant, de ces longues communications dans lesquelles j'ai toujours vu M. Béchamp procéder par affirmation et poser dogmatiquement ses idées, sans les appuyer jamais d'une démonstration ni d'une expérience. L'Académie de médecine, pour mettre fin à un débat sans issue, nomma, à la séance du 11 mai 1886, une commission chargée d'examiner les expériences comparatives de MM. Béchamp et Pasteur, sur les microzymas et la théorie microbienne (1). Cette commission ne s'est jamais réunie.

B. *Ptomaïnes et leucomaïnes.* — Les adversaires de la doctrine microbienne en ont imaginé une autre, pour expliquer la genèse des maladies contagieuses. Celle-là consiste à les considérer comme des intoxications résultant de l'action de poisons sécrétés par l'économie elle-même.

Il y a vingt ans environ, MM. Armand Gautier et Selmi ont, chacun de leur côté, appelé l'attention sur certains alcaloïdes vénéneux qui se forment aux dépens des matières albuminoïdes, pendant la putréfaction de celles-ci et qu'on désigne aujourd'hui sous le nom de *ptomaïnes* (2). Ces corps avaient été soupçonnés et entrevus avant eux, mais on n'était pas parvenu à les isoler et à les étudier d'une façon complète. A. Gautier en a donné les premières analyses ; il a montré que les plus importants par leur masse et leur constance appartiennent aux séries pyridique et hydropyridique. Plus tard, généralisant ses recherches, il trouva dans les excrétions des animaux, tant à l'état de santé qu'à l'état

---

(1) La commission se composait de MM. Cornil, Armand Gautier, Laboulbène, Ranvier, Sappey, Schutzenberger et Villemin (*Bulletin de l'Académie*, t. XV, p. 688).

(2) Les recherches de A. Gautier remontent à 1872. La première mention s'en trouve dans son *Traité de chimie* appliquée à la physiologie, lequel a été écrit en 1872, et publié en 1873, quoiqu'il soit daté de 1874 (*Bulletin de l'Académie*, t. XV, p. 68). Les observations de Selmi ont paru en 1875 dans la *Gazette chimique italienne*, mais sa première communication à l'Académie des sciences de Bologne porte la date du 25 janvier 1872.

de maladie, des corps de même nature auxquels il donna le nom de *leucomaïnes*, pour les distinguer des alcaloïdes cadavériques. Dans un mémoire publié en 1881 (1), il signala l'importance du rôle probable de ces produits dans la genèse des maladies, alors que leur élimination par les reins, la peau, ou la muqueuse intestinale, devient insuffisante.

M. A. Gautier a trouvé ces alcaloïdes toxiques dans les urines, la salive, les venins, les sécrétions glandulaires, les muscles. Ils existent dans le sang et paraissent s'y accumuler, lorsque leur élimination est entravée par une raison quelconque. C'est alors, dit-il, qu'agissant sur les centres nerveux, ils donnent lieu à une série de phénomènes d'ordre pathologique qui se déroulent, se succèdent et dont l'ensemble contribue à former le tableau de chaque maladie. Nous résistons, ajoute-t-il, à cette incessante auto-infection, par deux mécanismes différents : l'élimination du toxique et sa destruction par l'oxygène (2).

Les leucomaïnes sont éminemment oxydables et c'est par l'influence vivifiante et sans cesse renouvelée de l'oxygène qu'elles se brûlent et disparaissent en grande partie. Qu'une cause quelconque entrave l'hématose et les leucomaïnes ne sont plus détruites et c'est une nouvelle cause d'accumulation qui s'ajoute à l'autre et une nouvelle source de maladies. Les leucomaïnes ne sont pas les seuls poisons sécrétés par l'économie. Certaines substances azotées, non alcaloïdiques, qui les accompagnent toujours, sont douées d'une activité bien autrement grande. Le poison septique de Panum, les matières azotées extractives et incristallisables des urines, sont extrêmement toxiques, sans être basiques.

En signalant ainsi une cause encore inconnue de maladies ayant leur source dans l'organisme, M. Gautier n'a pas eu la pensée d'élever ce fait d'observation à l'état de doctrine, et d'en conclure que toutes les maladies générales étaient des intoxications causées par l'accumulation des alcaloïdes dont il venait de signaler les effets. Aussi n'a-t-il pas manqué de protester contre cette extension qu'on a voulu donner à ses idées.

La découverte des leucomaïnes et de leurs caractères était un argument trop séduisant, pour que les adversaires des doctrines parasitaires ne s'empressassent pas de s'en emparer. « Ce qu'il y a d'intéressant, de prépondérant et d'inattendu, dans les belles recherches de M. Gautier, disait M. Peter, quinze jours après la communication qui précède, c'est qu'elles nous soustraient à la tyrannie des microbes. Elles expliquent, en effet, la formation des alcaloïdes les plus vénéneux et des matières extractives plus vénéneuses encore, par le seul jeu des actes de la vie. Elles démontrent que l'auto-infection, l'infection *spontanée* de

---

(1) A. Gautier, *Les alcaloïd-s dérivés des matières protéiques* (*Journal d'anatomie et de physiologie* de Ch. Robin, 1881, p. 360 et 362).

(2) A. Gautier, *Sur les alcaloï les dérivés de la destruction bactérienne ou physiologique des tissus animaux* (*Bulletin de l'Académie de médecine*, t. XV, p. 138).

l'organisme, par les alcaloïdes et les matières extractives qu'il produit en lui parce qu'il vit, n'est qu'une pure affaire de quantité, qu'en d'autres termes, l'organisme vivant peut s'empoisonner par l'accumulation en lui de substances fabriquées en lui (1). » Jusque-là les déductions étaient logiques ; mais, en partant de ce point, M. Peter arrivait, par des transitions habilement ménagées, en passant par le surmenage pour aboutir au typhus des camps, à conclure à l'existence d'une série morbide très naturelle, où la fièvre typhoïde venait s'intercaler d'elle-même, et qui résultait de l'accumulation dans l'économie de poisons sécrétés par elle et qu'elle ne peut éliminer ; c'est ce que M. Peter appelle l'*autotyphisation*.

« De tout le travail de M. Gautier comme de l'observation médicale, dit-il comme conclusion, il ressort enfin avec éclat que la doctrine de la *spontanéité* est aussi vraie à l'état de santé qu'à l'état de maladie. »

C'était aller un peu loin, car enfin de ce que l'économie peut s'empoisonner elle-même, cela ne prouve pas que le toxique ne vienne pas parfois du dehors. Arrivât-on à prouver que la série typhique de M. Peter existe réellement, et que les individualités morbides qui la constituent ne sont que des empoisonnements par les leucomaïnes, ou par les matières extractives, cela ne prouverait qu'une chose, c'est que tout ce qu'on a dit de la transmissibilité de la fièvre typhoïde est faux et que les observations innombrables d'épidémies causées par les eaux potables contaminées ne sont qu'un roman. Il faudrait en conclure que le typhus exanthématique, qui pour nous est contagieux comme la variole et comme la gale, n'est qu'une auto-infection, qu'une maladie qu'on peut se donner à soi-même, en se fatiguant outre mesure, et qu'il n'est pas nécessaire, pour la contracter, de s'enfermer dans les murs d'une ville assiégée, ou dans le faux-pont d'un navire encombré. Un pareil renversement des idées admises serait sans doute quelque chose, et pourtant la doctrine de la contagion et par conséquent du parasitisme bactérien n'en serait pas pour cela terrassée.

Il resterait à prouver en effet que les fièvres éruptives, la diphtérie, etc., sont également des auto-infections, que lorsqu'on contracte la variole, après avoir touché des varioleux, ce n'est qu'une simple coïncidence et que ce sont les leucomaïnes qu'il faut en accuser ; que, lorsqu'on devient hydrophobe, la morsure du chien enragé n'a été qu'un prétexte. Personne ne supposera que j'aie l'intention de prêter de semblables idées à un médecin aussi distingué que M. Peter ; mais il me semble qu'il apporte, dans cette question, un peu de parti pris et que cela le conduit à des généralisations imprudentes, comme celle qui consiste à voir dans la découverte des alcaloïdes toxiques produits par l'économie la justification éclatante de la doctrine de la spontanéité des maladies.

(1) Peter, *Ptomaïnes, leucomaïnes et microbes*. Communication à l'Académie de médecine, séance du 2 février 1886 (*Bulletin de l'Académie*, t. XV, p. 175).

Cette grande question de pathologie générale est en effet au fond de tous ces débats, qu'ils aient été soulevés par les microzymas ou par les leucomaïnes, et il est impossible de faire un pas de plus dans l'histoire des doctrines modernes, sans avoir fait cesser les malentendus auxquels elle a toujours donné lieu.

Tant qu'on s'est tenu dans le vague des généralités, la question a pu donner lieu à de brillants débats; mais elle n'a pas fait un pas en avant. On n'a commencé à y voir clair que lorsqu'on l'a serrée de plus près, en l'éclairant à l'aide de l'anatomie et de la physiologie. Au commencement du siècle, l'école anatomo-pathologique, en faisant mieux connaître les lésions des organes, a naturellement disposé les esprits à leur accorder une grande importance et à considérer les maladies comme des affections locales. La doctrine physiologique fit un dogme de cette localisation. Elle fit oublier tout ce que l'expérience des siècles avait appris sur les altérations du sang, sur les maladies *totius substantiæ*, comme on les appelait alors et sur leur transmissibilité. La spontanéité des maladies découlait tout naturellement de la doctrine de l'irritation, car les influences extérieures, les vicissitudes atmosphériques ne pouvaient être considérées que comme des causes purement occasionnelles.

Claude Bernard, par ses immortelles découvertes, a contribué à pousser la médecine dans cette voie. Lorsqu'il eut montré qu'on pouvait faire naître la glucosurie, en piquant le plancher du quatrième ventricule, que tous les phénomènes de la circulation, de la calorification et des congestions locales s'expliquaient par le jeu des nerfs vaso-moteurs, il était naturel qu'il conçût l'espoir de rendre compte, à l'aide de la physiologie, de tous les phénomènes pathologiques. C'était là du reste, comme le fait remarquer M. Straus (1), l'objectif de ses recherches, la pensée qui le dominait et qu'il a si souvent formulée dans ses écrits.

« La maladie, disait-il, n'est qu'un phénomène physiologique troublé ou exagéré... Les lois qui régissent les phénomènes de la vie sont toujours les mêmes à l'état normal et à l'état pathologique.... Le traitement rationnel d'une maladie doit s'adresser à son mécanisme physiologique. Dans la physiologie est le pivot scientifique sur lequel tournent toutes les sciences médicales (2). » Cl. Bernard ne faisait pas même une exception pour les maladies virulentes et infectieuses. « On aurait tort, disait-il, de renoncer à les rattacher un jour aux lois de la physiologie. Nous y parviendrons sans doute dans un avenir plus ou moins éloigné. Pourquoi certaines conditions physiologiques capables de donner naissance à des poisons virulents ne pourraient-elles pas se développer chez les animaux? Il nous reste toutefois à découvrir le

---

(1) M. I. Straus, *La médecine expérimentale et la bactériologie* (*Revue scientifique* du 28 avril 1888).

(2) Claude Bernard, *Leçons de pathologie expérimentale.* Paris, 1872, p. 9.

processus physiologique qui peut donner naissance à un virus (1). »

C'est ainsi que l'un des plus grands physiologistes de notre siècle, l'un de ceux qui ont fait franchir à la science les pas les plus décisifs dans la voie positive et expérimentale, mettait ses travaux et l'autorité de son nom au service de la spontanéité des maladies infectieuses, de cette doctrine vitaliste et surannée, dont Chauffard et Pidoux étaient restés les derniers défenseurs, avant que M. Peter lui prêtât l'appui de son talent.

La pathologie se trouvait ainsi arrêtée devant ces deux doctrines, opposées sur tous les autres points et tout étonnées de se rencontrer sur cet étrange terrain, lorsque M. Pasteur intervint, dans la question, pour y apporter les arguments victorieux que j'ai fait connaître, et qui ont détruit du même coup la doctrine de l'hétérogénie et celle de la spontanéité morbide, qui ne sont au fond que deux formes différentes de la même erreur.

Aujourd'hui, la question semble définitivement jugée. Il est des maladies qui prennent naissance au sein même de l'organisme et ne sont, comme le pensait Claude Bernard, que des fonctions déviées. On peut citer en première ligne la goutte, l'arthritisme et ses complications, le rachitisme et l'ensemble des dyscrasies acides, l'anémie avec ses accidents variés, le diabète et les autres maladies résultant d'oxydations incomplètes. Les affections si nombreuses qui résultent d'une atteinte portée au système nerveux et qui, par son intermédiaire, frappent la sensibilité, la motilité, la nutrition, l'intelligence, ont aussi leurs causes premières dans l'organisme lui-même, ou du moins se développent par des mécanismes dans lesquels les agents infectieux n'interviennent en aucune sorte; mais à côté de ces maladies, il en est d'autres qui sont produites par des micro-organismes venus du dehors; ce sont les maladies transmissibles. Pour un certain nombre de celles-là, la preuve est incontestablement faite. Il en est d'autres dont la nature microbienne est probable, et d'autres enfin à l'égard desquelles on est dans le doute; mais le principe en lui-même n'est plus contestable. Il est à penser que, sous l'impulsion qui lui a été donnée, la bactériologie fera de nouveaux progrès; mais il faut se défier d'une précipitation qui pourrait compromettre la doctrine. Il existe aujourd'hui une disposition à voir la contagion partout, et à attribuer aux organismes qu'on découvre chaque jour un rôle décisif qu'un examen plus sérieux leur fait refuser ensuite. On ne saurait à cet égard se montrer trop circonspect. M. Cornil a indiqué, avec une grande précision et une grande justesse, les règles sur lesquelles il faut se baser dans cette appréciation.

« Lorsque, dit-il, avec un micro-organisme bien déterminé par sa forme, sa culture, son mode de coloration, obtenu en culture pure et

____

(1) Cl. Bernard, *Leçons de pathologie expérimentale, loc. cit.*, p. 37.

introduit dans les tissus d'un animal, on reproduit une maladie toujours la même ; lorsqu'avec les tissus de l'animal infecté on peut inoculer d'autres animaux et reproduire, par la culture sur les milieux
nutritifs, la bactérie initiale, on peut considérer cette bactérie comme
la cause de la maladie. Eh bien! il existe un grand nombre de bactéries
pathogènes pour lesquelles ce cycle complet a été réalisé. (1) »

Ces conclusions me semblent être, dans leur sage réserve, le dernier
mot de la question, pour le moment du moins, et la grande majorité des
médecins est de cet avis. Pour la plupart d'entre eux, le principe est
hors de cause ; il ne peut plus s'élever de doutes qu'au sujet des applications et sur certains points qui appellent encore de nouvelles recherches.

III. **Action des microbes**. — La bactériologie, ai-je dit, présente
encore des lacunes nombreuses. Ainsi, dans les maladies, comme le
charbon, où l'action des micro-organismes est foudroyante, on ne sait
pas en quoi consistent leurs effets ; on ignore par quel mécanisme ils
troublent la santé et amènent la mort.

Les microbes dont l'action est simplement locale semblent agir parfois comme des corps étrangers de nature virulente. Ils provoquent
une inflammation vive suivie de suppuration et parfois une gangrène
partielle, comme cela arrive dans le furoncle et l'anthrax. Dans d'autres
cas, ils donnent naissance à des nodules d'un caractère spécial, à des
produits pathologiques d'une nature particulière, comme les granulations de la tuberculose, comme les produits de la syphilis ou de la
morve, ou bien encore ils font naître la dégénérescence caséeuse, col-
loïde ou amyloïde.

Il est des micro-organismes qui commencent par se localiser dans
un tissu, s'y logent à poste fixe, s'y multiplient et s'étendent à d'autres
points sans se détruire et sans être expulsés ; c'est le cas du bacille de
la lèpre ; d'autres s'implantent de la même façon sur un point de l'économie, y sommeillent parfois des années, puis se développent, se
multiplient et étendent leur domaine, bien qu'un certain nombre soit
incessamment rejeté au dehors. C'est ainsi que se comporte le bacille
de la tuberculose.

Les microbes des maladies zymotiques, qui infectent d'emblée l'économie tout entière, ont une action plus mystérieuse. On constate sans
doute des altérations profondes du sang et des tissus, mais on ne se
rend pas compte de la façon dont ces désordres se produisent et du
mode d'action de l'organisme parasitaire qui y a pénétré.

Dans les fièvres graves, le sang est altéré d'une manière visible, dans
tous ses éléments. On constate des troubles de la circulation qui se
traduisent par des congestions, des infarctus, des embolies ; parfois

(1) Cornil et Babès, *Les bactéries, loc. cit.*

des œdèmes inflammatoires, des épanchements séreux, des phlegmons. Parfois les bactéries, siégeant primitivement dans des foyers périvasculaires, pénètrent dans les vaisseaux, dont les parois enflammées et ramollies favorisent ce passage, ainsi que la sortie des globules rouges ou blancs qui les traversent par diapédèse.

Les lésions des tissus ne sont pas moins visibles que celles du sang. Ce sont les dégénérescences graisseuse, granuleuse, amyloïde ou fibreuse des cellules normales; c'est la mortification partielle de certains autres éléments qui se traduisent par des ulcérations, des gangrènes locales, des hémorrhagies passives, etc... On constate, par l'inspection à l'œil nu comme par l'examen microscopique, des désordres profonds, étendus, souvent incompatibles avec la vie; mais on ne comprend pas par quel mécanisme les microbes les ont produits. Dans certains cas sans doute, on peut invoquer une action mécanique. Ainsi les bactéridies charbonneuses déterminent souvent des emboliés capillaires. Elles s'accumulent sur un point rétréci et y arrêtent la circulation. On en voit un bel exemple figuré dans le livre de M. Duclaux. C'est la photographie du mésentère d'un cobaye mort du charbon; on y voit un vaisseau sanguin oblitéré par un paquet de bactéridies, enfoncé comme un coin dans un passage étroit et bouchant la lumière du vaisseau.

L'oblitération des capillaires est aussi parfois causée par une pression excentrique, comme dans la pneumonie, ou par le développement d'un tissu extérieur, comme dans la terberculose pulmonaire. Dans d'autres cas, les œdèmes, les hydropisies, les épanchements séreux s'expliquent par la compression des veines ou par la phlébite. Les foyers inflammatoires, la suppuration, reconnaissent souvent une cause analogue; mais il y a des différences radicales entre les phénomènes provoqués par un corps étranger inerte et ceux que détermine un agent infectieux; de même que les eschares étendues et profondes qui se forment à la région sacrée et parfois au sommet des trochanters, dans les cas graves de fièvre typhoïde, ne ressemblent pas à celles que le décubitus dorsal finit par amener, à la longue, chez les blessés forcés de garder le lit.

Quoi qu'il en soit, l'action mécanique des microbes n'est pas la principale cause des désordres qu'ils provoquent : ceux-ci sont dus surtout aux altérations qu'ils occasionnent dans la composition du sang.

Une première explication séduisante par sa simplicité a été proposée par M. Pasteur et par M. Bollinger. Elle consiste à penser que les microbes absorbent l'oxygène du sang et causent une sorte d'asphyxie. Les choses paraissent se passer ainsi dans le choléra des poules. Le micrococque, qui en est l'agent, donne au sang une couleur plus foncée et colore en rouge violacé la crête éclatante de ces animaux; mais c'est là un cas particulier. Dans l'immense majorité des maladies microbiennes, il n'y a pas de signes d'asphyxie; les symptômes généraux les plus graves s'observent avant que la pullulation ait eu le temps de se produire et alors qu'il n'y a encore qu'un petit nombre de microbes dans le sang. Nos notions, en ce qui concerne l'action intime de ces êtres sur l'économie animale, sont encore, comme on le voit, fort imparfaites; cependant les expériences faites pour tâcher de découvrir les causes de l'immunité acquise à ceux qui ont été atteints une première fois d'une maladie zymotique ont jeté un certain jour sur la question plus générale de l'action des microbes.

Théories de l'immunité. — On sait que la plupart des maladies microbiennes ne se contractent qu'une fois. Lorsqu'elles récidivent, c'est ordinairement après un temps fort long, et la seconde attaque est en général plus faible. Il faut donc que la première invasion des microbes ait rendu l'organisme impropre à fournir les frais d'une seconde évolution. On s'est naturellement demandé quelle modification les premiers venus avaient apportée dans les éléments constitutifs des liquides, pour rendre ce milieu inhabitable pour leurs congénères. On a fait à cet égard deux théories.

La première consiste à admettre que les microbes dépouillent le sang d'un élément indispensable à leur développement et sans lequel ils ne peuvent plus vivre, lorsqu'il a été consommé. C'est la *théorie de l'épuisement.* Dans l'autre, on suppose que les micro-organismes versent dans le sang un principe toxique qu'ils sécrètent eux-mêmes et qui le rend inhabitable pour les parasites de la même espèce. Cette matière hostile au microbe agirait comme l'alcool engendré pendant la fermentation et qui arrête la végétation et la vie des organismes inférieurs qui lui ont donné naissance. C'est la théorie du *contre-poison :* la première a été formulée par M. Pasteur; la seconde est due à M. Chauveau.

M. Pasteur envisage l'organisme comme un milieu de culture qui, par une première atteinte du mal, perdrait, d'une manière définitive ou pour un temps plus ou moins long, l'aptitude à fournir au développement d'une nouvelle génération de micro-organismes, les premiers ayant épuisé les aliments nécessaires au développement de leur espèce. Pour appuyer cette manière de voir, il a fait une expérience qu'il expose lui-même dans les termes suivants : « Préparons, dit-il, une culture artificielle du microbe et, après l'avoir fait évaporer à froid et dans le vide, ramenons-la à son volume primitif au moyen d'un bouillon de culture. Si l'extrait contient un poison pour la vie du microbe et si telle est la cause de la non-culture possible du liquide filtré, l'ensemencement du nouveau milieu restera stérile, *or il n'en est rien*. On ne peut donc croire que pendant la vie du parasite apparaissent des substances capables de s'opposer à son développement ultérieur (1). »

____

(1) *Comptes rendus de l'Académie des sciences,* t. XC, p. 953, 26 avril 1880.

M. Chauveau, de son côté, apporte à l'appui de son opinion les faits et les arguments suivants : Il résulte de ses expériences sur des moutons d'Algérie qui sont, comme je l'ai dit, réfractaires au sang de rate, et sur des moutons de France qui avaient acquis la même immunité par des inoculations antérieures, que ces animaux résistent d'autant mieux à de nouvelles inoculations virulentes, que la quantité du liquide qu'on leur injecte dans la jugulaire est plus faible. Il en conclut que, lorsque les bactéridies sont en petit nombre, elles sont arrêtées dans leur développement, par l'influence inhibitoire des substances versées dans le sang par les générations antérieures, tandis que, quand elles sont très nombreuses, elles peuvent surmonter cet obstacle à leur prolifération (1).

J'avoue que cet argument ne me paraît pas sans réplique. J'attache plus d'importance aux suivants : M. Chauveau s'est assuré que les agneaux nés de mères inoculées du sang de rate, pendant la gestation, deviennent tous réfractaires à l'action du virus charbonneux. Or, on sait qu'à l'état normal les communications entre la mère et le fœtus s'opèrent par l'intermédiaire de réseaux vasculaires ne laissant passer que le plasma du sang. De plus, les recherches de Brauëll, confirmées par celles de Davaine, montrent que les bacilles, qui fourmillent dans le sang des femelles pleines atteintes du charbon, ne passent pas dans le sang fœtal. MM. Straus et Chamberland ont reconnu, à la vérité, que Brauëll et Davaine étaient allés trop loin, en avançant que les bacilles ne passent jamais dans le sang du fœtus. Le plus souvent, le passage s'effectue, mais en petite quantité, et ce n'est qu'à l'aide des procédés les plus délicats qu'on parvient à les découvrir.

Ce n'est par conséquent, objecte M. Chauveau, qu'un fait exceptionnel, tandis que l'immunité conférée aux agneaux est la règle.

Il y avait un moyen très simple de trancher la question, c'était de rechercher si un liquide de culture privé de ses microbes par la filtration pouvait encore communiquer l'immunité. M. Pasteur avait eu le premier cette idée. Après avoir filtré, à la porcelaine, un bouillon de culture dans lequel fourmillait l'organisme du choléra des poules, il l'avait injecté à des animaux de cette espèce, et avait déterminé la somnolence et l'attitude caractéristiques.

Il en avait d'abord conclu que le liquide injecté contenait un principe soluble fourni par les microbes ; mais lorsqu'il inocula le bouillon de culture virulent tout entier à ces mêmes animaux et qu'il les vit périr, il fut bien obligé d'admettre que le liquide filtré ne conférait pas l'immunité.

L'expérience fut reprise par M. Toussaint, dans d'autres conditions. Il inocula à des moutons du sang charbonneux préalablement chauffé

(1) A. Chauveau, *Le mécanisme de l'immunité acquise* (*Revue scientifique*, n° du 3 mars 1888).

et parvint à les rendre réfractaires ; mais M. Pasteur démontra qu'il n'avait pas tué les bacilles en chauffant son liquide, qu'il n'avait fait que les *atténuer* et que c'était eux qui avaient conféré l'immunité aux moutons. Nous verrons plus tard à quelles importantes déductions cette observation sur l'atténuation du virus devait conduire M. Pasteur.

Plus tard, **MM.** Chauveau et Arloing refirent à leur tour la même expérience, mais sans obtenir de résultats décisifs.

MM. Roux et Chamberland ont été plus heureux. Ils ont prouvé, d'une manière irréfutable, que les liquides dépourvus d'organismes vivants conservent leur virulence et confèrent l'immunité aux animaux auxquels on les inocule. En injectant, à des cobayes le liquide de culture du vibrion septique, après l'avoir filtré à travers la porcelaine et chauffé à 115°, ils ont conféré à ces animaux l'immunité pour la septicémie aiguë (1).

MM. Chantemesse et Widal ont fait depuis des expériences analogues avec le liquide de culture du bacille typhique. Ils l'ont injecté, sans vaccination préalable, à trente souris qui sont toutes mortes en 36 heures, tandis que celles à qui on avait injecté le liquide de culture, après l'avoir filtré à la porcelaine ou chauffé à 120°, ont résisté presque toutes à l'inoculation qui avait fait périr les premières (2). L'expérience de MM. Roux et Chamberland a convaincu M. Pasteur. Il considère aujourd'hui comme démontré que c'est un principe soluble, sécrété par les microbes, qui confère l'immunité. Ce fait lui avait du reste été révélé déjà dans ses belles recherches sur la rage, et toutes les expériences récentes tendent à le démontrer.

L'une et l'autre de ces théories comportent encore quelques objections. On peut se demander, dit M. Strauss, comment une maladie extrêmement atténuée, comme l'est la vaccine, ou le charbon mitigé, peut cependant spolier l'économie, au point de la rendre désormais réfractaire à la variole ou au charbon virulent. Et, d'autre part, en admettant que cette spoliation se soit produite, on s'explique difficilement comment cette soustraction d'une substance chimique, qui se trouve à l'état normal dans les tissus, peut persister, pendant de longues années, ou pendant la vie entière, alors que nos organes sont soumis à une rénovation active et incessante. Voilà pour la théorie de l'*épuisement ;* quand à celle du *contre-poison,* ajoute-t-il, outre que ce poison hypothétique n'a jamais pu être mis en évidence, il est également incompréhensible qu'il ne finisse pas par s'éliminer (3).

Pour sortir d'embarras, on a invoqué des modifications dynamiques,

(1) Chamberland et Roux, *De l'immunité conférée par les virus dépourvus d'organismes vivants* (*Annales de l'Institut Pasteur*, décembre 1887, p. 561).

(2) Chantemesse et Widal, *De l'immunité contre le virus de la fièvre typhoïde conféré par les substances solubles* (*Annales de l'Institut Pasteur*, février 1888, p. 54).

(3) I. Strauss, *Le charbon des animaux et de l'homme*. Paris, 1887, p. 169.

on a mis en avant la force de résistance vitale, mais ces explications ne font que masquer l'insuffisance des connaissances acquises. Il vaut mieux avouer son ignorance et chercher à la dissiper, en continuant à marcher dans les voies fécondes de la physiologie expérimentale. Il faut seulement tâcher de ne pas s'y égarer et de ne pas mettre un roman bactériologique à la place de la réalité. Je crains que ce ne soit le cas des cellules voraces, des *phagocytes*, imaginées par M. Metschnikoff pour dévorer les bactéries (1).

Après avoir rappelé que l'absorption des cellules affaiblies ou mortes s'opère dans toute la série animale, que dans les espèces très inférieures, les animaux se nourrissent de bactéries qu'ils englobent dans leur protoplasma; Metschnikoff dit que, chez les animaux supérieurs, cette fonction est accomplie par des cellules d'un ordre particulier. C'est aux leucocytes qu'il attribue ce rôle. Lorsque les bactéries ne sont ni trop nombreuses, ni trop virulentes, les leucocytes parviennent à les absorber, mais ils sont impuissants dans le cas de virulence extrême, comme celle du charbon ou du choléra des poules. Toutefois les leucocytes s'habituent peu à peu à la lutte, par leur conflit victorieux avec les microbes atténués, affaiblis, et ils finissent par devenir aptes à digérer les microbes virulents eux-mêmes.

C'est ainsi que s'établit l'immunité. Les faits ne s'accordent pas avec cette théorie séduisante. On ne voit pas de leucocytes bacillifères dans le sang charbonneux et, comme le fait remarquer M. Baumgarten, il y a des maladies infectieuses où les leucocytes renferment des quantités innombrables de microbes pathogènes, sans que la maladie cesse pour cela d'être mortelle. Du reste MM. Fodor et Wissokowitsch ont injecté, dans le sang de divers animaux, des quantités parfois considérables de microbes pathogènes ou inoffensifs, sans avoir jamais pu constater ni la pénétration ni la présence de bactéries dans les leucocytes. « En somme, comme le dit le professeur Straus, tout reste encore à faire dans cette direction et, malgré les efforts tentés, le problème subsiste tout entier (2). »

La divergence d'opinions que je viens d'exposer n'atteint en rien le principe de la doctrine parasitaire. Toutes reconnaissent dans les microbes les agents uniques de la virulence, tandis que cette propriété leur est absolument refusée par quelques médecins dont il me reste à exposer l'opinion.

Ch. Robin, Nœgelé, M. Peter, soutiennent que, si les microbes sont parfois pathogènes, c'est qu'ils le sont devenus, en traversant le corps des malades. Dans leur opinion, les bactéries par elles-mêmes sont inoffensives ; elles ne font que transporter le virus. C'est en passant

---

(1) E. Metschnikoff, *Sur la lutte des cellules de l'organisme contre l'invasion des microbes* (*Annales de l'Institut Pasteur*, n° 7, 25 juillet 1887).
(2) I. Straus, *Le charbon des animaux et de l'homme*. Paris, 1887, p. 172.

dans notre organisme malade, dit M. Peter, qu'ils y contractent la propriété virulente, comme la mouche qui, pour avoir été quelque temps sur un animal charbonneux, contracte momentanément la propriété de transmettre le charbon, sans en être elle-même affectée (1). »

Büchner, Sattler, Grawitz ont prétendu avoir transformé par des cultures habiles les bacilles du foin en bacilles du charbon. M. Koch a réfuté victorieusement toutes ces assertions, contre lesquelles protestent les expériences de M. Pasteur sur les cultures pures et tout ce qui est aujourd'hui monnaie courante en bactériologie. Lorsqu'on est arrivé à la neuvième ou dixième culture d'un micro-organisme, il est impossible d'admettre qu'à travers ces générations successives il ne se soit pas dépouillé d'une virulence d'emprunt.

Les microbes sont bien certainement la cause des maladies contagieuses ; mais les troubles qu'ils occasionnent dans l'organisme sont éminemment variables, comme la virulence dont ils sont animés. Cette virulence, il est en notre pouvoir de l'atténuer, de la détruire ou de l'exalter, et la constatation de cette puissance, ainsi que sa mise en œuvre, constituent la plus admirable des découvertes de M. Pasteur, et la plus féconde en résultats pratiques, ainsi que je vais le montrer.

§ 5. — Atténuation des virus.

L'unité fondamentale des virus était jadis un dogme incontesté, on n'admettait pas qu'elle pût subir de variations, et lorsque l'évidence forçait à reconnaître des différences dans la gravité des maladies, dans la violence des épidémies, on les attribuait à des circonstances extérieures, au froid, au chaud, à l'humidité, on mettait cela sur le compte de la *constitution médicale*, du *génie épidémique* et tout était dit, et personne n'en demandait davantage. Nous sommes plus sévères aujourd'hui et la science contemporaine a substitué ses explications positives à ces mots vides de sens dont on aimait à se payer autrefois.

Du moment où les maladies contagieuses sont dues à l'évolution d'un microbe, il est logique de penser que son activité vitale et sa puissance de prolifération ne sont pas les mêmes dans toutes les phases de sa courte existence. C'est aussi ce que prouve l'expérience.

La puissance d'action de ces petits êtres est au maximum pendant que le liquide de culture se peuple ; puis elle décroit, soit parce que les aliments deviennent plus rares, soit parce que les produits de sécrétion du microbe vont s'accumulant autour de lui. Alors commence pour lui une vie latente, de plus en plus affaiblie, dont le terme naturel est la mort, terme éloigné chez les bacilles producteurs de spores, plus

---

(1) M. Peter, Discours prononcé à l'Académie de médecine le 27 mars 1883 (*Bulletin de l'Académie*, t. XII, p. 415).

prochain chez les micrococcus où cette forme de résistance de l'être est rare et encore inconnue (1).

I. Causes d'atténuation des virus. — Que les choses se passent ainsi ou de toute autre façon, toujours est-il que les cultures de microbes pathogènes perdent de leur activité en vieillissant. L'organisme du choléra des poules est un micrococcus d'une ténuité extrême, même lorsqu'on le prend à ses débuts dans le milieu le plus favorable. Quand il vieillit, ses granules diminuent encore de volume et le bouillon de culture, laiteux à son origine, devient presque limpide. A ce moment, le microbe n'est pas encore mort, mais il n'est pas éloigné de ce terme, et si l'on attend quelques jours encore, son ensemencement dans un bouillon nouveau demeure infécond. La virulence diminue donc avec l'âge du microbe. C'est le premier fait qui frappa M. Pasteur et qui le mit sur la voie de son importante découverte.

Influence du temps. — Il s'était assuré, comme je l'ai dit plus haut, qu'on peut faire passer le petit organisme du choléra des poules, de culture en culture, autant de fois qu'on le désire, sans atténuer sa virulence ; mais, en multipliant ses observations avec sa ténacité habituelle, il reconnut qu'on n'arrivait à ce résultat qu'à la condition de ne pas mettre plus de vingt-quatre heures d'intervalle entre chacune des cultures successives. Si on laisse entre elles plusieurs semaines et surtout plusieurs mois, on constate un affaiblissement notable dans la virulence. Lorsqu'on inocule à des poules les cultures faites à de courts intervalles, toutes succombent dans l'espace de vingt-quatre à quarante-huit heures ; si l'on se sert au contraire d'une culture qui a attendu trois mois dans son flacon, bouché avec une bourre de coton pour empêcher l'introduction de tout germe étranger, toutes les poules peuvent être malades, mais pas une ne succombe. Les symptômes de la maladie sont les mêmes mais très atténués. Les poules perdent l'appétit, deviennent somnolentes et se roulent en boule ; mais, après quelques jours de cet état maladif, elles reprennent les apparences de la santé. Il y a pourtant eu développement du microbe, puisqu'on peut le retrouver au point d'inoculation et dans tous les tissus ; mais il a perdu de sa virulence et il ne peut plus déterminer la mort.

Malgré cette atténuation, et c'est là le point fondamental de la découverte, le microbe en évoluant dans l'économie l'a rendue réfractaire à une inoculation nouvelle de la même espèce. On peut impunément injecter à ces poules, après leur guérison, le virus le plus actif, celui qui les tue toutes, en vingt-quatre heures, quand elles n'ont pas été préparées. Elles sont le plus souvent malades, mais elles ne succombent pas. Non seulement elles sont vaccinées ; mais chacune de leurs parties l'est aussi, et les muscles dans lesquels on injecte le microbe le plus viru-

____

(1) E. Duclaux, *Le microbe et la maladie.* Paris, 1886, p. 158.

lent ne présentent plus ces accidents locaux qui se terminent par le sphacèle et qui s'observent toujours chez les poules non vaccinées.

Enfin, lorsqu'on laisse vieillir encore davantage les cultures, tout en les préservant contre les germes de l'air, il arrive un moment où le microbe, bien qu'encore vivant et pouvant peupler un bouillon de culture, est devenu incapable de se développer dans le corps d'une poule, d'y déterminer le moindre trouble et de lui conférer l'immunité. C'est pourtant le même microbe qui tuait vingt poules sur vingt, quelques mois auparavant. Les microbes peuvent donc continuer à vivre, tout en perdant leur virulence. Un virus n'est donc pas une *entité* comme on le croyait autrefois; il est en évolution perpétuelle et varie sous l'influence d'une foule de causes qui ont été admirablement étudiées par le savant qui a projeté une si vive lumière sur le monde des infiniment petits.

M. Pasteur, après avoir constaté les faits qui précèdent, voulut rechercher d'abord la cause de cette diminution de la virulence, dans le choléra des poules, et savoir si elle tenait à la sénilité du microbe ou à quelque influence extérieure. Il ne tarda pas à reconnaître que l'agent qui intervient dans cette circonstance est l'oxygène de l'air.

Action de l'oxygène. — Le micrococcus est *aérobie* dans les flacons de culture. Il absorbe également de l'oxygène dans l'organisme; il en consomme surtout des quantités notables, pendant sa multiplication, puisqu'il donne, comme nous l'avons vu, au sang un aspect asphyxique et à la crête éclatante des gallinacés une couleur violacée. Lorsqu'il tombe dans l'état larvaire dont j'ai parlé, il respire moins activement, mais cette respiration ralentie n'en brûle pas moins les matériaux de l'être vivant, et le microbe va s'affaiblissant de plus en plus, sans mourir cependant d'inanition (1).

On peut donc, en lui fournissant ou en lui enlevant l'oxygène, en le rationnant, si je puis me servir de cette expression, l'amener au degré de virulence que l'on désire et l'y maintenir indéfiniment. Lorsqu'on cultive ce microbe dans un tube contenant très peu d'air et qu'on ferme ensuite ce tube à la lampe, le microbe a bientôt consommé, par son développement et sa vie, l'oxygène libre contenu dans le tube et celui qui est dissous dans le liquide. Il est alors complètement à l'abri du contact de l'oxygène et peut être conservé sans atténuation, pendant des mois et même des années. C'est ce qui a permis à M. Pasteur de l'expédier en Australie, sans lui faire perdre complètement sa virulence (2).

Chaleur. — La chaleur est un autre mode d'atténuation de la viru-

(1) E. Duclaux, *Le microbe et la maladie.* Paris, 1886, p. 164.
(2) La mission envoyée en Australie par M. Pasteur, sur la demande du gouvernement de Sidney, pour détruire, en leur inoculant le choléra des poules, les lapins qui dévastent cette colonie, est arrivée à sa destination, le 4 avril 1888. Le virus qu'elle avait emporté de Paris n'avait pas perdu sa virulence et les lapins qui l'ont reçu sont morts dans le même laps de temps que si l'essai avait eu lieu en France.

lence. Nous avons dit plus haut comment M. Pasteur avait été amené
à le constater, en contrôlant les expériences de M. Toussaint sur le choléra des poules. Il avait en effet reconnu que ce dernier, en chauffant
son liquide de culture, n'avait pas, comme il le croyait, détruit les microbes, qu'il n'avait fait que les atténuer. M. Pasteur se souvint de ce
fait, lorsqu'il se mit à la recherche des moyens qui pourraient lui permettre de diminuer la virulence de la bactéridie charbonneuse. Il s'agissait là d'une découverte bien autrement féconde en résultats pratiques
que celle qu'il venait de réaliser ; mais il ne pouvait pas y arriver par le
même moyen.

Le microbe du choléra des poules ne se reproduit que par scissiparité,
tandis que la bactéridie a, comme nous l'avons vu plus haut, les deux
modes de génération. Soumise à l'action de l'air, elle émet très rapidement des spores qui, dans leur vie latente, conservent la virulence et
sont insensibles à l'action des agents extérieurs. En moins de vingt-
quatre heures, et avant que l'oxygène ait eu le temps d'atténuer la virulence du parasite, celle-ci s'est établie dans le corpuscule germe, à
l'abri de toutes les influences. Il s'agissait donc de trouver le moyen
d'empêcher la bactéridie charbonneuse d'émettre ses spores. Ce résultat obtenu, il devenait possible de maintenir les filaments charbonneux
au contact de l'air, pendant un temps suffisant, et l'analogie permettait
d'espérer qu'on obtiendrait ainsi une atténuation semblable à celle qui
s'était produite dans le micrococcus du choléra des poules. L'événement
vint prouver l'exactitude de ce raisonnement.

M. Pasteur atteignit son but, en chauffant sa culture. Dans le bouillon
neutre de poule, la bactéridie ne se cultive plus à la température de
44 à 45 degrés. Sa culture est facile au contraire à 42 ou 43 degrés ; mais
alors elle ne donne plus de spores. On peut donc maintenir au contact
de l'air pur, entre 42 et 43 degrés, une culture filamenteuse du parasite
du charbon, entièrement privée de corpuscules germes. En quelques
semaines, la culture meurt et, si on l'ensemence dans un bouillon récent, la stérilité de celui-ci demeure complète ; mais les jours précédents,
la culture est encore vivante et, si on éprouve successivement sa virulence sur les animaux, au bout de deux, de quatre, de six, de huit jours,
on reconnaît qu'elle diminue avec le temps, d'une manière progressive
et qu'on peut obtenir ainsi une série de liquides de moins en moins actifs. En outre, on constate que chacun de ces états de virulence atténuée
peut être reproduit et fixé par la culture, dans le degré auquel on l'a
amené. On possède ainsi une série graduée de liquides dont les microbes sont doués d'une virulence constante et chacun d'entre eux
constitue un vaccin pour le microbe d'un rang immédiatement supérieur.

M. Pasteur communiqua cette découverte à l'Académie des sciences,
le 28 février 1881, en son nom et au nom de ses collaborateurs,

MM. Chamberland et Roux. Elle fut accueillie par des applaudissements enthousiastes ; cependant de tels résultats étaient si merveilleux, si complètement en dehors de toutes les connaissances acquises, de toutes les idées professées jusqu'alors, M. Pasteur jouait avec ses microbes d'une façon si prestigieuse, que beaucoup de ses collègues restaient dans le doute. Il ne fut complètement dissipé que lors de l'expérience publique faite par M. Pasteur aux environs de Melun le 5 mars 1881, devant la Société d'agriculture de cette ville et en présence d'une foule de savants attirés par le bruit que l'annonce de cette épreuve décisive avait fait dans la presse scientifique et agricole.

A partir de ce moment, la vaccination charbonneuse sort du domaine de la théorie pour entrer dans celui de la pratique vétérinaire, et c'est au chapitre consacré aux épizooties que le lecteur trouvera les développements de cette intéressante question.

M. Chauveau a très bien étudié la zone d'atténuation qui sépare la température la plus favorable à la culture de la bactéridie, de celle qui la fait périr. Il a reconnu que la durée du chauffage doit être en raison inverse de l'élévation de la température et, pour une température donnée, directement proportionnelle au degré d'atténuation qu'il s'agit d'obtenir.

L'action du soleil se place tout naturellement à côté de celle de la chaleur artificielle. Que ce soit la lumière ou la température qui agisse, il résulte des expériences de M. Duclaux (1), confirmées par celles de M. Arloing, qu'après un certain temps d'exposition au soleil, les microbes sont tués après avoir été atténués. Ici encore l'expérimentation n'a fait que confirmer les faits révélés par une expérience séculaire. On sait en effet depuis longtemps que le plus puissant moyen de désinfecter les objets contaminés consiste à les exposer au grand air. C'était la pratique autrefois en usage dans tous les lazarets. Il est extrêmement probable que les légions de microbes pathogènes qui sont incessamment versés dans l'atmosphère par l'homme et par les animaux, y sont rapidement détruits par l'oxygène de l'air, sous l'influence des rayons solaires et des vents qui les agitent et les disséminent sans cesse.

Antiseptiques. — Ils agissent d'une façon analogue. MM. Chamberland et Roux se sont assurés que l'acide phénique et le bichromate de potasse peuvent, suivant la dose, détruire la bactéridie charbonneuse ou se borner à en atténuer la virulence. L'acide phénique à 1/500 et le bichromate de potasse à 1/1700 empêchent sa reproduction et elle meurt au bout d'un temps très court. Les doses plus faibles, 1/600 d'acide phénique et 1/2000 de bichromate, laissent le bacille se développer en filaments, mais atteignent sa puissance de reproduction, comme la température de 43 degrés, en l'empêchant de donner des spores. Dans

---

(1) E. Duclaux, *Le microbe et la maladie, loc. cit.*, p. 170.

les deux cas, une atténuation graduelle marche de pair avec l'affaiblissement du microbe jusqu'à sa mort.

Une propriété plus étrange encore et qui a été révélée par M. G. Kossiakoff, c'est que les bactéridies ont la propriété de s'accommoder aux milieux antiseptiques. Lorsqu'on les soumet à l'action de ceux-ci d'une manière progressive et à doses graduellement croissantes, elles acquièrent la propriété d'y vivre et de s'y développer. La force de résistance varie suivant les micro-organismes (1).

La qualité de l'élément virulent n'est pas la seule qui doive entrer en ligne de compte; la quantité exerce aussi son influence sur le résultat obtenu. On croyait autrefois que la puissance des virus était illimitée, que la plus petite gouttelette de vaccin suffisait pour conférer l'immunité contre la variole, que la quantité la plus minime de pus provenant d'un chancre infectait l'économie d'une manière complète, et qu'il en était de même de tous les autres produits virulents. C'était encore là une généralisation imprudente. Il est des cas sans doute où les microbes pathogènes ont une puissance illimitée. Lorsque Davaine, dans ses expériences sur la septicémie, faisait mourir les lapins en leur inoculant la trillionnième partie d'une goutte de sang septique, il est certain qu'il avait entre les mains un agent d'une énergie incomparable, et pour lequel la question de quantité pouvait être considérée comme n'existant pas; mais les cas semblables sont l'exception. Pour la vaccine elle-même, le nombre des piqûres n'est pas indifférent, comme on le croyait autrefois. Il résulte d'une statistique dressée dans les hôpitaux de varioleux, à Londres, et publiée par le docteur Mac-Combie, que le nombre des vaccinés atteints de variole est en raison inverse du nombre de marques qu'ils portent au bras. M. Chauveau, dans les expériences que j'ai déjà mentionnées, a reconnu également que les moutons d'Algérie réfractaires au sang de rate par le fait de leur race, et ceux de France ayant acquis l'immunité par des inoculations antérieures, résistent d'autant mieux aux injections de virus charbonneux qu'on leur pratique dans la jugulaire, que la quantité qu'on introduit ainsi dans leur torrent circulatoire est plus faible.

L'importance de la dose ressort également, mais d'une façon inverse, des expériences de M. Pasteur sur le choléra des poules. Lorsqu'on se sert d'une culture très affaiblie et qu'on ne l'inocule qu'une fois, il n'y a guère que la moitié des poules à en réchapper; mais, si l'on pratique de nouvelles piqûres avec le même liquide, à sept ou huit jours de distance, il y en a les trois quarts qui résistent ensuite à l'action du virus très virulent, et si, au lieu de deux vaccinations, on en pratique trois ou quatre, toujours avec la même culture affaiblie, toutes les poules survivent à l'épreuve définitive; elles ne sont même pas malades. On a

____

(1) G. Kossiakoff, *De la propriété que possèdent les bactéries de s'accommoder aux milieux antiseptiques* (*Annales de l'Institut Pasteur*, n° 10, p. 887).

donc obtenu une immunité complète en administrant successivement
des doses de vaccin dont une seule ne confère qu'une immunité très
limitée.

Applications. — De tout ce qui précède, il ressort qu'on peut, pour un
certain nombre de maladies contagieuses, conférer une immunité analogue à celle que donne la vaccine, soit en graduant progressivement
la virulence du liquide préservateur, soit en inoculant le même liquide
avec un intervalle suffisant entre les opérations. C'est la constatation de
ce fait qui constitue la grande découverte de M. Pasteur. Celle de Jenner
n'était qu'un cas particulier; M. Pasteur a fait de la préservation une
règle générale. Aujourd'hui, il est permis de croire que tous les virus
sont susceptibles d'atténuation, que toutes les maladies contagieuses
qui n'atteignent qu'une fois le même individu sont susceptibles d'être
prévenues par l'inoculation de leur virus atténué.

Ce mode de prophylaxie est déjà appliqué à un certain nombre de
maladies meurtrières. Indépendamment du charbon et du choléra des
poules, l'inoculation préventive est de pratique courante, en médecine
vétérinaire, pour la péripneumonie contagieuse des bêtes à cornes, la
clavelée du mouton, la fièvre aphtheuse des ruminants, la maladie des
chiens, la gourme du cheval et le rouget du porc. Il en sera question
dans le chapitre consacré aux épizooties. La médecine humaine n'a pas
tiré le même profit de cette belle découverte. La rage est jusqu'ici la
seule maladie qui ait été soumise à l'inoculation prophylactique. Nous
en parlerons plus loin.

Les influences qui font varier l'action des inoculations ne dépendent
pas seulement des virus dont on se sert, mais encore de l'animal sur
lequel on expérimente. L'espèce et la race du sujet sont des considérations qui ont tout autant d'importance eu égard au résultat. J'en ai cité
un assez grand nombre d'exemples pour ne pas être obligé d'y revenir.
L'âge a également son influence. Les animaux sont d'autant plus sensibles à l'action des virus qu'ils sont plus jeunes. Ainsi, la bactéridie
charbonneuse, atténuée par le chauffage à 42 ou 43 degrés, cesse d'être
virulente pour le bœuf, mais elle tue encore le mouton. Si on l'atténue
davantage, elle cesse d'être mortelle pour ce dernier, mais elle fait périr
les lapins et les cobayes et, quand elle est affaiblie au point d'être supportée par les cobayes adultes, elle tue encore les cobayes jeunes et
les jeunes souris.

Il en est de même pour le choléra des poules. Celui qui est devenu
inoffensif pour les pigeons âgés, continue à être mortel pour les pigeon-
neaux et pour les petits oiseaux, comme les moineaux et les serins.
Les êtres vivants, d'après leur espèce, leur race, leurs dimensions et
leur âge, se rangent donc, vis-à-vis d'un même microbe, en série ordonnée suivant leur degré de résistance. Il en est de même pour l'espèce humaine, et, cette fois encore, la méthode expérimentale vient

confirmer les données acquises par l'observation clinique. Les jeunes gens sont plus exposés que les adultes aux atteintes des maladies infectieuses, et, dans les épidémies d'une moyenne intensité, ce sont les sujets affaiblis par des maladies antérieures, par leurs excès, par les fatigues et par les chagrins, qui succombent en plus grand nombre.

II. **Régénération des virus**. — Nous venons de voir avec quelle précision M. Pasteur est parvenu à graduer l'atténuation de ses virus et l'énergie décroissante de ses microbes ; il était intéressant pour lui de rechercher s'il lui serait possible de leur faire remonter cette échelle dont il leur avait si docilement fait descendre tous les degrés. Voici comment il s'en est assuré. Il avait reconnu que certains microbes s'affaiblissent en passant d'une race pour laquelle ils ont une grande affinité, dans le corps d'animaux appartenant à une race plus réfractaire ; il avait constaté d'une autre part, comme nous venons de le voir, que les animaux sont d'autant plus impressionnables aux virus qu'ils sont plus petits et plus jeunes ; il était donc logique de penser que, puisqu'il est possible d'atténuer la virulence des microbes, en descendant la série, on doit, pouvoir, en la remontant, obtenir un effet inverse.

L'expérience a confirmé cette vue de l'esprit. Lorsqu'on inocule à un cochon d'Inde, qui vient de naître, un virus charbonneux, assez atténué pour pouvoir être introduit sans danger, dans le corps d'un animal de la même espèce âgé d'un mois ou même d'une semaine, la bactéridie se développe dans le sang de l'animal naissant et le fait périr. Alors, si l'on inocule le sang de ce tout jeune cobaye à un autre un peu plus âgé, puis de celui-ci à un troisième plus âgé encore, et ainsi de suite, on renforce progressivement le pouvoir pathogène du microbe de façon à lui rendre toute sa virulence primitive. Par ces cultures successives, on arrive à tuer d'abord les cobayes d'une semaine, puis ceux d'un mois, puis ceux d'une année. On peut alors passer du cobaye au mouton, puis du mouton au bœuf, et les faire périr aussi sûrement que si on leur avait inoculé le sang d'un animal charbonneux de leur espèce.

On obtient des résultats analogues avec le microbe du choléra des poules. Lorsqu'il est arrivé à ne plus agir sur ces animaux, on lui rend sa virulence en l'inoculant à de petits oiseaux comme les serins ou les moineaux. On peut se servir également de jeunes poussins et remonter ainsi, par leur intermédiaire, jusqu'à la poule qui finit par succomber à son tour.

Cette flexibilité des microbes peut expliquer bien des faits qui ont semblé incompréhensibles jusqu'ici. L'atténuation des virus par l'influence de l'air et de la lumière solaire ne contribue-t-elle pas dans une certaine mesure à l'extinction des épidémies ? Le renfoncement de la virulence ne peut-il pas rendre compte à son tour de l'apparition et du réveil de ces fléaux ?

Ces inductions se sont présentées d'elles-mêmes à l'esprit de M. Pas-

teur, à propos des épidémies de peste qu'on voit parfois éclater sur des
points où il paraît impossible qu'elle ait été transportée. « Supposons,
dit-il, guidés comme nous le sommes par tous les faits que nous connaissons aujourd'hui, que la peste, maladie virulente propre à certains
pays, ait des germes de longue durée. Dans tous ces pays, son virus
atténué doit exister prêt à reprendre sa forme active, quand des conditions de climat, de famine, de misère s'y montrent de nouveau. La condition d'une durée dans la vitalité des germes du mal n'est pas même
indispensable; car, si j'en crois les médecins qui ont parcouru ces
contrées, dans tous les pays à peste et dans les intervalles des grandes
épidémies, on rencontre des sujets atteints de bubons non mortels,
semblables aux bubons de la peste mortelle. N'est-il point probable que
ces bubons renferment un virus atténué de la peste et que le passage
de ce virus dans des corps épuisés, comme il en existe tant aux époques
de famine, peut rendre à ce virus atténué une résistance plus grande?

« Il est d'autres maladies virulentes qui apparaissent brusquement,
comme le typhus des armées ou des camps. Sans doute, les germes des
microbes auteurs de ces maladies sont partout répandus; mais, atténués
et à cet état, l'homme les porterait sur lui ou dans son canal intestinal,
sans grand dommage, et ils ne seraient prêts à devenir dangereux que
quand, par des conditions d'encombrement et peut-être de développements successifs à la surface des plaies, dans des corps affaiblis par la
maladie, leur virulence se trouverait progressivement renforcée (1). »

§ 6. — Résultats pratiques de la doctrine microbienne.

La doctrine que je viens d'exposer a fait en pathologie une véritable
révolution, et il faut être aveuglé par l'esprit de parti pris pour ne pas
le reconnaître. A son égard il n'y a que deux conduites à tenir : la nier
d'une manière absolue, ou s'incliner devant elle. Or la négation n'est
plus possible. La doctrine ne reposât-elle que sur l'histoire si complète,
si irréfutable du charbon et sur ses applications pratiques, qu'elle aurait, au point de vue scientifique, la même valeur que si l'on était parvenu à fixer d'une façon définitive le cadre des maladies auxquelles
elle peut s'appliquer, le reste n'étant plus qu'une affaire de temps et
d'expérimentation. Le rôle pathogène des microbes et leur évolution
dans l'économie étant choses démontrées la possibilité de les atténuer
et de les faire servir sous cette forme à des inoculations prophylactiques étant mise hors de doute pour une maladie contagieuse, tout est
fait au point de vue doctrinal, les applications pratiques à découvrir
n'étant plus que des conséquences du grand principe définitivement
posé.

(1) Valléry Radot, *Histoire d'un savant*, p. 322.

Les adversaires de la doctrine microbienne lui font un crime des exagérations auxquelles elle a donné lieu de la part de ses enthousiastes et l'attaquent pour la soustraire au danger de tomber dans ces excès. Il me semble qu'il serait tout aussi illogique de repousser la vaccine, parce qu'elle a donné lieu à quelques centaines de cas de syphilis vaccinale, sur deux ou trois cents millions d'inoculations qui ont été pratiquées depuis le commencement du siècle.

Les exagérations sont toujours regrettables ; mais elles sont inévitables lorsqu'il s'agit des grandes choses qui passionnent tous les esprits. Lorsqu'une barrière tombe, lorsqu'une voie nouvelle s'ouvre tout à coup dans le champ de la science, ce sont les enthousiastes qui s'y précipitent les premiers et les illuminés marchent à leur suite. Il n'y a pas lieu de s'étonner, lorsque leur imagination les égare dans des routes si peu frayées et si difficiles à suivre. Il est certain qu'aujourd'hui la tendance à voir partout des maladies infectieuses et à leur assigner un micro-organisme spécial s'accuse partout, dans toutes les écoles, dans tous les laboratoires. Il faut lutter contre cette tendance et n'accepter que les faits bien démontrés ; mais il n'est pas permis de méconnaître et de repousser une grande découverte, en invoquant contre elle les erreurs qu'ont pu commettre quelques-uns de ses partisans exaltés. J'ai eu moi-même, à diverses reprises, l'occasion de détruire, à la tribune de l'Académie de médecine, certaines illusions bactériologiques venues de l'étranger, et j'ai cru servir, en le faisant, les intérêts de la doctrine au nom de laquelle elles s'étaient produites. Il en surgira bien d'autres avant que le champ des maladies à microbes ait été exploré dans son entier ; mais le temps et les expérimentateurs sérieux en feront justice, et la doctrine de M. Pasteur en sortira plus éclatante et plus belle. Elle prendra place, dans l'avenir, j'en ai la conviction profonde, parmi les grandes découvertes qui auront illustré le xixᵉ siècle. En attendant, il est possible, dès aujourd'hui, de dresser l'inventaire des progrès qu'elle a fait faire à l'art de guérir.

I. **Médecine.** — J'ai déjà fait connaître la transformation que la pathologie générale a subie sous son influence. C'est l'exactitude expérimentale substituée au vague des hypothèses ; c'est l'interprétation facile de tous les faits de contagion, inexplicables jusqu'ici ; c'est la ruine d'une doctrine stérile et nuisible aux progrès de la médecine, celle de la spontanéité des maladies infectieuses. « La maladie est en nous, par nous et procède de nous », disait Pidoux, il y a dix ans à peine, à la tribune de l'Académie de médecine. Non, répondent M. Pasteur et ses disciples. La maladie est de cause extérieure dans un grand nombre de cas. Elle ne naît pas d'une simple modification, d'une déviation de l'état physiologique ; elle est évoquée en nous par des agents extérieurs, et ces agents, dans le groupe le plus important de la pathologie, sont des organismes inférieurs, des parasites. « La maladie ainsi comprise, dit M. Straus, est l'effort, la lutte entreprise par l'économie pour maitriser et pour réduire à l'impuissance l'agent morbide qui tend à l'envahir ; et ainsi, par un étrange retour, nous sommes ramenés à la vieille définition de la maladie : *morborum causa externa, morbus corporis reactio* (1). » Nous pouvons ajouter, et c'est là le côté le plus fécond de la doctrine, qu'elle nous fournit les moyens de préserver l'organisme contre les agents qui le menacent, soit en les détruisant, soit en les écartant de lui.

La médecine lui doit, dans beaucoup de cas, des moyens de diagnostic précieux. Il est incontestable que l'examen bactériologique a donné un degré de précision de plus à l'étude clinique de la tuberculose, de la lèpre, de la fièvre récurrente et même de la fièvre typhoïde. Quant à la thérapeutique médicale, elle n'a pas encore retiré de grands profits de la doctrine parasitaire. Il est plus facile d'empêcher les microbes de pénétrer dans l'économie que de les y détruire.

Il semblerait au premier abord qu'on doit pouvoir agir sur le sang comme sur un bouillon de culture, puisqu'il est possible d'y faire pénétrer les antiseptiques par les voies de l'absorption et qu'ils font périr les microbes à des doses assez faibles pour qu'on puisse, sans danger, les administrer aux malades ; cependant la médication antiseptique n'a pas donné jusqu'ici de brillants résultats, dans les maladies zymotiques. Pendant les dernières épidémies de fièvre jaune, on y a eu largement recours, sans résultat favorable, et la proportion des décès a été plus considérable qu'à l'époque où nous la traitions par les émissions sanguines, les évacuants et les révulsifs.

Dans le choléra, comme dans les maladies infectieuses indigènes, les désinfectants n'ont rendu de services signalés que comme moyens prophylactiques. Il est permis de croire, il est vrai, que les agents héroïques de la matière médicale, que les rares spécifiques que nous possédons, ne sont au fond que des parasiticides. Le mercure et l'iode agissent vraisemblablement en faisant périr les microbes encore mal déterminés de la syphilis ; le quinquina et l'arsenic produisent peut-être le même effet sur ceux de la fièvre intermittente ; mais ce ne sont là que des conjectures, et il ne faut y voir qu'un encouragement à de nouvelles recherches comme celles que poursuit actuellement M. le professeur Bouchard, avec l'espoir de constituer un jour *l'antisepsie médicale.*

II. **Chirurgie.** — La chirurgie, ainsi que je l'ai dit, a été beaucoup plus heureuse. Elle doit à la doctrine microbienne le plus grand progrès qu'elle ait fait depuis qu'elle existe. Dans ce XIXᵉ siècle si fécond en découvertes scientifiques, la chirurgie a réalisé deux conquêtes que les esprits les plus enthousiastes n'auraient pas osé rêver il y a cinquante ans. Elle a supprimé la douleur et le danger dans les opérations,

---

(1) M. J. Straus, *La médecine expérimentale et la bactériologie, loc. cit.*, p. 15.

mais les services rendus par la méthode antiseptique dépassent de beaucoup ceux que notre art doit aux anesthésiques. « Mieux vaut souffrir que mourir, c'est la devise des hommes », a dit La Fontaine, et les antiseptiques empêchent les blessés et les opérés de mourir, dans des proportions invraisemblables.

Il n'est pas un chirurgien qui ne se souvienne des pertes sans nombre que les complications des plaies infligeaient autrefois aux blessés dans les grands hôpitaux. Les érysipèles, les phlegmons diffus, l'infection purulente, les ravageaient en tout temps et, à certaines époques calamiteuses, elles n'épargnaient personne. Pendant le siège de Paris, il arriva un moment où la mortalité, parmi les blessés et les opérés, atteignit de telles proportions, qu'on n'osait plus prendre un bistouri.

Les chirurgiens, consternés par de semblables désastres, cherchaient, dans toutes les directions, les moyens de les conjurer à l'avenir. Les uns imaginaient des méthodes opératoires nouvelles pour empêcher le poison de pénétrer dans l'économie; ils avaient proscrit l'instrument tranchant qu'ils accusaient d'ouvrir la porte aux agents infectieux, par les sections nettes qu'il pratiquait aux vaisseaux. On s'efforçait d'oblitérer ceux-ci en broyant, en écrasant ou en brûlant les tissus. Ces méthodes tortionnaires avaient pour correctif l'anesthésie qui empêchait les opérés d'en souffrir; mais les complications, un peu moins fréquentes peut-être, n'en continuaient pas moins à sévir.

D'autres plus logiques cherchaient le remède dans l'assainissement des hôpitaux. Ils réclamaient de grandes salles, une ventilation énergique, un air pur et une propreté rigoureuse; mais il est plus facile et moins dispendieux d'imaginer de nouvelles méthodes opératoires que de remplacer les vieux hôpitaux. Enfin d'autres cherchaient le salut dans une troisième voie, dans la préservation locale des blessures ou des plaies opératoires. Ce sont ceux-là qui ont réussi.

M. Pasteur avait prouvé, comme nous l'avons vu, qu'une couche d'ouate convenablement tassée suffisait pour empêcher les micro-organisme de passer et de produire la fermentation dans les liquides organiques. M. Alphonse Guérin eut l'idée de préserver les moignons de ses amputés de la même manière, en les enveloppant dans une couche d'ouate extrêmement épaisse et aussi serrée que possible. Il imagina et appliqua son pansement ouaté; ses amputés guérirent sans accident, tandis que tous les autres succombaient.

A la même époque, de l'autre côté de la Manche, Lister, s'appuyant également sur les expériences de M. Pasteur, eut la pensée d'arriver au but d'une façon différente. Convaincu qu'il est plus facile de tuer les microbes que de les empêcher d'arriver au contact des plaies, il eut recours à l'acide phénique et, pour être bien sûr que pas un de ces parasites microscopiques n'échapperait à l'action du toxique, il le répandit dans l'atmosphère sous forme de pulvérisation; il en imprégna les instruments, les pièces de pansement et jusqu'aux mains des aides. La plaie complètement nette disparut sous des couches épaisses de gaze phéniquée, recouvertes elles-mêmes d'une enveloppe imperméable.

Cette méthode fut accueillie en France avec une extrême réserve. Les esprits septiques trouvèrent la confiance de Lister un peu naïve et son procédé quelque peu enfantin. Je confesse que je fus du nombre ; mais Lister avait, comme M. Guérin, la foi scientifique avec laquelle on fait les grandes choses ; il persista, il perfectionna son pansement, et bientôt le plus éclatant succès confirma ses espérances. Sa méthode adoptée par tous les chirurgiens a fait révolution dans la pratique. On l'a un peu modifiée ; on a trouvé et employé d'autres substances parasiticides, mais au fond c'est toujours le pansement de Lister, et l'*antisepsie chirurgicale* est bien son œuvre. Grâce à elle, les complications des plaies ont disparu des salles de blessés ; l'infection purulente n'existe plus pour ainsi dire qu'à l'état de souvenir ; la suppuration si chère à l'ancienne chirurgie a fait son temps et passera bientôt à l'état de mythe.

La pratique des opérations a puisé, dans cette sécurité, une audace que les anciens chirurgiens qualifient de témérité, mais que le succès encourage. Le péritoine, jadis si redouté, se laisse ouvrir aujourd'hui comme la tunique vaginale. On l'incise, on en enlève des lambeaux, on le lave, on l'essuie, on en fait la toilette (c'est l'expression consacrée) et on le recoud ensuite, sans le moindre inconvénient, à la condition d'une *antisepsie* bien faite. On traite la poitrine comme le ventre, on extirpe des organes auxquels on n'osait pas toucher autrefois. La cure radicale des hernies est devenue une opération courante, et les plus hardis portent l'instrument tranchant sur l'estomac et sur l'intestin. Assurément, il y a, dans le nombre, des audaces que la saine pratique réprouve, mais, par leur témérité même, elles attestent l'efficacité de la méthode qui permet de les tenter. La confiance des chirurgiens est devenue telle qu'ils dédaignent les autres moyens de prophylaxie. Ils n'ont même plus de souci de la question hospitalière, et il en est qui traitent leurs blessés, sans la moindre appréhension, dans des baraques récemment abandonnées par des varioleux. C'est le cas de M. Lucas Championnière. La perfection avec laquelle il applique la méthode antiseptique excuse cette imprudence que je ne conseillerais pas à d'autres d'imiter.

En obstétrique, l'introduction de la méthode antiseptique a produit les mêmes résultats. La fièvre puerpérale a disparu des maternités, comme l'infection purulente, sa sœur, a déserté les salles de blessés. La fièvre de lait s'en est allée, comme la fièvre traumatique, et pour les mêmes raisons. L'effrayante mortalité qui frappait les femmes en couches dans les établissements hospitaliers, n'est plus qu'un souvenir. On en parle comme des épidémies du moyen âge. Voici comment M. le professeur Tarnier s'expliquait à cet égard, il y a quatre ans déjà :

« En 1856, quand je fus nommé interne de la Maternité, la mortalité des femmes en couches était d'environ 10 pour 100. Elles étaient à la lettre décimées par les maladies puerpérales... Je vis un jour mourir sept femmes en quelques heures. En 1884, sur près de mille femmes entrées la Maternité, nous n'avons eu qu'un seul décès. »

Je n'ai pas parlé de l'application de la méthode antiseptique aux traitement du furoncle, de l'anthrax, des ulcères de mauvaise nature, des suppurations fétides, etc., parce que je n'écris pas un traité de pathologie externe. J'en ai dit assez pour répondre à ceux qui contestent les services rendus à la pratique par la doctrine de M. Pasteur et qui affectent de la traiter comme une curiosité scientifique.

III. **Hygiène**. — Sous l'impulsion des découvertes contemporaines, l'hygiène a pris un essor inconnu jusqu'ici et conquis une importance qu'on ne soupçonnait pas il y a un demi-siècle.

La prophylaxie des maladies contagieuses a changé de face. Les notions positives que la bactériologie nous a fournies sur l'évolution des agents infectieux, leurs conditions d'existence, la résistance de leurs spores, leurs voies de transmission et les moyens de les détruire ont déjà modifié profondément les mesures sanitaires et amèneront, dans un avenir prochain, des réformes plus sérieuses encore. Le vieil arsenal des lazarets, des quarantaines et des cordons sanitaires est appelé à céder la place à un ensemble de mesures internationales, où l'assainissement et la désinfection tiendront plus de place que la séquestration et l'isolement. Mais ces questions-là seront étudiées dans le livre consacré à l'hygiène internationale.

Le même progrès s'est fait remarquer dans les mesures préventives appliquées aux maladies contagieuses indigènes. On comprend aujourd'hui que, pour en arrêter les ravages, il faut empêcher leurs germes de se répandre et de se multiplier. Du moment où l'on sait que chaque malade est un foyer d'élaboration pour les microbes, qu'ils sont transportés au loin par les croûtes, les squames des maladies éruptives, par les fausses membranes de la diphtérie, etc., la nécessité d'isoler ces maladies s'impose, ainsi que celle de nettoyer et de désinfecter les locaux qu'ils ont habités, les linges, les vêtements à leur usage, les objets de literie qui leur ont servi.

Les études bactériologiques, en nous apprenant que les bacilles de la fièvre typhoïde et du choléra ont habituellement l'eau pour véhicule et le tube digestif pour voie d'introduction, nous ont montré l'indispensable nécessité de fournir aux populations des eaux potables et de bonne qualité et de les préserver de toute souillure. Enfin elles ont prouvé que la propreté était de tous les moyens prophylactiques le plus rationnel. L'hygiène l'a toujours enseigné, mais la bactériologie est venue donner à ses conseils la sanction expérimentale qui lui manquait, en montrant avec quelle facilité les microbes pathogènes pullulent et se multiplient sur les fumiers, dans la boue et les ordures des grandes villes. Nous savons aujourd'hui, et personne n'en doute, que les maladies épidémiques ne s'implantent pas dans les villes bien entretenues, abondamment pourvues d'eau et dont la voirie est bien surveillée, que les populations soucieuses de la propreté de leurs demeures, de leurs édifices publics et de leurs personnes, n'ont pas à les redouter.

Ce sont encore les doctrines microbiennes qui nous ont appris à nous défier des aliments et des boissons qui peuvent recéler des germes infectieux. Enfin, elles nous fourniront probablement un jour des moyens plus directs de nous soustraire aux maladies contagieuses, et c'est le dernier point de vue sous lequel il me reste encore à les envisager.

§ 7. — Inoculations préventives.

Les injections prophylactiques auxquelles j'ai fait allusion à la fin du dernier paragraphe ont produit chez les animaux des résultats merveilleux et incontestés; mais, chez l'homme, on n'en est encore qu'aux espérances. M. Pasteur n'a encore pu appliquer ses procédés de vaccination qu'à la rage après morsure et c'est une maladie qui nous vient des animaux. Des tentatives ont cependant été faites dans d'autres sens, mais nous ne sommes pas encore bien fixés sur les résultats qu'elles ont produits. La fièvre jaune et le choléra ont eu, sous ce rapport, le privilège d'attirer l'attention publique.

I. **Fièvre jaune.** — La fièvre jaune est devenue, comme on le sait, endémique au Brésil, et chaque année elle y fait de nombreuses victimes. En 1883, le docteur Ch. Finlay, convaincu que les moustiques étaient les agents de sa transmission, eut l'idée de s'en servir pour opérer l'inoculation préventive. Après en avoir recueilli plusieurs dans un lieu sain, il fit piquer par l'un d'eux un malade atteint du *vomito negro*; puis il transporta l'insecte contaminé loin de la ville, dans une ferme occupée par les pères jésuites et dans laquelle la fièvre jaune ne s'était pas montrée depuis sept ans. L'un de ces religieux, récemment arrivé d'Europe, consentit à se laisser piquer par le moustique empoisonné. Il eut un peu de fièvre, mais il se rétablit au bout de 7 jours et put ensuite vivre à la Havane, au milieu des malades atteints par le fléau, sans en ressentir les atteintes. Je ne sache pas qu'il ait été donné suite à cette expérience; en tout cas, la méthode ne s'est pas généralisée (1).

Il n'en a pas été de même de celle du docteur Domingos Freire. En 1884, il crut, comme je l'ai dit précédemment, avoir découvert le parasite de la fièvre jaune. Il l'inocula à des lapins et à des cochons d'Inde, et, satisfait du résultat, il eut la hardiesse d'agir sur l'homme lui-même, en s'entourant des précautions que je vais indiquer.

(1) Voyez : *Chronica medica de la Habana*, nᵒˢ 2 et 3, 1884, et *Archives de médecine navale*, nᵒˢ de janvier, d'avril 1883 et de mai 1884.

La fièvre jaune est, comme on le sait, soumise à l'influence de la température et de la saison. C'est une maladie de l'hivernage, qui règne au Brésil depuis février jusqu'en juin et s'éteint en juillet pour se réveiller l'année suivante. M. Domingos Freire remarqua que, lorsqu'il inoculait son microbe aux cochons d'Inde, pendant la belle saison, il ne déterminait qu'une fièvre légère, à la condition que les animaux fussent laissés en liberté, tandis qu'ils succombaient promptement lorsqu'on les maintenait dans une étuve à 38° ou 40°. Il en conclut qu'il serait possible de déterminer chez l'homme une fièvre jaune atténuée, mais susceptible de conférer l'immunité, en opérant pendant la belle saison. Il s'enhardit alors et, le 30 mars 1884, il m'écrivait de Rio-Janeiro qu'il avait déjà pratiqué 400 vaccinations. Ces résultats ont été attestés par un savant français, M. Rebourgeon, directeur de l'École vétérinaire de Rio-Grande, élève de M. Pasteur et initié à ses procédés. M. Rebourgeon vérifia les expériences du docteur Freire et se déclara partisan de sa méthode.

L'enthousiasme de notre compatriote n'est pas partagé par les médecins de Rio-Janeiro. Ils regardent presque tous les pratiques du docteur Freire comme dangereuses, et ils ont refusé de leur donner leur approbation. En rendant compte à l'Académie de médecine des travaux de ce confrère, j'ai fait toutes mes réserves sur la question (1). Je les ai reproduites dans mon *Traité d'hygiène sociale;* mais, après avoir lu cet ouvrage, M. Domingos Freire m'a adressé une série de documents qui me semblent de nature à être pris en considération.

D'après le silence qu'il avait gardé, depuis quatre ans, à mon égard, après m'avoir promis de me tenir au courant du résultat de ses vaccinations, j'étais disposé à croire qu'il y avait renoncé; mais je vois qu'il a continué à s'y livrer avec une ardeur et un succès croissants, du moins si l'on s'en rapporte à ses statistiques (2).

En 1885, il a pratiqué 3051 vaccinations et 3473 en 1886, ce qui donne, pour ces deux années, un total de 6524 personnes vaccinées. L'atténuation du virus et sa régénération s'obtiennent par des procédés imités de ceux de M. Pasteur et dont la description m'entraînerait trop loin (3). L'inoculation se fait en une seule fois, par l'injection, sous la peau du bras, de quelques gouttes du liquide contenant le virus atténué. Jamais il n'est survenu d'accident local, par le fait de la piqûre, jamais l'absorption du liquide n'a produit d'autres phénomènes généraux que ceux qui caractérisent la fièvre jaune mitigée, c'est-à-dire une courte fièvre,

(1) Jules Rochard, Rapport sur une note de M. le Dr Domingos Freire, intitulée : *Études expérimentales sur la contagion de la fièvre jaune* (*Bulletin de l'Académie de médecine*, séance du 6 mai 1884).

(2) *Statistique des vaccinations pratiquées avec la culture atténuée du microbe de la fièvre jaune*, par le Dr Domingos Freire. Paris, 1887.

(3) Voyez : *Notice sur la régénération de la virulence des cultures atténuées du microbe de la fièvre jaune*, par le Dr Domingos Freire. Rio-de-Janeiro, 1886.

une diarrhée, un simple malaise *de nature essentiellement amarile*, dit le professeur de Rio.

Quant à l'immunité, il la croit démontrée par les résultats suivants : Sur les 6 524 personnes vaccinées en 1885 et en 1886, on n'a compté que 8 décès par fièvre jaune, ce qui donne, une proportion de 1,22 pour 1000, tandis que cette maladie a fait, dans le même laps de temps, 1 667 victimes dans la population de Rio-Janeiro, qui s'élève à 160 000 habitants à peu près, ce qui donne 10,41 décès pour 1000. La mortalité a donc été près de dix fois moindre parmi les personnes qui se sont confiées au docteur Domingos Freire, et cependant sa clientèle s'est composée presque exclusivement d'Européens récemment arrivés au Brésil et par conséquent dans les conditions les plus favorables pour contracter la fièvre jaune. Si la comparaison avait pu s'établir entre les nouveaux venus vaccinés et ceux qui ne l'étaient pas, la différence aurait probablement été plus grande. Le docteur Freire, enhardi par les succès obtenus par M. Pasteur sur des sujets mordus par des chiens enragés, l'a imité sur des personnes déjà atteintes par la fièvre jaune. Sur sept cas dont il donne l'observation détaillée, il a obtenu sept succès, en employant, comme unique moyen de traitement, l'injection sous-cutanée des cultures atténuées du microbe de cette maladie.

Les statistiques que j'ai mentionnées plus haut ont été dressées avec soin. Des tableaux séparés donnent le chiffre des vaccinations par nationalité, par âge, par province et, pour la ville de Rio-Janeiro, ils indiquent la durée du séjour dans le pays des étrangers qui se sont soumis à l'opération et jusqu'à leur adresse. Il est impossible de considérer cette statistique comme non avenue ; mais elle est insuffisante pour trancher la question, en présence des résultats négatifs que MM. Gibier et Sternberg ont obtenus et que nous avons mentionnés en parlant des recherches auxquelles le microbe de la fièvre jaune a donné lieu. M. Gibier ne s'est pas occupé des vaccinations, mais il n'en est pas de même du docteur Steinberg qui se montre très positif à leur égard : « Rien ne démontre, dit-il, l'efficacité prophylactique des inoculations pratiquées par M. D. Freire. » Puis il s'efforce de prouver, en analysant ses statistiques, qu'elles sont loin d'être aussi probantes qu'il le dit. La question, comme je l'ai dit plus haut, reste encore indécise. Peut-être sera-t-elle éclairée par les nouvelles recherches de M. P. Gibier.

II. **Choléra.** — L'inoculation préventive du choléra a aussi son histoire, mais elle n'est pas aussi scientifique et elle a donné lieu à des faits regrettables. C'est en Espagne qu'ils se sont produits, et il n'est pas permis de les passer sous silence, parce qu'ils portent avec eux un enseignement.

Personne n'a oublié les ravages que le choléra a faits en Espagne en 1885. Dans les premiers mois de cette année calamiteuse, on apprit en France qu'un médecin catalan, le docteur J. Ferran de Tortosa, se livrait à l'inoculation préventive du choléra et qu'il l'avait pratiquée sur une foule de personnes, parmi lesquelles on comptait des médecins. Le docteur Ferran avait fait quelques études préalables sur la bactériologie du choléra. Il les avait fait connaître dans le *Siglo medico* (1) et dans une note adressée à l'Académie des sciences. Il avait, disait-il, réussi à inoculer le choléra à des cobayes, en leur injectant sous la peau un bouillon alcalinisé et ensemencé avec des selles cholériques. Le sang, recueilli au voisinage de la piqûre, reproduisait la maladie sous une forme extrêmement atténuée, mais elle n'en conférait pas moins l'immunité (2). Ces assertions étaient appuyées sur des observations microscopiques relatives à l'évolution du microbe auquel il avait donné le nom de *Perinospora Ferrani*.

Le moment était opportun pour faire une découverte de ce genre. La violence de l'épidémie semait partout l'épouvante et, de tous les côtés, on venait se mettre entre les mains du docteur Ferran, dont la réputation se répandit dans l'Europe tout entière. En France, cette nouveauté excita plus d'étonnement que d'enthousiasme ; toutefois, comme elle se présentait sous une apparence scientifique et qu'elle pouvait être la première application des découvertes de M. Pasteur à la pathologie humaine, on pensa qu'il convenait d'aller l'étudier sur place. Une commission fut nommée par le ministère du commerce, sur la proposition du comité consultatif d'hygiène ; le président de ce comité, le professeur Brouardel, en prit la direction et elle partit de Paris le 27 juin 1885 (3).

Elle était de retour à Paris le 5 juillet, après avoir complètement échoué dans sa mission, grâce à la mauvaise volonté de M. Ferran qui avait refusé, de la manière la plus absolue, de lui fournir les renseignements nécessaires, trouvant inutile de divulguer un procédé dont le monopole lui assurait de si beaux bénéfices. Il faisait en effet payer ses vaccinations de 5 francs à 14 fr. 50, suivant la qualité du personnage et, comme l'enthousiasme allait grandissant avec l'épidémie, la foule assiégeait le domicile de l'opérateur. Les médecins français purent constater toutefois le dénuement complet de son laboratoire, l'insuffisance de son appareil instrumental, ainsi que l'absence complète des précautions les plus élémentaires, dans la conservation du liquide de culture et dans la pratique des injections.

Nos confrères se sont montrés aussi prudents que modérés dans leur rapport au ministre (4). Après avoir rendu compte de leur mission et

---

(1) *El Siglo medico*, n° de décembre 1884, p. 822.
(2) *Comptes rendus de l'Académie des sciences*, 13 avril 1885, p. 959.
(3) La mission française se composait de MM. Brouardel, Charrin et Albarran Joachim. Déjà le ministre du commerce avait envoyé sur les lieux le Dr Paul Gibier, sur la demande de M. Bouley, président de l'Académie des sciences.
(4) *Rapport sur les essais de vaccination cholérique entrepris en Espagne*, par M. le Dr Ferran, présenté au ministre du commerce par MM. Brouardel, Charrin et Albarran. Paris, 1885.

des difficultés qu'ils avaient rencontrées, ils terminaient en rappelant les hésitations de Jenner et celles de M. Pasteur, lorsqu'il s'était agi de passer de la théorie à l'application, et en insistant sur la nécessité de procéder en pareil cas avec rigueur et honnêteté. M. Ferran, ajoutaient-ils, ne semble pas avoir compris l'importance de ces principes. Il a abandonné trop tôt le terrain des expérimentations et des études scientifiques, pour entrer dans ce qu'il appelle la *pratique*.

Le docteur E. Van Ermengein, de Bruxelles, envoyé en Espagne par le gouvernement belge, à la même époque, en avait rapporté la même conviction et son rapport se terminait par des conclusions semblables(1).

Cependant les inoculations pratiquées par M. Ferran n'avaient paru dangereuses ni aux médecins français ni au docteur belge. La commission de Madrid les avait également considérées comme inoffensives, et le ministre de l'Intérieur, M. Romero-Robledo, qui les avait interdites au début, avait fini par les autoriser, à la condition qu'elles se feraient sous les yeux d'un membre de l'Académie de médecine de Madrid. M. Ferran, que ce contrôle ne gênait guère, continuait paisiblement le cours de ses fructueuses opérations, lorsque les accidents survenus à Cambrils vinrent ouvrir les yeux, de tout le monde, sur la prétendue innocuité de ses pratiques.

Cambrils est une petite localité maritime située entre Tortosa et Tarragona. Le choléra y avait éclaté dans les premiers jours de septembre 1885 ; mais il n'avait envahi que la ville basse et on n'y trouvait plus que des convalescents, lorsque le docteur Ferran y arriva. Du jour où ses inoculations commencèrent, le fléau apparut dans la ville haute. Le 15 septembre, on comptait déjà 12 décès dont 8 parmi les personnes inoculées. De plus, des accidents formidables de septicémie s'étaient déclarés chez plusieurs de celles-ci et, à cette même date, on avait été obligé d'amputer le bras à huit d'entre elles et les deux bras à une neuvième. On devait le lendemain pratiquer deux autres amputations. Ces faits désastreux furent portés à la connaissance du public, par une correspondance de Cambrils adressée au *Diario de Tarragona*, insérée dans son numéro du 15 septembre et reproduite dans l'*Union médicale*(1). Ils mirent fin à la triste campagne entreprise par le docteur Ferran et le temps l'a fait oublier.

De ces mécomptes, on ne peut légitimement tirer qu'une conclusion, c'est celle que M. Brouardel en a déduite. La probité scientifique et l'honnêteté professionnelles font un devoir d'agir, en pareille matière, avec une prudence, une rigueur et une circonspection irréprochables. On n'est en droit de se livrer sur l'homme à de semblables pratiques

---

(1) *Rapport sur le système d'inoculation anticholérique du Dr Ferran*, présenté à M. le ministre de l'intérieur et de l'instruction publique, par M. le Dr Van Ermengein, de Bruxelles (*Moniteur belge, Journal officiel* du 13 juillet 1885).

(1) *Union médicale*, 1885, n° 136, p. 553.

qu'après avoir pris toutes les garanties imaginables et quand il ne peut plus rester le moindre doute dans l'esprit.

La question si fâcheusement dévoyée a depuis cette époque été reportée sur le terrain scientifique qu'elle n'aurait pas dû quitter, par un jeune savant russe, le docteur Gamaleïa. Elève de M. Pasteur et initié à ses méthodes, il s'est inspiré des expériences de son maître sur le virus rabique, pour tenter d'arriver, par la même voie, à la vaccination anticholérique.

Après avoir reconnu, comme le professeur Koch, que les cultures ordinaires du bacille cholérique n'étaient douées que d'une virulence très faible pour le cobaye, il s'est demandé s'il ne serait pas possible de la renforcer, en faisant passer le bacille par le corps d'animaux d'espèce différente, et il a annoncé y avoir réussi, en le portant sur le pigeon, après un passage par le cobaye. Le professeur Koch avait échoué si souvent en essayant d'inoculer le choléra aux animaux qu'il y avait renoncé ; les savants français de la mission égyptienne n'ont réussi qu'une fois sur une poule ; M. Gamaleïa, au contraire, à l'aide du procédé indiqué plus haut, déclare qu'il tue les pigeons à coup sûr, et que le microbe apparaît dans le sang de ceux qui ont succombé. Après quelques passages, le sang serait, d'après lui, devenu tellement virulent, qu'il suffirait d'une ou deux gouttes pour tuer les pigeons frais dans l'espace de huit à douze heures, et qu'il en faudrait moins encore pour faire périr les cobayes.

M. Gamaleïa a dit de plus que ce virus, si promptement mortel, devenait sans effet sur les pigeons, lorsqu'on leur avait au préalable inoculé une culture ordinaire non virulente du choléra. Cette dernière aurait donc pour effet de procurer l'immunité.

Le virus de passage, dit l'expérimentateur russe, conserve encore son activité protectrice lorsqu'on a tué tous les microbes qu'il contient, en le chauffant à 120°, pendant vingt minutes. Il la doit donc, d'après lui, à une substance chimique analogue à celle qui procure l'immunité contre le charbon, et qu'il est possible de doser avec exactitude, afin de n'en inoculer que la quantité rigoureusement nécessaire.

C'est M. Pasteur qui a rendu compte de ces faits à l'Académie de médecine, en lui donnant lecture de la note qu'il avait reçue de M. Gamaleïa (1). Tout en rendant hommage au savoir et à la probité scientifique de son élève, il s'est bien gardé de se porter garant de faits qu'il n'avait pas pu contrôler et qui lui inspirent encore des doutes. M. Gamaleïa se propose d'aller poursuivre ses expériences dans les pays où le choléra est en permanence et de faire sur lui-même la recherche de la dose inoffensive et suffisante pour la vaccination humaine.

(1) Note de M. Gamaleïa sur la vaccination préventive du choléra asiatique, lue à l'Académie de médecine par M. Pasteur, le 21 août 1888 (*Bulletin de l'Académie de médecine*, t. XIX, p. 306).

III. **Vaccinations antirabiques.** — Dans l'étude du virus rabique et de son atténuation, M. Pasteur a suivi une voie tout à fait différente de celle dans laquelle il avait marché jusqu'alors. Lorsqu'il s'était agi du choléra des poules et du charbon, il avait commencé par déterminer le microbe, par l'isoler et en obtenir des cultures pures ; puis il en avait atténué la virulence, au degré nécessaire pour produire une maladie incapable de causer la mort et cependant suffisante pour conférer l'immunité. Dans la prophylaxie de la rage, il a procédé tout autrement. N'étant pas encore parvenu à découvrir le microbe (1) et ne pouvant par conséquent pas en injecter une culture, c'est la moelle rabique elle-même à laquelle il a eu recours pour ses inoculations, après en avoir atténué la virulence. Les injections de plus en plus actives qu'il pratique, à intervalles réguliers, ne produisent aucun trouble dans l'économie, ne déterminent aucun symptôme qui rappelle de près ou de loin la formidable maladie dont elles doivent conférer l'immunité. Enfin ces inoculations ne sont pas préventives de l'infection, puisqu'elles ne se pratiquent qu'après morsure. Elles constituent par le fait un moyen curatif.

Il s'agit par conséquent ici d'une méthode nouvelle, sans analogues dans le passé, mais basée sur une expérimentation si complète, sur des déductions si légitimes, que le succès qui a couronné cette tentative hardie n'a pas trop étonné le public médical habitué par M. Pasteur à de semblables surprises. Ce dernier était depuis longtemps hanté par la pensée de ce redoutable problème lorsqu'il l'aborda. C'était en 1880, au lendemain de ses grandes expériences sur le charbon et les autres épizooties ; il lui tardait de transporter sa méthode sur le terrain de la pathologie humaine ; mais il lui fallait trouver une maladie où l'expérimentation conservât toute son autorité, toute sa puissance et par conséquent qui fût commune à l'homme et aux animaux. La rage lui offrait tous ces avantages, c'est à elle qu'il s'arrêta. C'est sur elle, qu'avec l'aide de M. Roux il fit une série d'expériences logiquement conduites jusqu'à la vaccination.

Le 10 décembre 1880, le docteur Lannelongue lui signala un cas de rage, survenu chez un enfant de cinq ans, mordu au visage, un mois auparavant et qui était mourant dans son service. Quatre heures après le décès, on recueillit les mucosités du palais chez cet enfant, on les délaya dans un peu d'eau, on les inocula à deux lapins qui moururent en trente-six heures et dont la salive, injectée de la même façon chez d'autres lapins, les fit périr de la même manière (2).

---

(1) D'autres expérimentateurs ont cru l'avoir trouvé. Hermann Fol a annoncé à l'Académie des sciences, au mois de décembre 1885, qu'il avait découvert, dans les moelles rabiques, des microcoques mesurant environ $0\,\mu,2$ et qui cultivés et inoculés ont transmis la rage. Babès dit également s'être convaincu qu'il existe, dans la moelle et le cerveau rabiques, un microbe rond de $0\,\mu,5$ à $0\,\mu,8$, dont la culture pure, à la 2e et 3e génération, donne la rage aux animaux chez lesquels on l'inocule (Cornil et Babès, *loc. cit.*).

(2) Dans ces premières expériences, M. Pasteur eut pour aide l'infortuné Thuillier

M. Pasteur examina le sang de ces lapins au microscope et il y trouva un microbe spécial, facile à cultiver et dont les cultures successives firent périr d'autres lapins. Comme la mort survenait en un ou deux jours et que l'inoculation de la rage est beaucoup plus longue chez le lapin, M. Pasteur ne crut pas avoir trouvé le microbe de la rage. Pour lui, le petit organisme qu'il venait de découvrir n'était qu'un compagnon du virus rabique. Il en eut la preuve, en retrouvant le même microbe, dans la salive d'enfants morts de maladies communes et même dans celle d'adultes bien portants. Vulpian, de son côté, après avoir reconnu le microbe nouveau dans le laboratoire de M. Pasteur, avait provoqué la mort chez des lapins, en leur injectant sous la peau la salive normale d'individus sains. La découverte de ce microbe ne constituait donc pas un progrès dans l'étude de la rage ; elle avait seulement fait dévier la question qui restait tout entière.

M. Pasteur s'y prit d'une autre façon. Renonçant provisoirement à la recherche du microbe, il étudia la façon dont la rage se transmet; il rechercha les moyens de la donner à coup sûr et de la faire apparaître à époque fixe. Il s'agissait de constater d'abord s'il était vrai, comme on le professait alors, que le virus rabique n'existât que dans la bave de l'animal. Il inocula sous la peau, à des lapins et à des chiens, diverses parties du cerveau d'un chien mort enragé et tous ces animaux furent atteints de la maladie, dans les délais habituels. C'était un premier fait important acquis à la science et une première erreur dissipée. De plus, M. Pasteur acquérait ainsi de grandes facilités pour poursuivre ses expériences, attendu que la bave est toujours impure, qu'elle renferme, comme nous l'avons vu, un microbe salivaire doué d'une grande puissance et qu'elle perd sa virulence en vingt-quatre heures, tandis que la présence du virus dans l'encéphale le met à la disposition de l'expérimentateur, dans un grand état de pureté et sous une forme qui permet de le conserver longtemps.

Ce premier problème résolu, il en surgissait tout naturellement un autre. Il fallait savoir si le virus rabique a besoin pour agir de passer par les voies de la circulation, ou si l'on peut le porter directement au contact des centres nerveux sur lesquels il paraît concentrer son action et dans lesquels on vient de le puiser. Pour constater le fait, il pratiqua, sur un chien chloroformé, une trépanation à la faveur de laquelle on glissa sous la dure-mère, préalablement incisée, une parcelle du bulbe d'un chien mort de la rage. Au bout de quelques jours, l'animal expérimenté fut atteint de cette maladie et mourut dans les convulsions. Les essais se multiplièrent et donnèrent tous les mêmes résultats. Tout

qui est mort à Alexandrie en 1883, dans le cours de la mission dont il faisait partie, avec MM. Straus et Roux et qui avait été envoyée en Égypte, à la demande de M. Pasteur, pour étudier le choléra.

chien trépané et inoculé de cette façon succomba dans le cours d'une période qui atteignait rarement vingt jours.

On était donc en possession d'une méthode qui permettait d'abréger notablement la durée de l'incubation et de donner la rage à coup sûr. Ces expériences prouvaient d'un autre côté que la rage est une maladie des centres nerveux et que le microbe encore inconnu qui la cause a pour milieu de culture par excellence l'encéphale, la moelle et les nerfs. Les différences considérables de symptômes qui s'observent dans les différents cas de rage s'expliquent par des localisations accidentelles dans tel ou tel département du système nerveux. Enfin M. Pasteur et ses élèves reconnurent qu'on déterminait la rage sur les chiens aussi sûrement et presque aussi vite, par une injection intra-veineuse de la matière rabique, que par la trépanation.

Après ces constatations successives, il était possible de se rendre compte de ce qui se passe dans l'économie, à la suite de la morsure d'un chien enragé. Le virus rabique, dilué dans la bave, est porté par la dent de l'animal dans les tissus de la personne mordue ; il pénètre par la voie sanguine ou lymphatique ou par la gaine des nerfs, jusque dans le cerveau, la moelle, ou le bulbe, s'y accumule et s'y cultive. Il envahit, peu à peu et de proche en proche, la substance nerveuse qui serait progressivement attaquée sur tous ses points, si la mort n'arrivait pas, lorsque le bulbe est atteint et que sa lésion détermine des désordres incompatibles avec la vie.

Devenu maître du virus rabique, M. Pasteur s'occupa des moyens d'en obtenir l'atténuation. Il n'était pas possible, comme je l'ai dit, de recourir aux méthodes ingénieuses qui avaient réussi pour le choléra des poules et pour le charbon ; mais, à défaut de bouillons de culture, on pouvait se servir du corps même des animaux. C'est dans ce sens que M. Pasteur dirigea ses recherches. M. Galtier avait déjà vu et décrit la rage chez le lapin, M. Pasteur reconnut à son tour qu'on pouvait communiquer la rage aux lapins comme aux chiens, en les trépanant et en leur introduisant, sous la dure-mère, une parcelle de moelle rabique. Il s'aperçut également qu'en faisant passer la rage d'un lapin à l'autre par le même moyen, on arrivait à diminuer de plus en plus la durée de l'incubation. Après vingt ou vingt-cinq passages successifs, elle ne dépasse pas huit jours ; après quatre-vingts, elle est réduite à sept. Il n'a pas pu aller au delà et, même aujourd'hui, où on approche de deux cents passages, l'incubation dure encore de six à sept jours. La fixité du virus était trouvée ; il ne restait plus qu'à découvrir le moyen de diminuer son activité.

On se souvient que le premier exemple d'atténuation qu'il lui avait été donné d'observer lui avait été fourni par le choléra des poules et que, pour affaiblir ce virus, il lui avait suffi de laisser les cultures qui le renfermaient, en contact avec l'air, pendant un temps suffisamment long. Il pensa que le même moyen pourrait lui réussir avec le virus de la rage et, après bien des essais, il adopta le procédé suivant : Dans une série de flacons, dont l'air était entretenu à l'état sec par des fragments de potasse déposés au fond, il suspendit des segments de la moelle d'un lapin mort de la rage, après l'incubation réglementaire de sept jours. La virulence de ces segments de moelle diminua progressivement jusqu'à s'éteindre tout à fait. M. Pasteur avait alors entre les mains la gamme complète de virulence qu'il cherchait; il ne restait plus qu'à s'assurer du pouvoir préservatif de ces produits gradués en les inoculant (1).

Après avoir délayé un fragment de chacune de ces moelles dans un bouillon stérilisé, on les injecta sous la peau des chiens, avec la seringue de Pravaz, en commençant par la moelle vieille de quinze jours et en remontant graduellement jusqu'à celle qui n'était mise en flaçon que depuis un jour. Le succès fut complet. Non seulement les chiens supportèrent ces inoculations progressives, sans devenir enragés; mais ils purent résister plus tard à l'inoculation des virus les plus virulents, faite par trépanation et aussi à la morsure des chiens enragés par lesquels on les fit mordre à belles dents. Il en fut de même des chiens qu'on fit mordre d'abord et qu'on inocula ensuite.

Lorsque ces expériences eurent été répétées assez souvent et à d'assez longs intervalles, M. Pasteur, qui jusqu'alors avait gardé le silence, provoqua la nomination d'une commission scientifique pour contrôler les faits. Il lui offrit une collection complète de chiens de tout âge réfractaires à la rage et qu'il conservait depuis longtemps.

Cinq ans s'étaient écoulés depuis que M. Pasteur avait commencé à s'occuper de ce sujet; les expériences avaient été cent fois répétées; les chiens rendus réfractaires étaient en sa possession depuis un temps dix fois plus long que les périodes d'incubation les plus longues; cependant M. Pasteur n'avait pas encore osé tenter l'expérience suprême, en vue de laquelle il avait déployé tant d'efforts et de talent. Un scrupule que tous les médecins comprendront l'avait toujours arrêté, lorsque, le 6 juillet 1885, un enfant de 9 ans, le petit Joseph Meister, fut amené à son laboratoire par sa mère et le propriétaire du chien qui l'avait mordu quarante-huit heures auparavant. Ils arrivaient d'Alsace, obéissant au conseil du docteur Weber de Villé qui les adressait à M. Pasteur. Les blessures que cet enfant portait aux membres inférieurs étaient si profondes qu'elles rendaient sa marche incertaine.

Il n'y avait plus à reculer M. Pasteur, au comble de l'angoisse, alla trouver Vulpian et M. Grancher son disciple et son ami, pour leur demander leur avis. Après avoir examiné les blessures du petit Joseph

____

(1) M. L. Pasteur, *Méthode pour prévenir la rage après morsure.* Communication faite à l'Académie de médecine le 27 octobre 1885 (*Bulletin de l'Académie*, t. XIV, p. 1431).

Meister, tous deux conseillèrent à M. Pasteur d'essayer sur cet enfant, presque condamné, la méthode qui lui avait constamment réussi sur les chiens. M. Grancher se chargea de la petite opération. Les inoculations furent faites dans l'ordre et suivant le rythme suivi sur les animaux (1). Le 27 juillet, le petit Meister retourna en Alsace, et ce fut le 26 octobre seulement que M. Pasteur, rassuré sur son tort, rendit compte à l'Académie des sciences de la série des recherches auxquelles il se livrait depuis cinq ans et du succès de ce qu'il appelait modestement une tentative heureuse. Quatre ans se sont écoulés depuis et la bonne santé de Joseph Meister ne s'est pas démentie.

Après le petit Alsacien, le premier sujet qui se présenta au laboratoire de la rue d'Ulm fut un jeune berger du Jura nommé Jupille. Il avait été mordu par un chien enragé qu'il avait aperçu courant sur un groupe d'enfants et au-devant duquel il s'était courageusement jeté, son fouet à la main. Il était parvenu à terrasser l'animal, à lui lier la gueule avec son fouet et à l'assommer à coups de sabot; mais il était criblé de morsures et l'accident remontait à six jours. M. Pasteur pensa qu'il était encore temps d'agir et qu'il pouvait gagner de vitesse la rage dont la période d'incubation est beaucoup plus longue après morsure qu'à la suite des inoculations méthodiques. Il fut bien inspiré, car Jupille s'en retourna dans son pays comme Meister, et depuis il a été comme lui complètement indemne de tout accident.

Ces deux faits, le dernier surtout, eurent un grand retentissement. L'attention publique s'était portée sur le laboratoire de la rue d'Ulm. Les gens mordus y arrivaient de toutes parts ; on ne s'était jamais douté jusqu'alors que les chiens enragés fissent tant de victimes. Le premier insuccès se produisit au milieu de cet encombrement. Il eut pour sujet une petite fille de 10 ans, Louise Pelletier, qui se présenta le 9 novembre 1885. Elle avait été mordue, trente-sept jours auparavant, par un gros chien de montagne. Ses blessures étaient larges, multiples et profondes. Celle de la tête surtout avait décollé le cuir chevelu dans une grande étendue. On eût dit que la pauvre enfant avait été scalpée. Le temps qui s'était écoulé depuis les morsures, la gravité de celles-ci, ne laissaient guère d'espoir de succès. En intervenant dans un cas à peu près désespéré, on s'exposait à compromettre la méthode, car un échec pouvait ébranler la confiance qu'elle commençait à inspirer et éloigner du laboratoire des personnes qui auraient pu y trouver le salut. M. Pasteur pensa qu'il n'était pas permis de reculer devant de pareilles considérations : « N'aurais-je qu'une chance sur dix mille de sauver cette enfant, je dois tout tenter, se dit-il », et il commença les inoculations. Il n'est pas un médecin qui ne l'ait approuvé d'avoir fait passer le sentiment de l'humanité avant la question scientifique. Le traitement

(1) Communication de M. L. Pasteur à l'Académie de médecine, séance du 27 octobre 1885 (*Bulletin de l'Académie,* t. XIV, p. 1434).

était achevé; l'enfant avait repris ses occupations, on commençait à entrevoir une espérance, lorsque l'horrible maladie se déclara et Louise Pelletier succomba le 3 décembre (1).

Cet insuccès produisit l'effet prévu. Les journaux s'en emparèrent pour attaquer et calomnier la méthode et il y eut un mouvement de réaction dans l'opinion publique. Cependant, la clientèle du laboratoire ne diminua pas un instant. Les personnes mordues continuèrent à affluer de tous les coins de la France et de tous les pays de l'Europe. Il en vint même de l'Amérique et du Brésil, malgré la longueur de la traversée. Ils arrivaient par bandes de quinze et de vingt à la fois. C'était souvent des indigents que M. Pasteur hébergeait. Ils s'entassaient dans les hôtels du voisinage, venaient le matin au laboratoire subir leurs inoculations et s'en retournaient satisfaits.

M. Pasteur n'avait pas encore eu l'occasion d'appliquer sa méthode sur des personnes mordues par des loups enragés, lorsqu'au mois de mars 1886, il lui arriva, de Smolensk, dix-neuf paysans russes qui avaient été littéralement déchirés par un de ces animaux, quinze jours auparavant. La morsure du loup est beaucoup plus dangereuse que celle du chien, parce qu'il s'acharne sur sa victime et qu'il la sature pour ainsi dire de virus; aussi la mort est-elle la règle, tandis qu'après les morsures du chien elle est l'exception.

Les Russes venus de Smolensk étaient horribles à voir, tant leurs visages avaient été lacérés. Abandonnés à eux-mêmes, il en serait probablement mort seize ou dix-sept. D'une autre part, les blessures remontaient à quinze jours déjà et l'incubation devait être courte, à en juger par leur profondeur et leur étendue. Malgré ces conditions défavorables, M. Pasteur les soumit à son traitement. Sur les dix-neuf victimes, il n'en mourut que trois, ceux dont les blessures étaient les plus graves, et ils succombèrent avant la fin du traitement. On retrouva, dans le crâne d'un de ces malheureux, une des dents du loup qui s'y était brisée. « Lorsque les seize guéris franchirent pour la dernière fois la porte du laboratoire, ils éprouvaient, dit l'historiographe de M. Pasteur, une vénération aussi religieuse que s'ils avaient franchi la porte du Kremlin (2). Leur arrivée dans leur pays fit sensation, tant on s'attendait peu à les voir revenir vivants en si grand nombre. Pour les médecins russes, la question était tranchée. Aussi, des instituts analogues à celui de M. Pasteur furent immédiatement fondés dans les principales villes de l'Empire.

M. Pasteur s'était demandé toutefois s'il n'aurait pas pu sauver ces trois Moscovites en agissant avec plus d'énergie et de promptitude. Cette considération le conduisit à adopter une méthode plus active, pour

____

(1) Pour l'exposé détaillé de ces faits particuliers, voyez l'ouvrage de M. Valléry Radot intitulé : *Histoire d'un savant par un ignorant.*

(2) Valléry Radot, *loc. cit.*, p. 409.

les cas graves tels que les morsures de loup et celles qui siègent à la tête. Jusqu'alors il avait procédé avec lenteur, débutant par des moelles de 14 jours, ne faisant qu'une piqûre par 24 heures et mettant ainsi 10 à 11 jours pour arriver à la moelle du quatrième et du troisième jour, qu'il ne dépassait pas. Afin d'atteindre plus rapidement les moelles virulentes dont l'action préservatrice est prédominante, et pour gagner la maladie de vitesse, il prit le parti de commencer, dans les cas graves, par la moelle de 12 jours et de faire trois inoculations par jour, pour arriver, le cinquième, à la moelle de 24 heures. Cette méthode intensive lui a donné les meilleurs résultats.

Pendant ce temps, les personnes mordues continuaient à affluer au laboratoire. En 1886, on en vaccina 2 682 à raison de 15 à 20 piqûres par personne. Il devenait indispensable de disposer d'un organe spécial pour rendre compte de toutes ces opérations, dont la comptabilité était tenue avec un soin et une régularité qu'on ne rencontre pas toujours dans les actes des savants. C'est alors que M. Duclaux, professeur de chimie biologique à la Sorbonne, fonda les *Annales de l'institut Pasteur*. Elles commencèrent à paraître en janvier 1887.

La vaccination antirabique n'avait pas reçu du public médical l'accueil enthousiaste qui avait salué les autres découvertes du même auteur. Les premiers insuccès ébranlèrent les sceptiques et enhardirent les contradicteurs. On vit alors se produire une certaine opposition dans la presse médicale, et quelques rares dissidents attaquèrent la nouvelle doctrine au sein même l'Académie de médecine. Nous assistâmes à deux discussions très vives, l'une au mois de janvier, l'autre au mois de juillet 1887 (1). Je me hâte d'ajouter que l'immense majorité des médecins a toujours été favorable aux idées de M. Pasteur. Il a eu de plus, pour le soutenir dans la lutte, des savants de premier ordre comme Vulpian, qui l'a défendu jusqu'à sa mort, comme MM. Chauveau, Charcot et Brouardel qui lui ont prêté, en toute occasion, l'appui de leur autorité, sans compter un grand nombre de médecins moins illustres, mais tout aussi convaincus, qui n'ont jamais laissé passer une occasion de manifester leur admiration pour ses découvertes et leur confiance dans sa méthode (2).

L'adhésion des médecins étrangers est venue successivement l'encourager dans ses efforts. C'est d'abord la commission anglaise composée des savants les plus autorisés de la Grande-Bretagne, envoyés à Paris pour y suivre les opérations du laboratoire de la rue d'Ulm. Très sceptiques et presque incrédules au début, ils sont repartis convaincus, après une longue et minutieuse enquête, et la commission a déclaré, par l'organe de son jeune et savant rapporteur, M. Horsley, que « M. Pas-

---

(1) *Bulletin de l'Académie de médecine*, t. XVI, p. 16, 28, 72 ; t. XVII, p. 6, 37.
(2) Grancher, discours à l'inauguration de l'institut Pasteur (*Bulletin médical*, 1888, supplément au n° 91).

teur avait découvert une méthode préventive de la rage comparable à celle de la vaccination contre la variole ».

A cette époque, il existait déjà, dans le monde entier, quinze instituts antirabiques ; il y en a plus de 20 aujourd'hui (1) et les savants qui les dirigent viennent, les uns après les autres, confirmer, par leurs résultats, ceux qu'on obtient à Paris. Le dernier en date est le Dr Bujwid, chef du laboratoire de Varsovie, qui est venu communiquer à l'Académie de médecine, le 20 novembre 1888, les succès remarquables qu'il a obtenus en recourant à la méthode intensive. Sur 370 personnes mordues par des chiens enragés, il n'a pas eu un insuccès, tandis que le traitement atténué lui avait donné 8 morts sur 193 inoculations. Élève du professeur Koch (de Berlin), M. Bujwid était aussi un incrédule, en arrivant à Paris. Les faits dont il a été témoin l'ont converti. Il en a été de même des médecins russes d'Odessa qui ont été convaincus par les résultats dont M. Gamaleïa les a rendus témoins.

Les statistiques produites par tous les instituts antirabiques se ressemblent. Celles qui ont été publiées élèvent à 3 883 le nombre des personnes vaccinées à l'étranger. Les inoculations faites par la méthode intensive ont donné de 0,58 à 1,60 pour 100 de mortalité ; celles qui ont été pratiquées d'après la méthode simple se sont parfois élevées au-dessus de 5 pour 100. En résumant toutes les vaccinations faites à l'étranger, on est loin d'arriver à un chiffre égal à celui des opérations qui ont été pratiquées au laboratoire de M. Pasteur et dont M. Grancher a donné les résultats le jour de l'inauguration de l'Institut. Le nombre des personnes traitées à Paris, pendant les années 1886, 1887 et le premier semestre de 1888, s'élève à 5374.

La mortalité moyenne a été, pour les trois années, de 1,07, en comprenant tous les cas de rage, même ceux qui sont survenus le lendemain de la piqûre ; mais il est absolument légitime de retrancher du nombre des insuccès les personnes atteintes par la maladie pendant les 15 jours qui suivent le traitement achevé. C'est là le temps qui s'écoule entre le moment où le virus rabique est mis en contact immédiat avec le cerveau du chien et celui où les premiers accidents éclatent. Il est logique d'en conclure que, chez ces personnes, le virus du chien qui les a mordus est déjà arrivé au cerveau, avant que le traitement ait acquis toute son efficacité par l'injection des moelles virulentes. En opérant cette défalcation, on arrive à un chiffre de mortalité qui ne dépasse pas 0,75, pour les trois années prises en bloc, et 0,35 pour l'année 1888, car le taux de la mortalité s'abaisse d'année en année.

(1) Il y a, en Russie, sept instituts antirabiques (Odessa, Saint-Pétersbourg, Moscou, Varsovie, Charkow, Samara et Tifflis) ; cinq en Italie (Naples, Milan, Turin, Palerme et Bologne) ; un à Vienne, un à Barcelone, un à Bucarest, un à Rio-Janeiro, un à la Havane, un à Buenos-Ayres ; enfin deux laboratoires sont en voie d'organisation à Chicago et à Malte (discours du professeur Grancher, *loc. cit.*).

La méthode de M. Pasteur peut être aujourd'hui jugée par ses résultats. Trois ans se sont écoulés depuis la première inoculation et 9 257 personnes l'ont aujourd'hui subie. Jamais en thérapeutique on n'a opéré sur un chiffre d'observations aussi imposant et le résultat est celui-ci : avant la vaccination antirabique, la mortalité moyenne parmi les personnes mordues était de 15,90 pour 100 (1). Depuis que la méthode est appliquée, elle n'est plus que de 1,07 et 0,75, en opérant la défalcation dont j'ai démontré la légitimité. Pour les personnes mordues à la tête, au visage, elle était de 80 à 88 pour 100; elle n'est plus que de 3,84 p. 100 et de 1,82 p. 100, si l'on écarte les morts survenues pendant la première quinzaine.

De semblables chiffres me paraissent de nature à porter la conviction dans tous les esprits impartiaux. Ils répondent, par l'évidence des faits, aux objections théoriques qu'on a pu faire au début à la méthode. La vaccination antirabique est sortie triomphante des épreuves par lesquelles elle a dû passer, et son triomphe a été consacré par l'ovation faite à son inventeur le 14 novembre 1888.

C'est à cette date qu'a été inauguré, devant les représentants les plus illustres de la science française et étrangère, l'institut qui porte aujourd'hui le nom de Pasteur et qui s'est élevé à la faveur d'une souscription dont le chiffre a dépassé deux millions et demi. La journée du 14 novembre 1888 restera dans le souvenir de tous ceux qui y ont assisté. C'est la plus belle fête qui ait jamais été donnée au génie, par la reconnaissance, et la joie de M. Pasteur a été complète, parce qu'il a pu y associer trois de ses collaborateurs qui ont reçu sous ses yeux la récompense de leur dévouement et de leur foi scientifique (2).

(1) C'est le chiffre donné par M. Leblanc, accepté par MM. Pasteur et Brouardel.
(2) A la fin de la séance, M. le président de la République a donné la croix d'officier de la Légion d'honneur à MM. Grancher et Duclaux, la croix de chevalier à M. Chantemesse, et les palmes d'officier d'Académie à M. Brébant.

CHAPITRE V

ÉPIDÉMIOLOGIE

Par M. Léon Colin.

ARTICLE I. — ÉPIDÉMIES EN GÉNÉRAL.

§ 1. — Acception du mot épidémie il y a peu d'années encore.

Le terme épidémie a eu, jusqu'en ces derniers temps, une signification plus restreinte et plus obscure qu'aujourd'hui. Il indiquait surtout et avant tout :

1° Le caractère occulte de la cause; 2° l'impossibilité d'une apparition sporadique de la maladie dans l'intervalle de ses phases épidémiques.

Différant des affections habituelles aux pays envahis, l'épidémie était ainsi un fait morbide surajouté à ces affections, mais sans liaison avec elles; elle offrait ce caractère, de provenir de causes ignorées, mais étrangères au sol et au climat.

Il ne s'agissait plus dès lors, quand on parlait d'épidémie, que de quelques fléaux accidentels qui interviennent exceptionnellement dans la mortalité des peuples. On écartait absolument du tableau ces maladies populaires de chaque jour qu'on a eu toujours quelque tendance à reléguer au second plan, relativement aux épidémies d'origine exotique.

Pour le public et pour nombre de médecins encore, il semble que rien n'est plus naturel, nous allions dire plus acceptable, que les pertes occasionnées par les maladies habituelles à la localité où l'on réside, tandis que l'épidémie importée seule mériterait d'être combattue.

Il y a là une erreur et un danger.

Une erreur, parce que le rôle des épidémies de provenance étrangère,

tout néfaste qu'il soit, est en général passager; parce que les maladies populaires, banales en un pays, diffèrent moins qu'on ne l'admet
de celles des pays voisins, et que telle endémie, revêtue d'un nom de
localité, en raison des ravages qu'elle y produit, est identique à celle
qui porte le nom d'une localité voisine ou éloignée; parce que l'histoire établit également que certaines maladies, aujourd'hui acclimatées
en nos pays, sont demeurées longtemps inconnues à ces pays, et
qu'en revanche des affections, autrefois banales chez nous, en sont actuellement exclues et circonscrites à des zones étrangères.

Un danger, parce que, ne songeant qu'à la prophylaxie des maladies
exotiques, on courbe la tête sous le joug des affections de chaque jour,
des endémies qui ruinent la vitalité des populations. On ne songe pas
à lutter, pour les éteindre ou les amoindrir, contre la misère et la malpropreté. On remet à combattre que le choléra, par exemple, réapparaisse et, en attendant cette réapparition tout éventuelle, on subit le
retour fatal de la fièvre typhoïde, des fièvres intermittentes, sans songer
à s'affranchir de ce tribut si lourd et si assuré.

L'épidémie, suivant cette même doctrine, n'existerait qu'à la condition de ne représenter aucune des affections habituelles d'un pays quelconque et d'être indépendante, dans sa généralisation, de tout mode
appréciable de transmissibilité. Dès lors la permanence, dans leurs
foyers d'endémicité, des fléaux pestilentiels de l'âge moderne : peste,
choléra, fièvre jaune, leur propagation, en rapport avec le commerce
des hommes, permettraient à peine de qualifier d'épidémiques leurs
expansions accidentelles sur une surface plus ou moins considérable
du monde. A plus forte raison, ne pourrait-on donner ce nom aux plus
redoutables recrudescences de la variole, comme celle à laquelle nous
assistions il y a vingt ans (1869 à 1872).

Si l'on réfléchit, en résumé, aux exigences de cette acception, on voit
combien peu de maladies mériteraient le nom d'épidémie. Il ne serait
plus applicable, en effet, qu'à un groupe si minime du cadre nosologique, que nous y chercherions peut-être en vain un type dans les
affections actuellement existantes, et qu'il faudrait exhumer du passé
quelque rare fléau, comme la peste noire, pour lui trouver les conditions
de nouveauté, d'étrangeté, de direction fatale, d'indépendance absolue
des relations humaines, et enfin d'universalité, qui seraient les caractères obligés des épidémies proprement dites.

En revanche, on donnerait ce nom, dénié aux maladies les plus
graves, sait-on à quelle affection? A la grippe, dont les expansions
offrent en effet des caractères remarquables de pandémicité et d'indépendance des lieux, des temps et des communications humaines,
comme si la bénignité extrême de cette maladie, ses rapports symptomatiques avec les catarrhes de la saison froide, ne suffisaient pas à
démontrer qu'elle ne peut être maintenue à la tête de ces fléaux, et

qu'elle doit céder la place aux affections dont la gravité est parallèle à l'expansion.

Pour nous, au contraire, l'épidémie représente surtout le fait de la fréquence exceptionnelle et de l'origine, dans un milieu commun, des affections les plus diverses.

Nous admettons à peu près entièrement, malgré la naïveté qu'on lui a reprochée, le premier terme de la définition de Prus : « Une maladie est épidémique lorsque, dans un temps donné, elle attaque un grand nombre d'individus. »

Nous disons à chaque instant : *épidémie de fièvre typhoïde, épidémie de bronchite*, absolument comme nous disons : *épidémie de choléra;* on n'hésite même point à employer le terme d'*épidémie* pour signifier la multiplicité de certaines affections dont la pathogénie n'est qu'une conséquence banale, vulgaire, pour ainsi dire, des influences les plus évidentes, les moins mystérieuses du milieu ambiant : c'est ainsi que l'on dit : *épidémies d'insolations, de congélations.* Un nombre plus ou moins considérable de cas similaires s'est produit; à aucun de ces cas, considéré en lui-même, nous n'imposons d'autre nom que s'il était demeuré isolé; ce sont toujours des cas de choléra, de fièvre typhoïde, de congélations, etc.; c'est à leur ensemble seulement, et seulement aussi en raison du nombre exceptionnel de ces cas, que l'on donne usuellement le titre d'*épidémie.*

L'épidémie est donc, ainsi comprise, une résultante, mais elle n'est ni la maladie, ni la cause morbide : aussi la plupart des affections du cadre pathologique peuvent-elles se grouper sous cette appellation.

Ce sont des acceptions analogues qu'ont toujours professées ceux qui, au lieu de diriger leur étude vers le dogme de l'épidémicité, ont eu affaire aux épidémies elles-mêmes : ainsi Villermé les appelle simplement « des maladies qui attaquent à la fois beaucoup de personnes. »

De même Lebrun : « On donne le nom de *maladies épidémiques* à celles qui attaquent en même temps et avec des caractères semblables un grand nombre de personnes. »

Ces définitions ont un premier avantage, celui d'établir que le plus grand nombre des affections du cadre nosologique peuvent constituer des épidémies, et que cette faculté n'est point exclusivement limitée à quelques types morbides. Elles en ont un second, celui de faire bien entendre que la maladie constitue l'épidémie et n'en dépend pas, comme l'admettent les partisans du dogme épidémique; le mal est toujours le même, le nombre seul des atteintes a augmenté. Que dans un temps donné la fièvre typhoïde frappe 4 individus ou qu'elle en frappe 1000, l'épithète *épidémique*, employée dans ce second cas, ne signifie pas que ce soit une affection autre que celle observée dans le premier. De même pour la variole, pour le choléra.

Nous ferons une réserve cependant à l'étendue de cette acception. Il

faut que la cause morbide pèse sur l'ensemble d'une population : 5 ou
6 cas de scarlatine, de fièvre intermittente, d'oreillons, se développeront
dans une ville, une caserne, un lycée, on dira qu'il y a épidémie,
parce qu'il y a imminence pour tous; et l'on n'appliquera pas ce terme
à la collection plus nombreuse cependant de malades simultanément
atteints d'affections soit constitutionnelles, soit locales.

20 phlegmons, 20 cas de cancer, de goutte, de gravelle ne formeront
pas une épidémie; 2 ou 3 cas de diphtérie, de rougeole, d'arthrite rhumatismale, en constitueront une.

C'est que, dans le second cas seulement, le groupe des individus
atteints sera réuni par la communauté de prédisposition à subir la
cause morbide, cause générale, bien plus indépendante dans son essence
des diathèses individuelles.

On n'appellera pas épidémique non plus, alors même qu'elle sera
très fréquente, une maladie qui résultera d'un traumatisme ou d'une
inoculation artificielle ou accidentelle. On ne dira pas, après une bataille, qu'on a une épidémie de plaies d'armes à feu; après une inondation ou un incendie, qu'on a une épidémie d'asphyxies; pas plus
qu'on ne donnera le nom d'épidémie au fait de la généralisation de la
vaccine dans une localité à la suite d'inoculations.

On sait la fréquence excessive du chiffre des décès dans l'Inde par
suite de la morsure des serpents : plus de 11000 décès en 1869 dans la
seule présidence du Bengale, plus de 20000 dans l'Indoustan. On ne
dira pas là qu'il y a épidémie.

Dans ces divers traumatismes, chacun a été atteint pour son compte,
frappé directement, spécialement visé, pour ainsi dire, et doit sa maladie à la manière dont individuellement il a subi la cause morbide,
tandis que, dans l'acception habituelle du mot *épidémie*, il y a impli-
citement signification d'une cause commune, indécomposable, au
moins d'une manière apparente, à laquelle les individus sont également
soumis. Dans les pays où l'on inocule la variole, la collectivité des
personnes inoculées n'évoque même pas l'emploi du mot : épidémie; le
mécanisme de l'atteinte de chacun a été formellement isolé de celle de
l'autre; il y a épidémie, au contraire, si la variole se répand par contage atmosphérique.

N'en est-il pas de même de l'ophthalmie purulente? Ici encore les
cellules purulentes inoculées directement, volontairement ou non,
comme il arrive parfois, au personnel hospitalier, ne donneront que des
cas plus ou moins fréquents, sans qu'on dise qu'il y ait épidémie; ces
mêmes cellules, mêlées à l'air ou déposées sur les objets de pansement,
iront, grâce à ces véhicules, développer un certain nombre d'ophthalmies, nombre qui pourra ne pas être plus considérable que le précédent, et cependant en ce dernier cas on qualifiera d'épidémique l'expansion de la maladie.

Devant ces différences d'usage d'un mot, on se rappelle involontairement la tendance des anciennes écoles à employer le terme *épidémique* comme synonyme d'occulte, et à le supprimer dès que la cause devenait évidente et concrète.

On pourrait donc, à bon droit, contester la valeur des distinctions précédentes, vu l'identité du virus, de la matière spécifique en ces divers cas, qu'il y ait inoculation, accidentelle ou volontaire, ou contage par des voies indéterminées et surtout par voie atmosphérique; mais il est certain que c'est en dernière condition seulement que surgit la cause morbide collective, le danger commun à tous, l'imminence épidémique enfin, parce qu'alors le poison morbide n'est plus dirigé vers tel ou tel individu, mais disséminé au gré de son aveugle répartiteur, l'atmosphère. Quelque nombreuses, au contraire, que soient les inoculations, le danger par leur intermédiaire cesse d'être général et demeure toujours individuel.

Pourquoi la syphilis, la morve, la rage, ne constituent-elles pas de véritables épidémies? C'est précisément parce qu'elles exigent, pour se reproduire, le contact intime de l'organisme avec un virus fixe non diffusible; chaque individu est atteint par le fait d'un incident qui lui est personnel, aucun ne le serait sans ce contact virulent; le danger n'est pas dans un milieu imposé à tous.

Ce n'est pas l'atmosphère seulement qui sera l'intermédiaire de la répartition de la cause morbide et l'organe de son épidémicité. Ce seront le sol, l'aliment, la boisson, tous les substratums communs de l'existence d'une population.

§ 2. — **Des grandes et des petites épidémies.**

De même qu'il existe des maladies graves et qu'il en est de bénignes il doit naturellement y avoir de profondes différences dans l'intensité, les effets des épidémies.

Malheureusement, en donnant aux unes le nom de grandes épidémies, nombre d'auteurs ont prétendu ne pas indiquer seulement une différence de fréquence et de gravité. Ils ont attribué en outre à cette division une raison tout autre, invoquant comme caractères originels de la grande épidémie : 1° d'une part la direction fatale de sa marche; 2° d'autre part, l'influence pathogénique, dans sa production, d'une cause beaucoup plus insaisissable que celle des petites épidémies; à elle par excellence, comme attribut étiologique spécial, reviendrait ce mode d'origine et de propagation auquel, pour en exprimer la nature supérieure, inabordable à l'homme, on a donné le nom de *génie épidémique, d'épidémicité.*

Ces auteurs ont donc prétendu qu'il y avait une scission profonde entre les conditions pathogéniques des grandes épidémies et celles des petites, et que cette scission était tout autre chose qu'une différence d'intensité de la cause morbide; que les premières étaient d'origine essentiellement occulte, et que la meilleure preuve de leur mode spécial de procréation, c'était l'aspect étrange de leurs symptômes, absolument comme la fatalité de leur progression était la preuve du caractère surnaturel des conditions qui en favorisaient l'expansion. Ce sont, dit Fouquet, des affections inévitables, nouvelles ou extraordinaires, ayant leur source dans un principe inconnu très délétère et très général.

On a même affirmé qu'elles échappaient à toute comparaison par l'étrangeté de leurs symptômes, par leur nouveauté, aussi bien que par la fatalité de leur marche et leur complète indépendance des causes habituelles de la propagation des maladies. Pour elles la contagion n'aurait plus rien ou presque plus rien à faire : ce serait un épiphénomène éventuel, entièrement dédaigné au prix de cette autre influence occulte : le raptus épidémique. Qu'elle soit ou non transmissible de l'homme à l'homme, la grande épidémie, avec ou sans ce support de la contagion n'en irait pas moins sa route, marchant de l'orient à l'occident, se propageant essentiellement par son activité propre, et indépendamment des communications humaines.

Bien qu'ayant pénétré dans l'analyse des causes des épidémies aussi loin qu'aucun de ses contemporains, bien qu'ayant déterminé, un des premiers, le rôle de la contagion dans la dissémination de ces fléaux, et fourni mieux que personne peut-être des preuves assez nombreuses de la transmissibilité du choléra pour convaincre les plus incrédules, Anglada a de nouveau affirmé énergiquement la profonde scission à établir entre les grandes et les petites épidémies, d'après les caractères d'origine obscure, d'indépendance des communications humaines et d'aspect symptomatique tout à fait étrange qui appartiendrait exclusivement aux premières. Les grandes épidémies naissent, dit notre éminent et regretté confrère, par les seules forces de la nature ; aucune puissance humaine ne peut en préparer ni en conjurer l'explosion : « Comme les anges exterminateurs des Livres saints, elles s'abattent, quand l'heure a sonné, sur les réunions d'hommes et couchent dans la tombe des générations entières. Apparitions intermittentes à longs termes, invasions soudaines, étiologie ignorée et sans rapport appréciable avec les causes communes, domination universelle, léthalité rebelle à tous les efforts de l'art, spécificité profonde, aspect étrange sans analogue parmi les maladies connues. »

« Les maladies pestilentielles, a dit à son tour Littré malgré son peu de foi aux théories mystiques, n'ont pas leur origine dans des circonstances que l'homme puisse provoquer. Là, tout est invisible, mystérieux, tout est produit par des puissances dont les effets seuls se révèlent. »

Cette influence de leur obscurité d'origine et de marche dans la détermination des grandes épidémies se trouve dans la définition qu'en a donnée Monneret :

« On désigne ainsi l'apparition, sans cause appréciable, d'une maladie accidentelle, souvent inconnue dans les contrées qu'elle ravage, et qui a pour caractères essentiels de présenter des périodes distinctes d'invasion, d'état et de déclin, de s'étendre de proche en proche, de sévir en même temps sur un grand nombre d'individus, et de disparaître pour un temps souvent très long, sans laisser aucune trace de son passage. »

Nous ne contestons nullement l'exactitude de ces définitions appliquées surtout aux grandes épidémies éteintes, dont l'esprit humain, malgré tant de travaux modernes, n'a certainement point su pénétrer la nature ; nous les regardons même comme applicables, sans trop de réserves, à la plupart des expansions actuelles, des maladies pestilentielles, fièvre jaune, choléra, dont nous sommes si loin d'avoir déterminé l'étiologie.

Mais nous allons voir que ces définitions ne conviennent pas exclusivement aux affections auxquelles on a prétendu réserver le nom de grande épidémie, et que dès lors elles pèchent par la scission qu'elles tendent à établir entre ces affections et les autres maladies populaires.

Un premier inconvénient de la définition habituellement réservée aux grandes épidémies, c'est d'avoir singulièrement exagéré la différence qui les sépare des maladies vulgaires qnand celles-ci prennent le caractère épidémique, comme la variole, la rougeole, la scarlatine, le typhus : pourquoi n'accorderait-on pas, en certaines circonstances, le titre de grande épidémie à la variole, par exemple, qui certainement, par sa nouveauté, ses ravages, au moment de sa première apparition dans le monde ; par la manière dont elle frappe, de nos jours encore, des peuplades éloignées du commerce et de l'hygiène des nations civilisées, par le caractère de généralisation et de gravité exceptionnelles avec lequel elle vient de sévir récemment sur le monde presque tout entier (1869-1872), a présenté à divers degrés, suivant les circonstances de son histoire, les conditions de nouveauté, de léthalité, et même d'étrangeté symptomatique, qui caractérisent les grandes épidémies ?

Il en est de même des autres fièvres éruptives. La fièvre typhoïde qui figure habituellement à la tête des maladies populaires en nos climats, le typhus, qui a si souvent couvert de deuil tout le monde civilisé, n'ont-ils pas aussi mérité, et trop fréquemment, le titre de grande épidémie ? Parlerons-nous de ces maladies populaires par excellence, fièvres intermittentes, dysenterie, qui frappent parfois la totalité des habitants d'une colonie, des soldats d'une armée, méritant, entre toutes, l'appellation qui caractérise le mieux la généralisation d'une épidémie, celle de maladies pandémiques ?

Au point de vue étiologique, voyons enfin si l'on était bien en droit d'attribuer aux grandes épidémies des conditions génératrices d'une nature absolument différente, par son obscurité, de celles des petites épidémies, conditions placées, pour les premières seulement, au-dessus de toute tentative d'analyse, tandis que la pathogénie des petites épidémies serait à la portée de l'entendement humain.

Certainement la plupart des maladies vulgaires, dans leurs renforcements épidémiques, se multiplient avec une rapidité bien moindre que les maladies pestilentielles, que le choléra, la peste, la fièvre jaune; quand ces maladies vulgaires sont contagieuses, on suit plus facilement pas à pas, à la piste, leurs transmissions successives; si elles atteignent quelques individus au centre d'une agglomération humaine, le mal se propage autour du premier cas, rayonnant en tous sens, rappelant à l'esprit la ride qui, à la surface de l'eau, va s'éloignant régulièrement en formant un cercle de plus en plus grand autour du point frappé. La cause de la propagation, la contagion, apparaît ainsi indéniable par la lenteur et la continuité de la marche du mal; l'étiologie de l'affection est dès lors établie en même temps que sa dépendance des communications humaines, tandis que, par l'instantanéité de leurs attaques, la vivacité de leur marche, les maladies pestilentielles déroutent tout d'abord qui veut en suivre la trace.

L'instantanéité et la presque simultanéité des atteintes au moment où le mal pénètre dans une agglomération humaine semblent indiquer pour les grandes épidémies une diffusion plus considérable de la cause morbide dans le milieu où vit cette population. L'avant-dernière épidémie de choléra à Paris (septembre 1873) est, à cet égard, fort remarquable. Des quartiers éloignés de la ville furent frappés presque en même temps, et il semble difficile de demander à des conditions de contact successif ou de voisinage très proche la raison d'atteintes aussi disséminées.

Mais pénétrons plus avant dans l'analyse des faits, et voyons jusqu'à quel point ces différences étiologiques méritent de constituer une barrière absolue entre les grandes et les petites épidémies.

En quoi l'étiologie du choléra, par exemple, est-elle plus obscure, en quoi son apparition est-elle plus étrange, sauf les dimensions du théâtre envahi, que celles de maintes maladies vulgaires auxquelles les limites de leur expansion ont valu le titre de petites épidémies? La coqueluche, la diphtérie, sont-elles beaucoup plus explicables?

Que serait-ce, si nous parlions des petites épidémies accidentelles? Malgré les travaux remarquables publiés sur plusieurs de ces dernières affections, sur l'acrodynie, par exemple, sur la méningite cérébro-spinale, qui oserait affirmer que leur pathogénie soit plus nettement démontrée aujourd'hui que celle du choléra, de la fièvre jaune? Ces deux dernières maladies n'ont-elles pas chacune un berceau d'endémicité, c'est-à-dire que si, à leur apparition chez nous, elles parurent nouvelles en raison de leur provenance exotique, elles ne le sont nullement pour les populations indigènes des pays dont elles sont originelles. Dans les limites de leurs berceaux, le choléra et la fièvre jaune sont des maladies certainement moins accidentelles, moins étranges que, chez nous, la méningite cérébro-spinale et l'acrodynie.

Même différence pour la symptomatologie : les petites épidémies n'offriraient rien d'étrange, les grandes épidémies différeraient absolument, au contraire, des affections communes : aussi « toute épidémie vraie porterait avec elle un cachet dont elle ne se séparerait jamais, et qui ne tromperait pas l'œil exercé du médecin.

« L'excessive gravité des symptômes serait attestée par ce fait trop certain que l'art qui les combat avoue son impuissance absolue. Cette résistance aux méthodes et aux remèdes serait un trait caractéristique. » (Anglada, *Maladies éteintes et Maladies nouvelles.*)

Or, les grandes épidémies de notre époque : choléra, fièvre jaune, peste, présentent-elles, avec les maladies vulgaires des pays qu'elles envahissent, une différence aussi complète qu'on l'a prétendu, différence qu'on ne rencontrerait pas entre ces dernières affections et les petites épidémies ? Nous avouons que nous trouvons, au contraire, infiniment plus de ressemblance entre le choléra *indien* et le choléra *nostras*, dont les symptômes réciproques, quoi que l'on ait dit, offrent tant de similitude, qu'entre telle petite épidémie, la méningite cérébro-spinale, par exemple, et n'importe laquelle des maladies vulgaires. La fièvre jaune, de son côté, n'est-elle pas représentée, soit dans son foyer natal, soit dans certains climats où elle ne pénètre que par importation, par les formes bilieuses, ictéro-hemorrhagiques, de l'impaludisme ? Il n'est pas jusqu'à la peste, dont les éruptions et les bubons constituent cependant un caractère tout spécial, qui n'ait, à sa période de début, en son stade d'algidité, quelque ressemblance avec certains types de fièvres pernicieuses, spécialement avec la fièvre algide.

Il est, du reste, non moins remarquable de voir certaines affections vulgaires prendre, au moment de leurs renforcements épidémiques, des caractères symptomatiques et pronostiques qui altèrent leur physionomie ordinaire et les éloignent, elles aussi, du tableau pathologique habituel à telle ou telle localité.

La scarlatine tuant, à la fin du siècle dernier, 40,000 individus en Bavière, la variole, qui, il y a vingt ans, s'est appesantie sur le monde entier avec une gravité plus grande que le choléra, enlevant à Paris, en 1870-1871, quarante fois plus de victimes que cette dernière maladie n'en a enlevé en 1873, faisant même aux Indes une redoutable concurrence au fléau du Gange, ne prennent-elles pas, dans leurs expansions endémiques, une physionomie qui les éloigne de celles des affections vulgaires ? La transformation en pareilles circonstances, de la variole habituelle en véritable peste noire, n'est-elle pas la preuve que nos maladies ordinaires peuvent elles-mêmes revêtir un masque symptomatique et un caractère de gravité qui en font de tout autres affections et les transforment en types réellement étranges, comme les grandes épidémies ?

Si, enfin, nous poussons plus loin cette analyse, nous verrons que les petites épidémies présentent, comme les grandes, à un degré habituellement plus faible, mais parfois identique , les caractères cliniques également ment imposés par l'École aux épidémies par excellence ou grandes épidémies, caractères rappelés par Prus et consistant spécialement : 1° dans leur division en trois périodes, période de début, période d'état, période de déclin ou de transmission, durant chacune desquelles le mal peut ne présenter ni les mêmes symptômes, ni les mêmes lésions, ni la même gravité ; 2° dans le sceau dont elles marquent pendant leur règne les autres maladies, d'où encore apparition, avant elles, d'autres affections qui leur servent en quelque sorte d'avant-coureurs. Nous ne pouvons admettre que ce soient là des caractères distinctifs entre les grandes et les petites épidémies, et voici nos raisons :

A. — Quelle est l'affection épidémique dans laquelle on ne trouvera pas habituellement cette division, un peu naïve, il faut le dire, de l'évolution épidémique en trois périodes : d'augment, d'état, de déclin ? N'en est-il pas, sous ce rapport, des épidémies comme de beaucoup de fléaux, même étrangers à la médecine ? Il n'est guère que les épidémies de congélation succédant à une nuit très froide, les épidémies de dysenterie des armées qui ont été exposées à une averse après quelques jours de chaleur, ou qui, en plein été, ont traversé à gué un cours d'eau, dans lesquelles le maximum soit assez rapidement atteint pour que la période d'augment passe inaperçue. Ces périodes d'ailleurs ne sont-elles pas maintes fois brusquement interrompues, supprimées, même pour les grandes épidémies, par les simples influences climatologiques et saisonnières ? La peste, la fièvre jaune surtout, quelle qu'en soit l'intensité et lors même qu'elles ne feraient qu'arriver à leur période d'état, cessent brusquement sous l'action d'un certain degré de température avec lequel elles ne sont plus compatibles, température élevée pour la première de ces affections, basse, au contraire, pour la seconde. Le choléra lui-même, dont certainement les limites, dans l'espace et le temps, sont moins restreintes que celles des deux affections précédentes, n'offrira dans son cycle épidémique d'apparence de régularité qu'autant qu'il débutera à la même époque et dans le même lieu. Les épidémies de choléra, pénétrant dans une grande ville d'Europe au printemps, pourront présenter une évolution progressive d'abord, parce que l'approche de l'été constitue un élément favorable à l'aggravation du mal, puis stationnaire en raison du peu de variations thermiques pendant les mois de juillet et d'août, et enfin une période de déclin en rapport avec la décroissance de température automnale : que le mal pénètre au contraire en cette ville pendant le mois de septembre, et l'insuffisance de la température, l'approche de l'hiver, pendant lequel habituellement le choléra cesse de sévir en nos climats, rendront l'épidémie plus courte et les trois périodes sacramentelles infiniment moins saisissables.

B. — Les grandes épidémies ne sont point les seules qui semblent imprimer un caractère particulier aux autres affections pendant la durée de leur règne. De même que, pendant les épidémies de choléra, il y a des cas nombreux d'affections gastro-intestinales, embarras gastriques, diarrhée, etc. ; de même que, pendant celles de fièvre jaune, apparaissent des manifestations très fréquentes d'accidents bilieux et de nombreuses formes morbides qui semblent une réduction de cette maladie elle-même, formes appelées en certains pays, fièvre jaune bénigne ou fièvre jaune des acclimatés; de même enfin que la peste retentit, elle aussi, sur les maladies vulgaires, et manifeste son influence sur nombre de personnes trop peu touchées pour être dites malades, par l'apparition de douleurs spéciales, de tension et parfois de gonflement au niveau des principales glandes lymphatiques, de même nous voyons une masse d'indispositions apparaître au moment des recrudescences épidémiques des maladies vulgaires, et l'influence de ces dernières se manifester alors sur les autres affections. Chaque fois que la fièvre typhoïde, par exemple, subit une recrudescence, combien ne sont pas nombreux, autour d'elle, et les embarras gastriques et les courbatures fébriles, et les fièvres continues, autant de formes morbides, je ne dirai pas toujours abortives de cette affection, mais préparatoires, et dont quelques-unes se transformeront, suivant la susceptibilité individuelle, en la maladie dominante !

Citerons-nous la fréquence des catarrhes bronchiques pendant le règne de la rougeole, celle de la diarrhée pendant les épidémies de dysenterie, des angines communes dans les villages et dans les villes où pénètre la diphtérie?

L'influence pathologique qui crée la petite épidémie a donc aussi son retentissement en dehors des individus atteints. Il y a une action générale de la cause morbide, et borner son observation à ceux qui ne présentent que la maladie complète, c'est ne tenir compte que d'une partie des atteintes subies. Dans quelques maladies épidémiques à étiologie bien nette, comme les maladies alimentaires, on voit la quantité de la cause morbide, répartie pour ainsi dire à chacun, entraîner des effets en rapport avec son intensité. Dans les villages allemands atteints de raphanie pendant ces derniers siècles, à côté des individus présentant les formes complètes, souvent mortelles, de l'affection, on voyait habituellement la population tout entière éprouver cette sensation de fourmillement qui a valu à la maladie son nom vulgaire (*Kriebelkrankheit*) et traduisait chez eux un minimum d'action de l'influence pathologique commune.

Une considération qui doit engager encore à ne pas s'exagérer les différences de ces deux groupes d'épidémies, c'est qu'il suffit de comparer entre eux les modes épidémiques d'une même affection pour voir qu'elle peut rentrer, suivant le cas, dans l'un ou l'autre de ces groupes. Nombre de maladies peuvent se manifester à des époques successives, ou au même moment, en divers pays, soit comme petites épidémies, soit comme grandes épidémies, soit comme pandémies.

La comparaison du choléra à Paris en 1832, année où il domina tout, à ce qu'il fut en la même ville en 1873, année où il y fut dominé lui-même par la plus vulgaire des maladies, la fièvre typhoïde, démontre ce fait pour une affection dite grande épidémie.

De même, l'expansion pandémique de la variole de 1869 à 1872, comparée aux recrudescences habituellement minimes de cette maladie en nos climats, prouve la variabilité des manifestations épidémiques d'une affection rapportée au cadre des petites épidémies.

La rougeole dont, en nos pays aussi, les recrudescences sont en général assez limitées, prend, dans certaines conditions de milieu, et spécialement parmi les populations qui ne l'ont jamais eue ou ne l'ont pas eue depuis longtemps, un caractère de pandémicité à peu près absolue : telles furent, entre bien d'autres exemples, ses explosions aux îles Féroé, où, en 1846, sur 7 782 habitants, 6 000 furent atteints, et plus récemment (1876) aux îles Fidji. Il en est de même de la scarlatine.

La diphtérie, qui au siècle dernier a fourni des épidémies d'une étrangeté singulières, qui aujourd'hui, en y pénétrant pour la première fois, dépeuple certains gouvernements de Russie, comme le faisait la peste du moyen âge, ne prend-elle pas, en revanche par sa continuité dans la plupart des villes centrales d'Europe, le caractère de banalité des maladies habituelles à ces mêmes régions?

Ces différences, dans les allures épidémiques d'une même affection, sont sensibles surtout quand les conditions de développement de cette affection tiennent plus à une modification préalable du milieu qu'à la simple importation d'un genre contagieux. Le scorbut, en nos pays, ne se présente habituellement que dans des conditions de localité tellement restreintes que les épidémies de cette affection sont surtout des petites épidémies; c'est tantôt une prison, tantôt un bagne, tantôt un vaisseau, qui en sera atteint : or y a-t-il une maladie susceptible, à l'occasion, de devenir plus pandémique que le scorbut, qui a frappé 25 000 de nos soldats en Crimée; qui, en 1843, 1847, 1849, s'est manifesté sur la plus grande partie de l'Europe, spécialement sur la Russie, où, en cette dernière année (1849), il a atteint environ 260 000 personnes et causé 68 000 décès; qui enfin, à la dernière période du siège de Paris (1871), avait si vivement marqué son empreinte sur toutes les affections régnantes?

N'en est-il pas ainsi des autres maladies alimentaires? la lèpre, aujourd'hui limitée, dans nos climats du moins, à quelques pays arriérés, n'a-t-elle pas été le type des grandes épidémies quand les soldats de Pompée d'abord, puis les Sarrasins, puis les Croisés, la rapportaient d'Orient?

L'ergotisme convulsif, borné aujourd'hui à des apparitions lointaines dans quelques pauvres villages d'Allemagne et de Russie, a constitué, à une autre époque, des épidémies plus redoutées des populations que la peste et la dysenterie.

Autant de preuves de la nécessité de s'affranchir des exigences logomachiques des anciennes écoles.

§ 3. — Étiologie.

Un des écueils de l'épidémiologie, quand on l'aborde pour la première fois, est la tendance à des généralisations séduisantes, mais systématiques. En voyant les masses humaines, sous l'influence d'un même agent morbide ou d'un même moyen prophylactique, réagir parfois avec l'uniformité d'un seul organisme, on se laisse aller à croire que toujours leur atteinte et la formule de leur préservation ne représentent que la multiplication, par un coefficient plus ou moins élevé, des atteintes et des traitements individuels. On néglige le concours d'une série de facteurs : conditions d'âge, de santé générale, de la population atteinte, conditions de localité, mode d'agglomération sociale, qui introduisent tant d'éléments nouveaux dans la pathologie et tant de difficultés dans l'institution des méthodes préservatrices. On simplifie trop volontiers la genèse de maladies les plus diverses en leur imposant un point de départ uniforme.

Les uns invoquent en toute circonstance la série des grandes calamités publiques, responsables certainement en bien des cas, qu'elles aient été le résultat de perturbations cosmiques ou atmosphériques : tremblements de terre, inondations, sécheresses prolongées, ou d'accidents d'un ordre plus humain : famines, guerres, révolutions, etc. D'autres incriminent partout, soit les émanations du sol, soit l'altération des eaux potables, soit la contamination de l'atmosphère.

Que de relations d'épidémies dont la valeur est diminuée, parfois entièrement compromise, parce que l'auteur a négligé tout ce qui ne se rapportait pas à une idée préconçue, et que d'avance sa conviction était faite sur le rôle exclusif soit de l'eau, soit de l'influence d'un foyer putride, soit d'un germe parasitaire!

Alors même que la pathogénie de chaque cas individuel a pris une netteté saisissante, l'étude de l'expansion épidémique, au point de vue de sa facilité, de sa durée, de sa densité, des mesures qu'elle réclame, exige d'autres recherches; chaque maladie contagieuse a son mode de généralisation épidémique, ses affinités pour tel lieu, telle classe de la société.

Il n'est pas un pays, il n'est pas une localité qui, par son climat, sa topographie, ses relations commerciales, présente absolument les mêmes conditions d'aptitude et de résistance, et se prête aux mêmes moyens de préservation.

La population elle-même, comme l'organisme individuel, offre des prédispositions indiquées par son état actuel et ses commémoratifs, que l'on doit consulter comme on consulte les anamnestiques d'un malade ; l'étude spéciale de l'évolution multiannuelle des épidémies nous démontrera que sur les masses les maladies se succèdent, en effet, et s'enchaînent comme chez un même individu.

La fréquence et la gravité des épidémies tiennent donc à des raisons multiples ; elles sont loin d'être constamment l'indice de l'accumulation d'une quantité exceptionnelle de germes morbides. Les causes les plus minimes peuvent être fécondées par un concours de circonstances qui constituent le *milieu épidémique*.

1. Causes surnaturelles. — Il n'est que trop certain que tout n'est pas explicable dans la genèse, l'apparition et l'extinction des épidémies. Aujourd'hui comme autrefois, n'est-il pas étrange de voir se cantonner, pendant de longues périodes, en un point limité du globe, telle ou telle affection populaire? puis, sans que les moyens de communication se soient notablement multipliés, de voir cette même affection envahir soudainement des pays, parfois même des régions, fort éloignés de son foyer originel? apparition inattendue à laquelle succédera parfois un déclin subit, rapide, alors que peu d'individus ont été frappés, et qu'il semble que grand nombre de victimes soient encore menacées.

Dans ces bizarres alternatives de torpeur et d'activité du mal, on a cru voir la preuve de cette puissance surnaturelle, le *génie épidémique*, qui viendrait s'armer de temps en temps d'un fléau impuissant par lui-même à franchir les limites d'une certaine zone géographique.

Ce sont là des allures frappantes surtout dans l'histoire des maladies pestilentielles; pourquoi ne franchissent-elles pas plus souvent les limites de leurs berceaux d'endémicité? ne semble-t-il pas que chaque apparition du choléra en Europe, chaque apparition de la fièvre jaune en dehors du littoral du golfe du Mexique impliquent des modifications sinon dans la nature de ces affections, au moins dans les causes qui président à leur généralisation? n'en a-t-il pas été de même, durant des siècles, de la peste d'Égypte qui, malgré sa contagiosité, a toujours été, soit dans son berceau originel, soit dans ses apparitions à la surface du monde, assujettie à des périodes d'intermission absolue?

Si l'on y regarde bien, ce n'est pas là le propre seulement des maladies pestilentielles; nous retrouvons fréquemment les mêmes caractères dans l'évolution des épidémies banales : on sait combien sont nombreuses, incessantes, nos communications avec l'Angleterre, littéralement infectée par la scarlatine : en France, cependant, cette affection ne donne lieu que rarement à des explosions épidémiques qui, en général, s'arrêtent rapidement, bien que chaque fois le nombre des individus à atteindre demeure considérable au moment de ce retrait.

Et la fièvre typhoïde? Ici encore, que d'atténuations imprévues alors que les conditions de son développement semblent être restées les mêmes! C'est ainsi que pendant les années 1874, 1875 et 1876, nos différentes garnisons en France lui payent un lourd tribut; et voilà que pendant l'année suivante (1877), malgré l'abondance des germes enfantés en cette période triennale, malgré l'arrivée incessante, dans nos villes de garnison, de masses de recrues spécialement prédisposées, l'affection devient relativement rare.

Ce sont des faits de ce genre qui ont entraîné nombre d'auteurs à attribuer à l'épidémie un caractère d'indépendance, nous dirons presque une personnalité, comme si, au lieu de constituer une somme d'actes morbides, elle représentait un acte unique aussi simple, aussi fatal dans son accomplisssment que l'évolution de la maladie dans chaque cas particulier.

Nous aussi nous croyons au génie ou plutôt à l'influence épidémique, mais en lui récusant une existence séparée soit des malades sur lesquels elle sévirait, soit des conditions morbifiques qui entourent ces malades ou qui en résultent; au lieu de constituer un être immatériel, univoque, agissant envers et contre toutes les circonstances pathogéniques habituelles, j'y vois un groupe d'influences multiples, diverses, difficilement appréciables parfois, mais parmi lesquelles il en est de dominantes que chaque jour on reconnaît davantage, qui ne sont le plus habituellement que l'infection et la contagion, auxquelles il faut demander le pourquoi non pas surnaturel, immatériel, mais parfaitement matériel, de la permanence et de la propagation épidémiques.

Ceux-là, au contraire, qui ont, de parti pris, accepté dans toute sa rigueur le dogme de l'épidémicité, récusent d'avance toute étiologie accessible à la raison humaine et, chose plus désolante, recusent toute initiative prophylactique. Quoi qu'on fasse, disait Clot-Bey, la peste d'Égypte viendra toujours à son jour et à son heure, franchissant alors n'importe quelle barrière, et ne s'arrêtera qu'au moment où le cycle épidémique aura fini son cours.

Encouragée par les croyances du Père de la médecine en l'action de son τὸθεῖον, les différentes écoles ne se sont pas faites faute d'invoquer l'intervention des puissances divines et même infernales.

Dans le temple de Séleucie, un soldat romain avait forcé un coffret d'or d'où s'échappa le souffle pestilentiel qui de proche en proche se répandit sur le monde entier (peste de l'an CLXV); la plupart des pestes de l'antiquité auraient été enfantées pas le courroux des dieux; ne retrouvons-nous pas les mêmes croyances pendant tout le moyen âge?

Il fallut une certaine hardiesse pour déposséder soit le ciel, soit l'enfer, de cette puissance pathogénique à laquelle on rapportait l'éclosion des maladies les plus diverses. A la fin du dix-septième siècle, on taxait de téméraire l'opinion de Fred. Hoffmann, d'après qui les accidents qui surviennent chez les mineurs, au lieu d'être causés par le démon, dépendaient de certaines exhalaisons du sol. Il y eut même des tendances éclectiques de transition; Fuster, en déclarant que les grandes épidémies naissent d'une *combinaison indéterminée de causes cosmiques et d'influences morales et politiques*, n'accouple-t-il pas deux ordres de facteurs dont il est bien difficile à la science moderne de comprendre l'association?

II. **Causes cosmiques.** — Sydenham a contribué à réduire la part du surnaturel dans l'évolution des épidémies en rapprochant cette évolution de celle d'un certain nombre de phénomènes extérieurs tombant sous les sens. D'après la régularité d'apparition des épidémies de peste et de variole, au cours de ses périodes d'observations, il avait émis la pensée que l'on pourrait calculer la marche des maladies épidémiques, arriver à prédire leur retour, leur point d'arrivée, leur lieu de disparition, absolument comme on peut le faire pour les comètes.

D'autres épidémiologistes, notamment Stoll et Lepecq de la Cloture, ont confirmé, d'une manière éclatante, cette observation de Sydenham, de la régularité habituelle du retour des épidémies en une localité déterminée.

Croit-on qu'elle ait été démentie par l'observation moderne? Écoutons Ernest Besnier qui, après avoir suivi pendant dix ans l'évolution des maladies populaires de Paris, est arrivé à formuler les conclusions suivantes : « Considérées dans les années et les saisons, les maladies épidémiques s'élèvent et s'affaissent alternativement, subissent une véritable gravitation, parcourent des courbes qui leur sont propres et sont soumises dans leurs phases à certaines lois... On doit pouvoir, par une étude attentive et suffisamment prolongée, par des observations numériques faites conformément aux procédés scientifiques, tracer un jour la carte normale des maladies épidémiques comme on cherche aujourd'hui à tracer la carte des vicissitudes de l'atmosphère, comme on a tracé depuis longtemps la carte céleste. » (L. Besnier, *Rapport sur les maladies régnantes*, in *Bull. de la Société médicale des hôpitaux*, 26 octobre 1877.)

En décrivant plus loin l'évolution des épidémies, nous verrons qu'en nombre de circonstances elles offrent en effet une régularité comparable à celle des météores, quand l'observation est limitée à une certaine période de temps, durant des époques normales, et sur des collectivités dont les conditions d'hygiène, de richesse ou de misère, de stabilité ou de mobilité, restent à peu près les mêmes; mais nous reconnaîtrons en revanche combien il est difficile de généraliser ces prétendues lois d'évolution régulière des épidémies; combien notamment les manifestations populaires de la même maladie diffèrent suivant les conditions de climat, de localité, d'hygiène, etc., et cessent, dans leur ensemble, d'offrir la précision et la généralité des phénomènes astronomiques.

III. **Causes météoriques**. — Il était bien naturel qu'on cherchât tout d'abord dans les altérations de l'atmosphère les causes d'altération de la santé des masses; l'air, le *pabulum vitæ*, ne traduit-il pas chaque jour son influence par les oscillations de tant de maladies en rapport avec l'évolution des saisons et des intempéries?

Chez les anciens qui ne soupçonnaient pas le rôle de la contagion, grand étonnement chaque fois qu'une explosion épidémique ne coïncidait pas avec des modifications sensibles de l'atmosphère.

Sous Néron éclate une grave épidémie de peste, personne n'est épargné, les maisons, les rues, sont encombrées de cadavres; chose étrange pour les contemporains : le temps était demeuré parfaitement calme : *Nulla cœli intemperies quæ occurreret oculis* (Taciti *Ann.*, lib. XVI).

Il n'a pas manqué de savants qui, avant de Humboldt, aient affirmé que l'une des causes favorables aux épidémies était le calme des phénomènes météorologiques; opinion démentie d'ailleurs par beaucoup d'autres qui basaient au contraire leurs pronostics les plus graves sur l'intensité des troubles atmosphériques : témoin Christophe de Véga, médecin espagnol, devenu célèbre au dix-septième siècle par l'annonce qu'il fit d'une peste à la suite de violentes bourrasques causées par les vents équinoxiaux.

A l'occasion, n'eut-il pu avoir également gain de cause avec des prédictions basées sur des troubles météoriques absolument opposés?

Nous avons peine à comprendre les affirmations récentes de Cunningham, suivant qui, aux Indes, le choléra trouverait les conditions de son développement *originel* dans un certain degré d'hygrométrie de l'air déterminé par les variations des courants atmosphériques.

Le météore, en ces conditions, n'est que l'adjuvant d'une cause bien autrement déterminée, d'un miasme ou d'un virus; nous ne croyons pas plus à l'étiologie météorique de cette affection qu'à sa propagation au reste du monde par les prétendues nuées cholériques; pas plus que nous ne croyons à la genèse de la suette ou du scorbut par les brouillards, à celle de la fièvre jaune par les sécheresses prolongées, etc.

Ceci bien établi, nous proclamons le rôle considérable des météores dans les manifestations épidémiques : l'influence si évidente des oscillations de température sur les épidémies saisonnières du froid et de l'humidité sur le scorbut, des pluies et des vents sur les fièvres intermittentes, etc., etc., suffiraient à l'affirmer.

Nous dirons plus : s'il est loin de notre pensée de ressusciter les qualités occultes de l'atmosphère et leur rôle dans l'évolution des maladies populaires, nous sommes cependant allé jusqu'à poser cette question :

L'atmosphère ne recèle-t-elle pas en partie l'influence qualifiée jadis de génie épidémique?

En veut-on la raison? Tandis que les virus fixes, ceux que nous recueillons dans les tissus malades, comme le pus du chancre ou de la variole, comme la lymphe de la vésicule vaccinale, sont toujours à peu près inoculables, les éléments virulents renfermés dans l'atmosphère semblent étroitement subordonnés aux modifications de ce milieu; précisons par un exemple.

D'une manière générale, l'inoculation du pus varioleux réussit à l'égard de tout organisme que ne protège nulle atteinte antérieure; les inoculateurs du siècle passé réussissaient, avec de simples différences de degré, soit pendant les périodes épidémiques, soit durant les intervalles de ces périodes.

La puissance contaminante de l'atmosphère environnant les varioleux est bien plus aléatoire : en dehors des périodes où cette affection règne épidémiquement, le danger de contracter ainsi l'affection est infiniment moindre qu'au cours d'une recrudescence épidémique.

Aujourd'hui par exemple (août 1889), malgré la négligence des pratiques vaccinales dans la majorité de la population parisienne, malgré l'affluence des visiteurs occasionnée par l'Exposition universelle, les quelques cas de variole et traitement dans les hôpitaux de Paris paraissent demeurer stériles.

C'est devant nombre d'observations de ce genre que je me suis demandé si dans l'atmosphère il ne se produit pas certaines modifications soit physiques, soit chimiques, qui, agissant sur le contage aérien de la variole, en étendent ou en restreignent la diffusion et l'activité; ces changements seraient la principale cause des oscillations épidémiques de la variole et, en fin de compte, c'est leur influence qui constituerait l'épidémicité de cette affection.

Si l'on se rappelle, en outre, que les épidémies de variole sont fréquemment accompagnées de certaines autres épidémies : rougeole, érysipèle, etc., on peut supposer que les conditions météoriques, favorables à la diffusion et à l'activité des germes atmosphériques de la variole, le sont également à la diffusion et à l'activité de ceux de diverses autres maladies qui se manifestent principalement sur la peau; les constitutions médicales *exanthématiques*, caractérisées par la fréquence de ces affections, y trouveraient, au moins pour une part, leur origine.

Ce n'est pas tout : quand on voit renaître sur place, après des séries d'années d'intermission presque absolue, les affections pestilentielles : fièvre jaune, choléra, peste à bubons, il semble bien rationnel d'accepter l'intervention de circonstances transitoires éventuelles, qui viennent s'adjoindre aux conditions habituelles des localités où ces affections avaient déposé leurs germes. N'en est-il pas de même des expansions épidémiques de ces maladies? Il est des époques où elles couvrent un continent, puis, malgré la quantité de germes qu'elles ont semés autour d'elles, elles disparaissent tout à coup. Tout cependant, à quelques nuances près, est resté identique en ce pays auparavant envahi, aujourd'hui en apparence réfractaire : mêmes conditions de climat, de localité, mêmes relations internationales, même alimentation, même bien-être ou même misère.

Ne semble-t-il pas que dans ces deux cas, l'un de révivescence, l'autre d'extinction des germes morbides, soit intervenue l'influence d'une modification, encore à déterminer, du milieu ambiant, de l'atmosphère?

IV. Causes spécifiques. — Ces simples mots : *De la contagion dans les épidémies*, qui, à notre époque, ne paraissent qu'énoncer une vérité banale, consacrée par les observations de chaque jour, auraient, il y a trente ans, soulevé les plus vives protestations; les historiens du choléra de 1832, aussi bien que les orateurs qui, à l'Académie de médecine, prenaient part, en 1846, à la fameuse discussion sur la peste à bubons, se répartissaient en deux camps absolument opposés, suivant qu'ils attribuaient la genèse du fléau à l'un ou à l'autre de ces deux éléments étiologiques.

Or, aujourd'hui que la doctrine du génie épidémique et autres causes surnaturelles a fait son temps, il faut bien reconnaître que l'élément le plus commun de la propagation des maladies populaires, de celles-là même qui ont été qualifiées d'épidémies par excellence, c'est la contagion, dont l'histoire, à vrai dire, est inscrite dans les fastes de ces maladies et dans la série des mesures administratives dont elles sont l'objet depuis des siècles.

Que d'affections reputées supérieures à l'accès de notre raison, semblant indépendantes de tout mode de propagation d'homme à homme, et dont le prétendu génie épidémique est venu en partie disparaître devant la constatation bien précise de leur contagiosité!

Rien n'est plus instructif, à notre sens, que ces exemples de maladies cessant d'être des épidémies dans le sens scolastique de ce terme, c'est-à-dire cessant d'être des maladies à étiologie incompréhensible, pour retomber enfin dans le cadre des affections à filiation évidente, et transmises de l'organisme malade à l'organisme sain. Parlerons-nous de ces épidémies de fièvre puerpérale attribuées à l'influence d'un génie occulte, et dont la généralisation n'a eu pour intermédiaires que les doigts des accoucheurs, des sages-femmes, des élèves du service? Parlerons-nous de ces allures bizarres de la peste bovine, se transmettant soudain à des distances considérables d'un troupeau atteint, et dont la généralisation, par contage volatil, ne pouvait être admise, vu l'immunité des pays situés plus près du foyer pestilentiel, et sur lesquels serait passé ce contage? En sorte qu'ici encore on aurait admis le dogme exclusif d'une épidémicité obscure, impénétrable, si Chauveau n'avait prouvé que les intermédiaires de la contagion étaient le plus ordinairement les animaux dont l'espèce est réfractaire à cette affection (chèvres, moutons, etc.), animaux dont on ne se méfiait pas assez et qui, après s'être imprégnés des liquides virulents dans les étables infectées, les transportaient souvent à grandes distances dans les étables saines.

En est-il autrement, entre mille exemples, de cette épidémie, si singulière au premier abord, qui, durant l'année 1873, causait tant d'émotion dans la population de Brives-la-Gaillarde, et pendant laquelle plusieurs femmes récemment accouchées éprouvaient des accidents d'une nature exceptionnelle?

Les enfants de plusieurs d'entre elles étaient gravement atteints, plusieurs succombaient. Il y avait « quelque chose dans l'air », disait-on, rappelant ainsi, par cette phrase banale, le dogme occulte de l'épidémicité; et, grâce aux enquêtes de médecins éclairés, cités dans le rapport de Bardinet (voyez *Annales d'hygiène publique*, t. XLII, juillet 1874), cette étiologie si vague et si mystique se transformait enfin en la constatation, sur le doigt d'une sage-femme, d'un chancre avec lequel elle inoculait, depuis plusieurs mois, à son insu, nombre de ses clientes; absolument comme l'accoucheur inocule, d'une manière bien autrement redoutable, avec le virus puerpéral dont son doigt s'est chargé dans un hôpital infecté. Que de prétendues épidémies syphilitiques n'ont été que le résultat d'une série d'inoculations moins artificielles que la précédente, inoculations résultant d'un coït impur, et dont les conséquences ont pu être naïvement rapportées à des influences supérieures, parfois à des influences divines !

La détermination de la cause morbide, ainsi obtenue par une analyse attentive de certains faits étiologiques qui avaient écharpé à nos prédécesseurs, est certainement la meilleure preuve que nous puissions opposer à la doctrine des épidémiologistes qui, se renfermant dans le sentiment de l'infériorité de l'homme et de son impuissance à découvrir cette cause, ont voulu faire du dogme de l'épidémicité une sorte d'arche sainte à laquelle il serait interdit de toucher.

Quelle que soit l'importance du rôle de la contagion dans la propagation des épidémies, il est néanmoins des affections populaires où elle ne joue aucun rôle; et ceux-là commettent une grave erreur qui la considèrent comme la cause unique des épidémies.

Dire en particulier, comme l'ont dit quelques-uns, que l'épidémicité n'est que la contagion portée à son summum d'intensité, c'est rayer d'un mot nombre de maladies épidémiques et des plus importantes, la dysenterie où, par exemple, la contagion est nulle ou minime (voyez Dysenterie), le scorbut et les fièvres intermittentes, où elle n'intervient absolument pas.

Modes principaux de transmission : air et eau. — Quel est le mode principal suivant lequel s'opère la contagion dans les maladies épidémiques? Le fait même de l'épidémicité, c'est-à-dire de la multiplicité des atteintes, permet déjà de le soupçonner.

Ne semble-t-il pas évident, *à priori*, que, pour agir ainsi en grand, pour frapper à la fois une proportion considérable d'individus, le contage devra être mis simultanément ou rapidement en rapport avec l'ensemble de la population? Voilà pourquoi du cadre des maladies épidémiques nous avons d'emblée éliminé un groupe d'affections contagieuses : celles dont le virus est fixe, qui ne se transmettent que par contact, d'individu à individu, la morve, par exemple, la rage, la syphilis. Un individu atteint d'un chancre syphilitique portera son mal sans le répandre, d'un bout à l'autre du monde, s'il ne touche à personne; ce n'est qu'en des circonstances exceptionnelles, analogues à cette épidémie citée plus haut de Brives-la-Gaillarde, que nous verrons des affections de ce genre se constituer en groupes assez nombreux que nous avons qualifiés de *fausses épidémies*.

Aux véritables épidémies ressortissent exclusivement celles des maladies contagieuses dont les germes sont susceptibles, grâce à un intermédiaire commun, d'être pour ainsi dire, à la portée de tous.

En ces dernières années, on a spécialement accusé l'eau de consommation de jouer ce rôle d'intermédiaire, et dans une récente discussion à l'Académie on a prétendu rapporter à ce mode de contamination la propagation du choléra.

On a de même rapporté à la consommation d'eaux impures la genèse de la fièvre typhoïde ; aujourd'hui les faits abondent à l'appui de cette doctrine pour l'une et l'autre de ces deux affections; il est à souhaiter que le nombre de preuves aille en augmentant.

Qu'y a-t-il de plus conforme aux aspirations de l'hygiène et au sentiment de la dignité humaine, que la pensée que les germes morbides, au lieu d'être disséminés dans l'atmosphère, où nul encore ne saurait les atteindre, sont renfermés dans les eaux et qu'il suffit soit d'un tour de robinet, soit de l'ébullition, soit d'un bon filtre, pour les arrêter ou les détruire ?

Mais on n'est pas en droit d'affirmer, comme on l'a fait, que là est le mal ; c'est commettre non seulement une erreur, mais une grave imprudence, que d'attribuer la totalité du danger aux eaux de boisson, car c'est limiter la prophylaxie à un seul mode de contamination qui est loin de représenter la somme des causes de propagation de ces maladies. On a accusé également les eaux des régions palustres d'introduire dans l'organisme les germes de la fièvre intermittente; le lecteur verra plus loin combien, pour la plupart, étaient erronées ces allégations.

En revanche, s'il est des affections épidémiques dans la genèse desquelles on a exagéré le rôle de l'eau de boisson, il en est d'autres où elles interviennent d'une manière capitale; nous croyons l'avoir démontré surabondamment pour la dysenterie.

Mais, de plus, les eaux impures, alors même qu'elles ne renferment pas de germes morbides spécifiques, et qu'elles ne sont souillées que d'une manière banale, pour ainsi dire, constituent une boisson dangereuse en temps d'épidémie, par les troubles digestifs qu'elles peuvent alors occasionner et les conditions de réceptivité qui en résultent à l'égard des maladies régnantes. Ce rôle, tout secondaire qu'il paraisse, suffit à nos yeux pour que nous réclamions la pureté de l'eau de boisson aussi énergiquement que ceux qui prétendent rapporter à ses altérations la genèse de la plupart des affections épidémiques; et nous nous estimons heureux d'avoir pu obtenir, en faveur de la garnison de Paris, la distribution d'eau de sonrces qui, jusqu'en 1887, lui avait été refusée.

Suivant nous, l'agent principal de la contamination, de la propagation épidémique, est l'atmosphère. C'est ce genre de contamination qu'on a cependant voulu différencier profondément des autres modes contagieux; on a eu la malencontreuse pensée de donner le nom d'infection à l'action pathogénique de l'atmosphère chargée de germes contagieux, comme si cette action différait de celle de tout autre intermédiaire imprégné de ces germes.

Quelle différence y a-t-il donc entre la cellule purulente qui, véhiculée par l'air, donnera l'ophtalmie ou la variole, et cette même cellule transportée par un linge, une lancette? La molécule contagieuse de la fièvre typhoïde changerait-elle de nature suivant qu'elle est disseminée dans l'air, adhérente à des vêtements, suspendue dans l'eau de boisson?

Cette contagion atmosphérique n'est-elle pas identique à la contagion manuelle? Est-ce que dans une atmosphère imprégnée des émanations (gazeuses ou solides) d'un corps malade, notre organisme n'est pas au contact de la cause morbide bien plus complètement que si nous touchions du bout du doigt un point quelconque de la surface de ce corps malade?

N'y a-t-il pas immersion complète dans le contage aérien, contact par tous les points avec le virus? Ce n'est donc pas là une infection, mais une contagion aussi irréfutable, et en outre plus complète que la contagion immédiate.

N'est-ce pas l'atmosphère virulente qui entraine banalement, chaque jour, l'expansion des maladies contagieuses? Dans les hôpitaux où il n'existe pas de service d'isolement, les malades ordinaires ne touchent pas ceux qui sont atteints de variole, de rougeole, de choléra, mais ils en respirent l'atmosphère. Quand un individu atteint d'ophtalmie purulente ou de diphtérie est admis dans une salle de blessés, son affection s'étend quelquefois à la plupart des autres malades : de ces derniers en est-il un cependant qui se soit mis à son contact? Non, c'est l'atmosphère qui a été l'intermédiaire de toutes ces atteintes.

Ce mode de contamination est mis en évidence même dans les faits où on l'a le moins soupçonné. Boccace et divers autres contemporains de la peste noire, notamment Chauliac, considéraient l'affection comme transmissible par le regard des malades et, comme conséquence de cette conviction, de prudents visiteurs demandaient aux pestiférés de fermer les yeux à leur approche. Tout le danger ne tenait-il pas à la virulence de l'atmosphère de ces malades?

C'est donc principalement par l'air que s'accomplit la diffusion des contages; c'est par cette voie surtout que les maladies transmissibles se généralisent, deviennent épidémiques; quant à la nature du contage, la science vient affirmer chaque jour le rôle prépondérant des micro-organismes dans la genèse des affections infectieuses et contagieuses et soulever la barrière qui, jusqu'en ces derniers temps, séparait ces affections des maladies parasitaires.

On ne comprend plus aujourd'hui que des hommes de la valeur de Trousseau et de Robin aient prétendu éliminer les affections parasitaires du cadre des maladies contagieuses.

Qui donc oserait poser la limite entre les maladies virulentes, à contage encore indéterminé, et les maladies parasitaires? Chaque fois que la science démontrera la nature animée du germe d'une maladie transmissible, celle-ci cessera-t-elle d'appartenir au groupe des affections contagieuses? On disait que la teigne était contagieuse avant d'en reconnaître la nature parasitaire : serait-il logique de ne plus le dire aujourd'hui? En 1820 Mouronval faisait à l'hôpital Saint-Louis des expériences d'inoculation du pus des galeux, expériences qui l'amenaient à affirmer que cette contagion n'était pas contagieuse.

Aujourd'hui que personne ne doute de cette contagiosité, faut-il la nier parce qu'elle dépend d'un parasite qui, en somme, en a été la meilleure preuve?

V. Causes alimentaires. — Dans les régions civilisées, les influences alimentaires prennent une place de moins en moins considérable dans l'étiologie des épidémies, et c'est surtout au cours du siècle actuel que s'est atténué le rôle morbifique qui leur revenait autrefois. Cette amélioration résulte moins d'une augmentation de ressources que d'une sollicitude et d'une commodité plus grandes dans leur répartition.

En France, par exemple, telle province pouvait autrefois vivre dans l'abondance alors que telle autre province, voisine parfois, ou même limitrophe, souffrait cruellement de la famine et des maux qu'elle engendre : c'est qu'alors il n'y avait pas de centralisation gouvernementale, chacune de ces provinces dépendant d'une autorité administrative indépendante, affranchie de tout lien de solidarité avec l'administration de la région voisine; c'est surtout parce qu'alors faisaient défaut les moyens de communication qui, comme nombre et rapidité, n'eussent pu, dans le cas où cette solidarité eût existé, amener à temps aux provinces affamées, les ressources alimentaires dont, au même moment, regorgeait telle ou telle autre circonscription.

Si la facilité du ravitaillement permet à peine aux générations actuelles de soupçonner l'importance de la question des subsistances, cette question s'impose encore de nos jours, avec toutes les exigences d'un problème capital, à de nombreuses populations. Nous ne le verrons que trop bien dans le chapitre spécial aux maladies d'alimentation.

§ 4. — Milieu épidémique.

Au point de vue pratique, j'ai toujours considéré l'épidémiologie comme la science des milieux pathogéniques; il n'est pas une affection pour laquelle ces milieux ne doivent être analysés dans leurs éléments divers, afin de permettre de dégager les principales conditions génératrices du mal. En cette analyse, nous avons à considérer non seulement les circonstances extérieures, mais encore l'organisme lui-même, si différemment apte suivant les races, suivant les lieux, suivant les temps, si réfractaire parfois à certaines causes morbides, qui l'envahiront sans résistance, au contraire, lorsqu'il sera prédisposé soit par un changement de résidence, soit par des misères ou des souffrances antérieures.

N'est-ce pas en raison de cette multiplicité de facteurs morbifiques que nous voyons si fréquemment, dans l'apparition des épidémies comme dans leur déclin, s'imposer la preuve de la nécessité de véritables conditions d'opportunité dont l'absence ou la présence est indispensable à la généralisation ou au retrait de ces fléaux? Bien que nous ayons toujours, au milieu de nous, les germes de la variole et de la fièvre typhoïde, bien que nombre de localités renferment en permanence les foyers de décomposition putride auxquels on rapporte tant d'affections, bien que l'évolution annuelle des saisons ramène chaque année les causes morbides invoquées par les partisans de la doctrine des météores, aucun de ces facteurs morbides ne suffit certes à lui seul pour la production des épidémies, qui sont loin d'offrir la fréquence ou même la permanence qu'elles présenteraient, si ces facteurs isolés étaient en puissance de les produire sans une combinaison réciproque. N'avons-nous pas presque constamment à nos portes, depuis que la vapeur a multiplié les communications, les germes du choléra, de la fièvre jaune, du typhus? Pourquoi, si le processus pathogénique est aussi simple que le prétendent les partisans de chaque doctrine étiologique, pourquoi n'y a-t-il pas une évolution épidémique continuelle, incessante?

Quand nous voyons le choléra, lors de son apparition à Paris en septembre 1873, époque où l'on ne se préoccupait guère ni de l'isolement des malades, ni de la désinfection de leurs sécrétions, entraîner moins de 900 décès sur une population de 1 800 000 habitants, et que d'autre part la même affection, éclatant sur une armée en campagne, comme sur nos troupes dans la Dobrutscha en 1854, au Maroc en 1857, tue près de 3 000 hommes sur 15 000, ce qui, à Paris, ferait, toute proportion gardée, une mortalité de 300 000 personnes, nous comprenons instinctivement combien la même affection a trouvé, dans ces milieux différents, de différences de prédisposition à son déveoppement.

Sans chercher nos exemples ailleurs qu'en France, nous trouvons, dans les savants rapports de Briquet et de Barth, des masses de faits nous prouvant de combien de difficultés est entourée l'histoire des épidémies, si l'on ne tient compte des circonstances adjuvantes de leur développement. On se rappelle la lugubre histoire du pénitencier de Tours en 1849. Barth relève des faits analogues dans l'épidémie cholérique de 1864 : 1° celui de la maison d'aliénés de Clermont-Ferrand qui, en cinquante et un jours, perd un quart de sa population (56 morts); 2° celui de la maison centrale d'Aniane où il y a 295 malades (plus du tiers des détenus de la maison) et 129 décès.

Pourquoi les mêmes épidémies ménageaient-elles, relativement, les populations voisines de ces foyers, plus exposées, par leur liberté, aux occasions de contage?

Ces difficultés ne sont explicables par aucun des systèmes exclusifs. Les partisans de l'épidémicité pure, adoptée dans le sens de l'exclusion de la contagion, ne seront pas plus habiles à nous dire pourquoi le choléra, dont autrefois ils avaient affirmé la marche fatale, la progression dans un sens déterminé, semble aujourd'hui se cantonner en certains pays et adhérer au sol comme une maladie endémique vulgaire, que les contagionnistes ne nous expliqueront pourquoi la France est demeurée pendant trois ans, de 1869 à 1872, en rapport permanent, activé par les chemins de fer, avec la Russie et la Turquie, sans que, de ces régions, le fléau nous soit arrivé aussi vite qu'en 1832 ; pourquoi, depuis dix ans, l'ensemble de notre territoire est demeuré indemne de cette même affection qui ne s'y est manifestée qu'en foyers isolés.

C'est surtout en contemplant ce fait si remarquable de l'apparition et de la cessation brusque des épidémies que l'esprit de doctrine s'est laissé entraîner à formuler, par des règles précises, la raison de ces oscillations. Pour les uns il y aura descente ou ascension de la couche atmosphérique morbifique; pour d'autres il y a élévation ou abaissement de la nappe d'eau souterraine, ou bien encore purification de l'atmosphère par des pluies abondantes, assainissement des eaux d'alimentation par les conditions hydrographiques consécutives à ces pluies, etc., etc.; opinions qui ont le tort d'être chacune exclusive, de pouvoir même être contredites, si l'on observe sur un terrain voisin de celui où elles ont été conçues à la suite de la prédominance accidentelle d'une des circonstances précédentes, mais dignes cependant de toute notre attention, en ce que chacune renferme, à dose moindre que ne le voudrait son auteur, une partie de la vérité.

La doctrine des milieux épidémiques répond, par son éclectisme, à la nécessité de tenir compte simultanément des différents facteurs trop exclusivement invoqués; elle établit un terrain de conciliation entre deux ordres de faits profondément séparés et qui concourent essentiellement aux explosions épidémiques : 1° l'impulsion morbide extérieure, quelle qu'en soit la nature, que ce soit une impression météorique, alimentaire, que ce soit un virus, un microbe ; 2° la réceptivité non seulement des individus, mais des populations, réceptivité si variable : *a*, d'une part, suivant la race, suivant l'aisance, suivant l'état sanitaire antérieur, suivant le mode d'agglomération urbaine ou rurale ; *b*, d'autre part, suivant les conditions géographiques et telluriques du pays menacé.

Dans nombre de cas, la contagion jouera le rôle le plus important parmi les facteurs morbides qui constituent le milieu épidémique. Quand on voit une maladie virulente, comme la rougeole, pénétrer dans un pays très salubre, y sévir sur toutes les classes de la population, on ne constate guère, à côté du germe morbide, d'autre influence pour en féconder l'action que l'agglomération plus ou moins grande de la population atteinte ; certaines circonstances météorologiques seront favorables ou contraires à l'expansion du mal, nous l'avons déjà prouvé plus haut ; mais habituellement il n'y a rien dans les conditions hygiéniques de cette population, dans les conditions du sol envahi, qui favorise la généralisation épidémique. C'est là, comme nous l'enseignons depuis longtemps, un des caractères de la dissémination des maladies essentiellement virulentes, variole, rougeole, d'être indépendantes de ce qu'on appelle les conditions de localité, n'ayant en général d'autre obstacle que celui de le résistance individuelle, plus ou moins forte elle-même suivant le degré d'immunité acquise par une atteinte antérieure ou, pour la variole, par la vaccination.

Les conditions hygiéniques banales les influencent aussi beaucoup moins. Malgré l'assainissement progressif de Paris et de la plupart de nos grandes villes, la variole a été, en 1869-1870, plus grave qu'elle ne l'avait été depuis le commencement de ce siècle.

Et cependant l'étude spéciale des épidémies de fièvres éruptives nous démontrera qu'il est ici encore un certain nombre de circonstances nécessaires à leur développement, circonstances inhérentes aux individus et aux milieux où ils vivent.

C'est même précisément parce que les germes morbides de ces maladies n'entraînent point constamment ni en tous lieux l'explosion de l'affection dont ils proviennent, que certaines personnes se sont crues en droit de nier leur principe contagieux, absolument comme si l'on niait la puissance de germination d'une graine qui ne lèverait pas également dans n'importe quel sol et à n'importe quel moment de l'année.

Non seulement elles ont besoin, pour leur développement, de rencontrer des organismes encore jeunes et que ne préserve aucune immunité antérieure, mais ce ne sera qu'à certaines époques et en certains lieux qu'elles auront la faculté d'expansion nécessaire pour constituer des épidémies.

L'influence des conditions de saison et de climat se révélera par la limitation bien nette de ces épidémies, soit à certaines périodes de l'année, comme pour la variole, soit à certains pays, comme pour la scarlatine.

Les affections les plus banales, les bronchites, les pneumonies, par exemple, constitueront, elles aussi, des épidémies fort différentes suivant qu'elles frapperont telle ou telle agglomération d'individus ; leur insigne bénignité parmi la population des lycées et dans l'armée même n'a rien de comparable à leur gravité dans les hôpitaux consacrés à la vieillesse, aux Invalides, à la Salpêtrière.

En étudiant les épidémies de pneumonie secondaire (L. Colin, *Traité des maladies épidémiques*, p. 213), nous avons dit également combien certaines conditions de milieu modifient et l'expansion épidémique et la gravité de cette affection.

Il n'est pas jusqu'aux maladies les plus indépendantes, au premier abord, de toute modification antérieure de la réceptivité morbide de l'organisme, qui ne doivent cependant à cette modification la raison de leur généralisation épidémique dans des masses affaiblies par des maladies ou des privations antérieures. Dans notre armée d'Afrique, par une température descendant à peine au-dessous de 0 degré, on a observé de graves épidémies de congélation ; on en a vu autant en Crimée, sans que le thermomètre descendît au-dessous de — 3 degrés, alors que des équipages séjournant dans les climats polaires, par des températures de — 20 degrés à — 25 degrés, demeuraient absolument indemnes de ces accidents. C'est que, dans le premier cas seulement, la réceptivité était créée par une profonde débilitation, par la cachexie palustre, scorbutique, dysentérique, etc.

Le rôle du milieu épidémique devient bien plus considérable à l'égard des affections populaires dont l'origine est moins délimitée, de celles-là mêmes qui sont contagieuses, mais dont l'affinité pour certains pays nous prouve aujourd'hui encore, dans leur étiologie, une subordination moins complète et moins absolue à une impulsion exclusivement spécifique. Nous avons tâché de mettre en garde le lecteur contre certaines opinions qui ne tendraient à rien moins qu'à annihiler presque entièrement alors le rôle du contage. Mais la réalité de son action ne doit point amoindrir la part qui revient à tant d'autres circonstances dans le développement des maladies infecto-contagieuses.

Ce ne sont plus seulement les chances de réceptivité ou d'immunité individuelle, les influences de climat et de saison, qui détermineront surtout leur expression et leur durée. Les conditions de localité prendront une importance égale. On verra le choléra, la fièvre jaune, la peste, le typhus même, malgré l'abondance des germes spécifiques emportés de leur berceau ou engendrés par leur marche même, s'arrêter souvent d'une manière absolue devant certains quartiers d'une ville, réfractaires par leurs conditions topographiques ou simplement hygiéniques, tandis qu'ils rependront une intensité exceptionnelle dans d'autres milieux plus ou moins comparables à leurs foyers originels et qui semblent leur rendre leur énergie native.

Les inégalités des prédispositions locales peuvent seules expliquer la différence des ravages produits par la fièvre jaune dans tel ou tel quartier d'une même ville, par le choléra dans telle ou telle localité d'un même département, malgré l'égalité de pénétration du contage.

Dans la majorité des cas, l'aggravation de ces épidémies pourra être rapportée à l'influence du concours d'un plus grand nombre de facteurs morbifiques dans la constitution du milieu épidémique.

La fièvre typhoïde, qui atteindrait un nombre de jeunes gens relativement limité dans une agglomération soumise aux seules influences de l'encombrement, en atteindra davantage, si aux miasmes humains viennent se joindre les émanations putrides des égouts, des latrines, la mauvaise qualité de l'eau de boisson; plus encore, si la faculté de résistance de ceux qu'elle menace est réduite par l'insuffisance de l'alimentation, l'excès de fatigue, etc.

Il en est de même surtout pour la dysenterie, cette affection à étiologie mixte entre toutes, également faisable par les influences alimentaires, météoriques, infectieuses, mais trouvant des conditions exceptionnelles de développement et de gravité quand ces influences agissent simultanément.

La doctrine du *milieu épidémique*, nous ne le dissimulons pas, est une grave atteinte portée à la doctrine de la spécificité, d'après laquelle une cause unique devrait entraîner telle forme morbide déterminée; mais les faits nous imposent la conviction que, parmi les maladies dites spécifiques, il en est dont l'étiologie est loin de présenter ce caractère de simplicité et d'unité; des circonstances fort diverses entre elles peuvent placer l'organisme en puissance d'évolutions morbides identiques.

Cette doctrine vient également à l'encontre de l'importance attribuée jadis à l'influence si obscure qualifiée de constitution médicale; nous croyons en avoir fourni la preuve dans notre *Traité des maladies épidémiques*. D'où vient, en effet, le plus souvent, cette modification de la santé publique à laquelle on a donné le nom de constitution médicale? De l'action synergique d'une série d'influences, soit extérieures à l'homme: climat, sol, localité, soit naissant en lui du fait des conditions qui lui sont imposées par l'hygiène, la misère ou les maladies, etc.; autant d'éléments de ce que nous avons appelé *milieu épidémique*. En tel pays, l'assainissement du sol, la perfection de l'agriculture, conféreront à ses habitants une force de résistance contre les affections qui reposent sur l'action des effluves telluriques et de la misère; les pratiques vaccinales, la surveillance de la prostitution, influenceront dans le même sens leurs prédispositions morbides et en feront un groupe tout différent de celui des habitants d'un pays voisin.

Qui pourrait contester les avantages immédiats de cette analyse étiologique?

Que dans une catégorie déterminée de la population, dans une caserne, un lycée, surgisse un nombre exceptionnel d'embarras gastriques, d'ictères, puis de fièvres typhoïdes, quelques partisans des anciennes doctrines se laisseront aller à voir en ces faits l'évolution d'une constitution médicale bilieuse dont ils suivront les phases avec la résignation et l'inertie imposées en somme par les causes insurmontables et fatales. D'autres, mieux avisés, chercheront et sauront trouver, dans les conditions d'installation de cette caserne ou de ce lycée, dans l'aménagement vicieux des latrines et des égouts, la raison naturelle, et dès lors facile à combattre, de cette prétendue constitution médicale.

C'est parce que les progrès de l'hygiène ne se sont pas arrêtés devant le *veto* que leur imposaient d'antiques croyances, que l'on ne voit plus aujourd'hui, aussi fréquemment qu'autrefois, arguer de l'impuissance ou de l'ignorance de l'homme devant ces transformations de l'état sanitaire; au lieu de rapporter à une constitution médicale nouvelle la fréquence exceptionnelle de la diarrhée, de la dysenterie, du choléra-morbus, on cherche, et de l'enquête sagement dirigée résulte la preuve que toute la cause du mal réside en quelque altération soit des aliments, soit de l'eau de boisson, altération qu'on eût pu éviter, si l'on eût songé à la soupçonner.

Que de victimes ont fait bien d'autres affections : le scorbut, quand on le considérait comme engendré par une constitution scorbutique; les maladies virulentes, quand on y voyait le résultat naturel et forcé d'une constitution exanthématique!

Qui, dans le premier cas, aurait songé à entraver l'épidémie par une alimentation convenable? dans le second, par l'isolement des malades?

Nous divisons en deux groupes principaux les diverses conditions génératrices du milieu épidémique : 1° les unes relativement fixes, conditions de climat et de localité; 2° les autres relativement variables, conditions atmosphériques et conditions individuelles.

I. **Conditions fixes.** — *Climats.* — La diversité des épidémies d'origine météorique est surtout une affaire de climat; nous l'avons vu plus haut. Quant aux autres épidémies, elles sont, d'une manière générale, plus communes dans les climats chauds que dans les froids et les tempérés; l'élévation de la mortalité à mesure qu'on se rapproche de l'équateur en est la preuve.

On comprend que les climats ne puissent pas fixer d'une manière absolue les épidémies susceptibles de propagation par contage, ou par transport d'un miasme originel. A cet égard, cependant, il y a de grandes différences suivant les maladies.

Parmi les maladies transmissibles attribuées à des foyers d'infection, celle dont le germe semble le plus subordonné aux conditions climatologiques, c'est la fièvre jaune : on connaît la différence de sa faculté d'expansion, soit sur le littoral américain de l'Atlantique, soit sur les côtes d'Europe, suivant les degrés de latitude.

Peut-être est-ce l'inverse pour la peste : si fréquemment transportée de l'Égypte vers le nord, il semble que son miasme ait peu d'affinité pour les climats chauds, qu'elle n'envahit point, en dépit de nombreuses caravanes qui, partant de la Basse-Égypte, communiquent si fréquemment en Arabie avec les pèlerins venus de l'Inde à la Mecque. N'en est-il pas de même des typhus, qui semblent, au moins dans leurs explosions épidémiques, avoir plus d'affinité pour les climats froids et tempérés que pour les climats chauds?

De la différence de rapports des germes du *vomito* et de ceux de la peste avec la température extérieure, est née de longue date, la pratique de détruire le premier par l'action d'un froid intense, le second par l'emploi du calorique.

La maladie infectieuse dont les germes, malgré leur origine intertropicale, semblent le plus réfractaires aux influences des climats, c'est le choléra; l'immense développement géographique pris par cette affection, la constitution de foyers épidémiques en Europe, paraissent indiquer que le miasme cholérique n'est point subordonné aussi étroitement aux conditions extérieures de température, qu'il peut s'atténuer simplement, mais non s'annihiler, sous l'influence du froid, sauf à se ranimer au retour des chaleurs.

Il est des maladies dont l'affinité pour les divers climats se modifie dans le temps, et qui changent lentement de théâtre à la surface du monde; elles ne nous offrent pas seulement des oscillations épidémiques comme les maladies pestilentielles. Ce sont des déplacements plus complets du mal qui n'a pas, il est vrai, comme dans les affections précédentes, de foyer originel pour en fixer le point de départ.

Ainsi certaines épidémies tendent plus spécialement vers le Nord, comme la diphtérie depuis le siècle dernier, la méningite cérébro-spinale en ce siècle-ci; mais il ne faut point se hâter de baser sur ces faits le programme de la marche et du déplacement ultérieur de ces affections. Pour nous en tenir aux deux exemples précédents, nous constatons en effet qu'aux siècles passés la diphtérie s'est répandue au contraire du nord au sud (de Hollande en Espagne). Quant à la méningite, si son mouvement de translation vers le nord (Suède, Russie, Angleterre) est évident, nous savons qu'elle a également gagné l'Algérie, l'Italie, la Grèce et même la Syrie; que, d'autre part, elle s'est très répandue en Amérique, de façon qu'ici encore, comme pour le choléra, il serait facile d'établir que la propagation, au lieu de se faire dans un sens unique, s'est accomplie à peu près dans toutes les directions.

A ces faits on peut opposer la tendance de quelques épidémies à sévir plus spécialement dans tel climat ; parfois elles se cantonnent, malgré leur évidente contagiosité, dans les régions soit méridionales, soit septentrionales : telle au nord la scarlatine, si commune en Angleterre, si rare relativement dans le midi de l'Europe, inconnue ou à peu près dans les climats chauds ; telle au sud la dengue, que certains auteurs ont regardée comme une scarlatine modifiée, mais qui en est si différente pourtant par ses symptômes, par le caractère pandémique de ses explosions, et enfin par la bénignité de son pronostic.

Les climats tempérés offrent des caractères complexes au point de vue de leur influence sur les maladies épidémiques. En ces climats, les affections qui trouvent leurs conditions de développement originel parfaites dans les zones voisines n'apparaîtront que sous une forme amoindrie ; les influences météoriques du nord, et les affections pulmonaires et rhumatismales qui en résultent, les influences météoriques et telluriques du sud, et leurs conséquences pathologiques principales, notamment la dysenterie et la fièvre intermittente, perdent de leur fréquence et de leur gravité aussi bien par le fait de l'atténuation climatologique de la cause morbide, que par celui des progrès de l'hygiène et de la civilisation qui, dans la zone tempérée, sont à leur maximum de développement.

Mais, en revanche, diverses causes favorables à la naissance ou à la généralisation des épidémies se développent dans les climats tempérés, et, de ces causes, les plus importantes sont les deux suivantes : 1° densité générale de la population et, de plus, agglomérations humaines en des centres considérables et rapprochés ; 2° fréquence des relations entre tous ces centres, relations facilitées de plus en plus chaque jour par le nombre et la rapidité croissante des moyens de communication.

On comprend dès lors quelles chances d'expansion trouvera, quand elle pénétrera dans un semblable milieu, toute épidémie transmissible par les relations humaines dans les conditions de température habituelle à ces climats. Si la fièvre jaune, dans ses expansions épidémiques, ne remonte guère au delà des régions méridionales de la zone tempérée, c'est parce que, plus au nord, les germes de cette affection ne trouvent plus la température nécessaire à leur développement. Mais autrefois pour la peste, comme aujourd'hui pour le choléra, on n'a que trop vu cette influence des conditions d'agglomération sociale de la zone tempérée sur leur généralisation : alors que ces maladies avaient traversé avec peine, lentement, en plusieurs années parfois, des régions relativement désertes et dépourvues de moyens faciles de communication, elles prenaient souvent, une fois leur pénétration en nos pays, une effrayante rapidité d'allure et une tendance à la pandémicité ; transition qui a été évidente surtout lors des premières invasions en Europe de ces affections, alors qu'elles avaient l'une et l'autre la puissance d'expansion des maladies complètement nouvelles en ces climats.

Les mêmes conditions d'agglomération sociale nous expliquent la raison de l'entretien en nos climats à l'état permanent, endémique, des germes des maladies contagieuses. Quand, dans une peuplade de la zone tropicale, ou des climats populaires, la variole ou la rougeole a accompli son évolution épidémique, elle disparaît souvent pour de longues années, n'ayant de chance de réapparaître qu'autant que des circonstances complètement exceptionnelles en rapporteront le germe.

Il en est tout autrement dans nos climats : que la variole ait frappé, par exemple, Londres ou Paris ; lorsque le cycle épidémique aura été accompli, qu'il n'y aura plus de sujets prédisposés dans l'un ou l'autre de ces grands centres, le mal disparaîtra aussi ou s'atténuera au moins pour quelque temps ; mais les populations avoisinantes, atteintes à leur tour, entretiendront les germes morbides, et les villes dont elles l'ont reçu leur permettront d'y renvoyer à leur tour ces germes, qui enfanteront de nouvelles épidémies urbaines dès qu'un certain nombre d'individus, grâce au temps écoulé depuis l'invasion antérieure du mal, seront redevenus aptes à le contracter.

Même rôle, mais plus marqué enfin, pour les affections qui sont non seulement transmissibles de l'homme à l'homme, mais tout particulièrement réalisables dans les réunions humaines : telle la fièvre typhoïde ; voilà pourquoi du fait de la densité des habitants et de la facilité de leurs rapports, les conditions sociales des climats tempérés jouent un si grand rôle dans sa prédominance sous notre zone.

Enfin, dans les climats tempérés, les maladies saisonnières plus variées ajoutent de nouvelles raisons à la diversité des espèces morbides.

Les climats chauds et froids présentent, de leur côté, comme *milieux pathogéniques*, divers caractères communs, résultant surtout de similitudes parfois lointaines, mais réelles cependant, entre les conditions sociales de leurs habitants.

De part et d'autre, la rareté des communications, la négligence de la culture ou l'aridité du sol nous expliquent d'abord pourquoi ces deux régions extrêmes du globe seront, plus fréquemment que les pays civilisés, atteintes de maladies alimentaires.

Les grandes épidémies faméliques y sont bien plus communes que dans ces derniers, et ce n'est guère que dans l'extrême nord d'une part, surtout en Norvège, dans la zone intertropicale de l'autre, que l'on retrouve aujourd'hui des foyers encore considérables de la lèpre des Grecs, autrefois si commune en Europe, et chassée par les progrès de la civilisation.

Ces épidémies d'alimentation se développent d'autant plus aisément,

qu'en plusieurs de ces pays la masse de la population ne fait usage que
d'une sorte d'aliments, de corps gras dans le Nord, de riz dans les
Indes, et que la disette de l'un de ces aliments, les seuls que l'on conserve, entraîne immédiatement une famine absolue (voy. Jules Rochard,
Endémies).

Si l'alcoolisme est plus fréquent dans les climats extrêmes, froids
ou chauds, c'est d'une part en raison de la pénurie alimentaire qui
donne aux organismes moins de résistance contre les substances
toxiques; c'est d'autre part en raison de la nocuité spéciale des alcools
de grains ou de pommes de terre, consommés là surtout où manque la
vigne.

L'affinité des maladies parasitaires pour les populations misérables
nous explique de même leur fréquence parallèle dans les pays chauds
et dans les pays froids.

Autre caractère commun entre les climats extrêmes : par suite de
leur isolement relatif des communications humaines, les populations
de ces climats sont à l'abri, jusqu'à un certain point, de l'importation
des germes des maladies virulentes ; de part et d'autre, au sud comme
au nord, il existe encore de telle peuplade qui jamais n'a eu la variole,
jamais la rougeole. Mais, en revanche, cette immunité entraîne les
conséquences les plus redoutables lorsque pénètre dans ce milieu
vierge l'une de ces affections; alors, personne n'étant prémuni par une
atteinte antérieure, l'épidémie frappe tout le monde, et c'est en raison
de cette prédisposition de tous qu'on a vu des épidémies de variole
produire les mêmes ravages aux limites extrêmes du monde habité,
anéantir des peuplades entières de l'Afrique centrale et des tribus in-
diennes de l'Amérique du Nord.

Une dernière circonstance remarquable, c'est l'analogie des climats
froids et des climats chauds au point de vue de la fréquence des maladies nerveuses.

En Islande, la maladie la plus redoutable aux nouveau-nés est le
tétanos (*trismus neonatorum*), qui constitue le fléau de l'enfance dans
la zone intertropicale aussi bien en Afrique qu'en Amérique et en
Océanie.

L'hystérie et la plupart des affections nerveuses analogues se rencontrent également avec leur maximum de fréquence soit au voisinage
des pôles, soit dans les climats équatoriaux de l'ancien et du nouveau
monde. Elles sont endémiques en Sibérie et en Islande comme au centre
de l'Afrique, chez les Hottentots comme à Buenos-Ayres et à Mexico.

Parry a constaté la fréquence des accidents nerveux chez les Esqui-
naux, qui tombent en convulsions aux sons de la musique; dans les
îles Shetland, règne depuis un siècle la chorée épidémique. Même fréquence des convulsions sous la zone torride, spécialement parmi les
individus de race noire, chez lesquels la moindre excitation externe

(piqûres, blessures) ou interne (ascarides) peut développer des accès épileptiformes ou tétaniques.

Il en est de même des affections mentales : à la démonomanie des Samoyèdes, à la manie endémique parmi quelques peuplades du nord de la Norvège, on peut comparer d'autres formes d'aberration intellectuelle, notamment la théomanie des Néo-Calédoniens (Rochard, Le Roy de Méricourt), les superstitions et les hallucinations si communes parmi les tribus nègres de l'Afrique centrale.

Localités. — Leur rôle est considérable dans la genèse et la propagation des maladies épidémiques, et l'on ne s'en est pas suffisamment rendu compte. Il ne s'agit pas seulement des caractères évidents, grossiers, pour ainsi dire, qui rendront telle localité particulièrement apte au développement d'une épidémie; ce serait faire preuve de naïveté que prétendre démontrer ici les rapports du scorbut avec les pays incultes, ceux de la fièvre intermittente avec les foyers marécageux, etc.

Nous ne voulons parler que des différences de détail qui scindent en catégories diverses des milieux en apparence homogènes. Telle ville, même peu considérable, peut être subdivisée en plusieurs théâtres différents entre eux par leur orientation, leur altitude, les conditions du sol, l'hygiène de leurs populations respectives; tel de ces quartiers sera frappé exclusivement de fièvre jaune, absolument comme telle zone de nos villes est spécialement atteinte de fièvre typhoïde.

La différence des milieux d'une même cité explique non seulement l'inégale répartition, mais la ténacité de certaines épidémies : la réceptivité des divers quartiers n'étant pas la même, le mal y pénétrera successivement; voilà pourquoi dans les grandes villes les épidémies de choléra sont habituellement si prolongées.

Dans une agglomération au contraire où tout est identique pour tous, dans une prison, dans une caserne, dans une armée en campagne, le choléra, comme la peste, trouvera un milieu unique et uniformément prédisposé, et accomplira son cycle épidémique en quelques semaines.

Pour les personnes étrangères à la médecine et pour nombre de médecins, la susceptibilité d'une localité pour les épidémies se déduit totalement de certaines conditions apparentes d'insalubrité; rien certes de plus périlleux que cette série de facteurs épidémiques : foyers infectieux, souillure des eaux de consommation, misère et malpropreté de la population, dont nous avons démontré plus haut tous les dangers.

Mais il est des circonstances d'ordre plus général qui interviennent d'une manière plus précise dans la détermination des aptitudes épidémiques d'une localité.

Telles sont d'abord les conditions géographiques qui parfois, à elles seules, confèrent des chances absolues soit d'immunité, soit au contraire d'envahissement épidémique.

Certains pays doivent leur protection immuable à leur éloignement des grandes voies de communication. Les localités insulaires peu habitées sont le type, par excellence, de ces conditions de protection purement topographiques. L'absence, parfois durant des siècles, de toute épidémie de variole en telle peuplade d'Afrique isolée du reste du monde, la disparition de la fièvre jaune sur le littoral atlantique des États-Unis pendant les périodes de blocus, témoignent d'autant mieux de la valeur prophylactique de cet isolement, que ces maladies y ont pénétré souvent dès que ces barrières étaient enfreintes par la guerre ou le commerce.

Les populations des prisons, si gravement atteintes quand y pénètre un germe morbide, ne sont-elles pas, au même titre, relativement préservées par leur séquestration?

Nous avons prouvé ailleurs que certains pays étaient trop éloignés des foyers pestilentiels, ou en différaient trop comme climats et saisons pour que les maladies nées en ces foyers puissent y pénétrer et s'y développer. Telle a été, pendant ces deux derniers siècles, la raison principale de la protection de l'Angleterre contre la peste à bubons, de sa protection plus absolue encore contre la fièvre jaune.

Parmi les situations des localités, il en est une qui joue un rôle exceptionnel dans leur réceptivité aux maladies exotiques : c'est leur situation maritime.

Les grands ports des deux mondes doivent leurs redoutables prédispositions à l'importance de leurs relations maritimes qui, en certains pays, constituent la voie principale, parfois même unique, de pénétration de tout germe d'affection exotique; ils les doivent en outre à des circonstances spéciales aux localités placées au bord de la mer.

Ces localités en effet, surtout dans les pays chauds, semblent plus particulièrement aptes à l'éclosion des germes de la fièvre jaune, comme si le mélange des atmosphères terrestre et maritime était favorable au développement de ces germes. Le voisinage du littoral est moins nécessaire, il est vrai, mais encore très favorable aux foyers secondaires de peste et de choléra, qui se développent moins facilement à l'intérieur des masses continentales.

Il y a souvent, dans la prédisposition des ports de mer, autre chose que l'influence de leur situation maritime; la plupart de ces ports, surtout dans les climats chauds et dans la zone avoisinante des climats tempérés, sont infectés à la fois et par les produits excrémentitiels des équipages de nombreux navires, et par les égouts et les latrines de la ville elle-même; l'infection ainsi produite atteint son danger maximum dans les localités riveraines des mers intérieures, comme la Méditerranée, où n'existent pas de mouvements de reflux suffisants pour entraîner au large toutes ces immondices : d'où insalubrité redoutable en chacune de ces localités, surtout pour les quartiers voisins du port où est habituellement entassée une population pauvre, composée d'ou-vriers, de calfats, de portefaix, bateliers, etc., population qui sera la première au contact des arrivages suspects, et subira, la première aussi, les émanations du déchargement des manchandises et l'influence des foyers morbides subitement mis à jour au moment du débarquement.

Les conditions défavorables de malpropreté et d'insalubrité locale de certains ports (Marseille, Toulon, Barcelone, Lisbonne, Nouvelle-Orléans) à l'époque où écrivait Chervin, lui ont servi d'argument principal pour affirmer la spontanéité, en chacun d'eux, des maladies de l'origine exotique la plus incontestable, et pour nier, au détriment de leurs malheureuses populations, l'utilité des mesures quarantainaires à opposer à ces affections.

L'altitude des localités joue un rôle considérable dans leurs aptitudes aux épidémies; à propos des fièvres intermittentes, nous prouverons la complexité de ce rôle en ce qui regarde les fièvres palustres.

En ce qui concerne les maladies pestilentielles, cette influence intervient également avec un degré d'énergie différent pour chacune d'elles; pour la fièvre jaune, son bénéfice est mis hors de doute par l'immunité acquise aux individus résidant sur les montagnes même les plus voisines des foyers originels de l'affection; moindre contre la peste, l'action préservatrice de l'altitude ressort néanmoins ici de l'immunité traditionnelle, au cours de graves épidémies, de certains lieux élevés, comme la citadelle du Caire, comme les collines qui avoisinent Constantinople.

Si le choléra, aussi bien dans son berceau que dans ses foyers adventices, est surtout, lui aussi, une maladie de la plaine, il est bien moins subordonné que les deux autres maladies pestilentielles à l'influence de l'altitude. Que de fois il a franchi les limites de hauteur qu'on avait prétendu lui imposer, et atteint, en France, en Suisse, aux Indes même, les populations qui se croyaient préservées par leur résidence sur les montagnes les plus élevées!

Suivant nous, la rareté relative du choléra à certaines altitudes est la simple conséquence de la difficulté des communications, qui en isole les habitants. Mais qu'un individu imprégré de germes cholériques vienne se réfugier parmi ces habitants, non seulement il y fera sa maladie, mais la leur transmettra, tandis que dans les mêmes conditions les pestiférés, et mieux encore les malades atteints de *vomito*, ne communiqueront leur affection à personne. Au même titre que le choléra, la plupart des maladies contagieuses : fièvre typhoïde, fièvres éruptives, parviendront difficilement aux populations des montagnes, mais, une fois arrivées parmi ces populations, s'y développeront aussi énergiquement que parmi les habitants de la plaine. Le typhus est, plus spécialement, une maladie des altitudes; ici, comme dans les climats polaires, le froid agit indirectement, et d'autant mieux que ceux qu'il force à s'enfermer sont en général pauvres, étrangers aux applications de l'hygiène, et présentent au développement de l'affection le concours de leur misère et de leur malpropreté.

Les localités urbaines, sauf en ce qui concerne la fièvre intermittente, la dysenterie, et en général les affections *à frigore*, sont plus disposées aux épidémies que les localités rurales.

Grâce, en effet, aux communications fréquentes qui relient les villes aux pays souvent les plus éloignés, les germes morbides les plus divers trouvent occasion d'y pénétrer et y rencontrent des milliers d'organismes aptes à leur entretien et à leur multiplication. Il est certain que les maladies essentiellement contagieuses : fièvres éruptives, oreillons, coqueluche, rencontreront dans les grandes villes des conditions favorables à leur entretien.

Ces conditions surgiront particulièrement dans les villes capitales (voy. Léon Colin, *Paris, sa topographie, son hygiène, ses maladies*, p. 332).

Peut-être a-t-on cependant trop de tendance à considérer l'habitant des campagnes comme généralement préservé des maladies urbaines; celles-ci, s'appesantissant sur des masses relativement considérables, qui constituent la population de la ville, ont un caractère plus saisissant : mais combien, si l'on y prend garde, sévissent-elles aussi sur les campagnes où les victimes, bien que plus éparses, n'en sont pas toujours moins nombreuses ! Nos recherches sur la fièvre typhoïde, tout en témoignant de la pérennité de cette affection en certains grands centres, en démontrent aussi bien la fréquence, souvent méconnue, dans nombre de hameaux où elle trouve, pour l'entretien et la rénovation de ses germes, des conditions de malpropreté que l'on ne rencontre plus que rarement dans la plupart des villes. En est-il autrement de la diphtérie? Le choléra, dans ses dernières manifestations en France, ne s'est-il pas attaché exclusivement à de petites localités de Bretagne (hiver 1885-1886), prouvant d'une manière bien nette cette affinité spéciale, signalée déjà par Briquet, pour l'habitant des campagnes? Et la suette?

II. **Conditions variables.** — *Conditions atmosphériques.* — Nous avons rappelé déjà l'importance de ces conditions dont, ci-après, les épidémies saisonnières nous fourniront surtout la preuve.

Conditions individuelles. — Un élément important dans la constitution du milieu épidémique est l'état sanitaire des agglomérations menacées. Il en est des masses comme des individus ; de même que chez une personne prédisposée par la diathèse tuberculeuse il suffira d'un refroidissement pour entraîner les accidents pulmonaires les plus graves, de même sur une population épuisée par l'anémie, la famine, la moindre oscillation atmosphérique donnera lieu à de graves épidémies de dysenterie, de catarrhes pulmonaires, de pneumonies, etc. Ailleurs les causes morbides réputées les plus puissantes, les virus, pénétreront parfois difficilement, échoueront même en raison des conditions réfractaires de l'ensemble de la population, que celle-ci soit préservée par le fait d'une épidémie antérieure qui a conféré l'immunité à ceux qui en ont été atteints (fièvres éruptives, fièvre typhoïde, oreillons, etc.), ou par la généralisation et la correction des pratiques préservatrices (vaccination).

Certaines affections ne pourront se constituer en épidémies que grâce au concours, en un foyer miasmatique, des individus de la race spécialement accessible à l'influence morbifique de ce foyer.

Pourquoi le *vomito*, si commun sur le littoral atlantique du nouveau monde, est-il relativement si rare sur celui de l'Afrique, à latitude correspondante? C'est surtout, suivant nous, parce que, sur la côte africaine, la race blanche, qui fournit à la fièvre jaune son principal élément, n'est représentée qu'en proportion minime relativement à l'importance de cet élément ethnique dans la population des grandes villes américaines.

Les épidémies de fièvre jaune en Afrique n'ont donc pu apparaître que dans quelques rares circonstances, créées par la guerre ou le commerce, circonstances qui entraînaient sur ce littoral des masses considérables d'individus de race blanche, et donnaient ainsi à un foyer en apparence inerte l'élément qui lui manquait pour se transformer en milieu épidémique. Mais encore est-il nécessaire de bien analyser les faits avant d'accepter les différences originelles des populations devant les épidémies.

On a dit que les nègres, dont nous venons de rappeler l'immunité à l'égard du *vomito*, étaient également réfractaires à la fièvre intermittente; il y a là une grande exagération; n'a-t-on pas dit qu'en revanche ils étaient spécialement exposés à la variole, affection qui, en effet, moissonne les peuplades noires de l'Afrique centrale ; mais cette prédisposition est-elle autre chose qu'un vice hygiénique, l'absence de préservation vaccinale?

Il est des maladies populaires : grippe, dysenterie, fièvres intermittentes, qui frappent uniformément les divers âges; il en est autrement de beaucoup d'autres.

Les fièvres éruptives, la diphtérie, la stomatite, seront presque exclusives aux enfants et adolescents, la fièvre typhoïde aux individus âgés de seize à vingt-cinq ans.

Ici le milieu épidémique ne s'uniformise donc pas; il s'établit par catégories, et ces catégories se reconnaissent même dans les groupes en apparence les plus homogènes ; dans les agglomérations d'adultes, les maladies infantiles iront surtout aux plus jeunes ; dans l'armée, la stomatite, la scarlatine, la méningite cérébro-spinale, l'ophtalmie purulente, sont à peu près exclusives aux recrues.

Mais l'influence de l'âge, dans la répartition des maladies populaires, est primée par d'autres facteurs d'une importance majeure en épidémiologie, surtout quand il s'agit de maladies spécifiques. C'est d'abord le degré de préservation conféré soit par une atteinte antérieure, soit, en cas de variole, par la vaccination.

Pourquoi dans une grande ville, à Paris, par exemple, voit-on les maladies éruptives frapper, en fait d'adultes, ceux-là surtout qui arrivent de province?

C'est que les individus nés et élevés à Paris y rencontrent dès leur enfance les germes de ces affections, tandis que ceux qui naissent dans les petits centres, dans les campagnes, échappent le plus ordinairement, tant qu'ils y résident, aux occasions de contage qui ne naîtront pour eux qu'à l'époque où, devenus grands, ils abandonneront leur pays pour la résidence des grandes villes.

Pourquoi, pénétrant dans une peuplade sauvage, éloignée des voies de communication, telle maladie éruptive frappera-t-elle indifféremment adultes, enfants, vieillards, constituant une véritable endémie locale, alors qu'en nos climats elle ne s'attaque qu'aux premiers âges de la vie? C'est que, grâce à leur isolement, ces tribus ont été longuement préservées d'épidémies analogues, et que parfois il ne s'y trouve pas un seul individu devenu réfractaire du fait d'une atteinte antérieure.

Assuétude au contage. — Ceci nous amène à parler d'une influence bien plus vague que celle d'une atteinte antérieure, mais qui joue un rôle en général très méconnu : je veux parler de l'*assuétude au contage*.

Par le fait de leur isolement des voies de communication internationale, quelques-unes des populations des climats extrêmes (chauds ou froids) sont parfois, durant des périodes séculaires, à l'abri de l'importation des germes des maladies virulentes. Au sud comme au nord, existe encore telle peuplade qui jamais n'a eu la variole, ou ne l'a pas eue de mémoire d'homme, plusieurs générations successives ayant été préservées.

L'immunité des ancêtres paraît augmenter d'autant les prédispositions de leurs descendants.

Pour tous, le germe de l'affection est aussi nouveau, aussi étrange qu'à l'époque où la variole envahissait pour la première fois l'ancien et le nouveau monde, plus meurtrière que ne l'était alors la plus redoutée des grandes épidémies, la peste à bubons.

Tout grand qu'il soit, ce danger est moindre peut-être encore pour l'habitant de ces régions que s'il est transporté brusquement en un pays où elle sévit. C'est alors qu'on peut voir surgir des faits effrayants comme celui de cette caravane d'Esquimaux anéantie en quelques jours, et dont l'histoire a été de ma part l'objet d'un double rapport devant le Conseil de salubrité de la Seine et l'Académie de médecine (voy. Léon Colin, *L'épidémie de variole des Esquimaux*, Paris, 1881).

Les huit individus composant cette caravane furent enlevés en quelques jours, le premier en Allemagne, les autres à Paris, par la variole hémorrhagique.

Pourquoi une telle unanimité devant la maladie et devant la mort?

On a pensé qu'il y avait eu là une affection différente des formes de variole observées ailleurs : on a invoqué la léthalité bien connue des épidémies de ce genre, quand elles se développent au Labrador même.

Nous-même nous admettons que la stéatose préalable des viscères (notamment celle du foie qui, chez la plupart de ces victimes, pesait de 2 à 4 kilogrammes), stéatose due à l'usage alimentaire presque exclusif de matières grasses, a pu placer à l'avance les organes des Esquimaux dans la voie des altérations propres aux maladies infectieuses, notamment à la variole grave.

Mais nous ne pensons pas que cette modification organique, antérieure à la maladie, lui ait donné, à elle seule, son caractère de gravité foudroyante; la variole est plus indépendante des conditions où elle trouve l'organisme qu'elle envahit; elle a plus de personnalité pour ainsi dire; elle est aussi menaçante pour les individus forts et plus vigoureux que pour ceux qui ont subi un certain degré de déchéance. Peut-être ces derniers seront-ils enclins à certaines complications secondaires, comme les pneumonies hypostatiques, qui, n'importe la nature de la pyrexie, que ce soit la variole, la rougeole, la fièvre typhoïde, ont plus d'affinité pour les constitutions appauvries.

Mais ils ne semblent pas plus aptes que d'autres aux formes immédiatement mortelles, variole confluente et variole hémorrhagique.

Je rappellerai à ce propos qu'en 1870, au commencement du siège de Paris, à l'époque où le nombre des admissions pour variole hémorrhagique à l'hôpital de Bicêtre atteignait en un seul mois (décembre 1870) le chiffre de 130, j'émis tout d'abord la pensée de l'intervention d'une dyscrasie, qui, entre toutes, et comme moi-même je l'enseignais d'abord, semble en puissance de prendre sa part dans la fréquence de ces formes hémorhagiques : le scorbut. Je signalai cette opinion à Larrey, alors médecin en chef de l'armée, et cependant je l'abandonnai bientôt en voyant ces formes de variole disparaître le mois suivant, en janvier 1871 ; or, à cette dernière époque, les privations alimentaires étant arrivées à leur maximum, quelques cas de scorbut bien caractérisé se manisfestèrent dans l'armée, quelques-uns de ces scorbutiques eurent la variole, et chez eux cette dernière affection fut bénigne.

Le scorbut n'intervint pas davantage dans l'épidémie des Esquimaux en 1882.

Cette épidémie, née d'ailleurs en Europe, ne relevait point d'un virus spécialement malin, pas plus que, de son côté, elle n'était en puissance d'engendrer des germes plus dangereux que ceux qui surgissent si fréquemment au milieu de nous par le fait des atteintes quodiennes de la population autochtone; le même germe variolique, qu'il procède de cas très graves, comme les précédents, ou de cas absolument bénins, pour donner lieu, suivant les conditions du sujet, soit à une variole noire confluente, soit aux modes atténués de l'affection, a ses formes légères : varioles discrètes, ou même abortives, varioloïdes.

Le danger fut, pour ces étrangers, d'arriver sans vaccination, sans assuétude au contage de la variole, en des régions où règne cette affection. Or, si l'on passe en revue la plupart des maladies épidémiques, on voit s'accuser singulièrement le rôle de cette aptitude, aux formes les plus graves, des personnes soudainement mises, pour la première fois, en rapport avec leur foyer d'activité.

J'ai acquis à cet égard de telles convictions que, depuis longtemps, dans mes cours comme dans mes publications sur les épidémies, je classe à part cette catégorie de personnes ; j'ai même hasardé l'emploi d'un terme particulier, le terme *néocomie*, pour résumer cette circonstance d'être nouveau venu sur le théâtre d'une affection endémique ou épidémique ; loin de moi la pensée de défendre la valeur et même l'utilité d'une semblable expression, aussi attaquable que tout mot nouveau, mais qui m'a permis à chaque instant dans mes notes de résumer toute une phrase.

Prenons d'abord, comme exemple, la maladie qui, sur l'ensemble du globe, est au premier rang par sa fréquence, la fièvre intermittente : dans telle localité, infectée de malaria, la différence des atteintes entre les nouveaux venus et la population autochtone est souvent si considérable que l'on voit surgir les dissentiments les plus complets entre les médecins de la population résidente et ceux des corps de troupes qui viennent y prendre garnison : à Rome, durant seize années d'occupation, il y a eu presque constamment à cet égard désaccord entre les médecins militaires français et les médecins italiens.

La divergence est extrême, surtout quand une armée est subitement transportée d'un pays salubre dans une localité profondément impaludée. Alors que chez les nouveaux arrivés domineront les accès fébriles à réaction intense, durant lesquels la violence des symptômes gastriques et nerveux rappellera la fièvre d'invasion de la fièvre jaune, ou de la variole confluente, l'habitant, anémié de longue date, continuera à subir les manifestations bien plus calmes d'une intoxication chez lui chronique. Il franchira impunément la période durant laquelle l'agglomération étrangère sera frappée d'accès pernicieux.

C'est alors que les observateurs inattentifs ont pu croire que l'encombrement des troupes créait, cette fois encore, une maladie nouvelle, tandis qu'il y avait simple intoxication par les miasmes telluriques auxquels le soldat était exposé d'une manière d'autant plus dangereuse que, venant d'un pays sain, il n'était pas protégé contre l'infection par l'accoutumance, qui est un des bénéfices de l'indigène des pays fébrifères.

Pendant les deux derniers siècles, la Hongrie a mérité le nom de tombeau des Allemands, en raison des pertes immenses subies par les armées des pays voisins chaque fois qu'elles se hasardaient sur un sol bien plus fatal pour elle que pour les habitants du pays.

Le danger est grand surtout quand, du milieu salubre par excellence, à l'égard de la malaria, du milieu maritime, le soldat est brusquement livré aux exhalaisons d'un sol meurtrier.

Que de fois ont été confirmés les préceptes de Lind, qui s'oppose avec la plus grande énergie aux débarquements de nuit sur les côtes insalubres, et cite, à l'appui de sa thèse, l'histoire d'équipages entiers perdus pour être descendus à terre dans de semblables conditions !

C'est alors que dans les pays chauds on a été jusqu'à accuser les nègres d'empoisonner les nouveaux venus, tant les maladies tranchaient par leur gravité et leur soudaineté avec celles des indigènes !

N'en est-il pas de même des maladies pestilentielles : choléra, fièvre jaune, peste d'Égypte ?

A Paris, en particulier, et plus spécialement pendant les deux invasions cholériques de 1832 et de 1848, le chiffre des atteintes, parmi les personnes arrivant chaque jour dans la capitale, était proportionnellement si considérable que Bouchardat avait sagement proposé d'interdire toute délivrance de passe-port aux ouvriers de la province qui voulaient gagner Paris. Cette prédilection du fléau ressort plus frappante peut-être de certaines épidémies militaires entretenues, éternisées par des arrivées de troupes nouvelles au milieu d'agglomérations préservées par leur assuétude.

A Constantinople, en 1854, au moment où le choléra ne frappait plus aucun des soldats débarqués au début de la guerre, il se perpétuait par l'atteinte des régiments incessamment envoyés de France et arrivant chaque jour sur le théâtre de l'épidémie.

La fièvre jaune nous fournit des exemples plus frappants encore : c'est ici que les arrivages d'étrangers jouent le rôle le plus considérable sur la fréquence et la gravité des épidémies ; il est nombre de localités de la côte occidentale d'Afrique et du littoral oriental du nouveau monde où l'affection n'apparaît qu'en quelques rares circonstances créées par la guerre ou le commerce, circonstances qui entraînent subitement vers ces côtes des masses plus ou moins considérables d'individus de race blanche, et donnent ainsi à des foyers, en apparence inertes, l'élément qui leur manquait pour manifester leur puissance morbifique et se transformer en milieux épidémiques. Si les épidémies de vomito des ports de l'Espagne ont été si redoutables, n'est-ce point parce que ces villes sont situées en dehors de la zone originelle de l'affection, et que le miasme dont elle relève y a trouvé des masses humaines complètement inaccontumées à son influence?

En est-il autrement de la fièvre typhoïde?

On sait son affinité pour les jeunes gens nouvellement arrivés dans les grandes villes, et telle est, pour nous, l'une des principales raisons, méconnue trop souvent, de la prédominance de l'affection de l'armée.

Je crois avoir établi combien de causes d'insalubrité pouvaient se développer dans la demeure des soldats, démontré que tel devait être et tel était surtout l'objet des préoccupations du médecin militaire; mais j'ai prouvé en même temps que des casernes, souvent irréprochables en elles-mêmes, sont parfois originellement compromises par l'insalubrité de la localité où elles ont été élevées, et que, si les militaires sont spécialement atteints, c'est en raison de leur réceptivité de nouveaux venus aux causes typhoïgènes communes, auxquelles les habitants sont plus réfractaires non seulement en raison de leurs atteintes antérieures, mais grâce à leur assuétude à ces causes.

Incessamment renouvelés par la succession des contingents, les régiments ne peuvent atteindre à l'acclimatement de la population sédentaire. Et cependant on admet difficilement que le soldat puisse déceler l'existence de causes morbides nées en dehors de son habitation; de ce que, dans telle épidémie, il sera parfois le premier frappé, on conclut qu'il est l'auteur de tout le mal et que c'est lui qui contamine la population civile, oubliant que dans les camps, là où il est seul, il est rarement atteint de l'affection, et que, dans les villes, on peut constater la même imminence morbide chez les nouveaux venus de la classe civile, ouvriers, lycéens, étudiants, domestiques arrivant des campagnes, etc.

Dans certains cas même où l'examen minutieux des chambres, des égouts, des eaux d'alimentation de la caserne, ne permet d'y trouver aucune des causes banales, soit encombrement, soit infection putride, on hésite à accepter telle influence d'insalubrité urbaine pourtant évidente, et l'on veut absolument affecter à l'épidémie militaire une étiologie qui lui soit spéciale et exclusive, dût-on encore ici crier au poison.

En 1875, à Nancy, une épidémie grave de fièvre typhoïde frappa la garnison d'une manière si subite et si exclusive, qu'on crut d'abord à l'intoxication des militaires par des vins fuchsinés, alors qu'une enquête plus intelligente et dont le mérite revient surtout à Daga, démontrait la simple intervention de conditions d'infection urbaine dont les régiments nouvellement arrivés en cette ville subissaient spécialement l'action.

On ne saurait trop inspirer à l'autorité civile la conviction que l'armée, non seulement a droit à la salubrité des villes dont on lui impose la résidence, mais que c'est là une question d'intérêt public, vu la réceptivité du soldat à l'affection et son aptitude à devenir le point de départ d'une épidémie qui se généralisera. Jadis on a vu des municipalités proposer, pour la construction des casernes, tel quartier déshérité parce qu'il était surchargé d'une population industrielle et malheureuse, quelquefois même compromis par le voisinage de quelque cause d'insalubrité plus évidente, comme une voirie, un dépôt d'immondices qui en éloignait les constructions particulières ; la caserne à élever devenait, aux yeux des édiles, un mode d'assainissement, de relèvement des quartiers déclassés, mode un peu barbare, il faut en convenir, pour celui qu'on y plaçait et dont on n'eût point imposé les chances aux enfants de la ville.

N'en est-il pas de même pour une série d'autres maladies populaires ? Quels sont, parmi les soldats eux-mêmes, ceux qui seront spécialement, presque exclusivement atteints de méningite cérébro-spinale épidémique, d'ophtalmie et, comme l'a si bien établi Bergeron, de stomatite ulcéreuse ? Ce sont les recrues prédisposées, il est vrai, par leur âge relativement moins avancé, mais encore par le fait de leur arrivée récente sous les drapeaux. Quels sont ceux que frappent spécialement certaines maladies surtout météoriques : le coup de chaleur, la fièvre remittente des pays chauds dans les postes militaires soit de l'Algérie, soit aux Indes ? Encore les derniers incorporés.

Quoi de plus remarquable, en France même, que l'apparition et l'expansion parfois rapide des épidémies de goitre chez les jeunes gens subitement transportés en certaines résidences comprises dans la zone endémique de l'affection, mais où l'assuétude aux influences locales constitue un bénéfice si assuré que les habitants ne sont que peu ou point atteints? Il fallait un réactif plus délicat pour déceler l'endémie.

Ce réactif a été le nouveau venu. On a cependant émis l'opinion que la fréquence des épidémies militaires de goitre aigu démontrait leur dépendance de certaines conditions antihygiéniques spéciales au soldat. Suivant nous, au contraire, si ces épidémies apparaissent presque exclusivement dans l'armée, c'est qu'en général l'armée seule envoie aux localités goitrigènes des agglomérations assez considérables pour que le chiffre des atteintes y acquière une fréquence épidémique.

Ce qui le démontre, c'est l'apparition d'épidémies entièrement identiques dans les pensions, lycées, séminaires des localités en question, parmi les élèves récemment arrivés des régions indemnes de l'endémie.

Un dernier mot enfin sur le rôle qui appartient aux conditions d'accoutumance et de non-accoutumance dans l'évolution générale des maladies populaires.

J'ai donné plus haut mon opinion sur le rôle qui paraît revenir aux qualités de l'atmosphère dans les alternances d'inertie et d'activité des germes morbides, et par suite dans les mouvements parfois si brusques d'expansion et de retrait des épidémies. A côté de cette influence je tiens à placer celle-ci, qui semble régir la tendance de la plupart des affections transmissibles à réapparaître en une même localité, à intervalles à peu près réguliers de plusieurs années ; les partisans du retour cyclique des constitutions médicales ont prétendu, nous l'avons dit, imposer à ces affections les lois d'une périodicité aussi absolue que celle des phénomènes astronomiques.

Tout en laissant de côté cette dernière exagération, je crois avoir démontré que la régularité de l'évolution multiannuelle des épidémies était le propre des localités à population sédentaire, placées, par la rareté absolue ou relative de leurs moyens de communication, à l'abri des perturbations entraînées chaque jour ailleurs par l'immixtion incessante d'éléments étrangers : il est certaines villes de France même, où des observations conciencieuses ont établi, comme jadis Sydenham l'avait fait en Angleterre, la réapparition à peu près régulière, tous les huit ou dix ans, de la variole, de la rougeole et d'autres maladies contagieuses, absolument comme autrefois, en Égypte ou au Mexique, on voyait revenir soit la peste, soit la fièvre jaune, après des périodes intercalaires moins précises qu'on ne l'a prétendu, mais offrant aussi, dans leur durée multiannuelle, une certaine similitude ; et, suivant nous, la cause de ces oscillations est accessible à la raison : en effet, chaque explosion épidémique réduit notablement, pour les années suivantes, le nombre des individus prédisposés, vu le chiffre des décès qu'elle entraîne, vu l'immunité au moins temporaire que confère à ceux qui guérissent une affection qui, en général, ne récidive point, ou ne récidive qu'à longue échéance ; vu enfin les chances plus aléatoires certainement, mais incontestables, d'immunité également temporaire d'un grand nombre de ceux qui, sans être atteints, ont contracté, pour avoir vécu dans l'atmosphère infectieuse ou virulente des malades, une certaine accoutumance à la cause morbide.

En résumé, diminution, à la suite de chaque explosion épidémique, de la somme des susceptibilités individuelles, et nécessité d'une série d'années pour ramener l'ensemble de cette population sédentaire aux conditions de réceptivité voulue pour une explosion nouvelle. C'est pendant cette période de calme que les aptitudes morbides se reconstituent et s'accumulent de nouveau ; les individus sur lesquels est passée la recrudescence antérieure, perdent peu à peu le bénéfice de l'immunité conférée soit par une première atteinte, soit par l'accoutumance au contact des malades ; la population s'accroît d'autres individus spécialement prédisposés, parce que, nés depuis l'épidémie précédente, ils sont dépourvus de toute immunité de ce genre ; en un mot, un nouveau *milieu épidémique* se prépare.

Ce qu'il importe de savoir, c'est que ces intervalles interépidémiques sont loin de relever de la suppression de la cause morbide ; ils procèdent simplement de l'inaptitude actuelle de la population résidente à en subir l'action ; il importe surtout que les médecins chargés de la direction de la santé publique, et en particulier de celle des masses mobilisées chaque jour, comme les armées, les colonies d'émigrants, sachent prévenir l'autorité de l'imprudence qu'il y aurait à considérer l'amélioration sanitaire de la population résidente comme un gage de sécurité pour ceux qui seraient brusquement transportés au milieu d'elle.

Si l'on passe outre à leurs avertissements, on verra l'évolution des maladies épidémiques enfreindre singulièrement les règles dogmatiques auxquelles, d'après la considération de l'habitant seul, on prétendait les assujettir. En leur fournissant ce qui leur manquait, un contingent de nouveaux venus, on rendra aux germes morbides, en apparence inertes, les conditions favorables à leurs manifestations, et alors surgiront ces explosions inattendues, considérées comme preuves de spontanéité morbide par des observateurs superficiels. En pareille circonstance, ce n'est pas l'épidémie qui est nouvelle; ce n'est pas une cause morbide qui surgit exceptionnellement; ce qui est exceptionnel et nouveau, c'est le nombre et la réceptivité spéciale des individus brusquement soumis à l'action de cette cause.

Parlerons-nous de ces épidémies de fièvre jaune revenant coup sur coup, depuis nombre d'années, sur le littoral du Brésil où elles sont alimentées aujourd'hui par un mouvement incessant d'immigration européenne alors que, suivant la doctrine, elles ne devaient apparaître, à pareille distance de leurs foyers générateurs, qu'à des périodes de quinze ou vingt ans ?

En est-il autrement, en nos climats, des épidémies de fièvres éruptives et de fièvre typhoïde? Tandis que, dans les villes à population peu élevée et relativement stationnaires, leurs recrudescences continueront à être séparées par de longs intervalles de calme, elles trouveront leurs principales conditions de permanence dans le renouvellement incessant, par les nouveaux venus, militaires ou civils, des prédispositions de la population des grandes villes comme Paris et Lyon.

On voit quel parti l'hygiène peut tirer de la connaissance de ces faits; on sait les bons résultats obtenus de la soustraction préventive aux foyers épidémiques de ces catégories si spécialement prédisposées : que ce soit au Mexique où, en supprimant pendant la saison dangereuse les arrivages des pays du Nord, on a réduit les ravages de la fièvre jaune; que ce soit en nos climats, où certaines épidémies militaires, en particulier la méningite cérébro-spinale, ont été annulées par le renvoi dans leurs foyers des soldats récemment incorporés.

A une époque où des expériences d'un intérêt si émouvant nous font espérer la détermination prochaine des conditions d'atténuation et de renforcement des virus, il nous a semblé opportun de développer ces considérations d'un ordre incontestablement plus humble au point de vue scientifique, mais permettant de rapporter, en une certaine mesure, les oscillations des maladies épidémiques aux variations de réceptivité de leurs terrains de culture malheureusement les plus naturels, les agglomérations humaines.

Cet organisme du nouveau venu, si apte à restituer à la cause morbide son maximum d'intensité et à revivifier les germes morbides en apparence inertes, ne ramène-t-il point la pensée vers les modifications imposées aux substances virulentes par les différences des espèces animales où on les fait pénétrer?

Profession. — Toute profession susceptible d'augmenter le contact de l'homme avec les causes efficientes des épidémies jouera un rôle évidemment capital dans leur développement. De même que les vétérinaires, les bergers, les équarrisseurs courront des risques tout spéciaux de contracter la morve, la pustule maligne ; que les employés des hôpitaux seront plus disposés aux maladies contagieuses humaines, les populations rurales, dans les pays chauds et palustres, seront particulièrement vouées à la malaria, tandis qu'en nos régions et dans les climats froids elles représenteront le type de la santé comparativement aux agglomérations industrielles exposées à l'influence des miasmes de la putréfaction animale.

Encombrement. — L'influence pathogénique des agglomérations humaines constitue un fait qui non seulement est reconnu depuis longtemps, mais qui, à notre époque, est devenu le principal point de départ des plus heureuses réformes opérées dans l'hygiène publique. L'aménagement actuel des hôpitaux, des casernes, des lycées, a évidemment pour premier objectif d'obvier aux dangers de l'agglomération, surtout de l'agglomération dans les locaux insuffisants, de l'encombrement, en un mot.

Malheureusement les formules géométriques imposées, d'après la physiologie, aux dimensions des locaux suivant le nombre de leurs habitants, suffisantes quand il s'agit de groupes restreints, comme la population de maisons particulières, des hôtels garnis, de la plupart des lycées, etc., cessent de l'être quand il s'agit d'agglomérations plus importantes. Il ne suffit pas que, dans les casernes, chaque chambre en particulier offre les conditions de cubage et d'aération proportionnées au chiffre de ses habitants ; il faut que ces chambres ne soient pas en nombre trop considérable dans un même casernement, sinon l'on risquera de subir, malgré l'application des calculs les plus scientifiques, les principaux dangers de l'encombrement.

C'est à l'excès seul de ces agglomérations que j'ai attribué la fréquence et la ténacité de certaines maladies, notamment de la fièvre typhoïde, en telles casernes mathématiquement proportionnées à l'effectif qu'elles abritent, mais trop peuplées, tandis que ces maladies épargnent relativement des casernes moins bien aménagées, mais dont les dimensions modestes n'admettent qu'un nombre plus restreint d'habitants.

Ce qui prouve combien, d'ailleurs, est redoutée cette influence morbide, c'est que, dans la plupart de nos livres classiques, nous la voyons banalement indiquée en tête du faisceau étiologique des affections les plus dissemblables. Il suffira même que certaines conditions professionnelles, comme celles de la vie militaire, imposent à un groupe considérable d'individus l'obligation d'habiter en commun, pour que cette thèse soit affirmée plus énergiquement encore ; et, si l'on demande à tel praticien étranger à la médecine militaire quelle est la cause de telle ou telle affection dominante dans l'armée, presque inévitablement il répondra : c'est l'encombrement.

C'est surtout à propos des maladies qui, atteignant le soldat, ménagent relativement la population civile, que nombre d'auteurs ont invoqué le rôle étiologique de l'agglomération. Ils ne se sont point arrêtés à la pensée que cette spécialité de la pathologie militaire pouvait tenir, en temps de paix, à ce que l'arrivée des soldats dans les grandes villes de garnison leur imposait les épreuves d'un acclimatement souvent redoutable, et en particulier les dangers d'une atmosphère imprégnée de miasmes et de contages, dont la population civile était relativement garantie par son accoutumance ou ses atteintes antérieures. De même, devant les fléaux qui déciment les armées en campagne, ils ne se sont point arrêtés non plus à la pensée des souffrances subies par des hommes insuffisamment protégés contre le sol, contre les météores, contre les foyers infectieux et contagieux engendrés ou traversés par les armées, contre la pénurie ou les vices de l'alimentation.

Faisant table rase de toutes ces influences, si évidentes pourtant, et suffisantes à la production de la majorité des maladies qui pèsent sur les soldats, ces auteurs ont relevé un fait unique, l'agglomération des hommes, et ils ont proclamé l'encombrement cause de tous les maux de l'armée.

Maintes fois nous-même, dans notre enseignement comme dans nos écrits, nous avons signalé les dangers tout spéciaux de l'encombrement dans l'armée dont les membres, plus que ceux de toute autre profession, sont exposés en temps de paix à subir les inconvénients de l'air confiné dans les casernes insuffisantes malgré leurs vastes dimensions, et sont bien obligés, en campagne, d'accepter les abris, parfois si restreints, que leur imposent les circonstances de la guerre (voy., in *Dict. encycl. des sciences méd.*, l'art. Morbidité militaire). Nous professons que le médecin d'armée doit non seulement redouter l'encombrement, mais le soupçonner partout et toujours ; et, dans nos études sur les miasmes, nous croyons avoir fourni la preuve qu'à notre époque, comme aux siècles passés, l'encombrement jouait dans la genèse du typhus un rôle capital, rôle bien autrement important que celui de la famine qu'on a voulu lui comparer sous ce rapport.

Mais nous protestons, en même temps, contre la tendance générale à faire de cette influence morbifique le facteur banal des affections du soldat ; car, autant il est important d'en reconnaître le rôle dans l'étiologie de certaines maladies dont le typhus est le type, autant il nous paraît qu'accepter ou exagérer ce rôle pour nombre d'autres affections, c'est non seulement commettre une grave erreur en pathogénie, mais s'exposer à l'application de mesures prophylactiques irrationnelles.

S'il nous fallait citer les maladies gratuitement attribuées à l'encombrement, nous ne serions arrêté que par l'embarras du choix.

N'est-ce pas à l'encombrement que divers auteurs ont reproché la fréquence et la gravité de la variole pendant le siège de Paris (1870-1871), notamment dans l'armée qui défendait la ville ? oubliant que le mal atteignait aussi bien les soldats aux postes avancés, aux tranchées, isolés ou réunis en petits détachements, que les hommes résidant en nombre relativement considérable dans les casernes de l'intérieur de la ville. Qu'une maladie étrange, auparavant inconnue, vienne à surgir, et l'on ne s'arrêtera pas toujours à la pensée qu'une influence morbide, vieille comme le monde, ne peut guère être la cause d'une affection complètement nouvelle. N'est-ce pas ainsi cependant que certains médecins lui ont attribué l'apparition moderne de la méningite cérébro-spinale épidémique ?

Parfois les agglomérations humaines jouent un rôle réel dans la production de certaines épidémies, mais par un tout autre mécanisme que par le fait de la viciation de l'air due à l'encombrement. Qu'une armée arrive dans un pays pauvre, ou trop éloigné pour permettre un ravitaillement suffisant et continu, le scorbut s'y développera sans que rien souvent dans l'installation de cette armée ressemble à de l'encombrement. Que de fois cependant on a incriminé cette cause morbide à propos de l'apparition du scorbut en semblable circonstance, surtout lorsque l'armée ainsi atteinte se trouve assiégée ! Mais, si de toutes ces circonstances de guerre, ce sont les sièges qui entraînent le plus habituellement le développement de cette maladie, le chiffre de cette garnison bloquée ne joue de rôle en sa genèse que par la rapidité plus ou moins grande, suivant ce chiffre, de l'épuisement des ressources alimentaires.

Les dangers de l'encombrement varient suivant les conditions personnelles des individus qui le subissent ; il est redoutable déjà pour les organismes indemnes de toute affection antérieure. J'ai fait ressortir la prédilection de la fièvre typhoïde pour les réunions de personnes jeunes et antérieurement bien portantes : ainsi, pour l'armée, la fièvre typhoïde se développera plus facilement dans une caserne encombrée que dans un hôpital surchargé de malades. Il en est à peu près de même de la fièvre jaune, qui respecte relativement les constitutions appauvries et trouvera un milieu plus favorable dans une armée indemne de toute épreuve pathologique antérieure.

Quant aux agglomérations de malades, on sait tous les dangers des hôpitaux encombrés, mais ici encore le danger varie suivant la nature des affections prédominantes. Il est des épidémies, comme l'érysipèle, le typhus, la fièvre typhoïde, qui, plus que d'autres, nécessitent la dissémination des malades en petits groupes, ou, quand il faut les réunir, la ventilation la plus libérale des locaux occupés. Ce n'est pas seulement pour les malades eux-mêmes que ces réunions sont dangereuses, c'est pour ceux qui les entourent.

J'ai démontré, par exemple, que les cas isolés de typhus sont rarement dangereux pour l'entourage de ceux qui en sont atteints; il en faut un certain nombre pour constituer un foyer de contagion et propager l'affection. Il en est à peu près de même de la fièvre typhoïde.

Certaines affections à déterminations locales, comme la diphtérie, l'ophtalmie purulente, se rapprochent du typhus par l'aggravation que leur confère l'agglomération des malades, et par l'augmentation en pareilles circonstances de leur contagiosité. Ici également, les malades doivent, autant que possible, être séparés les uns des autres ou traités par petits groupes.

Les mêmes mesures s'imposent dans l'installation des blessés et des femmes en couches.

Il est des maladies aiguës, pourtant fébriles au plus haut degré, et qui cependant, malgré la perversion des sécrétions, ne paraissent pas s'aggraver notablement du fait de la réunion des malades, même en nombre considérable. J'en ai fourni la preuve pour la variole; il en est de même de la scarlatine, de le fièvre de la malaria, etc.

Pour cette dernière affection, la fièvre intermittente, le fait est hors de doute par l'exemple si souvent répété de l'innocuité réciproque des grandes agglomérations de militaires qui en sont atteints.

En revanche, il existe parmi les maladies chroniques certain nombre de cachexies qui donnent aux sécrétions organiques un caractère de nocuité tout particulier et paraissent convertir le miasme humain ordinaire en miasme typhique. Tel est le scorbut, telle la cachexie palustre, telles la diarrhée et la dysenterie chronique, telles enfin les suppurations chroniques. J. Arnould, Guillemin, ont donné des preuves frappantes de cette puissance typhigène des dyscrasies précédentes.

Résumé. — Des considérations précédentes sur l'étiologie des épidémies, il résulte que cette question est, pour nous, surtout une étude d'analyse.

Des esprits distingués préfèrent les méthodes de généralisation dont l'objectif, ici comme ailleurs, serait d'arriver à l'unité de cause. C'est l'abus de cette manière de voir qui entraîne chaque jour les auteurs à rapporter toute l'étiologie des épidémies soit à la contagion, soit aux influences telluriques, soit aux eaux de boisson, etc.

Nos travaux personnels témoignent de l'importance que nous accordons à chacune de ces influences, importance qui nous interdit d'en accepter exclusivement une seule.

Il en est de même des divers éléments des *milieux épidémiques* : leur multiplicité offrira à l'hygiéniste l'avantage de pouvoir diriger ses efforts en des sens différents, avec l'espoir de trouver, en cette chaîne d'éléments morbifiques, un anneau plus facile à briser que les autres, et d'arriver par des voies diverses à triompher du mal.

§ 5. — Évolution.

Suivant le langage de l'école, les maladies populaires évolueraient sous deux modes principaux : elles seraient *endémiques* ou *épidémiques*.

I. Endémie. — Le mot *endémie* éveille la pensée de la limitation d'une maladie à une zone géographique déterminée, mais d'importance très variable, comprenant parfois tout un climat, tout un continent, ou bien se restreignant à un pays, à un département, à un village. Le moindre coup d'œil sur la littérature médicale des siècles passés démontre qu'autrefois, pour nombre d'auteurs, ce fait de localisation géographique d'une maladie suffisait à la déterminer; en disant alors *maladies endémiques*, on estimait indiquer un groupe d'affections aussi nettement caractérisé pour cette époque que le sont pour la nôtre les groupes des *maladies contagieuses*, des *maladies parasitaires*, etc.

Plus on se rapproche des temps actuels, plus au contraire on voit l'appellation *endémique* s'appliquer, avec la fréquence d'un attribut banal, aux maladies les plus différentes, et ne constituer qu'un de leurs caractères accessoires.

Ces modifications séculaires du langage médical sont loin d'enlever son intérêt à la question des endémies : rien de plus important, surtout pour l'hygiéniste, que le caractère de limitation ou de prédominance locale des maladies à étudier et à prévenir.

Cette circonscription du mal est bien faite pour inspirer l'espoir d'en attaquer plus énergiquement et plus complètement les conditions pathogéniques; but d'autant plus élevé que, parmi les endémies, il en est qui, par leur pérennité, jouent un rôle prédominant dans la mortalité humaine.

« Que sont aujourd'hui, dans la vie des peuples, les maladies épidémiques, sans même en excepter ces fléaux qui, de lointaines régions, viennent, à des intervalles plus ou moins longs, porter la désolation dans nos contrées ? Des malheurs passagers, ne laissant après eux que des vides bientôt comblés, tandis que les endémies, par la continuité de leur influence délétère, qui se poursuit de génération en génération, minent sourdement, mais sûrement, la vitalité des populations, et amèneraient infailliblement un amoindrissement de la race, si l'on n'opposait sans cesse à leur action une énergique résistance ? » (Bergeron.)

On a pris l'habitude d'opposer l'épidémie à l'endémie, d'en faire même le parallèle, en insistant sur certains caractères distinctifs, fournis surtout par les conditions transitoires de l'une, permanentes au contraire de l'autre. Van Swieten a nettement formulé cette distinction :

« Si ex loci natura et situ morbi oriantur, illorum causa perennis manet, semperque adsunt et dicuntur endemici ; si autem quodam tempore regionem pervadant, vocantur epidemici. »

Chomel oppose de même les endémies aux épidémies, appliquant la première de ces appellations « aux affections produites par un concours de causes qui agissent continuellement ou périodiquement dans certains lieux, en sorte que les maladies qui en résultent s'y montrent sans interruption, ou reparaissent à des époques fixes », tandis que les maladies épidémiques n'ont qu'une durée limitée et ne reparaissent point à des intervalles réguliers.

Ces définitions indiquent plus encore, elles font pressentir que les causes de l'endémie seraient locales et indépendantes des conditions de l'atmosphère ; elles tiendraient plutôt à l'altitude et à la nature du terrain, à la qualité des eaux, à l'exposition des lieux, etc..., autant de circonstances absolument topiques, limitées, qu'il était légitime d'invoquer de prime abord, vu la circonscription du mal.

Qu'on y regarde cependant de plus près, et l'on reconnaîtra que de semblables distinctions sont plus dogmatiques que scientifiques ; à moins de vouloir restreindre le terme endémie à quelques affections bornées à de très petits centres et par cela même peu importantes, il faut bien reconnaître que le cadre pathologique n'est nullement composé de deux groupes d'espèces morbides, les unes fixes et restreintes à une zone topographique, les autres essentiellement mobiles et transitoires.

Dans maintes circonstances, il est incontestable que ces deux groupes fusionnent entre eux : ainsi l'on peut dire que l'épidémie, dans un pays où elle persiste quelque temps, est une endémie accidentelle, comme l'endémie est une épidémie habituelle. En l'un et l'autre cas, le fait prédominant, caractéristique, consiste en cette circonstance du grand nombre d'individus frappés en même temps et dans le même lieu.

Si ces deux mots devaient jamais s'exclure, comme on l'a prétendu, que de réformes à introduire dans notre langage médical où ils sont si fréquemment appelés à se compléter ! Pouvons-nous en donner de meilleure preuve que la nécessité où l'on a été en maintes circonstances de les associer ?

Exemples : on sait que c'est surtout des endémies non transmissibles, essentiellelement fixes, qu'on a prétendu différencier les épidémies. Il est certain que la fièvre intermittente, entre autres endémies, par ses réapparitions constantes dans une même localité tant que cette localité n'aura pas été assainie, par son immobilité géographique, ne nous rappelle rien de l'instabilité des épidémies transitoires et de provenances exotiques. Mais, dans les limites mêmes des berceaux originaires de la malaria, il se manifeste d'ordinaire tous les ans une recrudescence tellement considérable du mal que, par la force des choses, les observateurs ont dû rompre avec la rigueur du langage scolastique, et appliquer à cette recrudescence la dénomination qu'elle mérite ; chaque année commence en juillet pour l'Algérie, comme pour l'Italie, une période dite épidémique ou *endémo-épidémique*, période acceptée forcément sous ce titre par tous les médecins militaires depuis la conquête de l'Algérie.

Une des endémies les plus caractérisées de notre pays, le goitre, ne donne-t-elle pas lieu fréquemment aussi à des explosions, à des recrudescences endémo-épidémiques ? Il nous suffit de rappeler ces faits si interressants d'épidémie de goitre aigu dans notre armée, lorsqu'elle vent prendre possession de telle garnison du plateau central de la France ou de nos régions subalpines : des centaines d'hommes sont parfois subitement atteints d'un mal jusque-là limité à l'indigène ; preuve nouvelle de la connexion des deux termes *endémie* et *épidémie*. Il en est absolument de même pour le clou de Biskra, affection tout particulièrement endémique, mais prenant aussi chaque année sur diverses garnisons d'Algérie un développement épidémique considérable.

Il y a des endémies plus essentiellement épidémiques encore :

La suette, endémique, vu sa limitation parfois si absolue à tel canton, à tel village dont, par sa circonscription locale, elle a mérité le nom, est souvent de longues années sans se révéler sur ses théâtres de prédilection ; elle n'y apparaît que sous forme épidémique avec la brusquerie d'invasion et les retraits soudains de maladies transitoires.

N'en est-il pas de même de la dengue, absolument limitée aux latitudes méridionales, et dont les explosions, rares en somme, en ces climats, y présentent le caractère de pandémicité des épidémies les plus générales ?

Il faut, en outre, se rappeler que nombre de maladies endémiques sont le point de départ d'explosions épidémiques pour les pays voisins.

L'endémie pestilentielle de la Basse-Égypte, l'endémie cholérique de l'Inde, l'endémie de fièvre jaune du golfe du Mexique, entraînent des explosions de ce genre.

D'autres affections transmissibles prennent également leurs points de départ épidémiques en des foyers où elles ont commencé par se développer avec une intensité exceptionnelle.

Tel est le typhus, qui s'irradie souvent au sud des climats froids dans lesquels il trouve des conditions d'entretien, de permanence endémique.

Telle est la fièvre typhoïde que nos grandes villes envoient si souvent aux populations rurales environnantes.

Telles même la variole, la rougeole, que les expéditions dans les régions intertropicales ou circumpolaires ont si fréquemment transportées au milieu de peuplades pour lesquelles elles constituaient réellement des fléaux exotiques.

Mais ces dernières maladies, fièvre typhoïde, variole, rougeole, diffèrent des maladies pestilentielles en ce qu'une fois hors des limites du foyer qui les a produites, elles trouvent, en général, les conditions voulues pour persister dans les pays envahis, pour s'y endémiser même ; tandis que le choléra, comme la fièvre jaune, comme la peste, ne semble pas avoir la faculté de s'y maintenir définitivement ; les foyers secondaires, allumés par leur passage épidémique dans les lieux étrangers à leur berceau originel, finissent par s'éteindre, soit soudainement, soit au bout de quelques mois, de quelques années, et le mal ne se retrouve plus comme endémie que dans les localités d'où il était parti pour faire irruption sur le reste du monde.

Différence profonde, non pas seulement au point de vue dogmatique, mais au point de vue essentiellement pratique ; car elle nous indique nettement quels sont les fléaux contre lesquels l'hygiène publique a le droit et le devoir de s'armer pour empêcher leur pénétration dans les régions où ils ne sauraient apparaître que par importation, et combattre efficacement leur développement dans les localités bien déterminées où, au contraire, ils paraissent naître sur place.

Bien que les fièvres intermittentes, ce type incontestable des endémies, aient plus de facilité à se produire dans leurs foyers que les maladies pestilentielles dans les leurs, nous croyons qu'à certains égards ces dernières affections offrent des conditions d'endémicité plus tranchées encore que celles des fièvres palustres. Si l'on réfléchit que, dans les localités ordinairement les plus salubres, il suffira de quelques travaux de remuements de terrain, d'une inondation, pour entraîner l'apparition de ces fièvres ; que, dans d'autres localités habituellement atteintes, au contraire, l'assainissement du sol ou la sécheresse de l'année en amènera la diminution et même la disparition totale, on admettra qu'elles ne sont pas exclusivement inhérentes à tel ou tel lieu ; tout démontre la variabilité des foyers qui leur donnent naissance, dès que la science en entreprend la suppression ou que l'inertie en permet l'extension.

Quant aux maladies pestilentielles, rien ne prouve encore d'une manière certaine qu'il soit possible à l'homme d'en supprimer le développement dans leurs berceaux, tandis que tout démontre qu'en ces berceaux seulement elles peuvent prendre naissance.

Bien que, d'après les formules de l'école, les endémies diffèrent des maladies climatiques aux mêmes titres que les localités diffèrent des climats, le langage médical habituel confond souvent aussi ces deux notions.

Dire, comme on le fait chaque jour, que la dysenterie est endémique dans les pays intertropicaux, la bronchite dans les climats froids, la fièvre typhoïde dans les régions tempérées, c'est affirmer déjà la fréquence de ces affections en des zones trop vastes pour que rien, dans leur pathogénie, soit absolument propre à un lieu déterminé. Il suffit d'ailleurs de se rappeler que chacune de ces maladies dépasse souvent les limites pourtant si larges de sa prétendue endémicité, pour comprendre combien sont disséminées, à la surface du globe, les circonstances qui peuvent les engendrer, combien par conséquent elles sont peu exclusives à telle ou à telle localité.

Il y a plus. Les climats excessifs de la zone tempérée permettent d'établir une véritable fusion entre ce qu'on appelle maladies des climats et maladies des localités. Soustraits, par leurs conditions de topographie continentale, aux influences générales des latitudes auxquelles ils appartiennent, ces climats excessifs constituent des circonscriptions ayant leur pathogénie locale, leurs endémies, comme s'ils présentaient les caractères distinctifs des localités.

Dans la pratique de chaque jour d'ailleurs, là même où n'existe aucune espèce morbide spéciale, les médecins emploient l'expression *endémie*, comme ils le font pour le terme *épidémie*, sans se conformer davantage aux exigences doctrinales.

Au lieu de restreindre la qualification de maladies endémiques à celles qui sont exclusives à tel ou tel théâtre d'observation, on a peu à peu appliqué ce nom aux affections qui, bien que communes en tout pays, sont d'une fréquence exceptionnelle en certains lieux. Le mot *endémie* signifie alors non plus la limitation d'une maladie à tel lieu, mais la prédominance et la réunion, en ce lieu, des conditions génératrices des maladies parfois les plus cosmopolites.

C'est ainsi que nous entendons dire chaque jour que la fièvre typhoïde, la variole, sont endémiques à Paris; que la scarlatine est endémique à Londres; que chacune de ces affections est sujette, en ces villes, à des recrudescences endémo-épidémiques, absolument comme les fièvres intermittentes dans les régions palustres.

Loin de nous plaindre de ces expressions et d'y voir un abus de langage, nous considérons comme utile et parfaitement opportune cette transformation on plutôt cette expansion du sens attribué au terme *endémie :* on supprime ainsi peu à peu la barrière qu'on avait prétendu élever entre les maladies à causes dites vulgaires et les maladies à causes dites occultes, absolument comme nous avons cherché, dans une série de travaux, à supprimer la barrière qui séparait les épidémies d'affections banales et les épidémies proprement dites.

La raison force fréquemment les limites imposées par le dogme à la valeur des mots, et, à propos de typhus, de scorbut, de fièvres éruptives ou autres, on dit *endémie urbaine*, *endémie nosocomiale*, *endémie nautique*, comme on dit ailleurs *endémie palustre*, donnant à des foyers adventifs tout à fait transitoires et artificiels le même nom qu'aux foyers permanents auxquels on l'avait réservé tout d'abord.

La classification suivante, que nous empruntons à notre *Traité des maladies épidémiques*, n'a aucune prétention de rigorisme ; elle n'a d'autre but que de résumer les idées précédentes : par conséquent, elle comprend aussi bien des maladies seulement plus communes en certains climats que les endémies relativement circonscrites des localités.

1° Endémies de climats. — Pour la plupart de ces affections, le terme endémie signifie surtout prédominence. Un astérisque désigne celles qui sont plus particulièrement limitées au climat indiqué.

A. Chauds — Dysenterie, hépatite*, fièvres rémittentes, météoriques, béribéri*, dengue, affections cutanées, eczéma tropical*, phagédénisme des pays chauds, etc.

B. Froids — Affections thoraciques, typhus pétéchial.

C. Excessifs — Fièvre de foin, coup de chaleur, choléra estival (ces deux dernières communes aux climats chauds et aux climats excessifs).

2° Endémies de localités. — Les 3 groupes *A, B, C* se succèdent suivant le degré décroissant de leur endémicité.

A. A causes encore inconnues et à foyers fixes. — Goitre, éléphantiasis des Arabes, veruga, boutons de Biskra, d'Alep, de Delhi, etc. ; suette miliaire.

B. A cause inconnue et à foyers originels fixes, mais susceptibles d'expansion épidémique hors de ces foyers. — Maladies pestilentielles ou infectieuses exotiques, peste à bubons, fièvre jaune, choléra, offrant ce caractère commun de ne point s'acclimater hors de leurs berceaux, et, vu leur provenance exotique, de réclamer une prophylaxie spéciale.

C. A cause connue, ou à peu près déterminée ; à foyers souvent susceptibles de déplacement.

1° Telluriques : fièvres intermittentes.
2° Alimentaires, les unes plus nettement circonscrites : pellagre, ergotisme ; les autres plus diffuses : scorbut, lèpre des Grecs.
3° Parasitaires, les unes relativement circonscrites : affections causées par la chique, le tænia, la filaire de Médine, l'ankylostome duodénal, la filaire hématobie, diarrhée de la Cochinchine, etc. ; affections dues à certains pseudo-helminthes : sangsue, *Lucilia hominis vorax* ; les autres plus diffuses : ascarides, oxyures, tænia *inermis*, etc.
4° Infectieuses banales.
5° Virulentes. — Les plus éventuelles des endémies, répondant habituellement à des foyers adventices d'infection ou de contagion.

Il est des affections qui, extrêmement diffuses, générales en certains climats, non seulement deviennent plus rares à mesure qu'on s'éloigne de ces climats, mais se cantonnent peu à peu dans des circonscriptions déterminées, présentant ainsi progressivement les attributs géographiques des véritables endémies de localités.

Telles sont les fièvres intermittentes. Naissant presque en tous lieux, dans les climats chauds de notre hémisphère, nous voyons ces affections se circonscrire peu à peu, à mesure qu'on remonte vers le nord, parce qu'à une latitude plus élevée le sol, sans marais proprement dits, ne suffit plus à donner la fièvre, et dès lors l'affection, en se limitant aux zones marécageuses, perd sa pandémicité pour devenir endémique.

Il en est de même de bien d'autres maladies. A mesure qu'on s'éloigne de certaines régions du nord où règnent, parfois sans limites, deux affections résultant l'une de la misère, l'autre de l'encombrement produit par le froid : le scorbut et le typhus, on voit ces affections se localiser comme se localisent aussi leurs causes originelles, la misère et l'encombrement.

Ce n'est pas seulement dans l'espace, c'est dans le temps que nous voyons varier les tendances de telles ou telles affections à l'endémicité. Jadis les fièvres intermittentes régnaient sur presque toute l'Europe ; jadis aussi le scorbut se manifestait sur des populations entières. Reléguées aujourd'hui, dans nos climats au moins, en quelques régions circonscrites, ces deux affections y reprendraient leur ancienne pandémicité, si pour l'une l'insalubrité du sol, pour l'autre les misères des peuples, réapparaissaient dans les mêmes proportions qu'autrefois. Anciennement cosmopolite, la lèpre s'est limitée, dans le monde civilisé, à des régions très restreintes : n'en est-il pas de même de l'ergotisme ?

Quelques-uns de ces progrès sont à l'honneur de l'homme. Grâce aux pratiques de l'hygiène, notamment à la purification des eaux de consommation, à l'aménagement des égouts et des latrines, on ne voit plus de nos jours ces pandémies vermineuses qui s'étendaient sur des pays entiers. Ces affections se restreignent à des localités demeurées en dehors de ces mouvements de progrès. Elles deviennent donc endémiques par le fait de cette limitation, en attendant qu'elles se circonscrivent plus encore, puis disparaissent entièrement.

Quelquefois, en revanche, les modifications s'accomplissent en un sens complètement opposé. L'endémie dépasse ses anciennes limites pour s'étendre au delà des bornes qu'on lui avait assignées. On sait que Boudin avait imposé au béribéri une zone d'endémicité limitée à la région méridionale du continent asiatique ; on a vu, depuis, cette affection franchir le cap de Bonne-Espérance, éclater à Sainte-Hélène, sur les côtes du Brésil, dans les Antilles, etc. N'avons-nous pas vu, en ce siècle même, l'endémie pellagreuse s'étendre pour la première fois à certaines régions de la France ?

Il en est de même des prétendues limites imposées aux expansions, sur le monde, des endémies pestilentielles ; quand Mühry écrivait, il y a quarante ans, sa géographie médicale, la fièvre jaune avait à peine touché les limites septentrionales de l'hémisphère sud ; le développement en semblait impossible sur la côte du Pacifique ; de ce même hémisphère sud le choléra n'avait encore touché que Java, Bourbon et Maurice. Que de progrès, depuis, dans la marche de ces deux affections! Mais aussi que de progrès, en cette même période, dans la fréquence et la rapidité des communications!

La géographie médicale est, somme toute, le résultat de l'étude des endémies; d'après l'ampleur que nous avons accordée à cette dernière expression, nous comprenons l'immensité du programme à remplir pour mener à bonne fin une semblable étude. En revanche, quoi de plus utile au point de vue de l'hygiène locale et de l'hygiène internationale, en raison de l'activité croissante des relations humaines, que de déterminer la somme et la nature des dangers inhérents aux divers pays? Aussi ne pouvons-nous qu'encourager, en cette œuvre si laborieuse, les auteurs qui se sont attachés, une région du globe étant donnée, à faire l'inventaire des maladies qui s'y rencontrent le plus fréquemment.

A côté de cet immense travail, surgit néanmoins une question préjudicielle importante, la seule dont nous ayons à traiter en cet article : y a-t-il une scission absolue, spécifique, entre les maladies régionales des divers pays, et n'en a-t-on pas forcé les différences pour mieux en faire ressortir les caractères ? « Chaque pays, dit Boudin, a ses maladies comme il a sa flore et sa faune. Les maladies comme les plantes ont leurs habitats, leurs stations, leurs limites géographiques. » On comprend cette phrase sous la plume de Boudin, au moment où, fondant la géographie médicale, il entreprenait l'étude des affections disséminées à la surface du globe, affections dont les noms si disparates, confrontés pour la première fois, semblaient affirmer les différences absolues de nature.

Les convictions de l'auteur étaient à cet égard tellement puissantes, qu'elles se sont traduites par une doctrine qui constitue, sous la forme la plus énergique, l'affirmation de la différence des espèces pathologiques suivant les localités, la doctrine de l'antagonisme morbide, et qui était bien faite pour séduire au premier abord.

En contestant à la fièvre typhoïde la possibilité de son développement dans les foyers palustres, au typhus celle d'apparaître dans un milieu frappé de scorbut, etc., Boudin donnait à la géographie médicale un caractère d'importance et de rigueur comparable à celui de la géographie botanique où des terrains, propices à certaines plantes, sont exclusifs de certaines autres ; le progrès en cette voie semblait consister à élever des barrières de plus en plus infranchissables entre toutes les maladies dites endémiques et les maladies cosmopolites.

Mais de nouvelles études allaient singulièrement modifier cette doctrine, créée, on peut le dire aujourd'hui, trop hâtivement, et bien plus par une vue de l'esprit que par l'analyse rigoureuse des faits; à cette époque de multiplication des espèces morbides, devait succéder une période de réduction.

Nos collègues de la marine, spécialement, ont travaillé avec succès à une analyse plus scientifique, démontrant la fréquente identité des maladies endémiques des pays les plus divers.

Pour qu'il fût permis, dit J. Rochard, d'assimiler les maladies aux plantes et aux animaux, il faudrait qu'elles fussent douées, comme eux, d'une existence indépendante et susceptible de groupements et de classements analogues. Mais les maladies ne sont pas des êtres; elles exigent un support; elles ne sont que des attributs, des modifications d'individus existant déjà. Les espèces animales et végétales sont parquées dans des zones climatologiques dont elles ne sortent jamais; les maladies ne connaissent pas de barrières semblables; elles les franchissent en se modifiant parfois profondément, mais sans changer de nature.

Aussi les progrès de la géographie médicale ont-ils démontré que le nombre des affections spéciales à telle ou telle contrée est extrêmement restreint. Plus on avance, plus on reconnaît que les maladies exclusivement dévolues à une région, à une localité, sont fort peu nombreuses, et constituent des curiosités pathologiques. Tandis que les progrès de la géographie botanique amènent chaque jour la découverte de quelque plante nouvelle, ceux de la géographie médicale tendent au contraire à restreindre le nombre des maladies, en faisant rentrer dans le cadre de celles qui sont connues de tout le monde une foule d'affections mal déterminées, décorées de noms bizarres empruntés au langage du pays, et qui ne figurent en nosologie sous des dénominations particulières que par suite de l'insuffisance des observations, qui n'a pas encore permis de leur assigner leur véritable place.

Nous nous associons à cette manière de voir empruntée à peu près textuellement à J. Rochard. Nous n'admettons pas non plus que la nature ait parqué les maladies, comme les espèces animales et végétales, en des régions dont elles ne pourraient sortir. Aussi l'analyse des faits réduit-elle chaque jour le nombre des endémies trop hâtivement signalées.

Quelques exemples vont nous le démontrer.

D'après les premières relations des médecins explorateurs des pays circumpolaires et des climats intertropicaux, le nombre des affections exclusives à chaque peuplade qu'ils ont visitées serait aussi considérable pour le moins que celui de ces peuplades. Dans l'Amérique centrale notamment et en Océanie, chaque région aurait sa maladie de peau complètement distincte de celle des pays voisins.

En vérité y a-t-il, de peuple à peuple, une différence aussi absolue que celle qui est admise par ces auteurs, et devons-nous, comme on l'a fait souvent, supposer qu'en chacun de ces pays règne exclusivement une cause déterminée, parasitaire ou non, dont ces affections ne seraient que l'expression morbifique? Cette opinion ne peut plus être soutenue aujourd'hui. Les enquêtes les plus modernes nous autorisent à prévoir la prochaine disparition du cadre nosologique de la plupart de ces endémies de la première heure. Non seulement on a découvert la cause de mainte affection locale, cachée aux yeux de la science sous un nom étrange, mais parfois, du même coup, on en a formulé le traitement, détruisant ainsi à tout jamais les chances de pérennité d'un mal dont le nom traditionnel, endémie, avait pendant des siècles affirmé la permanence et la supériorité à la puissance humaine.

Il en est qui doivent cesser de figurer dans ce cadre : 1° soit parce qu'elles ne méritent plus aujourd'hui le nom de maladies; — ainsi Le Roy de Méricourt a démontré que l'affection connue en Amérique et en Afrique sous le nom de bicho, affection commune surtout parmi les populations nègres de la côte d'Angola et de Mozambique, était dans la majorité des cas le vestige de maladies antérieures du gros intestin, spécialement du rectum : dysenterie, hémorrhoïdes, et devait être rayée du cadre nosologique; 2° soit parce qu'elles n'ont guère existé que dans l'imagination de certains auteurs : telles la calenture, la chorée d'Abyssinie.

Il en est d'autres qui, considérées comme d'origine absolument locale, sont tellement identiques aux affections les plus fréquentes, même chez nous, que cette identité les ramène au cadre des maladies quelquefois les plus générales, les moins endémiques. Il suffit de passer en revue la liste des noms bizarres attribués, suivant les pays, à des manifestations morbides appartenant incontestablement à la scrofule, à la lèpre, pour voir tomber définitivement leur droit à la qualification de maladies exclusives à tel ou tel pays.

Il en est de même de tant d'affections à dénominations singulières et variées, dont l'étude a démontré la nature syphilitique, leur opposant par cette démonstration un des traitements les plus assurés de la médecine.

En résumé, l'on sait aujourd'hui que nombre d'endémies considérées comme exclusives à telles localités relèvent d'espèces morbides parfaitement connues ailleurs; que la syphilis, la scrofule, la lèpre, la phtisie, réclament la plupart des affections chroniques; que les typhus et les fièvres palustres réclament, de leur côté, la plupart des maladies aiguës auxquelles les idiomes de tant de pays divers ont donné des noms si différents.

Dans une série de travaux, j'ai établi la nature typhoïde de nombre d'affections méconnues soit dans les climats chauds, soit dans les climats froids, par des auteurs qui considéraient cette maladie comme exclusive aux pays tempérés. Il en est de même de toutes ces affections, décrites sous le nom de coliques endémiques, soit de Madrid, soit de Poitou, soit de Normandie, ou enfin des pays chauds, et dont l'on connaît aujourd'hui l'étiologie saturnine.

Hébra n'a-t-il pas démontré qu'une affection cutanée, considérée comme exclusive à la Norvège, était simplement la gale? Nous verrons plus loin quelle part considérable revient à des parasites moins vulgaires dans l'étiologie de certaines endémies.

Beaucoup de ces endémies ne trouveront pas toujours, il est vrai, leurs analogues dans nos climats, mais elles les trouveront dans les maladies spéciales aux climats froids ou aux climats chauds.

D'après la description qui en a été faite par Dumas, nous partageons l'opinion de Rey et de Le Roy de Méricourt, et la maladie si commune aux îles de Sandwich sous le nom vulgaire de boubou nous semble bien être la dengue. Mais les endémies les plus complexes et au premier abord les plus étranges sont habituellement constituées par de véritables agrégats morbides relevant d'une série de causes multiples. Ce sont principalement la lèpre, la scrofule, la syphilis, le scorbut, et en outre, dans les pays chauds, l'anémie climatique, l'intoxication palustre qui, se réunissant deux à deux, trois à trois, engendrent ces types si difficiles à qualifier de leur véritable nom.

Ne voit-on pas, même en nos pays, et encore de nos jours se grouper chez le même individu ces profondes cachexies que la misère des peuples arriérés, leur malpropreté, entretiennent chez eux dans l'ensemble de la population? Il est parfois difficile, en semblable circonstance, de déterminer le rôle de chaque élément pathogénique, d'indiquer le mode et la somme de participation qui lui revient dans l'affection produite.

On a même parfois en nos climats l'occasion de voir surgir des états morbides complexes, à évolution aiguë, sous l'influence de l'association de deux ou plusieurs causes morbides, dont il importe de discerner le mode et la somme de participation à l'atteinte de l'organisme. A la fin de presque toutes les guerres prolongées, quand les soldats ont été simultanément épuisés par les miasmes du sol et par ceux de l'encombrement, par l'insuffisance de l'alimentation et l'absence de moyens de protection contre les météores, on voit surgir des états pathologiques singulièrement différents de ceux que l'on rencontre habituellement, en temps de paix, dans nos villes de garnison. L'histoire des maladies de notre armée de Crimée (1854-1856) est là pour nous prouver combien étaient devenues complexes les formes morbides qui participaient à la fois du typhus, du scorbut, de l'asphyxie par le froid, des fièvres intermittentes, etc. Avec moins d'attention on eût pu croire qu'il s'agissait là d'affections endémiques spéciales à la Crimée, absolument comme aux siècles passés on donnait le nom de *fièvres de Hongrie* à des affections tout aussi complexes que les précédentes et dont on se figurait, sans chercher plus loin, que la Hongrie représentait le berceau originel pour les armées épuisées qui la traversaient.

Ces conditions transitoires d'association de tant d'influences pathogéniques, surgissant surtout à titre de fléaux passagers sur les armées en campagne, nous les retrouvons permanentes, chroniques, pour ainsi dire, en bien des localités dont la population est incessamment vouée à la misère et à la malpropreté ; là souvent se groupent des causes morbifiques aussi variées que les précédentes, mais auxquelles vient se joindre en outre, pour en modifier l'empreinte morbide, une condition plus lente, mais tout aussi certaine en son action, l'hérédité.

Il en est du terme *endémicité* comme des termes : *épidémicité* et *constitution médicale*. Il ne doit être conservé qu'à la condition de ne pas être considéré comme une explication pathogénique. Nous voyons chaque jour invoquer cette influence aveugle, l'endémicité, comme cause de la permanence dans certaines localités, soit de la dysenterie, soit de la fièvre typhoïde, alors qu'une enquête permettrait de reconnaître l'existence de causes bien plus faciles à saisir et à combattre, l'infection du sol ou des eaux de consommation par des produits de putréfaction, l'insuffisance ou la mauvaise qualité de l'alimentation, etc. Il ne reste que bien peu de maladies dont la limitation géographique, l'endémicité, constitue le seul attribut étiologique apparent, maladies en tête desquelles figurent le goitre et la suette.

Quant aux autres affections populaires, nous nous bornerons à signaler leur affinité, plus ou moins grande suivant leurs causes, pour telle ou telle circonscription régionale ou climatérique.

En tête nous plaçons les maladies d'origine tellurique, les fièvres intermittentes, ce type des affections localisées à des foyers géographiquement déterminés, au moins dans les climats tempérés.

Les maladies alimentaires offrent, comme les affections d'origine tellurique, une des meilleures conditions pour se circonscrire sous forme d'endémie ; elles ne sont pas contagieuses. Mais cependant elles ne sont pas toutes endémiques au même degré. Les unes dépendent d'une simple insuffisance de l'un ou de plusieurs des éléments indispensables à la nutrition : tels le scorbut et le béribéri ; comme l'a rappelé J. Rochard, cette insuffisance pouvant se produire sur des régions étendues, ces deux maladies prendront parfois une expansion considérable.

Il n'en est point ainsi des affections causées par la présence dans les aliments d'un principe toxique dont le développement n'a lieu qu'en certains pays ; la pellagre, l'ergotisme, sont essentiellement endémiques.

Nous devons peut-être accentuer plus énergiquement encore la division des maladies parasitaires en deux groupes principaux : l'un renfermant des affections propres à certaines localités ; l'autre, des maladies soustraites à toute circonscription régionale.

a. Les moins endémiques de ces affections, les plus cosmopolites, sont celles dont les parasites trouvent dans l'organisme humain les conditions suffisantes de leur reproduction pleine et entière et peuvent, en outre, résister à l'action des températures extérieures les plus différentes : tel est l'*Acarus scabiei*, tels sont les germes du microsporon, de la teigne, du pityriasis versicolore, etc. Aussi les affections qui en résultent sont-elles pleinement comparables, au point de vue de leur cosmopolitisme, aux maladies franchement contagieuses, et subissent-elles peu de limitation géographique ; si l'on a considéré la gale comme endémique en plusieurs localités de la Bretagne, en de vastes districts de la Suède, c'est en raison des conditions déplorables d'hygiène des populations de ces pays, conditions parmi lesquelles domine la malpropreté si favorable à l'habitat des acarus.

Ce sont également les conditions antihygiéniques, favorables à leur reproduction et à leur absorption par les aliments ou les boissons, qui donnent une certaine apparence d'endémicité à des parasites susceptibles de se développer à toute latitude, oxyures, ascarides, triocéphales.

b. Quant aux maladies parasitaires plus endémiques, plus locales, il est difficile d'en déterminer le nombre et la nature. Il en est dont les limites géographiques semblent parfaitement circonscrites, la chique, par exemple, qui n'a été observée que dans les régions intertropicales du nouveau monde ; la plupart des autres parasites sont relativement plus répandus, ceux-là mêmes qu'on a considérés longtemps comme exclusivement propres à certains pays ; sans offrir le cosmopolitisme du tænia inerme, des oxyures, des ascarides, le tænia *lata* se rencontre sur nombre de points du littoral de la mer ou des fleuves de l'ancien continent ; quoique plus fréquentes en Islande qu'en tout autre pays, les hydatides sont loin d'être limitées à ce pays ; la filaire de Médine est trop commune aux Indes, au Sénégal, en Égypte, en quelques Antilles, pour être considérée comme une endémie exclusive à l'Arabie.

Il n'est pas jusqu'à l'ankylostome duodénal et à la filaire hématobie dont les découvertes les plus récentes ne tendent à démontrer la fréquence dans les pays où règne soit l'anémie, soit l'hématurie intertropicale, bien loin par conséquent de l'Égypte qui semblait leur principal berceau.

Ces découvertes, en des régions si différentes et si éloignées les unes des autres, permettent d'attribuer à l'ankylostome duodénal un rôle pathogénique bien autrement considérable que ne le laissaient prévoir les anciennes données de la géographie médicale, qui confinaient presque absolument ce parasite en Égypte. Si telle est bien la cause de la cachexie intertropicale, du mal de cœur, de la géophagie, ces exemples se multiplieront rapidement, vu la fréquence de cette affection ; leur répétition sur une grande échelle permettra seule d'affirmer définitivement cette étiologie, d'autant plus vraisemblable aujourd'hui que, même en nos climats, l'ankylostome paraît jouer un rôle important en certaines dyscrasies du même genre, notamment dans l'*anémie des mineurs*.

De nouvelles recherches semblent également devoir donner une importance plus grande au rôle de la filaire hématobie dans l'hématurie des pays chauds et prouver que ce parasite n'est pas non plus exclusif en Égypte.

Les maladies virulentes viennent en dernier lieu parmi les affections endémiques, parce que leur condition pathogénique dominante, la contagion, constitue un obstacle très naturel à leur circonscription.

Ce sont elles qui représentent le moins les caractères que nous avons attribués aux endémies proprement dites ; leur transmissibilité, leur indépendance relative des conditions de lieux, semblent leur enlever toute chance de limitation régionale ; il n'est guère que les maladies à virus essentiellement fixe, comme la syphilis, qui, sévissant plus spécialement sur des populations privées de toute ressource thérapeutique et prophylactique, minées en outre par d'autres cachexies, ont donné lieu à ces pseudo-épidémies à noms bizarres, scierlievo, falcadine, sibbens d'Ecosse, button scurvy, radezyge, pian, bouton d'Amboine, tonga, spirocolon, etc., autant d'affections destinées, à mesure que la science en pénétrera la nature, à disparaître du cadre des endémies.

Quant aux maladies contagieuses à virus diffusible, elles ont encore moins de chance de circonscription ; aussi ne sont-elles endémiques que par comparaison, dans les agglomérations de populations favorables à l'entretien des germes morbides ; la diphtérie, la rougeole, la scarlatine, sont endémiques dans les hôpitaux d'enfants, parce que ces maladies y trouvent un terrain fertile pour la reproduction de leurs germes, et qu'autour de ce terrain l'élément principal de cette reproduction est relativement clairsemé ; quelquefois la masse de la population avoisinante, grâce à son âge, à ses atteintes antérieures, semble absolument réfractaire aux endémies d'un hôpital d'enfants ; on dirait un navire atteint de maladie contagieuse en pleine mer, autour duquel la barrière du vide constituerait une limite infranchissable à la propagation épidémique.

De ces affections transmissibles se détachent, bien entendu : 1° le groupe des maladies pestilentielles remarquables par une affinité singulière pour le berceau d'entretien et de reproduction de leurs germes, et se rapprochant étroitement, sous ce rapport, des endémies proprement dites ; 2° celui des maladies typhiques, qui, malgré leur don d'ubiquité, constituent, partout où elles rencontrent misère, agglomération, malpropreté, des foyers de renforcement comparables, jusqu'à un certain point, aux foyers pestilentiels.

Parmi les maladies populaires que leur obscurité étiologique et leur circonscription géographique nous forcent encore à ranger au nombre des endémies, il en est deux d'une importance toute particulière : la *suette*, le *goitre*.

A. **Suette**. — J'ai consacré un article spécial du *Dictionnaire encyclopédique des sciences médicales* à l'étude de cette affection, qui correspond, elle-même, à plusieurs ordres de faits observés à des époques et en des lieux fort divers les uns des autres. Ce sont d'abord : le *mal cardiaque* (*morbus cardiacus* de Celse) signalé du IIIe siècle avant J.-C. au IIe siècle de l'ère chrétienne, puis la *suette anglaise*, observée de 1485 à 1551, la *suette miliaire moderne*, suette des Picards, apparaissant un siècle après la précédente (1652), et enfin l'épidémie de suette et de paralysie cardiaque (*Herzlähmung*) de Rottingen en 1802.

La suette anglaise est un des types les plus étranges consignés dans les annales des maladies épidémiques. Comparable aux maladies pestilentielles par la densité des cas et son extrême léthalité, elle en diffère par l'instantanéité de son développement autochtone à l'extrémité occidentale de l'Europe. Elle y surgit tout à coup, en 1485, ne venant de nulle part, sans avoir été précédée, comme le choléra, la peste, la fièvre jaune, de l'atteinte progressive des pays voisins.

Aucune modification appréciable du sol ou du climat n'explique d'ailleurs cette effrayante apparition qui se renouvelle cinq fois en soixante-dix ans.

La première de ces épidémies débute en août 1485 pour cesser en janvier 1486 ; elle frappe d'abord les troupes anglaises à la veille de la bataille de Bosworth ; de là, elle gagne Londres, où elle dure cinq semaines pour le reste de l'Angleterre. La maladie ne durait que quelques heures ; il y avait à peine une guérison sur 100 malades.

La seconde épidémie (1507) fut plus bénigne et plus restreinte.

La troisième (1518), d'une terrible gravité, tuait en deux ou trois heures ; elle dura six mois, couvrit toute l'Angleterre, enlevant en certaines localités la moitié de la population ; elle gagna Calais où, seuls, les Anglais furent atteints.

La quatrième (1529), aussi grave que la précédente, mais bien plus étendue, éclate au mois de mai sur toute l'Angleterre, en épargnant absolument l'Irlande et l'Écosse ; au mois de juillet elle gagne Hambourg, puis en peu de jours la Hollande, le Danemark, la Suède, toute l'Allemagne du Nord jusqu'à la Russie.

La cinquième et dernière explosion de suette anglaise (1551) resta confinée en Angleterre ; elle eut pour témoin et historien Caius Britannicus, qui nous a laissé le tableau de la maladie et de la terreur qu'elle engendrait.

Puis la maladie s'évanouit définitivement sans que nulle modification appréciable ne vienne non plus donner la raison de l'inaptitude ultérieure de son foyer originel à la reproduire encore.

Pour Mead, ce n'était là qu'une variété de la peste à bubons, atténuée par l'humidité du climat d'Angleterre ; toute maladie nouvelle ne devait-elle pas, suivant les croyances de l'école, provenir des foyers pestilen-

tiels d'Orient? Nous avons prouvé l'inanité de cette opinion, en faisant
la comparaison clinique de la peste et de la suette, qui n'offrent absolument rien de commun dans leurs symptômes ; et d'autre part l'unique
gravité de la suette anglaise, qui devait son nom d'*éphémère* à ce
qu'elle tuait en moins de vingt-quatre heures, ne permet pas de la
considérer comme une peste mitigée.

Nous rapprocherons bien plus volontiers la suette anglaise de la maladie cardiaque ; sous ce rapport nous nous séparons d'Hecker et d'An-
glade. Ce rapprochement s'impose : 1° par la définition que Galien
donne du mal cardiaque : *Cardiaca passio est corporis liquefactio et lan-
guor. Fit plerumque pravè affecto ore ventriculi et stomacho, cum sudoribus
intolerandis* (Galien, t. XIX, p. 420); 2° par les symptômes qu'énumère
Celse : mouvement fébrile intense, petitesse et intermittence du pouls,
engourdissement des extrémités, sueurs abondantes, tendance aux
syncopes, anxiété respiratoire, palpitations violentes ; 3° et même par
la thérapeutique. Celse avait la sagesse de protester contre les traitements incendiaires de l'époque et recommandait d'arrêter le mouvement sudoral, soit par des lotions froides et astringentes, soit par le
refroidissement de la chambre des malades au moyen de courants d'air,
soit enfin par l'usage de boissons très fraîches. Aussi Celse désignait-il
les malades atteints de *passion cardiaque* indifféremment sous les noms
de *cardiaci* et de *diaphoretici.*

La différence de répartition géographique du mal cardiaque et de la
suette n'a pas toute la valeur que lui attribue Hecker; ces deux affections,
en effet, n'ont apparu que transitoirement dans les pays qu'elles ont
frappés, ce qui doit faire révoquer en doute, pour chacune d'elles, son
affinité avec les conditions locales de ces pays.

Quant à l'épidémicité de la suette, à la sporadicité du *morbus cardiacus*, ces deux caractères différentiels ne sont pas tellement absolus
qu'on ne voie des auteurs invoquer, dans l'étiologie de cette dernière affection, l'influence de constitutions médicales asthéniques, ce qui est
en somme une influence épidémique.

La cause de la suette anglaise est profondément inconnue. La soudaineté et la simultanéité des atteintes éloignent toute idée de contage, ramenant plutôt la pensée vers une brusque modification du milieu atmosphérique. On a surtout incriminé l'humidité notée par nombre de chroniqueurs de l'époque; mais faire à ce titre de la suette une affection
catarrhale comme l'a fait Hecker, c'est réellement attribuer un résultat
bien spécifique à une cause bien banale. Si la rapidité de son évolution
épidémique la rapproche de la grippe, la suette anglaise en diffère par
son effrayante mortalité, la circonscription de ses atteintes à un coin de
l'Europe, et par son affinité remarquable pour la race anglaise. « Cette
maladie nous suit, nous Anglais, comme notre ombre », disait Caius
Britannicus. « L'atteinte d'un étranger, surtout dans les premières

explosions du fléau, était chose tellement rare qu'on en cherchait l'explication dans les circonstances susceptibles de l'avoir identifié à la race anglaise : *Novi quemdam Italum*, dit ce même auteur, *sed vivendi ratione et consuetudine factum Britannum hoc morbo laborasse.* »

Les excursions ultérieures du fléau en Europe (1529 et 1551) démontrent d'ailleurs ce qu'il y avait de trop absolu à en formuler.

En général, la suette anglaise s'attaquait à tous les âges, mais plus particulièrement aux hommes jeunes et forts, vivant dans l'aisance; en 1518, les universités d'Oxford et de Cambridge perdirent presque tous leurs écoliers. En général immunité, parfois absolue, des classes pauvres.

Suette miliaire, suette picarde. — Observée pour la première fois à Leipzig en 1652, la suette miliaire n'apparaît en France qu'en 1718, à Abbeville, d'où elle gagne toute la Picardie (suette des Picards). Elle a continué depuis ce mouvement d'expansion graduelle non seulement sur la France, mais sur d'autres régions de l'Europe occidentale (Allemagne, Suisse, Italie).

Dans notre article Suette, nous avons indiqué ses affinités pour certains départements, pour certains arrondissements, et même pour certaines communes dont parfois elle a pris le nom (maladie de Saint-Chinian, de Bernay, de Literne) et où, depuis le commencement du siècle, elle reparaît soit annuellement, soit à intervalles de plusieurs années. C'est là ce qui constitue l'endémicité de la suette.

Autres caractères épidémiques : explosions en dehors de ces foyers à dates irrégulières (1821, 1841, 1849, 1853, 1864), pendant lesquelles l'affection couvre une surface territoriale étendue, douze, quinze départements, ou se restreint à un village, plus rarement à une ville, à un établissement; c'est ainsi qu'en 1854 la suette éclate dans un couvent à Viriville (Isère), y tue cinq personnes, sans aucune atteinte dans le village même ni dans les communes voisines. Ces explosions débutent surtout au printemps et en été, ne durant, en général, quelle que soit la surface atteinte, que cinq à six semaines.

La suette n'a pas d'affinité pour les agglomérations humaines; c'est en général une maladie des campagnes. En 1821, et à bien d'autres époques, elle a régné autour de Paris sans y pénétrer; si, par hasard, elle éclate dans une ville, elle ne recherche ni les quartiers ni les établissements les plus peuplés. A Poitiers en 1845, à Périgueux en 1841, elle a respecté absolument la garnison. Parrot affirme même que durant l'épidémie de suette périgourdine, plus l'agglomération des individus était considérable, moindre était la proportion des atteintes.

Cette rareté de la suette dans les villes, son apparition en telle localité, notamment à Saint-Chinian, après des inondations, des travaux de curage de canaux, l'influence thérapeutique, toute-puissante, au dire de quelques observateurs, des sels de quinine, ont fait rapprocher sa genèse de celle des fièvres intermittentes.

Que de cas cependant où elle a été observée en des conditions excluant tout impaludisme! Dans le Périgord par exemple où, en 1841, Parrot constate l'atteinte exclusive des terrains calcaires; à Poitiers, où Gaillard démontre à son tour la limitation de l'épidémie au coteau calcaire sur lequel sont assis les villages de Saint-Georges, de Jaulnay, alors qu'elle respecte les communes limitrophes de Saint-Léger, Vendeuvre, Chéneché, qui sont infectées par les grands marais de la Pallu.

D'autre part, il suffit de parcourir l'histoire de la maladie pour la voir abandonner, souvent pour toujours, tel pays dont le sol n'a pas subi la moindre modification, pour la voir persister dans les localités les plus salubres, les plus soustraites à toute cause apparente d'intoxication tellurique.

Rien, bien entendu, dans l'évolution clinique de l'affection, ne rappelle le caractère dominant de l'infection malarienne, la tendance aux récidives; jamais l'on n'a vu de fièvres d'accès succéder à une atteinte de suette miliaire.

Beaucoup d'arguments ont été invoqués à l'encontre de l'identité de la nature de la suette miliaire moderne et de la suette anglaise du xve siècle; c'est d'abord la bénignité de la première de ces deux affections, sa durée plus longue, ses éruptions; d'autre part, il est à noter que la suette anglaise, même en 1529, année où elle prit une extension considérable en Europe, ne pénétra jamais en France, c'est-à-dire dans le pays qui, avec quelques points de l'ouest de l'Allemagne et du nord de l'Italie, est aujourd'hui le foyer principal, à peu près exclusif de la suette miliaire; que, de plus, de 1551, date de la dernière épidémie de suette anglaise, à 1652, époque d'apparition de la suette miliaire, il n'existe aucune épidémie intercalaire servant de transition de l'une à l'autre.

Il ne faut pas non plus s'exagérer ces différences; si la mortalité du *sudor anglicus* le place en tête des maladies les plus meurtrières, ce caractère n'est pas absolument constant, car l'épidémie de 1506 fut bénigne; il ne la sépare pas non plus absolument de la suette miliaire moderne. « Des malades, dit Parrot, sont morts en six et trois heures; quelquefois la mort survenait rapide dans des cas regardés comme insignifiants une heure avant cette terminaison. Ce qui dominait alors comme symptôme, c'étaient les étouffements et de violents battements de cœur. » (Parrot, *Suette périgourdine.*) C'est bien ainsi qu'on mourait dans la suette anglaise; et par sa foudroyante rapidité, la suette miliaire a mérité le titre d'éphémère.

L'absence d'éruption dans le *sudor anglicus* constitue pour Hecker la base d'une démarcation entre les deux maladies, la suette *miliaire* rentrant dans le groupe des fièvres éruptives, où la première ne saurait trouver place. A défaut d'autres arguments, nous pourrions dire que la scarlatine moderne est identique à celle du xviie siècle, malgré la rareté, en cette dernière, de l'éruption vésiculeuse qui lui est habituelle aujourd'hui.

Mais ces arguments sont loin de faire défaut : la miliaire a parfois apparu dans la suette anglaise, témoin l'observation faite, au cours de l'épidémie de 1529 par Tycnguis, médecin d'Amsterdam : *Febrem sudor finiebat, post se relinquens pustulas porvas admodum exasperantes, diversas et malignas secundum humorum malignitatem.*

En revanche Rayer, dans l'épidémie de suette picarde du département de l'Oise (1821); Landouzy, Barthez, Guéneau de Mussy, dans celle de Coulommiers (1839), ont rencontré beaucoup de suettes sans éruption. Aussi nous rangerons-nous volontiers à l'opinion suivante :

« L'absence ou la présence de l'éruption miliaire, d'une importance abusive au point de vue nosologique, disparaît devant cette considération étiologique que, dans le premier cas, l'intoxication est telle qu'elle foudroie, pour ainsi dire, les malades, et prévient toute réaction de l'organisme; tandis que, dans le second, elle laisse à l'action éliminatoire de la peau le temps et le moyen de se manifester comme elle le fait dans toutes les affections fébriles éruptives. » (Jules Guérin, *Études sur la suette miliaire épidémique*, Paris, 1851.)

De part et d'autre on mentionne la fétidité des sueurs, la rapide décomposition des cadavres.

« Presque toujours, dit l'historien de la suette périgourdine, Parrot, les individus d'une même maison tombaient malades au même moment et presque à la même heure »; soudaineté analogue à celle des épidémies de suette anglaise et qui permet, pour celle-ci comme pour l'autre, de révoquer en doute sa contagiosité d'homme à homme.

Nous inclinons donc vers l'identité de nature de la suette miliaire actuelle; c'est au fond la même maladie ne différant que par le degré de son intensité.

Nous trouvons enfin d'autres traits d'union en des faits contemporains.

Telles les épidémies observées en 1802 à Röttingen, petite ville de Franconie, puis en 1864 à Sulzfeld, près de Kitzingen, caractérisées par la violence des palpitations, l'angoisse, la rapidité de la mort, c'est-à-dire par les traits principaux de la suette anglaise et par l'éruption de la suette picarde.

Nous admettons, en résumé, l'*identité* de nature des affections qui, au iie siècle avant J.-C., sous le nom de *morbus cardicus*, au xve siècle de notre ère sous celui de *sudor anglicus*, et enfin dans les temps modernes sous ceux de suette picarde, suette miliaire, paralysie cardiaque (nom donné à l'épidémie de Röttingen de 1802), ont offert dans l'ensemble de leur physionomie tant de traits communs; et, dans les cas mortels ou graves, une identité symptomatique à peu près absolue.

Ce qui a dominé en ces derniers cas, ce n'est ni la fièvre, ni la sueur, ni l'éruption, ce sont les symptômes cardiaques. Aussi, dans ces diverses manifestations, la suette nous représente-t-elle bien plutôt une atteinte du système nerveux préposé à la circulation qu'une fièvre exanthématique ; pour nous, sa contagiosité est fort douteuse ; et d'autre part l'angoisse précordiale, les palpitations, la petitesse et la rapidité du pouls, les sueurs mêmes et les éruptions vésiculeuses, nous paraissent devoir être rapportées à une affection des nerfs cardio et vasomoteurs, bien plutôt qu'à un processus morbide comparable à celui des fièvres éruptives.

B. **Goitre**. — 1° *Goitre chronique.* — Des endémies proprement dites, celle-ci est la plus répandue à la surface du globe, quoique soumise à des circonscriptions locales déterminées ; ainsi en France, où il y a plus de 420,600 goitreux, des départements n'en ont pas ; en revanche, il y a 46 départements atteints endémiquement, dans lesquels la proportion de goitreux varie de 10 à 150 sur 1,000 habitants.

Dans son ensemble géographique, l'endémie française, que le rapport de Baillarger rend spécialement intéressante, présente la forme d'un fer à cheval, l'extrémité de la branche supérieure aboutissant au département de l'Oise, l'extrémité de la branche inférieure aboutissant à la Dordogne, et la partie courbe étant formée par les Hautes-Alpes, le Jura et l'Isère. L'intérieur du fer à cheval et son ouverture sont remplis par les départements du centre et par la frontière de l'Ouest, où la maladie n'existe pas.

Cette endémie cependant n'est pas également tenace en tous ses foyers. D'après les faits soumis à la Commission, Baillarger a démontré son augmentation toute moderne sur de grandes surfaces territoriales, sa diminution simultanée sur d'autres.

Le rapport du même auteur a établi une fois de plus la similitude du goitre et du crétinisme. Elle a prouvé la prédisposition de tous les âges ; mais elle a fait ressortir l'aptitude spéciale des femmes, atteintes relativement aux hommes :: 5 : 2 ; et la fréquence de la maladie chez les animaux domestiques (chiens, chevaux et mulets).

Cette enquête de la Commission française a été faite avec une patience, un soin et un talent d'analyse qui pouvaient faire espérer la détermination plus précise de la pathogénie du goitre. Et pourtant elle n'est arrivée qu'à des conclusions pleines de réserve, démontrant de nouveau toute l'obscurité de cette question.

On doit écarter absolument la doctrine d'émanations telluriques, analogues à celles qui produisent la fièvre intermittente ; il n'y a que coïncidence entre l'endémie goitreuse et l'endémie palustre, comme en certaines localités d'Alsace et du département de l'Aisne ; les foyers les plus intenses de goitre reposent sur un sol sec et rocailleux, à des altitudes inaccessibles à la malaria, comme le prouvent, pour la France, la liste des départements les plus atteints, et, pour le nouveau monde, les observations de Boussingault, qui a rencontré des goitreux au sommet des Andes, dans les régions « les plus sèches du monde ».

On écartera au même titre l'influence de l'atmosphère humide, et celle de l'insuffisance d'insolation des vallées profondes, puisque la maladie apparaît sur les plateaux les plus élevés de l'Amérique du Sud. La fréquence du goitre dans les professions sédentaires nous empêche d'attribuer un rôle prédominant aux brusques refroidissements entraînés soit par l'ingestion de boissons froides, soit par de violents courants d'air chez les individus préalablement échauffés par la chaleur et l'humidité de l'atmosphère, et les efforts de la marche en des régions montueuses.

La doctrine de l'ioduration insuffisante des milieux (eaux, air, sol), si engageante en raison de l'action thérapeutique de l'iode et de la rareté des goitres sur le littoral maritime dont l'atmosphère est très iodurée, ne répond pas à nombre de faits. La Commission accepte, comme la meilleure de toutes, la doctrine hydro-tellurique : existence dans les eaux potables d'un agent toxique qui serait la cause de la maladie et proviendrait des terrains traversés par les sources. Beaucoup de faits plaident en faveur de cette thèse.

Malheureusement la détermination de ce principe toxique reste absolument à faire : les eaux calcaires, les eaux magnésiennes incriminées en quelques départements, surtout dans les Hautes-Alpes, la Haute-Savoie, qui appartiennent au terrain jurassique, sont ailleurs complètement inoffensives, et manquent en des localités où le goitre est commun. Si certains faits paraissent affirmer l'excellence de l'eau de citerne, qui ne s'est chargée d'aucun principe tellurique nuisible, nous voyons une épidémie se manifester à Laon parmi les élèves d'une école qui ne faisaient usage que de cette eau.

La pureté exceptionnelle des sources de Royat, Clermont, Saint-Genès, Riom, localités où l'épidémie est intense, témoigne également du rôle minime des matières organiques qui abondent dans l'eau de la plupart des villes du littoral maritime, où le goitre est cependant très rare.

Nivet a démontré enfin qu'on ne saurait accuser le défaut d'aération des eaux, invoqué par Boussingault, la maladie étant plus commune en France dans les vallées que sur les plateaux montagneux où cette aération est moindre.

La Commission est donc obligée d'admettre l'existence dans les eaux d'un agent toxique qui ne serait pas encore révélé par l'analyse chimique. Mieux vaut espérer cette révélation par des recherches nouvelles que revenir à la doctrine des causes multiples qui, malgré la valeur de ses partisans, satisfait moins à la raison et à l'espoir d'une thérapeutique déterminée.

2° *Goitre aigu.* — Cette seconde forme est spéciale aux étrangers nouvellement venus dans les pays à goitres.

Nombre de faits disséminés témoignent de la sporadicité possible du goitre aigu.

Mais les faits les plus frappants sont ceux dont la simultanéité a valu à cette forme le nom particulier de goitre épidémique. L'évolution de ces épidémies est parfois rapide; en quelques semaines le dixième de l'effectif d'un corps de troupes a été atteint.

Les statistiques des médecins militaires, celles de Nivet, établissent qu'elles apparaissent surtout en été et en automne; voilà pourquoi des régiments nouvellement venus en une localité goitrigène seront atteints plus ou moins rapidement (les uns huit jours, les autres dix mois) après leur arrivée, suivant que la date de cette arrivée précédera plus ou moins la saison épidémique. Souvent l'épidémie a été limitée strictement aux mois de juin, juillet et août; mais donner à l'affection le nom de goitre estival (Nivet), c'est faire abstraction trop complète des cas où l'épidémie a débuté en hiver, même en des localités très froides (Briançon en 1850, Colmar et Embrun en 1863). Habituellement d'ailleurs, l'affection, née en été, se prolonge en hiver par une série d'atteintes nouvelles.

La morbidité est soumise, comme la durée de l'épidémie, au temps de résidence dans les pays à goitre; elle varie, en une seule année, du cinquième au trentième de l'effectif.

On a dit que cette affection n'était pas de même nature que le goitre endémique; nous convenons, avec Nivet, que la rapidité d'invasion et la facilité de guérison du goitre aigu présentent quelque chose de spécial; mais dire qu'il n'est pas identique, comme nature, au goitre chronique, c'est dire que les fièvres intermittentes qui atteignent les nouveaux venus dans les pays palustres ne relèvent pas de la même cause que les accidents beaucoup plus chroniques de l'intoxication maremmatique observés chez les habitants de ces pays; c'est dire que la dysenterie aiguë est une maladie autre que la dysenterie chronique.

La plupart de nos collègues de l'armée, notamment E. Collin, Rozan, Gérard, insistent sur cette identitité originelle des deux goitres. Halbron a démontré que le goitre épidémique peut dégénérer en tumeur semblable à celle du goitre endémique, dont il présente alors les noyaux d'induration et les kystes.

Des auteurs ont cru trouver la preuve d'une différence originelle entre le goitre épidémique et le goitre endémique, dans le fait que la première de ces affections se serait quelquefois développée chez des étrangers arrivant en des localités où n'existait pas en ce moment d'endémie bien caractérisée dans la population civile. Ce fait en lui-même est parfaitement exact; mais nous contestons d'une manière absolue les conséquences qu'on a voulu en tirer pour faire du goitre aigu une affection distincte du goitre chronique. Remarquons d'abord que les localités dans lesquelles de semblables épidémies se sont développées, si elles ne renferment pas à la même époque d'habitants goitreux, appartiennent toujours à des régions territoriales englobant des localités à goitres. On peut donc les considérer elles-mêmes comme faisant partie d'une zone suspecte. Quant au fait d'apparition de goitre aigu chez les étrangers qui y arrivent, il constitue simplement une preuve nouvelle de la prédisposition morbide propre aux nouveaux venus (néocomie) devant tant d'affections; de cette prédisposition qui fait que dans les foyers de fièvre typhoïde, de fièvre jaune, de fièvre pernicieuse palustre, c'est l'étranger qui subit les atteintes les plus aiguës de la cause morbide. Loin donc d'admettre que l'apparition du goitre épidémique, dans la garnison d'une ville dont la population est ménagée par le goitre endémique, prouve la différence de nature de ces deux affections, nous croyons que ce fait établit l'existence d'une cause morbide que l'assuétude des indigènes rendait latente, et à laquelle la susceptibilité spéciale des étrangers a fourni soudainement l'occasion de se manifester; là, comme ailleurs, les soldats sont de vrais réactifs plus impressionnables que l'habitant, dont ils n'ont pas l'accoutumance. C'est, en effet, dans l'armée surtout que le goitre épidémique a été observé : les Mémoires de médecine militaire sont riches d'observations recueillies dans nos garnisons de l'Est et du Centre; et cette fréquence de la maladie dans l'armée en a fait encore demander la raison à des circonstances spéciales au métier des armes.

Les médecins militaires, qui ont observé des épidémies de goitre dans les pays de montagnes, ont attribué la congestion du corps thyroïde aux fatigues subies par les hommes durant des marches pénibles et dans les différentes corvées.

Nombre d'auteurs, et à leur tête H. Larrey, attribuent un rôle important à la pression exercée par l'uniforme, surtout par le col, et à la brusque suppression de la transpiration, lorsque le soldat en sueur met son cou à nu au retour des exercices.

Pour d'autres, la cause déterminante la plus efficace du goitre, chez les individus échauffés par des courses ou des exercices dans les pays de montagnes, serait non pas le refroidissement périphérique du cou, mais l'ingestion d'eau froide. Le développement rapide, presque immédiat de la tumeur, serait favorisé alors par l'attitude que prennent parfois les hommes, renversant fortement la tête en arrière pour boire à la régalade.

On a invoqué enfin l'insuffisance ou la monotonie de l'alimentation du soldat, influence démontrée par le bon effet d'une amélioration du régime.

Mais toutes ces causes sont purement adjuvantes; grâce à certaines précautions, un individu peut vivre indemne dans une localité palustre: qu'il néglige ces précautions, qu'il s'expose aux miasmes pendant la nuit et sans vêtements suffisants; qu'il boive de l'eau glacée, étant en sueur; qu'il parcoure à jeun une plaine marécageuse, un accès pernicieux pourra survenir, et il ne manquera pas de gens pour attribuer cet accès soit à l'ingestion d'une boisson froide, soit à un refroidissement atmosphérique, soit à une nourriture insuffisante, etc. ; et pourtant rien de pareil ne serait survenu dans une localité non palustre.

Il en est de même du goitre épidémique. Les causes banales énoncées plus haut : refroidissenent, constriction du cou, fatigues des marches ascendantes, entraînent son apparition, mais à une condition absolue, imprescriptible, c'est qu'elles agiront dans un lieu déterminé, dans une localité goitrigène. S'il se développait indifféremment dans tout pays de montagnes, pourquoi ménagerait-il les touristes qui font coup sur coup des séries d'ascensions ?

Si les épidémies de goitre aigu paraissent spéciales à l'armée, c'est surtout parce que l'armée seule envoie en ces localités goitrigènes des agglomérations assez considérables pour que le chiffre des atteintes y acquière une fréquence épidémique. On a donné comme caractère distinctif du goitre aigu et du goitre chronique, la fréquence relative du premier chez les hommes, du second chez les femmes; si, au lieu de régiments, on envoyait à Montdauphin ou Briançon des groupes aussi nombreux de femmes, on verrait s'atténuer cette différence. Dès 1833, Fleury signalait l'apparition fréquente des engorgements thyroïdes chez les jeunes filles étrangères qui viennent faire leur éducation dans les couvents de Clermont. Ici cependant on ne peut invoquer aucune des conditions de fatigue, de pression d'uniforme alléguées dans les épidémies militaires, pas plus qu'on ne les invoquera chez les élèves des lycées, des séminaires; elles font plus défaut encore chez les prisonniers assujettis à des travaux sédentaires, et qui, comme nouveaux venus dans les pays à goitre, subissent des épidémies aussi denses que celles de l'armée, alors que les habitants sont relativement préservés.

Les progrès de la science sont en voie de faire disparaître du groupe obscur des endémies à cause jusqu'ici inconnue les boutons de Biskra, Alep, Bagdad, la veruga du Pérou, l'éléphantiasis des Arabes (mal des Barbades, jambe de Surinam, pied de Cochin), autant d'affections dont la nature parasitaire est à peu près démontrée et qui vont dès lors retrouver leur place dans le cadre des autres maladies populaires. Il en sera de même du goitre.

II. **Epidémie.** — C'est sous cette appellation que se groupent les plus nombreuses et les plus importantes des affections populaires, dont nous allons d'abord décrire les principaux caractères d'ensemble.

§ 6. — Allures générales des épidémies.

1° *Régularité.* — En général, les épidémies offrent, comme les maladies elles-mêmes, une certaine régularité d'allures ; leur division classique en trois périodes : augment, état, déclin, trop facilement considérée comme impénétrable, est, en bien des cas, le fait des oscillations normales de la cause qui les favorise ou les engendre.

Telle est la raison de l'évolution habituellement si régulière des maladies annuelles, débutant lentement avec la saison qui les produit, prédominant, puis finissant progressivement avec elle, chacune de ces trois phases représentant un effet proportionné à l'intensité de l'influence morbifique.

Telle maladie infectieuse, comme la fièvre intermittente, correspondra également dans ses périodes épidémiques d'augment, d'état et de déclin, aux phases de l'année, parce que les foyers d'infection dont elle relève sont subordonnés, en leur intensité, à l'influence des saisons.

Les exceptions sont nombreuses d'ailleurs à ces prétendues lois d'évolution régulière. Parfois la période d'augment sera brusquement abrégée, la cause morbide et la réceptivité des masses ayant été d'emblée assez puissantes pour que l'expansion du mal soit immédiate.

Une armée brusquement soumise, en été, à un refroidissement nocturne, sera parfois ateinte de dysenterie d'une manière presque aussi simultanée qu'elle serait atteinte d'insolations ou de congélations.

Il en sera de même d'une brusque influence infectieuse ou alimentaire.

Les transports de troupes dans un pays fébrigène, au moment le plus dangereux de l'année, ont donné en quelques jours autant de malades que de soldats. L'encombrement subit d'hôpitaux insuffisants, à la suite d'une bataille, a fait éclater presque soudainement le typhus sur l'ensemble des malades ; l'ingestion d'eaux souillées de matières organiques a développé en quelques heures, sur des armées en marche, des épidémies de diarrhée rapidement transformée en dysenterie.

L'atmosphère contagieuse de certaines maladies transmissibles est parfois assez diffusible pour que leur généralisation soit presque aussi immédiate que si elles résultaient d'un simple trouble météorique : tels sont la dengue, le choléra, atteignant quelquefois d'emblée leur acmé épidémique.

Là, au contraire, où le contage plus pesant, moins diffusible, nécessite les rapprochements successifs de ceux qui doivent en être atteints, comme pour les fièvres éruptives, la période d'accroissement sera plus prolongée.

Il est des épidémies qui révèlent une lenteur plus grande encore dans leur rayonnement contagieux ; au lieu d'une expansion rapide et considérable, c'est une série de cas se continuant toujours à peu près en nombre égal, durant des mois, des années, sans rien qui rappelle les trois phases habituelles de l'évolution : augment, état, déclin. Telle est, par exemple, la diphtérie, surtout dans ses manifestations rurales.

Une condition très importante de la diffusion des épidémies, c'est le degré d'homogénéité plus ou moins considérable de l'agglomération sur laquelle elles sévissent.

Telle maladie s'étendra en quelques jours sur la population d'un lycée, d'un navire, d'une prison, sur une armée en marche, toutes collectivités composées d'unités inséparables, identiques en tous les éléments de leur existence et de leurs prédispositions morbides, alors que la même affection mettra plusieurs mois à évoluer dans une ville, dans un village même où chaque individu, chaque famille, chaque classe de la société, offrent des aptitudes diverses soit par le fait des différence d'âge, de sexe, de résidence, soit par l'inégalité des conditions hygiéniques.

Les prédispositions d'une agglomération sont parfois uniformisées par certaines conditions communes de misère et de maladie antérieures. Le choléra, comme la peste, atteindront leur acmé en peu de jours dans les quartiers pauvres, au milieu des populations nosocomiales; les épidémies de diphtérie même y subiront une évolution exceptionnellement rapide. Introduisez un typhique dans un local encombré, et son affection se généralisera bien plus vite que dans les circonstances habituelles.

2° *Durée.* — On comprend ainsi de suite l'erreur des personnes qui prétendent assigner une durée identique à toutes les manifestations épidémiques de la même affection.

L'uniformité de durée épidémique n'appartient peut-être qu'à l'influenza, à la dengue, qui agissent simultanément sur de vastes circonscriptions.

Voyez, au contraire, comment se comportent nos épidémies les plus habituelles, les fièvres éruptives par exemple : elles présentent, au même moment, dans le même pays, dans la même ville, des évolutions absolument discordantes ; elles n'ont pas pénétré à la même heure en chaque localité de ce pays, en chacune de ces localités elles n'ont atteint que successivement telle rue, telle maison, telle caserne. Que la fièvre typhoïde s'appesantisse sur un de nos départements, les cantons, les villages, seront frappés les uns après les autres, en sorte que la durée de l'épidémie départementale pourra être de deux ou trois ans.

Le choléra lui-même, si rapide habituellement dans sa marche à travers les campagnes, où souvent il dure moins qu'une épidémie saisonnière, devient parfois inhérent, durant de longues années, à certaines localités, et s'y attache avec une ténacité qui rappelle la persistance offerte autrefois par la peste d'Égypte en diverses villes d'Europe. N'a-t-on pas invoqué de nos jours le maintien, en ces localités, d'une influence cholérigène analogue à celle de la constitution pestilentielle qui, du treizième au seizième siècle, semblait affirmer l'acclimatement définitif, en nos climats, de la peste inguinale?

Il y a plus : la même épidémie de choléra fournit souvent à la fois le type des explosions les plus rapides et des évolutions les plus prolongées. Le mal couvrira un pays, un continent en un délai très court,

en quelques mois, puis il se prolongera en traînées épidémiques multiannuelles, en sorte que la durée totale, fort longue en somme, sera
composée en réalité de plusieurs phases, aiguës ou chroniques, les
premières offrant une rapidité voisine de celle des explosions grippales,
les autres lentes comme les évolutions de la diphtérie.

Les saisons règlent les heures d'apparition et de cessation, non seulement des affections météoriqnes, mais de nombre de maladies infectieuses dont les causes originelles, toutes spécifiques qu'elles soient,
réclament pour agir le concours d'influences atmosphériques bien déterminées.

Le froid de l'hiver arrêtera brusquement une épidémie de fièvre jaune,
de fièvre intermittente. Quelquefois la conséquence sera tout autre, et
des circonstances atmosphériques défavorables, au lieu d'abréger le
cours d'une épidémie, pourront le prolonger. Les germes morbides ne
font que s'endormir pour se réveiller ensuite. Les épidémies de variole
et de rougeole s'atténuent généralement en été pour reprendre au retour de la saison froide; le choléra diminue en hiver pour reparaître
l'été suivant. Autant d'intermissions qui ajoutent à la durée totale de
l'épidémie.

Il y a bien d'autres obstacles à la marche des épidémies, qui peuvent
l'accélérer ou la retarder : tel ruisseau qui, divisant un village, fait
obstacle aux communications quotidiennes de ses habitants, pourra
s'opposer à la transmission des germes morbides ou simplement la
retarder, par conséquent réduire ou prolonger la durée de l'épidémie ;
de même des obstacles opposés à sa marche par une chaîne de montagnes, un désert, un bras de mer, etc.

Les mesures restrictives (quarantaines, cordons sanitaires), si maintes
fois elles ont réussi, n'ont-elles pas eu souvent aussi pour conséquence
de ralentir simplement la marche du fléau et d'en prolonger la durée ?

Les grandes agglomérations humaines ont pour effet habituel d'augmenter la durée des maladies contagieuses ; elles les éterniseront parfois en se renforçant journellement de nouveaux venus. Qui pourrait
dire quand commencent et finissent les épidémies de fièvre typhoïde,
de rougeole, de variole, de diphtérie, dans la plupart des grandes
villes de l'Europe, où elles se prolongent d'ordinaire au point d'y être
qualifiées d'endémies ?

Mais l'influence des agglomérations est loin d'être univoque; elles
n'interviennent pas seulement par le nombre, mais par la qualité de
ceux qui les composent, et surtout, en l'espèce, par leur degré plus ou
moins considérable d'homogénéité.

Dans une armée en campagne, dans une caravane composée d'unités
similaires, soumises au même régime, aux mêmes fatigues, aux mêmes
causes d'infection, le choléra passera comme un ouragan, tuant en
quelques jours plus d'individus qu'il n'en tuerait en six mois en une

grande ville composée de quartiers distincts inégalement aptes à son développement. La durée d'une épidémie urbaine représente la continuation parfois interminable de plusieurs épidémies successives de quartiers.

3° *Morbidité.* — La morbidité des épidémies résulte de leur expansion en surface et de la densité des cas sur chaque surface atteinte.

Comme expansion, il est des affections populaires qui ont une tendance marquée à se limiter en épidémies restreintes, dont l'épidémie de maison est le type le plus net. La diphtérie est une de celles qui offrent le plus constamment ce caractère; elle le présente non seulement par sa ténacité dans telle ou telle habitation rurale sur laquelle elle pèsera des mois ou des années sans atteindre les villages ou hameaux voisins, mais encore par sa limitation, dans les villes mêmes, à telle ou telle maison, ou même à un seul étage; c'est plutôt alors une épidémie de famille qu'une épidémie de maison. J'ai donné des preuves frappantes de ce fait dans un rapport sur les épidémies, notamment à propos des observations recueillies à Saint-Dié par le docteur Grollemund (Léon Colin, *Rapport sur les épidémies qui ont régné en France*, 1881, in *Mémoires de l'Académie de médecine*).

Quelle différence entre cette répartition et celle des épidémies largement expansibles : grippe, dengue, choléra, qui envahiront simultanément des villes, des provinces entières !

Et néanmoins l'épidémicité de maison est loin d'être l'attribut exclusif de telle ou telle maladie; le choléra, dont nous venons d'indiquer la puissance d'expansibilité, se cantonne fréquemment dans des groupes restreints d'habitations : en est-il autrement de la fièvre typhoïde qui, en dehors de ses explosions, constitue si fréquemment aussi des épidémies domestiques; de la scarlatine, des oreillons, qui feront foyer en une maison, un lycée, une caserne?

Nous citerons, en revanche, la méningite cérébro-spinale qui, habituellement limitée à la population de quelques casernes, se disséminera parfois sur une masse de demeures; en 1872, à New-York, elle frappe 990 malades dont 970 occupaient des maisons différentes.

La densité (ou nombre des cas sur une surface donnée) est parfois parallèle à l'expansion de l'épidémie; l'influence qui atteindra un continent tout entier, frappera les habitants dans la proportion de 9 sur 10; de même, mais en sens inverse, la méningite n'agira que sur un théâtre restreint, et là n'atteindra qu'une proportion minime 1 sur 100, 200, etc., de la population.

La fréquence des atteintes ne résulte pas seulement de l'intensité de la cause morbide; elle dépend tout autant des conditions de réceptivité de l'agglomération frappée, et, en particulier, de la somme d'immunité conférée soit par une atteinte antérieure, soit par l'assuétude à la cause morbide. Là est le secret des différences énormes de morbidité de la même maladie suivant qu'elle envahit un pays pour la première fois ou qu'elle y reparaît.

Dans le premier cas, le mal est souvent pandémique : c'est vrai non seulement pour la peste de Justinien qui, au sixième siècle, date de l'expansion initiale de cette affection, décima tout le monde alors connu, mais pour la variole, tuant au Mexique, lors de son invasion première au quinzième siècle, plus de 3 millions d'habitants ; de la rougeole attaquant en ce siècle la presque totalité de la population des îles Féroë et, quelques années plus tard, celle des îles Fidji.

Nous pourrions multiplier les preuves de la pandémicité de ces dernières affections chaque fois qu'elles rencontrent une peuplade, une tribu jusque-là préservée. Ne peut-on rapprocher de ces faits les terribles ravages causés en ces dernières années en Russie par la diphtérie, affection jusqu'alors inconnue en ce pays et y entraînant, à sa première apparition, des désastres comparables à ceux d'une affection pestilentielle?

4° *Mortalité.* — Les grandes épidémies jouent un rôle effrayant dans la mortalité des peuples. « Que sont vingt batailles, que sont vingt ans de la guerre la plus acharnée à côté du ravage que causent ces immenses fléaux ? Le choléra a fait périr en peu d'années autant d'hommes que toutes les guerres de la Révolution ; on compte que la peste noire du xive siècle enleva à l'Europe seule 25 millions d'habitants ; la maladie qui dévasta le monde, sous le règne de Justinien, fut encore plus meurtrière.. » (Littré, *Des grandes épidémies.*)

Quelques auteurs ont fait bon marché des pertes infligées aux populations par les épidémies ; ils ont allégué, à l'appui de leur optimisme, la rapidité avec laquelle se réparent ces pertes et l'augmentation habituelle des chiffres de natalité consécutivement au passage de ces fléaux.

Les chercheurs de causes finales ont émis l'idée que la vie collective des peuples se retrempe en quelque sorte dans ces violentes épurations, et que la civilisation, débarrassée, par ces ébranlements, des impuretés qui en retardent la marche, inaugure une ère nouvelle.

Il ne nous plaît pas de reconnaître à de semblables épurations une valeur compensatrice des désastres causés par les épidémies. Il est d'autres fléaux après lesquels le déchet de la population est aussi rapidement comblé par un surplus de naissances parfois extraordinaire ; dans les années qui suivirent les guerres du premier Empire, en 1817 notamment, de même qu'à la suite de la guerre franco-allemande (1870-1871), les recensements ont démontré une augmentation considérable de la natalité et une diminution simultanée des chiffres annuels des décès. Il en est de même après les années de disette, suivies habituellement d'une période relative d'abondance. Sont-ce là des compensations?

On dit que les épidémies enlèvent surtout la partie la moins vigoureuse, la moins actuellement utile de la population, les vieillards, les faibles, les cachectiques ; c'est vrai pour quelques-unes d'entre elles, pour la grippe surtout, et pour le choléra, quoique à un bien moindre degré. Mais, en revanche, que d'épidémies dont la léthalité se répartit d'une manière bien plus aveugle, et souvent complètement inverse ! citerons-nous la variole, les typhus, la fièvre jaune, la méningite, affections plus spéciales aux constitutions robustes, aux organismes pleinement développés? Faut-il considérer comme pleinement réparée, par le fait d'une natalité exceptionnellement élevée, l'épidémie qui aura privé tout à coup une population de ses éléments les plus vigoureux et immédiatement utiles pour leur substituer des générations qui ne font que naître encore et dont on ne saurait d'avance escompter la valeur?

Il est des maladies essentiellement bénignes dans leur pronostic; mais, parmi ces maladies bénignes, il en est dont l'extrême morbidité exercera une influence notable sur la mortalité des peuples. Une épidémie de grippe qui ne causera qu'un décès sur mille malades, mais frappera la presque totalité d'une population, laissera plus de deuils que la méningite, qui tuera, elle, 600 malades sur 1000, mais dont les atteintes seront plus clairsemées.

Nombre de circonstances modifieront le pronostic des épidémies; la mortalité du choléra sera spécialement élevée quand le fléau envahira des peuplades affaiblies par la misère, par la cachexie purulente, comme on l'a vu trop de fois aux Indes et en Algérie.

Le pronostic de la rougeole, celui de la diphtérie se modifieront notablement sous l'influence d'un autre genre de conditions individuelles des agglomérations frappées. Plus il y aura d'adultes atteints, moins la proportion mortuaire sera élevée. Récemment nous assistions, à Rouen, à une épidémie de diphtérie, limitée à un régiment de cavalerie en garnison en cette ville; un seul décès sur une centaine de malades environ; quelle bénignité relativement à une épidémie qui aurait frappé la population infantile !

Le pronostic des maladies populaires varie aux différentes périodes de l'épidémie ; on a formulé, à cet égard encore, des lois trop absolues auxquelles on a prétendu, à tort, assujettir toutes les affections.

Le scorbut n'apparaît ordinairement avec la totalité de ses caractères cliniques qu'à la suite de privations multiples et prolongées ; des cas amoindris, frustes, auront précédé, les premiers malades n'ayant été atteints que d'une manière incomplète.

N'en est-il pas de même de quelques maladies infectieuses? Parfois les premiers cas confirmés de fièvre typhoïde sont perdus dans le nombre relativement considérable de maladies moins graves : embarras gastrique, courbature, etc., au milieu desquels il est difficile de les discerner. Cette bénignité relative des premiers cas s'observera mieux encore dans les maladies infectieuses dont la cause est clairement renforcée chaque jour par l'addition d'un nouvel élément morbifique.

Dans les pays palustres, où la puissance toxique du sol ou des marais croît avec l'augmentation des chaleurs, le retour annuel de l'endémo-épidémie s'annonce par nombre de cas de fièvre intermittente simple, et les manifestations pernicieuses n'apparaissent qu'au moment où l'infection atmosphérique atteint elle-même son *maximum*.

L'affection, au contraire, se manifestera dès le début avec toute sa gravité, là où la cause morbide est immédiatement complète, comme lors de la pénétration, dans une ville, un pays, des germes d'une affection transmissible, que ce soit une fièvre éruptive, une maladie pestilentielle, etc. Il en sera de même des épidémies de fièvre typhoïde, enfantées par un foyer infectieux immédiatement intense, ou par la pénétration du contage. En certaines épidémies militaires de 1874 et 1875, les premiers cas de cette maladie ont été si rapidement mortels que le mot de typhus pétéchial a été tout d'abord prononcé. Telles seront encore les épidémies de fièvre intermittente chez les groupes d'individus brusquement soumis à l'action d'un sol fébrifère en pleine élaboration miasmatique, comme une armée traversant un marais pendant la période endémo-épidémique. C'est à l'action brusque d'une cause immédiatement intense qu'il faut rapporter cette épidémie de dysenterie, signalée par Bucheteau à Orvilliers (Aube) et tuant 5 malades sur les 6 premiers atteints. En ces divers cas et à divers titres, le mal est dès le début plus grave, non seulement parce que la cause morbide possède toute son énergie, mais parce que les premiers frappés sont ceux qui recelaient les conditions de réceptivité les plus complètes, parce qu'en outre aucun d'eux n'offrait à l'action morbifique le degré de résistance qui ira croissant chez les autres par le fait de leur assuétude au contact de cette cause. C'est en pareilles conditions que nous avons vu réduite à son minimum de durée la période d'augment de l'épidémie qui atteint d'emblée son acmé.

La diminution de ces différentes conditions constitue sans doute la raison principale de l'atténuation de gravité de la plupart des épidémies à leur période de déclin, atténuation plus marquée, elle aussi, pour celle de ces maladies dont l'accroissement a été le plus progressif : fièvres intermittentes, dysenterie, scorbut, et dont la cause se décompose pour ainsi dire en éléments moins énergiques, au moment de la rétrocession épidémique. Il en est de même de la fièvre typhoïde, de la fièvre jaune, de la peste. La peste noire elle-même était moins grave à la fin de son parcours.

Le choléra présente plus d'immutabilité de son pronostic, analogue en ceci aux maladies à germe mieux déterminé, comme les fièvres éruptives dont la gravité demeure souvent égale jusqu'à la fin de l'évolution épidémique.

Il est des maladies plus invariables encore dans leur détermination anatomique et clinique aux diverses phases de l'épidémie. Telles sont la diphtérie et la méningite cérébro-spinale, qui habituellement conservent, jusque dans les derniers cas de l'épidémie, la même gravité.

En diverses publications, j'ai fait ressortir la gravité spéciale des épidémies très circonscrites, notamment celle des épidémies de maison. On comprend, *à priori*, que, pour fixer le fléau, la maison atteinte doive présenter des conditions locales particulièrement intenses d'insalubrité. Mais la mortalité plus grande dans les foyers circonscrits tient souvent moins à l'intensité plus énergique de la cause morbide qu'au nombre plus élevé d'individus frappés, circonstance dont la raison est facile à comprendre. Quand une maladie épidémique limite ses atteintes à la population d'un hameau, d'une ferme, tous les membres de cette population doivent à la communauté de leur existence des chances à peu près égales de contamination; tous vivent au contact du foyer morbide; tous, si l'affection est transmissible, sont placés, par leur rapprochement réciproque, dans des conditions spécialement favorables à la contagion. De même, quand une épidémie de ce genre éclate dans la garnison d'une petite ville, elle trouve cette garnison habituellement réunie dans une même caserne, en sorte que toute la population militaire vit dans le même foyer morbide et que chacun est menacé au même degré, d'où un nombre d'atteintes considérable, relativement au chiffre de l'effectif.

Ces chances sont bien moins uniformes quand l'épidémie frappe un centre de population plus considérable, où les individus vivent moins rapprochés entre eux, et à des distances très variables des principaux foyers morbides. Ainsi, quand la fièvre typhoïde sévit sur la garnison d'une grande ville, c'est telle ou telle caserne qui est plus spécialement frappée; le danger est grand pour ceux qui habitent cette caserne, relativement minime pour les autres. Mais comme, une fois l'épidémie locale éteinte, on en apprécie la gravité en comparant le nombre des morts au total soit de la population civile, soit de la population militaire, cette gravité paraîtra moindre dans les villes que dans les petits centres, à cause du plus grand nombre d'individus appartenant aux populations urbaines et qui ont pu vivre dans la localité atteinte, tout en demeurant en dehors du milieu épidémique.

5° *Direction.* — Pline a fait cette observation que les maladies pestilentielles se dirigeaient toujours vers l'Occident; et depuis, nombre de loïmographes ont insisté complaisamment sur cette impulsion fatale, de l'est vers l'ouest, de ces grands fléaux.

La majorité des faits correspond à cette manière de voir, et certes il n'y a là rien de surnaturel.

Il n'est vraiment pas étrange que les habitants de l'Europe occidentale aient, pendant des siècles, vu venir grand nombre de leurs maux de l'Asie, ce berceau du monde d'où les peuples et les armées se déversaient, entraînant avec eux la guerre, la ruine et les maladies contagieuses, sur les populations relativement stationnaires des Gaules, de l'Angleterre et de l'Espagne. Ainsi nous sont venues la lèpre, la variole et sans doute la rougeole. Rien non plus d'étrange à ce que la peste d'Egypte et le choléra des Indes, dont les foyers d'endémicité sont à l'est de l'Europe, nous soient arrivés toujours en marchant vers l'ouest.

Ce qui est plus étrange, c'est la prétention des épidémiologistes à vouloir appliquer cette doctrine de la direction fatale de l'est à l'ouest, à toutes les maladies populaires, alors surtout que la découverte du nouveau monde a mis à jour des foyers pestilentiels appelés malheureusement à rayonner en sens inverse. Nous ne comprenons pas Schnurrer affirmant que la fièvre jaune a été d'abord introduite aux Indes occidentales par les Européens qui, sans doute, l'apportaient d'Orient, et il invoque à cet égard plusieurs témoignages.

Le Père Labat, qui habitait la Martinique en 1694, affirme en effet que le vomito y fut importé par le vaisseau *l'Oriflamme* qui, revenant de Siam, s'était arrêté sur les côtes du Brésil ; Duvallon dit que cette affection aurait passé, en 1692, de Guinée aux Indes occidentales. En outre, à l'appui de ces écrivains, Schnurrer invoque l'autorité de Humboldt, qui affirme, comme preuve de la provenance orientale de l'affection, que, dans l'Amérique méridionale, la fièvre jaune n'attaque que les Européens et les créoles.

Cette doctrine ne nous paraît pas mieux fondée que l'opinion professée par Audouard, suivant qui la fièvre jaune, originaire de la Guinée, aurait été importée aux Antilles et au Mexique par les bâtiments négriers.

A cette manière de voir nous avons, de longue date, opposé l'argument suivant, à savoir qu'il est du moins singulier d'attribuer à la race nègre le développement et la propagation d'une maladie à laquelle elle paraît tout spécialement réfractaire.

N'a-t-on pas invoqué également l'origine orientale de la suette anglaise, de cette maladie dont la naissance en Angleterre même est d'une évidence incontestable ? et pour imposer cette bizarre opinion, n'a-t-on pas affirmé qu'elle n'était qu'une transformation de la peste d'Egypte ? Ce sont cependant des auteurs de mérite, Caïus Britannicus d'abord, puis Robert Mead, qui affirment ainsi, en dépit de la différence absolue des symptômes, et malgré l'absence de toute explosion intermédiaire entre l'Angleterre et l'Orient, que la suette anglaise, à sa première apparition, venait du siège de Rhodes, où quatre ou cinq ans auparavant elle avait apparu sous forme de peste à bubons !

Ces exemples suffisent à démontrer l'exagération entraînée par la croyance à l'identité originelle des épidémies, et par le désir de certains auteurs de prouver qu'elles ne pouvaient naître en leur propre pays.

Si nous nous en rapportons à l'observation la plus impartiale des faits, ne reconnaîtrons-nous pas, en une masse de circonstances, et pour les maladies les plus différentes, une direction complètement inverse de celle qu'on a voulu leur assigner de l'est à l'ouest?

Telle est précisément, et surtout, la fièvre jaune qui nous vient d'Amérique; tel parfois le choléra que l'Amérique nous a aussi déjà renvoyé, et que nous-mêmes avons porté de Marseille à Constantinople en 1854? Pour les habitants de la Chine et de l'Archipel, des Philippines, le choléra ne vient-il pas soit de l'est, soit du sud? Ne vient-il pas du nord pour ceux de la Réunion?

Les épidémies que les Européens importent si fréquemment, soit parmi les tribus des Indes orientales, soit parmi les peuplades nègres d'Afrique, la variole, le typhus, sont pour ces populations des maladies nouvelles et constituent par excellence pour elles de grandes épidémies; ne leur viennent-elles cependant pas ainsi soit du nord, soit de l'orient, contrairement à la marche prétendue des courants épidémiques? Les observations actuelles de Tholozan démontrent précisément que les explosions de la peste à bubons marchent du nord-ouest au sud-est.

La diphtérie, dans sa marche progressive vers le nord de l'Europe durant les deux derniers siècles, la méningite cérébro-spinale, dans sa progression analogue, au siècle actuel, du midi de la France au nord de la Suède, ne pourraient-elles donner lieu, à leur tour, à la croyance en une modification des lois mystérieuses de translation des épidémies en un sens déterminé?

6° *Évolution annuelle.* — Il est des maladies populaires dont les conditions de développement réapparaissent chaque année avec une constance remarquable.

Ce sont les maladies saisonnières. Or, non seulement les saisons influencent les affections d'origine météorique; elles interviennent presque aussi régulièrement dans l'évolution épidémique de nombre de maladies spécifiques: des fièvres intermittentes, par exemple, ce fléau annuel des populations des régions palustres; des maladies alimentaires, également saisonnières dans les pays pauvres.

Nous verrons même ci-après l'influence des saisons sur des maladies qui, en raison de leur contagiosité, sembleraient devoir régner en permanence.

La connexité des saisons et des maladies populaires ressort d'abord de la régularité à peu près fatale de la répartition des décès suivant les périodes de l'année.

En France, par exemple, les résultats de la statistique générale correspondent rigoureusement à ceux de la statistique militaire, et démontrent que la mortalité, qui est à son maximum dans les premiers mois de l'année, tombe à son minimum en juin et en juillet.

Dans mon *Traité des maladies épidémiques*, j'ai établi qu'il en était de même dans la plupart des pays de l'Europe occidentale, notamment en Suisse, en Belgique, en Angleterre.

Il est intéressant de remarquer que cette prédominance de la mortalité durant l'hiver est un fait relativement moderne.

Aux siècles derniers, aussi bien en Angleterre, d'après les écrits de Sydenham et d'Huxham, qu'en France, d'après les recherches de Villermé, l'époque de prédilection des maladies fréquentes et mortelles, c'était l'automne, dont la pernicieuse influence s'étendait parfois, mais en s'atténuant, à la saison suivante. Sans doute cette gravité des maladies automnales était-elle surtout le résultat d'une intoxication plus fréquente alors en Europe, et à laquelle les progrès de l'hygiène ont imposé depuis de si nombreuses barrières : l'intoxication palustre dont les manifestations les plus graves correspondent, à notre latitude, à la période automnale.

Négliger, comme on le fait trop souvent, ces influences si évidentes cependant des saisons, c'est commettre une coupable négligence, non seulement au point de vue du traitement des malades, mais à celui de l'hygiène et de la médecine publique.

Quand une maladie, habituellement liée à une saison déterminée, surgit en une saison complètement opposée, il est naturel de ne plus en demander compte aux simples influences atmosphériques.

Que la dysenterie, par exemple, apparaisse au printemps ou en hiver, il y a tout lieu de croire alors qu'elle se développe, non plus comme en été, du fait d'un simple refroidissement après une chaleur plus ou moins longue, mais par l'action d'une cause infectieuse ou bromatologique.

Que des symptômes cholériques, au lieu de faire explosion en juillet ou en août, apparaissent aux mois de janvier ou de février, on songera moins à une affection saisonnière qu'à une imminence de choléra asiatique.

Il est indispensable que les médecins responsables des grands services publics, ceux surtout qui sont attachés aux groupes de population les plus exposés aux influences météoriques, comme les soldats, sachent reconnaître et utiliser ces rapports des maladies populaires avec les saisons. Il faut qu'ils le sachent pour apprécier, à leur juste valeur, telles imminences épidémiques dont l'autorité serait disposée à s'alarmer ou, au contraire, à se désintéresser outre mesure ; qu'ils le sachent pour indiquer les époques où il sera le moins dangereux, en tel ou tel pays, d'entrer en campagne, celui où il sera urgent de suspendre les mouvements de troupes, de rechercher l'abri des villes de garnison.

C'est d'après ces connaissances que César déterminait d'avance l'époque et la durée des expéditions à entreprendre dans les Gaules.

Au siècle dernier, Pringle, pendant la guerre de Sept Ans, a établi qu'en ces climats c'est du mois de mai au mois de juillet qu'une armée pourra se mettre en campagne avec les moindres chances de morbidité.

La connaissance des limites saisonnières de l'endémo-épidémie annuelle des pays à fièvres est indispensable pour la détermination des époques d'occupation de ces pays par une armée ; n'en est-il pas de même de la fièvre jaune dont on a singulièrement réduit le nombre des atteintes pendant l'expédition du Mexique (1860-1865) en utilisant, pour les envois de troupes, les intervalles des saisons épidémiques ?

Dans l'histoire médicale de l'expédition anglaise de la côte d'Or de Guinée (voy. *Gaz. hebd.*, 1874), j'ai fait ressortir avec quelle sagesse on avait su choisir, pour opérer sur ce littoral meurtrier, les deux mois de l'année où le danger était réduit à son *minimum ;* les troupes en revinrent à peu près intactes ; immunité d'autant plus remarquable qu'au commencement de ce siècle, en 1809, une armée anglaise était à peu près anéantie pour avoir débarqué, mais pendant la mauvaise saison, en automne, et malgré le conseil de ses médecins, dans un foyer palustre, l'île de Walcheren (Hollande) bien moins redoutable cependant, vu sa latitude, que le littoral de Guinée.

Dans les climats tempérés, chacune des quatre saisons astronomiques retentit plus ou moins, pour la diversifier, sur la physionomie des maladies annuelles ; il existe une véritable pondération de leurs influences réciproques.

Il n'en est pas ainsi dans les régions où se prononce, par son excès et sa durée, la prédominance de l'une des saisons extrêmes : hiver ou été.

Cette saison devient la saison morbide par excellence, la saison *endémo-épidémique*, qui donne aux maladies populaires de toute l'année un cachet uniforme. On n'y assiste pas à cette succession incessante, sur un même théâtre, de climats variés et transitoires, mettant fin aux maladies de la saison précédente, et dont les réapparitions périodiques constituent l'attribut spécial de nos pays. Ici seulement se manifeste, dans toute sa variété, l'évolution des maladies annuelles.

Si l'on réfléchit qu'en outre une grande partie de la zone tempérée est aujourd'hui affranchie d'une foule de foyers d'infection encore si nombreux chez les peuples arriérés, soit des climats chauds, soit des climats froids, on comprendra mieux encore la diminution, au bénéfice de cette zone, du nombre des causes morbifiques, locales et permanentes, susceptibles d'imposer un masque uniforme à la pathologie de toutes les époques de l'année, et la prédominance relative des causes transitoires atmosphériques, c'est-à-dire des influences morbides saisonnières.

J'ai divisé en deux groupes les maladies influencées par les saisons :
1° les unes, sur lesquelles l'influence météorique est incontestable, mais non capitale : maladies telluriques, alimentaires, typhiques, pestilentielles, fièvres éruptives, etc. ;

2° Les autres où cette influence est prépondérante, sinon unique : affections catarrhales et rhumatismales de la saison froide ; angine printanière ; dysenterie et choléra estival.

1er *Groupe*. — Nous avons mille preuves de l'influence des saisons sur l'apparition, la marche, la durée des maladies pestilentielles.

L'expérience nous permettra d'affirmer qu'en nos climats le choléra indien disparaîtra ou s'atténuera considérablement durant la saison froide ; et cependant la filiation de l'épidémie nous démontre qu'elle n'a pas été créée de toutes pièces chez nous par la saison chaude, et que l'élément pathogénique principal a été l'importation.

Relations plus étroites encore, avec les saisons, des deux autres maladies pestilentielles de notre époque, la peste à bubons et la fièvre jaune, apparaissant et disparaissant à peu près fatalement à des dates déterminées, soit dans leurs berceaux d'endémicité, soit dans leurs expansions épidémiques, et qui ne sont redoutables qu'en certaines saisons, dont la connaissance est indispensable à qui veut savoir en prévenir l'invasion.

Même rapport entre les saisons et les affections telluriques dont l'explosion dans les pays à malaria revient et disparaît avec la régularité d'un phénomène astronomique ; d'où l'opinion soutenue par des auteurs, même modernes, que les fièvres ne dépendaient que de la chaleur, comme si elles apparaissaient soit en mer, soit sur les hauteurs soustraites à la diffusion des miasmes des plaines insalubres.

Parmi les maladies alimentaires, citons le scorbut revenant, dans les pays où il est encore endémique, à l'époque qui correspond à l'épuisement des ressources alimentaires, au début de l'année ; l'ergotisme, la pellagre, correspondant également aux périodes de consommation des céréales altérées, etc.

Nous verrons, parmi les affections contagieuses, l'influence indéniable de l'hiver sur la fréquence du typhus, qui trouve en cette saison l'une des conditions efficaces de son développement, la réclusion (poussée jusqu'à l'encombrement) contre le froid ; sur la fréquence également de la variole, des rougeoles, beaucoup plus rares pendant les chaleurs.

La méningite cérébro-spinale a une affinité plus considérable encore pour la saison froide, contrairement à la suette miliaire dont les manifestations sont exceptionnelles en toute autre saison que l'été.

2e *Groupe*. — Les affections saisonnières proprement dites ou maladies annuelles se rapprochent entre elles par certains caractères épidémiologiques et cliniques communs.

Au point de vue épidémique, tendance à se généraliser plus que les autres affections populaires, à faire moins de différence entre les individus. L'officier est atteint comme le soldat, le paysan comme l'habitant des villes ; on comprend que l'influence météorique doit agir plus largement, plus pandémiquement qu'une cause alimentaire, qu'un germe contage s'appliquant d'ordinaire à un groupe plus limité d'individus qui, seuls, sont atteints.

Il importe de noter cependant que les influences morbides saisonnières pèsent plus particulièrement sur certaines personnes. « Pendant le printemps et le commencement de l'été, les enfants vont le mieux et jouissent de la meilleure santé : pendant l'été et en partie l'automne, les vieillards ; pendant le reste de l'automne et l'hiver, l'âge intermédiaire. » (Hippocrate, trad. Littré, *Œuvres*, t. IV, sect. III, alph. 18.) Nous ne pouvons que constater, malgré la légère différence de climats, une grande analogie entre cet aphorisme et l'observation moderne établissant les dangers spéciaux de la saison chaude pour les enfants de 0 à 5 ans, de la saison froide pour les vieillards. (Voy. Bertillon, art. MORTALITÉ du *Dict. encyc. des sciences médicales*.) Les affections intestinales d'une part, dont le choléra estival infantile est l'expression la plus redoutable, d'autre part les maladies pulmonaires nous rendront compte des motifs de ces dangers, par leur affinité, les premières pour les enfants, les secondes pour les vieillards.

Les impressions morbifiques des saisons seront aussi plus vivement ressenties par les personnes étrangères au pays ; les méridionaux transportés en nos climats souffriront davantage de la saison froide que la population autochtone, absolument comme en Algérie, à Rome, au Mexique, les soldats français subissent ou ont subi leur maximum de maladies et de mortalité pendant la période estivo-automnale, relativement bénigne pour les indigènes.

A côté de leur caractère commun de généralisation, les affections saisonnières offrent encore les suivants : simultanéité de l'apparition des cas sur l'ensemble d'une ville, d'un territoire, d'un pays entier ; limitation de leur durée, chaque saison supprimant la raison d'être des maladies de la saison précédente, et lui en substituant d'autres. L'aphorisme d'Hippocrate : « Ceux qui ont une maladie en rapport avec la saison courent moins de danger que les autres », n'est que le corollaire des limites imposées à la durée même de la maladie saisonnière, par la transformation des conditions météoriques.

Cliniquement, les affections saisonnières sont en général caractérisées par l'hypérémie des muqueuses, thoracique en hiver, intestinale en été ; la sécrétion qui en résulte constitue, aux yeux mêmes du vulgaire, la caractéristique spéciale de cette grande influence saisonnière, résumée sous le titre banal de *catarrhe*. L'irritation muqueuse se limite généralement à leur exfoliation épithéliale, à l'élimination des glandes superficielles, et l'altération anatomique ne va pas jusqu'à l'ulcération plus avancée des tissus.

Ces caractères cliniques si nets dans les maladies catarrhales proprement dites : bronchite, dysenterie, angine, sont nuls en d'autres affections qui, elles aussi cependant, proviennent des vicissitudes atmosphériques et appartiennent aussi nettement que les précédentes au groupe des maladies saisonnières. Tel est le rhumatisme.

Nous n'insisterons pas sur les efforts de certains auteurs, de Fuster en particulier, pour affirmer plus complètement l'unité de nature de ces diverses manifestations pathologiques, en les regardant comme la conséquence, variable seulement dans sa forme, d'une atteinte originellement identique de l'organisme, atteinte qui serait caractérisée par un mouvement fébrile plus ou moins violent, à rythme intermittent et accompagné d'éréthisme nerveux, et d'où résulteraient indifféremment quelques manifestations sur les bronches, la gorge, les articulations, le gros intestin.

Cette manière de voir n'est plus de notre époque.

Hiver. — Il n'est certes aucune affection plus populaire en nos climats que les rhumes ou catarrhes de la saison froide : bronchite, trachéite, laryngite. S'ils ne font que multiplier le chiffre des malades dans les classes les plus jeunes de la population, ils pèsent lourdement sur la mortalité des personnes âgées. C'est à eux que revient pour une large part la raison de la prédominance hivernale du chiffre des décès en nos climats, soit dans la population des campagnes, soit dans les grands centres, Paris, Londres et autres capitales de l'Europe.

Une des affections les plus habituellement rapportées aux influences de saisons, c'est la pneumonie, si fréquemment appelée d'ailleurs pneumonie catarrhale; les vicissitudes atmosphériques ont une part incontestable en sa production : peu commune chez les marins qui, du fait de la durée des navigations, vivent en permanence en une température relativement uniforme, elle l'est bien plus à bord des bâtiments qui, naviguant dans les mers intérieures, comme la Méditerranée, sont soumis à de fréquentes relâches et subissent à chacun de ces atterrissements des variations de température. (Voy. Grisolle, *Traité de la pneumonie.*)

De tous les postes occupés par l'armée anglaise à la surface du monde, ce sont ceux de Gibraltar et du Canada, où les vicissitudes atmosphériques sont le plus intenses, qui subissent la mortalité la plus élevée par pneumonie. De là sa fréquence dans les hautes vallées du Pérou (Tschudi), dans les montagnes de la Suisse, de la Thuringe, etc.

Mais elle diminue de fréquence, disparaît parfois dans les régions à température plus uniforme, alors même qu'il s'agit d'un climat froid; elle est inconnue des équipages en expédition dans les régions polaires (Jules Rochard).

Elle offre un autre caractère qui la différencie encore absolument des bronchites de la saison froide, c'est que, dans les climats tempérés eux-mêmes, au lieu de revenir régulièrement avec la saison froide, elle présente les plus grandes différences d'une année à l'autre; dans telle garnison, elle fera complètement défaut, au cours d'un hiver même rigoureux, comme si, pour sa production, devait se surajouter un facteur spécial aux influences atmosphériques. C'est cette insuffisance des causes saisonnières banales qui faisait admettre déjà, par Laënnec, l'intervention de quelque influence miasmiatique dans la production de la pneumonie. Il semble que l'illustre clinicien ait pressenti la nature spécifique de l'affection, démontrée aujourd'hui.

D'autre part, les recrudescences épidémiques irrégulières de la pneumonie trouveront un terrain favorable à leurs apparitions dans les groupes antérieurement ou simultanément atteints d'autres maladies : notamment fièvre typhoïde, fièvres éruptives (surtout rougeole). C'est en pareilles circonstances, qu'à différentes époques, au siège de Philipsbourg en 1688, au début de la guerre de Sept Ans en 1756, et tout récemment en 1871, en 1876, notre armée eut à subir de véritables épidémies de pneumonie. Le scorbut, l'impaludisme, la cachexie famélique recèlent la raison des plus redoutables manifestations de cette maladie; il en est de même d'une autre déchéance physique, la vieillesse. Tandis que sur 1 000 décès à l'hôtel des Invalides, 125, c'est-à-dire le huitième, sont attribuables à la pneumonie, cette affection joue un rôle si limité dans la mortalité des hommes jeunes que, sur 1 315 décès survenus durant la même période de temps à l'hôpital militaire du Gros-Caillou, 31 seulement, soit le quarantième environ, en ont été la conséquence. (L. Colin, *Traité des maladies épidémiques*, p. 442.)

La statistique des hôpitaux de Paris démontre qu'il en est de même pour la population civile.

La pleurésie peut être rattachée au groupe des affections thoraciques de l'hiver, mais avec quelque réserve aussi ; il n'est, en effet, aucune époque en nos climats où elle ne se manifeste. Cette spécialité d'allures me semble tenir à ce que, de toutes les maladies *a frigore*, elle est celle dont la genèse s'accomplit le plus rapidement. Il lui suffit d'un brusque refroidissement. Cette circonstance, quoique plus ordinaire en hiver, se présente à toute époque de l'année, et nous explique pourquoi l'affection se manifeste avec une simple variété dans sa fréquence, en toutes saisons ; pourquoi elle est commune dans l'armée, où le service des factions, des gardes de nuit expose constamment le soldat à sortir d'un milieu extrêmement chaud, comme un corps de garde, pour subir l'action immédiate du grand air : sans parler du rôle, si bien établi par Kelsch et Vaillard, qui revient à la tuberculose en cette facilité de production, en toutes saisons, de la pleurésie.

La phtisie, cette maladie populaire par excellence, est précisément l'une des affections chroniques les plus influencées par les saisons; le maximum de sa mortalité à Paris correspond au mois d'avril; il en est de même sur les points les plus divers des climats tempérés, à Londres, à Genève (Marc d'Espine), à Philadelphie (W. Ford).

J'ai démontré en plusieurs travaux (L. Colin, *Études clin. de médecine militaire*, 1864; le même, *Phtisie galopante et tuberculisation aiguë*, in *Arch. gén. de méd.*, 1874), la tendance des formes aiguës de la phtisie à se manifester, à certaines époques de l'année, mais surtout en hiver, avec une fréquence qui rapproche cette affection des petites épidémies. Mais c'est la découverte de Villemin, de la contagiosité de cette maladie, qui en a définitivement consacré le caractère spécifique et a donné la véritable raison de ces manifestations simultanées sur un groupe d'individus vivant en commun.

Pour les anciens, rhumatisme et catarrhe étaient synonymes, non seulement au point de vue étymologique, mais comme signification pathologique; la coïncidence, pendant la saison froide, des bronchites et des rhumatismes articulaires a toujours témoigné d'une grande analogie dans la genèse de ces deux manifestations morbides.

Le rhumatisme cependant est bien moins que la bronchite l'attribut des climats froids et tempérés ; Besnier a résumé (art. RHUMATISME du *Dict. encyc. des sc. méd.*) les preuves de sa fréquence, non seulement dans les climats chauds, mais jusque dans la zone intertropicale.

Le rhumatisme, d'ailleurs, pendant la saison froide de nos climats, est moins universellement répandu que la bronchite saisonnière sur l'ensemble de la population. Il est, de plus, subordonné à d'autres conditions de réceptivité, démontrées pas sa tendance aux récidives et parmi lesquelles nous plaçons en première ligne l'influence de race.

C'est ainsi que dans l'armée anglaise la proportion des rhumatisants est bien plus considérable que parmi les soldats français. (L. Colin, in *Dict. encycl.*, art. MORBIDITÉ MILITAIRE, p. 239.)

D'après les documents officiels, c'est la garnison de la ville du Cap qui, de toutes les résidences de l'armée anglaise, fournit la proportion la plus élevée de rhumatisants.

Le chiffre des réformés pour maladies du cœur, chiffre réellement énorme dans les troupes de la Grande-Bretagne, et qui peut être évalué au décuple de celui de nos armées, me paraît la conséquence de cette affinité du rhumatisme pour la race anglo-saxonne.

Pringle déjà insistait sur la fréquence des affections rhumatismales pendant la guerre de Sept Ans, chaque fois que l'armée anglaise quittait prématurément ses quartiers d'hiver. Pendant la campagne de 1743 notamment, les rhumatismes à eux seuls constituèrent, dès les premiers jours, le cinquième du total des malades ; preuve nouvelle de l'influence considérable des saisons sur l'état sanitaire des armées, et de la nécessité de la connaître pour la prévenir ou l'éviter.

Été. — L'embarras gastrique est une des affections les plus communes au début de la saison chaude; dans un certain nombre de cas, il s'accompagne de suffusion jaunâtre, de congestions, et même d'ictère complet. Parfois s'y ajoute un mouvement fébrile intense, avec épistaxies ou hémorrhagies par diverses autres muqueuses. C'est la *fièvre gastrique* de Monneret, présentant une analogie considérable avec la fièvre rémittente des pays chauds.

A une période plus avancée de l'été, apparaissent la diarrhée, la dysenterie, le choléra estival, débutant en nos régions vers le 15 juillet, pour atteindre leur maximum du 10 au 20 août, et s'atténuer progressivement pendant le mois de septembre.

La dysenterie saisonnière atteint surtout le soldat en campagne ou installé sous la tente, non seulement parce qu'il subit ainsi plus complètement l'influence des météores, mais aussi en raison de l'impureté fréquente des eaux d'alimentation.

Elle constitue, à vrai dire, le forme la plus bénigne de la dysenterie des pays chauds; elle n'a pas le temps de passer à la chronicité, à peine celui de récidiver, la saison favorable à son développement étant trop courte.

Quant au choléra estival, particulièrement celui des enfants, toutes les statistiques en démontrent le rapport absolu avec la période la plus chaude de l'année : soit à Paris, soit à Berlin, soit aux États-Unis d'Amérique, à New-York, notamment, où en certaines semaines du mois d'août il y a plus de 1000 décès par diarrhée et choléra.

Printemps et automne. — Les conditions sanitaires en ces deux saisons oscillent entre celles des affections de l'hiver et de l'été, sans offrir de caractère aussi tranché que ces dernières.

Le début du printemps confirme souvent de la façon la plus grave l'influence de la saison hivernale; la phtisie, en particulier, arrivée alors à son summum d'aggravation par une longue série d'intempéries, atteint également alors son summum de gravité.

C'est au printemps aussi que se manifestent avec une fréquence spéciale les angines, surtout les angines phlegmoneuses, les érysipèles bénins, les névralgies, etc.

Jadis l'automne était considéré comme la plus importante, nous allions dire la plus néfaste des saisons. L'extrême gravité attribuée aux constitutions saisonnières automnales reposait alors, à notre sens, sur les deux circonstances suivantes : 1° persistance et aggravation, en cette saison, de la maladie dominante en été, la dysenterie; 2° apparition d'un groupe considérable d'affections jadis mal déterminées, comprises alors, spécialement par Stoll et Lepecq de la Cloture, sous la dénomination générique de fièvres putrides, où sans doute se trouvaient englobées et les manifestations palustres, si communes et si graves sur presque toute l'Europe à l'époque de ces deux observateurs, et les affections de nature typhique ou typhoïde.

Grâce aux progrès de l'hygiène, ce groupe complexe des affections automnales a singulièrement perdu d'importance dans l'ensemble de la zone tempérée; et ce n'est guère que dans les régions encore impaludées de cette zone, en Hollande, par exemple, sur le littoral de la Méditerranée, que l'automne constitue la principale des saisons au point de vue pathologique.

7° *Évolution multiannuelle.* — En dehors de leurs oscillations saisonnières, base de leur périodicité annuelle, plusieurs maladies populaires sont sujettes à des mouvements d'ascension et de déclin à plus longue échéance; des périodes de calme relatif ou même absolu, de plusieurs années, sépareront leurs manifestations sur un pays donné.

La connaissance de ces faits est indispensable à qui veut établir la géographie médicale d'une localité. Des statisticiens trop pressés ont supputé, d'après une période d'observation trop courte, l'aptitude spéciale de tel ou tel pays à la variole, au choléra, à la fièvre typhoïde, et leurs conclusions optimistes ont été démenties par le retour d'épidémies dont ils n'avaient constaté que l'absence momentanée.

Ce sont surtout les maladies infectieuses qui, en dehors de leur périodicité saisonnière, semblent assujetties à des mouvements oscillatoires multiannuels réguliers. Ainsi les épidémies pestilentielles, fièvre jaune, choléra, peste, sont soumises à des intermissions prolongées, non seulement dans leurs expansions à la surface du monde, mais même dans leurs berceaux originels. Des lois ont même été formulées sur ce point, lois trop précises, comme le prouvent les contradictions de leurs auteurs.

La peste, par exemple, paraissait régulièrement tous les sept ans en Égypte, d'après Prosper Alpin; tous les dix ans à Alep, d'après Russell; tous les quarante ans à Londres, d'après Sydenham.

Des faits relativement contemporains confirment, au fond, la valeur de ces observations. Ainsi, en ce siècle même, jusqu'en 1845 on a constaté le retour périodique, à six ou huit ans d'intervalle, de la peste en Égypte, et ses réapparitions, à des intervalles plus considérables, mais encore réguliers en dehors de son foyer; en Perse, par exemple, d'après Tholozan, elle reviendrait tous les trente ans.

Pour la fièvre jaune, réapparaissant tous les quatre ou cinq ans dans ses foyers originels, sur le littoral du Mexique, on a constaté pendant assez longtemps qu'elle envahissait les Antilles et le littoral des États-Unis tous les douze ou quinze ans.

Nous avons, plus près de nous, des faits du même genre en ce qui concerne les plus vulgaires de nos maladies contagieuses. A notre époque comme au temps de Sydenham, de Huxham, chaque recrudescence considérable de la variole est suivie d'une période de déclin de plusieurs années; puis d'un mouvement ascensionnel de plusieurs années aussi, et dont le dernier terme est l'explosion d'une nouvelle épidémie.

E. Besnier à Paris, Pettenkoffer à Munich, ont également démontré les oscillations périodiques de la fièvre typhoïde, dont les expansions les plus graves sont en général le terme extrême d'un mouvement ascensionnel de plusieurs années, et sont suivies d'une période progressive de déclin. La rougeole, les oreillons offrent des intermissions du même genre. La suette miliaire reparaîtrait tous les trente ans dans l'arrondissement de Bernay.

L'esprit s'est porté tout d'abord, pour l'explication de ces faits, vers la pensée d'oscillations correspondantes dans le monde ambiant; et, pour prendre des exemples de haut, on a cherché à établir quelque similitude entre la marche de certains astres et celle des épidémies qui, après une période déterminée de disparition, reviennent en un même pays. Sydenham, en particulier, comparait ces maladies aux comètes, estimant que les générations successives d'observateurs parviendraient, comme l'ont fait pour les comètes les générations successives d'astronomes, à fixer pour ces maladies leur point d'arrivée et leur point de plus grand éloignement, suivant les temps et les lieux.

Le temps, à défaut de tout raisonnement, devait avoir raison de semblables hypothèses; mais déjà le fait seul que les oscillations épidémiques d'une même affection ne s'accomplissent pas uniformément sur de vastes étemdues de territoire, et que cette affection atteint en telle ville le sommet de sa courbe multiannuelle, au moment où, en telle autre, elle subit son déclin, en démontrait la fragilité.

Instituer les règles du retour cyclique des épidémies, c'est vouloir généraliser, dans le temps et l'espace, ce qui n'est que d'un lieu et d'une époque. C'est oublier les mécomptes des prédictions formulées par les anciens partisans des constitutions médicales, et confondre la marche de faits relativement très éventuels, comme les maladies, avec celle des mouvements sidéraux qui sont le type de la régularité.

Nous nous arrêterons moins encore à une prétendue action du sol sur ces retours multiannuels; invoquer, comme on le fait si volontiers, des influences telluriques dont rien ne nous fournit la preuve, c'est cacher son ignorance sous une hypothèse absolument gratuite.

Il me semble être plus près de la vérité en demandant compte de l'évolution multiannuelle des épidémies aux variations d'aptitude des populations. Je n'ai fait que m'affermir dans les convictions que maintes fois j'ai formulées à cet égard. (Voy. notamment L. Colin, *Épidémies et milieux épidémiques;* le même, *La variole au point de vue épidémique.*)

Prenons comme exemple la fièvre typhoïde.

Chaque fois qu'une localité devient le théâtre d'une épidémie de ce genre, la masse des individus prédisposés fournit à la maladie un contingent parfois considérable; d'autre part, cette même épidémie confère pour l'avenir des chances de préservation à ceux qui, sans être atteints de l'affection, contractent un certain degré d'accoutumance au contage ambiant.

On comprend dès lors que, la cause d'infection demeurant la même, les conditions de réceptivité du groupe menacé vont s'atténuant; de façon que, dans les années qui suivront une explosion épidémique, la réapparition du mal sera notablement entravée du fait même de son explosion antérieure. Il ne pourra se manifester de nouveau épidémiquement qu'à la suite d'une modification de la population qui lui permettra d'y retrouver un nombre suffisant d'individus suffisamment prédisposés par leur âge, leur immunité antérieure, ou leur manque d'assuétude au contage.

N'est-ce pas pour la même raison que la variole, la rougeole, la scarlatine, sont soumises, elles aussi, malgré la reproduction incessante de leurs germes, à des périodes d'intermission de plusieurs années? Chacune de leurs recrudescences épidémiques diminue en effet leurs chances de réapparition immédiate, par le fait même de l'atteinte de nombre d'individus, par le bénéfice de l'accoutumance conférée à certains autres, d'où atténuation, pour l'ensemble, du chiffre des susceptibilités individuelles nécessaires à une nouvelle épidémie.

Pendant les intervalles épidémiques, au contraire, ces susceptibilités s'accumulent; les individus sur lesquels est passée l'épidémie ont perdu peu à peu le bénéfice de l'immunité conférée soit par leur atteintes, soit par leur accoutumance au milieu morbifique; la population s'est augmentée d'autres individus spécialement prédisposés, parce qu'ils sont nés depuis l'épidémie précédente, ou parce qu'ils proviennent de localités qui en ont été préservées; en cas de variole. un nouveau groupe de personnes non vaccinées ou vaccinées depuis trop longtemps se sera constitué. En un mot, un nouveau milieu épidémique s'est préparé.

N'en est-il pas de même de la fièvre jaune, de la peste, s'éteignant aussi en apparence pour plusieurs années?

On ne peut demander à ces foyers pestilentiels, pas plus qu'à ceux de la fièvre typhoïde, une permanence d'action qui est l'attribut des causes morbides dont l'effet est incessant, ininterrompu, parce que l'organisme demeure invariablement soumis à leur influence, et que parfois même une première atteinte, au lieu de constituer un gage d'immunité ultérieure, augmente plutôt les prédispositions de l'économie. Tels sont les miasmes palustres.

Si la diphtérie, au lieu de subir des oscillations périodiques multi-annuelles, constitue au contraire des épidémies extrêmement tenaces, n'est-ce point en raison de sa faculté de récidive, en sorte que les manifestations de cette maladie n'épuisent nullement les aptitudes morbides des populations envahies et ne créent point d'obstacles à ses réapparitions immédiates?

La contre-épreuve de l'exactitude des propositions précédentes se trouve dans le fait des nombreuses exceptions qui se manifestent dans les localités où la mobilité de la population ne se prête pas à la régularité des modifications du milieu épidémique.

La fièvre typhoïde, qui s'endémise dans les villes où le concours des nouveaux venus est incessant; la fièvre jaune, qui apparaît à chaque nouvel arrivage, en son foyer, d'individus de race blanche; les épidémies de choléra se revivifiant dans le foyer même où elles s'éteignaient, par l'arrivée de personnes provenant d'une localité épargnée, démontrent à chaque instant l'influence perturbatrice des modifications de milieu sur le prétendu retour cyclique et fatal des maladies populaires.

Pour la même raison, les épidémies de fièvre jaune ont manqué à leurs réapparitions habituelles durant les périodes de blocus qui interdisaient aux immigrants européens l'accès des ports du nouveau monde.

8° *Évolution séculaire.* — Il est certain, dit Littré, que des maladies nouvelles apparaissent et que des maladies anciennes s'éteignent. S'il y a une géographie pour la pathologie, il y a aussi une chronologie. (Hippocrate, *Œuvres*, trad. Littré, t. V, p. 507.)

Ce sont particulièrement les épidémies accidentelles, celles qu'on a qualifiées de *grandes épidémies*, qui ont frappé l'attention à cet égard; à preuve, le Traité d'Anglada sur les *maladies éteintes* et les *maladies nouvelles*.

Or, la succession, dans le temps, des différentes maladies populaires constitue un fait plus général, et ne se borne nullement aux épidémies accidentelles. Les fièvres éruptives de notre époque, les maladies alimentaires, parasitaires, typhiques, ne se retrouvent guère dans les anciennes descriptions.

On constate nettement en revanche, dans les descriptions hippocratiques, la dysenterie, les oreillons, les fièvres intermittentes, l'héméralopie et quelques autres maladies populaires.

Quant aux affections qui ont apparu depuis, nous les avons groupées (*Traité des maladies épidémiques*) en trois périodes séparées les unes des autres par des époques capitales, véritables nœuds de leur histoire.

La première de ces périodes (de 428 avant J.-C. au sixième siècle de l'ère chrétienne) est caractérisée par l'expansion, sur la plus grande partie du monde alors connu, de fléaux auxquels leur gravité et leur pandémicité valaient le nom de *pestes*, bien que rien ne démontrât leur identité avec la peste d'Égypte, fléaux dont le premier en date est la peste d'Athènes (428 avant J.-C.), et dont les plus importants sont ensuite les *pestes* des Antonins et de Saint-Cyprien.

La deuxième période (du vi^e au xive siècle de notre ère) est caractérisée à son début : 1° par la première invasion authentique, en dehors de son berceau, de la véritable peste, peste à bubons, peste d'Égypte ; 2° première expansion, également sur l'Europe, de la variole et de la rougeole.

En même temps apparaissait sur le littoral méditerranéen, la lèpre des Grecs qui, de concert avec les affections précédentes, allait en cette deuxième période parcourir à plusieurs reprises tout le monde alors connu.

Le début de la troisième période (du xive siècle à nos jours) est caractérisé par l'apparition du plus grand fléau de l'ère chrétienne, la *mort noire* de 1348; au siècle suivant, la suette anglaise et la syphilis, puis le typhus et le scorbut surgissent tout à coup et semblent devoir renouveler tout le cadre pathologique : autant de maladies cependant qui devaient sinon s'éteindre, aller au moins en décroissant jusqu'à nos jours. En revanche, la fièvre typhoïde, la scarlatine, la diphtérie, la méningite cérébro-spinale, nées ou du moins généralisées en Europe au cours de cette troisième période, semblent plutôt continuer leur marche ascensionnelle.

Une obscurité profonde pèse encore sur les causes d'apparition primordiale et d'extinction définitive des maladies populaires. Plusieurs d'entre elles ont surgi à des époques où les progrès de l'hygiène et de la civilisation semblaient défier de pareilles apparitions : le choléra, par exemple, la diphtérie, la fièvre jaune, la méningite cérébro-spinale, à leur début aussi bien que dans leurs expansions épidémiques, ont, par leur apparition, donné autant de démentis aux espérances que pouvaient faire naître de semblables progrès.

Mais à côté de notre impuissance à expliquer la manifestation première des maladies spécifiques, nous reconnaissons chaque jour l'influence, sur leur extinction, de certains facteurs qui sont, eux, au pouvoir de l'homme. Grâce à leur intervention, des épidémies considérées comme fatales ont été reléguées, sur nombre de points, au rang des maladies éteintes : tels le scorbut, les fièvres intermittentes, deux termes presque effacés des listes obituaires de Londres, de Paris, etc., listes dont jadis ils occupaient le premier rang.

§ 7. — **Corrélation réciproque des épidémies.**

Les maladies populaires se transforment-elles réciproquement? S'appellent-elle les unes les autres? Sont-elles, au contraire, douées d'antagonisme entre elles?

1° *Transformation.* — Il est si difficile d'admettre la création spontanée d'une maladie nouvelle que l'on s'est reporté volontiers vers la pensée de l'intervention d'un principe qui rappelle la loi de transformation générale des espèces. On a regardé ainsi telles maladies relativement modernes : le typhus, la fièvre typhoïde, la suette anglaise, comme des formes larvées de la peste à bubons, qui devenait plus rare en Europe au moment de leur apparition.

Ce qui fait malheureusement défaut pour justifier semblables hypothèses, c'est la série de formes mixtes qui auraient dû s'interposer entre les deux termes extrêmes : d'une part, la maladie ancienne; de l'autre, la maladie nouvelle qui en procéderait. Or, en ce qui concerne les trois affections précédentes : typhus, fièvre typhoïde, suette, elles ont eu dès le début des caractères assez tranchés, assez personnels pour démontrer leur indépendance de la peste à bubons.

Il faudrait, en outre, que la transformation une fois opérée, la maladie ancienne, désormais disparue, ne trouvât plus ses conditions d'existence auprès de celle qui, la remplaçant, doit en avoir accaparé le rôle pathologique. Or que de localités, aux xvii⁰ et xviii⁰ siècles, ont été à la fois des théâtres d'épidémies typhiques et pestilentielles !

A une époque plus moderne, n'a-t-on pas, et sans meilleures raisons, considéré la fièvre jaune comme une transformation des fièvres rémittentes palustres ? l'acrodynie comme représentant, modifiées, certaines autres maladies alimentaires : pellagre, ergotisme, trichinose ? Quelle est la maladie à laquelle on n'ait voulu assimiler, comme nature, la méningite cérébro-spinale qui, cependant, défie toute comparaison ?

N'a-t-on pas considéré également la syphilis comme transformation de la lèpre des Grecs qui, au xiv⁰ siècle, devenait en effet notablement moins fréquente ? Mais que de pays encore où l'on voit ces deux affections évoluer côte à côte sans se confondre !

2° *Affinité.* — Diverses maladies offrent d'indéniables connexités : les fièvres éruptives, les oreillons, la diphtérie évolueront volontiers à la même époque, dans le même lieu ; la fièvre récurrente est le satellite habituel du typhus ; l'impaludisme et le scorbut prédisposeront à l'explosion de graves épidémies de pneumonie et de dysenterie.

Il ne nous répugne même pas d'admettre que la diathèse scorbutique, si générale à cette époque, ait eu, au xv⁰ siècle, sa part dans le développement, presque épidémique alors, soit de la syphilis, dont les manifestations cutanées offrent une intensité spéciale chez les scorbutiques, soit dans celui du typhus, qui trouve des conditions particulièrement favorables d'élaboration dans les organismes dont les maladies alimentaires ont altéré les sécrétions.

Nombre d'épidémies, dans les temps modernes, ont été considérées comme liées à l'évolution de la grippe : c'était immanquable, cette dernière affection a été tellement commune en ce siècle qu'il a dû être toujours possible d'en constater la coexistence avec d'autres maladies populaires.

Comme affections prémonitoires de l'épidémie grippale, on a cité la rougeole et la coqueluche, dont les symptômes thoraciques correspondent si bien aux constitutions catarrhales. Comme maladies consécutives : la méningite, le croup, le choléra.

Mais c'est surtout entre la suette et le choléra que semble s'être révélée une affinité considérée par nombre d'auteurs comme indice d'une analogie de nature sur laquelle nous nous expliquerons en traitant en particulier de ces deux épidémies.

3° *Antagonisme.* — L'antagonisme est intervenu en épidémiologie pour expliquer la suppression ou l'atténuation, pendant le règne d'une maladie, des autres affections populaires. Cette opinion repose, comme point de départ, sur des faits d'opposition rigoureusement vrais entre diverses causes morbides, l'immunité, par exemple, conférée par le virus vaccinal contre celui de la variole.

Mais on en a singulièrement abusé.

L'antagonisme entre les épidémies de variole et de fièvre typhoïde a été passionnément soutenu par les détracteurs de la vaccine. Supprimer la variole, c'était, suivant eux, ouvrir la porte à la fièvre typhoïde, et condamner à mourir, à la fleur de l'âge, nombre d'individus qu'aurait préservés leur atteinte antérieure par une maladie qui épurait l'organisme.

Il suffisait pourtant de se rappeler que la variole n'avait paru en Europe qu'au vi° siècle de notre ère, que des séries de générations avaient vécu totalement affranchies de ce redoutable tribut, pour voir qu'il ne constituait pas une fonction de l'humanité.

La démographie moderne n'a-t-elle pas prouvé d'ailleurs l'augmentation progressive des chances de vie à toutes les époques de l'existence, notamment à l'âge qui jadis était celui de prédilection pour la variole, etc.? D'autre part, les rapports reçus par l'Académie de médecine ne cessent de démontrer que le plus souvent la fièvre et la variole constituent les deux épidémies les plus répandues, en la même année, sur les mêmes régions du territoire, sévissant simultanément sur divers départements, comme ceux de la Bretagne, parfois sur les mêmes arrondissements.

Suivez sur un plan de Paris, ou de toute autre grande ville, la répartition, en la même semaine, des décès par ces deux affections, rien, le plus souvent, ne vous permettra de discerner les zones respectives d'action de leurs germes.

Enfin les individus qui ont eu la variole prennent la fièvre typhoïde aussi fréquemment que les autres.

Nous n'acceptons pas davantage l'antagonisme, admis de toute antiquité, entre la variole et la peste à bubons.

Comment, si pareille opinion était exacte, l'Égypte aurait-elle pu être à la fois, et pendant tant de siècles, le berceau de ces deux affections ?

N'a-t-on pas (Trousseau en particulier) affirmé l'antagonisme de la diphtérie et de la scarlatine, deux affections dont malheureusement l'association est au contraire si commune? de la fièvre typhoïde et de la fièvre intermittente (Boudin) alors que nous avons prouvé que la coexistence est au contraire la règle?

En résumé, les épidémies ne se développent aisément que parmi les agglomérations spécialement prédisposées; et, comme le genre de ces prédispositions est loin d'être le même pour chaque maladie, la différence des milieux épidémiques empêchera parfois la simultanéité d'expansion de plusieurs épidémies; les masses offriront des conditions de résistance à telle affection dont les protège une atteinte antérieure; elles résisteront à telle autre sous l'influence d'un état pathologique qui serait favorable au développement d'une troisième (cachexie palustre prédisposant au choléra, à la dysenterie, et préservant plutôt de la fièvre jaune). Mais, d'une manière générale, l'antagonisme des épidémies est bien moins considérable que leur affinité, qui atteint son maximum dans les localités qui ont encore tout à attendre des progrès et des applications de l'hygiène.

§ 8. — Affinité entre les épidémies et les épizooties.

En bien des circonstances cette affinité, non plus, n'a rien de mystérieux et dépend des conditions de misère et de négligence hygiénique des pays atteints; les maladies parasitaires, notamment celles qui ont comme point de départ un parasite à génération alternante, sont naturellement le type le plus complet de cette solidarité entre les hommes et les animaux.

L'histoire des grandes épizooties, comme celle des grandes épidémies, est étroitement liée à l'histoire des nations; depuis sa première apparition en Europe, où elle fut importée par les Huns en 376, la peste bovine s'attache aux armées comme une véritable épidémie de guerre, les suivant dans leurs marches et leurs contre-marches; elle devient commune surtout à partir de l'époque où la Russie, son foyer originel, prend un rôle important dans les événements européens, renouvelant à chaque lutte les chances de contamination des troupeaux des puissances alliées ou ennemies.

Les épizooties, qui s'attaquent aux animaux domestiques, ont une double influence sur la production des maladies humaines de famine et sur les maladies connexes, comme le typhus; d'une part, elles privent l'homme d'une quantité considérable de matériaux azotés; d'autre part, entravant les travaux agricoles, elles entraînent secondairement l'épuisement des ressources végétales.

Le danger de l'épizootie pour l'ensemble de la population est donc surtout le résultat des privations qu'elle lui impose; il ne tient pas à la transmission à l'homme des maladies des animaux. Devant la morve même et le charbon, il n'y a que des dangers individuels résultant d'inoculations accidentelles, plus communes en certaines professions (équarrisseur, mégissier, berger, boucher); la masse de la population est préservée, vu l'innocuité habituelle de l'ingestion de ces viandes.

Il en est de même de la peste bovine, de la péripneumonie contagieuse.

Mais ce que nous tenons complètement à réserver devant les progrès de la science et comme conséquence de la découverte de Villemin, c'est la question, résolue aujourd'hui dans le sens de l'affirmative, de la transmission de la tuberculose à l'homme par le lait ou la chair des animaux qui en sont atteints.

C'est en vain qu'on a prétendu attribuer aux animaux certaines maladies humaines : fièvres typhoïde, éruptives, maladies pestilentielles (choléra, fièvre jaune, peste à bubons), méningite cérébro-spinale. Il n'y a nulle analogie, bien entendu, entre le choléra des poules et le fléau indien.

Quant aux fièvres intermittentes, il y a longtemps que nous avons fait justice de leur prétendue existence chez les animaux. (L. Colin, *Traité des fièvres intermittentes*, 1870.)

Il est des circonstances où l'on aurait constaté l'éloignement des oiseaux des lieux ou règnent de graves épidémies.

Dès la peste d'Athènes, en 428 avant l'ère chrétienne, l'observation en avait été faite ; « ce qui prouve bien que cette affection différait essentiellement des maladies ordinaires, c'est que les autres animaux qui se repaissent des débris de l'homme, se tinrent éloignés des nombreux cadavres qui gisaient sans sépulture. On ne voyait aucune de ces espèces d'oiseaux ni à l'entour des corps morts, ni ailleurs. »(Thucydide, *De bello Peloponnesiaco*, liv. VIII.)

Tite-Live, à propos de l'épidémie qui désola Rome en l'an 174 avant J.-C., et plus tard Boccace, à l'occasion de la peste de Florence (1348), rapportent que ni les chiens ni les oiseaux de proie ne touchaient aux cadavres qui gisaient sans sépulture. On a fait des remarques analogues pendant les épidémies de suette anglaise et de choléra indien. Dechambre a rappelé l'observation, attestée par des médecins recommandables, de l'absence d'hirondelles et de divers autres oiseaux dans les pays cholérisés où l'on en voit habituellement un grand nombre à la même époque de l'année (*Gaz. hebd.*, 1855, p. 116).

Nous qui attribuons un rôle certain aux modifications de l'atmosphère dans la genèse des épidémies, nous acceptons que ces modifications puissent éloigner les animaux. On a même dit que les oiseaux mouraient dans les chambres des pestiférés et des malades de fièvre jaune. Le fait peut être vrai, mais sans indiquer l'action spécifique de l'atmosphère des malades, et sans que rien établisse que ces animaux, privés de tous soins, ne sont pas simplement morts de faim.

ARTICLE II. — ÉPIDÉMIES EN PARTICULIER.

§ 1. — Épidémies d'origine météorique.

1° *Grippe.* — L'historique de la grippe démontrerait, suivant certains auteurs, son origine relativement moderne. Née en 1239, elle aurait depuis lors apparu en épidémies de plus en plus fréquentes.

Voici, d'après Fuster, la répartition par siècle de toutes ces épidémies connues sous les noms d'*influenza, follette, catarrhe épidémique*, etc., etc. :

1 au xiiie siècle (1239).	12 au xviie siècle (jusqu'en 1860).
6 — xive —	28 — xviiie —
7 — xve —	21 — xixe —
17 — xvie —	

Ainsi, augmentation progressive et continue de fréquence jusqu'à nos jours.

En outre, ces épidémies auraient successivement pris une tendance de plus en plus grande à la pandémicité. Au xviiie et au xixe siècle, la maladie a le plus souvent franchi l'équateur et l'Atlantique, se généralisant aux deux hémisphères, dans l'ancien comme dans le nouveau monde.

Je n'accepte qu'avec réserve l'opinion, signalée plus haut, de la naissance moderne de la grippe; c'était, au milieu des fléaux du moyen âge, une maladie trop bénigne pour émouvoir l'attention des chroniqueurs, même de ceux qu'elle atteignait. Quant à la pandémicité croissante de la grippe, les relations des faits observés en 1510, 1557, 1580 prouvent qu'alors déjà tout le monde connu fut atteint ; l'expansion plus grande des épidémies des xviiie et xixe siècles peut n'être qu'apparente, due surtout à l'élan donné par l'imprimerie à la notoriété de semblables faits.

Des études faites pour préciser son point de départ et sa direction, ce qui ressort de plus net, c'est que la grippe débute habituellement dans les régions septentrionales du globe, mais que sa direction géographique n'a rien de constant. J. Frank avance sans preuve que toutes ces épidémies, à l'exception de celle de 1580, ont cheminé du nord au midi; Gluges, qu'elles ont marché de l'ouest à l'est, jusqu'au xvie siècle, et de l'est à l'ouest depuis 1593. « Or, dit Fuster, les faits démontrent, contre ces systèmes, l'extrême irrégularité de leurs mouvements. »

D'ailleurs, il est nombre d'épidémies dans lesquelles la prétendue marche de l'affection se réduit à une période si courte qu'il y a presque simultanéité d'apparition sur des surfaces considérables ou fort éloignées les unes des autres. La grippe de 1837 en quinze jours, couvrait le nord de l'Europe; celle de 1847, frappait le même jour Paris, Nancy, Londres. N'avait-on pas vu déjà, en 1580, la grippe apparaître, le même jour aussi, en Espagne et en Hollande?

Cette rapidité d'expansion des épidémies d'influenza nous donne la raison de leur brièveté, même quand elles sont pandémiques; dans les plus générales d'entre elles, on voit toute l'Europe atteinte en six semaines, toute la surface du globe parcourue en six mois.

Chacune des explosions régionales dont l'ensemble constitue l'épidémie est remarquable, on le comprend, par la soudaineté de son évolution. En 1557, la grande masse de la population espagnole est atteinte le même jour; dans une ville, quelque considérable qu'en soit la population, en moins de quinze jours le mal a atteint son apogée, et généralement, en moins d'un mois a disparu.

La morbidité locale est extrême; en nombre d'épidémies, notamment en 1557, 1580, toute la population subit la maladie sans exception de sexe, d'âge, de condition. La bénignité actuelle de la grippe se retrouve dans la plupart de ces épidémies. Telle l'influenza de 1580, qui ne tuait pas un malade sur 1,000 atteints.

Mais il y a de bien graves exceptions : en 1837, la grippe a tué plus de monde en France et en Angleterre que le choléra de 1832; en 1847, elle a causé à Nancy une mortalité exceptionnelle.

Cette gravité dépend tantôt de la coexistence d'autres maladies de nature essentiellement maligne, peste, typhus, diphtérie, catarrhe suffocant; tantôt de conditions individuelles qui expliquent la mortalité considérable des vieillards, des phtisiques, des cardiaques, des individus affaiblis par diverses cachexies, notamment par la cachexie palustre : c'est pour cette dernière raison que les épidémies de grippe sont fatales aux habitants des pays à fièvre, que ce soit à Modène, comme l'a vu Ramazzini; à Rome, où plus de deux mille personnes succombèrent en 1580, et où le mal fut également très grave en 1790, au dire de Lancisi; au Mexique enfin, où la gravité de l'affection est légendaire.

Je crois peu à la contagion de la grippe, son rôle est contestable surtout dans la marche générale de l'épidémie. La rapidité de cette marche qui n'est égalée, même de nos jours, par celle d'aucun moyen de communication, la simultanéité d'atteinte de régions très vastes et très éloignées en fournissent une première preuve. La maladie va aussi vite dans les pays peu habités, dans la zone circumpolaire dont elle provient, que dans ceux dont la population est dense. Elle n'a pas besoin de navire pour franchir l'Océan. Les atteintes des bâtiments en pleine mer ou en rade, sans communication avec la terre ferme, atteintes qui parfois se sont manifestées sur des escadres entières, comme à bord des flottes anglaise et belge pendant l'épidémie de 1780, prouvent l'indépendance de la grippe de toute influence tellurique.

C'est l'atmosphère qui, pour nous, engendre les épidémies d'*influenza*. Nous ne voyons, comme agent pathogénique autour de l'homme, que l'atmosphère dont les influences soient assez générales et assez mobiles pour correspondre aux allures des épidémies de grippe; on a fait remarquer l'instabilité soit des conditions chimiques (richesse ou pauvreté en ozone), soit des conditions de température au milieu desquelles se manifestait cette affection, telle localité la subissant par une brusque élévation, telle autre par un abaissement subit du thermomètre, telle autre sans la moindre oscillation de ce genre. Aussi loin de nous d'affirmer que ce soit là simplement une affection *à frigore;* et tout en attribuant à l'atmosphère la production de l'*influenza*, nous reconnaissons ne pas savoir comment s'exerce cette action.

Les observateurs modernes qui ont le mieux étudié la grippe, Landouzy, Vigla, Raige-Delorme, ont été spécialement frappés de la grave épidémie de 1837; ils y ont vu le type d'une affection essentiellement différente du catarrhe banal par la prédominance des symptômes généraux, spécialement des symptômes nerveux.

Nous pourrions cependant, de ces formes si intenses de certaines épidémies de grippe, rapprocher, presque chaque année, nombre d'affections catarrhales, indépendantes de toute épidémie d'influenza, et dans lesquelles les symptômes nerveux : douleurs musculaires, névralgies intermittentes, anxiété précordiale, facies cholérique, prostration extrême, prédominent sur les signes d'irritation des muqueuses. Il y a même des constitutions hivernales et printanières au cours desquelles la tendance aux pneumonies est aussi considérable que dans les épidémies d'influenza; par le type rémittent de la fièvre, la profonde adynamie, la fugacité des symptômes locaux, ces pneumonies correspondent aux pneumonies grippales.

Qu'on se rappelle d'ailleurs que l'épidémie de grippe de 1837, dont la gravité a fourni les éléments principaux de la distinction entre cette maladie et les bronchites saisonnières, était compliquée de diphtérie et de catarrhe suffocant, complication qui parfois vient également aggraver les affections thoraciques banales de la saison froide.

Aussi estimons-nous que la grippe ne doit pas continuer à représenter le type de la grande épidémie, en tant qu'épidémie étrange, nouvelle. Elle ne saurait continuer à figurer à ce titre auprès des maladies dont la léthalité extrême et l'étrangeté bien autrement grande repoussent d'ailleurs une telle assimilation : peste noire, choléra, etc.

2° *Congélations.* — Si l'on songe à la faculté de résistance de l'homme à des froids très vifs, prouvée par l'excellente santé des populations circumpolaires, par l'immunité parfois absolue des équipages qui, en ces régions, ont supporté durant des années des températures variant de 15° à 50°, on conçoit difficilement des épidémies de congélation et d'asphyxie par le froid.

Et ces épidémies pourtant se manifestent, non seulement dans les climats froids, mais dans les climats tempérés, quelquefois même à leur limite méridionale, en Algérie par exemple. Elles ne sont que la répétition, sur des groupes d'individus, des accidents sporadiques survenant chaque hiver par l'action du froid secondée généralement par la fatigue et la misère. Quinte Curce a rapporté l'histoire de l'armée d'Alexandre, décimée par le froid durant sa retraite en Asie Mineure; César celle des légions romaines anéanties par le froid dans les Gaules.

A. Paré a décrit la fréquence des congélations dans l'armée française au passage des Alpes; beaucoup succombèrent, et sur le mont Cenis fut élevé un monument commémoratif, la *chapelle des Transis*.

Voltaire rapporte qu'en 1709, en une seule journée de marche en Ukraine, Charles XII perdit 2000 hommes tués par le froid. Quelques années plus tard (1718-1719) 7000 Suédois encore moururent de froid sous les murs de Frédérikshall (Norvège). En ce siècle, Larrey nous a légué l'histoire lamentable de la campagne de Russie où le froid acheva ce que tant de misères avaient commencé. Quarante ans après, en Crimée (1854-1856), l'armée française subissait de ce fait de nouveaux désastres qui devaient se renouveler dans les armées russe et turque au moment du passage des Balkans (1877-1878).

Chose remarquable, les accidents mortels par le froid sont plus communs, pour l'armée française, en Algérie qu'en France. De toutes les épidémies observées en notre colonie depuis 1830, la plus célèbre est celle de Bou-Thaleb (province de Constantine) que nous nous bornons à résumer d'après le récit fait par le médecin qui l'a observée, Shrimpton :

« Le 3 janvier 1846, une colonne de 2800 hommes, dont beaucoup avaient été atteints de fièvres et de dysenterie, se trouvait à 20 lieues de Sétif où elle revenait après une expédition de trois mois.

« La neige était tombée en abondance durant la nuit; le camp fut levé avant qu'on eût pu allumer les feux et recevoir les vivres; les hommes se mirent en marche sans avoir rien mangé; le froid, sans être intense (à peine au-dessous de 0°), était rendu plus piquant par le vent du nord.

« La colonne, partie à 7 heures du matin le 3 janvier, arrivait le lendemain 4 janvier à Sétif.

« Or, durant ces deux jours de marche, les accidents causés par le froid furent tellement graves et nombreux que, sur les 2800 hommes, 208 succombaient en route et que 1800 autres étaient atteints de congélation à divers degrés, qui motivèrent 532 entrées à l'hôpital de Sétif et causèrent 22 décès.

« Avec tous nous reconnaissons que l'extrême abaissement de température est la cause extérieure la plus énergique. Dans ses expéditions au pôle nord, Ross redoutait particulièrement l'état clair et brillant du ciel, si favorable à la perte de chaleur par radiation; Larrey, en Russie, voyait la mortalité par le froid atteindre son maximum pendant les nuits de bivouac sans abri, et sa prédominance chez les fantassins dépourvus de manteaux. Ross, Parry insistent sur les dangers des courants d'air : « On peut, dit le premier, par un temps calme se promener avec une température extérieure de — 29° à — 41°; s'il fait quelque brise, on est obligé de se renfermer. »

Dans cette retraite de Bou-Thaleb les congélations atteignirent surtout les hommes qui passèrent la nuit sur les mamelons plus exposés au vent. Tout abri constitue alors une sauvegarde ; en 1849, au
passage des Alpes, l'armée autrichienne perd par le froid plusieurs
soldats ; quelques hommes recouverts par une avalanche sont retirés
vivants.

Voilà pourquoi, dans les colonnes en marche, ce sont les individus
placés sur les flancs qui sont les premiers atteints. L'humidité atmosphérique facilite aussi la déperdition du calorique ; chez les marins,
congélations plus fréquentes des extrémités supérieures en contact avec
des surfaces ou des objets mouillés ; chez les sentinelles, dangers surtout pour les extrémités inférieures quand elles doivent demeurer
immobiles dans la boue. Ce danger s'accroît lorsque cette boue est
mélangée de neige qui, pour sa fusion, emprunte une nouvelle quantité de chaleur aux corps environnants. Les morts subites et les gangrènes des extrémités se manifestent spécialement au moment de quelque brusque ascension de température, comme on le constate chez les
individus imprudemment rapprochés du feu, comme Larrey le vit au
lendemain de la bataille d'Eylau, jour où le thermomètre remonta tout
à coup de — 19° à + 6°.

Mais ceci admis, il y a lieu de reconnaître l'influence énorme de
conditions autres que le simple abaissement, ou la brusque ascension
de la température.

Les conditions individuelles, surtout, sont de la plus haute importance ; ce sont elles, à vrai dire, qui créent ou empêchent les épidémies
de congélation.

« N'amenez jamais, dit Ross, dans les mers du Nord que des gens
d'appétit vigoureux. » Suivant Parry, Cook, il faut exclure de ces équipages tous les individus pâles, chétifs, mangeant peu ou digérant mal.
Grâce à cette sévère sélection, on voit des équipages séjourner sans
danger durant des années dans la zone circumpolaire, comme il advint
à Kotzebue qui, en quatre ans, ne perdit pas un seul de ses compagnons
à bord du *Rurick*.

Et en revanche, l'on comprendra l'épidémicité des congélations en
ces agglomérations misérables et débilitées qui n'auront point subi
cependant de ces refroidissements intenses. Pendant la retraite de
Russie (1813) nos soldats revenaient exténués, mourant de faim, presque nus ; en Crimée (1854-1856) les congélations étaient parallèles au
scorbut. Pour en revenir à notre expédition de Bou-Thaleb, où le thermomètre s'abaisse à peine au-dessous de 0°, il s'agissait d'hommes
affaiblis par la dysenterie et la cachexie palustre, et qui avaient dû se
mettre en route sans avoir mangé.

3° *Insolation.* — Les limites géographiques du coup de chaleur sont
importantes à étudier ; il n'y a pas là uniquement intérêt au point de

vue de la fréquence de l'affection; nous verrons combien en outre, suivant les lieux, varie son pronostic.

Non seulement l'apoplexie de chaleur est observée dans les pays chauds et la zone méridionale des climats tempérés, mais elle a parfois occasionné des accidents nombreux à la limite septentrionale de ces derniers climats. En 1853, un bataillon belge, pendant une marche de quatre lieues, voit tomber les deux tiers de son effectif, et 19 de ces cas sont mortels. L'année suivante (1854) un bataillon de chasseurs à pied, pendant le trajet seulement de Vincennes à Paris, est atteint d'insolation; il y a cent cas environ, dont neuf mortels. En 1873, en quittant Charleville, une colonne prussienne perd 18 hommes en une seule journée de marche. Presque tous les ans, soit en France, soit en Angleterre, soit en Allemagne, nombre de soldats sont frappés de coup de chaleur pendant les manœuvres et les marches militaires.

Ces faits augmentent naturellement de fréquence à mesure qu'on descend plus au sud; pendant la campagne d'Italie de 1859, à Valleggio, et dans une seule division française composée de 12 500 hommes, 2 000 soldats ou officiers tombèrent dans les rangs; 26 succombèrent.

A latitude égale, l'insolation offre son maximum de fréquence dans les localités qui appartiennent aux climats excessifs. On sait combien elle est commune, d'une part, sur le littoral de la Chine, notamment à Pékin où, suivant Toaldo, en une période de dix jours, du 14 au 25 juillet 1743, elle aurait fait 11 000 victimes; d'autre part, sur le littoral atlantique de l'Amérique du Nord, dans les grandes villes des États-Unis, spécialement à New-York, où, en 1837 et 1847, elle s'est manifestée avec une fréquence réellement épidémique; en 1872, à Philadelphie, elle occasionna 137 décès; elle est commune même au Canada, sur les soldats de l'armée anglaise. D'après les statistiques de cette armée, le coup de chaleur est au contraire très rare sur la côte occidentale d'Afrique, même dans les stations intertropicales (A. Hirsch). En Californie également il est peu commun. Ainsi, dans l'ancien comme dans le nouveau monde, c'est dans les régions situées à l'est des masses continentales, et appartenant aux climats excessifs, que cette maladie fait le plus de victimes; la prédominance de l'affection, en ces régions, semblera plus marquée encore si l'on réfléchit qu'elle y atteint souvent l'habitant des villes, notablement mieux protégé contre les météores que les travailleurs des champs et les soldats, les seuls à peu près qui en soient frappés dans le reste de la zone tempérée.

D'une manière générale, les faits d'insolation, qui ont lieu dans l'ensemble des pays situés au nord du 40° de latitude, présentent ces caractères communs : 1° que la maladie s'y produit à peu près constamment de jour, alors que l'individu est exposé à l'irradiation d'un soleil ardent, comme chez les moissonneurs, comme parmi les troupes en marche ou en revue. En certaines conditions professionnelles, celles de verrier, de chauffeur, cette influence peut, il est vrai, être suppléée par un foyer artificiel de chaleur; 2° de plus, en cette zone, ce n'est que durant une période assez courte de l'année, pendant les mois de juillet et d'août, que la température présente les conditions voulues pour la production de ces accidents : sur les 137 décès survenus à Philadelphie en 1872, 114 eurent lieu en juillet, 23 autres en août; 3° et enfin, le pronostic des accidents y est relativement bénin, la mortalité variant de 1 à 50 sur 1000. Aux États-Unis, par exemple, la mortalité en général est d'environ 5 sur 100 malades.

Il en est autrement au-dessous du 40° de latitude : en Algérie, en Abyssinie, aux Indes Orientales surtout. Ici l'affection est plus générale, plus permanente, susceptible d'apparaître pendant plusieurs mois de l'année (avril à septembre aux Indes), et plus fréquemment chez les individus abrités du soleil; enfin elle est bien autrement grave, la mortalité dépassant souvent la moitié ou les deux tiers des atteintes.

La condition principale du développement épidémique des coups de chaleur est l'élévation de la température atmosphérique; quand le thermomètre atteint 40° à l'ombre, on peut considérer ces accidents comme imminents chez les individus exposés, par les nécessités de leur profession, à vivre en plein air. Danger plus grand encore si le temps est lourd, orageux, chargé d'humidité, circonstance qui diminue l'évaporation sudorale et entrave la déperdition du calorique; ainsi les coups de chaleur sont plus communs à la veille des orages, et aux Indes, dans la période qui précède les changements des moussons.

La stagnation et l'échauffement des couches atmosphériques sont à leur maximum en certains défilés demeurés presque célèbres par la fréquence locale de cette affection, soit en Algérie, soit surtout aux Indes orientales; il en est de même de quelques voies maritimes, spécialement de la mer Arabique et surtout de la mer Rouge, ce long défilé encaissé entre les montagnes de l'Arabie et de l'Égypte, et qui, durant l'été, est souvent le théâtre de calmes d'une durée désespérante, pendant lesquels éclatent de véritables épidémies d'asphyxie à bord des bâtiments qui le traversent. La réverbération de la chaleur par l'eau a sa part dans la fréquence du coup de chaleur à bord des bateaux du Gange.

On a trop facilement admis que l'arrivée récente des hommes du Nord dans les pays chauds était une condition indispensable de ces accidents. Il suffit de remarquer qu'ils se manifestèrent dans les *smalas* arabes poursuivies par les troupes françaises après la bataille d'Isly, qu'aux Indes ils sont communs dans les régiments de cipayes, pour être obligé d'en reconnaître la possibilité chez les personnes les plus complètement acclimatées.

D'habitude cependant, les régiments nouvellement arrivés dans les pays chauds sont plus spécialement atteints; si cette aptitude tient jusqu'à un certain point au manque d'assuétude à des influences climatériques toutes nouvelles, il faut reconnaître de plus que ces régiments payent ainsi le tribut de leur ignorance des précautions à prendre pour en atténuer la nocuité. Autrefois dans notre armée en Algérie, comme dans l'armée anglaise des Indes, la rigueur ou l'impéritie du commandement empêchait les régiments récemment débarqués d'adopter immédiatement les allègements que la force des choses avait introduits dans la tenue des autres corps. Il en est des hommes comme des animaux, d'autant plus exposés au coup de chaleur qu'ils perdent moins de calorique par leur périphérie : les moutons doivent à l'épaisseur de leur toison leur aptitude spéciale à de semblables accidents.

Dans quelles conditions se manifeste le plus fréquemment l'insolation chez les soldats?

1º C'est ordinairement, comme on l'a vu, soit aux Indes, soit même en France, spécialement sous le dernier empire au camp de Châlons, lors des revues et des cérémonies militaires durant lesquelles les hommes, en grande tenue, chargés de tout leur équipement, sont soumis à l'influence de la chaleur et des rayons solaires, sans pouvoir abriter ni leur tête, ni leur cou, vu l'immobilité absolue exigée dans les rangs. On ne peut comparer aux soldats en revue les promeneurs qui viennent assister à ces réunions, libres dans leurs vêtements, dans leurs allures, pouvant s'asseoir, marcher, tandis qu'enfermé dans son uniforme, fatigué par des étapes préalables parfois assez longues, le soldat est soumis durant des heures à une stricte immobilité qui elle-même n'est obtenue que par une série d'efforts. On comprend, à plus forte raison, le danger subi en pareilles conditions dans les pays chauds.

Les sentinelles, chez lesquelles ces accidents se produisent souvent aux Indes durant la période la plus chaude du jour (de deux à cinq heures), seraient bien plus fréquemment atteintes si elles étaient assujetties à une immobilité complète, et ne pouvaient se soustraire soit entièrement en se plaçant à l'abri d'un mur, d'un arbre, soit partiellement par un simple changement d'attitude, à l'action continue de l'irradiation solaire.

2º C'est chez les troupes en marche : rare aux Indes, en temps de paix, le coup de chaleur apparaît épidémique quand une guerre exige des marches forcées. Ici encore analogie avec la pathologie animale : le coup de chaleur se manifeste surtout chez les animaux mis hors d'haleine, pendant les temps chauds, par la rapidité des allures auxquelles on les force : chevaux de course, chevaux de poste, etc. Dans l'armée, il sévit spécialement sur les fantassins en raison de l'accroissement de chaleur produit par la marche, en raison de leur rapprochement plus complet les uns des autres, rapprochement qui emprisonne les soldats placés au centre de la colonne, leur enlevant les chances de ventilation de ceux qui marchent sur les flancs; en raison enfin de ce fait bien simple que le fantassin inspire un air plus échauffé que le cavalier vu

qu'il respire beaucoup plus près de la surface brûlante du sol. Ces faits
forment la contre-épreuve, nette comme une expérience de physique,
des circonstances qui favorisent les congélations plus communes, au
contraire, chez les cavaliers et les soldats placés en dehors des colonnes
Pour l'insolation, la marche en masses serrées, avantageuse contre le
froid, est extrêmement dangereuse, surtout pour les hommes qui,
placés au centre, sont ainsi soustraits à l'action bienfaisante de tout
courant atmosphérique, et subissent, en outre, l'augmentation de température créée par la masse de ceux qui marchent autour d'eux.

De même, les troupeaux les plus atteints sur les routes sont les troupeaux de moutons subissant d'une part au plus haut degré cette
influence de l'encombrement en plein air, d'autre part respirant une
atmosphère plus chaude, vu leur taille moindre, que les bœufs, chevaux
et autres grands animaux.

En prescrivant un large espacement des hommes pendant les marches
aux Indes, les autorités anglaises ont notablement contribué à la diminution de fréquence de ces accidents.

3° C'est enfin dans les circonstances où l'individu soustrait à l'influence directe du soleil occupe un milieu rendu insalubre : 1° par
manque de renouvellement de l'air ; 2° par son échauffement artificiel ;
telle est la raison de l'atteinte fréquente des chauffeurs à bord de notre
flotte ; telle est la raison des asphyxies sous les tentes, quand ces tentes
sont trop étroites, trop hermétiquement closes, et surtout, fait important, quand l'homme, au lieu d'y être isolé du sol par un lit, une botte
de paille, ou tout autre intermédiaire, repose directement sur le sol. En
ces dernières conditions, comme l'a indiqué Guyon, dans l'une des études les plus pratiques publiées sur cette question, on respire une atmosphère plus chaude de 3°5, quelquefois même de 9 degrés, que celle que
respirerait un homme debout.

Ce dernier mode pathogénique serait le plus commun dans les stations des pays chauds ; suivant Gordon, les soldats habituellement frappés aux Indes ne sont point ceux qui passent leurs journées au grand
air, mais ceux qui, par paresse ou fatigue, se renferment dans leurs
tentes.

Il en est de même des animaux. Les moutons succombent aussi
fréquemment au coup de chaleur dans l'atmosphère étouffante de leurs
bergeries que sur les routes.

Les épidémies et les épizooties d'insolation peuvent se produire à volonté, en soumettant une masse d'hommes ou d'animaux aux conditions précédentes, absolument comme le coup de chaleur sporadique
se produira chez l'individu ou chez l'animal isolément exposé à ces
influences. Elles n'ont de durée que les limites de l'intempérie qui les
produit ; il n'existe d'un cas à l'autre aucune corrélation de transmission morbide. Est-ce à dire que ce ne sont pas des épidémies ? Il est

tout aussi facile de produire à peu près instantanément des épidémies de fièvres intermittentes en exposant un groupe d'individus à l'influence d'un marais, ou de dyssenterie en les soumettant à l'action d'une eau malsaine; dans ces deux circonstances également l'action de la cause est transitoire, et les cas sont libres de connexité réciproque, vu l'absence de contagion; et cependant l'on n'hésite point à employer le terme: épidémie.

Il y a rapport incontestable, en nombre de cas, entre le développement du coup de chaleur et l'alcoolisme; Nollan a spécialement insisté sur cette corrélation qu'il a observée aux Indes orientales. Cette observation est également de nos climats.

« Il n'y a pas d'année, dit Tissot, qu'on ne trouve morts, dans les chemins, des paysans qui, étant ivres, vont tomber dans quelque coin où ils périssent par une apoplexie solaire et vineuse. »

Une circonstance intéressante dans la pathogénie de l'insolation, c'est l'existence en nombre de cas, mais surtout dans les pays chauds, d'une période prodromique prouvant surtout la part qui revient à l'état et aux fonctions de la peau dans son développement. Cette période, en effet, observée plus spécialement par les médecins de l'armée des Indes, est caractérisée par une suspension plus ou moins complète des sueurs, par la sécheresse de l'enveloppe cutanée, par sa rugosité et l'augmentation des démangeaisons chez ceux-là surtout qui étaient atteints de *prickly-heat* (eczéma tropical, bourbouille, gale bédouine); des auteurs ont même attaché à cette modification de l'état de la peau une importance exagérée, en considérant l'hypéresthésie cutanée comme entraînant par excitation réflexe l'état convulsif (clonique ou tétanique) des muscles, état auquel ont été attribuées les diverses phases du processus morbide : il suffit de constater la fréquence de l'apoplexie de chaleur sans aucune affection préalable du derme, comme on le voit chaque année dans notre armée en Algérie et en France, pour ne pas accepter la généralisation d'une telle doctrine.

De la sécheresse de la peau résultent deux conséquences principales : 1° augmentation considérable de la sécrétion rénale, augmentation souvent telle que les malades peuvent à peine retenir leurs urines; 2° diminution de la déperdition superficielle de chaleur, en sorte que l'influence climatique n'est plus compensée par l'abaissement de température périphérique. Entre celui qui sue en ces climats, et celui dont la transpiration est suspendue, la différence est à peu près la même qu'entre les animaux placés dans une étuve sèche et ceux qu'on renferme dans une étuve humide; ici la mort surviendra à une température de beaucoup inférieure, vu l'obstacle apporté par l'humidité à l'évaporation cutanée. Cette modification des fonctions cutanées contribue d'ailleurs non seulement à l'élévation anormale de la température, mais encore à l'asphyxie, comme l'a prouvé Fourcault chez les animaux dont il supprimait la perméabilité de la peau.

4° *Fièvre de foin*. — Deux formes morbides ont été décrites sous ce nom : le catarrhe estival et le catarrhe automnal.

1° Catarrhe estival. — En 1819, un médecin anglais, John Bostock, introduisait dans la nomenclature médicale le terme de *catarrhus æsti-vus*, représentant une affection plus connue de ses compatriotes sous les noms populaires de : *Hay fever, Hay astma*, fièvre ou asthme de foin ; depuis cette époque, la fièvre de foin a été observée par plusieurs autres médecins anglais, Gordon, Elliotson, Mackensie, Cheyne, ou américains, Drake en particulier, et l'histoire en a été résumée jusqu'en 1862 par Phœbus de Giessen.

Cette maladie diffère des catarrhes ordinaires des voies respiratoires, non seulement par son expression symptomatique, véritable mélange d'asthme et de catarrhe, comme l'a dit Elliotson, mais encore, et surtout, par un ensemble de conditions auxquelles elle semble fatalement assujettie : tels sont : 1° le retour annuel de l'affection chez ceux qui ont subi une première atteinte ; certains individus ont pour ce catarrhe une disposition si particulière qu'ils en sont repris chaque année, parfois pendant toute leur vie ; 2° la date fixe de ce retour qui s'accomplit à la fin du printemps, pendant les mois de mai et de juin, d'où certains autres noms : *june cold, rose cold*, rhume de juin, rhume des roses, dont le dernier rappelle en outre l'influence du parfum des fleurs sur les paroxysmes de la maladie ; 3° la durée déterminée, toujours identique, de chacune de ces atteintes annuelles ; 4° enfin les limites géographiques que, suivant les principaux observateurs, elle ne franchirait jamais.

Il est certain que jusqu'en 1860, la fièvre de foin n'a guère été signalée que dans le nord-ouest de l'Europe, surtout dans la Grande-Bretagne et dans le nord-est de l'Amérique, spécialement dans cette région des États-Unis, placée sous les latitudes de New-York et de Boston, et désignée encore sous le nom de Nouvelle-Angleterre. Des observations recueillies depuis lors permettent d'affirmer que les limites précédentes sont actuellement franchies, à peu près en tous sens ; au lieu de représenter la circonscription d'une endémie, la zone géographique indiquée ci-dessus correspond simplement aux points de prédilection du développement de la maladie.

En général, les retours annuels de la maladie sont d'autant plus assurés que l'individu se retrouve au printemps dans les lieux où il a été atteint la première fois. Des faits démontrent cependant que les changements de climat n'empêchent pas toujours ces retours annuels ; nous voyons, chez un malade de Noël Guéneau de Mussy, des accès successifs à Alexandrie, à Rhodes, à Paris. D'autres faits établissent même que ces retours sont moins fatalement saisonniers que ne l'admettaient les premiers observateurs ; et des accès ont reparu en plein hiver.

L'influence des prédispositions individuelles semble démontrée par plusieurs circonstances communes à ceux qui sont atteints : 1° développement initial de l'affection survenant toujours avant quarante ans ; 2° prédominance chez les personnes appartenant aux classes riches de la société ; 3° fréquence plus considérable chez les hommes que chez les femmes.

La ténacité de l'affection, son existence simultanée chez plusieurs membres d'une famille, affirment mieux encore l'intervention des prédispositions constitutionnelles. N. Guéneau de Mussy a même considéré la fièvre de foin comme une arthritide muqueuse, plus commune dès lors, ainsi que toutes les manifestations arthritiques : d'une part, au printemps ; d'autre part, chez les gens riches, et dans les pays où la goutte est fréquente, comme l'Angleterre.

Il l'a rapprochée, sous ce rapport, de certaines dermatoses, notamment de l'urticaire, auxquelles il attribue une origine analogue.

Quant à l'étiologie, le nom même de l'affection rappelle le rapport établi par les premiers observateurs entre son apparition et l'odeur du foin fraîchement coupé ; des individus ont été pris de coryza au moment où ils traversaient une prairie, où ils approchaient d'une meule de foin ; on a cité, à l'appui de cette opinion, des faits plus étranges que probants, comme celui de cette dame observée par Elliotson, et subitement atteinte à l'approche de ses enfants qui sortaient d'une grange à fourrages ! Depuis cette époque de croyances un peu naïves, le champ étiologique de la fièvre de foin s'est agrandi, malheureusement surtout aux dépens de sa précision. On a incriminé les émanations des végétaux les plus différents : celles des céréales, et notamment du maïs, du seigle, vu l'abondance de leur pollen ; celles des plantes odorantes, et spécialement des roses ; les algues même ont été considérées comme cause de l'affection. Ce qu'il y a de certain, c'est la sensibilité des malades aux excitations les plus diverses : que l'atmosphère soit chargée d'émanations odorantes, de poussières organiques ou minérales, ou de gaz irritants (fumée) ; que l'individu passe de l'ombre en un lieu éclairé par le soleil, de violents paroxysmes éclatent subitement. On comprend que la nature de l'excitation qui entraîne ces accès puisse varier, vu la différence des symptômes observés, tel individu étant plus spécialement atteint de conjonctivite, tel autre de coryza ou de bronchite, en sorte que, suivant les cas, l'impression de la lumière ou celle de l'atmosphère chargée de poussières irritantes sera plus ou moins pénible.

A côté de ces influences variables, il en est dont la constance plus grande paraît indiquer le rôle prédominant dans l'étiologie de la fièvre de foin et dans ses paroxysmes. Ce sont les variations thermiques et hygrométriques de l'atmosphère. Les chutes ou les élévations brusques de température, les brouillards agissent indifféremment sur les manifestations oculaires, nasales, laryngées, bronchites de l'affection ; comme si, en toutes ses formes, elle était surtout une maladie *à frigore*.

Y a-t-il une cause plus spécifique? On connaît le fait d'Helmholtz; atteint depuis plusieurs années de fièvre de foin, ce physiologiste aurait, par l'emploi topique du sulfate de quinine, détruit les vibrions dont fourmille le mucus nasal dans cette affection, et obtenu ainsi une rapide guérison.

Cet exemple est devenu célèbre : quelques autres ont été publiés, et ont servi d'appoint aux auteurs qui ont prétendu expliquer l'action des sels de quinine par leur vertu parasiticide. Nous sommes loin d'être convaincu par ces observations : indépendamment de leur puissance toxique sur les organismes inférieurs, les sels de quinine agissent topiquement sur les muqueuses enflammées, et nous en avons donné la preuve. Ici d'ailleurs la théorie parasitaire semble d'autant moins admissible que sa consécration principale fait défaut, la maladie n'étant pas contagieuse.

2° Catarrhe automnal. — En 1872, un médecin américain, M. Wyman, a publié sous le titre de *catarrhus autumnalis, autumnal catarrh*, la description d'une affection connue, celle-là aussi dans le peuple, sous le nom de *Hay fever*, fièvre de foin, mais qui au lieu d'apparaître aux approches du solstice d'été, se manifeste à la fin des chaleurs, au début de l'automne, du 20 août à la dernière semaine de septembre.

Suivant l'auteur, cette affection constitue une espèce morbide spéciale, que l'on ne doit confondre ni avec les formes vulgaires du catarrhe, ni même avec le *catarrhus æstivus*, la fièvre de foin d'Angleterre; pour cette dernière distinction, il ne s'appuie pas seulement sur la différence de date des manifestations annuelles de ces deux formes de hay fever, mais il invoque tous les éléments (symptômes, étiologie, indications diagnostique, prophylactique, etc.) qui constituent la physionomie de l'*autumnal catarrh*, et qui peuvent concourir à en faire une affection *sui generis*.

Cette maladie est remarquable, en premier lieu, par l'exactitude de son retour annuel, vers le 20 août. Des malades ont vu, durant de longues séries d'années, leurs catarrhes reparaître constamment le même jour (parfois à la même heure?). L'auteur, qui figure au nombre des patients, est un type de cette régularité des atteintes annuelles depuis 1833.

Même régularité, tous les ans, dans la durée de l'affection qui accomplit son évolution en quatre semaines, et se termine à la fin du mois de septembre, à l'époque des premières gelées.

Il en est de même, d'après Wyman, des limites géographiques du catarrhe automnal qui serait assujetti à de véritables lois d'endémicité. Il ne se manifeste ni dans le nord de l'Amérique septentrionale (Canada), ni dans les provinces du sud et de l'ouest des États-Unis. Nous ne pouvons indiquer, point par point, les barrières que ne franchit pas cette affection ; mais nous résumons d'une manière à peu près exacte les détails géographiques fournis par notre confrère, en assignant à l'*autumnal catarrh* les limites suivantes :

1° A l'est : la partie du littoral atlantique des États-Unis comprise entre le 37° latitude nord (côtes de Virginie) et le 45° latitude nord (Tastport, Maine); Boston et New-York sont les deux principales villes englobées dans cette zone du littoral.

2° Au nord : la ligne des montagnes Blanches, puis celle des grands lacs qui séparent les États-Unis du Canada.

3° A l'ouest : une ligne descendant de Saint-Paul (Minnesota), près du lac Supérieur, jusqu'à Saint-Louis (Illinois), presque au confluent du Missouri et du Mississipi.

4° Au sud : une ligne parallèle à l'Équateur, se dirigeant de Saint-Louis vers les côtes de Virginie.

Pour notre compte, en voyant ces deux catarrhes se manifester en deux saisons analogues par leur influence sur les affections de ce genre, le printemps et l'automne; en constatant que, dans la même famille, tel individu sera atteint de hay fever en mai, tel autre en août, nous nous sentons porté à croire qu'au lieu d'être deux espèces morbides distinctes, ces formes sont au contraire identiques, et se développent, bien qu'en des saisons différentes, sous l'influence des mêmes causes météorologiques.

5° *Choléra estival.* — Le choléra estival est une des affections les plus remarquables par la régularité de son retour annuel. C'est à lui que s'applique la phrase si connue de Sydenham : « Il arrive presque aussi constamment à la fin de l'été et aux approches de l'automne, que les hirondelles au commencement du printemps, et le coucou vers le milieu de l'été. » Il appartient à cette époque de l'année où les nuits fraîches et humides succèdent à des journées très chaudes; son étiologie sous ce rapport se rapproche déjà de celle de la dysenterie dont le développement saisonnier est fréquemment parallèle au sien. Ce refroidissement peut avoir son origine dans l'action de certains *ingesta*, notamment des boissons glacées; l'abus de ces boissons en divers pays, notamment dans l'Amérique du Nord, a peut-être sa part dans la fréquence de la maladie en ces régions. En 1825, les cas de choléra survenus après l'ingestion de boissons glacées se multiplièrent en assez grand nombre à Paris pour que l'autorité municipale nommât une commission chargée d'examiner si ces boissons ne contenaient aucune substance toxique. Comme la dysenterie aussi, le choléra nostras peut avoir pour cause l'ingestion d'aliments grossiers, d'eaux impures, et l'inspiration de miasmes putrides. Mais, contrairement à cette affection, il se manifeste plutôt dans les villes que dans les campagnes, preuve, suivant nous, de la prédominance spéciale sur son développement des émanations d'origine animale.

Au point de vue clinique, le choléra estival diffère du choléra épidémique en ce qu'il n'en offre, au moins dans l'immense majorité des cas, ni les sécrétions gastro-intestinales ni la période de réaction, constituant une maladie relativement courte comme l'a indiqué Anglada, et plus récemment E. Chauffard.

Il en diffère encore : 1° au point de vue de son étiologie, en ce qu'il est dénué de tout pouvoir contagieux : 2° au point de vue de son épidémicité, en ce qu'au lieu de provenir de loin, de sévir d'une manière spécialement grave dans les campagnes et les lieux marécageux, de frapper indifféremment tous les habitants d'un pays, il réapparaît en général chaque année spontanément dans certaines localités, qu'il atteint à peu près exclusivement les habitants des villes, et que dans ces villes il sévit plus particulièrement sur certains groupes de la société ; en Amérique, par exemple, sur les individus de race européenne ; 3° enfin au point de vue du pronostic, le choléra nostras diffère totalement du choléra indien ; il est essentiellement bénin, toute terminaison fatale est une exception.

Le choléra infantile se manifeste avec des conditions de fréquence variables, suivant le théâtre d'observation : très commun en Espagne, en Grèce, en Algérie, où il constitue la cause principale de mortalité des nouveau-nés, parfois en Sicile, il diminue plus au nord ; à Genève, d'après Marc d'Espine, il n'y en aurait que 2 ou 3 cas tous les ans ; à Paris nous voyons cette maladie occasionner environ le 20ᵉ de la mortalité pendant les mois de juillet, d'août et de septembre ; elle entraîne alors environ 40 à 50 décès par semaine ; elle ne représente pas, au total, le 100ᵉ de la mortalité annuelle de la population parisienne

Son rôle est bien plus important dans d'autres grandes villes soumises à des oscillations saisonnières plus considérables : sur la côte orientale des États-Unis, le choléra infantum entraîne une mortalité qui le place, en certaines années, à la tête de toutes les causes de décès ; en 1866, en 1870, en 1872 notamment, il a occasionné le 12ᵉ de la mortalité annuelle totale de Philadephie. Dans la seule année 1872, la mortalité par choléra infantum, à Philadelphie, dont la population équivant environ au tiers de celle de Paris, s'est élevée à 1,666 décès occasionnant le quart des décès des enfants âgés de moins de quatre ans. Plus les enfants sont jeunes dans cette période de 0 à 4 ans, plus ils sont atteints : les 1,666 décès de 1872 se répartissent ainsi suivant l'âge :

Au-dessous d'un an	1221
Entre un et deux ans	413
De deux à quatre ans	32

Cette maladie contribue, avant toute autre, à faire de l'été la saison la plus meurtrière de l'année sur le littoral atlantique de l'Amérique du Nord. Ainsi, les 1,666 décès constatés à Philadelphie en 1872, à la suite du choléra infantum, se répartissent comme il suit dans les différentes saisons.

Au printemps............	33	En automne.................	77
En été..................	1547	En hiver....................	11

En cette ville, la maladie, malgré sa fréquence, est plus limitée, comme temps d'apparition, qu'en France ; les cas y sont relativement plus rares avant le mois de juin ou après les mois de septembre. De 1861 à 1874, pendant une série de quatorze ans, c'est le mois de juillet qui constamment a été le plus chargé de décès par choléra infantum ; en certains jours de ce mois, il y a eu plus de 40 décès, autant qu'à Paris en une semaine.

A côté des faits précédents qui démontrent l'affinité du choléra estival des enfants pour les climats chauds et pour les climats excessifs, il en est d'autres qui établissent également sa prédominance en des localités toutes différentes. Lombard a réuni un ensemble de documents qui témoignent du rôle considérable du choléra infantile dans la mortalité de plusieurs villes allemandes, mais surtout à Berlin.

Dans cette capitale les décès entraînés par la diarrhée et le choléra infantiles (de 0 à 1 an) représentent plus du dixième des décès de toute la population, 173 sur 1,000, tandis que dans les villes voisines comparables comme climat et comme race, à Francfort, Munich, Augsbourg, Nuremberg, cette proportion est de moitié moindre : 60 à 80 décès par diarrhée et choléra infantiles sur 1,000 décès généraux.

Si nous décomposons, par genre de maladie, la mortalité des enfants de 0 à 1 an, nous constatons qu'à Berlin, en 1873, sur 1,000 décès de cet âge, il y en a eu 333 par diarrhée et cholérine, c'est-à-dire juste le tiers de la mortalité annuelle totale de ces enfants ; en aucune ville d'Allemagne il n'y a de proportion comparable, pas plus que dans les autres grandes capitales européennes ; à Londres, par exemple, sur 1,000 décès de 0 à 1 an il y en a 92 par diarrhée ou cholérine, quatre fois moins qu'à Berlin.

Cette mortalité dépasse même celle de Philadelphie, et constitue un fait unique dans les annales de la statistique médicale européenne. Elle nous explique pourquoi le chiffre des décès de 0 à 1 an est si considérable à Berlin, dépassant les deux cinquièmes de l'ensemble de la mortalité de toute la population. Elle nous explique l'anomalie signalée dans le tableau de répartition saisonnière de la mortalité dans les principales villes d'Europe, à savoir la prédominance estivale du chiffre des décès, à Berlin, absolument comme dans les climats excessifs du nouveau monde, à Philadelphie et à New-York. Cette anomalie est surtout le résultat du caractère essentiellement saisonnier du choléra et de la diarrhée infantiles, dont les trois mois d'été sont spécialement chargés.

Il est un autre point de vue dans lequel cette question est d'un intérêt

plus considérable et plus pratique : la diarrhée et le choléra infantiles
n'ont pas joué toujours un tel rôle dans la mortalité de Berlin : leur augmentation y a été progressive et parallèle à plusieurs faits dont l'un, au
moins, est très saisissable : l'accroissement de la population de cette
ville. On sait combien a été rapide ce dernier accroissement ; or, cinquante ans avant l'époque actuelle (1835 à 1838), les décès occasionnés
par la diarrhée et le choléra infantiles n'y formaient que le soixantième
environ du nombre total des morts (18 sur 1,000) : de 1868 à 1869, cette
proportion s'élevait à 109 sur 1,000 pour atteindre dès 1873 le chiffre
indiqué plus haut : 173 sur 1,000.

Ainsi, à mesure que le caractère de grande agglomération s'est affirmé
davantage en cette ville, on a vu s'élever le mode de mortalité qui,
d'une manière générale, pèse sur les résidences urbaines beaucoup plus
que sur les campagnes : excès de la mortalité estivale des enfants ; sou
ce rapport encore Berlin rappelle New-York et Philadelphie, qui, elles
aussi, se sont rapidement accrues, et où le même genre de mortalité a
pris un développement exceptionnel.

Quant à savoir pourquoi Berlin dépasse d'autant, pour cette mortalité, les deux grandes capitales de l'Europe, Paris, qui compte deux fois
plus d'habitants, et Londres qui en a trois fois davantage, on ne peut
en chercher la cause, comme pour les villes du littoral des États-Unis,
dans la différence d'intensité des météores, dans le caractère excessif
du climat. Nous ne pensons pas non plus qu'il faille invoquer seulement
l'influence de certaines coutumes pernicieuses pour les enfants, comme
le sévrage précoce, l'emploi hâtif d'une nourriture indigeste, composée
surtout de substances farineuses, coutumes relativement aussi communes dans plusieurs autres villes d'Allemagne. Nous croyons que la raison
principale de ce grave état de choses se rattache aux conditions locales
mêmes de la ville, à une quantité exceptionnelle d'émanations insalubres,
d'origine animale surtout, et à la prédominance relative de la population pauvre.

§ 2. — Maladies virulentes.

Au point de vue épidémiologique, les affections virulentes constituent
deux groupes entièrement distincts, suivant qu'elles sont transmissibles
ou non par voie atmosphérique. Dans le premier cas seulement, la diffu-
sibilité de leur contage leur donne des chances de généralisation : l'atmosphère virulente assure la communauté de danger qui est un des
caractères des causes épidémiques. La transmission des maladies à virus
fixe : rage, morve, syphilis, demeurera au contraire subordonnée aux
circonstances particulières qui exposeront tel individu plutôt que tel
autre à l'inoculation de ce virus. La nécessité d'un contact et d'un traumatisme nous explique la rareté relative des cas humains de rage et de

charbon dans les pays et les années où ces affections constituent de véritables épizooties. Le virus morveux, quoi qu'on ait dit, est aussi fixe que celui de la rage, et lors même qu'il est abondamment régénéré au milieu d'une agglomération humaine, il n'y produit que des accidents sporadiques.

Ce n'est guère que dans les circonstances où l'homme ira au-devant des chances d'inoculations d'un virus fixe, comme pour la syphilis, que la série des contaminations individuelles pourra déterminer un ensemble de cas aussi imposant que celui des maladies populaires, et créer une pseudo-épidémie.

Ces maladies sont relativement indépendantes de l'hygiène banale. Leur ubiquité, qui semble devoir être la conséquence fatale de leur contagiosité, est néanmoins limitée par certaines conditions d'âge, de saison, plus rarement de climat et de localité.

Leur densité est proportionnelle au nombre d'individus sinultanément prédisposés par leur âge et leur immunité antérieure. Leurs milieux épidémiques sont surtout les casernes, les lycées, les écoles.

Leur mode d'évolution est habituellement très graduel ; si le contage de quelques-unes d'entre elles est doué d'une puissance spéciale de diffusion, les localités n'en sont pas moins atteintes les unes après les autres par importation successive.

Leur invasion dans une population vierge est remarquable en général par leur pandémicité : une fois cette première pénétration accomplie, les pays envahis peuvent se diviser en deux groupes : A. La plupart des régions continentales des deux hémisphères doivent à la densité de leur population et à la fréquence de leurs relations la permanence de certains germes virulents ; la variole et la rougeole s'y manifestent, en général, tous les ans, soit dans telle localité, soit dans telle autre, assujetties en chacune d'elles aux règles d'évolution multiannuelle indiquée plus haut. — B. Dans les pays, au contraire, isolés par leur situation topographique, par la rareté ou la difficulté des relations, il n'existe point les mêmes conditions d'entretien et de renouvellement de ces germes : telles sont les régions torrides ou circumpolaires des deux continents ; telles sont les îles. Durant de longues périodes, on pourra n'y observer aucun cas de fièvres éruptives ; mais, lorsque celles-ci y réapparaissent par importation, elles donnent habituellement lieu à des explosions aussi graves qu'elles ont été rares, parce que les germes trouvent alors, pour leur développement, toute une population prédisposée par le manque d'atteintes antérieures et d'assuétude à l'influence de ces germes.

Les épidémies alors sont aussi désastreuses qu'aux époques où elles se sont développées dans des pays vierges de toute invasion antérieure ; de 1729 à 1851, la variole n'apparaît que trois fois à l'île de la Réunion, mais par ses ravages elle rappelle chaque fois son explosion initiale en

Europe (sixième siècle), au Mexique (quinzième siècle), au Canada (dix-neuvième siècle) ; à plusieurs reprises elle a de même anéanti les peuplades en guerre avec les Anglais. N'en est-il pas ainsi de la rougeole qui, aux îles Feroé, où elle n'avait pas apparu depuis soixante-cinq ans, frappe presque sans exception toute la population en 1846, et qui, en ce siècle également, 1824, importée par quelques enfants de troupe anglais, à Malte où depuis longtemps elle n'avait pénétré, s'y manifeste sous une forme très grave et fréquemment mortelle.

1° *Variole.* — La variole date en Europe du sixième siècle de notre ère, date affirmée par les contemporains, notamment Grégoire de Tours, et par le silence, à son égard, des médecins antérieurs à cette époque. Elle offre un type clinique trop déterminé pour qu'on puisse supposer que des observateurs, comme Hippocrate, Celse, Arétée, Galien, l'aient connue sans décrire cette physionomie frappante qui ne prête à aucune équivoque.

Dire, comme on l'a dit, que la variole a existé de toute antiquité, mais n'a constitué en Grèce, vu la douceur du climat, que de simples indispositions, c'est oublier sa gravité en Afrique, en Éthiopie, au Mexique.

L'expansion initiale de la variole sur le monde est à peine terminée de nos jours ; quelques régions de l'Australie n'auraient pas encore été atteintes ; cette expansion est loin de s'être accomplie d'une manière uniforme en tous les sens géographiques. Importée en Europe au sixième siècle par les invasions des Sarrasins, se dirigeant ainsi de l'est à l'ouest comme nombre de grandes épidémies, elle a séjourné pendant des siècles dans l'Europe méridionale ; puis dès la découverte de l'Amérique, elle a franchi l'Océan, envahi le nouveau monde, et frappé, au Mexique surtout, des millions de victimes, bien longtemps avant d'avoir pénétré dans les régions septentrionales de notre hémisphère.

De cette marche, on a conclu que la variole subissait alors l'influence d'une loi fatale la dirigeant d'Orient en Occident. La maladie, par le seul fait de sa contagiosité, suivait simplement ainsi la voie des grandes communications, et ne parvenait tardivement au nord de l'Europe, qu'en raison de l'insuffisance des relations de cette région avec le monde civilisé.

Par mer, la variole a marché aussi vite que le choléra ; comme lui, elle a franchi l'Atlantique en une traversée. Sa marche continentale a été au contraire infiniment plus lente, révélant une faculté d'expansion moindre, une pesanteur plus considérable du contage.

Cette expansion séculaire démontre la tendance incessamment envahissante de l'affection, et la probabilité de sa pénétration dans les rares localités qui, jusqu'à nos jours, en auraient été préservées.

La seconde date importante dans l'histoire de la variole est celle de la découverte de Jenner. Au siècle dernier, cette maladie était la plus meurtrière des affections aiguës; elle causait le dixième de tous les décès, la moitié de tous les cas de cécité. Aujourd'hui en nos pays, elle n'occasionne pas un décès sur 100; elle est moins meurtrière en France que la rougeole; beaucoup moins, en Angleterre, que la scarlatine.

Les éléments pathogéniques dominants sont : 1° le contage plus nettement affirmé ici qu'en aucune autre fièvre éruptive par l'inoculabilité de son virus ; 2° la réceptivité de l'organisme, qui s'étend de la vie intra-utérine aux derniers jours de l'existence, mais soumise à deux ordres de modifications : A, degré variable d'immunité conférée par une atteinte antérieure, ce qui est commun à la variole et aux autres maladies virulentes; B, degré, variable également, d'immunité conféré par le vaccin, ce qui lui est spécial.

On a cru devoir attribuer une part étiologique aux conditions morales des sujets atteints; on a invoqué, par exemple, l'état de dépression causée à l'armée de Paris (1870) par une série de désastres? Cette opinion est inadmissible. Quels sont les individus tués le plus souvent par la variole? Ce ne sont pas, en général, les hommes malingres, débilités soit par des affections antérieures, soit par la nostalgie et l'action des passions dépressives; ce sont plutôt les natures vigoureuses, aussi énergiques au moral qu'au physique. Il semble que la variole, comme la fièvre jaune, dont le début lui ressemble tant, ait quelque affinité, dans ses formes complètes, pour les tempéraments sanguins et les constitutions robustes.

Les armées victorieuses ou vaincues ne diffèrent devant cette maladie que par le soin apporté aux revaccinations.

Nous croyons peu aux immunités de race; les auteurs qui ont affirmé les conditions réfractaires de tel pays, notamment de l'Australie, n'ont pas suffisamment appuyé cette thèse. La prédisposition spéciale des peuplades nègres nous semble uniquement due à leur dénûment de toute prophylaxie vaccinale.

Les classes riches non vaccinées seraient aussi fréquemment atteintes que les classes pauvres, et si à Rome, en 1870, la maladie a sévi plus spécialement sur ces dernières, la raison en revient non pas à leur misère, mais à leur négligence de la vaccine.

Une condition personnelle importante est celle de l'âge, condition artificiellement modifiée partout où a pénétré la découverte de Jenner; car, par le fait de la vaccination, la variole, seule des fièvres éruptives, perd son affinité spéciale pour les premières années de la vie.

Cette affinité, pour une période plus avancée de la vie, n'est donc vraie que dans les pays où la vaccination est pratiquée généralement peu après la naissance. Ailleurs la variole redeviendra, comme les autres fièvres éruptives, plus fatale aux enfants. A Leipzig on néglige la vaccination infantile ; et, sur 1 027 décès par variole, de 1870 à 1872, il y en

a 715 qui se rapportent à des malades âgés de moins de quinze ans,
312 seulement à des adultes. Les chiffres suivants établissent même,
pour chacune de ces catégories, le rapport de la mortalité à la population d'âge correspondant :

Cas de morts par variole......................	715	312
Chiffre de la population de cet âge.............	23,892	65,434
Mortalité sur 100 vivants.............	2,99	0,48

. Cette mortalité par variole, de 2,99 enfants sur 100 vivants, est complètement inouïe dans les pays où s'est généralisée la vaccine. Pour
représenter toute la gravité d'un tel chiffre, il suffit de remarquer qu'en
tenant compte de la différence des populations, 715 décès d'enfants à
Leipsig correspondent à 15 000 décès environ du même âge pour une
ville comme Paris ; or le chiffre total des décès par variole de la population parisienne, tous âges compris, durant toute la dernière période
épidémique (de novembre 1869 à mars 1871), n'a guère dépassé 12 000,
et, de plus, les enfants ont été relativement préservés. Cette prédominance chez les enfants, nous la retrouvons également dans une autre
ville où les vaccinations étaient tombées en désuétude, à Rome.

Les observations que nous avons recueillies à Bicêtre pendant le siège
de Paris (1870-1871) sont devenues la base de deux conclusions générale-
lement adoptées aujourd'hui et d'une importance majeure au point de
vue de la pathogénie de la variole :

A. L'agglomération des varioleux n'augmente pas l'intensité du principe virulent, ne crée pas d'hypervariolation, conclusion utilisée déjà
pour établir l'innocuité réciproque de ces malades.

B. Si le transport des germes morbides par des intermédiaires est
très dangereux, il n'en est pas de même de leur diffusion atmosphérique, qui est extrêmement limitée, conclusion prouvant, elle, la ténacité et la pesanteur de ces germes (Voy. Léon Colin, *La variole au
point de vue épidémique et prophylactique*, Paris, 1873).

Le contage est astreint, malgré sa puissance, à des influences extérieures. La variole est une maladie surtout de la saison froide ; depuis
longtemps, dans nos grands hôpitaux militaires, alors même que les
revaccinations ne protégeaient pas notre armée aussi efficacement
qu'aujourd'hui, le service spécial des varioleux était fermé chaque été.

. Cette observation est confirmée par les observations recueillies sur
les points les plus divers du globe, en Égypte (Pruner), aux Indes (Mor-
chead) aussi bien qu'en Angleterre.

La morbidité et la mortalité varioliques dépendent surtout de l'aptitude des milieux envahis, spécialement des conditions de réceptivité
individuelle, qui nous expliquent la généralisation et la gravité de la
maladie dans les pays vierges d'invasion antérieure ou récente, et d'immunité vaccinale.

Suivant le degré de cette aptitude, les trois formes cliniques qui constituent habituellement l'épidémie : variole confluente, variole discrète, varioloïde, s'associeront dans des proportions différentes, d'où les variations de gravité des atteintes. Heureusement nous avons en grande partie le secret de la fréquence relative de ces trois formes, et l'on peut dire que la prédominance de la variole confluente est en rapport absolu avec la perfection des résultats et la répétition plus ou moins fréquente des inoculations vaccinales antérieures. Bien des faits, singuliers au premier abord, sont le simple corollaire de cette loi (Voy. *Prophylaxie*).

2° *Rougeole.* — Contemporaine de la variole, pénétrant avec elle en Europe au sixième siècle, la rougeole reçoit par comparaison le nom de morbillus. Son expansion initiale continue encore actuellement, et la rougeole fait aujourd'hui sa première apparition peut-être en certaines îles de l'Australie que leur éloignement de tout autre pays habité avait préservées jusque maintenant. Comme la variole, elle prend ses recrudescences surtout en hiver et au printemps, saisons plus favorables au développement du catarrhe morbilleux. Cette influence pathogénique du froid et des variations de température est sans doute la raison de la moindre fréquence de la rougeole dans les climats dont la température est plus clémente que celle de nos pays, et de sa gravité plus grande au nord.

La statistique de l'armée française prouve, par exemple, la rareté relative de la rougeole dans nos garnisons d'Afrique où, année moyenne, cette maladie ne motive pas une entrée sur 1 000 aux hôpitaux, tandis qu'en France elle en occasionne de 8 à 9.

La régularité d'évolution saisonnière et multi-annuelle de la rougeole est souvent interrompue par des recrudescences dues surtout à l'arrivée, dans les milieux atteints, de masses spécialement prédisposées ; les régiments qui viennent prendre garnison à Paris prolongent parfois la durée des épidémies prêtes à s'éteindre. L'ensemble de l'armée est spécialement atteint dans les années d'appel de contingents nombreux et de mobilisation des troupes ; telles furent les épidémies militaires de 1855, de 1859, de 1870, années correspondant à des levées considérables de jeunes soldats. Le rajeunissement de l'armée, par le fait de la loi de 1872, est pour beaucoup dans son augmentation de fréquence chez les militaires.

Contage et réceptivité, tels sont encore les deux facteurs principaux. L'immunité acquise par une atteinte antérieure de rougeole est plus assurée, suivant nous, que celle que confère la variole contre elle-même et s'étend habituellement à toute l'existence (Voy. ci-dessous l'épidémie des îles Feroë). Le contage aérien de la rougeole semble aussi peu diffusible que celui de la variole. L'incubation en paraît mieux limitée. Et encore les règles posées par Panum pour la durée absolue de l'incubation qui serait toujours de 14 jours, et pour le danger exclusif de contamination pendant la période d'efflorescence, sont-elles, cette dernière surtout, trop rigoureuses.

Les épidémies de rougeole peuvent être denses et frapper sans distinction d'âge là où elles sont nouvelles ou fort éloignées d'épidémies antérieures. En 1846, aux îles Feroë, la maladie atteignit 6 000 habitants sur 7,782, ne respectant que le groupe de vieillards qui avaient été exposés soixante-cinq ans auparavant (1781) à une épidémie analogue. Il en a été de même en 1875 aux îles Fidji, où, par sa généralisation et sa gravité, elle a eu les résultats mortuaires d'une véritable peste.

En nos pays, elle est à peu près exclusive au jeune âge, même dans les localités où elle prend le plus d'extension. Son pronostic n'acquiert généralement quelque gravité que chez les enfants.

Dans l'armée, en temps normal, la mortalité des individus atteints de rougeole est d'environ 3 sur 100 ; telle est la proportion des décès dans l'épidémie observée à Metz par Michel Lévy, 1 mort sur 30 malades ; telle est celle des décès de toute notre armée à l'intérieur pendant l'année 1868 ; 31 décès sur 1 025 de cas de rougeole, environ 1 sur 32 malades.

Nous avons vu, en revanche, à quel niveau s'étaient parfois élevés les chiffres de morbidité et de mortalité des épidémies de rougeole. Cette aggravation pourra tenir à la fréquence d'accidents gangréneux vers la peau ou les muqueuses, accidents observés à peu près exclusivement chez les jeunes sujets, et qui ont eu grande part dans la mortalité de l'épidémie de Rueil. Ou bien elle dépendra de complications graves, soit vers les organes digestifs, soit vers les poumons.

La gravité de l'épidémie de rougeole observée à Saint-Louis en 1853 par Jacques fut le résultat de son association à la diarrhée et à la dysenterie (24 décès sur 89 malades) : il en fut de même de l'épidémie observée en 1861 au Val-de-Grâce, où les malades étaient enlevés dans un état d'algidité cholériforme (Voy. Léon Colin, *Traité des maladies épidémiques*).

Les complications pulmonaires sont plus communes : c'est à la fréquence des pneumonies qu'il faut attribuer la gravité des rougeoles observées en 1688 dans notre armée au siège de Philipsbourg, et celle de l'épidémie de Givet (11 décès sur 106 malades) en 1855. Sous ce rapport, la pathologie du soldat se rapproche encore de celle des enfants chez qui les complications pneumoniques sont la cause ordinaire de l'aggravation des rougeoles. Ainsi à l'hôpital Necker, en 1846, il y eut une période durant laquelle, sur 24 enfants atteints de rougeole, 22 succombèrent, tués par la broncho-pneumonie concomitante.

3° *Bronchite capillaire morbilleuse.* — Mais il est d'autres conditions dans lesquelles nous voyons se développer dans l'armée, en même temps que la rougeole, un type morbide d'une effrayante gravité, sans analogue peut-être dans les épidémies de la population civile adulte.

C'est l'affection décrite, suivant les auteurs, sous les noms de bronchite capillaire épidémique, épidémie de concrétions fibrineuses polypiformes du cœur, épidémie de catarrhe suffocant, et qui parait mériter celui de : bronchite capillaire morbilleuse.

Ces épidémies offrent comme caractères communs de s'être développées : 1° pendant une période de froid intense ; 2° sous l'influence d'une constitution médicale exanthématique, caractérisée surtout par la prédominance des rougeoles ; 3° au milieu d'une agglomération exceptionnelle de jeunes soldats. Nous constatons ces conditions pathogéniques dans les épidémies de Nantes, de Saint-Omer, de Lyon, de Paris, de Boulogne, etc. (Voy. *Traité des maladies épidémiques*).

Quant à l'épidémie que nous avons nous-même observée à Bicêtre pendant le siège de Paris et dont nous avons présenté la relation à la *Société médicale des hôpitaux* de Paris (1873), il suffit de rappeler : 1° l'abaissement exceptionnel et si prolongé de la température dès le mois de novembre 1870 ; 2° le chiffre exceptionnel aussi de la garnison de Paris, presque entièrement composée de nouveaux soldats ; 3° et enfin la prédominance d'une constitution médicale exanthématique caractérisée depuis longtemps par le règne de la variole, et depuis le commencement de l'hiver par l'apparition de la rougeole.

Ce processus pathogénique n'est au reste que la consécration des faits observés par les historiens des anciennes constitutions médicales, où toujours apparaît cette affinité réciproque de la rougeole et des affections catarrhales, ainsi que la gravité des épidémies résultant de leur concours ; plusieurs de ces observateurs, Huxham en particulier, avaient reconnu l'absence parfois, souvent le caractère incomplet et fugace de l'exanthème morbilleux dans ces formes mixtes.

La mortalité des épidémies de catarrhe suffocant est élevée, atteignant les deux cinquièmes environ des malades. A Bicêtre, sur 457 entrants, il y eut 168 décès, ou 36,76 sur 100.

Il n'est pas étonnant que cette maladie ait, comme la rougeole, toujours choisi ses victimes parmi les hommes les plus jeunes de l'armée, ceux qui se rapprochent le plus de l'âge propre à cette dernière affection : à Bicêtre nous n'avons eu aucun officier atteint ; et les observateurs de Nantes n'en citent pas non plus dans leur épidémie. Mais, d'autre part, la maladie ainsi modifiée semble' avoir moins de puissance d'expansion que la rougeole ordinaire ; l'épidémie de Bicêtre a été restreinte, si l'on considère le chiffre considérable de l'effectif de la garnison qui alimentait cet hôpital.

Si la contagion existe, et il semble qu'à Nantes, comme à Saint-Omer, le voisinage des malades a pu développer quelques nouveaux cas, au moins est-elle très limitée. A Bicêtre, je n'ai constaté aucun fait de transmission dans l'hôpital même.

Peut-être la contagion est-elle moins active parce que l'éruption est moins prononcée? Peut-être ne peut-on contracter cette affection mixte qu'à la condition d'avoir subi la double influence étiologique dont elle dépend : d'une part, action du virus morbilleux; d'autre part, action du froid intense auquel ne sont plus exposés, ou le sont moins, les soldats en traitement aux hôpitaux.

A Bicêtre, l'éruption a presque toujours apparu, le plus souvent légère et fugace, à tel ou tel moment de la maladie : c'est à partir de l'époque où l'épidémie atteignit son maximum de gravité que l'exanthème fut le moins bien caractérisé, mais il manqua rarement; il suffisait de le chercher attentivement; chez des malades entrés tardivement, nous pûmes constater les taches brunâtres, qui persistent habituellement sur le tronc, lorsque l'éruption de la rougeole a pâli.

4° *Scarlatine*. — Inconnue des auteurs arabes qui ont décrit la variole et la rougeole, la scarlatine est une affection moderne. Peut-être a-t-elle été observée au seizième siècle par Ingrassias qui paraît même l'avoir distinguée de la rougeole. Mais les premières descriptions authentiques ne datent que du commencement du dix-septième siècle, et se rapportent à l'épidémie observée à Breslau en 1625. Il nous semble impossible de ne pas tenir compte de l'extension que prenait alors une affection dont nous verrons les nombreux rapports avec les épidémies de scarlatine, nous voulons parler de la diphtérie. Au lieu de provenir de l'Orient, comme la variole et la rougeole, la scarlatine semble donc autochtone, européenne.

Cette maladie termine souvent les épidémies exanthématiques dont la variole et la rougeole ont constitué la première phase. Mais elle a ses caractères épidémiques spéciaux qui l'isolent de ces deux affections.

Tandis que la pénétration de la variole et de la rougeole en un pays vierge d'atteintes antérieures entraîne habituellement les plus grands désastres, la scarlatine, au début de son expansion en Europe, a été, en général, remarquable par sa bénignité.

Moins saisonnière que la variole et la rougeole, la scarlatine est moins régulière dans son évolution multi-annuelle ; elle durera plusieurs années en un département, en une ville, pour disparaître absolument pendant dix ans, vingt ans et plus.

Elle est plus spéciale à la première enfance, et dans l'armée elle atteint exclusivement les très jeunes soldats.

Elle est surtout moins cosmopolite, elle a sa géographie médicale. Prenons comme point de départ la France où elle cause trois fois moins de décès que la rougeole, et où, en nombre d'années, elle n'est pas signalée dans les rapports annuels à l'Académie de médecine : plus on descend au sud, plus elle diminue encore de fréquence ; rare sur le littoral méditerranéen, elle le devient davantage à mesure qu'on se rapproche des tropiques ; dans l'ancien monde, elle disparaît, à ce niveau, du cadre pathologique : et nous pensons même que la plupart des épidémies observées, sous le nom de scarlatine, dans l'Amérique intertropicale, n'étaient peut-être que des épidémies de Dengue.

Progression en sens inverse, si du même point de départ nous remontons vers les climats froids. En Belgique déjà la scarlatine occasionne autant de décès que la rougeole : mais elle est fréquente surtout dans les régions situées au nord-ouest de la France.

En Angleterre, elle figure au premier rang parmi les causes mortuaires ; elle y prend le rôle dévolu chez nous à la fièvre typhoïde, tue en moyenne trois fois plus de monde que la variole et, dans les années de graves recrudescences, dépasse en mortalité le choléra indien. Rien de frappant comme la comparaison de Paris, où, année moyenne, elle occasionne une centaine de décès, à Londres, où cette mortalité varie de 2 à 6 000.

En d'autres localités d'Angleterre, son rôle obituaire est plus considérable encore, et parfois la scarlatine entraîne à elle seule la moitié de la totalité des décès annuels.

Commune et grave aussi en Suède, en Danemark, en Finlande, elle s'atténue vers l'est et le nord-est de l'Europe ; en Allemagne et en Russie elle n'est pas plus fréquente qu'en France. En allant vers l'ouest, au contraire, sur le littoral nord de l'Amérique, on la retrouve commune ; à Philadelphie elle occasionne, proportionnellement au chiffre des habitants, vingt fois plus de décès qu'à Paris ; plus au nord, au Canada, elle est aussi meurtrière qu'à Londres et à Edimbourg.

Outre ces affinités géographiques, la scarlatine est soumise à certaines influences locales assez puissantes pour avoir valu à divers districts de l'Angleterre le nom de foyers scarlatineux, *scarlatina fields ;* la détermination de ces influences est fort difficile. Suivant Graves, ces foyers, au lieu de se constituer en des villes notoirement insalubres par leur hygiène et leur topographie, appartiendraient plutôt à des localités dont l'altitude indiquerait la salubrité du sol et la parfaite ventilation. Des recherches plus complètes, notamment celles de N. Radcliffe, établissent cependant que les foyers scarlatineux se rencontreraient surtout, pour Londres, dans les quartiers les plus encombrés et pour le reste de l'Angleterre dans les districts miniers et manufacturiers.

Toujours est-il que, sauf en Angleterre, la scarlatine tend moins que la rougeole et la variole à s'endémiser dans les villes importantes ; de petites garnisons de France, Langres par exemple, ont subi des épidémies plus tenaces que les grands centres militaires L'armée de Paris est habituellement indemne au moment même des recrudescences de la maladie en province, et malgré la fréquence de la maladie dans les hôpitaux d'enfants de la capitale.

La contagion de la scarlatine est indéniable, c'est une des affections qui se répandent le plus fréquemment par le contact des enfants dans les écoles, et les médecins des hôpitaux de Paris, notamment J. Bergeron, Labric, ont prouvé le danger encouru au voisinage des malades ; mais l'influence des conditions climatiques et locales indiquées plus haut restreint le rôle du contage. Elle nous explique pourquoi les Européens, qui ont tant de fois propagé de cruelles épidémies de rougeole et de variole dans les pays chauds, n'y ont pas importé la scarlatine ; pourquoi les rassemblements exceptionnels de troupes, si favorables à la variole et à la rougeole, sont ici indifférents ; pourquoi la scarlatine est rare même dans les armées anglaise et américaine, comme si les soldats appelés sous les drapeaux étaient soustraits à ses foyers d'élection en ces pays.

L'affinité de la scarlatine et de la diphtérie est démontrée : par la coïncidence de l'expansion de ces deux affections en France au dix-huitième siècle ; par leur prédilection pour les campagnes et par la fréquence de la complication diphtérique des angines scarlatineuses. A Philadelphie, la mortalité par scarlatine a atteint un niveau inusité en 1861 et en 1875 ; or, c'est en ces deux années que, depuis vingt ans, la diphthérie a causé en cette ville le plus grand nombre de décès. Inconnues auparavant en Perse l'une et l'autre, les deux maladies y apparaissent simultanément en 1869-70.

Les épidémies de scarlatine sont d'ordinaire peu denses, même dans les agglomérations prédisposées aux maladies virulentes par le nombre et la jeunesse de ceux qui les composent. La grande majorité des individus échappent à cette affection, ce qui nous explique le prétendu succès de diverses méthodes prophylactiques, comme l'usage de la belladone.

Si ces chances d'immunité primordiale sont plus nombreuses qu'elles ne le sont à l'égard de la variole et de la rougeole, en revanche une atteinte de scarlatine ne semble pas impressionner l'organisme aussi profondément que ces deux autres affections, ni lui conférer la même protection contre une nouvelle atteinte ; les récidives de scarlatine, quoique exceptionnelles, le sont cependant moins que celles de variole et de rougeole, et l'arrêt des épidémies tient moins à l'épuisement des aptitudes.

Rien de plus variable que la léthalité des épidémies de scarlatine. Graves, Trousseau, Bretonneau, ont admirablement indiqué les modifications de gravité d'un mal que chacun d'eux, en sa carrière, avait considéré d'abord comme peu redoutable et dont chacun devait, quelques années plus tard, constater les terribles dangers. A la fin du siècle dernier déjà, après une longue série d'épidémies bénignes, la scarlatine faisait en Saxe une explosion qui coûtait la vie à 40 000 individus ; son aggravation simultanée en Angleterre était attribuée par nombre de médecins aux erreurs de thérapeutique des partisans de Brown ; absolument comme Bretonneau rapportait aux médications toutes différentes des partisans de Broussais la gravité de l'épidémie qu'il observait à Tours en 1824 ; opinions qui se font mutuellement justice.

Ces variations pronostiques de la scarlatine correspondent d'ailleurs au nombre relativement considérable de complications qui peuvent surgir en cette affection (méningite, angine couenneuse, suppuration des séreuses, albuminurie) et à l'irrégularité si fréquente aussi de ses allures cliniques.

5° *Oreillons.* — Les oreillons diffèrent notablement des maladies précédentes par leur extrême bénignité ; ils agissent simplement comme éléments de morbidité ; leur rôle obituaire est nul ou tout à fait exceptionnel. Dans la population civile ils n'atteignent guère que les jeunes enfants ; et, chose remarquable, c'est dans l'armée, où ces enfants font absolument défaut, qu'ils sont le plus communs, atteignent quelquefois le cinquième, le quart de la population d'une caserne. Ils y constituent une maladie plus longue habituellement que chez les enfants, parce que l'âge du soldat correspond à la période de virilité, pendant laquelle sont le plus fréquentes les orchites métastatiques (20 à 35 ans); cette complication se manifeste au moins chez le quart des malades de l'armée, entraînant parfois l'atrophie des testicules, et l'on s'explique ainsi pourquoi la durée de morbilité de cette affection comprend en moyenne chez eux trois ou quatre semaines.

Deux opinions opposées ont cours relativement à la pathogénie des oreillons : pour les uns, ils sont dus à une influence atmosphérique, notamment au froid humide. Pour les autres, ils relèvent d'un germe déterminé, spécifique, et on les a rapprochés des maladies les mieux caractérisées à cet égard, des fièvres éruptives.

La doctrine des influences atmosphériques est antique comme la médecine, puisqu'elle date de l'épidémie observée par Hippocrate. Pour nous en tenir aux faits modernes, rappelons que, dans une thèse récente, Salland a comparé, par des tracés, les oscillations de la marche d'une épidémie qu'il observait à Rochefort, aux variations barométriques et hygrométriques de l'air.

Il est certain que l'influence du froid et de l'humidité joue un rôle dans la pathogénie des oreillons. Plus fréquents dans les pays brumeux, sur le littoral maritime, dans les saisons à vastes oscillations de température, on les voit, dans l'armée, atteindre de préférence les hommes soumis à de brusques refroidissements, les sentinelles de nuit, par exemple. Jacob a noté, dans un excellent travail, la fréquence de cette maladie chez les militaires couchés au voisinage des portes et des fenêtres. Mais les faits de ce genre suffisent-ils pour permettre de contester la nature spécifique des oreillons ?

J'ai basé le rapprochement des oreillons et des fièvres éruptives, sur deux groupes de caractères similaires, auxquels j'ai donné le nom de similitudes épidémiques et de similitudes cliniques.

1° *Similitudes épidémiques.* — Rilliet et Trousseau ont démontré, par des faits devenus classiques, la transmissibilité des oreillons ; et, depuis leurs travaux, la plupart des auteurs modernes ont adopté, pour l'avoir observée à leur tour, la contagiosité de cette affection. Si les voisins d'hôpital sont peu atteints, c'est par insuffisance des conditions météorologiques à l'abri desquelles se trouvent plus complètement placés les malades d'hôpital, ce qui les rend, relativement au moins, réfractaires.

a. *Immunité conférée par une première atteinte.* — Cette immunité est plus certaine que celle que confère la variole, et les récidives sont ici moins fréquentes.

b. *Non-sporadicité.* — Susceptibles de se développer en épidémies très circonscrites (une caserne, un pensionnat) ou en épidémies généralisées (pandémies), les oreillons, pas plus que la variole, la rougeole, n'apparaissent jamais sporadiquement.

c. *Fréquence chez les jeunes sujets et les soldats.* — Comme les fièvres éruptives, les oreillons constituent des épidémies parfois exclusives aux enfants; ils sont beaucoup plus fréquents chez les soldats que chez les adultes civils; ce fait aurait dû frapper surtout ceux qui ont contesté la spécificité de cette affection ; n'est-il pas étrange de voir un seul régiment subir plus de 100 atteintes, alors que, dans la population civile, une atteinte d'adultes sera exceptionnelle, les conditions météoriques étant les mêmes de part et d'autre ? C'est que la plupart des soldats, provenant des campagnes, y ont rarement subi des occasions de contage, et constituent, dans nos villes, des groupes où toute affection spécifique pénètre et se maintient facilement : 1° parce qu'il s'y trouve peu d'individus préservés par une atteinte antérieure ; 2° parce que la vie en commum supprime tout obstacle au contage.

d. *Analogie d'allures avec les épidémies de fièvres éruptives.* — Au lieu d'éclater simultanément sur l'ensemble des populations, quel qu'en soit le chiffre, et de se limiter à une saison, comme les maladies catarrhales, les oreillons offrent, avec la variole et la rougeole, plusieurs caractères communs : 1° de ne durer que deux ou trois mois dans les villages, tandis que dans les villes leur durée se prolonge de façon à comprendre parfois deux ou trois hivers, pendant chacun desquels il y a recrudescence épidémique; 2° d'apparaître progressivement dans les divers quartiers de ces villes, chaque quartier devenant à son tour le théâtre d'une petite épidémie; dans l'armée, l'épidémie atteindra successivement les diverses chambres d'une caserne, les diverses casernes d'une garnison; 3° de se développer en véritables pandémies, ou de se limiter à des centres fort restreints, une ville, une caserne, une pension ; 4° de pouvoir se manifester en tout climat et en toute saison, même en été dans les climats chauds; 5° d'être cependant plus communs, en général, en hiver; ainsi, d'après Hirsch, sur 112 épidémies, 51 appartiennent à l'hiver, 32 au printemps, 15 à l'été, 19 à l'automne.

Mais le point de contact le plus incontestable des épidémies d'oreillons avec celles de fièvres éruptives nous paraît être la simultanéité de leurs épidémies avec celles de ces dernières affections. C'est, surtout, en même temps que les épidémies de rougeole, ou immédiatement après, qu'apparaissent en nos climats les épidémies d'oreillons. Non seulement donc les oreillons présentent, dans leurs allures épidémiques, des similitudes incontestables avec les fièvres éruptives, mais il doit exister quelque affinité entre les constitutions médicales exanthématiques et celles qui favorisent les épidémies d'oreillons.

2° *Similitudes cliniques.* — Établies soit dans les cas normaux par la régularité du cycle morbide; soit dans les cas graves, par l'explosion d'accidents analogues à ceux des formes malignes de la scarlatine, spécialement la néphrite.

6° *Coqueluche.* — L'épidémie observée par Baillou en 1578 est la première que l'on puisse, sans hésitation, rapporter à la coqueluche. Depuis, cette affection s'est répandue à la surface du monde, sans avoir encore, elle non plus, terminé son cycle d'envahissement. La Californie, la Polynésie, ont été atteintes pour la première fois il y a vingt ans, et suivant Lombard, le Labrador ne l'a été qu'en 1875.

Les épidémies de coqueluche, contrairement à celles de rougeole, au lieu de disparaître ou de s'atténuer à la fin du printemps, continuent habituellement pendant l'été; et l'atteinte de l'une de ces maladies ne confère aucune immunité contre l'autre.

La contagion de la coqueluche est la cause essentielle de sa propagation épidémique. Des faits nombreux ont établi la réalité de ce contage et son extrême subtilité, au point qu'on a admis sa transmission par imitation. Il n'est point nécessaire que les enfants cohabitent dans un appartement, pas même qu'ils vivent côte à côte dans l'enceinte d'une salle d'école; l'affection se transmettra en plein air, à la suite d'une rencontre dans une rue, dans un jardin, etc.

La coqueluche s'est acclimatée définitivement, comme les fièvres éruptives, dans les pays assez peuplés pour assurer le renouvellement incessant de ses germes; comme les fièvres éruptives, elle ne fait que passer dans les localités trop restreintes pour entretenir le contage; c'est ainsi qu'aux îles Féroë il n'y a eu, depuis un siècle, que deux épidémies de coqueluche (en 1778 et en 1836), toujours pénétrant par importation, et rappelant, par leur intervalle et leur expansion, les deux épidémies de rougeole observées en ces mêmes îles en 1785 et en 1846.

Sa fréquence, parfois même sa permanence dans les grandes villes comme Paris, semblent avant tout le fait de sa contagiosité. La régularité de son retour multiannuel constatée en quelques localités peu importantes est aussi exceptionnelle que pour la scarlatine. Comme en cette dernière affection, de longues périodes de disparition presque absolue succéderont parfois dans les mêmes milieux à des phases d'endémicité très prolongées. A Genève la coqueluche qui, en telle année, a occasionné, d'après Marc d'Espine, le trentième des décès (34 décès par coqueluche sur 1,000 décès en 1840) a été complètement nulle pendant d'autres années.

Au point de vue de l'expansion, le mal frappera tantôt un village, un quartier d'une ville, tantôt la ville entière; jamais il ne se restreindra au point de constituer une épidémie de maisons. Il est inexact de dire que tous les pays et tous les âges y soient également disposés. Comme la scarlatine, comme la grippe, elle est plus commune dans les régions septentrionales. Bien qu'elle ait apparu plusieurs fois dans la zone inter-tropicale, elle y est relativement rare, se limitant presque aux régions dont l'altitude est compensatrice, comme sur les hauts plateaux du Brésil et du Pérou.

Au nord de l'Europe, la coqueluche entre régulièrement chaque année en ligne de compte dans la mortalité générale; elle occasionne en Belgique plus de 2,000 décès par an; il en est de même en Angleterre, et surtout en Irlande, en Suède et en Norvège, et sur le nord du littoral atlantique des États-Unis. Dans ses périodes de recrudescence, elle prend un rôle plus considérable encore; de 1749 à 1764 elle aurait tué en Suède 43,000 enfants, et en Angleterre, de 1848 à 1855, fait plus de 72,000 victimes. Plus au nord enfin, elle atteint son maximum de fréquence et de gravité et constitue l'une des principales causes mortuaires du premier âge au Groënland.

Quant aux âges, si l'on a observé cette affection à toutes les périodes de la vie, elle n'en constitue pas moins une maladie de la première enfance; les neuf dixièmes des atteintes ont lieu avant cinq ans, et presque toutes les autres avant dix. Elle constitue même, avec le choléra infantile et malgré sa contagiosité, une des rares affections de l'enfance qu'on n'observe pas dans l'armée.

Certaines conditions anatomo-physiologiques, plus marquées au premier âge comme l'étroitesse du larynx, le volume et la susceptibilité des ganglions bronchiques, interviennent peut-être en cette limitation, de même que l'éréthisme du système nerveux expliquerait sa prédominance chez les personnes du sexe féminin.

7° *Dengue.* — La dengue aurait été observée pour la première fois, par Rusch, à Philadelphie, en 1780. C'était là sans doute un épisode d'une epidémie plus générale qui s'étendait, en 1784, jusqu'à Cadix où elle reçut les noms de *Febris Gaditana*, de *Piedosa.*

Plusieurs grandes manifestations épidémiques ont lieu en ce siècle : 1° de 1824 à 1828, période où l'affection apparait d'une part aux Indes orientales (notamment dans les présidences de Bombay et de Calcutta), d'autre part aux Antilles et sur le littoral atlantique des États-Unis ; 2° en 1846, année où elle reparait encore sur ce littoral, spécialement à la Nouvelle-Orléans, mais après avoir débuté dans l'Amérique du sud, et frappé pour la première fois le Brésil; 3° en 1870, enfin, la dengue éclate sur la côte orientale d'Afrique, à Zanzibar, pour remonter pendant les deux années suivantes (1871 et 1872) vers le littoral de la mer Rouge, gagner Aden, et de là les villes maritimes de l'Inde, notamment Bombay, Madras, Calcutta; puis, continuant sa marche vers l'est et le sud, elle atteint d'une part l'Indo-Chine, faisant explosion (septembre 1872) à Pondichéry, où l'observe Martialis, puis la Cochinchine (octobre 1873); d'autre part, l'île Maurice d'où elle gagne Saint-Denis (Réunion) au mois de mars 1873.

A côté de ces expansions générales, il en est de plus restreintes qui témoignent de l'affinité de l'affection pour la zone intertropicale; elle est commune surtout : 1° en Océanie; nos collègues de la flotte l'observent annuellement à Taïti (Jules Rochard) et aux îles Sandwich, où elle est connue sous le nom de *bouhou;* 2° dans le centre de l'Afrique, d'où elle a été importée plusieurs fois au nord, à Ténériffe, à Cadix et à Port-Saïd.

En dehors des climats tropicaux, la dengue n'a touché, en notre hémisphère, que les points les plus méridionaux de l'Europe (Cadix, 1784 et 1867). Il n'en est pas ainsi dans le nouveau monde, où elle a pénétré jusqu'à New-York, en 1828. Dans cette expansion plus facile de la dengue vers le nord de l'Amérique, sur son littoral oriental, faut-il reconnaître une fois de plus l'influence des conditions du climat excessif de ce littoral, entraînant la fréquence relative à ces mêmes latitudes de maladies des climats chauds? Quant à sa limite sud, la dengue paraît n'avoir pas franchi l'île de la Réunion. Ses manifestations seraient donc, jusqu'à l'époque actuelle, bornées au nord par le 45° degré de latitude environ, au sud par le 21°.

La dengue est-elle purement épidémique? A-t-elle des foyers d'endémicité? Suivant Dauvin, elle serait endémique à l'île Maurice, y apparaissant chaque année; il en serait de même, suivant des médecins anglais, à Calcutta.

Sauf la gravité, elle serait donc comparable aux endémo-épidémies : choléra, fièvre jaune, à foyers originels intertropicaux.

Des conditions climatériques bien définies favorisent son apparition : ce sont l'extrême chaleur et l'extrême humidité. Cette influence a été mise hors de doute par tous les observateurs, et récemment encore par Cotholendy, qui a vu l'affection régner à Saint-Denis (Réunion) de février à mai 1873, c'est-à-dire au moment des plus fortes chaleurs de l'hivernage; en cette année 1873, à partir du 7 janvier, le thermomètre s'est maintenu à 29° et même 30°, jusqu'en avril; le ciel a été souvent couvert et nuageux, les pluies très abondantes, ce qui donnait un caractère exceptionnel d'intensité aux conditions météoriques de l'hivernage.

Cotholendy a apporté d'autres preuves plus particulières et tout aussi convaincantes de cette influence.

On en a conclu à la spontanéité de la dengue sous la simple influence de l'exagération des conditions thermiques et hygrométriques des climats chauds; telle est l'opinion de Fouque (Thèses de Paris, 1876) sur une épidémie développée en mer, sur la côte occidentale d'Afrique, à bord de la *Comète,* sans que rien démontrât la contamination antérieure de ce bâtiment par un germe virulent.

Il nous serait difficile d'admettre l'origine purement atmosphérique d'une maladie dont la nature spécifique et la contagiosité sont prouvées et par le mode épidémique et par le détail des faits particuliers. Le rôle des communications humaines a été surtout mis en évidence durant la dernière épidémie (1870-1873) par l'importation de la maladie à Aden, puis à Bombay et Madras. Martialis rapporte que la période maximum de l'épidémie de Pondichéry (1872) eut lieu immédiatement après la fête de Velanganny, village anglais situé à 105 milles, fête qui avait attiré un immense concours d'indigènes.

A Saint-Denis (Réunion), la rapidité de son développement fut proportionnelle à l'agglomération de la population.

Il n'est pas de maladie dont le principe contagieux se trouve à un pareil degré de diffusion immédiate dans l'atmosphère.

De toutes les affections contagieuses, la dengue est celle qui est susceptible du plus haut degré d'expansion et de densité; sa morbidité la rapproche de la grippe. Dans la garnison anglaise d'Aden, elle frappe 700 hommes sur 900; à bord de la *Comète* (1870), 59 hommes d'équipage sur 66. A la Réunion, en 1873, elle constitue une véritable pandémie.

Comme dans la grippe encore, mortalité minime (un décès sur 200 ou 300 cas) et pronostic grave seulement chez les plus âgés parmi les vieillards, chez les plus jeunes parmi les enfants.

Aussi le rapprochement de la grippe et de la dengue s'est-il imposé instinctivement, pour ainsi dire, d'après les allures épidémiques des deux affections, et a-t-il été formulé par les écrivains les plus autorisés : Jules Rochard et Martialis.

La dengue est-elle l'influenza des pays chauds, ayant son foyer d'origine et de rayonnement dans la zone intertropicale, comme la grippe a le sien dans les régions circumpolaires? Non seulement ces deux affections diffèrent par l'ensemble de leurs caractères cliniques; mais, malgré quelques similitudes de leurs allures épidémiques, elles sont loin de se confondre sous ce dernier rapport. La dengue ne franchira pas, comme la grippe, les latitudes voisines de son berceau, et, sans doute, ne constituera jamais d'épidémie générale à la surface du monde; dans un même pays, elle s'arrête devant les altitudes. Mais la différence capitale, c'est que la marche et la direction de la dengue sont subordonnées aux courants humains; subordination telle qu'on lui a appliqué avec succès telles mesures restrictives (quarantaine à la Réunion, isolement à Aden) dont la grippe se serait jouée.

Dans les pays à fièvre jaune, aux Antilles, au Brésil, à la Nouvelle-Orléans, le diagnostic sera difficile, parfois, à la période d'invasion, entre le fièvre jaune et la dengue ; de là des méprises nous expliquant les conclusions erronées de ceux qui ont cru trouver entre ces deux maladies une parenté originelle.

A la Réunion, la dengue a été prise quelquefois pour des accidents d'intoxication palustre ; ailleurs elle a souvent été confondue avec le début de la fièvre bilieuse des pays chauds. La rapidité du mouvement fébrile initial, la congestion de la face, les douleurs rachidiennes, symptômes communs aux deux affections, peuvent faciliter cette confusion, et nous nous demandons, malgré l'autorité des observateurs, s'il n'y a pas lieu à éliminer du cadre de la dengue quelques faits dans lesquels on a noté : 1° la non-épidémicité du mal ; 2° l'absence de l'éruption, et à les rapporter à la fièvre bilieuse des pays chauds.

La ressemblance parfois frappante de l'éruption avec celle de la scarlatine ne prouve aucune similitude originelle. Jamais la scarlatine n'offre une telle expansion épidémique ; jamais elle n'a conféré la moindre immunité contre la dengue. Elle se manifeste à peu près exclusivement dans les climats froids et tempérés, ne trouvant pas ses conditions de développement dans la zone des climats chauds, c'est-à-dire sur le théâtre de la dengue.

§ 3. — Maladies telluriques ou miasmatiques non virulentes. Fièvres intermittentes.

De toutes les maladies populaires, les fièvres intermittentes sont celles qui pèsent le plus lourdement sur l'humanité. Elles n'ont pas de date de naissance, sont aussi anciennes que le monde, et leur pérennité n'a d'égale que leur extension géographique.

Si elles n'offrent la gravité ni du choléra, ni de la fièvre jaune, ni du typhus, elles laissent bien loin derrière elles ces redoutables affections par l'immensité de leurs foyers originels, par leur ancienneté à la surface du globe, par la fatalité de leurs réapparitions annuelles, et par leur tendance aux récidives. Elles ne peuvent guère être comparées qu'à la dyssenterie ; et encore la dépassent-elles singulièrement par leur expansion vers le nord, puisqu'elles ont de nombreux foyers d'endémicité au delà du 50° degré de latitude boréale. Ruinant, dans leur vitalité, les populations indigènes, elles constituent, pour l'étranger, le principal danger de l'acclimatement.

Sans remonter aux guerres des temps passés, on les a vues faire de nombreuses victimes dans tous les pays où ont été appelés, en ce siècle, nos soldats et nos marins : en Espagne, en Grèce, en Algérie, à Rome, en Crimée, en Lombardie, en Syrie, en Chine, en Cochinchine, au Mexique, et dans presque toutes nos colonies.

Mêmes dangers, dans leurs stations coloniales, pour les troupes anglaises, espagnoles, hollandaises; ces atteintes ne se bornent pas aux armées européennes, et durant la guerre de sécession des États-Unis, les fièvres ont occasionné plus du quart de la morbidité totale (1,552,000 atteintes sur 5,843,000 malades).

A. *Géographie.* — Communes en nos climats, elles tendent, si l'on se rapproche des pays chauds, à absorber la plus large part du cadre pathologique. L'augmentation de fréquence des fièvres intermittentes, à mesure que des climats froids on descend vers l'équateur, constitue même l'une des caractéristiques principales de la pathogénie climatique; elle est démontrée par la statistique médicale des différentes armées. Au lieu de rester limitées à des foyers circonscrits, elles surgissent, dans la zone intertropicale, sur d'immenses surfaces. Au nord, c'étaient des endémies de localité, là elles deviennent endémies de climat.

Il y a quelques réserves et additions à faire à la règle générale précédente; voici les principales :

1° La fièvre intermittente est relativement fort rare dans l'hémisphère austral, même aux latitudes voisines de l'équateur; en Océanie, on n'en observe guère plus qu'en Angleterre; en Nouvelle-Calédonie guère plus qu'en France; mais cette salubrité générale de l'hémisphère sud, due sans doute à l'énergie de sa ventilation, ne pourra conjurer le développement de la malaria si les conditions telluriques nécessaires viennent à surgir, comme à l'île Maurice, en 1866.

2° La fièvre intermittente cesse d'apparaître à certaines altitudes au-dessus du foyer fébrifère; mais à des altitudes moindres, insuffisantes, elle est aussi intense qu'au niveau des marais.

3° Les fièvres intermittentes sont des maladies des campagnes; dans les régions les plus insalubres, les villes constituent de véritables refuges contre la malaria. Ainsi les armées en garnison sont relativement ménagées.

4° La configuration plane du sol est favorable au développement de la malaria, non seulement en raison du man que d'écoulement des eaux, d'une humidité, mais en raison aussi de la condensation plus facile, à la surface de ce sol, du brouillard fébrifère.

B. *Genèse.* — Les agents météoriques et en particulier la chaleur, l'humidité, les vents, jouent un rôle immense dans le développement de la malaria; ils peuvent en centupler ou en annihiler l'action; mais ils ne la produisent point, et le sol en reste la cause absolue.

L'élément le plus certain dans la genèse de la malaria, celui dont nous avons prouvé la prédominance en tout pays fébrigène, c'est la puissance végétatrice du sol, quand cette puissance n'est pas épuisée par un rendement suffisant.

Le terme d'intoxication tellurique nous semble dès lors préférable au terme intoxication palustre, qui ne rappelle qu'une condition moins essentielle de la genèse morbifique.

Il est en rapport plus logique avec l'immense développement, à la surface du globe, de ces affections dont l'apparition n'est subordonnée :

1° Ni à l'existence de foyers marécageux, dans la zone tropicale surtout, où le sol est assez riche et assez échauffé par le soleil pour suffire à la production du miasme fébrigène le plus énergique ; .

2° Ni à la distribution géographique de certaines plantes, puisque les plus grandes différences peuvent exister entre les espèces végétales de régions également atteintes.

En reconnaissant au miasme tellurique un caractère matériel et pondérable, nous nous séparons d'ailleurs absolument des auteurs qui ont considéré cette cause fébrigène comme de nature incoercible, analogue au calorique ou à l'électricité. La découverte de Laveran paraît donner enfin un corps à cet agent considéré si longtemps comme insaisissable.

Depuis la publication de notre *Traité des fièvres intermittentes*, la doctrine de l'intoxication tellurique s'est affirmée chaque jour, ralliant à elle les médecins des pays à fièvres, soit en nos climats, soit dans la zone tropicale.

Si le sol est le point de départ de l'élaboration toxique, l'intermédiaire entre le poison et l'organisme est l'atmosphère. Nos recherches ont rendu fort problématique la puissance fébrigène de l'ingestion des eaux marécageuses. (Voy. notamment l'article *Fièvres intermittentes* in *Dict. encycl. des sc. méd.*).

Le miasme tellurique ne ménage aucune race humaine et les nègres ne jouissent point du privilège d'antagonisme qu'on leur avait attribué.

Les conditions professionnelles jouent un grand rôle, mais surtout par le fait de la résidence imposée ; plus l'homme est au contact du sol, plus il court chance d'intoxication : contrairement à la règle générale, les professions agricoles sont ici plus dangereuses que les métiers industriels, surtout si elles imposent le contact du foyer fébrigène durant la nuit ; les agriculteurs qui rentrent le soir en ville, et y passent la nuit, sont moins exposés que les personnes obligées à un séjour constant dans la plaine, comme les soldats en campagne, les bergers, les douaniers, certains employés de chemins de fer.

Et cependant ce miasme n'est point, comme les autres poisons, dangereux pour les diverses espèces animales. L'homme seul en subit l'influence ; et l'on doit révoquer en doute la prétendue sagesse des aruspices qui affirmaient trouver dans les entrailles des animaux les traces des vapeurs qui s'exhalent du sol.

C. *Morbidité*. — Nous avons donné les fièvres intermittentes comme exemple de la densité considérable des atteintes par certaines causes spécifiques qui sont très expansibles et ne reconnaissent aucune immu-

nité d'âge ou d'atteinte antérieure. Cette fréquence des cas est en général d'autant plus considérable qu'on l'observe dans des pays plus chauds,
et notamment dans la zone intertropicale ; mais on la constate fréquemment aussi plus au nord, en Algérie, à Rome, et même aux latitudes
les plus élevées où se produit la malaria ; en Finlande, en Suède, il y a
des localités palustres où, en certaines années, la presque totalité de
la population est atteinte.

D. *Mortalité.* — Il en est autrement de la mortalité, fort différente,
elle, suivant les lieux et croissant surtout dans les deux conditions
suivantes :

1° A mesure qu'on se rapproche de l'équateur. En France, en Angleterre, en Allemagne, il n'y aura pas 1 décès sur 500 malades ; en Algérie
et en Italie, la mortalité sera généralement inférieure à 1 sur 100 ; tandis que dans les régions intertropicales le chiffre des décès représente
quelquefois ou dépasse la moitié de celui des atteintes,

2° Avec le nombre des individus brusquement soumis à son action :
de là ces désastres subis par des armées, décimées ou anéanties, en des
régions où la population résidente était relativement ménagée (voy. ci-
dessus, p. 658).

Dans les pays mêmes où le pronostic est peu grave, et la mortalité peu
élevée relativement au chiffre des accès fébriles, la fréquence de l'affection entraîne en somme une mortalité souvent considérable. L'individu
atteint d'intoxication palustre et destiné à y succomber tôt ou tard
contribue parfois à fournir à la statistique des chiffres susceptibles de
faire accepter trop facilement l'opinion de la bénignité de cette maladie. Cet individu, en effet, entre à chaque instant aux hôpitaux ; à
chaque sortie il est inscrit à la colonne des guéris, jusqu'au jour où il
reviendra pour succomber. L'intoxication tellurique constitue ainsi
par excellence le type de ces affections dont la mortalité ne peut être
estimée d'une manière immédiate ; d'autant que, dans les pays palustres, la majorité des décès pendant l'hiver et après la saison des fièvres,
c'est-à-dire quand on croit le danger passé, est surtout la conséquence
de l'affaiblissement antérieur de l'organisme par la cachexie.

Les recherches de nos collègues de l'armée, spécialement celles de
Bertrand, ont établi que, dans les régions de notre territoire influencées
encore par l'impaludisme, l'homme atteint difficilement la taille voulue par la conscription, et que le chiffre des exemptions pour infirmités
dépasse également celui des autres régions.

Mais, parfois, le résultat de cette influence sur la population est bien
autrement grave et se manifeste par une augmentation de la mortalité
et une réduction considérable de la durée de la vie. Dans les Dombes, la vie moyenne était, il y a quelques années, inférieure de onze ans
à la moyenne des autres départements ; sur les bords marécageux de la
Sprée, la mortalité excède d'un douzième celle des localités voisines.

Dans certaines localités palustres du département de l'Hérault, la mortalité, pour la période de 0 à 10 ans, dépasse de 6,10 celle du reste de la France. Suivant Aitken, la mortalité des pays à fièvres dépasse de 1 à 38 sur 1,000 habitants celle des autres pays.

On a vu, dit Mélier, des années où dans ces pays il ne restait pas un seul homme de la classe appelée, aucun n'était parvenu à l'âge du recrutement : tous étaient morts avant le temps, et la plupart dès leur enfance.

Non seulement il y a danger pour eux de succomber soit à des accès pernicieux, soit aux progrès de leur cachexie et aux brusques accidents qu'elle peut entraîner : œdème pulmonaire, œdème de la glotte, œdème cérébral, hydropéricarde, etc.

Mais en outre, si la cachexie palustre n'entraîne pas, en général, la mort directement, si même elle semble mettre à l'abri de quelques-unes des formes les plus redoutables de la perniciosité, elle prédispose à certaines affections indépendantes en elles-mêmes de la malaria, et leur donne une terrible gravité.

D'une part, c'est la dysenterie qui tue par centaines les fiévreux dans les climats chauds. Cependant la dysenterie n'est redoutable pour eux que dans les pays où elle trouve elle-même les conditions de développement ; elle n'est point une affection palustre, bien qu'ayant certains foyers communs avec la malaria.

L'autre affection, redoutable aux cachectiques, non plus seulement en certains pays fébrigènes, mais à peu près en tous, et spécialement dans les parties les plus septentrionales du domaine des affections telluriques, c'est la pneumonie.

Enfin la cachexie palustre n'a malheureusement pas le privilège qu'on a voulu lui reconnaître d'opposer un antagonisme certain à différentes maladies ; elle n'entrave ni l'explosion, ni le développement de la phthisie pulmonaire, et nous avons perdu des cachectiques dont la rate était elle-même farcie de tubercules.

Les médecins hollandais ont surtout reconnu la fréquence simultanée des deux affections ; ainsi Beker, médecin en chef de l'armée hollandaise, constate (1842-44) 96 morts par phthisie sur 242 décès, près du tiers par conséquent dans une armée qui présente plus de fièvres qu'aucune autre armée d'Europe! Forget avait également prouvé qu'à sa clinique de Strasbourg, où la malaria envoyait de nombreux malades, le tiers des décès était dû à la phthisie.

Elle ne s'oppose pas aux atteintes du typhus qui s'y associe fréquemment ; la mortalité énorme du choléra en Algérie prouverait aussi à elle seule combien l'anémie palustre en favorise les atteintes et en augmente la gravité.

Nous-même avons vu en Algérie l'exemple des dangers de l'association de la cachexie palustre avec le scorbut. Rien de plus redoutable que la réunion de ces deux affections, fièvre et scorbut, réunissant leur pernicieuse influence sur le système nerveux, le liquide sanguin, la nutrition des organes, et augmentant encore par leur association l'imminence et la gravité de toutes les maladies inflammatoires.

L'intoxication palustre ne confère, en résumé, d'immunité contre aucune autre cause mortuaire; et nous développerons les preuves de la proposition émise déjà plus haut (page 675) : son non-antagonisme avec la fièvre typhoïde.

E. *Limites du rôle de la malaria.* — Bien des auteurs ont démesurément agrandi le rôle pathogénique de la malaria, et, cédant à une exagération synthétique, ont englobé sous le titre de fièvre palustre les différentes pyrexies des pays chauds. Aujourd'hui encore des observateurs distingués affirment que l'impaludisme est susceptible de revêtir les formes les plus variées; cette opinion ne me paraît plus de notre époque; on a dit que, suivant la réceptivité de tel ou tel organe, le miasme produirait tel ou tel symptôme absolument différent. Il est certain que tout affaiblissement de la résistance organique rend les sujets plus exposés à l'influence morbide. J'ai démontré la vérité de ce fait par des observations de fièvre intermittente grave, quelquefois pernicieuse survenant chez les malades, chez les blessés, chez les femmes en couches. Mais je ne puis accepter, avec Bacelli, que « la faiblesse particulière d'un organe, d'un appareil rende cet organe, cet appareil plus apte à être frappé par la force nuisible ». La fièvre pernicieuse est, en général, indépendante, dans sa physionomie, des maladies préexistantes.

Le miasme fébrifère agit comme un poison, et sans lui assigner une action pathogénique aussi uniforme et aussi limitée que celle des poisons minéraux, plomb, arsenic, nous reconnaissons l'empreinte d'un cachet commun dans toutes les affections qu'il engendre.

Des auteurs n'ont pas distingué les deux phases de l'intoxication; ils ont exagéré le cadre des fièvres pernicieuses pour avoir confondu ces maladies avec les accidents de l'anémie palustre. Ici se développe, par le fait de l'altération du sang et de certaines modifications organiques profondes, une tendance à des accidents très graves, parfois immédiatement mortels, mais qui ne tiennent pas à l'action directe du poison. Il en est autrement de la genèse des fièvres pernicieuses proprement dites.

Depuis quelques années surtout, nous voyons porter avec une singulière facilité, en dehors de tout foyer palustre, les diagnostics : fièvre larvée et fièvre pernicieuse; dans nos grandes villes, à Paris par exemple, où la malaria joue un si faible rôle, on les emploie à chaque instant non seulement pendant la saison chaude, mais même durant l'hiver, en des jours où la température inférieure à 0° anéantirait les miasmes des foyers maremmatiques les plus intenses.

Cette exagération est surtout la conséquence de l'ignorance des allures cliniques des fièvres pernicieuses et de la conviction où l'on est que ces fièvres sont essentiellement constituées par des accidents périodiques. Ce préjugé de la valeur dominante de la périodicité est tel qu'il suffit qu'un fait morbide, insolite et grave, se présente à plusieurs reprises avec quelque régularité pour en conclure qu'on a sous les yeux une fièvre larvée. On applique ces dénominations aux accidents les plus divers, les plus bizarres, n'ayant aucun rapport avec les types pernicieux observés dans les pays où leur origine palustre est incontestable.

A côté de ces caractères cliniques, les fièvres pernicieuses sont assujetties à certaines conditions étrangères à l'évolution morbide elle-même, et de la plus haute importance pour le diagnostic.

1° Conditions de lieux assez précises pour que, dans une même ville comme Rome, la provenance de tel quartier soit un argument de valeur pour ou contre le diagnostic fièvre pernicieuse;

2° Conditions de temps, tellement nettes aussi, que, dans les pays insalubres eux-mêmes, comme la campagne romaine, comme certains postes de l'Algérie, comme la Bresse, une fièvre pernicieuse soit une chose rare dans les six premiers mois de l'année, tandis qu'au contraire toutes les fièvres graves des six mois suivants seront, au moins pour l'immense majorité, d'origine tellurique. On comprend, dès lors, avec quelle hésitation nous admettons le diagnostic : fièvre pernicieuse quand il est appliqué, comme nous le voyons parfois en nos climats, à n'importe quelle époque de l'année.

3° Conditions de fréquence relativement aux autres manifestations de la malaria ; un accès pernicieux coïncide, en général, avec un grand nombre d'accès bénins, coïncidence oubliée par ceux qui, dans nos climats du nord, voient si facilement des fièvres pernicieuses en dehors de toute constitution médicale caractérisée par la fréquence des fièvres simples. A Rome, en Algérie, la proportion des fièvres simples aux fièvres pernicieuses, dans les moments les plus graves de la période endémo-épidémique, est de 30 environ à 1.

N'est-il pas utile de rappeler cette rareté relative des fièvres pernicieuses, de la rappeler surtout aux observateurs qui, à Paris même, prétendent rencontrer assez souvent des accidents de ce genre ? Le diagnostic, en pareil cas, doit toujours être basé sur l'étiologie, et cette étiologie se révèle constamment, quand il n'y a pas de marais pour l'indiquer, par le nombre considérable de fièvres bénignes se manifestant dans les mêmes lieux, à la même époque que les accès pernicieux, et dans une proportion infiniment plus élevée que ceux-ci, à moins, bien entendu, que les fièvres pernicieuses en question ne soient observées chez des personnes revenant depuis peu de pays à malaria.

Les antécédents seront également pris en considération. Dans les localités même les plus insalubres, dans les régions tropicales, où le miasme, par sa puissance, peut frapper les nouveaux venus avec l'intensité de la foudre, les fièvres pernicieuses les plus aiguës sont ordinairement précédées par un ou plusieurs accès bénins.

Heureusement pour le malade, les doutes du clinicien au point de vue du diagnostic ne devront jamais se traduire par une hésitation dans le mode thérapeutique à suivre ; de tous les médicaments efficaces là où ils sont indiqués, le sulfate de quinine est l'un des moins dangereux là où il n'est pas nécessaire, et nous-même, nous rappelant l'adage de Senac : *Majus est in mora periculum, quam in cortice Peruviano adhibendo,* nous nous ferions un crime d'en retarder la prescription dans les cas douteux.

§ 4. — Maladies typhoïdes.

1° *Fièvre typhoïde.* — La fièvre typhoïde a été observée bien avant le siècle actuel, comme le démontrent les faits recueillis par Morgagni, Lancisi, Rœderer et Wagler. Mais sa naissance scientifique est toute moderne. Son histoire n'est que la vulgarisation progressive des travaux de l'école de Paris. Grâce à ces travaux, la fréquence de cette affection, autrefois méconnue sous les dénominations les plus diverses, prit de suite une telle évidence, qu'elle fut immédiatement placée au rang qui lui revient, en tête des maladies aiguës graves les plus communes de la capitale.

Dans les départements on ne suivit d'abord cet exemple que lentement ; on continuait à qualifier de leurs anciennes appellations les fièvres nerveuse, putride, maligne, qui n'étaient que des formes de la dothiénentérie : cette antique terminologie rendait encore fort difficile en 1840 tout travail d'ensemble sur la pyrétologie française et disparaissait enfin il y a une vingtaine d'années. Ainsi en était-il à plus forte raison dans les pays voisins, où l'on acceptait volontiers la pensée que cette maladie était spéciale à la France ; il y a vingt ans, des médecins contestaient jusqu'à sa possibilité à Rome où j'en ai démontré non seulement l'existence, mais la fréquence. En Algérie, on la croyait rare ; de là était né le dogme de son antagonisme avec les fièvres intermittentes. On récusait plus formellement encore son existence dans les climats chauds. Or notre armée d'Afrique en est atteinte aussi fréquemment, et parfois plus gravement, que les garnisons de l'intérieur, et l'armée anglaise des Indes fournit la preuve de sa fréquence jusque sous les tropiques.

Ce rôle important de la fièvre typhoïde en Algérie et aux Indes n'est pas un fait récent, signalant son extension toute moderne à des régions où elle n'aurait pas existé il y a trente ans.

Lors de mes premiers travaux sur les fièvres intermittentes, je me suis imposé la tâche de relire les descriptions anatomiques et cliniques des auteurs qui écrivaient sur les fièvres d'Algérie au début de notre conquête, sur celles de l'Inde au commencement de ce siècle ; j'ai pu établir

que plusieurs des malades, notés comme ayant succombé à des accès
pernicieux, présentaient les lésions de la fièvre typhoïde.

Un autre obstacle, enfin, à la notion historique de la fièvre typhoïde
dans l'Europe centrale et septentrionale (Allemagne, Russie, Angleterre)
a été sa coexistence avec le typhus pétéchial et sa réunion dans les
mêmes statistiques.

Climat. — La France est considérée comme le terrain classique de la
fièvre typhoïde ; elle le doit non seulement à la fréquence de l'affection,
mais aux travaux que je viens de rappeler (p. 609). Elle le doit à son
immunité, au moins relative, à l'égard de certaines autres maladies
populaires, typhus, fièvre palustre, dysenterie qui la première au nord,
les deux autres au sud, réduisent, à leur bénéfice pour ainsi dire, le rôle
mortuaire de la fièvre typhoïde.

Chaque année, trente ou quarante départements sont signalés à l'Académie de médecine comme atteints de cette affection; et ces chiffres,
sans nul doute, sont inférieurs à la réalité des faits.

L'affinité de la fièvre typhoïde pour les climats tempérés semble
confirmée par sa fréquence dans les pays voisins, de latitude égale. Les
grandes villes de l'Europe centrale, Vienne, Berlin, Francfort, sont
presque aussi gravement atteintes que Paris ; et j'ai démontré que notre
armée était loin d'occuper à cet égard le premier rang.

Quant aux autres zones climatiques, il n'est pas un point au monde
où les relations médicales n'en aient établi l'existence. De l'analyse de
ces relations, il se dégage cependant deux principales conclusions :
1° Entre les climats polaires et les limites méridionales de la zone tempérée, la maladie augmente de fréquence à mesure que du Nord on descend vers le Sud. En Suède, en Angleterre, en Belgique, en Danemark,
elle est moins commune qu'en France ; et ici elle atteint son maximum
dans les départements du midi ; nous en avons donné la preuve pour
l'armée, et il en est de même en France de la population civile (Léon
Colin, *La fièvre typhoïde dans l'armée*, Paris, 1878). En Allemagne aussi,
les décès typhoïdes augmentent de fréquence à mesure que du littoral
de la Baltique on se rapproche de la latitude de Vienne. 2° Si, au contraire, l'on franchit la limite méridionale des climats tempérés, la prédominance de l'affection s'atténue, et, sans doute, pour plusieurs
raisons : d'abord vu le rôle croissant de la fièvre intermittente et de
la dysenterie; ensuite vu la diminution de certaines conditions favorables en nos pays au développement et à la propagation de la fièvre
typhoïde : A, densité des populations, et facilité des communications;
B, degré de réceptivité individuelle. La fièvre typhoïde, en effet, est
une affection qui exige pour son développement certains attributs de
santé, de force, dont les types sont bien plus communs en nos climats
que parmi les habitants anémiés et souvent si misérables des pays
intertropicaux. Aussi, dans ces pays, la fièvre typhoïde sera-t-elle moins

la maladie de la population résidente que celle des nouveaux venus
sur lesquels elle joue un rôle obituaire qu'on ne soupçonnait pas.

Localités. — D'ordinaire la fièvre typhoïde ne sévit pas banalement
sur l'ensemble d'une population, comme les épidémies précédentes
(météoriques, telluriques, virulentes). Les conditions du milieu épidémique se groupent ici de façon à ne se rencontrer, avec leur maximum
d'efficacité, que dans telle circonscription du territoire atteint par la
maladie. De là ces épidémies de maisons au milieu de villes à peu près
intactes; de là ces épidémies pesant sur des garnisons voisines d'autres garnisons presque absolument ménagées.

Les conditions de résidence, urbaine ou rurale, jouent un grand rôle;
nous avons décrit les différences d'affinités de la maladie pour les
grandes villes, les villes moyennes et les résidences rurales ; elle apparaît avec une prédilection marquée soit dans les centres importants de
population (Paris, Lyon, Nancy, Brest, Perpignan, le Mans, Toulon) où
elle est presque endémique, soit au contraire dans les fermes et dans
les villages où elle acquiert son summum de densité et de gravité.
Il en est de même de l'armée, dont les atteintes sont presque incessantes dans les grandes villes, tandis que les épidémies les plus graves
sont fournies fréquemment par de petites garnisons. Plus j'observe,
plus j'acquiers la conviction que, de plus, les centres typhoïgènes
ruraux, vu leur nombre, dépassent l'importance des centres urbains ;
les études de Briquet pour la France, de Marc d'Espine pour la Suisse,
de Bertillon pour la Belgique, en sont la meilleure démonstration.

Sol. — L'influence du sol est incontestable ; la fièvre typhoïde naît
facilement dans les localités basses et humides; nous avons protesté, au
nom des faits, contre la théorie trop absolue de Pettenkofer qui, d'après
les épidémies de fièvre typhoïde observées à Munich et en diverses
localités d'Allemagne, a déclaré certains sols absolument réfractaires
au développement de cette affection. A cette théorie, j'ai opposé : d'une
part la persistance de la fièvre typhoïde dans les départements de France
des formations géologiques les plus diverses; d'autre part la fréquente
mobilité des épidémies de l'armée, mobilité en raison de laquelle telle
garnison sera atteinte cette année qui ne le sera pas les années suivantes, preuve que le mal ne dépend pas exclusivement d'influences
locales du sol, comme les affections telluriques.

Saisons. — Nos deux enquêtes sur la fièvre typhoïde dans l'armée
(périodes 1874-1876 et 1877-1879) viennent également à l'appui de l'opinion émise plus haut sur les rapports de cette maladie avec les saisons.
Il n'est pas une période de l'année qui, de 1874 à 1879, n'ait fourni
un certain nombre d'épidémies militaires, dont 20 sur 50 correspondent à l'hiver et au printemps; mais les détails des faits démontrent
que les plus graves de ces épidémies appartiennent à l'été et à l'automne,
d'où la prédominance fréquente de la mortalité générale en septembre.

Origine spontanée. — Quand un certain nombre d'individus de provenance irréprochable sont soumis à l'influence de l'encombrement,
dans un local absolument neuf, soustrait à toute influence putride
extérieure, il faut bien admettre, si la maladie se développe parmi
eux, ou qu'elle est née spontanément; ou qu'il s'est constitué là un
terrain favorable à la fécondation de germes importés, mais demeurés
latents jusqu'alors; or ces faits se présentent journellement (voy. Léon
Colin, *la Fièvre typhoïde dans l'armée*, p. 100). Si nous entrons dans
leurs détails, nous reconnaissons que les conditions favorables à l'activité du germe typhoïgène sont surtout les suivantes : 1° contagion
par les malades; 2° infection, soit par l'encombrement, soit par les
matières excrémentitielles d'origine humaine, soit par les émanations
de matières organiques animales et végétales, comme il s'en produit
dans l'atmosphère des égouts.

Encombrement. — Parfois l'encombrement a pesé sur un chiffre considérable d'individus, sur tout un régiment réuni dans une caserne insuffisante, frappant chaque fraction de régiment suivant l'intensité de
la cause. Parfois il intervient dans des limites plus restreintes, comme
en ces maisons de village dont l'alcôve étroitement fermée renferme
toute une famille. Les agglomérations militaires considérables, installées
même dans des casernes proportionnées au chiffre de l'effectif, offrent à
la fièvre typhoïde une réceptivité souvent plus grande que des groupes
moins nombreux, et moins bien logés. Nous avons démontré la ténacité
relative de la maladie dans les grandes casernes les mieux aménagées
de Paris, sa rareté dans des quartiers plus petits, où la somme individuelle d'aération est moins considérable.

Infection putride. — En des cas plus rares, le germe typhogène paraît
multiplié surtout par les latrines ou les conduits excrémentitiels, de
façon à rappeler ce qu'on a appelé l'origine fécale de la fièvre typhoïde.
Mais le plus habituellement les relations démontrent que les émanations des latrines, des égouts, celles des conduites d'eaux ménagères,
concourent simultanément à sa production.

Infection par les boissons. — Les faits abondent aujourd'hui qui démontrent ce mode de contamination; il n'y a plus à l'établir; mais dans
nos travaux spéciaux nous avons justifié la réserve que nous professons
sur le caractère trop exclusif qu'on a voulu donner à l'eau de boisson
dans l'étiologie de la fièvre typhoïde.

Auto-infection. — Nous faisons une large part à cette cause dans la
genèse de la fièvre typhoïde. Nous pensons avec Peter que chez les individus surmenés, dont la dénutrition entraîne l'accumulation dans le
sang de matériaux de déchet organique, des conditions toutes spéciales
surgissent favorables à l'éclosion de la maladie.

Prédispositions individuelles. — Ces prédispositions jouent un rôle considérable sur l'épidémie citée de la fièvre typhoïde. Cette maladie offre

relativement aux deux autres affections populaires les plus importantes :
la dysenterie et les fièvres palustres, un double caractère qui réduit la
fréquence et la généralisation de ses expansions épidémiques. D'une part,
en effet, si elle peut atteindre les enfants et les vieillards, elle offre une
affinité spéciale pour les adultes ; elle constitue même avec le rhumatisme articulaire la seule affection aiguë grave qui offre son maximum
de 16 à 30 ans. D'autre part elle crée, en faveur de ceux qu'elle a une
fois atteints, des chances presque absolues d'immunité ultérieure. Les
épidémies de fièvre typhoïde se limiteront donc, en général, à une catégorie déterminée de la population, limitation qui malheureusement englobe les individus les plus vigoureux, et nous explique pourquoi les deuils
sont ici plus cruels peut-être que dans la plupart des autres affections.

a. *Atteinte antérieure.* — C'est la condition individuelle la plus importante d'immunité ultérieure.

b. *Age.* — La statistique de la France établit que le maximum des
décès causés par cette affection a lieu entre 20 et 25 ans, puis entre
15 et 20 ans. La statistique des hôpitaux civils de Paris confirme cette
donnée (1). Y a-t-il une année de la vie plus spécialement prédisposée?
Les recherches de Louis démontrent que l'âge moyen des sujets observés par lui et qui ont succombé était 23 ans, l'âge des guéris étant 21 ;
ce serait donc autour de la vingt-deuxième année que s'accumuleraient
le plus grand nombre des cas ; les recherches de Marc d'Espine, pour
la Suisse, amènent aux mêmes conclusions.

Dans l'armée, c'est également sur la catégorie de soldats âgés de 21 à
23 ans (ceux qui ont moins de 3 ans de service) que la mortalité par
fièvre typhoïde pèse le plus lourdement (2).

(1) *Age des malades atteints de fièvre typhoïde dans les hôpitaux civils de Paris.*

ANNÉES.	De 0 à 15 ans.	De 16 à 20 ans.	De 21 à 30 ans.	De 31 à 40 ans.	De 41 à 50 ans.	De 51 à 60 ans.	De 61 à 80 ans.	De 81 ans et au-dessus.
1861	17	57	971	279	58	19	10	»
1862	»	549	1.032	198	61	22	10	»
1863	26	1.016	1.593	336	95	26	11	»
1864	9	192	349	271	112	19	7	»

(2) *Décès par fièvre typhoïde dans l'armée française.* (Période triennale 1864-65-66.)

TEMPS DE SERVICE.	EFFECTIF ANNUEL MOYEN.	NOMBRE DE DÉCÈS 1864-65-66.	MOYENNE ANNUELLE des décès.	PROPORTION POUR 1000 hommes.
Moins d'un an de service........	29.280	406	128	4.57
De 1 à 3 ans —	49.100	621	207	4.22
3 à 5 — —	80.520	448	149	1.85
5 à 7 — —	54.860	203	68	1.24
7 à 10 — —	45.810	64	21	0.46
10 à 14 — —	29.190	37	2	0.41
Plus de 14 — —	34.400	25	8	0.25

C'est à cette époque de la vie (21 et 23 ans) qu'il est dangereux de venir habiter un milieu typhoïgène. Le péril est moindre avant ou après.

Ainsi dans les lycées de Paris, où se trouvent réunis des jeunes gens de province soumis, comme les soldats, aux chances morbifiques d'un changement de milieu, de la vie en commun et de l'exposition aux miasmes de la grande ville, mais différents du soldat par leur âge moins avancé, les épidémies de fièvre typhoïde sont plus rares que dans les casernes de Paris.

D'autre part, chez les individus qui ont franchi cette période de 24 à 23 ans, l'aptitude à la maladie décroît de jour en jour; et cela, sans doute, par le fait même des progrès de l'âge bien plus que par l'immunité que leur aurait conférée une atteinte antérieure : en effet, dans les corps de troupe frappés de fièvre typhoïde après leur arrivée dans une grande ville, l'épidémie se restreint habituellement aux soldats les plus jeunes, âgés de moins de 23 ans; peut-on dire que leurs aînés soient protégés par le fait d'une atteinte antérieure, alors que cette épidémie est souvent la première qui se manifeste au régiment depuis leur incorporation? Rapporter l'immunité ordinaire de certains corps de Paris, comme la garde républicaine, aux atteintes subies au début de leur carrière militaire par les soldats qui la composent, c'est exagérer la fréquence de la fièvre typhoïde dans l'armée et supposer qu'elle s'impose à tous les hommes appelés sous les drapeaux : supposition dont nous n'avons pas, Dieu merci, à démontrer l'inanité. Il y a donc une prédisposition d'âge incontestable, qu'il ne faut pas cependant s'exagérer, car la fièvre typhoïde est loin d'être limitée strictement à une période de la vie.

Dans les cas où la fièvre typhoïde, en une même épidémie, frappe en proportion relativement considérable les catégories de la population qui n'ont pas atteint ou qui ont dépassé l'âge habituel à cette affection, il y a lieu d'invoquer une intensité exceptionnelle de la cause morbide. Il en fut ainsi en octobre 1876, pour les corps de Paris composés d'anciens soldats, comme la garde républicaine. Telles sont encore les épidémies qui ont débordé sur les sujets âgés de moins de 15 ans, spécialement en 1851, 1852, 1853; telles enfin les graves épidémies qui, parfois, éclatent dans les pensionnats, les lycées, comme à Rouen où, en 1865, 89 élèves furent atteints; à Lyon où, en 1874, le Lycée fut le théâtre d'une épidémie tout aussi considérable ; à Paris enfin, en 1878 (Lycée Saint-Louis).

c. *Santé antérieure.* — La fièvre typhoïde frappe plus le campagnard que le citadin ; elle survient souvent à la suite de fatigues, rarement à la suite de maladies chroniques, de cachexies; elle est plutôt la maladie des individus primitivement vigoureux. Là se trouve en partie le secret de l'antagonisme exagéré, mais réel en certaines limites, entre la fièvre typhoïde et diverses affections diathésiques, comme la phthisie pulmonaire, l'anémie palustre, qui entraînent une profonde débilitation

Est-ce à dire, comme on l'a prétendu, que la fièvre typhoïde soit un incident d'évolution normal de l'organisme, puisqu'elle est plus commune chez les jeunes gens d'une santé vigoureuse et antérieurement intacte? Une pareille doctrine est insoutenable. Pourquoi ne pas regarder comme également normale l'explosion de la fièvre jaune, de cette maladie qui, entre toutes, s'adresse aux organismes les mieux constitués?

d. *Non accoutumance au milieu typhoïgène; armée.* — La fièvre typhoïde est, avec la fièvre jaune et la fièvre intermittente, une des maladies où le fait d'être nouveau venu constitue l'une des conditions génératrices les plus efficaces. Le miasme typhoïgène, qui n'agira pas sur un ancien résident, frappera le nouveau venu; d'où la fréquence des épidémies militaires, après les mouvements de troupes qui renouvellent la garnison des grandes villes comme Paris, Lyon, etc.; d'où encore la continuité de la fièvre typhoïde dans des régiments dont la réceptivité est continuellement entretenue par le renouvellement incessant de ceux qui les composent, alors que la population fixe est relativement préservée parce qu'elle est sédentaire.

L'accroissement de mortalité de l'armée par la fièvre typhoïde, accroissement qui, d'ailleurs, semble très atténué depuis quelques années, me paraît le résultat, non pas d'une insalubrité aujourd'hui plus grande du milieu militaire, mais d'une proportion actuellement plus considérable des individus prédisposés à l'affection.

Par le fait du nouveau mode de recrutement de l'armée (loi de 1872), le chiffre des jeunes soldats présents simultanément sous les drapeaux a pris un accroissement considérable, d'où une augmentation relative du nombre de ceux qui sont spécialement disposés, et par leur âge, et par leur non-accoutumance, aux foyers typhoïgènes. La maladie ne s'adresse pas à l'ensemble de l'armée, et dès lors cet excès de mortalité ne signifie pas exagération des conditions d'insalubrité qui, elles, s'adresseraient à tous.

Supposez que le nombre des enfants de troupe soit augmenté considérablement; sans doute, on constaterait une fréquence plus marquée, dans les statistiques de l'armée, des affections propres à l'enfance : croup, diphthérie, coqueluche; sans être autorisé à considérer l'installation des troupes comme plus favorable qu'auparavant à la genèse de ces maladies.

Ces trois prédispositions des soldats : âge, manque d'accoutumance au séjour des grandes villes, agglomération d'individus similaires, se retrouvent dans certains groupes de la population civile. Il est peu de livres, traitant de médecine militaire, où l'on n'ait en particulier rapproché la population des lycées de celle des casernes. J'ai fait remarquer cependant que, dans les lycées, les épidémies de fièvre typhoïde sont, en général, plus éventuelles qu'en nos casernes.

Alors qu'à Paris il est peu de régiments qui ne subissent chaque année un nombre d'atteintes assez élevé pour constituer un groupe épidémique, l'endémie parisienne ne se traduit habituellement que par quelques cas disséminés sur l'ensemble des lycées. C'est que, dans ce dernier milieu, chacune des conditions ci-dessus invoquées est, pour ainsi dire, moins complète : 1° plus avancé en âge, le soldat a atteint la période de la vie où la fièvre typhoïde est à son maximum de fréquence; 2° s'éloignant de sa famille plus que le lycéen dont le déplacement ne dépasse pas habituellement une certaine circonscription régionale, le soldat est soumis à des chances d'acclimatement plus difficiles ; 3° enfin il est réuni en agglomérations souvent bien plus nombreuses ; comme à Lyon, par exemple, dans cette grande caserne de la Part-Dieu, qui renferme plus de 5 000 hommes.

Évolution et durée. — Dans la majorité des relations, on constate, comme signes précurseurs de l'épidémie, des embarras gastriques, des courbatures fébriles, des accès de fièvre mal déterminée; habituellement alors rien ne révèle l'intervention d'un foyer infectieux spécialement actif.

En d'autres circonstances, l'explosion de l'épidémie tranche brusquement avec les conditions antérieures de l'état sanitaire ; les maladies prémonitoires ont été nulles, ou insignifiantes, le mal dépend d'influences morbifiques mieux caractérisées, spécialement de l'activité exceptionnelle d'un ou de plusieurs foyers infectieux (égouts de Lyon, 1874 ; de Nancy, 1875 ; fossés du fort de Vincennes, 1874, etc.). Souvent alors la date initiale de l'épidémie est nettement déterminée; et alors aussi le déclin épidémique, par sa rapidité, correspond fréquemment à la rapidité de l'ascension.

Les épidémies de village offrent habituellement une durée analogue à celle des épidémies de variole et de rougeole, deux à trois mois. Mais la fièvre typhoïde diffère de ces deux affections par sa ténacité souvent considérable, même dans les centres les plus restreints, dans une seule maison. Cette prolongation résulte principalement de la persistance de certains vices hygiéniques, qu'ils s'étendent à tout un département (Morbihan, Ille-et-Vilaine), ou à une commune, comme en ce malheureux village de Risoul (Hautes-Alpes) atteint durant trois ans, et perdant 180 habitants sur 800, ou à un seul local (épidémies domiciliaires). D'autres fois la lenteur de l'évolution épidémique a semblé tenir au contraire à ce que la contagion seule entretenait la maladie; les cas ne se développaient que successivement, un à un.

Morbidité. — La fréquence de la maladie est parfois artificiellement grossie par le grand nombre d'affections moins graves qui apparaissent simultanément, et qui semblent en rapport avec les mêmes influences pathogéniques. Ces affections sont spécialement des fièvres continues, des fièvres muqueuses, des embarras gastriques, etc. J'ai cité des corps où, sur 1,500 hommes, il y avait eu 800 malades : c'est dire combien d'affections s'étaient surajoutées à la fièvre typhoïde. Le peu de rigueur des diagnostics portés en quelques circonstances de ce genre explique l'apparente bénignité de ces épidémies, où il n'y aurait pas eu un décès sur 40 ou 50 atteintes.

La densité des atteintes par la maladie elle-même est très variable, comme je l'ai démontré encore d'après les relations militaires. Rappelons qu'en moyenne, pour l'ensemble de l'armée, la fièvre typhoïde occasionne annuellement l'entrée aux hôpitaux de 10 hommes sur 1,000 présents, c'est-à-dire du 100e de l'effectif total. Or cette morbidité s'élève parfois, en des épidémies de deux ou trois mois de durée, au dixième, au quart et même au tiers de la population d'une caserne, proportion encore dépassée dans les épidémies de maison.

Mortalité. — La léthalité de la fièvre typhoïde est très variable, alors même que l'on compare des épidémies simultanées. Cette variabilité tient parfois, nous venons de le dire, au peu de sévérité du diagnostic ; elle tient à la proportion relative des formes très graves ou très bénignes. La fréquence anormale des cas de fièvre typhoïde abortive diminuera la léthalité de telle épidémie, de même que la fréquence d'accidents graves, perforations intestinales, complications méningiennes, augmentera la mortalité de telle autre.

Le pronostic de la fièvre typhoïde varie suivant le degré d'intensité du milieu épidémique, ce qui explique la gravité des épidémies locales, domiciliaires, où chacun vit au voisinage immédiat d'une cause puissante.

2° *Typhus.* — 1° *Historique et géographie.* — L'histoire du typhus comprend deux ordres de faits : les premiers relatifs aux épidémies observées dans l'Europe centrale et méridionale, les autres recueillis dans l'Europe septentrionale.

A. *Europe centrale et méridionale.* — Pendant les trois derniers siècles, le typhus s'est associé si fatalement aux misères des populations et surtout à celles des armées, que des auteurs ont accepté instinctivement la pensée qu'il était aussi ancien que ces fléaux, et avait dû en être toujours la conséquence. Si la date de sa naissance scientifique ne remonte qu'à l'épidémie observée à Vérone en 1505 par Fracastor, sans doute le typhus existait déjà auparavant ; Fracastor parle même de la maladie de Vérone comme d'une affection connue avant lui, et Borsieri la fait venir de Chypre. Peut-être même régnait-elle déjà dans les régions du Nord où ne se trouvait alors aucun observateur pour la décrire.

La première période historique du typhus s'étend de 1505 à 1817 ; durant ces trois siècles, il n'y eut pas de guerre en Europe qui ne fût signalée par une épidémie de fièvre pétéchiale.

Puis survint une phase (1817 à 1854) durant laquelle, à part l'épidémie de Silésie (1847-1848), l'affection devenait rare non seulement dans la population civile où l'on n'observait que des explosions isolées, à Strasbourg (Forget), à Toulon (Barralier), à Reims (Landouzy); mais dans les armées elles-mêmes; à tel point que durant cette période, les uns se laissèrent aller à la considérer comme un fléau passé, les autres comme une entité morbide absorbée par la fièvre typhoïde dont l'histoire s'édifiait alors.

Malheureusement, en 1854, s'ouvrait une nouvelle période, riche en faits de nature à prouver que le mal est encore de notre époque.

B. *Europe septentrionale.* — Les observations recueillies sur un autre théâtre, surtout par Jenner, Huss, Graves, Botkin, démontrent que l'histoire du typhus ne se résumait pas en ces évolutions épidémiques dans l'Europe centrale et méridionale; et que la maladie, éventuelle et transitoire chez nous, existait, fixe et permanente comme une endémie, d'une part au nord de l'ancien continent, d'autre part dans certaines régions de l'Asie voisines de la mer des Indes, et en quelques points de l'Amérique centrale.

Les études les plus récentes ont suffisamment affirmé cette endémicité du typhus pour nous permettre de le détacher des deux groupes morbides auxquels il semble confiner par tant de caractères : 1° groupe typhoïde; 2° groupe exanthématique qui n'offrent ni l'un ni l'autre cette tendance à une circonscription géographique.

Il se rapproche à cet égard du faisceau des affections pestilentielles : choléra, peste, fièvre jaune, ayant comme elles ses domaines d'endémicité et d'épidémicité, mais avec ces deux grandes différences : 1° que ses berceaux originels sont multiples; 2° qu'au lieu de ne se manifester en dehors de ces berceaux que par l'importation de germes qui en proviendraient, il peut surgir spontanément en tous lieux par la formation locale de foyers adventices.

2° *Genèse.* — La Genèse du typhus a été le sujet d'opinions dont la diversité tient surtout à celle des théâtres d'observation.

A. Rapporté surtout à l'influence des miasmes d'origine animale, en particulier de ceux de l'encombrement, quand on l'a vu éclater brusquement dans des locaux mal aérés et trop étroits : prisons, bagnes, vaisseaux, casernes, etc.; considéré plus spécialement comme un des résultats de l'extrême misère physique et morale, par les observateurs qui ont assisté à son développement progressif après une longue période de privations et de souffrances des populations, comme en Irlande, en Algérie, en Silésie, le typhus a été placé, près du scorbut, au nombre des affections que l'homme saurait créer de toutes pièces, et si bien mis en rapport avec les moyens de la puissance humaine, qu'on l'a même déclaré « un châtiment qu'un peuple s'inflige à lui-même par son ignorance et son indifférence » (Virchow).

B. Pour d'autres, le développement actuel des épidémies de typhus rentre dans un ordre de faits plus précis et plus invariables; analogue aux fièvres exanthématiques, il ne naît aujourd'hui nulle part; il se manifeste par le fait de son existence antérieure, au même titre que la plupart des maladies virulentes, et l'explosion d'une de ces épidémies n'a rien de plus étrange que l'explosion d'une épidémie de variole; il suffit d'un germe transplanté dans un milieu favorable à son développement. Ce qui est vrai, c'est qu'il est peu de germes morbides sur lesquels aient autant d'influence les conditions de ce milieu.

De ces conditions, il en est deux qui dominent la genèse du typhus: c'est d'abord l'encombrement. Les anciennes prisons, les vieux bagnes, par l'insuffisance de leur aération, constituaient de véritables laboratoires expérimentaux où le typhus se produisait à volonté. Il apparaissait brusquement dans les forteresses assiégées et les hôpitaux surchargés de blessés après les grandes batailles; et si, aujourd'hui, les guerres de siège réalisaient encore les mêmes conditions d'encombrement, le typhus reprendrait son rang parmi les maladies obsidionales.

C'est ensuite l'influence de diverses modifications organiques qui donnent au miasme humain une intensité et une nocuité spéciales.

Il ne suffit pas, pour engendrer le mal, d'agglomérer des individus en bonne santé, bien nourris, dans un local surveillé au point de vue de la ventilation et de la propreté. Ce qui le prouve, c'est l'immunité des troupes embarquées, en ce siècle, pour les campagnes lointaines de Crimée, de Syrie, de Chine, du Mexique et qui ont accompli ce trajet sans explosion de typhus, malgré le véritable trop-plein de certains bâtiments. Au contraire, l'encombrement de soldats déjà malades sous les huttes de Crimée (1854-1856), comme l'entassement des prisonniers français à bord des pontons anglais sous le premier empire, renouvelaient les conditions d'un autre temps et prouvaient la faculté, encore actuelle, de développement du typhus dans nos armées.

Contrairement à la fièvre typhoïde, le typhus naît surtout d'organismes détériorés. Les agglomérations de scorbutiques possèdent, au plus haut degré, la faculté d'élaboration du miasme typhique. La malpropreté y contribue également.

La diminution des épidémies de typhus dans les guerres modernes est une conséquence d'un fait banal, dont on ne tient pas assez compte dans les explications qu'on a voulu en donner : elle résulte surtout de la facilité actuelle, et de la rapidité des moyens de communication, permettant le rapatriement presque immédiat des premiers malades, des premiers blessés, de ceux qui, dans les guerres d'autrefois, commençaient à préparer le terrain de l'explosion épidémique, dans l'armée, par l'encombrement des hôpitaux dès le début de la lutte.

La contagion du typhus semble ne s'exercer qu'à une distance relativement très courte, comme si le contage en était pesant.

Mais ce contage si peu diffusible adhérera à des intermédiaires qui le conserveront longtemps ou le transporteront au loin, tentes, literies, etc.

La contagiosité du typhus varie suivant différentes conditions :

a. *Suivant la quantité de matière contagieuse.* — Le chiffre des individus atteints est à son maximum au voisinage des agglomérations considérables de typhiques, comme on l'a vu autour de nos ambulances de Crimée; dans les hôpitaux de Suède ou d'Angleterre où ces malades sont relativement en petit nombre, le danger de contamination est beaucoup moindre. C'est pour la même raison que les cas isolés de typhus restent habituellement stériles au milieu des populations saines; Fodéré observait déjà qu'à la rentrée des troupes d'Italie, à la fin du siècle dernier, l'armée française répandait le typhus sur son passage, tandis que les soldats qui regagnaient isolément leurs foyers n'en transmettaient pas les germes.

b. *Suivant les conditions sanitaires du milieu où pénètrent les germes du contage.* — Nos armées revenant d'Allemagne en 1813 répandirent le typhus parmi les populations civiles de l'Est et du Nord de la France; ces populations étaient prédisposées par une longue période de misères antérieures, enfantées par les guerres incessantes du premier empire. Dans des conditions opposées, cette réceptivité sera moindre, ou fera défaut : ainsi, les soldats suisses revenant du siège de Gaëte (1860), atteints de cette affection, ne la répandirent pas en Suisse; absolument comme nos soldats rentrant de Crimée (1856) ne la communiquèrent qu'à un nombre minime de personnes, soit à Constantinople, soit à Marseille, soit à Paris.

La même raison peut expliquer pourquoi tant de personnes vivent impunément au contact des typhiques, à Londres, à Saint-Pétersbourg, par exemple, où les atteintes demeurent limitées à la partie la plus pauvre de la classe ouvrière; pourquoi, au contraire, dans des conditions de misère exceptionnelle, des groupes entiers de population ont été atteints et détruits par le typhus, comme à Vilna, où, sur 30,000 prisonniers français, en 1813, il en mourut 25,000 (dont 83 pour 100 du typhus).

c. *Prédispositions individuelles. Age et sexe.* — Il n'y a pas d'âge pour le typhus, et la réceptivité individuelle n'a guère d'obstacle autre qu'une atteinte antérieure ou l'assuétude au miasme. Si c'est là surtout une épidémie de guerre, ce n'est point que le sexe masculin soit doué d'une aptitude spéciale; les mêmes conditions agiraient sur les femmes. Sur 12 décès pendant la récente épidémie de l'île de Molène (Finistère) 10 appartenaient au sexe féminin, excédent attribué à ce que, « pendant la période épidémique, les hommes passaient la majeure partie de leur temps à la mer, tandis que les femmes restaient à la maison pour soigner les malades, et les veillaient pendant la nuit » (Gestin).

Les prédispositions au typhus varient-elles suivant les races? Cette question a été tranchée en des sens complètement opposés, les uns affirmant l'égale prédisposition de tous les peuples, les autres affirmant leur différence absolue. Non seulement en Irlande, mais à Londres, l'Irlandais est plus atteint que l'Anglais, celui-ci que les étrangers. Nous constatons des faits du même genre dans le nord-est de l'Europe; les populations slaves sont plus spécialement prédisposées, et l'Allemand dirait volontiers du Polonais ce que l'Anglais dit de l'Irlandais : que sa naissance l'a voué au typhus, dont le germe comme une malédiction, le suivra dans ses plus lointaines émigrations.

Ces prétendues différences entre peuples s'effaceront devant l'identité des conditions d'encombrement et de misère.

On pourrait dire, aujourd'hui, d'après l'état sanitaire habituel de la France, où le typhus ne dépasse pas quelques localités de l'extrême Bretagne, d'après l'absence de tout cas de typhus confirmé pendant les sièges de Paris et de Metz (1870-1871), que notre race est réfractaire à cette affection; et pourtant les atteintes des Français en Algérie, en 1868, paraissent indiquer chez eux une réceptivité relativement prononcée pour le germe typhique; en Crimée, d'après la répartition de l'épidémie dans les armées alliées, on eût pu même conclure, en dépit de la géographie du typhus endémique, à une prédisposition plus grande chez nos soldats que chez les soldats anglais et irlandais, mais la différence des conditions hygiéniques des deux armées suffisait à expliquer cette modification de leurs réceptivités respectives.

3° *Évolution et durée.* — Cette évolution diffère entièrement dans les pays d'endémicité du typhus, et dans ceux où il est adventif. Dans les premiers, le germe typhigène existe toujours à l'état complet, pour ainsi dire; chaque épidémie est constituée par une série de contaminations, analogues à celles qui constituent les épidémies de variole et de rougeole; l'hiver n'est point nécessaire à l'apparition de·la maladie; moins saisonnière que la fièvre typhoïde (Murchison), ses interruptions multiannuelles sont dues à la somme des immunités conférées par les atteintes et l'accoutumance. Là, au contraire, où le typhus n'apparaît qu'éventuellement, l'épidémie est précédée d'une période d'enfantement caractérisée par toutes ces affections prémonitoires dont les médecins de l'armée de Crimée, notamment F. Jacquot, nous ont donné le tableau, et dont Fauvel a indiqué les traits les plus remarquables devant l'Académie de médecine. Le foyer épidémique se développe progressivement, entraînant à chaque degré des états morbides de plus en plus voisins du typhus, jusqu'à ce qu'enfin apparaisse le type indéniable et complet de l'affection. Cette période prodromique pourra durer des mois : elle pourra n'être que de quelques jours dans des milieux où les éléments typhigènes sont condensés et agissent à haute pression pour ainsi dire, dans un vaisseau, un hôpital, un bagne. Ici l'évolution est soumise d'une façon absolue à la saison, les rigueurs du froid en nos climats étant nécessaires à la réclusion qui détermine l'encombrement typhigène.

4° *Morbidité et mortalité.* — La fréquence et la gravité des épidémies varient, suivant le voisinage et l'intensité du foyer générateur. En Crimée, on vit disparaître presque entièrement le personnel, médecins, infirmiers et malades de certaines ambulances encombrées [370 décès sur 375 typhiques à l'ambulance Gout!!!], alors que, dans nos hôpitaux de France, ce même typhus donnait une mortalité égale ou même inférieure à celle de la fièvre typhoïde (14 décès sur 100 malades au Val-de-Grâce en 1856). Ici les organismes antérieurement intacts ne prenaient le mal que par contage; là-bas on mourait non seulement du typhus, mais de l'affaiblissement créé par tous les états morbides congénères.

Dans les conditions où les foyers générateurs eux-mêmes sont peu intenses, la mortalité sera souvent très faible. Telle fut l'épidémie de l'île de Molène, sur les côtes du Finistère, qui n'entraîna que 4 décès sur 100 malades.

5° *Stomatite ulcéreuse, Diphtérie, Ophtalmie des armées.* — A. *Caractères communs.* — Ces trois affections, malgré la netteté de leur localisation anatomique, se rapprochent aussi du typhus parce qu'elles trouvent leurs conditions les plus favorables d'expansion épidémique dans les agglomérations humaines.

B. *Caractères particuliers.* — a. La *stomatite ulcéreuse*, dite aussi *stomatite ulcéro-membraneuse, scorbut des casernes*, est caractérisée par des ulcérations en des points déterminés de la cavité buccale, notamment à la face interne des joues, et au bord libre des gencives, au niveau de la sertissure des dents. Elle est apyrétique et n'a pas de durée déterminée ; ce n'est guère qu'au point de vue pathogénique en raison de sa contagiosité, de sa fréquence spéciale chez les soldats et les enfants, qu'elle peut être rapprochée des maladies aiguës spécifiques.

Le nature ulcéreuse des lésions, leur siège en avant du voile du palais, l'absence d'exsudations pseudo-membraneuses distinguent déjà cette maladie de la diphtérie, avec laquelle Bretonneau l'avait confondue en 1818, et dont elle diffère plus encore par son insigne bénignité.

L'absence de tuméfaction considérable des gencives, leur érosion d'emblée, le manque de symptômes généraux et notamment d'éruptions pétéchiales, permettent également de la distinguer du scorbut, avec lequel l'avait confonduc Fodéré, confusion qui l'avait amené à considérer le scorbut comme une affection contagieuse.

Dans nos grandes garnisons de l'intérieur, elle était encore très commune il y a vingt ans, et pendant plusieurs années j'en ai observé presque constamment au Val-de-Grâce.

La maladie est en outre sujette à des recrudescences épidémiques, qui non seulement se manifestent dans les casernes et en temps de paix, mais qui ont été observées pendant les campagnes d'Allemagne et d'Italie par Desgenettes et Larrey. Ces recrudescences épidémiques se manifestent spécialement pendant la saison chaude, surtout lorsque le temps est pluvieux ; elles diffèrent à cet égard des épidémies de diphtérie, plus communes en hiver.

L'affinité de la stomatite pour les recrues est aussi marquée que celle des affections spécifiques générales : dans les épidémies les plus denses, on a noté fréquemment l'immunité des soldats ayant plus d'un an de service. La prédisposition des recrues semble ici plus indépendante de leur âge, et l'affection, lors des levées exceptionnelles, est aussi commune parmi les appelés des classes antérieures que chez les hommes du dernier contingent.

L'opinion de Desgenettes et de Larrey sur le rôle de cause déterminante attribué à l'usage, en boisson, de l'eau provenant de la fonte des neiges, ne cadre guère avec la fréquence de la stomatite dans les villes de garnison où les soldats ne font point usage de cette eau, ni avec les conditions saisonnières pendant lesquelles se développe cette affection. Il en est de même de la plupart des causes alimentaires invoquées, depuis la monotonie jusqu'à l'insuffisance du régime, causes toutes passibles de critiques, et réfutées par la prédominance exclusive du mal dans certaines chambrées et sur les jeunes soldats, alors que le caractère des maladies d'alimentation est de s'étendre indépendamment des conditions d'âge et de local.

J'ai insisté sur le développement de la stomatite au moment de l'éruption des dents de sagesse, dans les cas surtout où existe cette contracture des masséters, à laquelle j'ai donné le nom de *trismus de dentition*. Mais je suis loin d'attribuer, avec Catalan, le rôle étiologique principal à l'influence de la dentition. Aujourd'hui la stomatite ulcéreuse est beaucoup plus rare qu'autrefois dans l'armée, et cependant l'évolution dentaire s'accomplit toujours dans les mêmes conditions.

Ce qui a diminué, ce sont les conditions d'encombrement, jadis si communes dans les casernes et qui, pour nous, comme pour J. Bergeron, constituent la principale raison d'être de cette affection.

La réalité de l'influence de l'encombrement ressort de l'immense majorité des faits recueillis depuis l'époque où Desgenettes et Larrey appelaient l'attention sur cette maladie. Elle nous explique pourquoi elle a présenté ses principaux renforcements épidémiques aux époques où l'effectif des casernes se trouvait renforcé lui-même d'un nombre exceptionnel de recrues, contribuant à son développement et par leur agglomération dans des locaux relativement insuffisants, et par leur non-acclimatement au milieu militaire.

L'influence de l'encombrement est également établie par nombre de faits où l'on a vu l'épidémie enrayée subitement par la suppression de cette cause : il a suffi de diminuer l'effectif d'une caserne, de percer quelques nouvelles fenêtres pour obtenir ce résultat. Malapert en donne des preuves saisissantes, récemment confirmées par les observations de Feuvrier.

La ventilation, facile en toutes saisons, vu la douceur de la température, des casernes en Italie et en Algérie, donne la raison de la rareté de l'affection parmi nos troupes en ces deux pays. Le corps des sapeurs-pompiers de Paris offrait peu d'atteintes, à l'époque même où la maladie était commune; or, d'après les obligations de leur service, la moitié environ de ces militaires se trouve disséminée chaque jour sur divers points de la capitale; il en résulte un dédoublement constant de l'effectif logé dans leurs casernes, dont moitié des lits demeure ainsi chaque nuit inoccupée.

Il est une autre considération qui milite en faveur du rôle pathogénique de l'emcombrement, c'est la fréquence du développement parallèle de la stomatite et de la fièvre typhoïde ; de même que les épidémies d'oreillons accompagnent celles de fièvres éruptives, de même la stomatite est souvent satellite de la fièvre typhoïde. Ce parallélisme n'est point constant, et nous n'avons pas la prétention de faire dépendre ces maladies d'un même germe ; mais encore est-il permis d'en tirer la conclusion que le développement de la stomatite s'accomplit dans des circonstances comparables à celles qui favorisent une maladie dans l'étiologie de laquelle le miasme humain joue un rôle prépondérant.

La généralisation de l'affection par contagion, soit volatile et due à la viciation de l'atmosphère par l'haleine des malades, soit fixe par l'intermédiaire d'ustensiles communes, comme la gamelle qui jadis servait à plusieurs hommes, me paraît chose certaine et bien démontrée, surtout par Malapert et Léonard. Malgré les résultats fort douteux des inoculations pratiquées par Bergeron, nous croyons d'autant mieux à l'action de cette cause que la suppression de la gamelle commune a été considérée par nombre de médecins militaires comme ayant largement contribué à la diminution de fréquence de la maladie.

b. La *diphtérie* est une affection générale caractérisée localement par une exsudation fibrineuse: 1°, à la surface des muqueuses soumises au contact de l'air ; 2° à la surface de la peau dépouillée de son épiderme.

Nettement décrite au premier siècle de notre ère, par Arétée de Cappadoce, sous le titre d'ulcère syriaque, la diphtérie est relativement moderne en Europe ; si, en 1557, Forestus l'observe en Hollande, cette observation demeure isolée. C'est en Espagne qu'elle semble trouver d'abord ses conditions de milieu. De 1583 à 1700, ce pays est le point de départ d'explosions qui s'étendent au sud de l'Italie et aux grandes îles de la Méditerranée : Sardaigne, Sicile, Baléares, Malte.

Le dix-huitième siècle est marqué de la première grande épidémie de diphtérie. Elle apparaît en France (1736), à Paris (1745, épidémie du lycée Louis-le-Grand) ; fait invasion en Angleterre (1739) où elle est observée par Huxham ; en Suède (1755), et quelques années plus tard aux États-Unis (1771), où elle a pour historien Samuel Baed.

Nouvelle expansion pandémique au siècle actuel : il y a soixante ans, la diphtérie était limitée en France à quelques communes du Bassin de la Loire ; depuis, un mouvement ininterrompu de croissance s'est manifesté, marqué surtout de 1840 à 1860 et nettement indiqué dans les rapports sur les épidémies à l'Académie de médecine. Ce mouvement général d'expansion est composé d'une masse d'épidémies locales, dont le nombre est actuellement trop grand pour qu'on puisse les compter, comme Hirsch pouvait le faire il y a trente ans. A Paris l'augmentation est parallèle à celle des départements.

La multiplication du mal n'est pas exclusive à la France.

Son expansion actuelle s'accomplit surtout vers le Nord. A partir de 1854, la diphtérie prend rang parmi les maladies populaires en Angleterre, en Suède, en Allemagne, en Russie. Elle sévit surtout en Belgique et en Norvège, et les capitales de ces deux pays, Bruxelles et Christiania subissent annuellement, de son fait, une mortalité deux fois plus forte que celle de la population parisienne. Elle ne ménage pas les régions méridionales de l'Europe ; à Lisbonne (1857), à Rome (1875), à Constantinople, elle s'implante avec la ténacité d'une endémie. Il en est de même des continents voisins : dans l'Amérique du Nord, en Californie aussi bien qu'aux États-Unis, le mal est pandémique depuis 1855 ; en Perse, Tholozan assiste à son expansion initiale en 1869-70, et à son expansion bien plus générale de 1874 à 1877. En Tasmanie enfin, elle apparaissait dès 1859, au moment de son expansion en Angleterre.

Elle a une affinité spéciale pour le jeune âge, et atteint son maximum de fréquence chez les enfants de moins de douze ans, affinité également pour la saison froide, comme le démontre, à Paris, l'invariabilité de son paroxysme hivernal (Ern. Besnier) ; pour les localités basses et humides, situées sur les bords des lacs, des grands fleuves (rives de la Loire, du Mississipi, des grands lacs de Suède). Elle est plus commune dans les campagnes, et si elle s'endémise en certaines capitales (Paris, Berlin, Bruxelles), c'est sans doute en raison de la proportion exceptionnelle d'enfants réunis dans les écoles, les pensionnats et surtout les hôpitaux.

La cause principale est la contagion, d'autant plus efficace qu'une première atteinte ne confère nulle immunité ; les récidives sont possibles non seulement des années après cette atteinte, mais dans le cours de la même épidémie, comme l'a constaté Lespiau à Avignon. La nature parasitaire de ce contage reste à préciser.

Il est peu diffusible.

Aussi cette affection nous a-t-elle fourni le type des épidémies habituellement circonscrites, soit à une maison, soit à une famille ; la popu-

lation de certaines fermes a été anéantie au voisinage d'habitations épargnées ; en ville même elle frappera parfois exclusivement les personnes
réunies en un même appartement, ménageant le reste de la maison et
de la rue.

Trop souvent un malade transmet la maladie loin du foyer où il la
contracte ; mais, dans la majorité des cas, cette transmission n'a pas lieu.
Durant la grave épidémie qui frappa la maison de la Légion d'honneur
de Saint-Denis, Bourgeois constata que les élèves malades, renvoyées
chez elles, ne propagèrent nulle part leur affection. La transmission
aux étrangers ne s'opéra que dans la maison même sur des personnes
qui étaient venues voir des pensionnaires malades. De ce fait on peut
rapprocher l'immunité de notre armée au camp de Boulogne en 1854-
1856, pendant que la ville était décimée par une cruelle épidémie.

Dans nombre d'épidémies de diphtérie, on remarque la fréquence exceptionnelle des angines simples, non couenneuses, simplement pultacées (diphtéroïde de Laségue), véritables formes frustes
de l'affection, ayant avec l'angine diphtéritique la même relation que
la diarrhée cholérique avec le choléra, la varioloïde avec la variole.
Ces formes atténuées du mal sont relativement communes chez les
personnes qui ont, avec les malades atteints d'angines couenneuses, des
rapports peu fréquents, tandis que l'affection complète frappera surtout
les individus soumis à un contact plus intime et plus prolongé ; les pères des malades sont atteints d'angines simples ; les mères et les autres
enfants, séjournant plus à la maison, sont frappés d'angines couenneuses, dont le développement deviendra plus certain encore par l'exposition immédiate à la cause morbide, comme chez les personnes (garde-
malades, parents ou médecins) exposées à la pénétration directe dans
leurs voies respiratoires des produits toxiques : toutes circonstances qui
rapprochent singulièrement la pathogénie de l'angine couenneuse de
celle du typhus pour l'éloigner de l'étiologie relativement uniforme des
maladies virulentes.

En ce qui concerne la morbidité, si les épidémies de diphtérie sont
peu diffuses, de façon à ne produire simultanément qu'un nombre de
malades assez restreint, ce chiffre s'élève en raison de la lenteur habituelle de l'évolution épidémique et de la ténacité de la maladie dans
les localités atteintes, ténacité que nous avons attribuée surtout à son
peu d'expansion sur l'ensemble d'une population et à sa puissance de
récidive.

Suivant Briquet, les atteintes des villages durent, en moyenne, cinq
mois ; suivant Trousseau, leur durée par arrondissement est d'au moins
dix mois. Mais cette lenteur peut être bien plus considérable ; il y a des
départements où la maladie persiste depuis de longues années ; telles
épidémies de villages ont duré trois ans ; en telle commune elle n'a pas
discontinué pendant douze ans.

La mortalité relative, généralement élevée, indépendante de la dimension du théâtre d'observation et des dates de l'épidémie, varie cependant en proportion inverse du chiffre des adultes atteints.

Elle varie également en raison de l'insalubrité du foyer épidémique, comme l'indique la proportion énorme des décès à l'hôpital des Enfants de Paris (près de 80 pour 100), et de la prédominance des formes toxiques très variables en nombre suivant les épidémies.

c. *L'ophtalmie épidémique*, connue également sous les noms d'ophtalmie d'Égypte, d'ophtalmie belge, militaire, purulente, granuleuse, comporte deux modalités cliniques : l'ophtalmie chronique ou granuleuse (trachoma), peu contagieuse en général; l'ophtalmie aiguë ou purulente, blennorrhagique, dont la contagiosité est extrême. Elle règne endémiquement en diverses régions du globe, bien qu'on la considère comme propre à l'Égypte.

Il est certain qu'en ce dernier pays l'affection est commune et fort ancienne ; Prosper Alpin au seizième siècle, Volney à la fin du dix-huitième, avaient été frappés du nombre des aveugles dans la plupart des grandes villes, notamment au Caire.

Mais il existe d'autres foyers originels, soit en Europe (Espagne, Italie, provinces danubiennes, Crimée); soit en Afrique, comme le prouve la fréquence de l'ophtalmie dans la population indigène de l'Afrique ; soit en Asie, où les équipages européens ont été fréquemment infectés, notamment sur le littoral du Japon.

Cette dissémination des foyers originels de l'ophtalmie purulente ne constitue pas seulement une question intéressante de géographie médicale; elle a une autre importance à nos yeux. Parkes affirme que l'ophtalmie militaire est un legs fait au monde par Napoléon. Cette allégation n'est que la répétition de l'accusation, formulée de longue date contre l'armée française, d'avoir importé dans toute l'Europe les germes de l'ophtalmie, dont elle-même s'était imprégnée pendant la campagne d'Égypte (1798-1801) ; elle rappelle de loin le rôle attribué aussi à nos soldats au quinzième siècle dans la propagation de la syphilis.

Nous convenons que c'est de cette époque que semble dater la généralisation de l'ophtalmie aux diverses armées européennes; elle prit une extension considérable pendant les luttes nombreuses qui, depuis 1801 jusqu'en 1805, mirent nos soldats en contact avec ces différentes armées; mais il y a erreur à l'imputer à la rentrée de notre expédition d'Égypte, erreur basée précisément sur l'ignorance où l'on était de foyers d'ophtalmie en divers points de l'Europe. Or la plupart des troupes étrangères trouvaient le germe de l'affection dans leurs propres pays, germes dont les conditions d'activité étaient centuplées par le fait même de ces grandes agglomérations. Les preuves en sont accumulées dans un remarquable rapport dû à deux éminents professeurs du Val-de-Grâce, Laveran et Lustreman.

Ce qui tout d'abord établit l'inanité des reproches faits à notre armée, c'est qu'elle-même semble réfractaire à cette affection. . ·

Il en est autrement de la plupart des armées d'Europe, anglaise, italienne, russe, autrichienne, prussienne. Mais c'est dans l'armée belge que l'ophthalmie militaire paraît trouver son milieu épidémique le plus favorable. Nombre de faits le démontrent :

Ainsi en 1826, sur 40 000 hommes, cette armée avait 4157 ophthalmiques, le dixième de l'effectif. A la suite de la guerre qui sépara la Hollande de la Belgique, la maladie fit des progrès alarmants, en rapport avec l'augmentation de l'effectif et les mouvements de troupes. Le seul 4ᵉ régiment de ligne en comptait 2153; et sur un corps de troupes dont l'effectif avait varié entre 9000 et 16000 hommes, il y en avait eu 3600 cas en l'espace d'un an.

Le mal persiste d'ailleurs dans l'armée hollandaise depuis sa séparation de la Belgique : au mois de mai 1860, l'*Eversten*, frégate hollandaise, arrivait à Toulon, faisant des signaux de détresse; l'équipage, atteint d'ophthalmie purulente, était hors d'état de manœuvrer, et le navire vint s'échouer à l'entrée de la rade, sous la grosse tour (Armand Fournier, *Arch. de méd. nav.*, t. XV).

La population civile a subi maintes fois les dangers d'un pareil contact; le retour des soldats renvoyés comme malades ou convalescents a été l'origine d'une série d'épidémies locales et de la diffusion du mal : en 1835, la Belgique comptait un aveugle sur 1000 habitants par le fait seul de l'ophthalmie dite militaire.

Comme conditions prédisposantes de l'ophthalmie épidémique, on a surtout invoqué, durant la campagne d'Égypte, l'influence de la chaleur jointe à l'action irritante de la lumière et des sables soulevés par les vents du sud. On remarque, même en nos climats, une augmentation régulière de fréquence de la maladie pendant la saison chaude.

Il ne faut pas voir en la chaleur une cause efficiente de l'affection; la meilleure preuve qu'elle ne suffit pas, bien qu'accompagnée de l'action irritante de la lumière et du sable, c'est qu'en Égypte l'ophthalmie est plus commune chez les habitants des villes et des oasis que dans les tribus nomades, chez les Bédouins.

L'influence du froid a été également invoquée, sans qu'on puisse la considérer comme contraire à celle de la chaleur : ces deux faits s'associent dans l'étiologie de l'ophthalmie comme dans celle de la dysenterie; car c'est dans les époques les plus chaudes que les refroidissements sont le plus à redouter; tous les ans, des moissonneurs belges perdent les yeux pour s'être endormis, les fenêtres ouvertes, en rentrant chez eux accablés de fatigue et de chaleur; Ehrenberg a noté combien était fréquente en Égypte l'ophthalmie chez les voyageurs qui avaient l'imprudence de passer la nuit sur des terrasses découvertes. En Égypte également, pendant la guerre de 1798-1801, Larrey a constaté que le froid humide était une des causes prédisposantes principales de l'affection : les plus- atteints parmi les soldats étaient les sapeurs et pontonniers qui avaient dû séjourner nuit et jour dans l'atmosphère brumeuse des bords du Nil. En 1792, dit Assalini, une épidémie violente d'ophthalmie se développa chez les troupes du duc de Modène après une nuit passée sous le portique d'un couvent, près des fossés de la citadelle de Reggio. Le froid humide a eu une part considérable dans l'étiologie de l'épidémie à bord de l'*Inflexible*, en rade de Brest.

L'étiologie de l'ophthalmie épidémique offre donc, comme celles de la diphthérie, de la coqueluche, une association d'influences météoriques favorables à l'élément catarrhal de l'affection et de conditions pathogéniques tout autres, dont nous verrons plus loin la puissance bien plus efficace : d'abord la contagion, preuve de l'existence d'un germe spécifique; en second lieu la réclusion dans des locaux étroits ou insalubres.

Parmi les causes prédisposantes figurent certaines conditions individuelles, notamment l'âge et la profession; la première de ces influences est nettement indiquée par la fréquence du mal dans les asiles consacrés à l'enfance, par sa rareté chez les adultes.

Quant à la profession, il n'est guère que la population militaire qui, en cette affection comme en tant d'autres, semble recéler les attributs de réceptivité morbide du premier âge. Jusqu'à la guerre de Sécession il n'y a eu aux États-Unis d'ophthalmie purulente que dans les asiles d'orphelins; les adultes étaient absolument indemnes; ils perdirent ce privilège pendant cette longue guerre qui les transforma presque tous en soldats.

Dans l'armée elle-même, l'influence de l'âge demeure manifeste par la fréquence relative des atteintes des plus jeunes. Dans l'épidémie à bord de l'*Inflexible*, 7 matelots seulement sur 177 furent atteints, soit 3,90 sur 100; tandis qu'il y eut 305 malades sur 891 mousses, soit 34,33 sur 100.

En Belgique, cette influence de l'âge est si nettement reconnue que la diminution actuelle de l'ophthalmie militaire est attribuée en partie à la disposition nouvelle qui appelle les miliciens à l'activité à 21 ans au lieu de 18.

Comme causes efficientes, la capitale, l'indispensable sans doute, c'est la contagion : on n'en a eu que trop de preuves en Belgique où, rentrant dans leurs foyers, les soldats ont été le point de départ de tant d'épidémies dans la population civile ; où encore il a suffi si souvent d'un seul ophthalmique pour contaminer tous les malades d'une salle d'hôpital. Les expériences, faites sur les animaux et sur l'homme lui-même, ont démontré, de la manière la plus nette, la contagiosité du pus sécrété par les malades et directement porté sur la conjonctive; bien que les objets de pansement imprégnés de ce pus soient fréquemment, sans doute, les véhicules du contage entre malades d'une même salle, la généralisation rapide de l'affection nous paraît suffire à prouver que le principal intermédiaire virulent est l'atmosphère, dans laquelle d'ailleurs on a recueilli les cellules purulentes émanant des ophthalmiques; le contage atmosphérique est donc ici nettement identique au contage fixe.

Ce contage est tenace; on a vu en Belgique comme en Russie l'affection apparaître dans des régiments qui venaient occuper des casernes où la maladie avait sévi et qui étaient évacuées depuis plusieurs mois.

Rien ne saurait mieux féconder la virulence de la maladie que l'agglomération; les recrudescences épidémiques dans les armées ont toujours correspondu aux époques de concentrations exceptionnelles de troupes.

On sait combien étaient communes les épidémies d'ophthalmie à bord des bâtiments consacrés à la traite des nègres qu'on soumettait aux conditions les plus complètes d'encombrement. Nous nous bornons à rappeler le fait suivant : le *Rôdeur*, négrier de 200 tonneaux, part du Havre le 24 février 1819, prend à Bonny, côte d'Afrique où il séjourne du 14 mars au 6 avril, 160 nègres qu'on entasse à fond de cale et dans l'entrepont; quinze jours après son départ sous l'équateur, l'épidémie éclate; résultats : 39 nègres aveugles, 12 borgnes; sur les 22 hommes d'équipage, 12 aveugles et 5 borgnes.

4° Méningite cérébro-spinale épidémique. A. Nature. — Les essais d'assimilation de la méningite aux maladies antérieurement connues trahissent la tendance de leurs auteurs à l'éloigner des affections phlegmasiques, et à la rapprocher des maladies générales, des pyrexies. Dès le début, les termes de fièvre, de typhus cérébro-spinal (Boudin) ont été substitués à celui de méningite.

On l'a rapprochée : 1° des fièvres pernicieuses; et la rapidité de son décours, la périodicité initiale du mouvement fébrile, lui ont fait maintes fois appliquer ce diagnostic; mais elle sévit exclusivement en hiver aussi bien dans les climats froids que dans les climats chauds, pas conséquent en des lieux et à des époques où cesse toute élaboration palustre; 2° du typhus, où l'influence, invoquée en quelques épidémies, du miasme humain, ou la fréquence de certaines lésions (stéatose hépatique, altération granuleuse des muscles, etc.) et, parfois, l'apparition d'un exanthème pétéchial. Mais la densité habituelle des atteintes du typhus, la lenteur relative de son évolution, sa caractéristique symptomatique : la stupeur, sont diamétralement opposées à la rareté des cas de méningite, à la rapidité de son décours, à son symptôme dominant : la douleur; 3° de la fièvre typhoïde dont certaines épidémies ont présenté des complications méningiennes, ou ont coïncidé (Strasbourg, Rastadt, Carlsruhe) avec la méningite cérébro-spinale, coïncidences dont la valeur tombe devant leur caractère exceptionnel, devant la banalité de la première de ces affections, l'insigne rareté de la seconde; 4° des fièvres éruptives, et notamment de la scarlatine. Cette opinion émise par notre savant prédécesseur L. Laveran, et soutenue aussi avec talent par A. Laveran, est basée sur des similitudes incontestables, soit en certaines localisations anatomiques : rougeur, quelquefois abcès des amygdales; tuméfaction des glandes de Peyer; tendance à l'inflammation, allant jusqu'à la purulence, des différentes séreuses soit splanchniques, soit articulaires; apparition d'éruptions quelquefois scarlatiniformes; soit en quelques caractères épidémiques, comme la limitation, dans l'armée, de ces deux affections aux soldats les plus jeunes, les plus récemment incorporés. Mais les dissemblances l'emportent sur ces analogies, et ne nous permettent pas d'accepter la doctrine d'une maladie unique apparaissant en hiver sous forme de méningite, en été sous forme de scarlatine. La scarlatine se manifeste souvent durant la saison froide et sans subir pour cela de transformation clinique qui la rapproche de la méningite cérébro-spinale; elle a des formes frustes à elle, caractérisées surtout par l'angine et l'hématurie ; elle ne présente pas, comme la méningite, cette tendance à se limiter fréquemment à une classe exclusive de la société, à l'armée, par exemple, qui, en France du moins, a été presque seule atteinte de méningite ; aux États-Unis, en Angleterre, elle coïncide, depuis nombre d'années, avec cette dernière affection sans la remplacer. Et enfin la méningite manquait complètement, au moins comme épidémie, alors que la scarlatine régnait depuis deux siècles.

Nous tiendrons moins de compte des prétendues affinités de la méningite avec l'influenza, la diphthérie, la coqueluche, etc...

J'attache plus d'importance au rapport signalé par Michel Lévy entre la méningite et la prédominance, à l'époque où il l'observait (1847-49), de certaines affections remarquables par la rapidité de la formation du pus : métrite puerpérale, ophthalmie des nouveau-nés, etc... Cette opinion a été aussi soutenue par E. Chauffard, d'abord dans un livre, puis dans un article qui est un modèle d'analyse pathogénique.

Les médecins russes, lors de l'explosion initiale de la méningite à Saint-Pétersbourg, ont été frappés également de la tendance simultanée à la suppuration des autres maladies, surtout des pneumonies.

Il importe cependant de noter : 1° que la méningite n'a régné épidémiquement en France que dans une période déterminée, de 1837 à 1850, bien que les affections purulentes n'aient cessé d'y apparaître avant et depuis cette période; 2° que dans nombre de villes on n'a pas noté cette coïncidence; 3° qu'enfin ce n'est pas dans la population prédisposée aux affections pyogéniques (métrite, ophthalmie purulente des enfants), que la méningite a surtout sévi en France, où elle a été à peu près exclusive à l'armée.

Nous n'oserions tirer d'autres analogies des faits observés sur quelques points très limités du théâtre d'observation de la méningite. Sa coïncidence avec des épizooties analogues sur les chevaux et les bœufs ne semble pas plus significative.

En résumé, la méningite ne nous semble irréductible en aucun autre type pathologique connu. Sa disparition actuelle des pays où elle a fait sa première apparition, de la France, notamment, prouve le caractère transitoire des influences dont elle est née ; dans son parcours actuel en d'autres régions du globe, elle est restée, malgré quelques légères modifications symptomatiques, ce qu'elle était chez nous, conservant son unité, son identité, ne se fondant avec aucun autre type morbide, ressemblant en cela, malgré son origine autochtone, aux maladies épidémiques de provenance exotique.

B. *Historique.* — a. *L'Europe.* — C'est en 1837 que la méningite cérébro-spinale a commencé en Europe l'évolution qu'elle continue aujourd'hui ; elle y avait été précédée de quelques explosions restreintes à partir de 1805. Contrairement aux autres maladies accidentelles dont les premiers pas sont inconnus et dont l'histoire ne date que de leur pénétration dans les pays civilisés, la méningite née sous nos yeux a donc pu être suivie dès son origine. Cette histoire comprend trois périodes principales : 1° de 1837 à 1851 ; 2° de 1854 à 1866 ; 3° de 1866 jusqu'à nos jours.

1re *période* (1837-1851). — Des environs de Bayonne, où elle débute, la méningite gagne successivement les villes de garnison du sud, de l'est et du nord de la France. Cette expansion accomplie en cinq ans (1837-1842) ménage le plateau central de la France, mais retentit sur les garnisons de la province de Constantine. De 1842 à 1845, calme suivi d'une nouvelle explosion (1845-1851) dans les garnisons antérieurement atteintes ; la dernière frappée est Toulon (1851) ; ici se termine la première période, celle que j'appelle période française, bien que le mal ait pénétré en quelques localités d'Espagne, d'Italie et de Danemark.

2° *période* (de 1854 à 1866). — De 1851 à 1854, cessation apparente de la maladie ; alors a eu lieu l'invasion de la Suède (1854-1861), remarquable entre toutes par la lenteur et la régularité de son ascension vers le nord. En Allemagne, au contraire, où la méningite surgit durant l'hiver 1863-1864, elle éclate simultanément dans des localités éloignées : Berlin au centre, Stettin au nord, Rastadt à l'ouest, Bromberg à l'est, etc...

3° *période* (de 1866 jusqu'à nos jours). — Quand Hirsch publiait son étude si remarquable sur la méningite cérébro-spinale, l'affection paraissait limitée à l'Europe centrale et occidentale ; on admettait l'immunité des races slaves, immunité qui cessait, sur toute la ligne pour ainsi dire, à partir de 1867, par l'atteinte de la Russie et de l'Autriche, la première frappée à Saint-Pétersbourg, la seconde à Pola.

La progression vers l'est continue ; la Grèce est envahie (1868-1869), et au printemps 1872 la maladie est signalée sur plusieurs points du continent asiatique, notamment à Jérusalem.

C'est en cette troisième période également que la méningite pénétrait en Angleterre, apparaissait à Lincoln au mois de janvier 1869, en même temps que la diphthérie. Elle n'y a pas cessé depuis, et actuellement elle paraît endémique à Birmingham, Dublin et en plusieurs autres villes.

b. *Amérique.* — Ici, la méningite a trouvé un terrain plus favorable peut-être. Par une remarquable coïncidence elle y apparaît en 1806, presque au moment où Vieussens observait en Europe la première épidémie incontestable de cette affection (Genève, 1805); Jaccoud a parfaitement résumé la série des épidémies qui se succédèrent aux États-Unis de 1805 à 1829; elle y renaît en 1842, pour ne plus s'y éteindre jusqu'à nos jours. A New-York, à Boston, à Philadephie, elle apparaît tous les ans, pesant habituellement fort peu sur la mortalité, mais éprouvant parfois de graves recrudescences (New-York et Boston en 1872). Elle y progresse lentement vers le nord; en 1872 la maladie franchissait la limite septentrionale des États-Unis, et faisait sa première apparition au Canada, à Montréal.

En résumé, la méningite s'est manifestée jusqu'à ce jour dans une grande partie de l'hémisphère nord, franchissant à peine au sud la zone méridionale des climats tempérés et se limitant à peu près à l'Europe et aux États-Unis d'Amérique. On peut évidemment assigner d'avance des limites à l'expansion future de cette singulière affection. Qui oserait dire jusqu'où elle s'étendra soit dans les deux parties du monde qu'elle n'a fait que toucher, l'Afrique et l'Asie, et combien durera l'immunité de la zone intertropicale et de l'hémisphère sud?

En voyant l'affection, dans les deux continents, tendre surtout vers le nord, remontant, en Europe, de Bayonne et de Gibraltar aux provinces les plus septentrionales de la Suède, en Amérique du littoral du golfe du Mexique au Canada, on pourrait compter sur cette attraction du mal vers les climats froids, pour en espérer l'extinction avant qu'elle envahisse le reste du monde. Mais sa persistance dans certains pays, notamment en Allemagne, aux États-Unis, sa marche sur l'Orient par la Dalmatie, le Péloponèse et enfin la Syrie, n'autorisent guère de semblables espérances.

C. *Étiologie.* — a. *Contagion.* — Il est difficile, au premier abord, d'accepter la contagiosité d'une affection si limitée en ses atteintes, frappant dans une garnison un soldat sur 100, et, dans les épidémies civiles, n'atteignant souvent qu'un ou deux individus dans la même maison. On se demande involontairement où se trouve soit la matière même, soit le véhicule du virus en une maladie qui n'entraîne ni vers la peau, ni vers les muqueuses, aucune élimination d'apparence suspecte. Et cependant cette contagion est irréfutable; aussi bien d'après le mode général d'évolution de la méningite, soit dans l'armée française, soit en divers points de l'Europe, que d'après la masse des faits particuliers démontrant l'atteinte spéciale des soldats couchés au voisinage des malades et des personnes qui vivaient aux alentours des casernes et des hôpitaux militaires ; faits signalés aussi bien par les observateurs des premières épidémies de l'armée française (Tourdes à Strasbourg, en 1841) que par ceux qui ont assisté à la dernière explosion en cette armée (Grellois à Toulon, 1851).

b. *Infection.* — En plusieurs circonstances, la méningite se serait développée indépendamment de toute transmission virulente ; aux environs de Bayonne, d'abord, en 1837 ; aux États-Unis en 1806, puis en 1842 ; au sud de la Suède en 1854.

Dans le cercle de Dantzig, en 1865, la méningite apparaît simultanément en des communes très éloignées les unes des autres, sans offrir de marche graduelle appréciable de l'une à l'autre.

Existe-t-il donc des conditions d'infection locales susceptibles d'engendrer le mal de toutes pièces ? Miasmes de l'encombrement, émanations putrides d'origine végétale ou animale, toutes les causes de l'infection atmosphérique sont invoquées par Faure à propos de l'épidémie de Versailles, et sont également incriminées par Tourdes et surtout par Hirsch ; mais que de faits contradictoires à cette opinion ! Nous ne saurions davantage accepter sans réserve l'opinion de Moreau-Morris, qui attribue la grave recrudescence de la maladie à New-York en 1872, à la malpropreté des rues et des égouts.

Sans contester en rien, ici pas plus qu'ailleurs, le bénéfice des pratiques hygiéniques, il suffit de se rappeler combien est ancienne l'infection causée par les égouts, combien est récente la méningite pour comprendre qu'on n'a eu affaire, dans les causes d'infection constatées à New-York, comme elles l'ont été plusieurs fois en Europe, qu'à une des conditions banales d'exagération de tant de maladies épidémiques. D'autant que cette épidémie de New-York, en 1872, n'a été que la recrudescence exceptionnellement grave d'un mal sévissant depuis plusieurs années, et dont, sans doute, bien des germes persistaient en divers quartiers de la ville. Ici, comme ailleurs, le germe spécifique, cause indispensable du mal, a simplement trouvé les conditions favorables à sa multiplication.

c. *Influences météoriques.* — De ces influences il en est une remarquable par sa constance presque absolue : c'est le froid ; c'est en hiver que la maladie éclate, n'importe la latitude ; les épidémies les plus méridionales de l'ancien continent, celles de Gibraltar, de Constantine, de Douera, les épidémies les plus septentrionales, celles de Suède et de Russie, commencent également pendant la saison froide, en janvier et février surtout, puis en décembre et en mars. De plus, les hivers pendant lesquels se sont développées les épidémies de méningite ont été, en général, d'une rigueur exceptionnelle.

Dans les pays où l'épidémie dure plus d'une saison, habituellement elle s'atténue ou même s'interrompt pendant l'été.

Cette relation si étroite des épidémies de méningite cérébro-spinale avec les influences hivernales ne correspond-elle pas à l'attraction apparente de la maladie vers les climats septentrionaux? On a même noté la fréquence relative de la méningite en des régiments soumis à des exercices prolongés en plein air pendant l'hiver, et observé des recrudescences après des revues passées par un temps très froid (Faure-Villar, L. Laveran).

Michel Lévy est un des rares observateurs qui aient eu lieu de croire à l'indifférence d'action des saisons; dans l'épidémie du Val-de-Grâce, il avait en effet constaté la correspondance des maxima de la mortalité aux plus grandes chaleurs de l'été et aux premiers froids de l'hiver. A Saint-Étienne aussi, l'épidémie régna du mois de juin 1848 à la fin du mois de septembre.

Cette interversion des saisons est plus commune en Amérique; nous en avons eu spécialement la preuve pour Philadelphie.

d. Prédispositions individuelles. — L'aptitude spéciale des individus de complexion vigoureuse (portefaix de Philippeville) semble confirmée par l'affinité de la maladie pour les soldats. D'après son évolution en France, la méningite serait presque spéciale à la profession militaire; sur 57 épidémies, 7 seulement ont été exclusives à la population civile, 39 n'ont frappé que la garnison; l'armée ne représentant pas alors le centième de la population, la prédisposition du soldat a été excessive.

La plupart des observateurs ont confirmé l'affinité, constatée par L. Laveran, de la maladie pour les recrues. Comme exception, on peut citer l'épidémie de Saint-Pétersbourg qui ne frappa que des soldats âgés de plus de trente-cinq ans.

Ailleurs les épidémies militaires sont moins communes; en Danemark, en Suède, en Norvège, la population civile seule est atteinte; il en fut ainsi 17 fois sur 19 en Amérique. Mais alors ce sont les enfants surtout qui sont frappés, nouveau trait d'union entre la pathologie militaire et la pathologie infantile.

D. Morbidité. — Nous avons indiqué la méningite comme type des épidémies à morbidité limitée.

Si, dans l'immense majorité des cas, le chiffre des atteintes est minime, s'élevant par exemple, dans une garnison, à la centième partie de la population militaire, il y a des épidémies dont les coups sont bien moins clairsemés; exemple : l'épidémie du bagne de Rochefort où le mal atteignit 222 individus sur 1000 environ; en quelques épidémies d'Allemagne, d'après Hirsch, le chiffre des cas s'élève à 20,5 p. 100 habitants, c'est-à-dire au cinquième de la population, proportion effrayante pour une maladie mortelle au moins une fois sur deux. Vieusseux avait déjà constaté à Genève, en 1805, la densité du mal sur certains points;

les 33 malades décédés au cours de cette épidémie appartenaient à un très petit nombre de familles. A Avignon, dans une famille composée de dix personnes, il y eut cinq atteintes et quatre décès (Chauffard).

Parfois même, ces épidémies si graves s'étendront à des milieux moins restreints, et les résultats obituaires de la méningite la rapprocheront des grandes épidémies. Le chiffre des décès pour la Suède a été, en 7 ans (1854-1860), de 4,138 ; il représente une mortalité de 6,4 pour 1000 habitants des communes atteintes, mortalité autrement grave que celle de la plupart des autres épidémies de méningite en Europe.

E. *Durée*. — En certains pays (France, Suède, littoral de la Dalmatie et de la Grèce) l'épidémie a été mobile, parcourant ces pays comme les maladies contagieuses qui ne durent que par leur passage à travers des populations toujours nouvelles ; en France, elle persistait de six mois à deux ans dans la même garnison, ou dans le même régiment ; ailleurs (Amérique, Irlande, Thuringe) la méningite s'est rattachée avec ténacité à certaines circonscriptions régionales, reparaissant dans les mêmes villes (Boston, New-York, Dublin, Philadelphie), pendant une longue série d'années.

Il semble cependant que, dans les pays même auxquels elle a le moins adhéré, la méningite cérébro-spinale ait, comme le choléra, laissé une certaine prédisposition aux cas sporadiques ; plusieurs garnisons françaises, notamment Châteauroux, Vincennes, ont même subi, en ces dernières années, des retours épidémiques. Il en est de même en Suède ; si l'ictus épidémique est terminé depuis 1864, le chiffre des cas sporadiques s'élève encore chaque année à une centaine en moyenne (690 malades et 378 morts de 1867 à 1874).

F. *Mortalité*. — La méningite est très grave dès les premiers cas, différant ainsi des autres maladies infectieuses dont l'énergie s'accroît du fait d'une augmentation incessante de leurs causes génératrices, comme les typhus et se rapprochant des maladies virulentes. Cette gravité initiale du mal persiste « à toutes les époques de l'épidémie, ce qui semble pouvoir s'expliquer pour une maladie à lésion anatomique bien localisée ».

Un fait remarquable cependant, c'est la différence de gravité des épidémies suivant leur théâtre, différence telle que la mortalité a varié de 25 à 76 sur 100 malades. Il y a plusieurs raisons de cette discordance : 1° la facilité plus ou moins grande avec laquelle on a admis, dans les statistiques, les cas dits abortifs, dont l'addition nous semble être le principal motif de la bénignité apparente de quelques épidémies d'Allemagne ; 2° la prédominance en certains pays, notamment en Amérique, des pneumonies concomitantes dont la rareté ailleurs, à Dantzig, par exemple (A. Hirsch), répond aux autres variations cliniques de la méningite suivant les lieux ; 3° la proportion d'enfants atteints, le pronostic, à quelques exceptions près, étant plus grave pour ceux-ci. Enfin les conditions de misère et d'affaiblissement antérieur recèlent sans doute le motif de la gravité de certaines épidémies, comme celle du bagne de Rochefort où, malgré l'âge relativement avancé des malades, il en est mort 174 sur 222 (plus de 78 pour 100).

§ 5. — **Maladies alimentaires.**

De nos jours encore, il ·est de vastes régions où l'alimentation de la population est uniforme, consistant parfois en une seule substance, base unique de la consommation commune. Il suffit de la pénurie ou de l'altération de cette substance (comme, par exemple, la disette de riz aux Indes), pour qu'il y ait famine.

La famine agit souvent, d'une manière même profonde, sur la nutrition, sans que l'on voie apparaître aucune maladie spécialement caractérisée.

Ce qui se manifeste alors, c'est une aggravation de la plupart des affections régnantes, aiguës ou chroniques, et une augmentation de la mortalité, augmentation proportionnée à la pénurie des subsistances.

Nous en avons la preuve dans les ravages causés par le choléra, par exemple, quand il fait explosion parmi les populations antérieurement affaiblies; de même le typhus dont la mortalité est proportionnelle au degré de bien-être de ceux qui en subissent les atteintes.

Cette influence de la famine sur le pronostic des maladies populaires les plus diverses a pris un caractère particulier d'évidence pendant les dernières semaines du siège de Paris, en janvier 1871; on sait qu'à cette époque la mortalité de la population parisienne avait décuplé; n'importe la cause morbide, on mourait plus facilement et les affections habituellement bénignes devenaient alors habituellement mortelles; cette mortalité était excessive dans les hôpitaux surtout; comme les animaux soumis à l'inanition, les malades, épuisés par leurs privations antérieures, n'offraient plus alors la même force de résistance aux diverses affections dont ils étaient atteints; ils étaient devenus spécialement prédisposés, dans le décours des maladies aiguës : variole, rougeole, fièvre typhoïde, et même celui des simples bronchites, aux congestions, aux raptus hémorrhagiques, surtout vers les poumons et les intestins; les pneumonies, dont alors se compliquait leur affection, ressemblaient, par le peu d'intensité du mouvement fébrile et par la vaste étendue du siège anatomique, à ces pneumonies secondaires soit au scorbut, soit à la cachexie palustre, pneumonies dont nous savons la terrible gravité; absolument comme leurs diarrhées se rapprochaient, et par leur durée et par leur gravité, et même en certains cas par les altérations intestinales, du catarrhe intestinal des pays chauds ou de la dysenterie chronique. A cette époque, la mortalité pesait également d'une manière spéciale, en dehors des ambulances, et sur les phthisiques, et sur les personnes avancées en âge ; les vieillards affluaient, mourants, vers les hospices ; en un seul jour, à la veille de la signature de l'armistice, dans le seul hôpital de la Pitié, il en mourut cinquante-quatre, offrant tous les attributs du marasme et succombant dans l'algidité, sans que l'on ait constaté de localisation morbide bien tranchée chez aucun d'eux.

En d'autres circonstances, l'aggravation des maladies et de la mortalité se complique de la fréquence de certains malaises, de certains états morbides qui confinent aux affections alimentaires proprement dites et représentent les symptômes les plus communs à quelques-unes d'entre elles, surtout au scorbut : telles sont les anasarques, les hydropisies (*hydrops famelicus*) et les diarrhées faméliques, comme on en a observé pendant la famine de Flandres en 1817, en Hongrie en 1865, et comme on en a vu aussi en Algérie en 1867.

A côté se placent les maladies alimentaires proprement dites, maladies dont la notion étiologique ne remonte pas à une époque bien reculée.

Ce n'est que graduellement que s'est définitivement affirmée l'origine alimentaire du scorbut, de la pellagre, de l'ergotisme, affections trop souvent et trop longtemps rapportées à des influences banales, notamment aux influences météoriques.

Là même où la cause réelle apparaissait évidente, les yeux se fermaient à la lumière. Devant l'épidémie d'ergotisme gangréneux et convulsif des environs de Lille (1749 à 1750), Foucher, médecin distingué de l'époque, ne fait mention ni de l'ergot ni des mauvais grains dont les récoltes étaient infestées ; pour lui le mal vient de la dépravation de l'air, des fréquentes variations du chaud au froid et réciproquement ; même étiologie banale invoquée à cette époque par Couvet, qui cependant voyait le mal se limiter, dans un village voisin de Béthune, à un groupe de quinze personnes qui, seules, étaient nourries de mauvais grains.

C'est également en ces trente dernières années seulement qu'on a reconnu l'origine toxique de certaines affections populaires, notamment celle des affections groupées sous le nom de coliques, et dont l'analyse étiologique a démontré à la fois la nature saturnine et la prophylaxie rationnelle.

Les maladies d'alimentation tiennent rarement au défaut ou à la viciation du régime animal ; les affections les plus redoutables pour les animaux et pour l'homme, charbon, morve, rage, se transmettent peu fréquemment à ce dernier par la consommation de viandes altérées ; au moins ce mode de contamination est-il si rare qu'il n'en résultera jamais que des cas accidentels absolument isolés, rien par conséquent qui ressemble à une épidémie. Les recherches modernes nous donneront probablement la clef de ces intoxications observées sur des groupes d'individus, de familles, pensionnaires d'un même hôtel, etc., ayant subi des accidents souvent graves, parfois mortels, du fait de l'ingestion des viandes corrompues et renfermant sans doute les redoutables poisons isolés par Armand Gautier.

Il n'est peut-être qu'une catégorie d'altération des viandes de consommation qui soit susceptible d'entraîner de véritables épidémies : ce sont les altérations parasitaires. Nous y reviendrons ci-après.

Les épidémies alimentaires proprement dites tiennent donc surtout et avant tout à l'altération des aliments végétaux, qui d'ailleurs en tant de pays représentent la base, sinon la totalité de la nourriture des populations. C'est dire que nous avons en vue ceux de ces aliments qui, par l'importance de leur rôle nutritif, concourent le plus aux réparations organiques, et non ceux dont le rôle est minime ou éventuel, comme les fruits.

1° **Scorbut**. — A. *Historique.* — On admet, en général, qu'avant le treizième siècle de notre ère, aucune affection n'a été décrite qui puisse être considérée comme exemple authentique du scorbut; suivant nombre d'auteurs, il aurait été observé pour la première fois dans une armée française, parmi les chevaliers de la cinquième croisade (1218), au siège de Damiette (J. de Vitry); pour la seconde, encore dans une armée de croisés (1249), commandée par saint Louis et dont Joinville a été l'historien.

A partir du quinzième siècle, il prend place en tête des maladies populaires, devient le fléau des équipages de Christophe Colomb aux Antilles, de Vasco de Gama au cap de Bonne-Espérance, de Jacques Cartier au Canada, se manifestant aux extrémités opposées du monde alors connu; il apparaît dans les guerres de siège ; et les désastres subis par les défenseurs de Breda (1636), Thorn (1734) ne sont que des exemples, parmi tant d'autres, du rôle néfaste de cette affection dans la pathologie des armées jusqu'au dix-neuvième siècle.

De 1791 à 1815, durant les guerres de la république et de l'empire, le scorbut ne tint jamais le premier rang parmi les maladies de l'armée française, en raison sans doute des conditions mêmes de la guerre, guerre toujours d'expéditions, de marches, sans temps d'arrêt prolongé pour des sièges ou des blocus. En revanche, pendant cette même période (1791-1815), le mal sévissait tellement dans la marine britannique, que, d'après Meyler, cette affection à elle seule détruisit plus de marins anglais que tous les incidents de guerre (morts violentes, blessures, naufrages) subis durant ces luttes sanglantes par le personnel de la flotte.

Une telle différence, en cette période, entre les armées et les équipages maritimes, est une des raisons qui ont fait admettre la distinction du scorbut de terre et du scorbut de mer, et même accepter, au début de ce siècle, l'espoir que le temps était passé des épidémies de scorbut, ailleurs qu'à bord des vaisseaux : espoir qui dut s'évanouir lorsque de cruelles épidémies, comme celle de la population russe en 1848, celle de notre armée en Crimée (1854-56), vinrent démontrer que des causes, qui faisaient naître le mal aux siècles passés, surgiraient aujourd'hui encore les mêmes effets pathologiques, analogues comme genèse et physionomie, quel que soit le théâtre de leur production.

B. *Étiologie.* — a. *Alimentation.* — Il n'y a plus à faire la preuve du rôle capital joué par l'alimentation dans la pathogénie du scorbut. Une maladie qui, dans les guerres de blocus, respecte l'armée assiégeante pour n'atteindre que les assiégés ; qui ménage habituellement les officiers alors même qu'elle s'étend à presque tous les soldats, ne peut s'expliquer par des influences qui s'imposeraient à tous, comme les météores, les miasmes et les virus ; elle doit tenir à l'intervention d'un agent morbide pesant sur ces diverses catégories : c'est la défectuosité de l'alimentation. L'immunité du grade affirmée par Lind et ses contemporains est encore de notre époque : « A bord des bâtiments, jamais les officiers, jamais les aspirants, jamais les maîtres, ne sont atteints de scorbut, à moins que les privations deviennent telles qu'il n'y ait plus de différences, sous le rapport des tables. Le scorbut s'arrête devant l'épaulette, devant le galon. »

L'étiologie du scorbut ressort également du rôle de l'hygiène alimentaire dans la cessation des épidémies en particulier, et dans l'atténuation générale de la maladie à la surface du globe.

Cette atténuation est due surtout à l'extension de la culture maraîchère. Nous sommes loin du temps où une reine d'Angleterre, Catherine d'Aragon, femme d'Henri VIII, était obligée d'envoyer en Hollande chercher les légumes nécessaires à sa table.

Si, sur son ancien théâtre de prédilection, à bord des navires, le scorbut devient actuellement plus rare, c'est grâce à la transformation des moyens de locomotion ; avec la vapeur, plus de longues traversées, plus d'arrêt par des calmes, et possibilité à peu près constante de ravitaillement à jour fixe.

On sait que le vice alimentaire n'est point le fait de l'insuffisance du régime, ni de la salaison, ni de l'absence de viandes fraîches. Il dépend du défaut d'aliments frais du règne végétal, spécialement de ceux que fournit la grande culture potagère : légumes herbacés : choux, salades, etc... ; légumes amylacés, renfermant des sucs liquides, comme la pomme de terre ; fruits non seulement riches en acides ou en sels de potasse, mais en eau de végétation, spécialement les citrons. C'est un fait aussi vrai aujourd'hui qu'autrefois.

Tel est le secret de la préservation de certains équipages, comme ceux de la marine hollandaise, toujours largement approvisionnés de choux, de pommes de terre, et au besoin d'oranges et de citrons. En Angleterre, les distributions de jus de citron (lime-juice) ont mis fin aux grandes épidémies nautiques de scorbut. Si des explosions plus restreintes se manifestent encore sur des bâtiments anglais, soit de commerce soit d'exploration scientifique, la cause en est le plus souvent la négligence de ce moyen, comme Rochefort en a donné la preuve (*Arch. de méd. navale*), ou la mauvaise qualité du suc employé.

La science n'a pu encore déterminer, sous forme concrète, quel est, dans les végétaux frais, l'élément dont l'absence entraîne le scorbut. Garrod, attribuant la maladie au déficit de sels de potasse dans le sang, rapporta certaines épidémies à la disette de pommes de terre riches en carbonate de potasse ; suivant lui, l'action curative et préventive du suc de citron dépendait également de la légère proportion de potasse qui s'y trouve. Il serait bien désirable que la propriété antiscorbutique du lime-juice tînt à la seule présence de cet alcali qu'on pourrait dès lors utiliser directement, et qui offrirait l'avantage de pouvoir être conservé longtemps sans altération : or les faits démentent cette espérance. Cette propriété du lime-juice tient donc moins à l'acide citrique ou à la potasse qu'il renferme qu'à la combinaison de ces deux corps à la matière organique fraîche qui sans doute est l'élément le plus essentiel; car les plantes, considérées comme antiscorbutiques entre toutes, perdent leur vertu si elles sont desséchées; les essais de Kramer l'avaient prouvé au siècle dernier, et pendant la guerre de Crimée les conserves sèches de légumes (système Chollet) ne rendirent nul service.

b. *Froid humide.* — Cette influence a été admise par Lind comme cause principale du scorbut. Il a fait merveilleusement ressortir les conditions permanentes d'humidité imposées aux gens de mer, mouillés par l'eau ou la poussière des vagues, sans linge de rechange, et obligés, même pendant les heures de repos, de conserver des vêtements imprégnés d'humidité. Nous avons nous-même affirmé la valeur et indiqué le mécanisme de cette influence, si défavorable à la nutrition.

Elle nous a expliqué pourquoi le scorbut est plus commun dans les pays marécageux ; pourquoi la navigation est plus dangereuse dans les mers septentrionales, toujours couvertes de brouillard; nous croyons devoir lui attribuer la fréquence relative du scorbut de mer aux passages du cap de Bonne-Espérance et du cap Horn.

Le scorbut qui, en 1855, a frappé l'armée française au camp de Boulogne, sur une côte humide et froide, n'est-il pas une preuve de cette influence hygrométrique ? Pendant le siège de Paris (1870-1871), la prédominance du scorbut à la prison de la Santé a été attribuée par Lasègue et Legroux à l'humidité de cet établissement. Des vaisseaux trop rapidement construits avec des bois encore humides, ont été plus éprouvés que d'autres (Le Roy de Méricourt).

De là résulte, en partie, l'affinité du scorbut pour la saison froide, qui, cependant, agit surtout en favorisant la pénurie alimentaire, comme le prouvent les épidémies de la zone intertropicale, et celles qui surviennent en des étés fort secs.

c. *Prédispositions individuelles.* — Elles sont d'origine multiple : Certaines conditions agissent d'une manière fâcheuse sur la nutrition et préparent le terrain épidémique : telle, la prédisposition des individus soumis à des excès de fatigue, et dont l'alimentation ne compense pas les pertes ; dans une prison militaire, j'ai vu le scorbut se limiter, malgré l'identité de régime, aux individus employés aux travaux de force et ménager les professions moins pénibles. L'aptitude surgit parfois en des conditions opposées, sans qu'il y ait là contradiction : je considère comme prédisposant au scorbut l'inactivité absolue imposée en certaines prisons cellulaires (épidémies de Mazas) et la débilitation qui résulte de la privation de tout exercice. J'ai constaté en Algérie l'aptitude des individus épuisés par les fièvres intermittentes, dont la cachexie s'allie si facilement à la cachexie scorbutique avec laquelle elle a tant de traits communs : en cas d'imminence de scorbut, c'est la population des malades et des anémiques, la population des hôpitaux et des prisons qui, par son atteinte, révèlera, la première, le danger commun. Fauvel, à la Salpêtrière (1847), Cazalas, à Constantinople (1854-1856), ont affirmé sur de nouveaux faits cette observation de Lind. Certaines médications altérantes, comme la médication mercurielle, augmenteraient au même titre la réceptivité pour cette affection.

La notion de la cause réelle du scorbut en a démontré la prophylaxie et le traitement rationnels. C'est là une maladie désormais enlevée au groupe obscur des affections épidémiques et contagieuses, et dont l'origine alimentaire permet de prévenir le développement dans les armées.

C. *Morbidité et mortalité*. — Restreint habituellement soit à l'ensemble de la population pauvre, soit à quelques catégories bien plus circonscrites (population d'un hôpital, d'une prison, d'un vaisseau), le scorbut franchit ces limites parallèlement à la cause morbide, frappant une armée entière ou l'ensemble d'un grand pays ; comme on le voyait jadis en Angleterre et en Hollande, et de nos jours en Silésie et en plusieurs gouvernements de la Russie. Dans ces expansions pandémiques, il ne reconnaît aucune immunité d'âge, de sexe, d'atteintes antérieures ; il fera exception seulement pour quelques privilégiés, placés parfois dans les foyers les plus intenses, mais préservés par leurs ressources personnelles, et qui, ne prenant pas le mal originairement, n'ont ici rien à craindre des contacts : ainsi les gens riches, les officiers de terre ou de mer, les fonctionnaires des hôpitaux et des prisons, etc.

Comme gravité et durée, les épidémies de scorbut sont strictement subordonnées au degré et à la permanence des privations subies. Si les misères se prolongent, l'épidémie durera des mois et des années, offrant des renforcements parallèles aux causes d'affaiblissement. Cazalas a démontré les variations d'intensité des cas aux diverses périodes de la guerre de Crimée ; leur gravité a été constamment ascendante du mois d'octobre 1854 à la fin de la campagne (1856). Si les privations sont immédiatement complètes, le scorbut constituera une affection directement et rapidement meurtrière. Au siècle dernier, on découvrait en mer un bâtiment espagnol, l'*Oriflamme*, dont l'équipage avait entièrement succombé à cette affection. De nos jours encore pareils faits peuvent se renouveler.

C'est l'impossibilité du ravitaillement pour les navires désemparés, ou condamnés aux calmes, qui a donné fréquemment au scorbut de mer une gravité sur laquelle on a voulu baser sa différence de nature avec le scorbut de terre qui lui est absolument identique, et dont malheureusement le pronostic a été tant de fois tout aussi grave ; la presque totalité de garnisons assiégées, comme celle de Thorn, a succombé au scorbut en quelques mois.

Dans la majorité des épidémies, la cause morbide n'est ni assez puissante ni assez persistante pour entraîner d'aussi terribles conséquences. Le plus habituellement, le scorbut tue moins par lui-même que par les maladies intercurrentes dont l'affaiblissement de l'organisme augmente la gravité. Sur 147 décès scorbutiques survenus dans le service de Cazalas à Constantinople (1854-1856), il n'y eut pas un cas de mort directe. Dans ces limites encore, c'est une affection bien redoutable, prenant sa part dans tous les événements pathologiques du groupe atteint ; et rendant souvent mortelles des affections habituellement bénignes.

Nous avons dit la gravité des pneumonies scorbutiques ; il en est de même de la dysenterie, plus redoutable ici que dans la cachexie palustre. Il y aurait même, d'après les recherches des médecins anglais en Crimée, une forme de dysenterie spéciale aux scorbutiques ; forme dans laquelle le gros intestin serait tapissé de pseudo-membranes analogues, dans leur origine, aux épanchements fibro-plastiques qui, dans le scorbut, s'accomplissent à la surface des séreuses et dans l'épaisseur de divers organes. Peut-être a-t-on pris pour une exsudation plastique l'exfoliation de la muqueuse intestinale ? Ces affections trahissent la susceptibilité des scorbutiques aux impressions météoriques, susceptibilité démontrée plus brutalement encore par la fréquence relative des congélations chez ces malades.

Quant à l'affinité du scorbut pour les maladies spécifiques, nous savons son rôle dans la création du typhus. Le choléra a moissonné les scorbutiques en Crimée (1854) comme la peste les moissonnait en Egypte (1799), sous les yeux de Larrey. Nous avons indiqué les dangers de l'association du scorbut et des fièvres intermittentes. Il y a cependant, suivant nous, exagération à considérer toutes les affections fébriles comme dangereuses chez les scorbutiques.

Conformément à la tradition, au début du siège de Paris, je redoutais beaucoup de voir la variole se manifester chez ces malades ; je crus même que le scorbut avait sa part dans la pathogénie de la variole noire ; j'ai démontré depuis qu'il n'y avait été pour rien.

2° Ergotisme grangréneux et Ergotisme spasmodique (Gangrène et convulsion céréales. — A. *Historique et géographie.* — L'ergotisme, *mor-*

bus ruralis, gangrène des Solognots, commence, à vrai dire, au point de vue historique, par la série d'épidémies désignées au moyen âge sous les noms de *feu sacré, feu Saint-Antoine, feu Saint-Marcel,* etc., quelquefois encore appelées *mal des Ardents.*

De 590, date de leur première manifestation en France, d'après Heusinger, il y aurait eu, jusqu'en 1347, une trentaine d'épidémies de ce genre. Si, sous ces divers noms, on a parfois désigné des explosions de peste, ou même d'érysipèle, les travaux de Paulet, Saillant, de Jussieu, Tessier, puis ceux de Fuchs et de Hecker ont démontré que le plus souvent il s'agissait bien d'ergotisme gangréneux ; ils ont établi d'abord que les épidémies de feu sacré, comme celles d'ergotisme, avaient toujours été précédées de périodes de misère et de famine, d'étés pluvieux, qu'elles s'étaient circonscrites à des districts limités (Lorraine, Flandre, Aquitaine, Dauphiné, Ile de France), sévissant en automne et en hiver ; à plusieurs reprises (notamment en Dauphiné, en 1809) on avait noté la coloration, rouge de sang, du pain ; enfin les malades, accourant aux couvents, aux églises, où des vivres leur étaient distribués (comme en 945 à Notre-Dame où Hugues le Grand en faisait nourrir 600 par jour) guérissaient, pour rechuter en retournant à leurs misères.

Les épidémies de feu sacré, bien que régionales, étaient cependant bien plus diffuses que ne le furent, plus tard, celles d'ergotisme ; les cas étaient plus graves ; les divers chroniqueurs citent des malheureux qui avaient perdu leurs quatre membres. La dernière de ces épidémies sévit en 1347, un an avant l'invasion de la peste noire.

Leur histoire se continue dès lors, et cette fois sous leur nom actuel, par les épidémies d'ergotisme gangréneux, observées surtout par Thuilier en Sologne (1630), par Noël à Blois (1709). En 1747 encore, 120 personnes étaient atteintes à Orléans, dont il ne guérit que 4 ou 5. En ce siècle, le mal ne s'est plus offert avec une fréquence épidémique que dans le département de l'Isère en 1814.

L'ergotisme convulsif ou raphanie est une affection des temps modernes ; les récits des premiers observateurs, qui en furent les témoins à la fin du seizième siècle, sont trop catégoriques, trop explicites, et, ajoutons-le, trop autorisés par la valeur même de ces observateurs, pour que nous n'admettions pas avec eux qu'ils ont assisté aux premières explosions de ce mal. Les titres seuls de la plupart de ces relations, à commencer par celle de la faculté de Marbourg, indiquent déjà qu'il s'agit d'une affection étrange, inconnue jusque là des médecins et du vulgaire ; on accepte de suite, pour désigner ce mal, les noms qu'inspire aux premiers patients le genre de souffrance qu'ils endurent (fourmillements, crampes, convulsions), et ce genre de souffrance est si nouveau que personne ne cherche à lui trouver quelque similitude avec les maladies connues pour lui assigner une place dans la nomenclature de l'époque (Voy. L. Colin, art. Raphanie in *Dict. encycl. des sc. méd.*).

Nous ne pensons donc pas que l'histoire de la raphanie remonte au-delà de la fin du seizième siècle; et nous considérons l'épidémie de 1581, à Lunebourg (Hanovre), comme la première en date.

La période historique de la raphanie comprend aujourd'hui environ trois siècles (1581 à 1889) durant lesquels ses manifestations ont été relativement fréquentes; à côté de nombreuses explosions frappant quelques communes ou quelques familles, nous avons décrit les épidémies qui à plusieurs reprises (1595, 1687, 1699, 1716, 1722, 1740, 1745, 1770, 1804, et 1840) ont couvert des régions plus ou moins étendues de l'Allemagne, de la Suède et de la Russie.

Nous avons même émis l'opinion que la raphanie avait franchi, vers le sud ou vers l'est, les limites qu'on lui impose habituellement, se manifestant d'une part dans le nord de l'Italie, d'autre part en Belgique, où lui revient, suivant nous, l'épidémie décrite en 1845-46 sous le nom d'acrodynie. C'est au dix-huitième siècle que la convulsion céréale atteignait son maximum de fréquence et d'expansion géographique, pour décliner rapidement en celui-ci. En 1855, 1856, 1857, il y eut encore, sur divers points de l'Allemagne, des épidémies d'une certaine gravité, dont l'une observée aux environs de Siebenbürgen (Transylvanie) atteignit 288 personnes et causa 98 décès; mais, depuis trente ans, l'affection ne s'est plus guère manifestée que par cas sporadiques. La dernière relation que nous avons signalée dans notre article sur la raphanie est due à Mayer qui eut occasion d'observer 17 cas d'ergotisme convulsif dans un village de Bavière, à Roding, pendant l'hiver 1867-1868; ce fut essentiellement une maladie de familles, qui se borna aux habitants de trois ou quatre maisons.

Ces considérations démontrent que les deux formes d'ergotisme : nécrose et convulsion, ont un point de départ commun incontestable : voilà, sans doute, pourquoi les mêmes années ont été favorables à l'apparition simultanée de l'ergotisme gangréneux en Sologne et de la raphanie en Allemagne; pourquoi, en quelques rares circonstances (1749 dans les Flandres, 1845 en Belgique, 1855 en Hesse), les malades ont été atteints les uns de gangrène, les autres de convulsions, constituant ainsi des épidémies de transition.

Mais on a été trop loin, en affirmant que l'altération était absolument identique dans les deux cas ; en supposant que toute épidémie d'ergotisme gangréneux ne serait que la phase extrême d'une épidémie d'ergotisme convulsif, dont la période spasmodique aurait été mal observée.

Malgré leurs analogies, les épidémies de convulsion et de nécrose céréale diffèrent : 1° au point de vue chronologique, non seulement parce que ces dernières appartiennent surtout au moyen âge, et les premières aux temps modernes, mais encore parce que l'ergotisme gangréneux apparaît surtout immédiatement après la récolte, et la raphanie à une période plus avancée, le plus souvent même à la fin de l'hiver; 2° au point de vue géographique, la topographie de chacune de ces formes étant demeurée distincte de celle de l'autre ; 3° il en est de même au point de vue clinique : on ne note jamais, dans les épidémies d'ergotisme gangréneux, les symptômes les plus banals de la raphanie, et notamment cette sensation de fourmillement qui, par sa constance, a valu à la maladie son nom populaire en Allemagne (Kriebelkrankheit). De même, dans les épidémies d'ergotisme convulsif observées en Allemagne, en Suède, en Russie, c'est-à-dire sur leur terrain propre, rien de plus rare que la gangrène; il y en a eu quelques cas en 1855 dans l'épidémie observée par Heusinger ; mais si nous parcourons toute l'histoire de l'ergotisme convulsif en Allemagne, nous n'en constatons aucun autre exemple, sauf en une relation (Voy. art. *Raphanie*), où, sur toute une population atteinte de raphanie, il est signalé un cas de gangrène du pied. La coïncidence n'existe que dans les pays limitrophes entre les théâtres des deux ergotismes (Suisse, Flandre, Belgique).

3° Pellagre. — La Pellagre, maladie moderne, propre à l'Europe, limitée au sud par les latitudes de Rome et de Madrid, se manifeste au nord jusqu'au niveau d'une ligne qui du cap Finistère gagnerait les bouches du Danube. Son historique est absolument subordonné à l'expansion incessante prise depuis un siècle par la culture du maïs ; elle apparaît dans la Haute-Italie quelques années après l'introduction de cette céréale ; en France elle suit également, dans le bassin de la Garonne, le développement donné à la culture et à l'usage alimentaire de cette céréale.

Les faits de pellage sporadique signalés par quelques observateurs de grand mérite, Gintrac, Landouzy, Billod, ne peuvent prévaloir contre l'origine zéidienne de l'affection : d'une part, il n'est pas suffisamment prouvé que tous les sujets de ces observations n'aient jamais fait usage de maïs ; d'autre part, Th. Roussel a démontré que les affections pella-griformes, nées en dehors de l'alimentation par le maïs, ont des ressem-blances plus apparentes que réelles avec la pellagre endémique.

4° Béribéri ou Barbiers. — Les études modernes ont démontré la fré-quence de cette maladie en dehors du prétendu foyer qu'on lui avait assigné il y a trente ans, foyer compris entre les 20° lat. Nord et 20° lat. Sud, et les 35° et 130° longitude Est, l'affection atteignant son maxi-mum de fréquence à Ceylan, sur les côtes de Malabar, de Coromandel, à l'île de la Réunion et dans l'archipel Indien.

Le béribéri a franchi ces limites soit en latitude, descendant au sud jusqu'au cap de Bonne-Espérance, soit en longitude par son explosion à bord de navires à la hauteur de Sainte-Hélène, et surtout par des mani-festations d'une fréquence presque endémique à Cuba (maladies des Sucreries), et au Brésil. On peut dire cependant qu'à de rares excep-tions près, l'affection tend à demeurer intertropicale.

Son intérêt réside non seulement en cette tendance à une diffusion de plus en plus grande, contraire au mouvement de décroissance des autres maladies alimentaires, mais aussi dans la gravité de son pronostic, la mortalité dépassant la moitié des individus atteints, et dans l'obscurité de sa détermination clinique.

On se trouve ici devant deux formes morbides différentes : 1° forme hydropique, qualifiée particulièrement de béribéri; 2° forme paralytique, dite plutôt barbiers, dont le rapprochement heurte d'abord la raison, mais qui semblent d'origine similaire et qui, aux Indes Orientales surtout, s'associent souvent dans la même épidémie, bien qu'en certaines régions l'une de ces formes prédomine singulièrement. La lésion de la moelle (ramollissement et suppuration), constante dans la forme paralytique, aurait été rencontrée quelquefois dans la forme hydropique.

Certaines considérations ont fait attribuer le béribéri à la malaria ; mais, s'il y a des points de contact entre le béribéri et les fièvres intermittentes, les différences l'emportent et les expressions de malaria rhumatismale, de paralysie paludique n'ont aucune raison d'être.

On l'a rapproché du rhumatisme ordinaire, en invoquant l'influence étiologique de l'extrême humidité, la violence des douleurs articulaires et même les lésions de la moelle; d'où le terme de myélite rhumatismale tropicale; comme si, en ces climats, rhumatismes et myélites ne se présentaient pas, aussi bien que dans les nôtres, avec leurs attributs ordinaires.

On ne peut plus se contenter, avec Oudenhoven, Hirsch, et récemment Silva Lima, de l'hypothèse d'un miasme né dans la zone intertropicale, et comparable à celui de la peste ou de la fièvre jaune.

L'opinion aujourd'hui dominante, surtout depuis les travaux de Vinson, de Le Roy de Méricourt, de J. Rochard, est celle de l'étiologie alimentaire. Le mal est, en effet, plus spécial aux pauvres, notamment aux indigènes qui ne vivent que de riz; il est plus commun dans les cours des longues traversées, sans doute à cause de l'insuffisance et de l'épuisement rapide des approvisionnements. Durant plusieurs mois, l'immigrant indien transporté aux Antilles ne reçoit qu'une ration minime et uniforme de riz, la céréale, de toutes, la plus pauvre en matières azotées ; or l'affection épargne ceux des Indiens qui sont mis à la ration des Européens; elle cesse par les distributions de vivres frais et par l'atterrissement. L'appauvrissement de l'économie ne fait sans doute que préparer le terrain, et le disposer à la reproduction du germe spécifique de l'affection.

5° **Héméralopie.** — A. *Fréquence*. — Dans la plupart des grandes garnisons de France, il y a, au retour de chaque printemps, quelques cas d'héméralopie; mais, en outre, l'affection se développe en certaines années avec une fréquence exceptionnelle; elle peut se manifester simultanément sur trente, quarante villes de garnison, le chiffre des atteintes s'élevant, en certains régiments, au dixième et même plus de l'effectif. Elle a compromis parfois les opérations de guerre.

Baizeau a prouvé sa fréquence dans les autres armées européennes ; et aux États-Unis, pendant la guerre de Sécession, il en est entré plus de 6000 cas aux hôpitaux.

B. *Conditions géographiques.* — Les recherches du même auteur démontrent que l'héméralopie est loin d'être limitée à telle ou telle zone de notre territoire ; elle a été observée dans la plupart des garnisons françaises. Elle a néanmoins des prédilections de lieux. Les résidences les plus fréquemment atteintes sont celles de l'Est ; à diverses époques, notamment en 1772, en 1832, l'armée française y fut frappée d'une véritable pandémie d'héméralopie ; fait important, les armées alliées qui occupèrent ces garnisons, à la chute du premier empire, y subirent également, en 1816, une épidémie très généralisée.

L'influence de localité s'est traduite en diverses villes, notamment à Strasbourg, par les atteintes plus fréquentes, quelquefois exclusives, de certaines casernes.

Quant à notre flotte, c'est dans la zone tropicale qu'on y a constaté le plus souvent cette affection.

C. *Conditions saisonnières.* — Dans les climats tempérés, l'immense majorité des épidémies d'héméralopie apparaît à la fin de l'hiver ou au commencement du printemps ; dans la plupart des cas également, la maladie décroît à partir du milieu de juin et a complètement cessé aux premiers jours de juillet. Les mois d'avril et de mai en constituent donc la période d'élection. Cette affinité pour le printemps se traduit en outre par le retour périodique des rechutes ; Chamseru cite un vieillard atteint de l'affection pendant trente années consécutives, et toujours au printemps.

D. *Conditions sanitaires.* — L'héméralopie apparaît souvent en même temps que d'autres épidémies, parmi lesquelles le premier rang revient au scorbut. Cette coïncidence, constatée dans l'armée de terre pendant la guerre de Crimée (1854-1856), est beaucoup plus régulière dans les équipages de la flotte : il est rare que l'héméralopie épidémique s'y développe sans scorbut ; de plus, d'après la thèse d'Audouit, elle se manifeste dans le tiers des épidémies nautiques de scorbut.

Sa coïncidence avec la pellagre ressort de la fréquence des cas d'amblyopie crépusculaire constatés par Strambio en Italie, par Rousselle de Castelnaudary, en France, chez les individus atteints de cette autre maladie d'alimentation.

E. *Pathogénie.* — On peut exclure l'influence du miasme palustre, invoquée surtout en raison de la fréquence de l'héméralopie en Algérie ; en raison de son apparente périodicité (qui n'est que la conséquence de la périodicité du nyctémère) ; et plus récemment en raison de l'excès de pigment rencontré dans les vaisseaux rétiniens de quelques malades simultanément atteints d'intoxication tellurique ; on ne peut rapporter à cette cause une affection commune surtout au printemps, exceptionnelle en été et en automne, et très fréquente en mer, loin de tout foyer palustre.

Les vicissitudes atmosphériques, incriminées d'abord par Larrey, semblent démontrer leur influence par une série de faits : atteinte exclusive, en quelques pays, des cultivateurs qui, levés de grand matin, subissent chaque jour, en quittant leurs demeures, l'action du froid produit par le rayonnement nocturne (Chamseru); atteinte spéciale des sentinelles sortant la nuit d'un corps de garde surchauffé pour monter leur faction en plein air; brusque refroidissement s'imposant chaque soir aux équipages qui naviguent entre les tropiques. Pendant le blocus de Metz, l'héméralopie devint fréquente surtout chez les malades couchés sous la tente, les plus exposés à l'humidité nocturne (Voy. Grellois, *Hist. du Blocus de Metz*). Cette doctrine a été spécialement bien soutenue par Baizeau.

Peut-être faut-il tenir compte de la production, en pareilles circonstances, d'un certain degré, soit d'excitation, soit de fatigue rétinienne. Pour Weber, la condition génératrice de l'héméralopie dans l'armée, c'est la série des circonstances « qui forcent le soldat à passer la nuit en plein air les yeux ouverts », d'où sa fréquence chez les factionnaires, d'où le nombre parfois considérable d'atteintes dans les corps de troupes pendant les marches de nuit. L'auteur cite entre autres exemples le fait d'un bataillon français qui, pendant une marche de nuit, dans la campagne de Rome en 1849, aurait eu une centaine d'hommes atteints d'héméralopie. Or nous nous demandons si la fatigue éprouvée par l'œil cherchant à voir dans l'obscurité n'ajoute pas alors à l'influence directe du froid humide, comme un fait observé en Algérie nous en a inspiré la pensée.

Ces conditions pathogéniques sont donc de la plus haute importance. Mais encore faut-il admettre que, pour devenir cause efficace, l'action des vicissitudes atmosphériques et de l'obscurité nocturne réclame une certaine aptitude. Pourquoi l'héméralopie ménage-t-elle ces milliers d'ouvriers sortant chaque nuit, à toute heure (ateliers surchauffés, filatures, fonderies, verreries, etc.), dans les conditions les plus favorables à ces brusques transitions? Pourquoi est-elle si rare, à peine connue chez les employés des chemins de fer, notamment chez les mécaniciens, soumis aux plus extrêmes variations de température, et à des efforts visuels constants pendant l'obscurité? Si les vicissitudes atmosphériques constituaient une cause suffisante, on comprendrait difficilement la genèse du mal dans les pensionnats, et son absence totale en certaines professions, comme chez les veilleurs de nuit. Les cultivateurs, dont parle Chamseru, devaient être évidemment prédisposés, car on ne comprendrait pas dès lors l'immunité de l'immense majorité de notre population agricole.

Il en est de même de l'influence d'excitations lumineuses trop vives.

Assalini, en Egypte, incriminait l'intensité de la réverbération solaire;
Ferrus, en Espagne, la blancheur éclatante des mers de Cadix ; A. Paré,
l'éclat des neiges au moment où l'armée française repassait les Alpes;
cette dernière circonstance a même été considérée comme la cause de
l'endémicité de l'héméralopie dans certaines garnisons, comme celle de
Mont-Dauphin, entourées de montagnes presque constamment recouvertes de neige. Pour Netter, la fréquence de l'héméralopie dans l'armée
tiendrait surtout à l'immobilité imposée aux soldats sous les armes
devant des surfaces souvent très fatigantes pour les yeux, comme les
murs blancs d'une caserne. Dans les traversées, l'héméralopie est plus
commune chez les marins employés sur le pont, en plein soleil, que sur
les individus occupés dans les batteries couvertes. Toutes ces circonstances rappellent la torpeur visuelle consécutive à une excitation trop
intense. Des individus sont devenus héméralopes après s'être fatigué
les yeux à contempler une éclipse de soleil.

Et pourtant, si là était toute la cause de l'héméralopie, on comprendrait difficilement : 1° la plus grande fréquence de l'affection dans les
régions les plus brumeuses de l'Europe, spécialement dans les villes
fortes des bords du Rhin; 2° l'immunité de la population civile; 3° la
rareté de l'affection dans certaines professions, notamment chez les
verriers, les cordonniers, les chauffeurs, les forgerons; 4° son absence
durant l'été.

Ces difficultés reportent naturellement l'esprit vers la pensée de prédispositions spéciales à ceux dont la vue devient si sensible aux influences ci-dessus invoquées et qui vivent dans des conditions identiques (armée, pensionnats, équipages, etc.). Cette aptitude commune
semble surtout dépendre du régime.

L'héméralopie doit spécialement aux observations de nos collègues
de la flotte d'avoir été rapprochée des maladies d'alimentation. Le professeur L. Laveran a résumé, dans une note précise, les preuves de
cette affinité : simultanéité dans certaines garnisons, apparition au printemps, limitation aux simples soldats, rareté dans la population civile,
fréquence dans les longues traversées, cessation des épidémies nautiques par l'atterrissement, apparition en Pologne pendant les jeûnes du
Carême. La coïncidence, établie ci-dessus, de la maladie avec le scorbut et la pellagre, sa guérison par une alimentation réparatrice, et
par l'usage de l'huile de foie de morue, ajoutent à la valeur de cette
thèse.

FIN DU TOME PREMIER

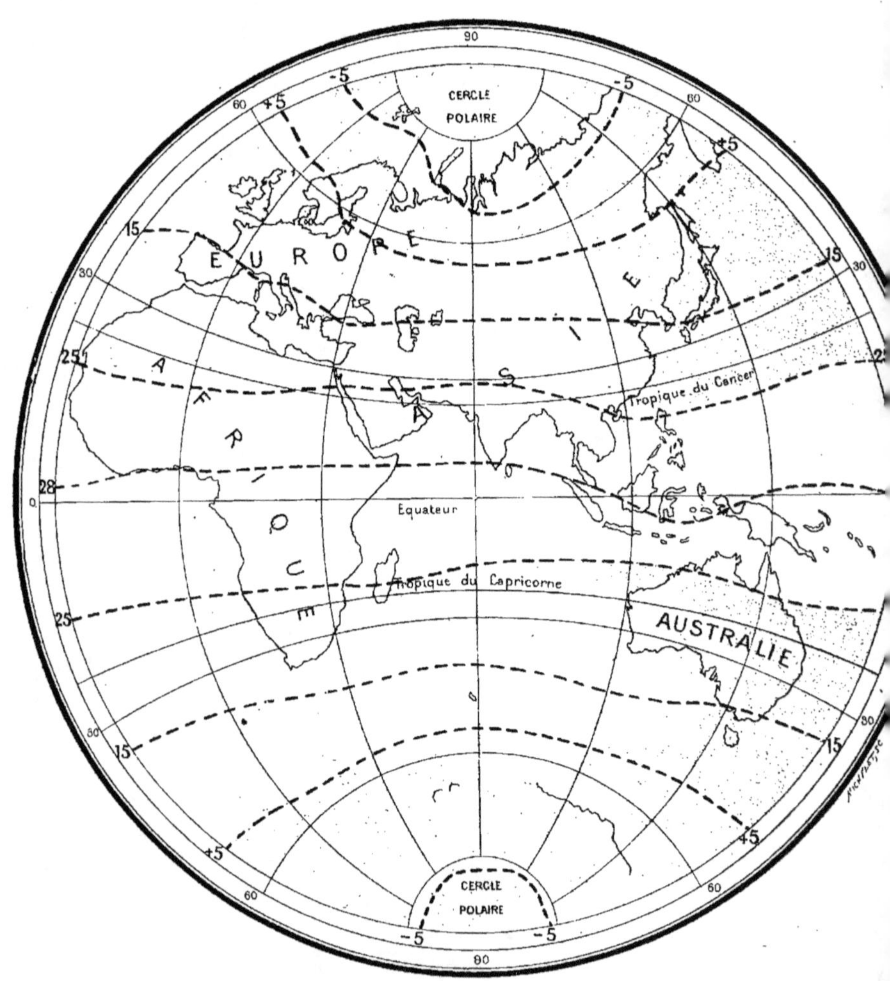

90
CERCLE POLAIRE
-5
-5
+5
60
60
+5
15
15
30
30
EUROPE
ASIE
251
Tropique du Cancer
AFRIQUE
28
0
Equateur
Tropique du Capricorne
25
AUSTRALIE
80
30
15
15
+5
45
60
CERCLE POLAIRE
-5
-5
80

CARTE CLI

90
-5
CERCLE
POLAIRE
60
-5
+5
60
+5
15
30
AMERIQUE DU NORD
25
Tropique du Cancer
28
0
Equateur
AMERIQUE DU SUD
Tropique du Capricorne
25
30
15
15
+5
+5
CERCLE
POLAIRE
60
60
-5
-5
90

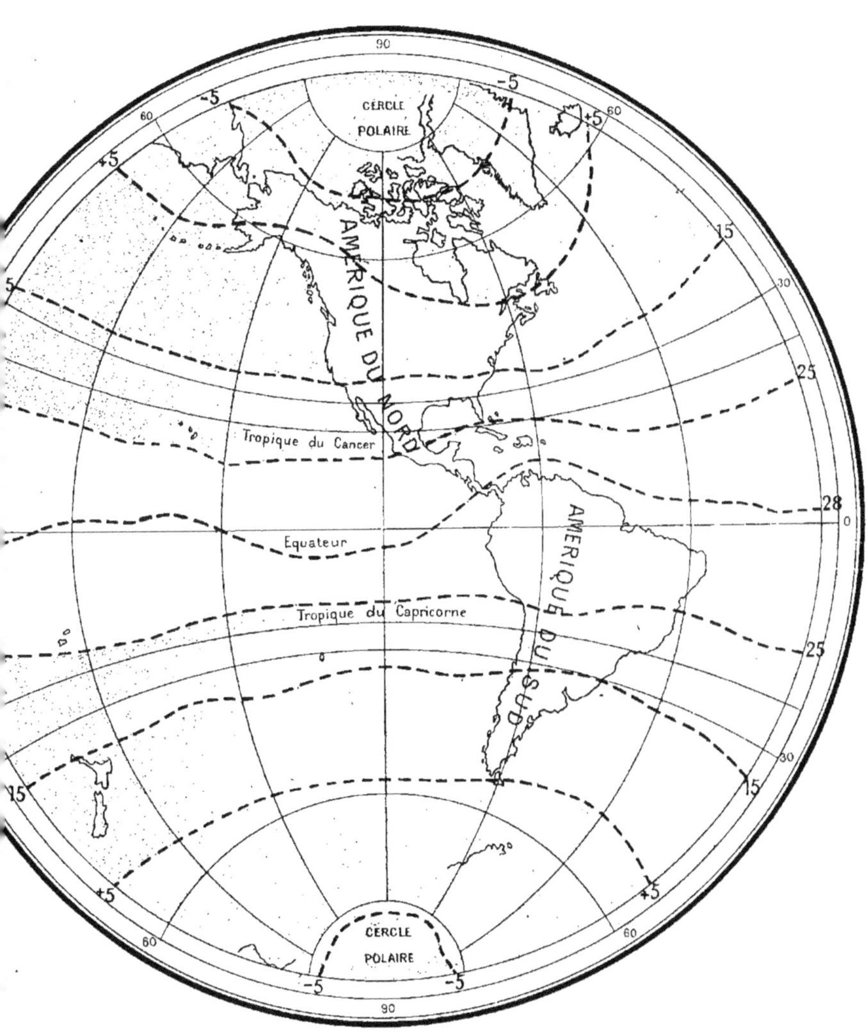

LOGIQUE

TABLE DES MATIÈRES

CONTENUES DANS LE PREMIER VOLUME

LIVRE PREMIER

HYGIÈNE GÉNÉRALE

CHAPITRE I

INTRODUCTION ANTHROPOLOGIQUE, PAR M. A. DE QUATREFAGES.

CHAPITRE II

DÉMOGRAPHIE, PAR M. JACQUES BERTILLON.

CHAPITRE III

CLIMATOLOGIE, PAR MM. LE ROY DE MÉRICOURT ET EUGÈNE ROCHARD.

CHAPITRE IV

Pathogénie, par M. Jules Rochard.

CHAPITRE V

Épidémiologie, par M. Léon Colin.

FIN DE LA TABLE DES MATIÈRES DU PREMIER VOLUME.

CORBEIL. — Imprimerie CRÉTÉ.

ENCYCLOPÉDIE
D'HYGIÈNE

ET DE

MÉDECINE PUBLIQUE

Directeur : Dr JULES ROCHARD

COLLABORATEURS : MM. ARNOULD, BERGERON, BERTILLON, BROUARDEL, Léon COLIN
DROUINEAU, Léon FAUCHER, GARIEL, Armand GAUTIER
GRANCHER, LAYET, LE ROY DE MÉRICOURT, A.-J. MARTIN, Henri MONOD
MORACHE, NAPIAS, NOCARD, POUCHET, PROUST
DE QUATREFAGES, RICHARD, RICHE, Eugène ROCHARD, STRAUS, VALLIN

TOME PREMIER

Avec figures intercalées dans le texte.

FASCICULE

PARIS

LECROSNIER ET BABÉ, LIBRAIRES-ÉDITEURS

PLACE DE L'ÉCOLE-DE-MÉDECINE

1889

ENCYCLOPÉDIE D'HYGIÈNE

ET DE

MÉDECINE PUBLIQUE

Directeur : M. Jules ROCHARD

COLLABORATEURS

MM. ARNOULD, BERGERON, BERTILLON, BROUARDEL, LÉON COLLIN, DROUINEAU
LÉON FAUCHER, GARIEL, ARMAND GAUTIER, GRANCHER
LAYET, LE ROY DE MÉRICOURT, A.-J. MARTIN, HENRI MONOD, MORACHE
NAPIAS, NOCARD, POUCHET, PROUST, DE QUATREFAGES, RICHARD, RICHE
EUGÈNE ROCHARD, STRAUS, VALLIN.

L'hygiène a pris, depuis quelques années, une importance et une extension considérables. Ce n'est plus une annexe de l'art de guérir, c'est une science à part, qui a pour objet tout ce qui intéresse la santé publique et pour représentants tous ceux qui sont chargés de la sauvegarder. En élargissant son terrain, elle a développé ses moyens d'action. Elle a maintenant ses sociétés et ses congrès, ses journaux et ses revues. Chacune de ses branches a été l'objet de traités spéciaux ; mais nous n'avons pas de livre embrassant l'hygiène, dans son ensemble, avec tous les développements qu'elle comporte aujourd'hui. Un pareil ouvrage ne peut guère être rédigé par un seul homme. Le sujet est trop vaste et le terrain trop changeant. Le travail collectif et simultané permet seul de représenter un tableau complet de l'hygiène contemporaine, dans un temps assez court pour que les différentes parties concordent entre elles. Ce sont là les raisons qui nous ont décidés à publier l'ouvrage que nous offrons au public.

Les nations étrangères nous ont devancés. Les États-Unis, l'Angleterre, l'Allemagne, ont depuis longtemps des Encyclopédies d'hygiène qui traduisent fidèlement l'état de la science sanitaire dans leurs pays. Ces publications ne sont toutefois que des collections de monographies qui n'ont aucun lien entre elles, qui manquent d'harmonie et d'unité. Celle que nous publions sera rédigée d'après un plan tracé à l'avance et accepté par tous les collaborateurs qui ont bien voulu s'associer à cette œuvre, et dont la compétence et le mérite sont également reconnus. De cette façon l'ouvrage présentera, dans son ensemble, la méthode, l'homogénéité indispensables à toute œuvre didactique, et chacune des parties sera traitée par l'auteur qui s'en sera le plus spécialement occupé.

L'*Encyclopédie d'hygiène et de médecine publique* se composera de dix livres distribués de la façon suivante :

LIVRE I. **Hygiène générale.** — Chap. 1. *Introduction anthropologique*, par M. DE QUATREFAGES. — Chap. II. *Démographie*, par M. J. BERTILLON. — Chap. III. *Climatologie*, par MM. LE ROY DE MÉRICOURT et EUGÈNE ROCHARD. — Chap. IV. *Pathogénie*, par M. JULES ROCHARD. — Chap. V. *Epidémiologie*, par M. LÉON COLIN. — Chap. VI. *Epizooties*, par M. NOCARD.

LIVRE II. **Hygiène alimentaire.** — Chap. I. *Aliments*, par M. POUCHET. — Chap. II. *Eaux potables*, par M. ARMAND-GAUTIER. — Chap. III. *Boissons*, par M. RICHE.

LIVRE III. **Hygiène urbaine.** — Chap. I. *Villes en général*, par M. ARNOULD. — Chap. II. *Voie publique*, par M. ARNOULD. — Chap. III. *La ville souterraine*, par M. JULES ROCHARD. — Chap. IV. *Habitations*, par MM. LÉON FAUCHER, RICHARD, VALLIN, GARIEL.

LIVRE IV. **Hygiène rurale,** par M. DROUINEAU.

LIVRE V. **Hygiène hospitalière et assistance publique,** par MM. NAPIAS et A.-G. MARTIN.

LIVRE VI. **Hygiène industrielle,** par M. LAYET.

LIVRE VII. **Hygiène militaire,** par M. MORACHE.

LIVRE VIII. **Hygiène navale,** par M. JULES ROCHARD.

LIVRE IX. **Hygiène infantile,** par M. BERGERON.

LIVRE X. **Hygiène internationale et administrative.** — 1re partie, par MM. BROUARDEL et PROUST. — 2e partie, par M. HENRI MONOD.

L'*Encyclopédie d'hygiène et de médecine publique* a pour but de donner aux médecins les connaissances qui leur sont indispensables pour s'acquitter de leurs fonctions. Elle est également destinée à servir de guide aux administrations, aux conseils d'hygiène et de salubrité et à les éclairer sur toutes les questions qui sont de leur ressort. Elle paraîtra par fascicules de dix feuilles et dans un laps de trois ans. Elle comprendra environ huit volumes in-octavo raisin de 800 pages en moyenne. Indépendamment de la table alphabétique qui sera annexée à chaque volume, une table alphabétique très détaillée sera placée à la fin de l'ouvrage, pour faciliter les recherches.

AVIS. — *A partir du 1er juillet, il paraîtra chaque mois un fascicule de dix feuilles avec figures et planches.*

Prix de chaque fascicule...................... **3 fr. 50**

Souscription à forfait à l'ouvrage complet..... **120** »

2496-89. — Corbeil. Imprimerie Crété.

ENCYCLOPÉDIE
D'HYGIÈNE

ET DE

MÉDECINE PUBLIQUE

Directeur : Dr JULES ROCHARD

COLLABORATEURS : MM. ARNOULD, BERGERON, BERTILLON, BROUARDEL, Léon COLIN
DROUINEAU, Léon FAUCHER, GARIEL, Armand GAUTIER
GRANCHER, LAYET, LE ROY DE MÉRICOURT, A.-J. MARTIN, Henri MONOD
MORACHE, NAPIAS, NOCARD, POUCHET, PROUST
DE QUATREFAGES, RICHARD, RICHE, Eugène ROCHARD, STRAUS, VALLIN

TOME PREMIER

Avec figures intercalées dans le texte.

FASCICULE

PARIS

LECROSNIER ET BABÉ, LIBRAIRES-ÉDITEURS

PLACE DE L'ÉCOLE-DE-MÉDECINE

1889

ENCYCLOPÉDIE D'HYGIÈNE

ET DE

MÉDECINE PUBLIQUE

Directeur : M. Jules ROCHARD

COLLABORATEURS

MM. ARNOULD, BERGERON, BERTILLON, BROUARDEL, LÉON COLLIN, DROUINEAU
LÉON FAUCHER, GARIEL, ARMAND GAUTIER, GRANCHER
LAYET, LE ROY DE MÉRICOURT, A.-J. MARTIN, HENRI MONOD, MORACHE
NAPIAS, NOCARD, POUCHET, PROUST, DE QUATREFAGES, RICHARD, RICHE
EUGÈNE ROCHARD, STRAUS, VALLIN

L'hygiène a pris, depuis quelques années, une importance et une extension
considérables. Ce n'est plus une annexe de l'art de guérir, c'est une science à
part, qui a pour objet tout ce qui intéresse la santé publique et pour représentants tous ceux qui sont chargés de la sauvegarder. En élargissant son
terrain, elle a développé ses moyens d'action. Elle a maintenant ses sociétés
et ses congrès, ses journaux et ses revues. Chacune de ses branches a été
l'objet de traités spéciaux ; mais nous n'avons pas de livre embrassant l'hygiène, dans son ensemble, avec tous les développements qu'elle comporte
aujourd'hui. Un pareil ouvrage ne peut guère être rédigé par un seul
homme. Le sujet est trop vaste et le terrain trop changeant. Le travail collectif et simultané permet seul de représenter un tableau complet de l'hygiène contemporaine, dans un temps assez court pour que les différentes
parties concordent entre elles. Ce sont là les raisons qui nous ont décidés
à publier l'ouvrage que nous offrons au public.

Les nations étrangères nous ont devancés. Les États-Unis, l'Angleterre,
l'Allemagne, ont depuis longtemps des Encyclopédies d'hygiène qui traduisent fidèlement l'état de la science sanitaire dans leurs pays. Ces publications
ne sont toutefois que des collections de monographies qui n'ont aucun lien
entre elles, qui manquent d'harmonie et d'unité. Celle que nous publions
sera rédigée d'après un plan tracé à l'avance et accepté par tous les collaborateurs qui ont bien voulu s'associer à cette œuvre, et dont la compétence

et le mérite sont également reconnus. De cette façon l'ouvrage présentera, dans son ensemble, la méthode, l'homogénéité indispensables à toute œuvre didactique, et chacune des parties sera traitée par l'auteur qui s'en sera le plus spécialement occupé.

L'*Encyclopédie d'hygiène et de médecine publique* se composera de dix livres distribués de la façon suivante :

LIVRE I.   **Hygiène générale.** — Chap. I. *Introduction anthropologique*, par M. DE QUATREFAGES. — Chap. II. *Démographie*, par M. J. BERTILLON. — Chap. III. *Climatologie*, par MM. LE ROY DE MÉRICOURT et EUGÈNE ROCHARD. — Chap. IV. *Pathogénie*, par M. JULES ROCHARD. — Chap. V. *Epidémiologie*, par M. LÉON COLIN. — Chap. VI. *Epizooties*, par M. NOCARD.

LIVRE II.   **Hygiène alimentaire.** — Chap. I. *Aliments*, par M. POUCHET. — Chap. II. *Eaux potables*, par M. ARMAND GAUTIER. — Chap. III. *Boissons*, par M. RICHE.

LIVRE III.   **Hygiène urbaine.** — Chap. I. *Villes en général*, par M. ARNOULD. — Chap. II. *Voie publique*, par M. ARNOULD. — Chap. III. *La ville souterraine*, par M. JULES ROCHARD. — Chap. IV. *Habitations*, par MM. LÉON FAUCHE n, RICHARD, VALLIN, GARIEL.

LIVRE IV.   **Hygiène rurale**, par M. DROUINEAU.

LIVRE V.   **Hygiène hospitalière et assistance publique**, par MM. NAPIAS et A.-G. MARTIN.

LIVRE VI.   **Hygiène industrielle**, par M. LAYET.

LIVRE VII.   **Hygiène militaire**, par M. MORACHE.

LIVRE VIII. **Hygiène navale**, par M. JULES ROCHARD.

LIVRE IX.   **Hygiène infantile**, par M. BERGERON.

LIVRE X.   **Hygiène internationale et administrative.** — 1re partie, par MM. BROUARDEL et PROUST. — 2e partie, par M. HENRI MONOD.

L'*Encyclopédie d'hygiène et de médecine publique* a pour but de donner aux médecins les connaissances qui leur sont indispensables pour s'acquitter de leurs fonctions. Elle est également destinée à servir de guide aux administrations, aux conseils d'hygiène et de salubrité et à les éclairer sur toutes les questions qui sont de leur ressort. Elle paraîtra par fascicules de dix feuilles et dans un laps de trois ans. Elle comprendra environ huit volumes in-octavo raisin de 800 pages en moyenne. Indépendamment de la table alphabétique qui sera annexée à chaque volume, une table alphabétique très détaillée sera placée à la fin de l'ouvrage, pour faciliter les recherches.

AVIS. — *A partir du 1er juillet, il paraîtra chaque mois un fascicule de dix feuilles avec figures et planches.*

Prix de chaque fascicule......................... **3 fr. 50**

Souscription à forfait à l'ouvrage complet..... **120** »

ENCYCLOPÉDIE

D'HYGIÈNE

ET DE

MÉDECINE PUBLIQUE

Directeur : Dr JULES ROCHARD

COLLABORATEURS : MM. ARNOULD, BERGERON, BERTILLON, BROUARDEL, Léon COLIN
DROUINEAU, Léon FAUCHER, GARIEL, Armand GAUTIER
GRANCHER, LAYET, LE ROY DE MÉRICOURT, A.-J. MARTIN, Henri MONOD
MORACHE, NAPIAS, NOCARD, POUCHET, PROUST
DE QUATREFAGES, RICHARD, RICHE, Eugène ROCHARD, STRAUS, VALLIN

TOME PREMIER

Avec figures intercalées dans le texte.

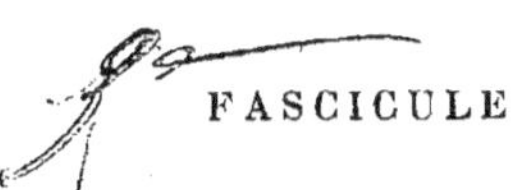

FASCICULE

PARIS

LECROSNIER ET BABÉ, LIBRAIRES-ÉDITEURS
PLACE DE L'ÉCOLE-DE-MÉDECINE

1889

ENCYCLOPÉDIE D'HYGIÈNE

ET DE

MÉDECINE PUBLIQUE

Directeur : M. Jules ROCHARD

COLLABORATEURS

MM. ARNOULD, BERGERON, BERTILLON, BROUARDEL, LÉON COLLIN, DROUINEAU
LÉON FAUCHER, GARIEL, ARMAND GAUTIER, GRANCHER
LAYET, LE ROY DE MÉRICOURT, A.-J. MARTIN, HENRI MONOD, MORACHE
NAPIAS, NOCARD, POUCHET, PROUST, DE QUATREFAGES, RICHARD, RICHE
EUGÈNE ROCHARD, STRAUS, VALLIN

L'hygiène a pris, depuis quelques années, une importance et une extension
considérables. Ce n'est plus une annexe de l'art de guérir, c'est une science à
part, qui a pour objet tout ce qui intéresse la santé publique et pour représentants tous ceux qui sont chargés de la sauvegarder. En élargissant son
terrain, elle a développé ses moyens d'action. Elle a maintenant ses sociétés
et ses congrès, ses journaux et ses revues. Chacune de ses branches a été
l'objet de traités spéciaux; mais nous n'avons pas de livre embrassant l'hygiène, dans son ensemble, avec tous les développements qu'elle comporte
aujourd'hui. Un pareil ouvrage ne peut guère être rédigé par un seul
homme. Le sujet est trop vaste et le terrain trop changeant. Le travail collectif et simultané permet seul de représenter un tableau complet de l'hygiène contemporaine, dans un temps assez court pour que les différentes
parties concordent entre elles. Ce sont là les raisons qui nous ont décidés
à publier l'ouvrage que nous offrons au public.

Les nations étrangères nous ont devancés. Les États-Unis, l'Angleterre,
l'Allemagne, ont depuis longtemps des Encyclopédies d'hygiène qui traduisent fidèlement l'état de la science sanitaire dans leurs pays. Ces publications
ne sont toutefois que des collections de monographies qui n'ont aucun lien
entre elles, qui manquent d'harmonie et d'unité. Celle que nous publions
sera rédigée d'après un plan tracé à l'avance et accepté par tous les collaborateurs qui ont bien voulu s'associer à cette œuvre, et dont la compétence

et le mérite sont également reconnus. De cette façon l'ouvrage présentera,
dans son ensemble, la méthode, l'homogénéité indispensables à toute œuvre
didactique, et chacune des parties sera traitée par l'auteur qui s'en sera le
plus spécialement occupé.

L'*Encyclopédie d'hygiène et de médecine publique* se composera de dix
livres distribués de la façon suivante :

LIVRE I.   **Hygiène générale.** — Chap. I. *Introduction anthropologique*, par M. DE
QUATREFAGES. — Chap. II. *Démographie*, par M. J. BERTILLON. — Chap. III.
Climatologie, par MM. LE ROY DE MÉRICOURT et EUGÈNE ROCHARD. — Chap. IV.
Pathogénie, par M. JULES ROCHARD. — Chap. V. *Épidémiologie*, par M. LÉON
COLIN. — Chap. VI. *Épizooties*, par M. NOCARD.

LIVRE II.   **Hygiène alimentaire.** — Chap. I. *Aliments*, par M. POUCHET. — Chap. II.
Eaux potables, par M. ARMAND GAUTIER. — Chap. III. *Boissons*, par
M. RICHE.

LIVRE III. **Hygiène urbaine.** — Chap. I. *Villes en général*, par M. ARNOULD. — Chap. II.
Voie publique, par M. ARNOULD. — Chap. III. *La ville souterraine*, par
M. JULES ROCHARD. — Chap. IV. *Habitations*, par MM. LÉON FAUCHER, RI-
CHARD, VALLIN, GARIEL.

LIVRE IV. **Hygiène rurale**, par M. DROUINEAU.

LIVRE V.   **Hygiène hospitalière et assistance publique**, par MM. NAPIAS et
A.-G. MARTIN.

LIVRE VI. **Hygiène industrielle**, par M. LAYET.

LIVRE VII. **Hygiène militaire**, par M. MORACHE.

LIVRE VIII. **Hygiène navale**, par M. JULES ROCHARD.

LIVRE IX. **Hygiène infantile**, par M. BERGERON.

LIVRE X.   **Hygiène internationale et administrative.** — 1re partie, par
MM. BROUARDEL et PROUST. — 2e partie, par M. HENRI MONOD.

L'*Encyclopédie d'hygiène et de médecine publique* a pour but de donner
aux médecins les connaissances qui leur sont indispensables pour s'acquitter
de leurs fonctions. Elle est également destinée à servir de guide aux administrations, aux conseils d'hygiène et de salubrité et à les éclairer sur toutes
les questions qui sont de leur ressort. Elle paraîtra par fascicules de dix
feuilles et dans un laps de trois ans. Elle comprendra environ huit volumes
in-octavo raisin de 800 pages en moyenne. Indépendamment de la table
alphabétique qui sera annexée à chaque volume, une table alphabétique
très détaillée sera placée à la fin de l'ouvrage, pour faciliter les recherches.

AVIS. — *A partir du 1er juillet, il paraîtra chaque mois un fascicule de
dix feuilles avec figures et planches.*

Prix de chaque fascicule.................... **3 fr. 50**

Souscription à forfait à l'ouvrage complet...... **120** »

ENCYCLOPÉDIE D'HYGIÈNE

ET DE

MÉDECINE PUBLIQUE

Directeur : Dʳ JULES ROCHARD

COLLABORATEURS : MM. ARNOULD, BERGERON, BERTILLON, BROUARDEL, Léon COLIN
DROUINEAU, Léon FAUCHER, GARIEL, Armand GAUTIER
GRANCHER, LAYET, LE ROY DE MÉRICOURT, A.-J. MARTIN, Henri MONOD
MORACHE, NAPIAS, NOCARD, POUCHET, PROUST
DE QUATREFAGES, RICHARD, RICHE, Eugène ROCHARD, STRAUS, VALLIN

TOME PREMIER

Avec figures intercalées dans le texte.

FASCICULE

PARIS

LECROSNIER ET BABÉ, LIBRAIRES-ÉDITEURS

PLACE DE L'ÉCOLE-DE-MÉDECINE

1889

ENCYCLOPÉDIE D'HYGIÈNE

ET DE

MÉDECINE PUBLIQUE

Directeur : M. Jules ROCHARD

COLLABORATEURS

MM. ARNOULD, BERGERON, BERTILLON, BROUARDEL, LÉON COLLIN, DROUINEAU
LÉON FAUCHER, GARIEL, ARMAND GAUTIER, GRANCHER
LAYET, LE ROY DE MÉRICOURT, A.-J. MARTIN, HENRI MONOD, MORACHE
NAPIAS, NOCARD, POUCHET, PROUST, DE QUATREFAGES, RICHARD, RICHE
EUGÈNE ROCHARD, STRAUS, VALLIN

L'hygiène a pris, depuis quelques années, une importance et une extension considérables. Ce n'est plus une annexe de l'art de guérir, c'est une science à part, qui a pour objet tout ce qui intéresse la santé publique et pour représentants tous ceux qui sont chargés de la sauvegarder. En élargissant son terrain, elle a développé ses moyens d'action. Elle a maintenant ses sociétés et ses congrès, ses journaux et ses revues. Chacune de ses branches a été l'objet de traités spéciaux ; mais nous n'avons pas de livre embrassant l'hygiène, dans son ensemble, avec tous les développements qu'elle comporte aujourd'hui. Un pareil ouvrage ne peut guère être rédigé par un seul homme. Le sujet est trop vaste et le terrain trop changeant. Le travail collectif et simultané permet seul de représenter un tableau complet de l'hygiène contemporaine, dans un temps assez court pour que les différentes parties concordent entre elles. Ce sont là les raisons qui nous ont décidés à publier l'ouvrage que nous offrons au public.

Les nations étrangères nous ont devancés. Les États-Unis, l'Angleterre, l'Allemagne, ont depuis longtemps des Encyclopédies d'hygiène qui traduisent fidèlement l'état de la science sanitaire dans leurs pays. Ces publications ne sont toutefois que des collections de monographies qui n'ont aucun lien entre elles, qui manquent d'harmonie et d'unité. Celle que nous publions sera rédigée d'après un plan tracé à l'avance et accepté par tous les collaborateurs qui ont bien voulu s'associer à cette œuvre, et dont la compétence et le mérite sont également reconnus. De cette façon l'ouvrage présentera, dans son ensemble, la méthode, l'homogénéité indispensables à toute œuvre didactique, et chacune des partie ssera traitée par l'auteur qui s'en sera le plus spécialement occupé.

L'*Encyclopédie d'hygiène et de médecine publique* se composera de dix livres distribués de la façon suivante :

LIVRE I.   **Hygiène générale.** — Chap. 1. *Introduction anthropologique*, par M. DE QUATREFAGES. — Chap. II. *Démographie*, par M. J. BERTILLON. — Chap. III. *Climatologie*, par MM. LE ROY DE MÉRICOURT et EUGÈNE ROCHARD. — Chap. IV. *Pathogénie*, par M. JULES ROCHARD. — Chap. V. *Épidémiologie*, par M. LÉON COLIN. — Chap. VI. *Epizooties*, par M. NOCARD.

LIVRE II.   **Hygiène alimentaire.** — Chap. I. *Aliments*, par M. POUCHET. — Chap. II. *Eaux potables*, par M. ARMAND GAUTIER. — Chap. III. *Boissons*, par M. RICHE.

LIVRE III.   **Hygiène urbaine.** — Chap. I. *Villes en général*, par M. ARNOULD. — Chap. II. *Voie publique*, par M. ARNOULD. —. Chap. III. *La ville souterraine*, par M. JULES ROCHARD. — Chap. IV. *Habitations*, par MM. LÉON FAUCHER, RICHARD, VALLIN, GARIEL.

LIVRE IV.   **Hygiène rurale**, par M. DROUINEAU.

LIVRE V.   **Hygiène hospitalière et assistance publique**, par MM. NAPIAS et A.-G. MARTIN.

LIVRE VI.   **Hygiène industrielle**, par M. LAYET.

LIVRE VII.   **Hygiène militaire**, par M. MORACHE.

LIVRE VIII.   **Hygiène navale**, par M. JULES ROCHARD.

LIVRE IX.   **Hygiène infantile**, par M. BERGERON.

LIVRE X.   **Hygiène internationale et administrative.** — 1re partie, par MM. BROUARDEL et PROUST. — 2e partie, par M. HENRI MONOD.

L'*Encyclopédie d'hygiène et de médecine publique* a pour but de donner aux médecins les connaissances qui leur sont indispensables pour s'acquitter de leurs fonctions. Elle est également destinée à servir de guide aux administrations, aux conseils d'hygiène et de salubrité et à les éclairer sur toutes les questions qui sont de leur ressort. Elle paraîtra par fascicules de dix feuilles et dans un laps de trois ans. Elle comprendra environ huit volumes in-octavo raisin de 800 pages en moyenne. Indépendamment de la table alphabétique qui sera annexée à chaque volume, une table alphabétique très détaillée sera placée à la fin de l'ouvrage, pour faciliter les recherches.

AVIS. — *A partir du 1er juillet, il paraît chaque mois un fascicule de dix feuilles avec figures et planches.*

Prix de chaque fascicule....................... **3 fr. 50**

Souscription à forfait à l'ouvrage complet..... **120** »

2426-89. — Corbeil. Imprimerie Crété.

ENCYCLOPÉDIE
D'HYGIÈNE

ET DE

MÉDECINE PUBLIQUE

Directeur : Dr JULES ROCHARD

COLLABORATEURS : MM. ARNOULD, BERGERON, BERTILLON, BROUARDEL, Léon COLIN
DROUINEAU, Léon FAUCHER, GARIEL, Armand GAUTIER
GRANCHER, LAYET, LE ROY DE MÉRICOURT, A.-J. MARTIN, Henri MONOD
MORACHE, NAPIAS, NOCARD, POUCHET, PROUST
DE QUATREFAGES, RICHARD, RICHE, Eugène ROCHARD, STRAUS, VALLIN

TOME PREMIER

Avec figures intercalées dans le texte.

FASCICULE

PARIS

LECROSNIER ET BABÉ, LIBRAIRES-ÉDITEURS

PLACE DE L'ÉCOLE-DE-MÉDECINE

1889

NCYCLOPÉDIE D'HYGIÈNE

ET DE

MÉDECINE PUBLIQUE

Directeur : M. Jules ROCHARD

COLLABORATEURS

. ARNOULD, BERGERON, BERTILLON, BROUARDEL, LÉON COLLIN, DROUINEAU
LÉON FAUCHER, GARIEL, ARMAND GAUTIER, GRANCHER
LAYET, LE ROY DE MÉRICOURT, A.-J. MARTIN, HENRI MONOD, MORACHE
NAPIAS, NOCARD, POUCHET, PROUST, DE QUATREFAGES, RICHARD, RICHE
EUGÈNE ROCHARD, STRAUS, VALLIN

ygiène a pris, depuis quelques années, une importance et une extension
dérables. Ce n'est plus une annexe de l'art de guérir, c'est une science à
qui a pour objet tout ce qui intéresse la santé publique et pour repré-
nts tous ceux qui sont chargés de la sauvegarder. En élargissant son
in, elle a développé ses moyens d'action. Elle a maintenant ses sociétés
congrès, ses journaux et ses revues. Chacune de ses branches a été
t de traités spéciaux ; mais nous n'avons pas de livre embrassant l'hy-
, dans son ensemble, avec tous les développements qu'elle comporte
rd'hui. Un pareil ouvrage ne peut guère être rédigé par un seul
ne. Le sujet est trop vaste et le terrain trop changeant. Le travail col-
et simultané permet seul de représenter un tableau complet de l'hy-
contemporaine, dans un temps assez court pour que les différentes
s concordent entre elles. Ce sont là les raisons qui nous ont décidés
lier l'ouvrage que nous offrons au public.
nations étrangères nous ont devancés. Les États-Unis, l'Angleterre,
magne, ont depuis longtemps des Encyclopédies d'hygiène qui tradui-
idèlement l'état de la science sanitaire dans leurs pays. Ces publications
nt toutefois que des collections de monographies qui n'ont aucun lien
elles, qui manquent d'harmonie et d'unité. Celle que nous publions
rédigée d'après un plan tracé à l'avance et accepté par tous les colla-
eurs qui ont bien voulu s'associer à cette œuvre, et dont la compétence

et le mérite sont également reconnus. De cette façon l'ouvrage présent
dans son ensemble, la méthode, l'homogénéité indispensables à toute œu
didactique, et chacune des partie ssera traitée par l'auteur qui s'en ser
plus spécialement occupé.

L'*Encyclopédie d'hygiène et de médecine publique* se composera de
livres distribués de la façon suivante :

LIVRE I.   **Hygiène générale.** — Chap. 1. *Introduction anthropologique*, par M
        QUATREFAGES. — Chap. II. *Démographie*, par M. J. BERTILLON. — Chap
        Climatologie, par MM. LE ROY DE MÉRICOURT et EUGÈNE ROCHARD. — Chap
        Pathogénie, par M. JULES ROCHARD. — Chap. V. *Epidémiologie*, par M.
        COLIN. — Chap. VI. *Epizooties*, par M. NOCARD.

LIVRE II.   **Hygiène alimentaire.** — Chap. I. *Aliments*, par M. POUCHET. — Chap
        Eaux potables, par M. ARMAND GAUTIER. — Chap. III. *Boissons*,
        M. RICHE.

LIVRE III. **Hygiène urbaine.** — Chap. I. *Villes en général*, par M. ARNOULD. — Cha
        Voie publique, par M. ARNOULD. — Chap. III. *La ville souterraine*,
        M. JULES ROCHARD. — Chap. IV. *Habitations*, par MM. LÉON FAUCHER
        CHARD, VALLIN, GARIEL.

LIVRE IV. **Hygiène rurale**, par M. DROUINEAU.

LIVRE V.   **Hygiène hospitalière et assistance publique**, par MM. NAPI
        A.-G. MARTIN.

LIVRE VI. **Hygiène industrielle**, par M. LAYET.

LIVRE VII. **Hygiène militaire**, par M. MORACHE.

LIVRE VIII. **Hygiène navale**, par M. JULES ROCHARD.

LIVRE IX. **Hygiène infantile**, par M. BERGERON.

LIVRE X.   **Hygiène internationale et administrative.** — 1re partie,
        MM. BROUARDEL et PROUST. — 2e partie, par M. HENRI MONOD.

L'*Encyclopédie d'hygiène et de médecine publique* a pour but de don
aux médecins les connaissances qui leur sont indispensables pour s'acqu
de leurs fonctions. Elle est également destinée à servir de guide aux ad
nistrations, aux conseils d'hygiène et de salubrité et à les éclairer sur to
les questions qui sont de leur ressort. Elle paraîtra par fascicules de
feuilles et dans un laps de trois ans. Elle comprendra environ huit volu
in-octavo raisin de 800 pages en moyenne. Indépendamment de la t
alphabétique qui sera annexée à chaque volume, une table alphabéti
très détaillée sera placée à la fin de l'ouvrage, pour faciliter les recherc

AVIS. — *A partir du 1er juillet, il paraît chaque mois un fascicule
dix feuilles avec figures et planches.*

Prix de chaque fascicule...................... **3 fr. 50**

Souscription à forfait à l'ouvrage complet...... **120**

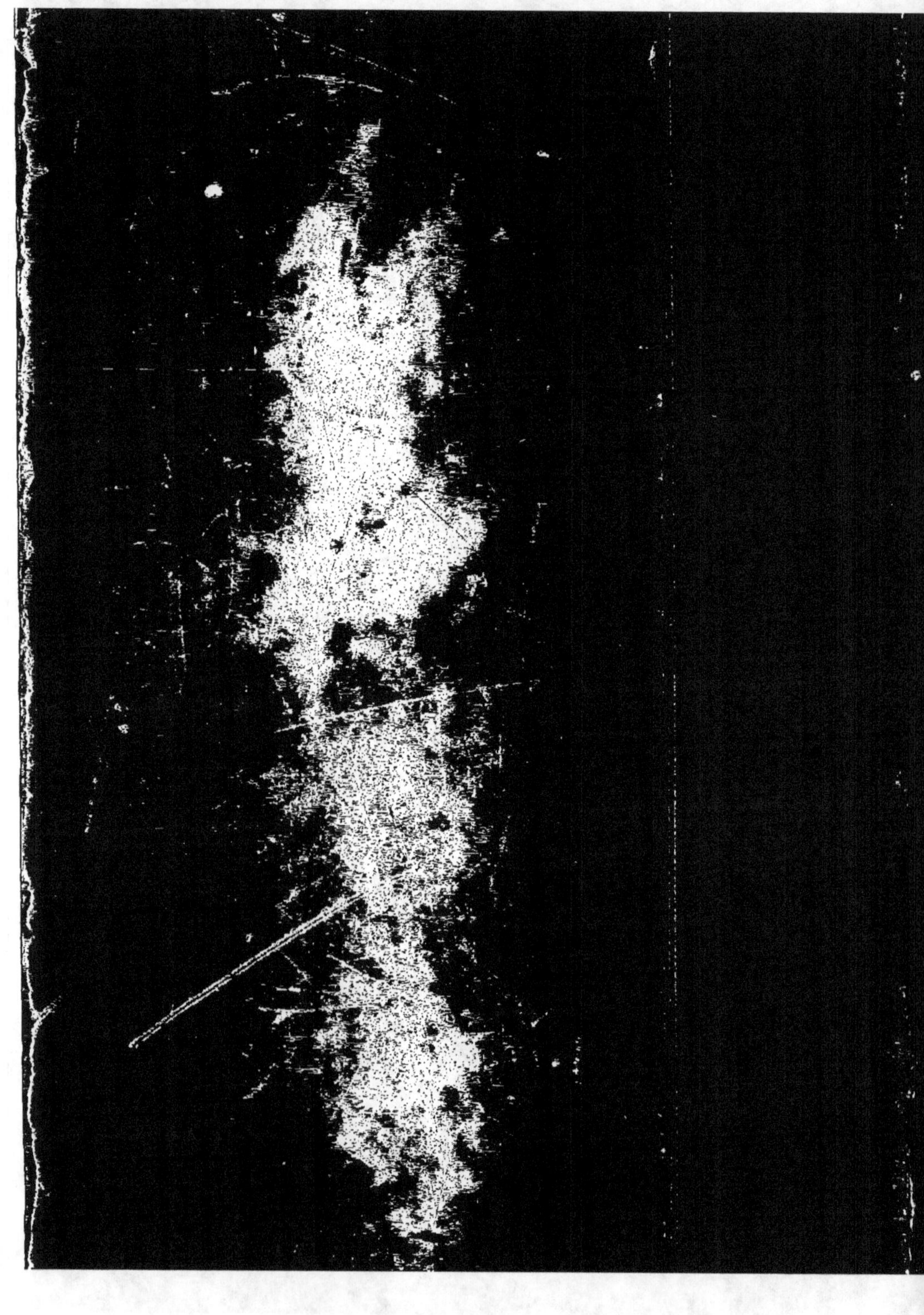

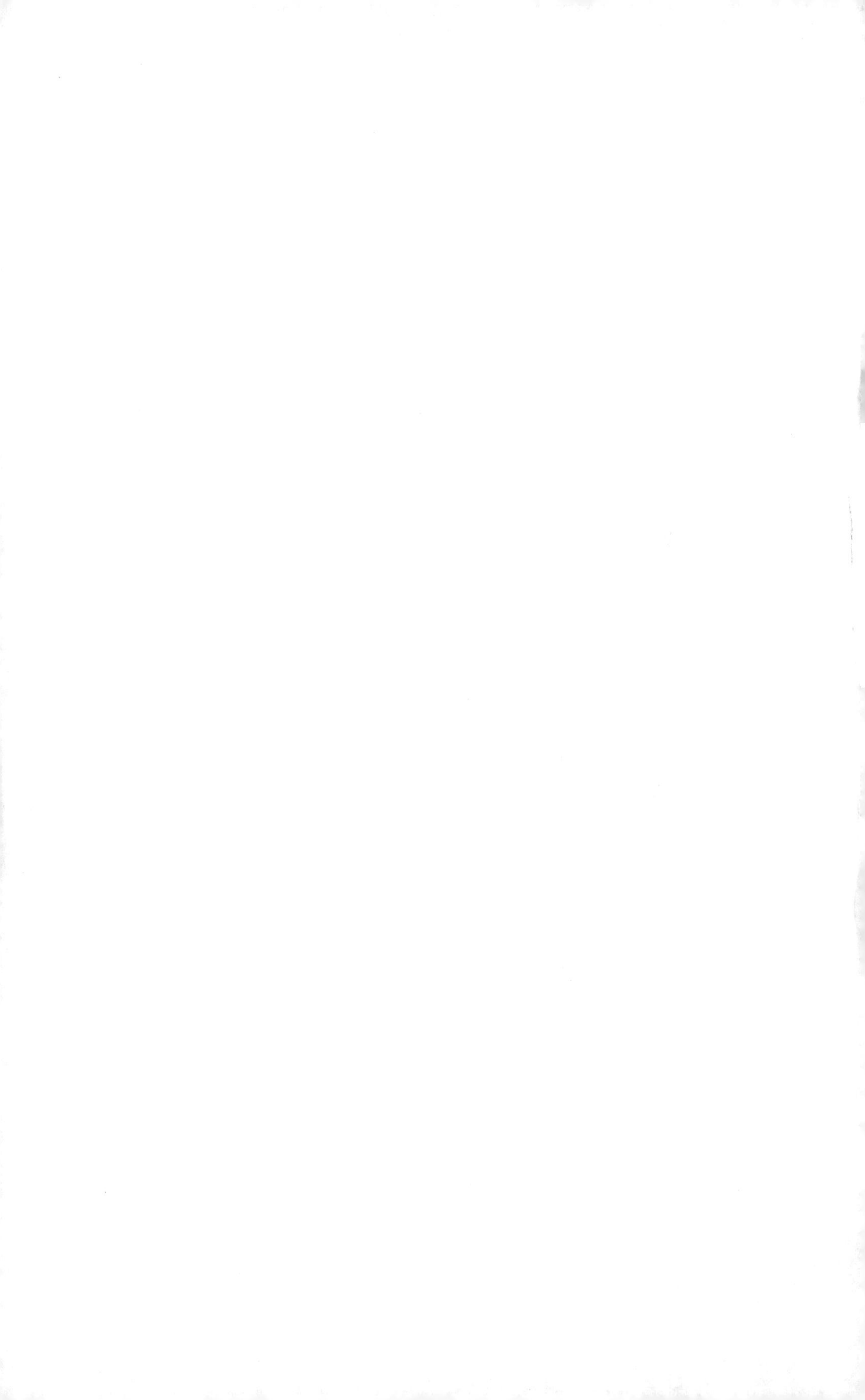